Instrumental Active Daily Life

I・ADL
作業療法の戦略・戦術・技術

第3版

湘南医療大学保健医療学部
生田宗博 編

三輪書店

第3版　本書のねらい

　第2版までタイトルとしたADLは，第3版となった本書よりI・ADL（instrumental active daily life）となりました．第1版の時から，ADLを広く生活と捉えてきたことを鮮明に「I」の1文字を加えて表しました．instrumentの頭文字ですが，発する音は愛の意を含んで響き，そのイメージを浮かべるのは私だけなのでしょうか．

　作業療法は，人類が今日のように進化し繁栄してきたことの根源にあるもので，これからもさまざまに発展していくと確信しています．人類が生存競争に生き残るための脳の機能と能力を進化させ，個人として誕生した後に経験・学習・試行・試練，さまざまな作業によっておのおのの生活実態に即した能力を得て，私たちは暮らし活動しています．なぜ人間は能力（脳力）を高めるのでしょう．よりよく・楽しく・豊かに・意味あるように生きるため，その人の生活の充足のためではないでしょうか．

　能力をより高く，優位に，強くすることが，よりよく生き抜くことに有用で，そのためのあらゆる活動・作業が能力を磨くことに有効に作用します．これは優勝劣敗の競争原理そのものです．しかし愛をもって作業を行う中で，傷ついた能力・障害された能力，あるいは劣ると評価された能力を回復し，尊厳を再生させる効果が認識され，作業療法としての意味が活用されて発展してきました．

　障害された能力の中には障害されていない部分があり，その能力を適するよう作業に使う過程で能力が修復され再構成し，新たな能力として発揮できるようになります．新たな能力は，脳の働きを変えて用いる学習や脳の可塑性によります．そして，可塑性には障害されていた部分の回復の姿も含まれています．脳の働きを再構成・再調整し，脳が目的に適して働くように導く方法・手順・工程の作業を提供する技術を実行することで，うまく行えていると感じ知ってもらえるようにして，もっと欲求するように導くことが，作業療法士が行う作業療法技術です．能（脳）力の新たな構築・向上と障害の改善に有効な作業療法を技術として提供し，実施を導く人間が作業療法士の姿です．脳のプログラムを再構成し機能を有効にさせ，能力回復を社会生活に証明することで，社会の発展に必須の作業療法がさらに発展していく姿を現すようにしたいのです．

　障害された人がリハビリテートするための作業療法の有効性は，生活能力が回復した形，その人なりの暮らしの活動がなされていくことで評価を得ます．それは，手段として人間が能力を進化・発展させる理由の根源が，いっそうの生活の充足を求める，目的追求にあるからです．

　本書の第I章の「生活自立の戦略と戦術」は，能力と生活に密着している作業療法の姿と，さまざまな生活の態様にどのように作業療法を有効に用いるかを解きます．

　第II章の「急性期から地域まで」では，患者から生活者へと再起する間の作業療法を述べます．

　第III章の「障害の中に能力を引き出し活かす技術」では，各種疾患に対してのADLあるいはその基本となる動作法をどのように変化させ，用いながら強化して，生活するための能力として活かしていくのかを述べます．

第Ⅳ章の「積み重ねた技術の現在の先端」では，さまざまな生活項目における能力発揮・生活動作の回復の方法・技術の進歩を示します．

　第Ⅴ章の「人材育成と管理」では，より有効にサービスを提供していくための方法論を述べます．

　より有効な技術で，患者・対象者・利用者の回復への勇気と意欲を引き出し，敬い，導き，能力をみつけ育て強化して，実際に有用に用い，能力回復の実感を得て，環境を活用し，生活能力の回復・構築をなして，社会の認識・評価を獲得し続けること，作業療法の発展に役立つことを期して本書を編集いたしました．

生　田　宗　博
（湘南医療大学保健医療学部）

第2版　本書のねらい

　2001年の第1版から5年目で，第2版の本書を出版できましたのは，多くの皆様にご利用を頂けたからであり，お礼申し上げます．

　第2版の本書は，執筆者を増やし，項目を充実させ，内容をほぼ全面的に書き改め，技術の進歩を具体的かつ利用しやすく表しました．そして，本書の内容を100ページ増やし，基本技術はDVDで筆者が約30分お見せいたします．今回，新に加えたコンセプトは，1つは前書第1版を所有している皆様に，本書をあらためて購入していただくこと，もう1つは本書が前書とはまったく刷新したものであり，さらにぐんと有用であることを実感していただくことです．

　コンセプトの基本はただ1つ，本書はADLの専門職のための専門書であることです．第1版から掲げる基本コンセプトです．執筆者は全員作業療法士で，ターゲットはADLの専門家である作業療法士，そして専門家を目指す学生です．本書でADLは，広義の生活・活動であると鮮明に示すため，Active Daily Lifeと表紙にタイトルを記載しました．

　ADLの専門職を決意した時，プログラム立案の戦略の習得が必須となります．戦略とは，どのようにして問題を解決し，どのように努力を実らせ，どのように能力を活用し，どのように新たな生き様をつくっていくか，ということです．予測と計画と実効ある方法の設定の仕方が戦略です．患者のActive Daily Lifeを実現する仕事を，戦略をもって有効に進める中で，われわれは自ら決断のできる真の専門職になっていくのだと考えています．主体である患者のニーズを聞き，感じ，考え，理解して有効に応えるために，戦略が必要になります．ニーズへの応え方はさまざまにあります．有効な成果を戦略で実現し，実力を養い自信をはぐくみ，優しさを深くして，職業の誇りを高めていきたいと思うのです．

　プログラムの有効性は実効ある戦術をあてることで実際になります．具体的方法を，有効性の根拠をもって選択し，その方法を用いる手順と量と期間を設定します．そして，他の事柄に対して行う方法との兼ね合いや相互性を設定して，だれがどのように実施するのかを示すことが戦術なのです．

　「ADLプログラム立案の戦略と戦術」を第1章に執筆しました．急性期，回復期，維持期，地域において，戦略と戦術を練ってプログラムをいかに役立てるか．そして，われわれが仕事を進化させていくための教育を管理として表し，外部評価に応え得る組織の形成とその戦略を述べました．

　プログラムを戦略として，戦術として立案したら，次は技術で実行します．技術は用いる人の考え方・知識・理解力が反映します．目の前の患者の障害・症状・能力などの捉え方は，セラピストで異なってくるのです．患者が示していることが事実であり，事実こそが正しいのですが，既存の知識や身につけた理論や考えで，目の前の事実をみるので，今までにない新しさがみえません．みえずにみえないものや無視したもの，既存でみたことによる見誤り，の中に新たはあるのです．ですからぜひ，研究的視点で事実をみて，なぜなんだろと考えて下さい．

　本書には，まだ一般化されていない技術も記載しました．技術には哲学も含まれているのです．技術の本質は実行する技です．実行する技はある程度の経験で習得されますが，技術の修

得には意欲と哲学・考え方・理解の仕方と，人となりが関与し，技術はその人の中で深まり成長します．そして，新たな患者との出会いが，新たな技術の展開を生むのです．技術の進化は，新たな技術をつくるわれわれ自身が成長することも意味し，そうなることを願って本書を執筆しました．

「第2章 ADL 評価と実行」では，能力をいかに引き出して活用し補完して，日常生活を自立していくための方法と指導技術を具体的に示します．能力を引き出す評価ポイントで示した評価表は，リハビリテーション領域の共通用語である FIM と Barthel Index とともに，作業療法士が ADL の専門家になるために必須な Active Daily Life の評価表を掲載しました．共通用語だけでは専門家にはなれません．どうか専門用の評価表をマスターして下さい．本章で提示した技術はいわば狭い意味の日常生活活動です．ADL の基本であり十分にご活用ください．

「第3章 豊かに暮らす」では，家事や余暇，スポーツ，外出・外泊，日々の営みの中での暮らし方についてと，作業療法士のかかわりのありざまを述べ，QOL を形成する実態的活動についても述べました．セラピスト自身の生き様が投影されるところであり，われわれが仕事をしていく中で自分をつくっていく糧として，患者とともにコミュニケーションしていくことの意味を考えるところです．

「第4章 機能・能力の理解と活用」では，患者がそれぞれの状況の中で新たな機能・能力を発揮して生活してく姿の，基本づくりの方法を解説しました．セラピストが ADL を指導し，患者が練習する中で，新たな機能・能力が引き出され，強化され，活用されて，やがて ADL の自立が成されていきます．このような機能・能力の引き出し，強化，活用の方法と理論を解説し，さらに新たな技術，根拠の実証による科学への進化の種を述べました．ADL の技術そのものというよりは，捉え方，考え，視点，理論を述べたものです．項目としては，発達，高次脳機能と ADL，動作と運動プログラムの再機能化，強調動作と物品操作，力の作用，筋・関節運動です．

ADL は作業療法のとても重要な領域です．能力の芽をみつけ，はぐくみ，伸ばし，活用する技術，人とつむぐ生活の意味的空間の時間の流れにその人らしさを表わし活動力をつくる技術，さまざまな分野の技術を取り入れ生活に用いる技術，この作業療法の発展に本書を捧げたいと思います．

  2005 年 7 月

生 田 宗 博
金沢大学大学院教授
(医学系研究科保健学専攻活動能力回復学講座)

第1版　本書のねらい

　本書はADLの専門職のための専門書です．執筆者は全員，作業療法士で，ADLの専門家である作業療法士を主ターゲットとしています．ADLは広義に生活・活動と捉えています．
　ADLを専門として仕事をすると決意したとき，作業療法士はプログラム立案の戦略を習得する必要があります．戦略的な思考のもとにプログラムを立案することは，専門職としての自立を意味します．そこで本書では，まず戦略の立て方を解説します．戦略を立てる作業は，主体者のニーズ・能力・障害・状況・環境，自らを含むスタッフや提供側の能力・熱意，投入できる資金・機材，そして時・期間・場所を評価し，適切に判断したうえで目的を実現する方法をプログラムに表すことです．複雑な過程を簡明な形に表すこと，思いや概念や意志を現実的で具体的な行動システムに表す作業が戦略立案ということの意味です．
　本書で解説する戦略的なプログラム立案法は，ADLの分野は当然ですが，他の分野で自立した専門師（マスター）を目指す人にも有効に活用できます．自ら戦略を立てず，他の指示で仕事をする専門士（スペシャリスト）も重要です．専門師も専門士も戦略を理解して，目的の達成に向けて仕事を進める必要があり，専門職は戦略を知ることが必要です．
　本書では，目的を達成させる全体的方法を戦略，個々の方法の立案と進め方を戦術，そして個々の方法そのものを技術とし，戦略的方法を統括アプローチ，戦術的方法を実践アプローチと呼称し，第1章で統括アプローチと実践アプローチの考え方と具体的実施方法を例示し，解説します．本書が単に専門書といわず，専門職のための専門書としているのは，この第1章で自立した専門職の育成をねらっているためです．方法論としての戦略をプログラムの立案法として著した本は，少なくともわが国で書かれた作業療法専門書の中にはないと思われます．ぜひご一読いただきたいと考えています．
　第2章では，技術について詳しく述べます．まず，評価のポイントを述べます．そして食事，コミュニケーション，整容，寝返りと起き上がり，座位と移乗，排泄，更衣，入浴，移動について評価と訓練技術をわかりやすく示します．どのように動作を観て評価し，そこで得た問題に，どのようにして解決策を練って，どのように実施していくのか，具体的に示します．
　第3章では，質の高い暮らし方をテーマとして述べます．質の高い暮らしはQOLの用語で理解されていますが，本書は専門技術書であり，QOLの具体的方法，具体的技術を示します．質の高い暮らしの基礎を支える方法，技術としては住む家，家事と家の管理，外泊と外出，余暇の楽しみ，役割（存在の認知）について示します．そして，地域で生き生き暮らすことを実現する技術を示します．
　第2章と第3章で示す技術は，いわゆる教科書的・一般的技術を下敷きとして，長年の臨床の現場で培われ，経験を磨き，執筆時までに蓄積した方法を示します．移動や移乗の訓練は理学療法の領域と考えられています．しかし，寝返り・座位・移乗・移動を抜きにADLの技術はなく，作業療法は寝返り・座位・移乗・移動をADLの技術として蓄積してきています．たとえば，片麻痺の人の歩行介助では，健側に立つことで（従来の教科書では患側に立つとのみ書かれています），患側に傾倒する人の重心を健側足底の垂線上へ容易に戻せるので，安全性を容易

に確保できます．無理をした訓練のための生活動作は，長く続きません．ADL で重要なのは，安全性と生活の実用性です．

　第4章では ADL の基本となる機能を解説します．機能を的確に捉えて評価し，解法としての訓練に表して，より良く，よりその人に適した動作の獲得を可能とするための技術を解説します．解説するのは，発達，高次脳機能，姿勢・動作バランス，協調動作と物品操作，筋力，関節運動についてです．ADL では，環境改善と環境適応が主な方法と考えられる面もあります．しかし，ADL の自立達成には，発症後早期から ADL 訓練を実施することが大切です．この時の ADL 訓練は，同時に機能回復を促す内容でなければなりません．ADL とリンクする機能についての理解と認識が，機能の訓練と ADL の訓練を同時に一体化して可能にしていきます．機能の回復はまた，人間の自由をより広範に保証する能力の回復を促す事実を改めて認識できます．

　ADL は作業療法に専門師を創出する重要な分野です．21 世紀にこのことの実現を期して，本書を企画し出版いたします．作業療法の発展に本書を捧げたいと思います．

　　2001 年 6 月

生　田　宗　博
（金沢大学医学部保健学科）

執筆者一覧

生田　宗博	湘南医療大学 保健医療学部	
宇田　　薫	大浜第一病院 訪問リハビリセンター あめくの杜	
山田　康二	大分岡病院 総合リハビリテーションセンター	
平尾　一幸	大阪リハビリテーション専門学校 作業療法学科	
鈴木　孝治	国際医療福祉大学 小田原保健医療学部 作業療法学科	
梶　　直美	作業療法就労支援研究会	
坂本　安令	横浜市立大学附属病院 リハビリテーション科	
鴻　真一郎	三宿病院 リハビリテーション科 科長	
川上　直子	恵寿総合病院 リハビリテーション部 作業療法課 課長代理	
卜部　弘子	介護老人保健施設 和光苑 事務長補佐	
白山真由子	介護老人保健施設 和光苑	
田中　優子	元藤井脳神経外科病院 リハビリテーション部	
岩崎　千佳	メデイケア・リハビリ訪問看護ステーション	
渡邉　慎一	横浜総合リハビリテーションセンター 医療部 理学・作業療法課長	
南雲　浩隆	東京都立神経病院 リハビリテーション科	
安永　雅美	文京学院大学 保健医療技術学部 作業療法学科	
林　　正春	リハビリテーション中伊豆温泉病院 作業療法科	
川邊　利子	国立病院機構刀根山病院 リハビリテーション科 作業療法主任	
生須　義久	群馬県立心臓血管センター リハビリテーション課 課長	
塩田　繁人	石川県立高松病院 作業療法科（前石川県立中央病院 リハビリテーション部）	
野田　祐輔	石川県済生会金沢病院 リハビリテーション部	
岩田　祐美	石川県済生会金沢病院 リハビリテーション部	
佐藤　良子	藤井脳神経外科病院 リハビリテーション部	
谷川　良博	東郷外科はつらつデイケア	
堀川　晃義	今津赤十字病院	
國政　和子	介護老人保健施設六和会センテナリアン	
吉原　直貴	デイサービスセンターまいん	
麦井　直樹	金沢大学附属病院 リハビリテーション部	
田尻　寿子	県立静岡がんセンター リハビリテーション科	
東嶋美佐子	長崎大学大学院 医歯薬総合研究科 保健学専攻	
福井　朱美	介護療養型老人保健施設恵寿鳩ヶ丘	
東川　哲朗	金沢脳神経外科病院 リハビリテーションセンター	
山岸眞喜子	公立能登総合病院 リハビリテーション部	

渡辺沙由里	恵寿総合病院 リハビリテーション部 作業療法課
道善　智香	恵寿総合病院 リハビリテーション部 作業療法課
岡﨑　律江	公立能登総合病院 リハビリテーション部
山崎　卓礼	恵寿総合病院 リハビリテーション部 作業療法課
平譯　麻理	青山彩光苑ライフサポートセンター
坂本　里佳	横浜市立脳血管医療センター リハビリテーション部
山根　佳子	長町病院 リハビリテーション室
東　美奈子	元藤井脳神経外科病院 リハビリテーション部
土田　玲子	県立広島大学 保健福祉学部 作業療法学科
永井亜希子	恵寿総合病院 リハビリテーション部 作業療法課
米山　千尋	恵寿総合病院 リハビリテーション部 作業療法課
寺田　佳世	石川県リハビリテーションセンター
安田　秀一	金沢福祉用具情報プラザ
慶徳　民夫	山形県立保健医療大学 保健医療学部 作業療法学科
宮崎　弘美	七尾市役所 健康福祉部
銀山　章代	四條畷学園大学 リハビリテーション学部 作業療法学専攻
今寺　忠造	青山彩光苑ライフサポートセンター
杉本　志保	藤井脳神経外科病院 リハビリテーション部 部長
進藤　浩美	恵寿総合病院 本部 事務局長

(執筆順)

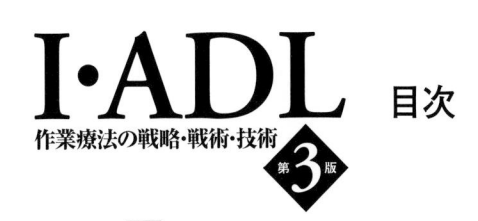

I・ADL 目次
作業療法の戦略・戦術・技術 第3版

第 I 章　生活自立の戦略と戦術

1. 作業療法の戦略的課題・生活技術 2
2. 生活自立の要綱 14
3. 家事自立の要点 41
4. 趣味に生きる 49
5. 社会適応の支え 58
6. 就学の道 65
7. 障害者が企業で働くために 77

第 II 章　急性期から地域まで

1. 急性期―生命と生活 84
2. SCUの作業療法 95
3. 回復期のADL 103
4. 慢性期・長期回復と自立の進め方 113
5. 能力を活かす地域の暮らし 122
6. 補助と支えと工夫で能力を活かす暮らし 130

第 III 章　障害の中に能力を引き出し活かす技術

1. 神経障害の中で能力を活かす 140
2. 筋の障害の中で広げる能力 159
3. 関節障害へのしなやかな克ち方 165
4. 心・肺機能低下の中で広げるADL―1）肺 178
   心・肺機能低下の中で広げるADL―2）心臓 185
   心・肺機能低下の中で広げるADL―3）心臓症例 196
5. 脊髄の機能不全に応じた動作法 202
6. 脳疾患の進行に応じて改変させる動作法 211
7. 脳血管障害後の能力回復 222
8. 認知機能低下の中で喜びを刻む暮らし方 232
9. 難治性疾患に克つために 242
10. がんに向き合い自分を活かす 249

第Ⅳ章　積み重ねた技術の現在の先端

1. 摂食・嚥下 262
2. 吸引・吸痰 270
3. 整容 279
4. 更衣 289
5. 背臥位からの起き上がり 302
6. 座位・立位 307
7. 立ち上がり・歩行・段差昇降 314
8. 床からの立ち上がり 322
9. 移乗 331
10. 排泄 341
11. 入浴 349
12. 外出 357
13. 炊事 367
14. 洗濯 375
15. 家計・ファイナンス 384
16. 学習支援 391
17. 訪問・在宅支援 399
18. 支援用具の工夫 406
19. 支援用具の選択 417
20. 家屋環境整備 424
21. 地域生活支援 435
22. 対象・家族間の関係調整 444
23. ソーシャルスキル 452

第Ⅴ章　人材育成と管理

1. 仕事の中で能力と人材を育てる 460
2. 回復期病棟の運営 468
3. 作業療法を病院管理に活かす 474

【装丁】関原直子

第 I 章

生活自立の戦略と戦術

1 作業療法の戦略的課題・生活技術

はじめに

　作業療法は，精神または身体に障害のある患者・利用者の，応用的動作能力または社会的適応能力の回復を図る（理学療法士及び作業療法士法）とある．したがって，作業療法は対象となる主体者（の脳）に働きかけ，主体の行動目的の遂行に必要な動作を引き出し，強化し，適正化する過程，すなわち道具や環境などの手段を使い作業を行い進めていく中で，能力の回復を行う．そのような一つひとつの作品（能力回復の表れ）を積み，あるいは紡ぐことで，社会生活の適応と自律の段階を踏んで自立に至る．そして，主体者一人ひとりが最適な自立の達成を得ることで，作業療法に付託され期待された真の効果が現れ，認められる．生活とは，必要にかられ，あるいはそのようにしたい，しなければという思い，目的で行っていくことの連続として，仕事をし，糧を得て，くつろぎ，楽しみ，知り合い，喜び，一体となり，あるいは反目し，争うなど，行動を脳の指令で具現化する試行・適正化・習得の姿と表せよう．

　あらためて，作業療法の戦略的課題とは，一人ひとりの状態や状況の中で作業・動作の能力（脳力）を引き出し，適正化し，強化し，環境を改変し，活用して能力をさらに有効に高める．そして，動作能力の回復を一歩一歩得て，その人なりの適応した自立生活の達成を現すことである．脳を発動させる刺激，脳の発動を持続させる注意・興味・欲求を引き出して高め，実行する．そして，よりよい利得・結果を得るための，脳プログラム・動作方法の改善とその体得の経験を実現する．その過程を繰り返す中から，自ら行動したいと願う意欲と意思をつくり，その意に伴う行動の段階ごとの動作を習得する．あわせて，動作を補強する環境の改善と活用を行う中で，現実的生活能力を体現させる．このようにして，主体者が暮らしていく環境の中にその人なりの自立生活を送るための支援を得て，自立に至る．この作業療法の過程で用いる技術と，一人ひとりに応じて用いる方法（戦術）を，以下の各章各節で解説し，さらにどのように発展させていくかを示す．

作業療法による回復効果を表すための段階的な戦略課題（図1）

　第1の課題は，疾病・損傷で障害された面と無傷で残る面とが混在して現れることで障害をもったその患者が，新たな状況・環境にうまく働くことができない機能・能力を用いることができるように，脳のプログラムを適正に変化させていく．このようにして，機能・能力の回復を図ることが最初の課題となる．すなわち，脳プログラムの結果を表す運動・動作・行動を引き出し，強化し，意図して動作ができるように習得し，さまざまな動作に広げ，実用へと確実に進めることで動作能力の回復を得る．

　第2の課題は，動作能力の回復・意欲を高め，修正・強化しながら機能・能力を何度も繰り返し行い，身につけることで，新たな適応のもとを得る．

　第3の課題は，障害されて現れている機能・能力の中の障害されていない機能・能力を，環境に

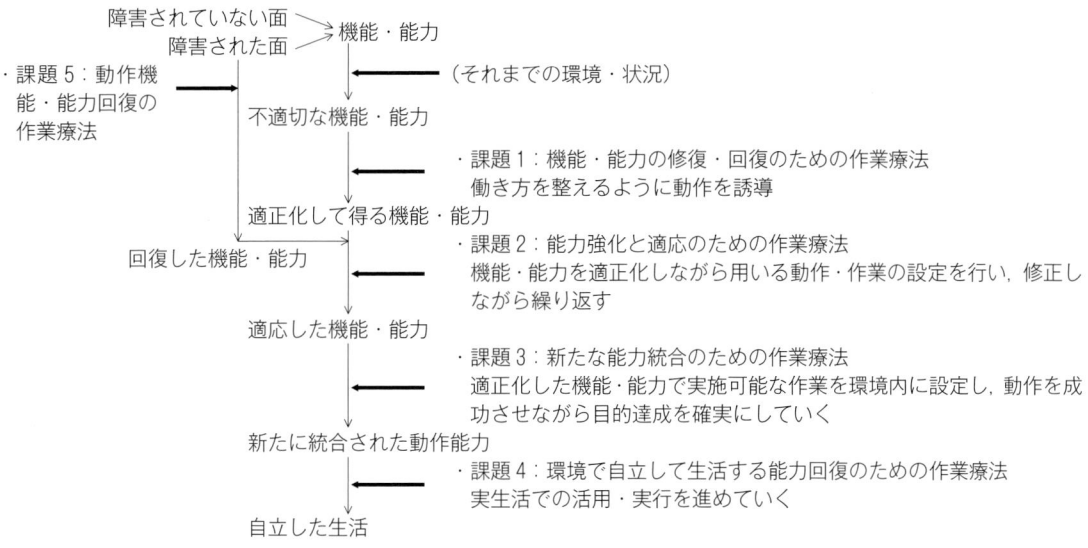

```
                障害されていない面
                    障害された面 ──→ 機能・能力
 ・課題5：動作機                    ←──────── (それまでの環境・状況)
  能・能力回復の                 ↓
  作業療法     ──→ 不適切な機能・能力
                    ↓        ・課題1：機能・能力の修復・回復のための作業療法
                    ←─────       働き方を整えるように動作を誘導
                 適正化して得る機能・能力
                    ↓        ・課題2：能力強化と適応のための作業療法
      回復した機能・能力 ←─────       機能・能力を適正化しながら用いる動作・作業の設定を行い，修正し
                    ↓                ながら繰り返す
                 適応した機能・能力
                    ↓        ・課題3：新たな能力統合のための作業療法
                    ←─────       適正化した機能・能力で実施可能な作業を環境内に設定し，動作を成
                    ↓                功させながら目的達成を確実にしていく
              新たに統合された動作能力
                    ↓        ・課題4：環境で自立して生活する能力回復のための作業療法
                    ←─────       実生活での活用・実行を進めていく
                    ↓
                自立した生活
```

図1 自立した生活に至る作業療法の段階的な戦略課題

適して働かせて，新たに適応した有用な動作として強化し磨きながら，少しずつ自立に近づくことの実感を誘導し実現していく．そして，この機能・能力の活用方法を確実に習得し，その人の新しい姿として統合する．

第4の課題は，以上のように回復した能力を実際の生活に用い，この時に環境を整備し，環境を活用するための動作能力を得て，安全確実な自立にする．そして，その人の環境・社会に適応しながら，自立し生活する能力として回復を得る．

実際の戦略は，一人ひとりの状況で前述した戦略的課題のどの部分を強化し，具体的なプログラムに表現するかを考える．回復こそが作業療法の医療効果であり，回復には機能・動作の能力回復と，生活能力の回復があり，生活能力の回復の過程には，機能・動作能力の回復の面が含まれている．しかし，機能・能力の回復を進めても回復がどの程度まで可能かという問題があり，生活能力の回復に至らない場合も多い．一方，機能・能力の回復の程度がどのようであっても，生活能力の回復を環境に適して進めなければ自立に至らず，環境・状況に閉じ込めることになる．そしてこのことが，第5の戦略的課題といえる．

戦略的課題の具体的説明

1. 機能・能力の修正・回復

脳卒中後の左片麻痺の人では，プッシャー症状を伴う場合が比較的に多い．麻痺側に体を傾斜させ，作業療法士（以下，OT）が非麻痺側に押し戻して垂直位を保たせようとすると，患者は反して麻痺側によりいっそう体を傾けようとする．高次脳機能障害の現れとも考えられているが，麻痺側に傾けるほど体を「まっすぐ」にしようとしていると，自身では感じている．麻痺側から体を押して外見上で垂直位に直されると，非麻痺側に押し倒されると感じ，いっそう体を麻痺側に倒し「脳が誤認した，まっすぐ」を保とうとする．このような人に，真の垂直位保持動作を再習得させるために有効なのは，非麻痺側に並んで座りあるいは立ち，麻痺側の肩を抱えてOTの体に患者の体を引き付け，非麻痺側を密着させるようにして，非麻痺側へ傾倒する恐怖を和らげる．そして，非麻痺側方向いっぱいに設定した目標物に向かって手を伸ばす動作を誘導し，自ら非麻痺側に体を出す動作を繰り返す作業が有効となる（第Ⅳ章の「6. 座位・立位」を参照）．このようにして，身体バランスを保つ脳プログラムを修正し，あるいは少し

ずつ現状に適した形に書き換えていく.

片麻痺で，手を前方に挙上すると，肘関節が45°ほど屈曲し，肘関節が完全に伸展しない場合が多い．肘関節を伸展させるように努力すると，より屈曲を呈することもある．Brunnstrom recovery stage（BRS）のⅢ～Ⅳの移行期にみられ，単に動作を何回続けても，なかなか改善しない．肩関節90°の高さに手を挙上することが，目いっぱいの努力で行われていて，まったくゆとりのない過度な動作と考えられる．読者のあなたも，目いっぱいの負荷をもって，肘関節伸展位で手を前方に挙上してみてほしい．すぐに肘関節を曲げたくなり，肩も90°より下がって，患者の手の挙上と似た形にならないだろうか．患者の力が不足しているのかといえば，そうともいえず，実際に肩関節を断続的に下方へ押すと，むしろより挙上が高まる場合も多い．要は，動作プログラムの出力が目いっぱいの状態と判断される．そこで，肘関節伸展を補助する簡単なスプリントを装着させ，肘関節を伸展するよう意識させながら，手の前方挙上の訓練を進める．するとやがてスプリントなしでも，肘関節伸展位で手の前方挙上が可能となり，挙上角度も増す結果を得ることがある．手の挙上動作は，本来肩関節の挙上動作がメインで肘関節は適度に屈曲している．さらに，手を上げる時は結果として何かをつかむために上げるのが通常で，この動作の努力の結果は手を握り，握った物を手前に引き寄せる動作になる．そのように思えば，患者が最大の努力で手を上げる動作の形は理解できる．したがって，その努力の中に肘関節伸展をプログラムさせるのは困難といえる．なんらか，肘関節伸展を補助し，ゆとりをもたせることで，肩の挙上にゆとりが現れ，肘関節伸展のプログラムが作動しうるようになるのであろう．

単に，動作を訓練するのではない．動作を変えていくために，脳のプログラムを修正しながらよりよくつくっていくために行う．しかし，ただそのように意識さえすれば改善できる状態でない場合，どのように設定すれば改善させようとする形のプログラムが表れて作動するのか，このことにOTの技術がある．すなわち，問題を捉える戦略が，解法に変換する戦術を生み，実行の技術に結実し，効果を現す．

2．能力を強化し適応へ進める

左麻痺側の随意運動が現れない状態でも，非麻痺側の機能を強化し新たに適応した脳プログラムをつくり習得すれば，座位・立位保持が可能となり移乗動作も可能になる．と同時に，装具なしに歩行も可能となる．非麻痺側での立位が可能になったら，椅子の背あるいはサイドケーンや四点杖で，非麻痺側方向への横歩きを行う．まず，椅子やサイドケーンを非麻痺側横方向に出し，次に椅子の背あるいはサイドケーンの上の非麻痺側手に体重を移すようにして支えながら，支持している体重がすべてその手にのってしまう前に，非麻痺側足底を床面上で滑らせるようにして非麻痺側横方向へ一歩分あるいは半歩分出す．そして，再び体重をすべて非麻痺側下肢で支持する．そうすると，麻痺側は自然に非麻痺側下肢に向かって近づくように動く．この時，患者に麻痺側下肢を動かすように意識してもらう．このようにすることで，移動・歩行の新たな能力が生まれて活用が広がり，能力が強化される．この動作を繰り返すうちに，歩行の方向が斜め前方あるいは前方へでも可能となり，やがて麻痺側下肢も体重支持機能が現れ，足底を前に出す機能も現れる．

歩行は何度も何度も同じ動作を，倒れないように真剣に集中して実施するため，繰り返しによる強化と機能の向上・習得，そして何よりも実用に至る．上肢機能も，BRS Ⅲまでの回復は比較的多い．BRS Ⅲで動作的に実用の可能性がありうるのは，物を押さえる動作と手に物を持ち保持する動作などがある．

茶碗を手に保持して食べる動作では，茶碗を取る動作は非麻痺側で介助する必要があり，患者がよほどやる気を持ち続けてくれる場合に，実用への訓練・強化・実用の途に入ることができる．実用に必要な機能は，①茶碗の重量を支える筋力を発揮し続けること，②茶碗を持つ間に手関節が背

屈してたれ下がらずに回外位を保持すること，③非麻痺側で箸を操作する間ならびに口で食べている間に茶碗を保持した状態を維持できること，の3点が重要になる．①には250ｇの重りを入れた茶碗を保持させ，その茶碗をOTが断続的に上から下に押し，これを支える訓練をする．できるようになったら，500ｇ〜1ｋｇの重りを入れた茶碗を保持させて非麻痺側で指折り数えを100まで声を出して行わせる．このようにすると250ｇまでは確実にできるようになる．②に対しては，過度な掌屈位や背屈位とならない位置で手関節位置を保たせることから始め，これに①の訓練に進める．回外位を保たせるためには回内方向の抵抗訓練を十分に行い回外力の強化をして，①に進める．③は非麻痺側で箸を操作する間，保持した茶碗を下に押す断続的抵抗を与え，かつ茶碗側に注意を持続し続けるようにする．以上の訓練の繰り返しで茶碗を持てるようになる人は多い．次に食事中に茶碗を持つように，食事時間にOTが立ち会う．そして，退院後も茶碗を持って食事を続ける．ここまでに至る人は多くはないが，訓練法が全国に広がり，さらに進化すれば実用する人は増えていくであろう．

茶碗を持って食べることなど，たいしたことではないと思うのが通常の人だ．だが，茶碗を持って食事をするためには，さまざまな機能の脳・運動プログラムを同時にコントロールする脳・制御プログラムが必要で，しかもこれらのプログラムにメリハリをつけながら，どのプログラムも一定以上に活動させていなければならない．このさまざまな運動プログラムの同時・適度の稼働の状態を制御して維持しながら，そのときどきに応じて（認知・判断プログラム）まったく異なる新たなプログラムの立ち上げ（対応の構成プログラム）や稼働（具体的行動・動作プログラム）にも応じるのが，環境適応の意味といえよう．

3．新たな能力の統合と自立

機能や能力の統合は，必然性，必要性や欲求に伴った目的行動・動作を実行する過程でなされていく．自立して暮らす中に，その自立に必要な動作・行動の脳プログラムがその状況や環境との相互作用（試行とフィードバック）で，身体の実行に表現されて統合されていく．このようにしていく中で，その人にとっての標準的プログラムの確度が増すとともに，状況や環境の変化によりバリエーションが広がり，実用性が高まっていく．

生活の場を広げるには，移動の確実性が重要になる．片麻痺の人がＴ字杖で歩行する時の標準は，杖前，麻痺側足前，非麻痺側やや麻痺側の後ろという順に出し，前面に向かって歩く，となっている．しかし，下り坂や，人が多く往来する道路では危険で恐ろしく，よほどの場合以外は歩かない．外見はあまりよくないのかもしれないが，半身で非麻痺側方向斜め前方に向かい，杖前，非麻痺側足前方，麻痺側足前方（非麻痺側のやや後方，ただし機能良好ならやや前方），が安全・確実な歩行といえる．この歩行様式ならたとえ前方から来た人と肩がぶつかっても倒れない．このように歩行すれば，生活は外に広がり自由に出かけ，屋内でも装具なしで歩ける．歩行距離が必然に増え，下肢筋力・耐久力が増し，さらに自由が広がり，新たな生活者としての余裕・ゆとりの時間の充足の味わいが増す．

娘の結婚式で，箸で食べたい，その姿をみせたいと思う人の箸操作能力向上・実用化の例で述べる．箸の操作は1本ずつ行う．まず下の箸は，固定された状態を保ち続ける役割をもつ．食物の重さや粘り気と上の箸から加わる斜め下方に押す力に対して常に位置を保ち続ける．下の箸を，第4指末節背側と母指基節（中指は接する程度）と中手指節関節橈側の間で三点固定し挟み持ち，箸の先端を斜め下方にOTが押し，耐えることで動作と動作プログラムを強化する．あらかじめ鉛筆で上から下に向かい線を強く書く訓練をしておいてもよい．そして，上の箸を第3指基節橈側爪根部あたりと母指末節と第2指基節橈側の間で軽く三点固定で挟む．その状態を保持しながら，箸の先端をOTがつまみ，箸の長軸方向で逆向きに抜き取る力を繰り返し加え，これに耐えて箸を抜き取

られないように訓練すると，箸を保持する動作と脳プログラムが強化できる．次に，上の箸に第2指を添えて，第2指と第3指の指節間関節（IP関節：interphalangeal joint）の屈伸で箸先端の開閉運動を行う．箸先の閉運動（IP関節屈曲）に対しては，箸先端からOTが加える抵抗に抗して，箸先を閉じ動作を強化する．2本の箸の個々の動きが強化できたら，2本の箸を同時に指にセットする．適正位置にOTが直し，その状態で箸の両先端を机上でそろえ，箸操作の脳プログラムのスタンバイを行う（この動作は多くの人の共通のスタンバイ動作で，脳の記憶・動作が呼び起こされると考えられる）．そして，OTの指を箸先でなるべく強くつまむ．箸先が相互にずれるようなら両箸の先端が対立するように最小限にOTは補助する．正確な対立方向と逆向きに上の箸を開くような力をOTが加え，箸先を正対立させる力と動作を強化しプログラムを正す．できるようになったら，スポンジ片のつまみ，小四角片のつまみ，平らに置いた角の丸い三角片のつまみを行い，正確なつまみの習得に努める．豆が持てればつまみはいちおう完成である．さらに箸操作の習得を進めるには，丸めた広告を箸の操作で開き広げる訓練を行う．この間，必ず食事の前半は箸で食べてもらう．父の努力は，娘の人生の門出の福に生かされ，幸せの広がりに連なっていく．父もまた，どんな会合にも出席でき，楽しい時を過ごす時間を妻と分かち合い，その機会を増していける．新たな努力による自信，人としての誇りを自然に感じられよう．

4．環境に適し自立して人生を味わう

　入院中の環境は，温かく，安全で安心な，負担の少ない，みんなが見守る，理想的である一方で不自由な環境といえよう．若干の不自由さはしかたがないと思えば，これほどよいところを確保するのは困難といえる．したがって，家で一人暮らしをするより，一人部屋に入院し，施設入所を希望する人も少なくない．しかし，やはりわが家が一番と思っている人も多い．

　40歳のYさんは，急性期病院から転院してきた．脳静脈奇形による血腫で意識障害，知覚ほぼ脱出と痙性を伴う重度の左片麻痺であり，妻と1歳の双子の娘の4人暮らしであった．声かけ，関節可動域（ROM：range of motion），非麻痺側の強化から始めたが，意識が回復するにつれ，暴言などが現れ，現状への怒り，思うに任せない自己への不満があった（回復意欲が潜在的に高い）．座位で頭部が垂れ，頸部の立ち直り，顔上げから始め，顔が上がると端座位と立ち棒でつかまり立ちと6カ月間かけて進めた．妻はこの結果に希望をもち，毎日の薄皮を剝ぐような進歩を見逃さずに「お父さんすごいできたよ，がんばったね，またがんばろうね」と励まし続けた．立ち棒で立つ間，麻痺側下肢でわずかに支持するとみて，膝蓋腱を叩打して大腿四頭筋を誘発しつつOTが持つ足底を蹴るようにさせた．麻痺側は強度のしびれを呈する強い感覚障害があり，触られると怒りを誘発する痛みが生じていた．しかし，耐えてもらい膝関節伸展力の誘発を毎週続けた．意識して体重の一部を支持し，この時に足底に加わる刺激に伴うしびれに耐え感情の平衡を乱さず，立位保持動作に意識を集中し続けることができ，やがて待望の歩行へと進んだ．この間に，これらの動作に必要なすべてを細かな段階に分けた部分動作の機能，コントロール能力の獲得を一歩一歩の段階を踏んで進めた．次に，トイレ動作の自立に向け，動作を構成し，着実に進めた．自宅のトイレに立ち棒をセットし，自宅トイレの改造を終え，その環境を病院の訓練室に設定し，環境と動作をメジャーで計測しつつ修正し，何度も何度も，間違いがなくなるまで続けた．トイレへ車いすをつける角度・位置，立ち棒で立つための両足位置，立ち棒に体を預けるための非麻痺側肩と立ち棒の接触の維持，パンツを上げ下ろすための膝屈伸運動の十分な注意を持続させながら行う非麻痺側手での上げ下ろし動作，その動作のほんの少しの進歩を含めつつ，よりよく繰り返し，習得した．そして，16カ月間で退院し，トイレの自立を励まされ喜ばれ，努力する姿で感じる家族の誇りを体現し，

父の尊厳をもって復帰した．Yさんと妻は，この間のリハビリテーション（以下，リハ）に納得し，同様に苦しむ全国の患者の助けになればと実名入りの紹介に同意し，そのことの真を保証する意思で妻は論文の共同執筆者となった（第Ⅱ章「4．慢性期・長期回復と自立の進め方」を参照）．Yさんは，回復への現実的希望をもち，娘のバージンロードを，腕を組んで歩くために努力すると，妻が家に帰れると感じた時に目標を定めた．だから，触られてどんなに痛くても耐え，信じているし，努力すると語った．どんなに怒っている時にも，鎮めて，困難な訓練に応じてくれた．一方，女性のOTにはかなり長い期間甘え，暴言を吐き，拒否し，なだめられ，褒められ，ようやく訓練を行い，その日の努力と成果をたたえられて，訓練に応じる日が少なくはなかった．

　突然の障害にめげず，新たな人生の意味，目標，生きがい，必要性，役割をみつけてもち，環境に適応して生活し，暮らしていくのは容易でない．OTは，真剣に，努力の限り知識を利用し，そのための調査と学習，そして寛容と忍耐としぶとさをもつ必要がある．プロである自覚をもち，患者とともに成長し学び続ける以外に，患者の回復をなす術はない．能力の回復，環境に適応した生活能力の回復，患者から託されたことは，個々に異なり同一のことはなく，一人ひとりに尽くし，尽きる壁を破って広げ，中身をつくり充実させ，研いていくことが大切といえる．

戦略とは何か

　戦略とは，目的・目標・実行で得る意味といえる．何を課題として，どのように取り組むかである．どのような戦略も技術がなければ，実現できない．個々の技術がすぐれても，そこにとどまれば，技術の修練をするのみで，価値ある意味が表れない．技術で意味を作り出すためには，戦術が必要となる．戦術とは，課題への戦略的に意味のある（目的に合致し，適して納得の得られる）回答の一つを，醸成させて出す手順・段取りと技術の構成のさせかたといえる．

　戦略とは，Yさんでたとえると，娘とバージンロードを腕を組んで歩み，娘の将来を託す父の役を果たす，にあった．そのために，まず超えるべきで納得のいく一つの回答が，トイレを自立し，家で暮らし，さらなる回復に向けた努力を続け，家族の中心となろうとした．その入院中の日々は，一歩一歩苦難に立ち向かう努力の持続と，弱さを暴言に表す一方で周囲との関係で消化・昇華させ，一歩一歩回復を進める戦術をとった．そしてOTが技術を傾けた毎日の訓練の実行，ほんのわずかずつの効果を積むことで現れた変化で動作を改良させ，実行能力を得た．この連続の，絶え間ない実施の中に，YさんとOTが共有した戦略と戦術と技術の融合，一体がある．このように，戦略を含む当面の目標と，そのことの実現の方途としての戦術が，現状に適合させた技術の実施により，意味ある成果を，そのリハの姿に現す成果となる．

意味ある成果を得るために

　課題を課題として理解するためには，評価の過程を経る必要がある．各種の検査を積み上げて，問題を整理し課題を出すのが，もっともよい方法なのではないかと思われる．しかし，この積み上げ方式で課題を抽出すると，基盤となる問題・障害は，疾病・損傷に起因していると理解され，疾病・損傷で生じた機能障害の回復なしには，前進できないということになろう．しかし，たとえ機能障害の回復が困難であったとしても，障害を有しながら，新たな行動・動作方法を獲得していかなければ自立していけない．個々の患者の障害の回復程度はさまざまであり，新たな自立した行動・動作もその人なりにさまざまにある．

　課題は，患者にとって何が有益で利得になるかである．図2のように急性期であれば，障害の増悪の防止と，派生する障害の防止，そして残る機能の維持が重要となる．回復期であれば，傷つき障害された機能・能力の回復と，残る機能を用い

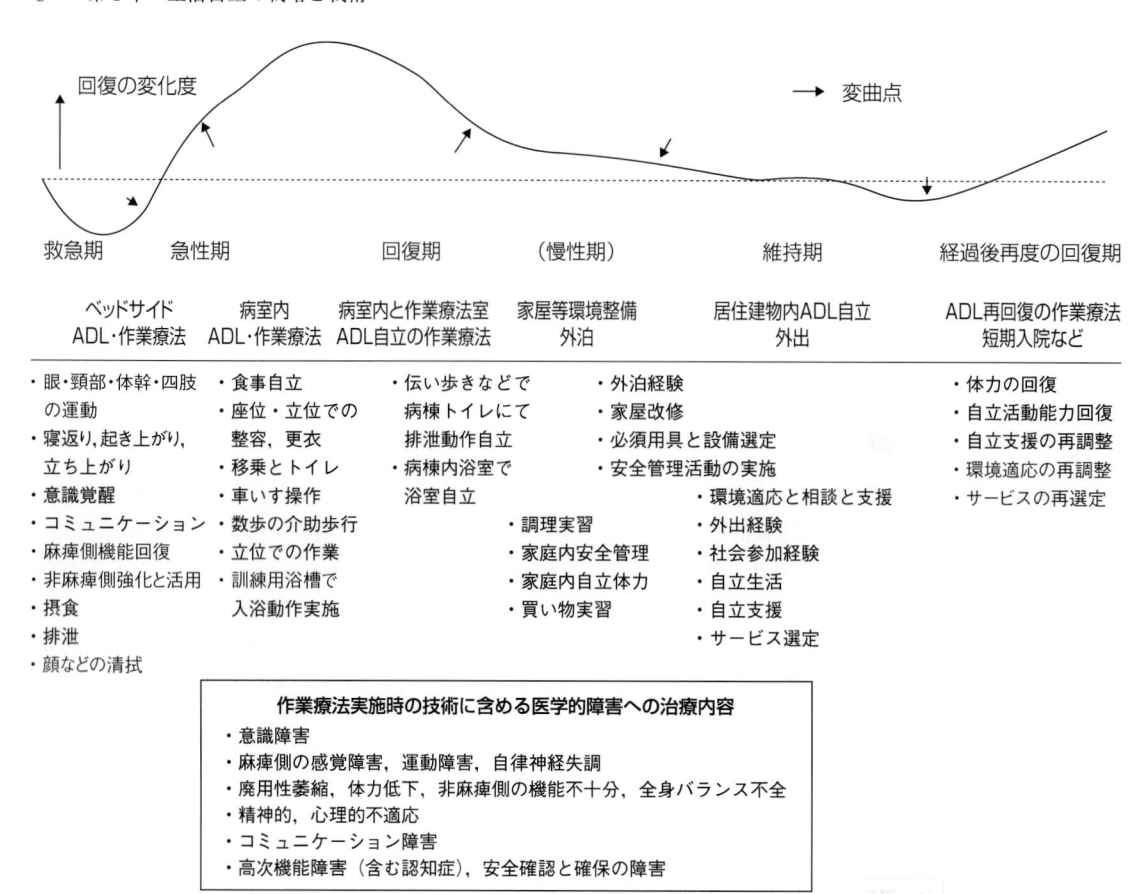

図2 脳卒中片麻痺の人に行うADL

救急期	急性期	回復期	（慢性期）	維持期	経過後再度の回復期
ベッドサイド ADL・作業療法	病室内 ADL・作業療法	病室内と作業療法室 ADL自立の作業療法	家屋等環境整備 外泊	居住建物内ADL自立 外出	ADL再回復の作業療法 短期入院など
・眼・頸部・体幹・四肢の運動 ・寝返り，起き上がり，立ち上がり ・意識覚醒 ・コミュニケーション ・麻痺側機能回復 ・非麻痺側強化と活用 ・摂食 ・排泄 ・顔などの清拭	・食事自立 ・座位・立位での整容，更衣 ・移乗とトイレ ・車いす操作 ・数歩の介助歩行 ・立位での作業 ・訓練用浴槽で入浴動作実施	・伝い歩きなどで病棟トイレにて排泄動作自立 ・病棟内浴室で浴室自立 ・調理実習 ・家庭内安全管理 ・家庭内自立体力 ・買い物実習	・外泊経験 ・家屋改修 ・必須用具と設備選定 ・安全管理活動の実施 ・環境適応と相談と支援 ・外出経験 ・社会参加経験 ・自立生活 ・自立支援 ・サービス選定	・体力の回復 ・自立活動能力回復 ・自立支援の再調整 ・環境適応の再調整 ・サービスの再選定	

作業療法実施時の技術に含める医学的障害への治療内容
・意識障害
・麻痺側の感覚障害，運動障害，自律神経失調
・廃用性萎縮，体力低下，非麻痺側の機能不十分，全身バランス不全
・精神的，心理的不適応
・コミュニケーション障害
・高次機能障害（含む認知症），安全確認と確保の障害

て自立範囲を確保し広げることが重要であり，自己有用感を再構築して高めて自分らしさを表し，改善された環境の中に立場を築いて暮らしていけるようにすることを行う．維持期では，新たな生活・暮らしの中で適応し，自立するための行動・動作を調整して習得し，自立生活の実行を進めていくこと，そして新たに獲得した機能・能力を維持し，悪化の予防も必要となる．

個々の検査で示された問題点を個々に捉えるのではなく，そのさまざまな問題をどのような関連で捉え，どのような方向の解決を求めていくかが課題になる．その課題の達成に向けて，当面はどのように対処して回復を進めるのかを考える．すなわち，リハで予測される最終的結果のイメージ，何をどのように回復させ克服し，環境をどのように改善させ適応できるように整えるか，イメージを総合的にもつようにする．そのイメージに向かい当面の目標をどのように設定し，今何をしなければならないのかを考える．つまり，その時の，その眼の前の問題をどのような技術で対応し，日々の効果を積み上げていくかということになる．そして，一定期間（その時に効果が現れたらその時，今日1日で効果が表れたら明日まで，1週間で効果が積み上がったら次週まで，少なくとも1カ月）が経過した後に，再び考え，より現実的によりよい成果に導いていく．

個々の検査で抽出した問題は，個々の回復させるべき事柄ではある．しかし，これら問題の全体としての解決の道筋，あるいは回復できない事柄も現実にはある中で，どのような方法ならどの程度まで能力を再構成し有用に回復・活用して，どのような形の自立ができるかを考えていく．この

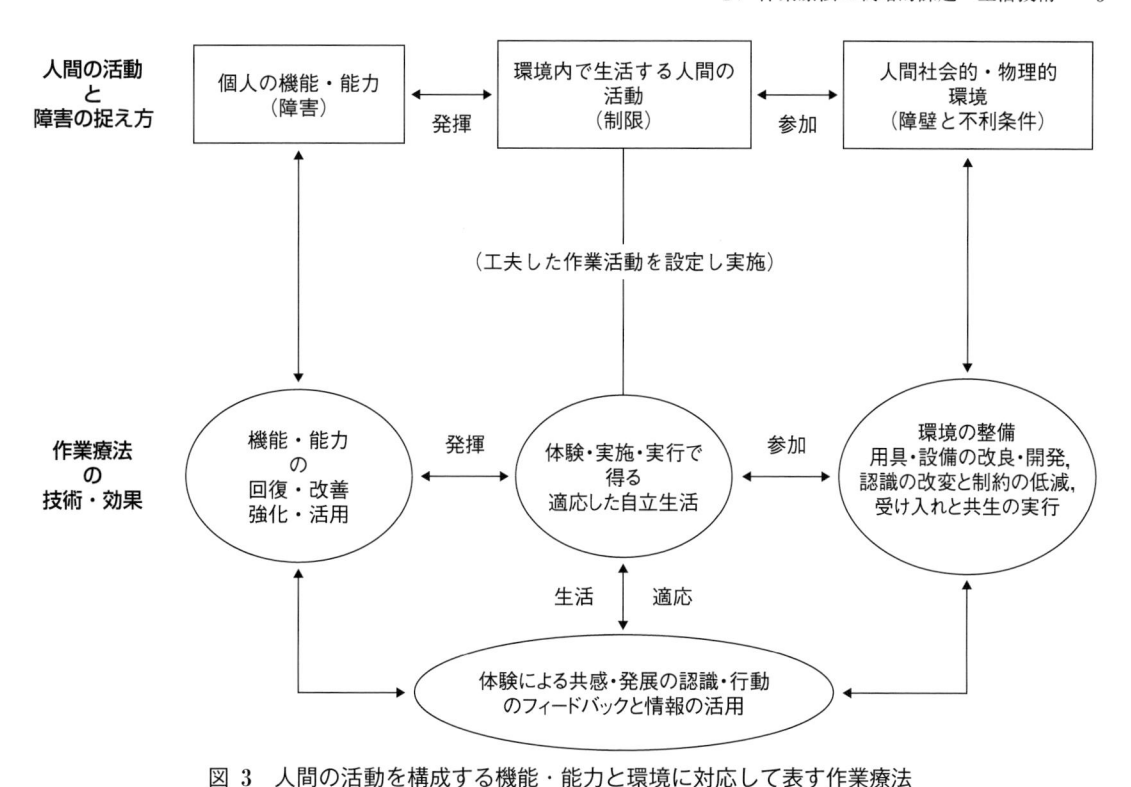

1. 作業療法の戦略的課題・生活技術

人間の活動と障害の捉え方

- 個人の機能・能力（障害） ←発揮→ 環境内で生活する人間の活動（制限） ←参加→ 人間社会的・物理的環境（障壁と不利条件）

（工夫した作業活動を設定し実施）

作業療法の技術・効果

- 機能・能力の回復・改善 強化・活用 ←発揮→ 体験・実施・実行で得る適応した自立生活 ←参加→ 環境の整備 用具・設備の改良・開発，認識の改変と制約の低減，受け入れと共生の実行

生活 / 適応

- 体験による共感・発展の認識・行動のフィードバックと情報の活用

図 3　人間の活動を構成する機能・能力と環境に対応して表す作業療法

---

1. 医師の処方

2. 患者情報の収集と解析
- カルテ記載事項の確認
- 観察と検査と測定
- ニーズの理解

3. 人間理解と障害・問題および能力の把握
- 人間として主体としての尊重
- 障害と問題点の把握と要因の分析
- 能力の発芽と発揮および活用可能性の理解
- 人間的・社会的状況と周辺環境の理解
- 物理的・構造的環境の理解

4. 戦略（方針決定と全体計画）
【方針の決定】
解決課題の選択
- 原因疾患あるいは損傷の評価
- 機能・能力と損傷・障害の評価
- 人的環境と物理環境の評価
全体の予後・予測
- 回復の予後と自立の予測
- 自立受け入れの状況の設定予測
- 達成ゴールの策定

【全体計画】
- 実施期間
- ニーズ実現の手立て
- ゴール達成方法の手順
- 方法の時間的・空間的な配列
- 投入する人員・チーム・機器・経費

5. 戦術（作業療法プログラム立案）
【具体的作業療法を提示】
- 問題の要因を解決していく方法をプログラムにまとめる
- 実施手順，実施動作を必然で意欲の出る活動に表し，実施時間と量の調整をあんばいする

【効果測定―楽しくうまく活動し，できたと感じるよい結果】
- 喜びうれしく，いい感情をつくる
- 各活動で特に期待する効果
- 効果の測定方法

【効果をプログラムに反映】
- 参加して来るプログラムに発揮する能力が広がり，確実な遂行に積み上がる

6. 技術（技術と実施の詳細）
【プログラム実施上の個々の問題の解決方法と進め方】
- 尊重の心と穏やかな対応
- 能力と機能の問題解決
- 能力の発芽をすかさずつかみ伸ばし自覚させ広げる
- 一つひとつの活動をクリアして，少しずつの「できた」を積んで効果を表していく進め方
- 方法と結果を合理的に説明して能力を引き出し，可能なことを広げて，具体的生活自立能力に表し鍛え，確実に現実の実行習慣をつくる，実りを表す繰り返し
- 結果の記録

7. 再検査
どうすればよりよく確実に，もっとできるか

8. 報告
達成の状況

9. 終了
何が，どのように，なぜできたか

図 4　作業療法実施の流れ

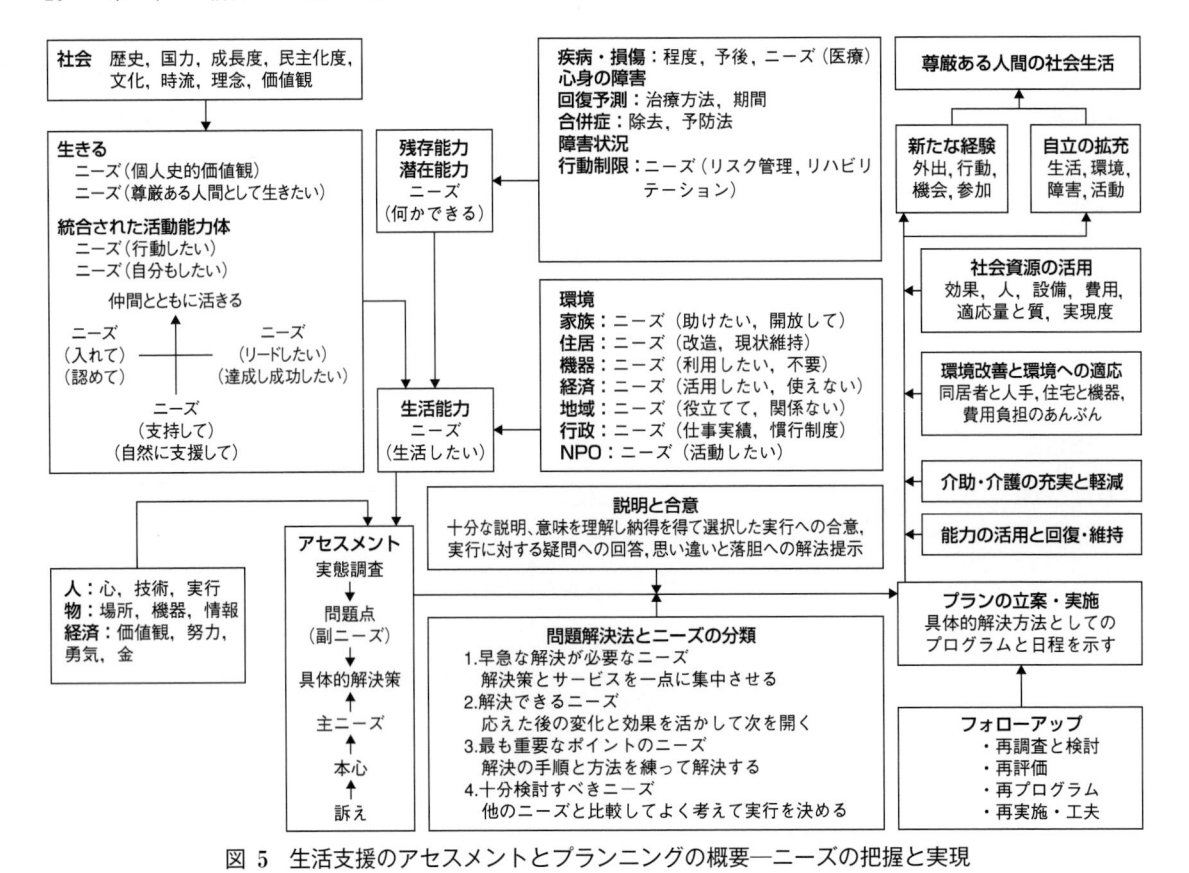

図5 生活支援のアセスメントとプランニングの概要—ニーズの把握と実現

社会：歴史，国力，成長度，民主化度，文化，時流，理念，価値観

生きる
- ニーズ（個人史的価値観）
- ニーズ（尊厳ある人間として生きたい）

統合された活動能力体
- ニーズ（行動したい）
- ニーズ（自分もしたい）

仲間とともに活きる
- ニーズ（入れて）（認めて）
- ニーズ（リードしたい）（達成し成功したい）
- ニーズ（支持して）（自然に支援して）

残存能力 潜在能力
ニーズ（何かできる）

疾病・損傷：程度，予後，ニーズ（医療）
心身の障害
回復予測：治療方法，期間
合併症：除去，予防
障害状況
行動制限：ニーズ（リスク管理，リハビリテーション）

環境
- 家族：ニーズ（助けたい，開放して）
- 住居：ニーズ（改造，現状維持）
- 機器：ニーズ（利用したい，不要）
- 経済：ニーズ（活用したい，使えない）
- 地域：ニーズ（役立てて，関係ない）
- 行政：ニーズ（仕事実績，慣行制度）
- NPO：ニーズ（活動したい）

生活能力
ニーズ（生活したい）

人：心，技術，実行
物：場所，機器，情報
経済：価値観，努力，勇気，金

アセスメント
- 実態調査
- 問題点（副ニーズ）
- 具体的解決策
- 主ニーズ
- 本心
- 訴え

説明と合意
十分な説明，意味を理解し納得を得て選択した実行への合意，実行に対する疑問への回答，思い違いと落胆への解法提示

問題解決法とニーズの分類
1. 早急な解決が必要なニーズ
　解決策とサービスを一点に集中させる
2. 解決できるニーズ
　応えた後の変化と効果を活かして次を開く
3. 最も重要なポイントのニーズ
　解決の手順と方法を練って解決する
4. 十分検討すべきニーズ
　他のニーズと比較してよく考えて実行を決める

尊厳ある人間の社会生活

新たな経験：外出，行動，機会，参加
自立の拡充：生活，環境，障害，活動

社会資源の活用：効果，人，設備，費用，適応量と質，実現度

環境改善と環境への適応：同居者と人手，住宅と機器，費用負担のあんぶん

介助・介護の充実と軽減

能力の活用と回復・維持

プランの立案・実施
具体的解決方法としてのプログラムと日程を示す

フォローアップ
- 再調査と検討
- 再評価
- 再プログラム
- 再実施・工夫

表1 ニーズを捉えて，ニーズ達成の方法を選び，合意を得る

1. **ニーズを捉える**
   - 訴えに耳を傾ける：話の内容，話し方・表情・しぐさ，質問や話しかけなどへの反応を注意深く観察し，意味を理解して確認を得る
   - 他の状況をよく観察し，聞き，調べる
   - 周囲の人々から具体的状況に対する態様，どのようなことにどう反応するか聞く
   - 安心を得る中で本心を引き出し，確認を得る

2. **ニーズ達成の方法の評価と選択**
   - 方法の列挙（方法の特徴，長所と短所を理解する）
     方法を分類することで，分類の基準，見方，視点を多様にもつ能力を養う
   - 方法の選択（その方法が有効に働く条件と，主体者のニーズの達成状況との整合性を考えて，条件や状況を合わせて，その主体者における方法の適合性をつくる）
     条件を整理し明確にする．条件に適した方法をどうつくり，選択するか考える．適した方法がない場合は，条件が変更できるか検討し，方法の選択を広げる

3. **方法の合意を形成する**
   - ニーズを満たすための一連のあるいは一群の達成方法の検討過程で合意を形成する．この合意が，客観的にはニーズとして考えることができる．ニーズは主観的に主体者の満足として多面的にも受け止めることができる

表 2 戦略に必要な情報

1．障害と能力の現状と予測
①主体の人のニーズと意欲
②傷病の原因と予後
③予測合併症の予防策と予後
④障害の現状と予後
⑤体力の現状と今後の予測
⑥脳の機能の現状と予測
・知的・精神的機能（理解，判断，記憶，学習など）
・姿勢・運動バランスなど重力や外力に対する運動制御
・協調，巧緻，操作など運動習熟
⑦結果として可能な動作と活用し発揮できる能力の予測
2．環境・状況の把握と活用の可能性
⑧現在と今後順次可能な動作で ADL がどのように可能になるか
（①〜⑥を⑦にまとめ，その結果から⑧を考える．そして次の⑨〜⑬の必要性を認識して，⑨〜⑬の各項目を考えていく）
⑨主体となるその人が暮らす諸状況・環境の現状と，その改変の可能性
⑩現実に利用できる施設・場所・機器・道具
⑪協力を得る専門職などの人のもつ技術と人的ネットワーク
⑫活用できる援助・支援・関係の利用のタイミングおよび期間
⑬誰がどの仕事をどのように責任をもって実行し進めるか．また都合のつかない場合の補完の配慮
⑭今，何を実施していくか
⑮今後どのように進めていくか
3．ニーズの達成と生活
⑯どのような条件
⑰どんな支援の活用
⑱どのような工夫
⑲どういった形あるいは意味での自立
⑳ニーズがどのようにして意味をもって達成，あるいは満足を感じて暮らすか，実態のイメージとして予測・表示・説明し，評価する
・実態のイメージの予測：なるべく具体的にイメージする．あらゆる条件や事柄を図で表示して描く
・表示と説明：主体者は当然として関係者に具体的に説明し，理解と意見を得る
・評価：方法には妥当性・適正があり，利点と問題がある．現実的であると同時に負担が少なく，楽で，続けていけるなど，いろいろな観点から計画を検討し，意味を理解して次へ活かしていく態度・能力・行動を評価する

ような解決・回復を進めるためには，個々に検査した問題への対処の順序を立てて，一段一段と回復を進めて積んでいく．そのように行っていけば，個々の問題の回復には専念したが，なんらの成果も上げ得なかった，あるいは努力した機能・能力はある程度まで回復したが，自立には有効でなかったなどの失敗は防止できる．

一方，残存機能を用いた自立のみに専念し，機能回復に努力せず患者の不信・不満を買わないようにしなければならない．前述の実例で示したように，機能・能力の回復に努力してこそ OT といえる．回復させ得たその段階の機能と，強化した残存機能・能力とを統合して新たな生活のための機能・能力を現す脳プログラムを創造し，環境を改善し，環境に適応して進化したその人に回復させる．生活のための能力は図3のように環境との関係で評価する．

生活能力の評価表

医師の処方で始まる作業療法の流れを図4に示した．カルテを読み，OT として必要な観察や各

表 3 ADL 評価の重要事項

1. ニーズの見定め		
2. 活動能力改善の評価 （達成時の能力活用の具体的予測）		①疾病・損傷の治癒の予後 ②-1 機能・能力障害の回復の予後 ②-2 機能・能力の活用と発揮の可能性 ③人手やサービスと設備機器の可能性 ④活動能力が実生活にどう活かせるか
3. 物理的環境の評価		①実際に試用し有効な利用方法を把握する ②コストの負担に見合う成果が出せるか ③適した環境はどのようにつくれるか
4. 人間・社会環境の評価	・個人的要因 ・社会的要因	①意欲の程度と、意思の実行をどう実現できるか ②家族や地域・周囲の理解をどのように得るか ③その人の生き方を容認して共生してもらえるか ④経済などのコストを負担してもらえるか ⑤どう支援を得て社会参加をしていけるか
5. 生活活動のありよう		①どの機能・能力を発揮して生活を行っていけるか ②その人なりの自立生活をどうつくっていけるか
6. 働きかける側の実行力とプログラムで実施できる評価		

表 4 効果を上げるプログラム実施で重要なこと

・計画	具体的方法と技術を用いて実施していく手順・工程を示す．実行するための場所，設備，道具と費用・経済の用い方と，実行のために働く担当者と関与する人と主体者がなす仕事の目標，その結果として得る効果と，達成される成果を得る道筋を示す
・根拠	問題の要因を分析し，解決策との関係を説明する．さらに能力の活用を高める方法と，能力を発揮する姿としての活動の範囲を拡充させる方法，できる自立の態様との関係を説明する．要因の構造と対処方法・結果との合理的説明が根拠であり，後にこの合理的説明が実証されて，根拠が科学になる
・対応の工夫	実行することのできる方法の中で最適と評価できる方法を選択する．また，現在までの方法で不可能ならば，選択の条件を変えるか，観点を変え条件を広げる．あるいは，新たな方法を創出する
・合意	計画を実行する人は，主体者と作業療法などであり，合意のないプログラムは実行できないし，また計画をつくる過程には，主体者は参加する

種検査を実施し，さまざまな形・場面（訓練中など）での表情・態度をみて話を聞いて問診し，患者のニーズや問題を捉え理解する．そしてカンファレンスで全体の理解を深め，リハおよび作業療法の実施目的を明らかにする．そして，この目的を達成するための方針を示し全体計画を立案することが，戦略となる．次に，患者のさまざまな特性を考慮して，その人に適したスペシャルな具体的作業療法プログラムを立案し効果を積み上げ，さらに有効なプログラムにして実施していく過程が，戦術の実践になる．この作業療法プログラムを有効に実施していく過程での，個々のさま

ざまな問題・課題の解決のための日々の実践とその工夫が，OT の技術として蓄積される．

作業療法は主体である患者の意欲・意思を基礎として訓練・指導・支援が成り立つ．図5に示すような内在する多彩なニーズを，生活のニーズに集積し，そのニーズを具体的に解決の可能な課題として示し達成させるための効果を上げていく過程が，作業療法実施の姿といえる．表1に示すように，ニーズを引き出して受け止めるためには，話を聞き，状況を把握することが必要である．日々の作業療法を実施し，治りたいとの願いに，具体的に効果を上げる形で応える中で，ニーズが

現実的に変化しゴールとして達成させる具体的生活の姿に形成される．具体的な方法・技術を用いていくことで，作業療法実施期間に獲得した能力を含めて統合して得る自立能力，調整することで活用可能な環境と適応能力を得る．そして，獲得した自立能力と適応能力でこれからの暮らしの状況において具体的な生活の姿を獲得することが，ニーズを達成するということである．ニーズの達成には，方法の評価と選択が必要であり，ニーズ達成の姿と方法の選択に合意を得て，達成過程に主体者とOT相互の努力が注がれ，より現実的により効果的に日々の成果を積み上げていく作業療法の実施が必要になる．したがって，生活達成に向けた評価に重要な項目は**表2**のようになり，具体的に調べるべき事柄は**表3**のようにまとめられる．そして，効果を上げていくためのプログラムの立案で用いる方法・技術については，**表4**のような事柄に留意して選択する．作業療法の効果を上げ，技術科学としての作業療法の水準を高め検証し，職業としての社会的評価を確実にし，専門職の地位を維持・発展していくためにも，方法・技術の根拠（エビデンス）の実証が必須となる．

〔生田　宗博〕

2 生活自立の要綱

人間の生活

人間の生活はどのように始まり，どのように広がって発展し，満を得て，そして終息していくのだろうか．

誕生は，自立の途を「オギャー」で始める．生の選択の瞬間である．自力で咽喉を空け吐き出し，気道を確保し外界の酸素を取り込み，口腔内の唾液を入れることなく空気を肺に吸い込み，個としての生の歩み始めを証す．母の乳首に口を密着させ乳を吸う時，空気は鼻，母乳は口と咽喉を切り替え，求めた食を摂取する機能の確かさで，母の免疫と濃厚な栄養を得て成長に向かう．そして，満腹のゲップで，異物を胃・口腔から吐き出す技を披露し，両親に安堵の笑いを与える．ひたすらかわいく眠り，無菌の尿を噴水し，電解質バランスと水溶性老廃物排出を機能させて間もなく，消化吸収力と腸内細菌叢が有益なバランス構成へ歩み始め，他の無数の生命との共存で生が成り立っていると便と臭いで密かに教える．人間の生活の基本は生命，その維持・発展であり，両親が代表する他の人間の親交が支える姿であり，腸内細菌叢をはじめ，食となる生物を含め他の種との共生で可能となる．地球の生の営みのこの期のありようを示す具体例が個々人であるともいえよう．

吸い，食べ，眠り，排泄し，泣き，笑い，手足と体を動かし，両親とりわけ母の関心を独占する赤ちゃん．やがて，乳児，幼児，小児，児童，生徒，学生，社会人，夫婦，親，じーじ・ばーば，曾祖父・曾祖母となり，時間限定の生は終息し，ご臨終を迎える．亡くなっても家族・友人の中に生き，そのイメージが活きて現実に作用し影響もする．そしてご先祖様は永眠し，DNAとして営々と生が受け継がれていく．

進化の道程および祖先のDNAで人間として再生され，今をわれわれは生きる．獲得してきた生活する技術は生活自立のための医療技術学としての作業療法として変換され用いられている．患者・対象者のリハビリテーション（以下，リハ）の利得・効果を示していく方法としての作業療法技術の進化について，版をあらため本書に示す．

日常生活の用語は，食事，整容，更衣，排泄，入浴，移動，移乗であり，いわば自らの生活の始末の範囲を示し，小児期に自立しなければならない項目ともいえよう．学童・生徒期の手伝い，掃除，洗濯，買い物，調理，留守番と簡単な金銭管理や，育児の補助も加え，これら項目は生活関連動作といわれる．大学生では社会性をつけ，収入を得るため働き始め，自活と自己管理を行い，社会で自立していくために必要な能力を身につけ，資格を習得しさまざまな研修を受け，他に必要とされる人材になる責任が問われ，就活に至る．社会人となり，行動の結果が収入となり，法的責任も問われ，自身の尊厳と生活の基盤の確保のために働く．また，病いを得て，傷つき他人の助けを得て生きる自分を知り，挫折し，今までを失うことの恐れ，怒り，喪失，絶望，無念，理解されようもなく感じる孤独，そして今，現にこのように生きる自分と，生きるための日々，生きること自体の努力を感じ，他との比較ではない，ありのままの自身を認め，再び研いていく中で固有の価値

に気づき，途につく．

　恋愛し，相互に受け入れ許し合い結婚すると，家庭生活を築き，その拠点を確保するため，さらに働き，協力して蓄え将来に備え，そして子を産み育てる中に人間としての喜び，苦しみ，生きがいを感じ，成熟した人生へとあらゆる努力をしていく．自己が生きるために始まった生命活動は，やがて自分の興味・関心を満足するための努力と，周囲の中で自分の存在を維持し発展させる活動に変化し，人間としての自身の基盤を成長させ，確保していく．恋人のために，妻のために，夫のために，わが子のために，家族のために，この自分の働きを買う人のために，自分の働きを喜んでくれる人のために，働き努力し人間として熟する．他我のための努力は，やがて他を活かし輝かせることへの喜びにつながり，脳の感じる円満の充足を覚え，活動・生命力が老衰していく中に，他に活かされている己を感じ円熟し，新たな生に発展を託し死を迎える．このような過程における，人の活動の項目のさまざまな自立の姿への方途が，本書の各課題の基盤となる．

生活能力の評価

　医療の分野では，さまざまな目的で生活能力が評価される．患者の機能・能力がどの程度どのように障害され制限が生じているか．そのことについて，どのように医療をすればよいのか，あるいは医療によってどの程度改善したか，評価する．治療医学の分野では，疾病とその症状を治療することで，どの程度生活能力とQOLが改善したか評価する．リハ，特に作業療法は，生活を行うための動作能力の改善強化と生活行動の方法の改善によって，生活能力の改善効果を表し，実際に実行することで自立度を改善させることが課せられている．したがって，作業療法における生活能力の評価では，生活能力の障害・制限の程度の評価，生活動作・行動の実態様相の評価，そして改善方法の評価，その結果としての生活自立の度合いと態様の評価を行う必要がある．

表1　FIM（Functional independence measure）（文献1）より引用）

レベル		介助者
	7　完全自立（時間，安全性を含めて）	介助者なし
	6　修正自立（補助具使用）	
	部分介助	
	5　監視	介助者あり
	4　最少介助（患者自身で75％以上）	
	3　中等度介助（50％以上）	
	完全介助	
	2　最大介助（25％以上）	
	1　全介助（25％未満）	

セルフケア　　　　　　　　　　　入院時　退院時
A．食事　　　　箸，スプーンなど　□　　　□
B．整容　　　　　　　　　　　　　□　　　□
C．清拭　　　　　　　　　　　　　□　　　□
D．更衣（上半身）　　　　　　　　□　　　□
E．更衣（下半身）　　　　　　　　□　　　□
F．トイレ動作　　　　　　　　　　□　　　□

排泄コントロール
G．排尿コントロール　　　　　　　□　　　□
H．排便コントロール　　　　　　　□　　　□

移　乗
I．ベッド，椅子，車いす　　　　　□　　　□
J．トイレ　　　　　　　　　　　　□　　　□
K．浴槽，シャワー　浴槽／シャワー　□　　　□

移　動
L．歩行，車いす　歩行／車いす　　□　　　□
M．階段　　　　　　　　　　　　　□　　　□

コミュニケーション
N．理解　　　聴覚／視覚　　　　　□　　　□
O．表出　　　音声／非音声　　　　□　　　□

社会的認知
P．社会的交流　　　　　　　　　　□　　　□
Q．問題解決　　　　　　　　　　　□　　　□
R．記憶　　　　　　　　　　　　　□　　　□

　　合　計　　　　　　　　　　　　□　　　□

注意：空欄は残さないこと，リスクのために検査不能の場合はレベル1とする

　作業療法は医師の処方のもとに行われ，処方医はリハ医が多い．処方を出し，リハの実施効果を判定するためによいとされているのが，機能的自立度評価表（FIM[1]：functional independence measure；表1）とBarthel index[2]（表2）とされてきているが，脳卒中後では脳卒中機能障害評価表（SIAS：stroke impairment assessment set）や

表 2　Barthel index（文献2）より引用）

Barthel index（評価内容）	自　立	介　助
1．食事（食物をあらかじめ切る必要のある時は介助と評価）	10点：手の届く位置に食べ物をセットすれば，テーブルやトレーの上から食事できる．必要な補助具を自力で付け，調味料をかけバターをぬる．適度な時間内に食べ終える	5点：食事になんらかの介助を必要とする
2．車いすとベッド間の移乗（ベッド上の起き上がり動作から始まる一連の動作で評価）	15点：一連の動作の自立．車いすをベッドに安全に寄せて両側のブレーキを止め，両足台を上げ，安全にベッド移乗した後に寝て起き上がり，車いすの位置を適切に変えてブレーキ止めをし，車いすに移乗する	10点：動作過程の一部で，注意喚起や安全確保のために監視が必要 5点：起き上がり，立ち上がり，乗り移りに介助が必要
3．整容（洗面，整髪，髭そり，歯磨き）	5点：手洗い洗面，整髪，歯磨き，髭そりの自立．必要器具の用意と後始末を自立	0点
4．便所と便器の使用（衣服の始末，尻ふき，水洗流しを含む一連の動作で評価）	10点：便所の出入り，チャックの開閉，パンツの上げ下げ，尻ふきの自立．手すりなどの設備を使い，適した便器を用いて自立すればよい	5点：一部動作に介助が必要
5．洗体	5点：入浴，シャワー，清拭のどれでもよいが，必要動作を自立して行う	
6．床上歩行（歩行不能の場合は車いす操作で評価）	15点：介助や監視なく約50m歩く．義肢，装具，杖，歩行器などは使ってもよい 5点：車いすの操作が自立し，テーブル，ベッド，トイレなどの適切な位置に寄せることができ，約50mこげる	10点：監視や少しの介助で約50m歩行できる
7．階段昇降	10点：監視や介助なしに階段を上り下りする．手すりや杖は必要に応じて使える	5点：監視や介助を得て，階段を上り下りする
8．更衣（靴と靴下の着脱，ボタンなど留め具の操作を含む一連の動作で評価）	10点：必要な装具の着脱を含め，靴や靴下など，その人が着ているすべての衣服の着脱と留め具の操作を自立	5点：衣服などの着脱や留め具の操作になんらかの介助が必要
9．排便のコントロール	10点：腸がコントロールされ失禁しない．必要な座薬や浣腸が行える	5点：座薬や浣腸に介助を要し失禁もある
10．排尿のコントロール	10点：膀胱のコントロールが昼夜とも可能．尿集器やバッグの利用も自立	5点：ときに間に合わず失敗．器具利用に介助

NIHSS（national institutes of health stroke scale），関節リウマチではDASH（disabilities of the arm, shoulder and hand），AIMS（arthtitis impact measurement scales）が，頸髄損傷ではSCIM（spinal cord independence measure）など，疾病・傷害に特有な困難項目の評価表がある[3]．

表3a～lに，著者らが開発したADL評価表を示す[4]．表3aは評価表の表紙部分であり，表3b

表 3 ADL 評価表（文献 4）より引用）
a．項目の構成と障害判定の点数づけ

氏名：	（　歳）		評価：　年　月　日
疾患名：	障害：		発症：　年　月　日

ADL 評価，ゴール設定（現在レベルの欄に記入，　　カ月後　　時の予測に△）

＜基本動作＞		床上	移動	食事	排泄	更衣	整容	入浴	物品	自己	空間	留守
3	可能（10〜7）											
2	介助（6〜1）											
1	不可（0〜）											
										総得点		

＜能動的 ADL＞

4	自立	身辺動作がすべて自立しており，自らの意志による活動がすべて可能である	
3	要介助および要監視	身辺動作においてなんらかの介助もしくは監視が必要で，自らの活動に制限がある	
2	準寝たきり	身辺動作のほとんどに介助が必要で，日中はベッドや車いすなどで過ごしている	
1	寝たきり	自らの意志による活動をほとんど行っていない	

＜受動的 ADL＞

6	自活	自活して社会活動に参加可能	
5	自立	ADL 自立，家族と同居だが日中一人で生活し社会参加可能	
4	可能	ADL 自立，家族と同居だが日中一人で危険なし	
3	監視	ADL 自立，だが家族の監視が必要な時もある	
2	介助	ADL 介助，しかし家族の介助はときどきでよい	
1	不可	ADL 介助，常時家族の監視・介助が必要	
0	不能	常時家族の監視・介助が必要で自己または周囲に対して危険	

＜留守番能力＞

4	完可	留守番し，外出も可能	
3	可	危険なく留守番し，訪問者に応じ報告可能	
2	半可	半日以上の介助者の外出が可能	
1	一時可	短時間なら介助者の外出が可能	
0	不可	一人では危険	

＜具体的記述＞

・ADL の予後

・重要な課題

以下の検査（表 3b〜l）を済ませ，検査結果の得点を記入して後，退院後の生活態様の予測値あるいは実態の総合評価を，能動的 ADL と，受動的 ADL，そして留守番能力に分けて記入する．表 3b の床上に始まり，移乗・移動，食事，排泄，更衣，整容，入浴，生活物品の操作，自己の安全管理，そして生活空間，留守宅管理の 11 項目をそれぞれ 10 点から −10 点に評点をつける．配点は可能ならプラス点となり活用性が大きいほど高得点となる．しかし，不可能ならマイナス点となるため，項目の合計が 10 点に近いと自立，6 点以下では介助，0 点に近いと介助から現状では不可能，−10 点に近いと不可能を表す．作業療法士（以下，OT）が評価を行う目的は，介助あるいは不可能なことを，自立あるいは少しの介助でできるように回復させるための方法を検討し，方法を得るためである．したがって，図 3a〜l までの各項目の検査では，その項目を構成する下位の項目の得

b．床　上

項　目	判　定	障害判定 可	障害判定 介助	障害判定 不可	作業療法判定 不要	作業療法判定 訓練	作業療法判定 基礎	作業療法判定 用具	作業療法判定 環境	作業療法判定 不可
1．寝返り		2		−2						
2．起き上がり		2		−2						
3．座位姿勢				−2						
①正座位		2								
②胡座		2								
③椅子座位		1								
④長座位		1								
4．座位保持				−3						
①背もたれなしで可能		3								
②15分以内背もたれ不要		2								
③常時背もたれ必要		1								
5．20分以上の座位の持久		1	1	−1						
合　計　点										

c．移乗・移動

項　目	判　定	障害判定 可	障害判定 介助	障害判定 不可	作業療法判定 不要	作業療法判定 訓練	作業療法判定 基礎	作業療法判定 用具	作業療法判定 環境	作業療法判定 不可
1．自力での移乗				−3						
①床と台 or 椅子 or ベッド		3								
②ベッドと車いす		2								
2．屋内自力移動				−4						
①独歩		4	1							
②杖歩行		3	1							
③つかまり歩き		3								
④歩行器		3								
⑤車いす		3								
⑥いざり		2								
⑦這う		2								
3．屋外移動				−3						
①独歩		3	1							
②杖歩行		2	1							
③老人車押し歩行		2								
④車いす		2								
合　計　点										

点が低いことや，0あるいはマイナスの得点をどのようにして改善させるか，作業療法判定を行ったことで，評価に至ったとする．本評価表の特色は，この判定をOTに課すことにある．

勤務する施設で採用している評価表はさまざまにあるかもしれない．また，わが国の標準となりつつあるFIMやBarthel indexのみを用いているかもしれない．しかし，OTである限り，評価したなら，できにくい項目，介助の項目，不可の項目にどのように対処すれば，できやすくなり，介助を少なく楽に動作し，そして介助の負担を軽減できるか，その方法を考えて実施できるように

d. 食事

項　目	障害判定 可	障害判定 介助	障害判定 不可	作業療法判定 不要	作業療法判定 訓練	作業療法判定 基礎	作業療法判定 用具	作業療法判定 環境	作業療法判定 不可
1．配膳・下膳	1								
2．食膳へのアプローチ	1		−1						
3．摂食用具を取り上げる	1		−1						
4．一口大の食物を口に運ぶ			−2						
①箸	3								
②スプーン・フォーク	2								
③手づかみ	1								
5．液状食物を口に運ぶ									
①椀・グラス	2								
②コップ	2								
③スプーン	2								
④ストロー	1								
⑤マーゲンゾンデ			−2						
6．咀嚼・嚥下	2	1	−4						
合　計　点									

e. 排泄

項　目	障害判定 可	障害判定 介助	障害判定 不可	作業療法判定 不要	作業療法判定 訓練	作業療法判定 基礎	作業療法判定 用具	作業療法判定 環境	作業療法判定 不可
1．便所への移動	2	1	−2						
2．便器の使用									
①和式トイレ	4								
②洋式トイレ	3	2							
③車いす・身障者用トイレ	2	1							
④ポータブルトイレ	2								
⑤しびん・おまる	1								
⑥収尿器	1								
⑦オムツ	0								
⑧留置カテーテル			−2						
3．衣服の上げ下ろし	1	−1	−1						
4．紙でふく	1	−1	−1						
5．尿意の認識	1		−2						
6．失禁しない	1		−2						
合　計　点									

していく必要があり，これは，OTのミッションであり，存在理由でもある．表4に各項目の困難点に対する方法選択の基準を示した．この基準に照らし，その人の状況・特色に合わせて有効な方法を具体的にできる形に表し，実施して，より有効に改良し，作業療法の仕事を実施していく．

f. 更 衣

項　目 ＼ 判　定	障害判定			作業療法判定					
	可	介助	不可	不要	訓練	基礎	用具	環境	不可
1．シャツを着る			－1						
①かぶり着	1								
②前開き着	1								
2．止め具の操作			－3						
①ひも・ベルト	3								
②ボタン・ジッパー	2								
③ベルクロ	1								
3．パンツを膝まで下げる			－3						
①立位	3								
②つかまり立位	3								
③座位	2								
④臥位	1								
4．靴下をはく	1		－1						
5．靴類をはく			－2						
①普通の靴	2								
②ベルクロ止め型の靴	1								
③装具	1								
合　計　点									

g. 整 容

項　目 ＼ 判　定	障害判定			作業療法判定					
	可	介助	不可	不要	訓練	基礎	用具	環境	不可
1．洗面所までの移動	1		－1						
2．歯（入れ歯）を磨く	1		－1						
①歯磨き粉をつける	1		－1						
②磨く									
③口をゆすぐ									
3．顔を洗う	1		－1						
4．手や顔をふく	1		－2						
5．水道栓の開閉	1		－1						
6．爪を切る	2		－1						
7．髪を整える，髭をそる	1		－1						
合　計　点									

h．入　浴

項　目	障害判定 可	障害判定 介助	障害判定 不可	作業療法判定 不要	作業療法判定 訓練	作業療法判定 基礎	作業療法判定 用具	作業療法判定 環境	作業療法判定 不可
1．浴室までの移動	1		−1						
2．下着の着脱	1		−1						
3．浴室内での姿勢保持	1		−3						
4．洗体			−2						
①体後面	2								
②髪	1								
③四肢	1								
④体前面	1								
5．体を流す	1		−1						
6．浴槽の出入り			−1						
①通常の浴槽	3								
②特殊浴槽（手すり付きなど）	2								
③介助用機械を使用	1								
7．体をふく	1		−1						
合　計　点									

i．生活物品の操作

項　目	障害判定 可	障害判定 介助	障害判定 不可	作業療法判定 不要	作業療法判定 訓練	作業療法判定 基礎	作業療法判定 用具	作業療法判定 環境	作業療法判定 不可
1．薬を出す	1		−1						
2．コップに水（湯）を入れる	1		−1						
3．ふた（ビン・箱など）を開ける	1		−1						
4．新聞・本をめくる	1		−1						
5．筆記用具で字を書く	1		−1						
6．ティッシュペーパーをとる	1		−1						
7．布団・毛布などをかける	1		−1						
8．スイッチ（ギャッジベッドなど）の操作	1		−1						
9．ドアの開閉	1		−1						
10．テレビの操作	1		−1						
合　計　点									

j. 自己の安全管理

項　目	障害判定			作業療法判定					
判　定	可	介助	不可	不要	訓練	基礎	用具	環境	不可
1．医師の注意を守る	1		-1						
2．指示どおりに薬を飲む	1		-1						
3．食事など積極的に健康管理を行う	1		-1						
4．身体および精神の機能維持・改善に努める	1		-1						
5．起居・移乗時の安全な手段・方法を守る	1		-1						
6．状況に応じた安全な移動を行う	1		-1						
7．動作時の麻痺側肢位に注意を払う	1		-1						
8．外傷・火傷など麻痺側に受ける危険に注意する	1		-1						
9．見当識および社会的ルールを正しく保つ	1		-1						
10．なんらかのコミュニケーション手段をもつ	1		-1						
合　計　点									

k. 生活空間

項　目	障害判定			作業療法判定					
判　定	可	介助	不可	不要	訓練	基礎	用具	環境	不可
1．自宅内移動空間									
①1階と2階のすべて	7								
②風呂	7								
③便所	6								
④居間・食堂・台所	5								
⑤自室内	4								
⑥布団・ベッド周辺	3	1							
⑦布団・ベッド上	2	-2	-9						
2．屋外移動空間									
①公共交通機関を含め一般の公衆的施設	3	1							
②リハビリテーション教室・デイサービスなど	2								
③近所の散歩・庭など	1		-1						
合　計　点									

1．留守宅管理

項　目	障害判定			作業療法判定						
	可	介助	不可	不要	訓練	基礎	用具	環境	不可
1．目的場所への移動（起居・移動・移乗）	2	−2	0.1						
2．火気管理			0.1						
①炊事用具	2	−3							
②暖房器	2	−2							
③電気機器	1	−2							
3．危機発生時の連絡			0.1						
①電話をかける	2	−2							
②ブザーなどを操作する	1	−1							
③大声を出す	1	−1							
4．応対									
1）電話の応対ができる	1	−1	0.1						
2）訪問者を確認できる	1	−1	0.1						
3）訪問者と応対ができる			0.1						
①用を解し処理し報告	2	−1							
②用を解し記憶し報告	1	−1							
③訪問者の氏名を報告	1	−1							
④郵便・荷物を受け取る	1	−1							
	合　計　点								

表4　作業療法判定

不要：作業療法は不要で維持状態
訓練：検査項目の動作を訓練し，習熟して動作の維持・改善を図る
基礎：動作を構成する基本動作を指導し，要因の機能障害を治療・指導する
用具：義肢・装具，自助具，機器や設備で解決する
環境：住宅，職場などの物理的環境の改善，あるいは家族，周囲の接し方や介助方法を改善し適した環境を生活の場に移す
不可：現状で解決手段はみあたらない
　　　（この判定をしたら以後，探究し続ける）

在宅リハビリテーションでの評価

　表5〜20は在宅リハで対象者のニーズと，各項目の現状と問題，そして問題への対応の仕方についての評価表である[5]．表5は，この評価表の表紙部分で，表6〜21はアセスメントした対象者のさまざまなニーズへの対応方法の選択を示す表で，対象者に必要な対応全体の概要が一目でわかる．まず，対象者のニーズに当面応えられるか否か，を評価する．そしてニーズに応えられる場合には，どのように対応するかを，活動拡充，動作指導，介助指導，機器利用，設備改善，（社会的）資源利用，施設利用の項目から複数可で選択する．

　アセスメントする事柄の大項目は，生活の全般，生活状況，医療・健康面，身体・精神機能，コミュニケーション，介護状況，家事状況，食事，排泄，更衣，整容，入浴，移動，住宅環境・福祉機器，外出状況の16項目あり，必要な項目を選んで，対象者・家族などの意向を十分に聞いて考え，問題をよりよく，うまく実情に合ったように解決する方向で評価する．評価は一度で行わなくてよい．何度も話を聞きながら，その時にできる解決策を続けるうちに，本当のアセスメントができてくるものである．ともかく，その時にできることを着実に実行し，また問題全体の概要を理解して，どのようにして在宅での生活をより楽に自立していくか，負担を少なくし，家族・周囲が擦り切れるようなことにならず，家族を含めてストレスをため込まず解消しながら，長く暮らしていけるかが，

表 5 ニーズへの対応の要約 (文献5)より引用)

利用者氏名 _____　　記載　　年　　月　　日

（　　回目アセスメント）

対応するニーズ	今回対応せず		ニーズ達成に向けた問題解決策の選定								
	問題なくニーズも現れず	問題あるが今回は対応せず	ニーズがあり問題解決を要する	早急な問題解決が求められる	対応方法（複数選択可）						対応に際して注意すべき問題と要因
	0	1	2	3	活動拡充	動作指導	介助指導	機器利用	設備改造	資源利用	施設利用	
＜命の尊厳ニーズ＞												
暮らしの場確保ニーズ												
尊重へのニーズ												
共生のニーズ												
くつろぎの時間ニーズ												
経済の確保ニーズ												
＜安全・安心ニーズ＞												
医療・健康管理ニーズ												
機能維持のニーズ												
コミュニケーションニーズ												
自己の安全管理ニーズ												
介護ニーズ												
支援ニーズ												
サービス利用ニーズ												
家事支援ニーズ												
役割確保ニーズ												
＜身の回りニーズ＞												
食事ニーズ												
排泄ニーズ												
着替ニーズ												
整容ニーズ												
入浴ニーズ												
移動ニーズ												
＜触れ合いニーズ＞												
住環境整備ニーズ												
外出ニーズ												

本人あるいは家族の生活・介護についての全般的なニーズ	ニーズへの対応のための準備（再調査、カンファレンス）対応の手順・方法

記入責任者氏名 _____

2. 生活自立の要綱

表 6 生活の全搬（文献5)より引用）

記入者＿＿＿＿＿＿＿　記入日＿＿＿＿＿

ふりがな 氏名	男・女	生年月日 M・T・S　年　月　日	年齢

現住所　〒　―

TEL	FAX

その他の連絡先　（氏名、連絡方法を確認）

車輛アクセス（駐車の可否と場所、玄関までのアクセス） 　駐車場所　　　　　　　□有　　□無 　送迎時玄関までのアクセス　□問題なし　□問題あり	アクセス上の問題
居住地域の人的、社会的特性 　□公共サービス導入に消極的 　□近隣の住民は無関心 　□近隣の住民は協力的 利用可能なインフォーマル資源 　□別居家族　□親戚　□近隣　□友人・同僚 　□ボランティア　□地域団体・組織 　□その他（　　　　　　　　　　　）	具体的な協力状況・可能性

主　訴	情報は　□本人から　□その他（　　　　　）　／　本人の同意は　□有　□無 ＊面接開始時の言葉だけではなく、その後の発言などを含めて記載すること

主訴（本人）	主訴（家族）
問題の整理	暮らしの場確保ニーズ

生活エピソード	情報は　□本人から　□その他（　　　　　　）　／　本人の同意は　□有　□無

本人の教育歴、職業歴、生活歴、性格は？
問題の整理　　　　　　　　　　　　　　　　　尊重へのニーズ

表 7 生活状況 (文献5)より引用

記入者＿＿＿＿＿＿＿＿＿＿＿　　記入日＿＿＿＿＿＿＿＿＿

生活習慣　　情報は □本人から　□その他（　　　　　）／ 本人の同意は □有 □無

一日の過ごし方

本人
- ［ベッド上］
- ［ベッド外］

4:00　8:00　12:00　4:00　8:00　12:00　4:00

介護者
- ［介護・家事］
- ［自身の時間］

4:00　8:00　12:00　4:00　8:00　12:00　4:00

週間・月間　スケジュール（本人）	週間・月間　スケジュール（介護者）
問題の整理	共生のニーズ

余暇活動状況　　情報は □本人から　□その他（　　　　　）／ 本人の同意は □有 □無

	楽しみ・生きがい	近隣・家族・サービス提供者との交流	外　出
現状	本人　□無　□有　　介護者 □無　□有	本人　□無　□有　　介護者 □無　□有	本人　□無　□有　　介護者 □無　□有
希望	本人 介護者	本人 介護者	本人 介護者

問題の整理	くつろぎの時間ニーズ

経済面について　　情報は □本人から　□その他（　　　　　）／ 本人の同意は □有 □無

介護サービス負担について	その他　経済的状況と問題
・被保険者負担（1割） 　□問題ない　□可能だが経済的負担感あり　□不可能 ・上乗せサービス負担 　□問題ない　□可能だが経済的負担感あり　□不可能 　（上限額　約　　　　円） 費用負担が可能な家族 □本人　□配偶者　□子供　□親戚 □その他（　　　　　　）	□収入あり □年金受給（　　　　　　　　） □生活保護受給 □身体障害者手帳受給（　　　　　級） □生活上経済的問題あり 　→状況
問題の整理	経済の確保ニーズ

表 8　医療・健康面（文献5)より引用）

記入者　_____　　記入日　_____

情報は　□本人から　□その他（　　　　　　　）／　本人の同意は　□有　□無

既往歴	現病歴

ADL能力、精神機能活動が低下した時期と経過

受診・検査	□ 外来通院　　　　　　　　　　　病院・医院　　　　回／月（担当医　　　　　） 　　　　　　　　　　　　　　　　　病院・医院　　　　回／月（担当医　　　　　） 　　　　　　　　　　　　　　　　　病院・医院　　　　回／月（担当医　　　　　） □ 訪問診療　　　　　　　　　　　病院・医院　　　　回／月（担当医　　　　　） □ 受診不定期
緊急時の対応	□ 救急車依頼　　□ 往診　　　　　病院・医院　　□ その他（　　　　　　　）
測定・観察	・身長（　　　　cm）　　　　　　　　・体重（　　　　kg） ・体型（□肥満　□標準　□やせ　□急激なやせ） ・通常血圧（　　　　mmHg）　　　　・通常体温（　　　　℃） ・皮膚の状態（□清潔　□汚れている　□打撲がある　□傷がある　□発赤がある　□その他　　） ・浮腫（□無　□有→□顔　□手　□足　□その他　　　　　　　　　　　　　　　　　　　） ・褥創（□無　□有→場所と状態　　　　　　　　　　　　　　　　　　　　　　　　　　　　） ・感染症（□無　□有→　　　　　　　　　　　　　　　　　　　　　　　　　　　　　　　　）
処　置	□ 点滴の管理　□ 中心静脈栄養　□ 透析　□ ストーマの処置　□ 酸素療法 □ レスピレーター　□ 気管切開の処置　□ 経管栄養　□ 疼痛への対応 □ モニター測定（血圧・心拍数など）　□ 褥創の処置　□ その他（　　　　　　）
服薬状況	現在使用している薬と服用量 <朝>　　　　　　<昼>　　　　　　　<夜>　　　　　　　　　<臨時・外用薬> 服薬管理　　　□自分　　　　□家族　　　　□ヘルパーなど
睡眠状態	□ 夜間十分睡眠がとれる　□ 夜間不眠がある　□ 昼夜逆転がある　□ その他（　　　　）
現在の体調	□ 良好　□ 元気がない　□ 食欲がない　□ その他（　　　　　　　　　　　　　　）
体力状態	□ 十分体力が維持されている　□ 疲れやすい　□ 著しい廃用状態　□ その他（　　　）

医療・健康に関しての訴え	医療・健康に関して予測される問題 訪問時予測されるリスクとその管理
本人　　　　　　　家族	

医療・健康管理ニーズ

表 9 　身体・精神機能（文献 5）より引用

記入者＿＿＿＿＿＿＿＿＿＿　　記入日＿＿＿＿＿＿

情報は　□本人から　□その他（　　　　　）／　本人の同意は　□有　□無

身体機能
関節可動域の制限　□無　□有→　　　　　　　　（部位・具体的な状況を記載） 筋力の低下　　　　□無　□有→ 麻　痺　　　　　　□無　□有→ 痛　み　　　　　　□無　□有→ 感覚障害　　　　　□無　□有→ 振戦・失調　　　　□無　□有→ めまい　　　　　　□無　□有→
基本動作 ・座位バランス（□安定　□不安定　□不可能） ・立位バランス（□安定　□不安定　□不可能） ・転倒の有無　　（□無　□有→どのような状態時に転倒しやすいか？　　　　　　　　　　　　　　）
視　力　　　　　　　　　　　　　　　　　　　　　聴　力 　□日常生活に支障はない　□室内にあるものはみえる　　□日常生活に支障はない　□聞き返すことが多い 　□目の前のものがやっとみえる　□ほとんどみえない　□かなり大きな声で聞こえる　□ほとんど聞こえない
精神的機能
失　語 　□無　□有→　生活上の問題
失行・失認 　□無　□有→　生活上の問題
認知症　　　　　　　　　　　　　　　　　　　　　□作話　　□幻視・幻聴　　□妄想 　□無　　　　　　　　　　　　　　　　　　　　　□昼夜逆転　□暴言・暴行　□介護への抵抗 　□有（□脳血管性認知症　□アルツハイマー　□その他　）　□徘徊　□一人で戻れない　□火の不始末 　□不明　　　　　　　　　　　　　　　　　　　　□不潔行為　□異食行動　□性的問題行動 　　　　　　　　　　　　　　　　　　　　　　　　□その他（　　　　　　　　　　　　　　　）
身体・精神的機能に関しての訴え　　　　　　　　　身体・精神機能に関して予測される問題 本人　　　　　　　　家族
機能維持のニーズ

表 10 コミュニケーション (文献5)より引用)

記入者 _____ 記入日 _____

情報は　□本人から　□その他（　　　　　　）／　本人の同意は　□有　□無

在宅での自立・介護度	コミュニケーション手段	介護負担と介護状況の問題
□ 1 他と音声言語などの方法で円滑に可能 □ 2 正しく伝達できたか確認の必要がある □ 3 慣れた者の支援が必要 □ 4 意志を推測するのが困難 □ 5 いかなる手段でも不可能	□ 会話　　□ 発声器 □ 筆談　　□ 機器利用 □ 身振り・表情　□ その他 □ 手話 □ 点字	身体的負担　□ 無　□ 有 精神的負担　□ 無　□ 有 時間的制限　□ 無　□ 有 介護者不足　□ 無　□ 有 知識・技術不足　□ 無　□ 有

情報の手段	機器の有無・利用状況・必要性
□ テレビ　　□ ラジオ　　□ 新聞 □ 電話　　　□ 手紙　　　□ Eメール □ その他	もって　使って　要指導　要入手 　　　　　いる　　いる トーキングエイド　□　　□　　□　　□ ワープロ　　　　　□　　□　　□　　□ パソコン　　　　　□　　□　　□　　□ 電話　　　　　　　□　　□　　□　　□ FAX　　　　　　 □　　□　　□　　□ その他　　　　　　□　　□　　□　　□ （　　　　）

コミュニケーションについての希望	コミュニケーションで予測される問題・リスク
本人　　　　　　　　家族	

コミュニケーションニーズ

表 11 安全管理能力 (文献5)より引用)

記入者 _____ 記入日 _____

情報は　□本人から　□その他（　　　　　　）／　本人の同意は　□有　□無

外　傷 □けがに用心している □つまずく・ぶつかる □転倒する □けがが多い	暖房器具（コタツ、ストーブなど） □温度管理ができる □消し忘れがある □管理に介助が必要 □危険行為がある	金銭管理 □自分の金銭について管理できる □少額なら管理できる □他者の管理が必要 □なくしたり、だまされる
褥　瘡 □自分で体位を変える □クッション類を利用できる □介助で体位変換をしてもらう □褥創治療中	施　錠 □自分で確実に施錠できる □施錠を忘れることがある □他者の管理が必要 □鍵の開け閉めができない	その他　安全管理の問題
熱　傷 □気をつけている □注意すれば気をつける □たまに火傷をする □不注意で危険	外出先からの帰宅 □一人で帰宅できる □慣れた場所からなら帰宅できる □自宅に戻れない時がある □戻れず家人が探す	

問題の整理	自己の安全管理ニーズ

表 12　介護状況（文献5)より引用）

記入者＿＿＿＿＿＿＿＿＿＿　記入日＿＿＿＿＿＿＿

介護者の状況	情報は □本人から □その他（　　　　　） / 本人の同意は □有 □無

主介護者の状態
- □ 健康
- □ あまり健康とはいえないが介護に影響はない
- □ 健康が優れず、介護に影響がある
- □ 睡眠不足になりがち

・介護者の疾患有無　□無　□有
　　　　　　　　　　　（疾患名　　　　　　）
・加療状況
　　　　　　　回 / 月　通院

介護の状況・負担状況
- □ 身体的負担　　□ 経済的負担　　□ 介護上の知識・技術不足
- □ 精神的負担　　□ 介護者の不足　□ その他
- □ 時間的負担　　□ 社会資源活用不足

問題の整理	介護ニーズ

人的支援状況	情報は □本人から □その他（　　　　　） / 本人の同意は □有 □無

家族構成および支援者 （年齢、就労状況も記載）	支援者（家族・隣人・ボランティアなど）					
	氏　名	続柄	連絡先	介護・支援内容	仕事 有無	健康 状況
				□身体面（日中・夜間）□ＡＤＬ □外出 □家事		
				□身体面（日中・夜間）□ＡＤＬ □外出 □家事		
				□身体面（日中・夜間）□ＡＤＬ □外出 □家事		
				□身体面（日中・夜間）□ＡＤＬ □外出 □家事		
				□身体面（日中・夜間）□ＡＤＬ □外出 □家事		
				□身体面（日中・夜間）□ＡＤＬ □外出 □家事		
				□身体面（日中・夜間）□ＡＤＬ □外出 □家事		
				□身体面（日中・夜間）□ＡＤＬ □外出 □家事		

男性□　女性○（本人は二重）
死亡■●　夫婦＝　内縁‥　離婚≠
主介護者「主」　副介護者「副」
キーパーソン「K」
同居者は実線で囲む

問題の整理	支援ニーズ

サービスの利用状況	情報は □本人から □その他（　　　　　） / 本人の同意は □有 □無

在宅・施設サービス（過去6カ月間）

- □ 訪問診療　　回 / 週・月　（機関：　　　　）
- □ 訪問看護　　回 / 週・月　（機関：　　　　）
- □ 訪問介護　　回 / 日・週・月（機関：　　　　）
- □ 訪問リハ　　回 / 週・月　（機関：　　　　）
- □ 訪問入浴　　回 / 週・月　（機関：　　　　）
- □ デイケア　　回 / 週・月　（機関：　　　　）
- □ デイサービス　回 / 週・月　（機関：　　　　）
- □ その他　　　回 / 週・月　（機関：　　　　）

- □ 短期入所　　回 / 週・月　（機関：　　　　）
- □ 入所施設サービス　年 月 日～ 年 月 日
　　　　　　　　　　　　（機関：　　　　）
- □ 居宅介護福祉用具購入費の支給
- □ 住宅改修費の支給
- □ 市町村特別給付　　□散髪サービス
- □ 福祉用具貸与　　　□友人
- □ 給食サービス　　　□ボランティア
- □ 移送サービス　　　（具体的に　　　　）

問題の整理	サービス利用ニーズ

表 13　家事状況（文献5)より引用）

記入者　＿＿＿＿＿＿＿＿＿＿＿＿　記入日　＿＿＿＿＿＿＿＿

情報は　□本人から　□その他（　　　　　）　／　本人の同意は　□有　□無

在宅での自立・介護度
- □ 1 独自に可能
- □ 2 声かけ、見守りが必要
- □ 3 一部援助を要する
- □ 4 全面介助
- □ 5 実施の必要なし

自宅での家事形態
- □ 家事全般を行っている
- □ 家事の主たる部分を行っている
- □ 家事の一部を行っている
- □ ほとんど行っていない
- □ まったく行っていない

介護負担と介護状況の問題
	無	有
身体的負担	□	□
精神的負担	□	□
時間的制限	□	□
介護者不足	□	□
知識・技術不足	□	□

実施動作・介助と方法改善の必要性

	しているADL 主に一人で	しているADL 他者と一緒に	しているADL 要介助	しているADL 全介助非実施	できるADL 可	要改善
調理	□	□	□	□	□	□
食事の準備・片づけ	□	□	□	□	□	□
掃除	□	□	□	□	□	□
洗濯	□	□	□	□	□	□
ゴミを出す	□	□	□	□	□	□
買い物	□	□	□	□	□	□
衣類管理	□	□	□	□	□	□
繕い物	□	□	□	□	□	□
その他（　　）	□	□	□	□	□	□

動作方法・介助方法の指導

主たる家事実施者
□本人　□配偶者　□子ども　□ヘルパー　□その他

機器の有無・利用状況・必要性

	もっている	使っている	要指導	要入手
電子レンジ	□	□	□	□
電磁調理器	□	□	□	□
フードプロセッサ	□	□	□	□
調理用自助具（　）	□	□	□	□
洗濯機	□	□	□	□
掃除機	□	□	□	□
買い物カート	□	□	□	□
その他（　）	□	□	□	□

精神機能活動による問題

	問題なし	声かけ見守り	一部介助	全介助
生活上の問題	□	□	□	□
		見守りをすれば行える	手順に介助が必要	行えない

介護者の対応方法　□ 問題ない　□ 要指導　対応方法→

現有設備の問題・改造の必要性

	問題なし	問題あり	要改造整備	機器検討
台所内の配置	□	□	□	□
台所スペース	□	□	□	□
調理台	□	□	□	□
コンロ	□	□	□	□
台所の照明	□	□	□	□
洗濯機の場所	□	□	□	□
物干し場	□	□	□	□
その他（　）	□	□	□	□

家事に対しての希望
本人　　　　　家族

家事で予測される問題・危険

家事支援ニーズ
役割確保ニーズ

表 14　食事（文献5)より引用）

記入者＿＿＿＿＿＿＿＿＿＿　記入日＿＿＿＿＿＿＿

情報は　□本人から　□その他（　　　）／　本人の同意は　□有　□無

在宅での自立・介護度
- □ 1 すべて自立
- □ 2 声かけ、見守りが必要
- □ 3 一部援助を要する
- □ 4 全面介助
- □ 5 医学管理が必要

自宅・施設を含む食事形態
（食事場所）
- □家族そろって　（朝・昼・夜）
- □家族の一部と　（朝・昼・夜）
- □本人だけで　　（朝・昼・夜）
- □自宅外　　　　（朝・昼・夜）
- □その他　　　　（朝・昼・夜）

介護負担と介護状況の問題
- 身体的負担　□無　□有
- 精神的負担　□無　□有
- 時間的制限　□無　□有
- 介護者不足　□無　□有
- 知識・技術不足　□無　□有

栄養バランス
- □良好
- □不良（不足・過多・偏食）

口腔内の状態
- □問題なし
- □問題あり（虫歯・義歯不適）

摂食・嚥下
- □問題なし
- □問題あり（咀嚼・嚥下）

水分摂取
- □問題なし
- □問題あり

実施動作・介助と方法改善の必要性

	しているADL 自立	しているADL 声かけ見守り	しているADL 一部介助	しているADL 全介助	できるADL 可	要改善
食卓までの移動	□	□	□	□	□	□
食物を口まで運ぶ	□	□	□	□	□	□
食器の移動	□	□	□	□	□	□
食器の固定	□	□	□	□	□	□
配膳	□	□	□	□	□	□
下膳	□	□	□	□	□	□
その他（　）	□	□	□	□	□	□

動作方法・介助方法の指導

食事形態
- □常食　□お粥（　分）　□刻み状
- □ペースト状　□経口栄養　□経管栄養
- □その他

水分摂取
- □1日約　　　cc

機器の有無・利用状況・必要性

	もっている	使っている	要指導	要入手
カットテーブル	□	□	□	□
食事用エプロン	□	□	□	□
工夫された箸	□	□	□	□
工夫されたフォーク・スプーン	□	□	□	□
食器固定用具	□	□	□	□
その他（　）	□	□	□	□

精神機能活動による問題

	問題なし	声かけ見守り	一部介助	全介助
生活上の問題	□	□	□	□

	用意すれば食べる	過食・拒食のため管理必要	異常または経口摂取ができない
介護者の対応方法	□問題ない	□要指導	対応方法→

現有設備の問題・改造の必要性

	問題なし	問題あり	要改造整備	機器検討
食卓	□	□	□	□
椅子	□	□	□	□
その他（　）	□	□	□	□

食事に対しての希望
本人　　　　　家族

食事に必要なリスク管理

食事ニーズ

表 15 排泄（文献5）より引用）

記入者_____　　　記入日_____

情報は　□本人から　□その他（　　　）／　本人の同意は　□有　□無

在宅での自立・介護度
- □ 1 すべて自立
- □ 2 間接介助が必要（ポータブルトイレの始末など）
- □ 3 直接介助が必要（被服の上げ下ろし、後始末など）
- □ 4 全面介助
- □ 5 医学管理が必要

自宅・施設を含む排泄形態と回数
- □ トイレ（昼・夜）　　　　（　回／日）
- □ ポータブルトイレ（昼・夜）（　回／日）
- □ しびん（昼・夜）　　　　（　回／日）
- □ 尿取りパッド（昼・夜）　（　回／日）
- □ オムツ（昼・夜）　　　　（　回／日）
- □ カテーテル　（交換）　　（　回／月）
- □ 導尿　　　　　　　　　　（　回／日）
- □ 透析　　　　　　　　　　（　回／週）

介護負担と介護状況の問題
身体的負担	□ 無	□ 有
精神的負担	□ 無	□ 有
時間的制限	□ 無	□ 有
介護者不足	□ 無	□ 有
知識・技術不足	□ 無	□ 有

排尿回数（　　回／日）
排便回数（　　回／日）
・排尿量は　□多い　□少ない
（約　　　cc／日）

実施動作・介助と方法改善の必要性

	しているADL				できるADL	要改善
	自立	声かけ見守り	一部介助	全介助	可	
尿意・便意	□	□	□	□	□	□
起居	□	□	□	□	□	□
移乗	□	□	□	□	□	□
移動	□	□	□	□	□	□
ズボンの上げ下げ	□	□	□	□	□	□
後始末	□	□	□	□	□	□
パッドなどの始末	□	□	□	□	□	□
機具などの操作	□	□	□	□	□	□
その他（　　）	□	□	□	□	□	□

動作方法・介助方法の指導

機器の有無・利用状況・必要性

	もっている	使っている	要指導	要入手
ポータブルトイレ	□	□	□	□
しびん	□	□	□	□
収尿器	□	□	□	□
自助具（　　）	□	□	□	□
リフターなど	□	□	□	□
天井走行リフター	□	□	□	□
その他（　　）	□	□	□	□

精神機能活動による問題

	問題なし	声かけ見守り	一部介助	全介助
生活上の問題	□	□	□	□
		誘導すれば自分でできる	失禁しても気にしない	不潔行為がある
介護者の対応方法	□ 問題ない		□ 要指導 対応方法→	

現有設備の問題・改造の必要性

	問題なし	問題あり	要改造整備	機器検討
トイレのドア	□	□	□	□
トイレ内の段差	□	□	□	□
便座・便器	□	□	□	□
手すり	□	□	□	□
ポータブルの設置位置	□	□	□	□
トイレの室温	□	□	□	□
その他（　　）	□	□	□	□

排泄に対しての希望
本人　　　　　　　家族

排泄に必要なリスク管理

排泄ニーズ

表 16　更衣（文献 5)より引用）

記入者　　　　　　　　　　　　　　記入日

情報は　☐本人から　☐その他（　　　　　）／　本人の同意は　☐有　☐無

在宅での自立・介護度
- ☐ 1 習慣化して自立している
- ☐ 2 衣服を用意されれば着替える
- ☐ 3 声かけ、見守りが必要
- ☐ 4 一部援助を要する
- ☐ 5 全面介助

自宅・施設を含む更衣形態と回数
- ☐ 朝・夜　着替える
- ☐ 1日1回は着替える
- ☐ 入浴時に着替える　（　　回／週）
- ☐ 汚れた時のみ　　　（　　回／週）

介護負担と介護状況の問題
身体的負担	☐ 無	☐ 有
精神的負担	☐ 無	☐ 有
時間的制限	☐ 無	☐ 有
介護者不足	☐ 無	☐ 有
知識・技術不足	☐ 無	☐ 有

実施動作・介助と方法改善の必要性

	しているADL				できるADL	要改善
	自立	声かけ見守り	一部介助	全介助	可	
衣服の用意	☐	☐	☐	☐	☐	☐
前あきシャツ	☐	☐	☐	☐	☐	☐
かぶりシャツ	☐	☐	☐	☐	☐	☐
ズボン	☐	☐	☐	☐	☐	☐
スカート	☐	☐	☐	☐	☐	☐
靴下	☐	☐	☐	☐	☐	☐
靴・運動靴	☐	☐	☐	☐	☐	☐
装具	☐	☐	☐	☐	☐	☐
その他（　　）	☐	☐	☐	☐	☐	☐

動作方法・介助方法の指導

着替える場所
- ☐椅子　☐ベッド上　☐床
- ☐その他（　　　　　　　　）

機器の有無・利用状況・必要性
	もっている	使っている	要指導	要入手
リーチャー	☐	☐	☐	☐
ボタンエイド	☐	☐	☐	☐
その他（　　）	☐	☐	☐	☐

現有設備の問題・改造の必要性
	問題なし	問題あり	要改造整備	機器検討
(着替え場所)				
椅子	☐	☐	☐	☐
ベッド	☐	☐	☐	☐
床	☐	☐	☐	☐
その他（　）	☐	☐	☐	☐
(衣服の収納)				
タンス	☐	☐	☐	☐
引き出し	☐	☐	☐	☐
クローゼット	☐	☐	☐	☐
その他（　）	☐	☐	☐	☐
(環境)				
室温	☐	☐	☐	☐
その他（　）	☐	☐	☐	☐

精神機能活動による問題

	問題なし	声かけ見守り	一部介助	全介助
生活上の問題	☐	注意すれば状況に合わせて着替えられる	介助すれば着替える	汚れていても着替えを拒否する

介護者の対応方法　☐ 問題ない　☐ 要指導
　　　　　　　　　　　　　対応方法→

更衣に対しての希望
本人　　　　　　　　　家族

更衣に必要なリスク管理

着替えニーズ

2. 生活自立の要綱

表 17　整容（文献5)より引用)

記入者 ＿＿＿＿＿＿＿＿＿＿＿　　　記入日 ＿＿＿＿＿＿＿＿

情報は　□本人から　□その他（　　　　　　）／　本人の同意は　□有　□無

在宅での自立・介護度	自宅・施設を含む整容形態と回数	介護負担と介護状況の問題
□ 1 習慣化して自立している □ 2 道具を準備すればできる □ 3 声かけ、見守りが必要 □ 4 一部援助を要する □ 5 全面介助	□ 歯磨き　（　回／日） □ 洗顔　　（　回／日） □ 髭そり　（　回／週） □ 爪切り　（　回／月） □ 散髪　　（　回／月）	身体的負担　　□ 無　□ 有 精神的負担　　□ 無　□ 有 時間的制限　　□ 無　□ 有 介護者不足　　□ 無　□ 有 知識・技術不足 □ 無　□ 有

実施動作・介助と方法改善の必要性

	しているADL			できるADL	要改善
	自立	声かけ見守り	一部介助	全介助	可	
道具の用意	□	□	□	□	□	□
歯磨き	□	□	□	□	□	□
洗顔	□	□	□	□	□	□
整髪	□	□	□	□	□	□
髭そり	□	□	□	□	□	□
化粧	□	□	□	□	□	□
爪切り	□	□	□	□	□	□
手洗い	□	□	□	□	□	□
その他（　　）	□	□	□	□	□	□

動作方法・介助方法の指導

散髪
□美容室・床屋　□散髪サービス
□その他（　　　　　　　　）

機器の有無・利用状況・必要性

	もっている	使っている	要指導	要入手
電動歯ブラシ	□	□	□	□
歯磨き用自助具	□	□	□	□
洗顔用自助具	□	□	□	□
整髪用自助具	□	□	□	□
髭そり用自助具	□	□	□	□
爪切り用自助具	□	□	□	□
蛇口用自助具	□	□	□	□
その他（　　）	□	□	□	□

精神機能活動による問題

	問題なし	声かけ見守り	一部介助	全介助
生活上の問題	□			
		注意すれば清潔を保てる	清潔を保つために援助がいる	清潔に対して無関心で不潔な状態
介護者の対応方法		□ 問題ない	□ 要指導	

対応方法→

現有設備の問題・改造の必要性

	問題なし	問題あり	要改造整備	機器検討
洗面所スペース	□	□	□	□
洗面台	□	□	□	□
蛇口の形態	□	□	□	□
給湯設備	□	□	□	□
鏡	□	□	□	□
その他（　　）	□	□	□	□

整容に対しての希望

本人　　　　　　　家族

整容に必要なリスク管理

整容ニーズ

表 18　入浴（文献5）より引用）

記入者＿＿＿＿＿＿＿＿＿＿＿　記入日＿＿＿＿＿＿＿＿＿

情報は　□本人から　□その他（　　　　　）／　本人の同意は　□有　□無

在宅での自立・介護度
- □ 1 すべて自立
- □ 2 洗体自立、浴槽の出入り介助またはシャワー浴で自立
- □ 3 洗体、浴槽出入り、浴室出入り、またはシャワー浴介助
- □ 4 全面介助
- □ 5 自宅での入浴非実施、部分浴・清拭のみ

自宅・施設を含む入浴形態と回数
- □ 自宅入浴　（　　回／週）
- □ シャワー浴　（　　回／週）
- □ 部分浴　（　　回／週）
- □ 清拭　（　　回／週）
- □ 訪問入浴　（　　回／週）
- □ 施設介助入浴　（　　回／週）
- □ 施設機械入浴　（　　回／週）

介護負担と介護状況の問題
身体的負担	□無	□有
精神的負担	□無	□有
時間的制限	□無	□有
介護者不足	□無	□有
知識・技術不足	□無	□有

入浴時の処置
- □無
- □有→

実施動作・介助と方法改善の必要性

	しているADL				できるADL	要改善
	自立	声かけ見守り	一部介助	全介助	可	
起居・移乗	□	□	□	□	□	□
浴室までの移動	□	□	□	□	□	□
浴室内の移動	□	□	□	□	□	□
衣服　脱・着	□	□	□	□	□	□
洗体	□	□	□	□	□	□
洗髪	□	□	□	□	□	□
浴槽の出入り	□	□	□	□	□	□
機器などの操作	□	□	□	□	□	□
その他（　　）	□	□	□	□	□	□

動作方法・介助方法の指導

機器の有無・利用状況・必要性

	もっている	使っている	要指導	要入手
シャワーチェアー	□	□	□	□
浴槽の手すり	□	□	□	□
滑り止めマット	□	□	□	□
洗体用自助具	□	□	□	□
リフターなど	□	□	□	□
天井走行リフター	□	□	□	□
その他（　　）	□	□	□	□

現有設備の問題・改造の必要性

	問題なし	問題あり	要改造整備	機器検討
脱衣所入口	□	□	□	□
脱衣所	□	□	□	□
浴室入口	□	□	□	□
浴室内	□	□	□	□
浴槽	□	□	□	□
浴槽周辺（腰かけられるか）	□	□	□	□
手すり	□	□	□	□
浴室温	□	□	□	□
浴室の有無	□	□	□	□
その他（　　）	□	□	□	□

精神機能活動による問題

	問題なし	声かけ見守り	一部介助	全介助
生活上の問題	□	□	□	□
		声かけすれば嫌がらずに入る	嫌がるが介助で入れる	入浴させることがきわめて困難
介護者の対応方法	□ 問題ない		□ 要指導 対応方法→	

入浴に対しての希望
本人　　　　　　家族

入浴に必要なリスク管理

入浴ニーズ

表 19 移動 (文献5) より引用

記入者 _____ 記入日 _____

情報は □本人から □その他（　　　　　　） ／ 本人の同意は □有 □無

在宅での自立・介護度
- □ 1 自宅内すべて自立
- □ 2 限られた屋内移動なら自立
- □ 3 限られた屋内移動なら監視
- □ 4 ベッド上起居監視もしくは自立
- □ 5 ベッド上起居要介助

自宅・施設を含む移動形態
＜屋内移動＞
- □ 歩行
- □ 杖・装具などを利用した歩行
- □ 車いす
- □ いざりなど

介護負担と介護状況の問題
	無	有
身体的負担	□	□
精神的負担	□	□
時間的制限	□	□
介護者不足	□	□
知識・技術不足	□	□

転倒の危険
- □無
- □有→危険個所

実施動作・介助と方法改善の必要性

	しているADL 自立	声かけ見守り	一部介助	全介助	できるADL 可	要改善
寝返り	□	□	□	□	□	□
起き上がり	□	□	□	□	□	□
座位	□	□	□	□	□	□
立ち上がり	□	□	□	□	□	□
屋内移動	□	□	□	□	□	□
段差	□	□	□	□	□	□
階段	□	□	□	□	□	□
玄関の出入り	□	□	□	□	□	□
その他（　　）	□	□	□	□	□	□

動作方法・介助方法の指導

機器の有無・利用状況・必要性

	もっている	使っている	要指導	要入手
杖（　　）	□	□	□	□
装具（　　）	□	□	□	□
歩行器	□	□	□	□
車いす	□	□	□	□
シルバーカー	□	□	□	□
リフターなど	□	□	□	□
その他（　　）	□	□	□	□

現有設備の問題・改造の必要性

	問題なし	問題あり	要改造整備	機器検討
居室	□	□	□	□
廊下	□	□	□	□
階段	□	□	□	□
ドア	□	□	□	□
ふすま・障子	□	□	□	□
上がり框	□	□	□	□
その他（　　）	□	□	□	□

精神機能活動による問題

	問題なし	声かけ見守り	一部介助	全介助
生活上の問題	□	□ 声をかければ目的の場所に行ける	□ 誘導すれば行ける	□ 徘徊がある

介護者の対応方法　□ 問題ない　□ 要指導
対応方法→

移動に対しての希望

本人　　　　　　家族

移動に必要なリスク管理

移動ニーズ

表 20　住宅環境・福祉機器（文献5)より引用)

記入者＿＿＿＿＿＿＿＿＿＿　記入日＿＿＿＿＿＿＿＿＿＿

情報は　□本人から　□その他（　　　　　　）／　本人の同意は　□有　□無

住居形態　　□ 持ち家　　□ 賃貸
住宅改修する場合、家主への許可申請の必要　□ 有　□ 無

家の見取り図（敷地内すべてを記入）

＊ 記入上の注意　家具の配置，屋内の段差，屋内の移動，屋内から屋外への移動，屋外から道路までの移動（駐車場を記入）
自宅周辺の移動について記載し，問題箇所を明記する

現在使用している福祉機器など
・ベッド　　　　　　□無　□有→（□給付　□貸与　□レンタル　□その他　　　）種類：
・ポータブルトイレ　□無　□有→（□給付　□貸与　□レンタル　□その他　　　）種類：
・車いす　　　　　　□無　□有→（□給付　□貸与　□レンタル　□その他　　　）種類：
・歩行補助具　　　　□無　□有→（□給付　□貸与　□レンタル　□その他　　　）種類：
・その他

家屋環境の安全性（問題がある場合は、チェックする）
　　□ ガス器具　　　□ 給湯設備　　　□ 手すりの安定性　　　□ 家具の安定性
　　□ 照明（照度，スイッチの場所・形態）　□ その他（　　　　　　　　　）

住宅環境・福祉機器の希望	住宅改修・福祉機器入手に生じる問題
本人　　　　　　家族	

住環境整備ニーズ

表 21 外出状況（文献5）より引用

記入者 ＿＿＿＿＿＿＿＿＿＿　　記入日 ＿＿＿＿＿＿＿＿＿＿

情報は　□本人から　□その他（　　　　　　　）／　本人の同意は　□有　□無

在宅での自立・介護度
- □ 1 公共交通機関利用可能
- □ 2 限られた場所なら外出可能
- □ 3 自宅周辺なら外出可能
- □ 4 全面介助で外出可能
- □ 5 外出していない

外出形態
- □ 歩行　　□ タクシー
- □ 車いす　□ 移送サービス
- □ 自家用車　□ その他
- □ バス
- □ 電車　　（重複回答可）

介護負担と介護状況の問題
	無	有
身体的負担	□	□
精神的負担	□	□
時間的制限	□	□
介護者不足	□	□
知識・技術不足	□	□
経済的負担	□	□

実施動作・介助と方法改善の必要性

	しているADL				できるADL	要改善
	主に一人で	他者と一緒に	要介助	全介助非実施	可	
歩行	□	□	□	□	□	□
車いす駆動	□	□	□	□	□	□
自家用車の利用	□	□	□	□	□	□
バスの利用	□	□	□	□	□	□
電車の利用	□	□	□	□	□	□
タクシーの利用	□	□	□	□	□	□
エスカレーター	□	□	□	□	□	□
目的地内での移動	□	□	□	□	□	□
その他（　　）	□	□	□	□	□	□

動作方法・介助方法の指導

外出時の主な介護者
- □配偶者　□子ども　□ヘルパー
- □ボランティア　□その他

現在の外出先
- □散歩　□通院　□通所　□買い物
- □銀行　□散髪　□知人宅
- □冠婚葬祭　□その他（　　　　　　）

機器の有無・利用状況・必要性

	もっている	使っている	要指導	要入手
リフター	□	□	□	□
段差昇降機	□	□	□	□
階段昇降機	□	□	□	□
エレベーター	□	□	□	□
リフト付き車	□	□	□	□
改造車	□	□	□	□
その他（　）	□	□	□	□

精神機能活動による問題

	問題なし	声かけ見守り	一部介助	全介助
生活上の問題	□			
		家の周りなら一人で外出可	同伴すれば外出できる	危険行動があり外出できない
介護者の対応方法	□ 問題ない		□ 要指導 対応方法→	

現有設備の問題・改造の必要性

	問題なし	問題あり	要改造整備	機器検討
玄関	□	□	□	□
庭	□	□	□	□
道路までの段差	□	□	□	□
自宅の駐車場	□	□	□	□
その他（　）	□	□	□	□

外出に対しての希望

本人　　　　　　　家族

外出で予測される問題・危険

外出ニーズ

特に大切で重要である．そのような観点から評価をしなければならない．評価し指導した結果が，家族の負担とみんなのストレスを増し，破綻に向かうようなことには決してしてはならない．

文　献

1) 慶応義塾大学医学部リハビリテーション科（訳）：FIM 医学的リハビリテーションのための統一データセット利用の手引 第3版．医学書センター，1991
2) Granger CV, et al：Outcome of comprehensive medical rehabilitation：measurement by PULSES profile and the Barthel Index. *Arch Phys Med Rehabil* **60**：145-154, 1979
3) 赤居正美（編）：リハビリテーションにおける評価ハンドブック．医歯薬出版，2009
4) 生田宗博，他：ADL のゴール決定と作業療法訓練法の選択が可能な ADL 評価表の開発―第1報．OT ジャーナル　**27**：736-746，1993
5) 日本作業療法士協会在宅訪問作業療法士の育成強化プロジェクト試案：在宅ケアアセスメントとケアプラン―自立を進めるケアプランニング．日本作業療法士協会，1996

〔生田　宗博〕

3 家事自立の要点

家事動作の捉え方

1. 家事動作と作業療法

　臨床において，担当患者が「主婦」であれば，必ずといってよいほど「家事動作」へのアプローチを検討するであろう．しかし，「家事」は現代社会において決して主婦のみで行われるものではなく，また「家事」といえば「調理」「掃除」「買い物」「洗濯」などと分類されるが，一日のうちに行われる家事だけをみても，それらに分類しがたい，こまごまとした動作がある（ベッドメイキング，戸締り，家計簿管理，仏壇の世話など）．さらにADL活動に比べ，個別性が強く（使用する道具，手順，方法，でき栄えの程度など），「その人」の家事動作を理解しなければ，適切な作業療法アプローチが提供できないということを最初に確認しておく．
　そして，その家事動作を作業療法士（以下，OT）は，他職種よりも疾患特性やその疾患による機能障害，環境因子，個人因子などから多面的に捉えることが要求される．

2. 時代の変化による家事動作の対象

　家事に含まれる活動は，その家庭に住む家族全員に関連することがほとんどであり，またそれらが行われなければ，その家庭の生活に滞りや乱れが生じる．そういう意味において，活動のわかりやすさから本来は家族への協力を得やすいものなのかもしれない．また社会的背景からも，近年は共働きが多く，家事は主婦だけの活動にはとどまらず，夫や子どもも家事を行う対象として捉えておく必要がある．「援助者」のみを対象として捉えるのでなく，夫や子どもら自身の生活の中においても日常的に家事が含まれると捉えなければならない時代でもある．しかし，家庭によっては，同居する家族が「食器洗いをしたことがない」「アイロンがけをしたことがない」など，家事に対する技能は家庭によって異なることも理解しておかなければならない．
　一方，高齢化が進み，高齢者夫婦世帯，高齢者独居など高齢者のみで家事が行われる場合，原疾患がもたらす機能障害のみでなく，高齢者特有の身体・認知・精神機能の変化を合わせて考える必要があり，作業療法の介入はさらに複雑となる場合がある．例えば，大腿骨頸部骨折後，立位保持可能なレベルとなったが，入院中に精神機能の低下が生じ，火の不注意が出現したり，調理の段取りが悪くなったということも起こりうる．

ICFで考える戦略・戦術

　家事動作に限らず，作業療法を実施するには，評価・治療において国際生活機能分類（ICF：international classification of functioning, disability and health）[1]を基本に考えるのはいうまでもないが，ここではICFの大項目ごとに，家事動作においてはどのようなことを考慮する必要があるかを知るとともに，それらが現場で実践できるよう戦略・戦術を加えた．

1. 健康状態

　OTが対象とする健康状態に限りはない．例え

ば、「家事動作＝片麻痺の主婦」とイメージしやすいが、脳血管障害以外にも多くの対象者がいるのである。ここでは健康状態を、疾患を列挙はせずに「どのような、あるいは、どのように変化していく状態」かに分けたうえで主に脳血管障害患者について重点的に考える。

1）ある時期に状態が固定

脳血管障害の場合、機能が変化しない時期のアプローチは、その身体機能状態での動作訓練、環境設定などが主となっていくが、大事なことは本人がその「変化しない状態」をどのように捉え、受け入れているかを、OTが理解しなければアプローチは成功しない。また、その「理解」は「共有できているか？」が重要である。

OTは「この疾患の症状はこうで、これぐらいの時期になれば目覚ましい回復は望まれず、症状は固定していくので、動作は以前と同じようには行えない。新たな動作・方法を習得するアプローチを行っていこう」と考えるのが常であろう。しかし、患者は限りなく「回復」を望み、その回復が見込めないと伝えられても「治らないなら、新しい動作・方法を練習すればいい」など簡単に思えるケースは多くはない。作業療法場面で、真剣に訓練に取り組んでいる姿は、決して回復しないことを理解・受け入れているのではないということをOTは知らなければならない。患者の辛さや悔しさを少しでも共有できなければ、その人らしい活動（ここでは家事動作）が達成できないといっても過言ではない。

2）状態が変化する場合

a．改善に向かう場合

人は健康だった身体が、なんらかの原因で制限を受けた際、回復している（した）実感はリスクを超えた活動を引き起こすことがある（オーバーワーク）。特に、もともと活動的な気質である人は特に注意が必要である。主婦においては活動が制限されている時期に、家族に負担をかけたり、がまんさせてしまったという負い目から、すぐに元に近い活動を再開してしまうことがあり、家族も不慣れな生活から抜け出したいために、本人のペースに合わせてしまう傾向がある。オーバーワークを繰り返すことで、生活が安定しない時期を長期化させることは避けなければならない。

b．悪化に向かう場合

片麻痺患者の場合、片手動作中心の一定の自立した生活を習得し、作業療法の介入も必要なくなる時期がくるが、その後の10年後、20年後を予測してアプローチを終えることはほとんどない。日本人の平均寿命が延び、女性の平均寿命が86.39歳である今、60代に発症し、10年経過した70代の片麻痺患者が、「変形性膝関節症のため膝が痛み、台所に立つ時間が短くなった」「筋緊張が亢進し、歩きにくくなったため買い物に行けなくなった」ということが実際に在宅の現場では起きている。10年後の姿を予測するなどは、非常に困難であるが、作業療法の介入が終わった後のことを予測し、なんらかの対策を整えることまで行って、はじめてその時点での作業療法の介入が終わるといえる。例えば、筋緊張亢進を促したり、痛みを生じる可能性がある米や醤油など、重いものの購入・運搬はヘルパーを定期的に利用するか、配達してくれる小売店での購入にするなどを勧める。

進行していく疾患の場合、「できなくなっていくこと」を認めることは本人にとって、非常に辛いことであり、少しの困難さの増加は「少々無理すればできるので、がんばりたい」と無理をする場合が多い。OTとしては、少しでも負担のない方法を勧めるのであるが、今までできていた方法を変更するということは「進行（悪化）を認める」ということであることを忘れてはいけない。このような進行が予測されるケースについては、早期からの信頼関係づくりを重要視し「あなたの病気が進行しても、私（OT）はあなたの望む活動を遂行できるように支援していきたい」「病気にともに向かい合っていきましょう」ということを共有することが重要である。

2．心身機能・身体構造

各疾患ごとの随伴症状の詳細については他書に

委ねるが，今一度，各疾患のその臓器が侵された際に随伴する症状として，われわれOTが十分に把握・理解しているかということを確認する必要がある．

なぜ，臓器レベルまで掘り下げるかであるが，それは作業療法は解剖学・生理学・神経生理学などの基礎医学に基づいているからである．また，それらを理解していなければ専門性を発揮できないであるどころか，専門性を発揮する責任が果たせないのである．

1）臓器レベルで機能障害を捉える

例えば，脳血管障害の随伴症状をあげると「脳」という臓器が侵されれば「運動障害，感覚障害，失語，失行，失認，排泄機能障害…」となるが，慢性閉塞性肺疾患のように「肺」という臓器が侵された時の随伴症状をあげることができるであろうか？ 症状が十分に理解できないまま機能訓練で口すぼめ呼吸や深呼吸を取り入れ，ADL訓練では安易にパルスオキシメータを頼りに「経皮的動脈血酸素飽和度（SpO_2：percutaneous oxygen saturation）が何％を下回ったら休憩しよう」などとしていないだろうか？ 本稿では，片麻痺患者の家事動作を中心に記述していくが，「脳」以外の臓器「脊髄」「骨・関節」「循環器」などが侵された場合の随伴症状についても，十分理解していなければならない．臨床では，実際に心疾患やリウマチを合併した片麻痺患者も存在するのである．

あらためて，脳血管障害の「機能障害・身体構造」であるが，「脳」という臓器が侵された時の随伴症状と家事動作介入時の留意点を以下にあげる．

a．意識障害

家事動作に介入する対象者であれば，評価場面でも，日常場面でも意識障害には問題がないと判断され，実際のアプローチ場面でも意識障害を思わすような言動も現れないかもしれない．しかし，そのようなケースであっても，最低でも一年間経過を追った際に「料理を練習した最初のころのことを，はっきり覚えていない」「1年経って，何か頭の中にかかっていた霧が晴れたように，自分がとてもしっかりしてきた」などというケース

が存在し，入院中の時期の意識状態は100％鮮明でない可能性があると想定しながら関わる必要があるかもしれない．

b．精神障害

器質的な障害だけでなく，身体の変化により，人により差はあるが，抑うつ傾向になっている対象者がほとんどである．

c．運動・感覚障害

入院期間中に実用手・廃用手と明らかに予測できる場合は，両手動作または片手動作での家事動作訓練を行うことになるが，補助手レベルの場合は退院後も自宅で家事動作を継続する中で，機能的レベルまた動作方法が変化していく場合が多い．外来のリハビリテーション（以下，リハ）や在宅系のリハでの継続的なフォローを検討する必要がある．そうすることで，入院中には困難であった活動が達成されていくことも多い．

d．失語・構音障害

家庭内で主婦として一人家事動作を行う場合，電話対応を除けばコミュニケーションをとらずに遂行できる活動は多い．何か援助が必要な場合も，家族であればジェスチャーやその場面をみれば判断できる可能性も大きい．しかし，その家事にでき栄えや嗜好を加えようとすることや（家族が望む食事メニューや家族に頼まれる買い物など），不定期に生じる事柄（いつもと異なる家族のスケジュールの理解，不定期に発生する行事など），生活の中には変化ないものと変化のあるものが混在するため，家族といえどもコミュニケーション手段の確立は重要である．

e．排泄調整障害

家事動作に直接関係はしないが，自身の排泄管理にかなりの労力を割くために，家事に費やす時間が制限されるということは避けなければならない．排泄調整障害に限らず，自身のセルフケアが負担なく遂行できるよう作業療法計画を立案する必要がある．

f．失行・失認

片麻痺患者は，これらの複数の機能障害を抱えながら，家事動作を遂行するのである．ここで少

し大胆であるが，これらの症状がかなりのケースでなんらかの影響を及ぼしていることをイメージしてみたい．例えば，われわれ健常者（失行・失語を伴わない）が片手のみでの動作を強いられた場合と比較しよう（右の橈骨骨折と右足関節の捻挫により少し荷重しにくい状態を想定する）．この状態で，非常に困難となる調理動作を想像してみる．「両手鍋がバランスよく持てない」「硬い食材を切るために両手で包丁を押える」「台拭きを手洗いし，硬く絞る」など，両手を同時に使用する動作は難しくなるが，他方の手で「固定」が必要な動作は固定を工夫することで可能となるものがほとんどである．例えば，「ボールなど器に入れたものをかき混ぜる」「食材を切る」「フライパンで炒める」「食器を洗う」などである．よって高次脳機能障害がない（もしくはあっても軽度）場合は，自助具などを用い，片手動作の工夫を重ねながら反復していけば，大半が習得できる．場合によっては，調理動作では調理に不慣れなOTより，主婦歴の長い片麻痺患者のほうが手際がよいことも少なくない．「片手だから調理ができない」「下肢の運動麻痺が強いので杖を手放して掃除機をかけることができない」とは一概にいえないのである．感覚障害も同様に，感覚障害が重度であっても運動機能が良好な患者は，失行・失認の影響がなければ，視覚代償と適切なフィードフォワードにより，高度な巧緻性を必要とする活動以外は可能である．

よって，片麻痺患者の活動を混乱・制限しているのは運動障害や感覚障害が主の阻害因子でないことがわかる．さらに，失行・失認を随伴しない疾病と比較してみる．

(1) 脊髄損傷患者の更衣動作（下衣）

脳血管障害患者でみられるようにズボンの前後確認に混乱することはない．効率よい方向に引っ張りあげることができ，腰部分が十分に上がっていないのに動作を終えることはない．

これは，構成障害を伴わないためズボンの構成が理解できており，またマッチングの障害も伴わないため，ズボンと下肢の合わせる方向が理解できているからである．身体失認や身体図式の障害がないため，下肢の正しい位置にズボンを合わせたうえで動作が終了できる．

(2) 上肢切断患者の片手での調理動作

手際においては健常人との差がみられない．一度の調理に複数のメニューをつくることができる．これは観念失行や構成失行を伴わないため，一連の手順に混乱が生じず，手順の組み立ても適切に行えるからである．

(3) 変形性関節症の洗濯物干し動作

いずれかの関節の変形のために姿勢が正中位で保てず，非対称な姿勢であっても，洗濯物干しや掃除においてバランスを崩すことなく行える．これは，注意障害や身体失認を伴わないため，基底面から重心が逸れるような重心の崩れのフィードバックを認知でき，転倒のリスクがある姿勢を回避できるためである．

前述が「脳」という臓器が侵された際の一般的な機能障害レベルでの作業療法アプローチであるが，実際の臨床ではどうだろうか？ 必ずといってよいほど「関節可動域（ROM：range of motion）訓練」を行っている．これは随伴症状である一次性の機能障害[*1]である運動麻痺によって（弛緩性であっても筋緊張亢進状態であっても）関節が持続的に一定の肢位を強いられるために生じる関節拘縮を予防するためである．よって，ROM訓練は二次的な機能障害[*2]を予防するために行われていると理解できる．また，痛みにおいてのアプローチも行われることが多いが，視床痛は一次性のものであるが，肩手症候群や不適切なポジショニングから生じる痛みは二次性の機能障害となる．脳血管障害における機能障害を一次性と二次性に整理することで，一次性の機能障害が継続的に残る場合は，二次性の機能障害を永続的に予防する対策を備えなければならない．

[*1] 一次性機能障害：その臓器が侵されて出現する障害．
[*2] 二次性機能障害：一次性の障害が原因で2次的につくられる障害．

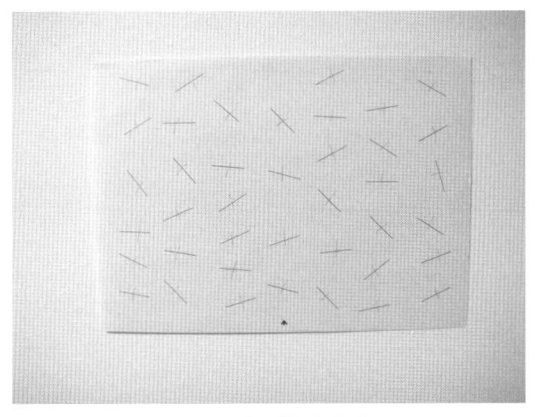

図 1 線分抹消試験
臨床でよく行われる左視空間失認の有無を評価するテスト（線分抹消試験）と，スーパーの陳列棚では条件が異なる（「視覚情報量・種類」「空間範囲」「2次元と3次元の違い」「外部刺激（雑音）」など）

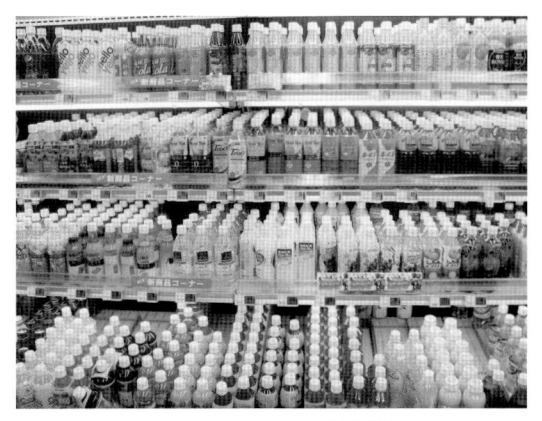

図 2 スーパーの陳列棚

2）高次脳機能障害に対する検査・評価実施時の注意と活動との関連づけ

半側視空間失認のケースに線分抹消試験（図1）などが，よく行われているが，その結果を家事動作にそのままあてはめてはいけない．

家事動作への影響として，集中できる環境で見落としがないケースでも，聴覚や視覚刺激が多い状況では，見落としが発生することがあり「食材が多く詰まった冷蔵庫から必要な食材を取り出せない」「買い物に行った時に，陳列棚から目的物を探せない（図2）」ということが起きるかもしれない．

「線分抹消試験を行った場所の環境はどうであったか？」「注意が逸れない（集中できる）環境であったか？」「見落としがあった場合，線の数を減らすなど，視覚刺激を減らした場合と比較してみたか？」「左側に見落としがある場合，左側に視覚刺激を増やせば，見落としが減るか？」など，状況が変われば失認の程度が変化するかどうかも評価する必要がある．

テストバッテリーはでき栄えを評価するのではない．以下に症状の程度を評価しながらテストバッテリーを用いる工夫を述べる．

① そのテストは，どのような症状を評価するものかを確認する．
② テストに失敗がある場合，失敗を減らす刺激や手がかりがないかを試みる．
③ テストに失敗がない場合，難度を上げても失敗を起こさないかを試みる．
④ 失敗を減らす試み（②）は，家事動作においてその症状が原因でうまくいかない時に動作を遂行できるようになるためのヒントになる．

3．活 動

本稿は家事動作について述べているため，すべての家事動作を対象とする．今までの家事動作は一場面ごとの活動について考えることがほとんどであったが，在宅で過ごしていると，家事動作はさまざまな活動が連続的に行われており，実際には本来，家事動作に含まれるのか，また含まれないのであれば，ADLあるいはどのI・ADLに分類されるのか，見当つきがたい活動がある．表1は，一人の主婦の1日の活動の流れである．それをもとに考えてみてほしい．

このように，実際の在宅生活の中で家事動作を考えると，いかに病院・施設での作業療法における訓練場面で取り上げている活動が少ないかということに気づく．

また，これらの活動を実際に病院・施設内で訓練する際に留意したいのが，「OT自身が行っている準備作業」である．例えば，調理訓練を行う

表 1　主婦の1日の活動例

	日常の家事	不定期な家事
起床	カーテン・窓開け	
	布団上げ（ベッドメイキング）	シーツの洗濯時はシーツの取り外し
	朝食づくり，弁当づくり	
	洗濯（洗濯機からの取り出し，干し作業）	衣類以外にバスタオルやシーツ
	ゴミ出し（分別あり）	生ゴミ，ペットボトル，古紙など
	掃除	トイレ，浴室掃除
	買い物にでかける	
	戸締まり	
	買い物	銀行や郵便局，ATM操作
	昼食	
	洗濯物取り入れ	
	郵便物整理，会計など	家計簿管理など
	入浴準備（湯はり）	シャンプーを詰め替え容器に追加
	夕食づくり	
	布団敷き	シーツの洗濯時はシーツの装着
就寝	消灯	

際，調理に必要な材料や調理器具を OT が準備し，準備が整った ADL 室に患者を迎えるということが大半である．本来の調理は「メニューを決め，材料を考え，購入し，そして必要な調理器具をそろえる」段階も本人自身が行う．片麻痺患者の場合，これらを「自信をもって行う」ところまで必要とされるのであるが，他者（ここでは OT）が準備したことを遂行しても真の「自信」にはつながらず，どこかで不安を抱き，結局，自宅に退院してからは調理が手がけられない場合も少なくない．南雲[2]は，「活動」とは自分なりに目標を立て，道具立てをし，目標に向けて努力した場合のことをいうと示し，さらに「自信」とはなんらかの目標を達成した時に自分を頼もしいと感じることであると述べている．道具（や材料）を多く使用する家事動作訓練は，それらを OT が準備してしまう場合が大半であるが，可能な限り準備から，自分で行えるよう設定することも重要である．

このように，その人が暮らしている環境ではない病院・施設では，家事動作のごく一部を，かつ連続性をもたず断片的に行うことしかできないということがわかる．それらを少しでも家庭での実際場面に近づけるために行えることとして，例えば外泊訓練時の情報を得るなど，病院・施設にいながらにして可能な範囲で自宅での家事動作をイメージし，必要な訓練を行う必要がある．ただし，担当 OT が「自宅環境」を十分に把握していなければ（実際に家屋評価に行く，それが不可能なら，せめて詳細な見取り図や画像を確認するなど），患者と OT 両者のイメージは一致しない．

4．参　加

家事動作は ICF においては「活動」に含まれるが，家事も「作業」であり，吉川ら[3]が示すように作業の分類は個人や文脈で大きく変わり，個人によっては家事が「仕事」であったり，「趣味」であったりと変化することがある．

また，地域の自治会活動や親戚・知人の冠婚葬祭などのいわゆる「お付き合い」に関わることもケースによっては任されている場合もあり，それらそのものは「家事」ではないが，それらに関連して買い物や金銭管理が伴ってくると考えると，家事とは切り離して考えられないものとなる．

5. 環境因子

1) 住環境

住宅改修の詳細に関しては，症例報告や成書に多くのパターンの報告があり，情報量も多いが，文献など紙面で得た知識が実際のアプローチに反映させるのが非常に難しいことを理解しておく必要がある．

家事動作は，その人の住まいのあらゆる空間で営まれる活動ばかりである．家事動作以外の動作，例えば排泄動作であれば，居室からトイレまでの導線の移動とトイレ内での排泄動作が，その人の住まいにおいて必要な最小限の空間になる．食事や更衣においては，極端に考えれば，安定した姿勢がとれるのであれば，ベッド周囲など限られた空間で営むことも可能な動作である．しかし，家事動作では掃除は全空間，調理は台所やリビング，洗濯は洗濯機から干し場・衣類収納の場所と，空間の違いがあることに気がつく．

よって病院・施設での作業療法アプローチは，「環境」においてはすべてシミュレーションであり，そのシミュレーションの空間で動作が行われたとしても，「その人の住まい」という空間で行うことが可能とは断言できない．しかし，シミュレーション空間であっても病院・施設で行われる訓練は，退院後に，その人が家事動作を再び手がけるかどうかのきっかけづくりに非常に重要な体験である．特に片麻痺患者に関しては，われわれOTは「片麻痺であっても訓練と環境調整を行うことで，ある程度の動作が可能」と理解している専門職であるが，患者・家族はごく自然に「利き手の右手が動かなくなったので，料理ができない」と思いこんでいるケースは，われわれが想像しているより多く，発症後家事を行わなくなっているケースも少なくない．

2) 道　具

家事動作に用いる道具は実に多様である．その道具で達成すべき目的は同じであっても，「使いやすさ」「デザイン」「価格」によって十人十色である（例えば，調理器具や掃除機など）．よって，作業療法室で用いられる，調理器具や掃除機がその人が日常的に家事動作で使用している道具と同じであることはないに等しい．よって許されるなら，患者自身が使用している道具を作業療法室まで持ってきてもらうという試みも行うべきである．なぜなら「その人の道具」が操作できなければならないからである．

3) 自助具

一昔前に比べれば，OTが自ら自助具を作成せずとも，さまざまな自助具が購入できるようになっている．最近は専門的な福祉用具カタログだけでなく，100円程度でも便利な物が多く販売されていたり，探せばユニバーサル的な道具も一般に販売されている．OTであれば，ぜひともそれらの情報を得るように日ごろから意識しておきたい．われわれが知っているということで，患者が負担感を感じることなく，活動を遂行することができるのである．

4) 人的環境

どうしても人的援助を必要とする場合や，援助なくても個人での遂行が可能であっても，それを行うにあたって，非常に時間を費やし，他の活動を行うための時間の余裕を奪うようであれば，それらに対して積極的に人的援助を用いてもよいと考える．

例えばゴミ出しなどでゴミ袋に収集し玄関までは持ち運べるが，玄関からゴミ収集場所まで持ち運べないケースは，在宅では介護保険でヘルパーを利用できるが，短時間で行える「ゴミ出し」のみをケアプランに組み入れるのは難しい．ゴミを他人に運んでもらうという抵抗は誰しもあり，本人からお願いはしづらいが，その人に携わる専門職から依頼すれば（担当の介護支援専門員やOTなど），近所づきあいの深さによっては快く引き受けてもらえることもある．

買い物においても，スーパー側の取り組みとして，買い物したものを自宅まで運んでくれるサービスなどもあり，われわれOT自身で，地域にどのような援助サービスが存在するかを知っておくことも大切である（図3）．

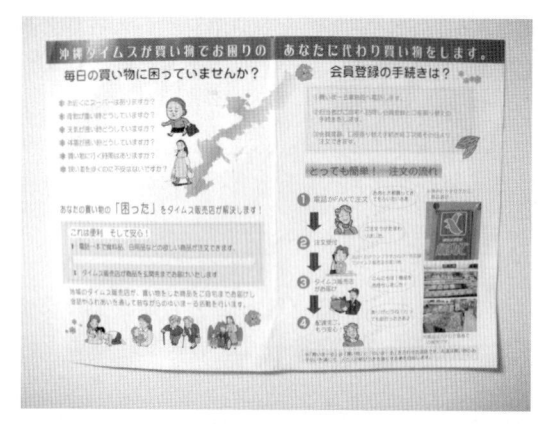

図 3 地域の宅配サービスのビラ
地域のスーパーと新聞販売店が共同で行う買い物代行サービス

5）地域性や習慣

担当 OT がその地域で生まれ育ったのではない場合や，担当する対象者と OT の暮らしてきた地域が異なる場合は，OT 自身がはじめて知る家事動作がある．例えば，料理においてはみたことのない行事食をつくることがあるかもしれないし，寒い地域では雪道を歩いて買い物に行くなど，地域によりさまざまである．また，その地域で暮らしてきたとしても，家庭により異なる習慣があるので，OT 自身の家庭の家事動作をそのまま対象者にあてはめられないこともある．

6．個人因子

冒頭でも述べたように家事動作は，使用する道具，手順，方法，でき栄えが，他の活動に比べ多種多様である．

ゆで卵を茹でながら一緒に野菜をゆがく，野菜洗いに洗剤を使用するかしないか，洗濯物の干し方（前開きシャツは必ず前方を太陽の方向に向ける），調味料のストックの量（たくさん買い置きをする人，しない人），作業のでき栄えを気にする人しない人，短時間で作業を終えたい人，時間は気にしない人など，あげればきりがないが，他のセルフケアや活動と同様，それらに一つひとつ対応する必要がある．家事動作は，そのように細かく，多種多様なのである．

また，主婦においては「家庭での自分の役割」という重要な意味をもつことが多いため，その役割が担えるか，担えないかでは，その人の生き方そのものにも大きな影響がある．「片手だから家事は行えない」と安易に役割を制限するようなことにならないよう留意したい．

OT という専門家は対象者の機能を評価し，「この方法がベスト」だと思うかもしれない．しかし，それは決して，「その人のベスト」ではないかもしれないということを忘れてはならない．そして，家事動作は人によっては自分の「役割」となっている場合もあり，その役割に復帰できるか否かは非常に重要であることを OT は認識する必要がある．

おわりに

以上，かなり細かく家事動作についてまとめたつもりではあるが，これらはほんの一部であり，家事動作を網羅して紙面で表現することは困難である．家事動作は，OT がアプローチするセルフケアや活動に対するのと同様に，対象者の疾患，随伴する症状，その人自身のこと（生活，希望，目的など）を知ることが基本であるには変わりがない．しかし，家事動作は他の活動より，奥深く，広く個別性に富んでいるということを最後にあらためて確認しておく．

文　献

1) 障害者福祉研究会（編）：国際生活機能分類（ICF）―国際障害分類改定版．中央法規出版，2002
2) 大田仁史（監），南雲直二（著）：リハビリテーション心理学入門―人間性の回復をめざして．荘道社，2003
3) 吉川ひろみ：作業療法における「作業」の変遷．OT ジャーナル　**39**：1160-1166，2005
4) 全国訪問リハビリテーション研究会（編）：訪問リハビリテーション実践テキスト．青海社，2009
5) 大越　満：生活関連活動へのアプローチ．地域リハ　**5**：404-406，2010
6) 岡田しげひこ，他：お年寄りの生活をつくる介護用品―理学療法士が選んだ安心・便利な福祉用具．雲母書房，2006

〔宇田　薫〕

4 趣味に生きる

はじめに

「作業は人を健康にする」．人は誰もが健康でいきいきとした生活を望んでいる．

ウィキペディアによれば，趣味とは人間が自由時間（生理的必要時間と労働時間を除いた時間）に好んで習慣的に繰り返し行う事柄である．要するに自分にとって情趣ある活動を継続して行うことである．しかし生活する中で，人（障害）や環境などが障壁となり趣味活動が中断されたり，趣味活動を行いたい気持ちはあるが行えていない状況があることに気づかされる．

厚生省（現厚生労働省）保健医療局通知（1995年）の精神障害者保健福祉手帳には，精神障害者は趣味への関心が低く，それらの活動への参加が難しい，またできないと記されている．

このような状況下の中で，作業療法士（以下，OT）はADLへの関わりはもとよりQOLへの関わりをとおして，その人がその人らしく充実した生活を送れるよう支援する専門知識を持ち備えた医療従事者である．

病院や施設で障害を抱えながらも趣味活動を楽しむ人，在宅で障害を乗り越え趣味活動に没頭し，いきいきとした生活を送っている人など，事例紹介をとおして趣味活動がその人にとってどのような目的でどのような意味をもつのか，人と環境の両側面への関わりから考えてみたい．

趣味活動を行う要因

趣味活動を行うにあたっては，身体機能的要因，精神・心理的要因，環境的要因を考慮しなければならない．①身体機能的要因については，関節可動域や筋力評価などの客観的情報をもとに作業時の姿勢や耐久性また手指の巧緻性などが必要となる．②精神・心理的要因については，理解力，注意力，集中力などの情報のほか，作業に対するモチベーションを引き出す関わりは，作業活動の選択や導入時に重要なポイントとなる．モチベーションを引き出す一つの方法として，その人の作業歴に注目するとよいと思われる．このことについては，あとで触れたいと思う．③環境的要因については，施設であればリハビリテーション（以下，リハ）室なのか居室なのか，また対象者の機能に合った椅子や机，作業場の環境（明るさ，換気，水場）などが考えられる．在宅においては，本人の意向に沿って主体性を尊重することが大切であり，そのためには本人への関わりだけでなく家族も含め，また必要に応じて行政などのフォーマルな関わりや地域住民などのインフォーマルな関わりを必要とすることも少なくない．

趣味活動を実施していくためには，身体機能的要因，精神・心理的要因，環境的要因を十分整え提供することによって，対象者にとって意味のある趣味活動になっていくと考える．

図1に示すように3要因の関係は，重なり合う部分に趣味活動が楽しく，かつ継続性ある活動になることを意味するものになると思われる．

ICF（国際生活機能分類）からみた趣味活動

国際生活機能分類（ICF：international classification of functioning, disability and health）は対象者の生活機能を考えていくうえで広く用いられるようになってきている．そこで，趣味活動をICFに照らし合わせて考えてみたい．例えば，「自宅で陶芸を行う」という目標をあげたとしよう．その目標を達成するにはトップダウンアプローチ（目標達成型援助）が役に立つ．ICFの構造に照らし合わせて考えてみると，図2に示すICFの構造では活動（趣味活動）が中心軸になる．そこで，障害を抱えながらも自宅で陶芸を行うという観点から

①心身機能・身体構造では，対象者の関節可動域や筋力など，正常値との差をみるのではなく，陶芸を行うための動作値との差をみることになる．ここでのポイントは，これだけの機能があれば十分であるというプラスの見方である．

②環境因子では，対象者の生活環境の中に陶芸環境をどのように設定するかということになるが，ここでのポイントは，人に環境を合わせていくことを優先するということである．環境に人を合わせていくと活動が遅延する恐れがあることに注意したい．

③個人因子では，陶芸を行いたいという主体性を尊重する形で考える必要がある．

④健康状態では，趣味活動を行うことで健康になるという視点も取り入れ，現状を考えることがポイントである．

このような要素を考慮しアプローチすることで，結果的に社会参加へつながる機会が多くなることがある．

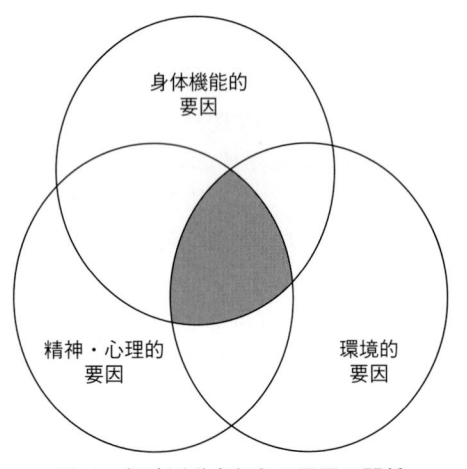

図1 趣味活動を行う3要因の関係

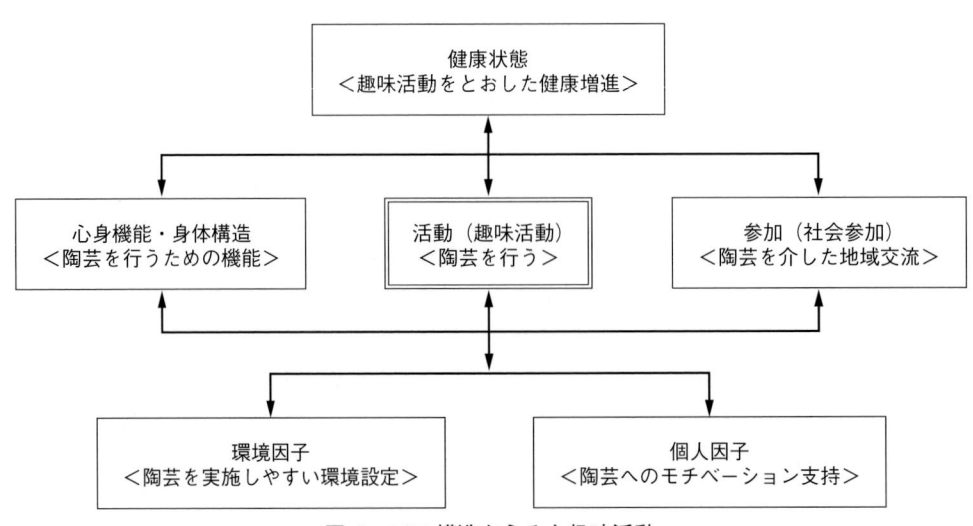

図2 ICF構造からみた趣味活動

趣味活動を提供する側として

在宅生活の中で障害を抱えながらも趣味活動を行っているA氏に出会った．話を聞くと，ある老人保健施設に入所中，「脳梗塞で右片麻痺になり機能訓練ばかりに日々時間を費やしていた私にも，麻痺があっても趣味活動を行えるんだ．そのことをOTに教えられた」と笑顔で教えてくれた．OTをとおした趣味活動との出会いがその人の人生を豊かにすることを感じた一瞬であった．そのような経緯と，趣味活動を提供できる力を持ち合わせておく必要性を筆者自身が感じたこともあり，趣味活動（創造的手工芸）をテーマとした大分県作業活動研究会を立ち上げた．

ここで研究会の活動を紹介したい．2005年6月，大分県内のOT 38名が，臨床ですぐに使えるactivity（作業活動）を求めて集まった．まずは作業を提供する側（OT）が，趣味活動に興味を持ち，その活動の楽しみを知ることから始めた．特に臨床でよく使われている13のactivity（**表1**）について，手順や材料や活動の分析を行い，さらに実技体験を行うことで活動への理解を深めた．実技後は，当研究会が作成した評価表（**表2**）をもとに作業活動者の視点から振り返りを行った．また事例報告を重ねることで，「人と作業」の結びつきが明確化され，作業ありきではなく，人を中心とした意味のある作業を提供する視点が大切であることを確認できた．やはり教科書を読んだだけでは身につかず，実際に自分が作業体験（フロー体験）し，さらに模擬的であろうが人に提供してみる．このことにより趣味活動を提供する側（OT）としての実学となるであろう．

趣味活動を提供する際のポイント

ここでは研究会で学んだ趣味活動（創造的手工芸）を提供する際のポイントについて，いくつか紹介したい．

表1 研究会で学んだ13のactivity

・陶芸	・紙相撲
・フェルトフラワー	・雑巾づくり
・箱あみ	・飾りづくり
・アンデルセン手芸	・タオルactivity
・カレンダーづくり	・お花紙アート
・ペーパーactivity	・ネット手芸
・はりこ	

1．趣味活動導入にあたっての作業選択の視点

村井[2]によると，作業科学の研究結果において，「過去に作業を経験し，好きな作業は現在も選択するが，過去に嫌いで苦手と感じている作業は現在も選ばない傾向にある」と述べている．このことは，対象者にとって意味のある作業にするための一つの要因として「作業歴」が重要であることを示唆している．筆者らの調査[9]においても，病前行った作業を病院または施設内において行ってみたいという結果であったことから，「対象者の作業歴を重視する視点」が欠かせないという実感をもっている．また，認知症の人に導入しやすい作業を用いた働きかけとして，自分のための作業ではなく，人のために作業をするという意味合いをもって関わることが大切であるという経験がある．具体的には，「雑巾を縫って，B小学校で使ってもらいましょう」という働きかけである．この活動が本人にとって趣味活動といえるか定かではないが，人の役に立つという対象者の役割意識を刺激するOTの働きかけが，日常的にいきいきとして取り組む対象者の作業につながっていることは付け加えておきたい．

2．急性期・回復期・維持期と回復段階において，対象者が望む作業の主観的意味合いを考慮する視点

筆者らは，作業の主観的意味合いについて調査した．対象者が取り組んでいる作業の主観的意味合いを明らかにするために，ドリス・ピアーズによって分類された「生産的作業」「楽しい作業」「休息になる作業」を急性期・回復期・維持期の回復

表 2　作業活動研究会　活動分析チェックリスト（作業活動者の視点）

活動名：

参加人数　　　　　人

								平均修正
前日までの準備									
		1	2	3	4	5		平均修正
モチベーション	低い						高い	0
活動説明と見本の提示									
		1	2	3	4	5		平均修正
モチベーション	低い						高い	0
計画性	不必要						必要	0
注意力	不必要						必要	0
集中力	不必要						必要	0
理解力	不必要						必要	0
創作活動開始〜経過									
		1	2	3	4	5		平均修正
モチベーション	低い						高い	0
巧緻性	ない						ある	0
粗大性	ない						ある	0
一側性	ない						ある	0
両側性	ない						ある	0
活動内での繰り返し	少ない						多い	0
		頚	体幹	上肢	手指	下肢		
動的運動部位								
静的運動部位								
		視覚	聴覚	前庭	触圧	温度	深部	
感覚								
		1	2	3	4	5		平均修正
集中力	不必要						必要	0
	短い						長い	0
理解力	不必要						必要	0
注意力	不必要						必要	0
構成能力	不必要						必要	0
終　了									
		1	2	3	4	5		平均修正
達成感	低い						高い	0
次の作品に対するモチベーション	低い						高い	0
感　想									

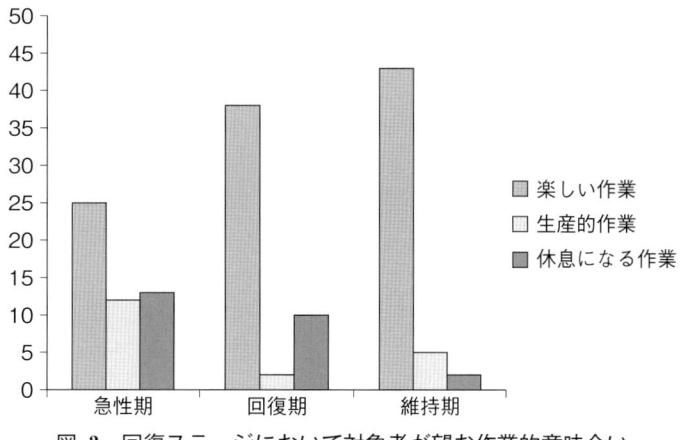

図3 回復ステージにおいて対象者が望む作業的意味合い

段階にある各対象者にインタビュー形式で調査した結果を図3に示す．グラフで示されているとおり，回復ステージを急性期・回復期・維持期の順で進めるにつれて，「楽しい作業」は増加する一方で，「生産的作業」「休息になる作業」は減少していった．特に「生産的作業」については著しく減少することが示唆された．この結果より，急性期における対象者の作業選択，および作業提供者の関わりについては，対象者は現状の心身機能で，目にみえる形を作り上げることができるような枠組みのある作業に意味のあることを見出し，「楽しい作業」であることを意識しながら次へのステップとするものであると考察した．そのような作業における選択と提供のプロセスは，対象者が現段階での作業能力を自覚する手がかりとなり，その時の成功体験はその人の人生を変えることになることもあるだろう．また，急性期で「生産的作業」目的で導入した作業であっても，成功体験として受け止めた対象者の中には，維持期において「楽しい作業」としての意味合いをもち，趣味活動へ展開した人も少なくない．

行政への働きかけ

回復ステージにおいての作業的意味合いについて述べてきた．病院や施設内では，比較的作業活動を治療として導入し展開しやすい環境であるのに対して，対象者の自宅復帰後では，さまざまな要因のために，地域や自宅などで趣味活動として作業活動を継続することが困難になることも多々ある．また，在宅生活において新たに趣味活動を行いたいが，環境が整わず諦めている人もいるのではないかと思われる．このような状況を踏まえ，研究会会員の所属地域である大分市での現状を把握し，行政への関わりに取り組んだので紹介したい．

各会員がさまざまな情報に出くわすなか，誰もが平等にかつタイムリーな情報として入手できるツールであるインターネットを利用した情報システムに巡り合った．「まなびのガイド」というサイトである．これは大分市生涯学習課が運営し，生涯学習に関する情報を発信している．

「身近な公民館でいろいろな体験をしてみませんか」をキャッチフレーズに，地区公民館や市民図書館などの施設紹介（図4）や登録制度で行われている教室，講座，指導者などの検索システム（図5）などの機能を備えている．

まずはシステムについて知るべく生涯学習課を訪ねてみた（図6）．市内13の地区公民館でさまざまな活動が展開されている現状や，教室や講座に登録している内容や目的について，ていねいに説明してくれた．そうした説明の中にも，われわれOTの対象である障害者や高齢者の人が趣味活動を楽しんでいる実情はなさそうであり，地域

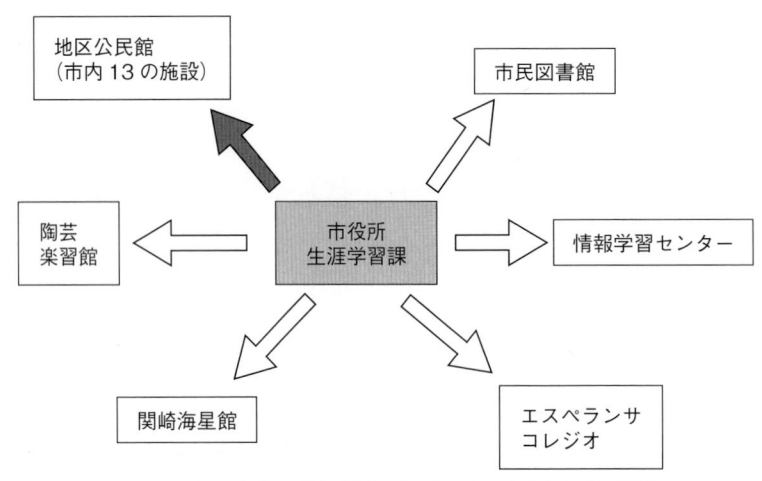

図 4 大分市生涯学習情報「まなびのガイド」施設編

で生活をしながら趣味活動に取り組めるような作業環境が整っていない現状であるように感じた.そこで障害者や高齢者が住み慣れた地域で,趣味活動の機会をもつことの大切さ,および本研究会の活動目的を行政の担当者に提示したところ,とても協力的に登録制度への参加を勧めてくれた.話の中で,活動を効率的に展開するために障害福祉課への関わりを紹介されたが,やはり全市民を対象とした同じシステム(環境)の中で,健常者と同じように趣味活動を楽しむ機会,いわゆるノーマライゼーションの考え方を優先した.この考え方は,行政や地域への働きかけでは重要な視点であることは強調したい.

この取り組みは,地域で OT としての技術を活かす一つの仕掛けではあるが,今後,多くの地域でたくさんの対象者と趣味活動を通じて関わりができることを望んでいる.そのためには,地域の事情やニーズを把握した取り組みを展開することが望まれる.また,対象者にとっても住み慣れた地域で,その地域の OT や住民の人とともに趣味活動を行い,一生いきいきとした安全で楽しい生活を望んでいることと思われる.

今回,行政との関わりの中で,「地域や身近で OT と会う機会が増えてきている」との言葉をいただき,地域での活躍の場が拡大し,活動を期待されていることを感じた.

事例をとおした関わり

1.病院から在宅への関わり

1)基本情報

自宅で入浴後倒れ Y 病院へ救急搬送された K 氏,78 歳,男性.心筋梗塞と診断され,心臓カテーテル検査を行い,次の日に理学療法士(以下,PT)による心肺運動負荷試験(CPX:cardio pulmonary exercise test)および心臓リハが開始された.3 日後から OT による廃用症候群予防のための生活指導も並行された.

2)作業療法士の関わり

K 氏は車いすでリハ室に来て,表情に活気なく,うつむきかげんに挨拶をかわした.K 氏の話を聞く中で,病前は趣味多彩で庭には畑をつくり季節に合った野菜を栽培し,家族や近所の人に食べてもらい喜ばれることに楽しみを見出していた.また,庭には藤棚が一面に張り巡らされ,初夏の鑑賞会も楽しみの一つと笑みを浮かべた.ここまでの作業歴を聞かされると,筆者の心が動かされ,作業活動の導入に踏み切ったことはいうまでもない.まずは医師や PT に心肺への負荷や活動度を確認し,机上での 40 分程度の作業を計画して許可をもらった.

作業中の身体疲労度を評価するために乳酸値を指標にしたデータを用いて身体疲労度の影響を考

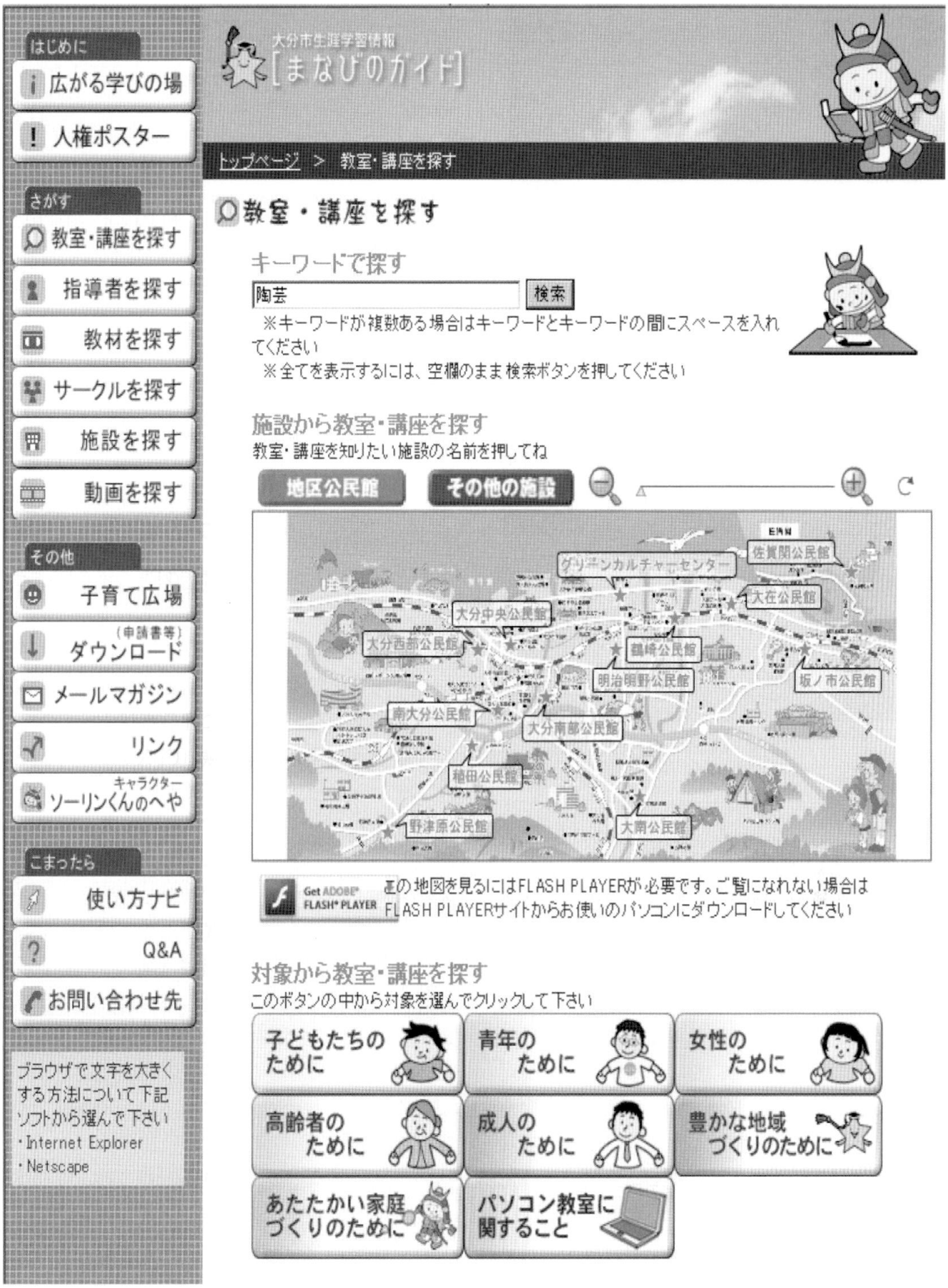

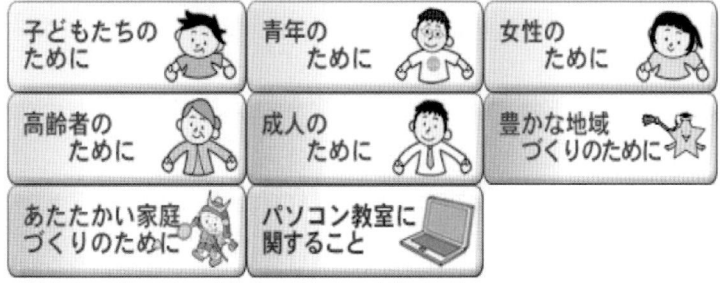

図5　大分市生涯学習情報「まなびのガイド」

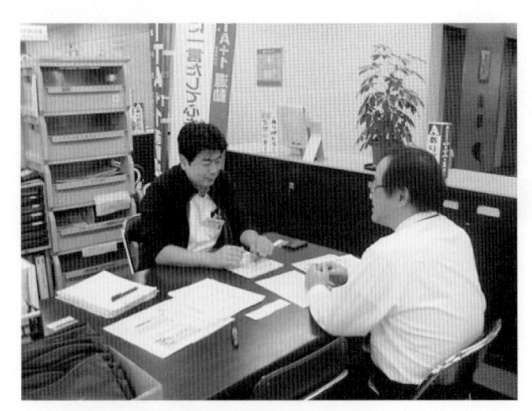

図6 生涯学習課担当者を訪ねる筆者

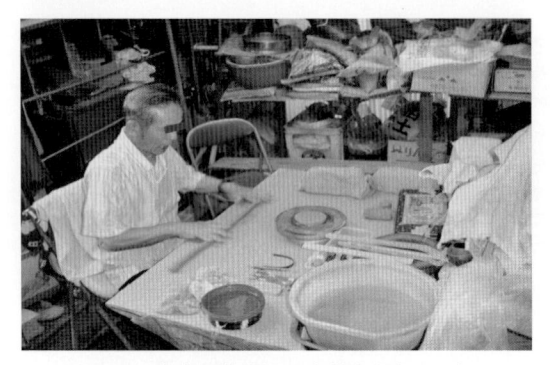

図7 自宅の作業場で陶芸を行うK氏

表3 Borg scale

6	
7	きわめて楽である
8	
9	かなり楽である
10	
11	楽である
12	
13	ややきつい
14	
15	きつい
16	
17	かなりきつい
18	
19	もうダメ
20	

慮したり，作業中のリスクについては，バイタルチェックとBorg scale（表3）を適宜用いて，作業を楽しくかつ安全に行うように心がけた．

そこで作業種目の選択に関しては，①生産性を目的とした作業，②失敗させない作業，③40分程度で形になる作業の3つの条件を優先し「陶芸」を選んだ．この条件のポイントは，まずは本人の作業歴より「手順を忠実に形にする」という生産性を重視し，また家族にK氏の現状の能力をみてもらい認めてもらいたいと考えた．そして成功体験がその人の自信となり活動意欲を高め，生活における活動性を上げていくことを目的とした．

K氏は作業を行うことにためらいもなく，むしろ興味をもってもらった．粘土に触れる思いは，K氏の作業歴である園芸の土いじりの感覚を呼び戻し，ひもづくりで一段ずつ積み上げる工程に「なんでも物づくりは，手間ひまかけんとな」との言葉が，患者から作業人へ変わる瞬間でもあり，これぞ「作業の力」と感じるものであった．

約2週間の入院生活から自宅復帰する際，ケースカンファレンスの中で，自宅でも作業（陶芸）を続けたいという本人の希望より，訪問リハを利用した環境調整を提案した．家族の承諾を得て，K氏と自宅の庭にある倉庫を片づけ，ホームセンターより木材を調達し，1人用の作業台を作製した．キャンプ用の照明を取り付け，水回りや部屋から倉庫までの動線などをK氏と考え作業場が完成した（図7）．粘土やロクロなどの材料は，なじみの陶芸業者へつなげ，適時，材料の配達を喜んで引き受けてくれた．

週1回，計4回の環境調整で訪問リハは終了した．その後のフォローは，月1回の外来診察時に，K氏が自宅の作業場でつくった陶芸作品を手にでき栄えを語る様子を聞きながら調子をうかがっている．筆者もその日を楽しみにその作品を本焼きしてK氏へ届けることを日課としている．K氏の居室にはこれまでの作品が飾られ，作品とともに生活している（図8）．

この趣味活動も継続され5年目を迎える．現在は活動範囲も拡大し，地域の陶芸教室に通い，教わるどころか教える立場として趣味に生きている．

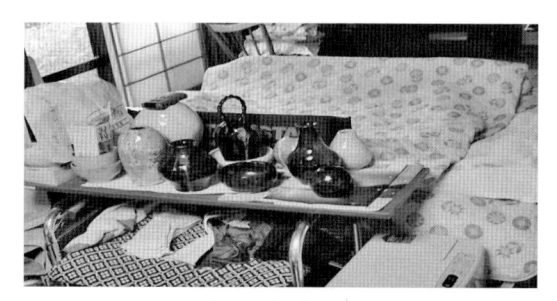

図8 K氏の居室（作品とともに）

3）まとめ

この事例は数少ない成功例の一つであるが，まずは作業を提供する者（OT）として，その作業に熟知しなければならない．いわゆる作業活動のリスク管理といってよいのだろう．同じ作業でも対象者によって，作業工程に変化をつけるなど柔軟な対応を必要とする．また，対象者に合った作業選択の幅をもたせることも重要であり，自分の作業種目の引き出しを増やす自己研鑽を行ってほしいと考える．

さらに在宅で趣味活動を継続するには，OT一人の力では限界があることを付け加えたい．ときには家族へつなげ，業者へつなげ，ヘルパーへつなげ，地域の人へつなげる．地域社会は人と人とのつながりで成り立つ仕組みをコーディネートする役割も担ってほしいと考える．

おわりに

これまでの事例を踏まえ，趣味活動を支えるOTとしての関わりについて述べてきたが，趣味・活動といえども，その人の生活の一部として捉え，食事・排泄・入浴などのADL，料理や掃除や買い物などのI・ADLを行いながら，その人の生活様式の中に組み込み，趣味活動の目的や意味合いを明確化するところに，その人の輝きがあるように思われる．どのような状況下においても，対象者と趣味活動を切り離すことなく，趣味活動が一人歩きしないよう支え見守り，その人らしい主体的な生活を送れるよう，OTとして「何を考え，何をなすか」を追求することが，われわれの使命ではないかと思われる．

文　献

1) アクティビティ研究会（編）：アクティビティと作業療法．三輪書店，2010
2) 村井真由美：私と作業科学．作業科学研究　1：38-39，2007
3) 港　美雪：私と作業科学．作業科学研究　1：23-25，2007
4) 齋藤さわ子，他：ケアハウス居住者の今後新たにしたい作業の意味とその作業が開始されない理由．作業科学研究　2：18-25，2008
5) 村井真由美：施設における作業の支援．OTジャーナル　44：1191-1197，2010
6) 竹内さをり，他：ヘルスプロモーションの実践例．OTジャーナル　38：839-843，2004
7) 浅井憲義，他：今，アクティビティを再考する．OTジャーナル　44：1393-1398，2010
8) 国際生活機能分類改定版：http://www.mhlw.go.jp/houdou/2002/08/h0805-1.html
9) 大分県作業活動研究会（編）：大分県作業活動研究会研究集　第1巻　第1号．2008
10) 吉川ひろみ：「作業」って何だろう．医歯薬出版，2008

〔山田　康二〕

5 社会適応の支え

社会適応ということ

「社会適応」という語は多くの要素を含むので，簡単に定義することは難しい．ここでは「社会生活を送るうえで，その状況にふさわしい言動をとること」としておきたい．当然その反対語は「社会不適応」である．その状況にふさわしくない言動は，ともすれば個人の生活上の支障に結びつく．例えば，「ひきこもり」が大きな社会問題となっている．現在，全国に約70万人のひきこもりの人がいるとされている．その過半数が30代で，就学や就労時のなんらかのトラブルをきっかけにひきこもりが始まった人が多いようである．今では外国でも「hikikomori」という語が使われ始めている．実際，それをきっかけに精神科を受診し服薬治療を受ける人も少なくない．さらに最近，10年以上続く自殺者が3万人を超えるという深刻な社会事象も関係していると考えられている．

ひきこもりの人すべてがそうだというのではないが，なんらかの障害があるために適応的な言動がとれない場合は，治療やリハビリテーション（以下，リハ）的介入の対象となる．また，顕在化した障害がなくとも不適応な言動をとりがちで，そのことに本人や周囲の人が悩んでいることもある．このような適応が困難で介入や支援が必要とされる人（以下，「社会適応障害」をもつ人）に向き合う時，作業療法士（以下，OT）はまず「なぜ不適応という状態が生じるのか」「その人にどう対応すればいいのか」を理解しておかなければならない．その上でOTの立場から介入・支援を提供できるだろう．

個人の認知-行動パターンはこれらが組み合わされて決まる

バイオ（生理面）
主に脳の前頭前野，辺縁系の働き

どこかに問題があると社会適応に支障

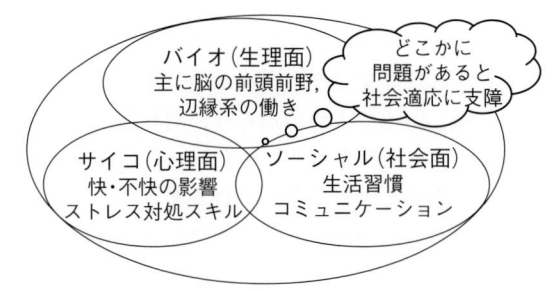

サイコ（心理面）
快・不快の影響
ストレス対処スキル

ソーシャル（社会面）
生活習慣
コミュニケーション

図1　バイオ，サイコ，ソーシャルな観点

ここでは，社会適応が困難になる原因と推測されること（障害構造）と，それに対する介入や支援のあり方について考えてみたい．

社会適応障害の障害構造

社会適応が困難になる原因には，複数の因子が関与している．環境因子による影響も当然大きいだろうが，ここでは個人因子を中心に考える．その際，個人因子の整理に役立つのは，バイオ，サイコ，ソーシャル（生理的，心理的，社会的）な観点である．（図1）

バイオ（生理的）の観点は高次脳機能，特に「認知-行動」過程の働きに着目することである．われわれは，情報を入力（「感覚」を取り入れ）し⇒情報を処理（認識・思考・判断などの「認知機能」）し⇒出力（身体活動の「行動」として実行される）という一連の過程を絶えず繰り返しながら生活している（図2）．こういった認知-行動過程のどこかに「故障」が生じると「適応」がうまくいかな

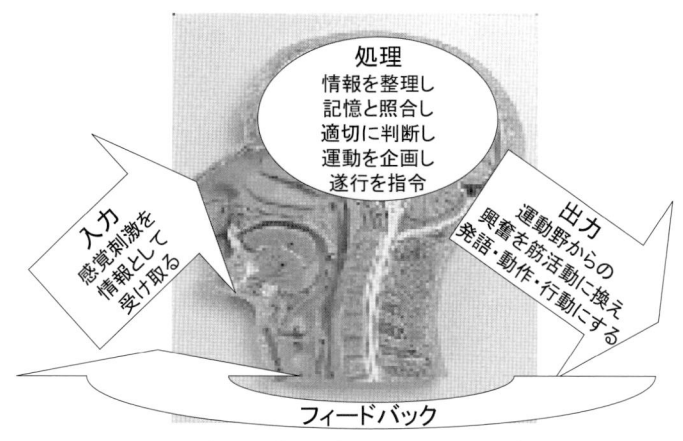

図2 人の言動は認知＋行動から成り立つ

い，と考えるのである．例えば，上司の指示を聞いて書類をつくるというように，慎重な人なら上司に仕事内容を確認して書類づくりを始めるだろう．しかし，上司の指示がよく理解できない（入力の問題），求められる書類がどんな形式か判断できない（処理の問題），パソコン操作がうまくできない（出力の問題）といったことがあると仕事上のトラブルになりやすい．そういった事態に陥ったAさんを想定してみよう．Aさんが事務的なミスを繰り返せば，上司や周囲からいろいろと指摘されるだろう．その時，周囲の指摘を自分に対する批判と感じ（入力の問題），自分はだめだと過度に思い込み（処理の問題），出社しなくなる（出力の問題）という状況になるかもしれない．つまり，Aさんは職場への不適応に陥るのである．

入力・処理・出力のどこかに問題が生じている場合には，問題点を整理し調整することが大切な働きかけとなる．最近の脳の認知機能の研究は，統合失調症をはじめとする精神障害だけでなく認知症や広汎性発達障害などにも役立つ知見として治療や訓練にも応用されている．

サイコ（心理的）の観点では，対象者のストレスに対する脆弱性や耐性に焦点をあてる．ストレスは，さまざまな刺激が影響を与えて起こす心身の機能反応である．ストレス反応を引き起こすもの（ストレッサー）には，①暑さ寒さなどの環境

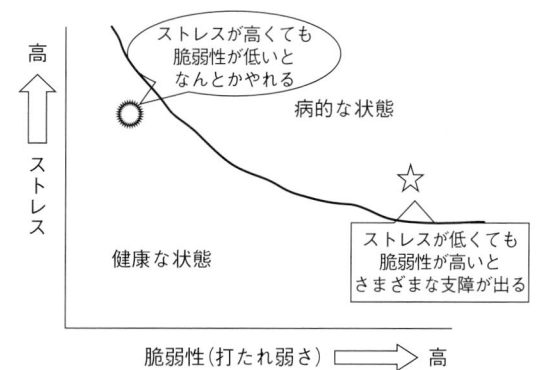

図3 脆弱性-ストレスモデル

刺激，②餓えや疲労などの生理的刺激，③不安・恐怖・悲哀などの情緒的刺激などがある．自然環境や生活環境が安定している現代においては，主に人間関係でストレスが感じやすいと考えられている．過度のストレスは身体的・精神的な問題を引き起こす．特に慢性のストレスは，脳の働きを低下させると考えられている．精神科リハ領域での「脆弱性-ストレスモデル」は，発病や再発を説明するモデルとして有名である（図3）．ここでいう「脆弱性」は前述した脳機能の情報処理過程のことを指す，と考えてもいいだろう．先のAさんの場合，上司の叱責が厳しすぎたり，周囲の反応が批判的であったり，といった人間関係のストレスが加われば，不適応はさらに早まるだろう．

ソーシャル（社会的）の観点は，国際生活機能

分類（ICF：international classification of functioning, disability and health）でいう「環境因子」に相当する．Aさんの場合でいえば，仕事を教えてくれる先輩がいたらミスは修正できただろうし，相談できる同僚がいたら孤立せずにすんだかもしれない．職場では人間関係が難しくとも，家族が温かい声をかけたり，休日につきあえる趣味仲間がいれば乗り越えられたかも知れない．

このようにバイオ，サイコ，ソーシャル（生理的，心理的，社会的）な観点でみることで，社会適応を困難にしている問題が整理できる．次に「社会適応」に関係するいくつかのキーワードを簡単に紹介する．

「社会適応」に関連する脳機能

1．前頭連合野

人間は進化の過程で大脳皮質が発達し，道具や言葉を使うことができるようになった．さらに思考能力を備え，文明や文化を作り出した．大脳皮質にはさまざまな働きがある．なかでも大脳皮質の約30％を占める前頭連合野は，社会性をもつことにおいて重要な働きを果たしていることが，実際に前頭連合野を損傷した症例の研究からわかってきた．前頭連合野は，感覚として入力された情報を整理，統合し理解する．そして，記憶や経験と照合しながら判断し，運動や行動を起こすための指令を出す．善悪の判断や感情の表出，創造性，計画性などの機能をもっていることから社会適応と大きく関係していると考えられている．

2．辺縁系

大脳辺縁系は，大脳皮質の内側に位置する．海馬（記憶の形成に関係），扁桃核（好き嫌いといった感情に関係），側坐核（意欲に関係），帯状回（行動の意欲や動機づけに関係）などからなる．辺縁系が働くと，好き嫌いを記憶と照合して判断し，好きな場合は意欲につなげ，嫌いな場合は回避行動に結び付ける．また，ストレスと関係が深い視床下部と接していることからもストレスの影響を受けやすいなど，社会適応にとって重要な役割をもつ．

3．ワーキングメモリー

ワーキングメモリーとは，ある目的のために一時的に保存され，すぐ利用されるような記憶のことである．頭の中の「ホワイトボード」に例えられ，一時記憶，作業記憶ともいわれる．同時に，他の記憶を引き出して，情報を統合する役割ももつ．そのことから，その人の問題処理能力や応用力につながる重要な脳機能である．例えば，会話の際，相手のいった言葉や全体の流れを理解しながら，自分の記憶や知識を使って会話内容を深めたり広げていく際に働く．調理でいえば，湯を沸かしながら野菜を切っていて鍋を火にかけていることを忘れてしまうと事故につながりかねない．このようにワーキングメモリー機能が低下すると会話の継続や作業遂行が困難となり，日常生活に支障が出る．

ワーキングメモリーに関係する脳の領域は前頭前野にある．

4．ミラーニューロンと心の理論

ミラーニューロンは，実験中のサルが他のサルの行為をみていると，自分が同様の行為をする時と同じ脳の神経細胞が動くことから研究され始めた．つまり，みることで同様の運動を起こしやすくする働きをもつ．ミラーニューロンを鍛えることで，運動能力や言語能力が高まると考えられ，最近はスポーツ領域のトレーニングに応用されている．しかし，本来この機能は人では2週間ごろから3歳くらいまでに発達するため，乳幼児のころから養育に配慮することが望ましいといわれている．

さらにミラーニューロンの働きは，他者の行為を把握する能力につながるので，「相手の気持ちを知る」「状況判断ができる（いわゆる，空気が読める）」能力と関係していると考えられている．相手の気持ちを知る，状況判断ができる力は「心の理論」と呼ばれ，人間関係や場面対処にとって

欠かせない技能の一つである．

人のミラーニューロンに関係する脳領域は，下前頭皮質と上頭頂葉が同定されている．

5．社会脳

人は社会生活を送るために「社会脳」と呼ばれる特殊な神経ネットワークをもっている．主な領域は，眼窩前頭皮質，上側頭溝および扁桃体などがあげられる．特に眼窩前頭皮質を損傷すると相手の表情から感情や状況を読み取ることが困難となる．そのため，前述した心の理論の障害と重なると，状況判断や発言内容が不適切かどうかの判断ができなくなると考えられている．

「社会適応」とストレスへの対処

1．報酬系

生物のもっとも原始的な行動規範は，快か不快かである．人の脳にとっての快とはなんだろう．脳には「報酬系」と呼ばれる部位がある．生活場面での報酬は，金銭，名誉，楽しい，体験，好奇心の充足などであろうが，脳においては神経伝達物質のドーパミンが大きく関わっている．ドーパミンは脳幹の腹側被蓋野から出ているA10神経から分泌される．ドーパミンが働くと，神経活動が活性化され，前頭連合野では考える力が，海馬では記憶能力が，運動野では運動の速さや強さが高まるとされている．つまり，ドーパミンは脳細胞や脳神経系に対し，快刺激をもたらすといえる．人が楽しいとか，気持ちよいと感じる趣味活動や運動，笑い，お喋りなどはドーパミンを分泌させることがわかっている．これらはストレスに対しての有効な対策といえるだろう．

2．コーピング（coping）

コープ（cope）は「対処する，対抗する」という語である．コーピングはストレス対処を意味し，コーピングスキルはストレス対処方法を指す．コーピングスキルは大きく次の3つに分けられる．

1）ストレスに立ち向かう

試験や試合など目標達成のためには避けて通れない事柄に対して準備して取り組む．

2）ストレスから逃げる

迷惑な勧誘や気の向かない友人からの頼みごとなどをきちんと断る．トラブルにならない断り方などをSST（social skills training；後述）で練習する．

3）ストレスを棚上げする

楽しいことや気分が安らぐことをして，ストレスを軽減する．気分転換といわれることで，脳の報酬系を働かせることである．

3．ポジティブフィードバック（正の強化）

フィードバックは，相手の行動に対しての評価を与えることで次の行動を増強したり修正させることである．つまり，よかった点を褒めたり，よくなかった点を指摘し助言する．よかった点を褒めることをポジティブフィードバック（正の強化）という．一般に，人は褒めて育てることが大切とされる．褒めることは脳の報酬系の働きを高め，脳を活性化させるからである．よくなかった点を指摘したり助言することは修正フィードバックという．適切な助言やモデリング（お手本の提示）は，その後の行動によい影響を与える．例えば，SST（後述）では「工夫する点」として相手が受け入れやすい助言を行う．

逆にネガティブフィードバック（負の強化）は，叱る，罰を与えるなどであり，かえって相手のストレスを高めることが多く，作業療法では用いるべきでない．

「社会適応」と環境

1．生活習慣

人には，ホメオスターシス（homeostasis）と呼ばれる働きがある．例えば，血圧や体温を一定に保とうとするような，心身機能を安定させた状態に保つための働きである．これは規則正しい生活リズムや健康に配慮した生活行為が基礎となる．

つまり，睡眠や食事，運動，労働，休養などの生活習慣が整っていることが大切である．一般に，生活習慣病と呼ばれる不健康な状態は，これらの調整が崩れることで生じる．例えば，昼夜逆転や食事不摂生，過度の飲酒・喫煙，運動不足などは社会適応の障害となる．当然，個人個人が生活習慣の再検討を図るべきであるが，取り巻く環境の整備も必要であろう．

2．コミュニケーション

コミュニケーションがうまくとれないことが社会適応に支障となることはいうまでもないだろう．コミュニケーションは「受信⇒処理⇒送信」の繰り返しで構成される．この構造は認知-行動過程の情報処理過程と同じである．受信は主に聴覚，視覚情報を指し，処理は認知過程，送信は発語やジェスチャーなどの身振り手振り，表情などである．このうち一番調整・修正しやすいのが，送信である．どのようにどう伝えるかは，具体的な行動として練習しやすい．コミュニケーションは「受信⇒処理⇒送信」を互いにフィードバックしながら反復すること（つまり会話）である．送信がうまくできれば，相手も適切に受信でき，次の送信につなげることができる．人間関係がストレスとなりやすい現代において，コミュニケーション技能を高め人間関係を円滑にすることは社会適応には不可欠といえよう．

3．心の知能指数

心の知能指数（EQ：emotional intelligence quotient）は，いわゆる知的機能をあらわす知能指数（IQ：intelligence quotient）に対して，社会的知能といわれる機能を指す．自己や他者の感情を知覚し，同時に自己の感情をコントロールする力を意味する．EQテストでは，①自己の概念，②自己のコントロール，③社会的自覚，④他者との関係のコントロールを自己チェックで判定する．社会適応との関係が深いと考えられており，最近はビジネス業界でも着目され，採用時の評価に取り入れている企業も増えているようである．

「社会適応」障害への介入と支援

1．脳機能に対する作業療法と認知行動療法的アプローチ

以前から，抑うつ傾向をもつ人が誤った認知の仕方をすることで症状が深刻化したり，再発を繰り返すことが指摘されていた．認知行動療法は，その治療法として開発されたが，さらに精神障害を認知-行動の障害と捉え，統合失調症などへも応用されるようになった．その実際的なリハプログラムであるSSTは米国で開発され，1980年代後半リバーマン[1])によって日本に紹介され一躍脚光を浴び，また早期に診療報酬化されたこともあって，全国的に広まった．SST以外にも，最近は認知科学や認知運動・行動アプローチへの関心がますます高まっている．

認知行動療法は，「行動療法」と「認知療法」を融合した治療法である．対象者の行動と認知に焦点をあて，①行動（行為や振る舞い，態度），②認知（考え方や判断，情報処理），③感情や情緒的反応，④身体症状，⑤モチベーションなどの問題を解決するための構造化された治療法である．一方，作業療法も対象者に必要なさまざまな感覚入力や情報を提供し，それを記憶や経験と照合して思考・予測し判断することを促し，そしてその反応を身体動作や言語，さらには行動として引き出す．つまり，作業活動課題を認知し遂行する学習の反復をとおして情報処理機能を調整するのである（図4）．

作業療法では，以下のような介入ができる．

1）対象者が何をどうしたいかを整理する

対象者のニーズを確認する，ということである．しかし，対象者自身が明確な目標行動をイメージできない場合も多い．認知行動療法的アプローチでは行動を標的とする．例えば，「働きたい」と希望する対象者には「働くためにどんなことを練習したいか？」と話し合っていく．具体的な目標行動が確認できれば，作業療法プログラムを実施しやすく，目標行動が達成できたかどうかで効果判定も可能となる．

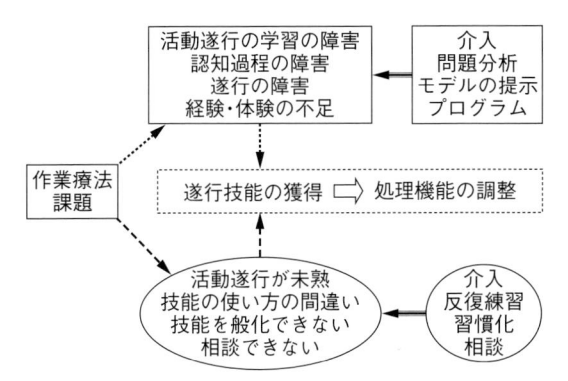

図4 作業活動課題の「認知⇒遂行」回復モデル

2) 対象者の現在の課題を把握し，わかりやすく伝える

対象者が行っている作業活動をとおして，動作の仕方や作業遂行技能を評価し把握することは当然だが，それを対象者にわかりやすく説明することが大切である．それは対象者の脳機能を活性化させることにつながり，インフォームドコンセントの面からも重要である．その際，バイオ，サイコ，ソーシャルの過程に分けて，それぞれでどんな問題があるか分析するとより理解しやすいだろう．

3) 対象者にどうすればよいか，適切な助言や援助を提供する

よい出力（適応的行動）を引き出すためには，よい処理（認識や判断）が必要であり，さらにそのためにはよい入力（適切な助言や指導）が不可欠である．よい入力になるように，説明や作業活動の選択，作業環境設定を工夫することが大切である．

4) 対象者が選択した方法で練習する機会を提供する

対象者のニーズに合わせた目標行動が確認された後，それを進めるための複数のプログラムが考えられるだろう．例えば，「働くための作業スキルをつける」という目標行動を例にとっても，パソコンの練習をする，コミュニケーション力を高める，資格試験の勉強をするなど，さまざまなプログラムが考えられる．そんな場合は対象者に選択してもらう．自己選択と自己決定はエンパワーメントの基本である．

5) 対象者を褒める，繰り返し練習する意欲を高める

認知行動療法の特徴として，常にポジティブフィードバックを行うことがある．対象者にとって受け入れやすい入力でもあるし，脳の報酬系に作用することでモチベーションを高め，反復練習につながるきっかけにもなる．

2．コーピングと作業療法

ストレスは対象者の本来もっている能力を低下させる．前頭連合野機能に対しては情報整理の混乱や思考停止，辺縁系機能に対しては感情表出の質・量の失調や記銘力・記憶力の低下を招く．身体的には，さまざまな症状を引き起こす．

作業療法では，ストレスが心身に及ぼす影響を対象者に正しく伝え，コーピングの重要性を説明することが大切である．そのうえで，どういったコーピングスキルを使ったり高めるかを対象者自身に選択してもらう．作業活動そのものがコーピングになるという観点でプログラムを立案すべきである．

3．環境調整と作業療法―「養生訓」から学ぶこと

社会適応は，個人の日常の生活や暮らしと密接に関係している．ここでは「養生訓」を紹介しておきたい．

養生訓は，18世紀はじめ（江戸時代）に活躍した儒学者の貝原益軒が著した健康啓発書である．中国の文献を引用しながら自身の体験や健康観をまとめた書物である．貝原自身は医者ではないので純粋な医学的知識に基づいたものではないが，当時の生活に根ざした健康に暮らすための知恵が述べられている．注目すべきは，「身体的養生」だけでなく「心の養生」の大切さを説いていることである．曰く，「養生の術はまず心気を養うべし．こころを和（やわらか）にし，気を平らかにし，怒りと欲を抑え，憂いを少なくし，心を苦しめず，

気を損なわず，これ心気を養う要道なり（巻第一より抜粋[2]）」．このことを脳機能の面から捉えると，先に述べた辺縁系と前頭連合野の働きの調整の大切さを指しており，また心理面からいえばストレスコーピングの重要性を説いていると考えられる．生活や暮らしの中で取り組む指針を示した養生訓は，現代にも通じることが多いので，一読され参考とすることを勧めたい．

社会適応の支えと作業療法士

「社会適応」障害を直接的に治療することは難しいが，対象者の認知-行動機能を高めることで間接的に「社会適応」力の回復や修正を促すことは可能である．社会適応を支えるためにOTに考慮してほしい事項を述べてきた．

最後に，よい作業活動を提供できるOTになるための2つのことを提案しておきたい．一つは，作業活動分析をしっかり行うことである．使おうとする作業活動について，①工程分析，②動作分析，③対象者の心理的変化の分析を行う．つまり，その作業活動の「構造」と「機能」を理解しておくことが大切である．

もう一つはICFモデルを活用することである．ICFモデルでは「健康」な生活を目標とし，①心身機能の回復・維持を目的として作業活動を使用する，②作業活動を使って活動性の回復・開発・維持を図る，③作業活動プログラムや制作した作品をとおして社会参加の機会を提供する，ことである．OTは，作業活動を使うことで心身機能の回復・向上に役立っているか，自立的な生活を送るために必要な活動の回復・開発に結びついているか，そして社会参加の機会は増加しているか，と常に反問し続けなければならない．その検証のため，EBM（evidence based medicine）も重視されている．しかし，実際に作業活動を行うのは対象者である．対象者が納得できる説明と合意が不可欠であり，対象者自身が作業活動を行っていることで変わってきたと実感することが大切である．

OTは治療者，支援者という立場から日々医療，保健，福祉の臨床に取り組んでいる．OTは作業活動分析をとおして対象者に役立つ作業活動を提案，指導，助言，遂行に向けて援助する．そして，健康な生活の支援は，その延長上で社会適応への支援に結び付くのである．

文 献

1) ロバート・ポール・リバーマン（著），安価信雄，他（監訳）：リバーマン実践的精神科リハビリテーション．創造出版，1993
2) 貝原益軒（著），伊藤友信（訳）：養生訓．講談社，1982
3) 坂井克之：心の脳科学．中央公論新社，2008
4) マルコ・イアコボーニ（著），塩原通緒（訳）：ミラーニューロンの発見．早川書房，2009
5) 久保田競：バカはなおせる．アスキーメディアブックス，2006
6) 久保田競：もっとバカはなおせる．アスキーメディアブックス，2011
7) 岸本徹彦，平尾一幸（編）：SSTを生かした作業療法の展開．三輪書店，2008
8) 森 貴俊，他：社会的認知とコミュニケーション．OTジャーナル 45：725-729．2011
9) 洞口貴弘：意思決定と思考．OTジャーナル 45：702-709．2011
10) 寺沢宏次：脳のしくみがわかる本．成美堂出版，2007
11) 久恒辰博：脳が喜ぶ生き方．講談社，2008
12) 岡野憲一郎：脳科学と心の臨床．岩崎学術出版社，2006
13) 星野仁彦：発達障害に気づかない大人たち．祥伝社，2010

〔平尾 一幸〕

6 就学の道

就学とは

「教師に就いて学問を修めること，学校に入って学童生徒となること」を就学という[1]．その対象は小学校入学からとなる．また，児童（学童）は小学校，生徒は中等学校の中学・高等学校，学生は大学（院）と，対象の呼び名もさまざまである．主に就学に関係する時期は，小学校入学準備から卒業までの学童期，中学校以降の思春期を含めた青年期である．乳幼児期から青年期までのライフステージを考えると，家族という小さな集団から社会へ向けた大きな流れの中で個人の発達があり，またそこに関係する人間・空間も徐々に広がっている．

学童期・青年期の特徴

学童期の特徴は，心身ともに比較的順調に発達する時期で，生涯のうちで最も死亡率が低い時期である．瞬発力・持久力，すなわち筋力やスピードなどの粗大運動能力が発達し，正確さや速さ，器用さなどの微細運動が著しく発達する年代である．また，認知的側面では読み・書き・計算という基本的な学習技能を獲得できる時期である．情緒的・社会的側面では，保護的な集団である家庭から，学校という規律のある集団に参加し行動することで，社会人となるための基礎的な知識と態度を身につける時期である．

青年期の特徴は，子ども時代から大人時代になるまでの移行期で，第二次性徴の発現の時期である．青年前期は，思春期とも呼ばれ，性的成熟や体型の変化などを含む生理学的変化が著しく不安定な時期で，学童の特徴も残している．青年後期は，ほとんど心身ともに大人の状態に到達していく時期である．青年期全体としての特徴は，認知的側面からは，知的興味が外界よりも自分自身に向けられる傾向が強くなり，抽象的・論理的思考，概念的・主観的思考，現実的・即時的思考が可能となる．情緒的・社会的な観点からは，親・教師・友人などの人間関係の中で自己概念が確立され，価値観の確立や職業的同一性の基礎が形成される時期と考えられる．

この時期は，学校生活が生活の中心であり，学業という活動の遂行が主となる．そこでは，座位や立位の姿勢保持を基礎に，上肢を中心とした物体操作の能力が必要となる．さらに眼球運動や口腔器官の運動に加え，認知面の発達によって読み・書き・計算の各能力の向上，楽器操作や種々の器具の取り扱いなどが可能になってくる．この学校という社会での生活能力は，社会生活に必要な能力，つまり社会生活能力（social competence）の一部である．その能力の発達の程度を社会成熟度（social maturity）といい，「児童が自分自身の生活を処理し，やがて成人として独立にいたるいろいろな活動に参加する能力の発達」と定義している[2]．

発達に関連する基本的な機能

1．学習と知能

ここでは，就学に関連する用語である学習と知能について説明する．人の知的活動は，学習

表 1　ガードナーの知能の概念 （文献 4）より引用）

言語的知能	言葉の意味の微妙な違いに対する感受性を含む
音楽的知能	言語と同じように音楽は表出媒体であり，この能力は天才に現れる
論理的-数学的知能	知能検査はこの面の能力を測定する
空間的知能	彫刻家や画家は形を正確に知覚し，操作し，創造する
身体的-運動感覚的知能	身体のコントロールと対象物を巧みに扱う
対人的知能	この能力は他者の気分や意図を読むことなどで示される
個人内知能	自分自身の内的側面の知識であり，自己の感情生活や情動を知って行動を導く手段として，それを利用する能力である

（learning）をとおして獲得・保持されている知識によって支えられている．そして，その知的活動を営むためには，学習という機能が欠かせず，以前の経験の保持という記憶能力が，学習を成立させる前提条件である[3]．つまり，学習と記憶は相互依存的な関係にあり，記憶が行動の持続的変化の源泉ということになる．したがって学習とは，数々の経験に基づいて行動が持続的に変化することである．さらに，学習は意識との関係において，学習していること自体を意識できる場合（顕在学習）と意識できない場合（潜在学習）とに二分できる．われわれの日常生活でみられる言語や技術の習得などでは，そのほとんどを潜在学習によって獲得していると考えられている．

知能を直接計ることはできないので，一般的に外に示された知的行動の結果から知能を推定し，その結果を知能指数（IQ：intelligence quotient）として表現している．知能とは，抽象的に思考し，推理する能力と，これらの能力を目的に合わせて使用する能力[4]と定義されるが，その定義も心理学者の立場によりさまざまである．ビネー法やウェクスラー尺度のようなIQとして算出できる検査にあっても，相違がみられる．一般に，知能検査で測定された「知能」と日常生活場面における能力や活動との関連性は高くはないといわれている．言語的・抽象的能力を必要とする教科と知能指数とは，かなり高い相関があったが，工作や図工などの教科との相関は低いとの報告[4]もある．さらに，教師の指導法や生徒の経験，家庭の環境，生徒の動機づけや特性などのすべてが，学力に深く関係しているとされ，学力は知能だけによるものではないと考えられている．

「多重知能の理論」を提唱した心理学者ガードナーは，知能の概念の拡張を試みている．そこでは，知能を「個人が特定の文化的状況の中で重要となる問題を解決したり，作品を作り上げることを可能にする能力，または一群の能力」と定義し，表1に示す7つの独立した知能を仮定している[4]．ガードナーの知能の概念は，作業療法士（以下，OT）が就学に関する評価を実施する際に，全体像を捉えるうえで非常に参考となるが，IQとして具体的な測定方法は確立されていない．また，渡邊[5]は知能を知的知能と情動知能とに分け，情動知能の重要性を指摘している．IQでは学業成績をある程度は予測できるものの，社会に出てどれくらいうまくやれるかに関しての予測は，それほど高くはないためである．この情動知能とは，「EQ（emotional quotient）＝心の知能指数」のことで，「自己を動機づける，フラストレーションに立ち向かう，衝動性を制御する，おあずけもがまんする，自己の気持ちを理解する，自分の気持ちを調整する，周囲との関係で情動を制御する，他者の感情や感情のもつメッセージを理解し利用する」能力とされる．つまり，社会性に関する能力一般を指す「社会的知能」の一部で，実用的知能に換言できる．情動知能は，広汎性発達障害などの対象者が就学する際に，生活上の特性を作業療法評価する際に重要である．

2．社会性機能

就学の可能性を左右するのは，就学という活動の場所が学校という社会であるから，社会的知能が大きく関与する．つまり，社会成熟度である．社会性とは，「集団をつくって生活しようとする人間の根本性質」[1]のことで，本能的なものと考える説があり，社交性と同義とも考えられている．この性質をもった機能が，社会性機能と考えられ，ここでは，「社会生活に必要な知能を基盤に集団をつくって生活しようとする機能」とする．そこには，対人関係機能やセルフケアから社会での各種の活動に至るまでに必要な機能が含まれる．そして，この機能をもとに生活処理をし，さまざまな活動に参加する能力が，前述した社会生活能力であると考えられる．

対象者が備えるべき就学に必要な機能・能力およびその評価

対象者が就学するために備えるべき機能・能力としては，身体機能および身辺処理を中心とした機能および生活能力，高次脳機能，欲求不満や不安，知能などの心理機能や運動・認知・社会などの領域全般の発達，社会性機能があげられる．

1．身体機能および生活能力とその評価
1）身体機能

身体機能の評価項目としては，筋力，スピード，上肢機能，運動企画能力などで，利き手・利き足（ラテラリティ）の確立，両側の統合能力，抗重力姿勢の保持，反射統合の程度，巧緻性が深く関与している．一般的には，学童は学校で新体力テストという体力・運動能力検査を実施しており，瞬発力・持久力，スピード，調整力などが評価される．就学前の状態にある障害児は，運動年齢テスト（MAT：motor age test）を実施するとわかりやすい．さらに，就学に必要な身体機能としては学校内での移動能力や授業中の座位のバランス，耐久性などのシーティング評価，巧緻性の評価として簡易上肢機能検査（STEF：simple test for evaluating hand function）などが必要となる．また，視知覚系，体性感覚系，運動系の統合を測定する南カリフォルニア感覚統合検査（SCSIT：Southern California Sensory Integration Tests）は，学習障害にとって必要となる．

2）身辺処理を中心とした生活評価

子どものための機能的自立度評価法（Wee-FIM：Wee functional independence measure）[6]は，成人用の機能的自立度評価法（FIM：functional independence measure）をもとに子どものADL尺度として開発された．セルフケア，排泄コントロール，移乗，移動，コミュニケーション，社会的認知の6領域18項目からなり，それぞれ完全自立から全介助までの7段階で評定され，子どもがしている活動の領域別パターンが明確になる．対象は，生後6カ月から7歳である．

2．高次脳機能とその評価
1）意識と覚醒

意識は覚醒と意識内容（気づきの対象）とに分けられ，内容的側面には注意が反映される．通常，学習には起きていること，すなわち覚醒は必須条件であるが，注意欠陥多動性障害などの疾患では，覚醒レベルが変動し，急激な低下がありうるので，常時覚醒レベルにも気をつけなければならない．覚醒レベルの評価としては，JCS（Japan Coma Scale）を用いるのが一般的であるが，言語機能が未熟な小児では1桁レベルの軽度の障害は判定しにくい．また，意識と注意との区別はつけにくいが，注意は意識内容（気づきの対象）を鮮明にする働きで，外界に向けては一つの対象に集中する働き[7]である．

2）注意と類推思考

注意は，あらゆる高次脳機能の基礎となる機能である．注意に関しては，日本版WISC（Wechsler intelligence scale for children）-Ⅲ知能検査法の下位検査である迷路課題，かなひろいテスト[8]などを活用されたい．かなひろいテスト[8]は，すべてかなで書かれた文章の内容を読解しつつ，「あ，い，う，え，お」を抹消する課題で，注意の

分配性の機能を検査できるとされている．小学生から高齢者までの参考値は示されているが，標準化には至っていない．注意と類推思考は，同一性，対照性，類推性の3カテゴリーから構成されている日本版レーヴン色彩マトリックス検査[9]で測定できると考えられている．36の刺激図版が用意され，各刺激図版の欠如部分に該当する模様を6つの選択肢から選ばせるテストである．

3）行為および構成能力

行為の能力では，特に運動の協調性を確認すべきで，これが困難であると不器用（clumsiness）と判断される．標準高次動作性検査の肢節運動失行の検査項目を利用すると検出が容易で，有用である[10]．

構成能力とは，視知覚能力，視空間能力，運動能力，自己監視と修正能力が統合された能力である[11]．言語性での検査が不可能な発達遅滞児の知能を測定する目的で，Kohs SCにより開発されたKohs立方体組み合わせテスト[12]は，構成能力を測定できると考えられている．紙面に教示された模様図を手本に積み木を組み合わせて構成するという課題により，暦年齢と精神年齢を求め，知能を算出する動作性検査である．模様図版および積み木は，赤，白，黄，青の4色が着色されている．日本版は大脇ら[12]により標準化されており，対象年齢は6歳から成人である．

3．心理機能とその評価
1）欲求不満や不安とその検査

欲求不満とは，欲求がなんらかの障害によって阻止され，満足されない状態のことで，その結果，情動的緊張が高まる場合も含む．不安とは，安心できないことや気がかりなさま，心配なことを意味する[1]．この側面の機能評価は，質問紙法や投影法が中心である．絵画欲求不満テスト（P-Fスタディ）[13]は投影法検査で，絵で示された欲求不満場面に反応した内容から11の反応評点因子に分類し，外罰，内罰，無罰傾向などを判定する．児童用（4歳以上），青年用，成人用がある．不安傾向診断検査（GAT：general anxiety test）[14]は，質問紙法による子どもの一般的な不安傾向を判断する検査であり，8分野（学習，対人関係，孤独，自罰，過敏，身体的特徴，恐怖，衝動）100項目から構成されている．対象は，小学校4年生から高校3年生である．心身障害児童生徒性格診断検査[15]は，教師や指導員による質問紙法で，140の質問項目から適応性，分化性，自我強固性などの性格特性を評定する．対象は，小学校1年生から高校3年生である．

2）知能とその検査

知能の定義は前述したとおりである．知能検査から得られるIQという数値では，検査間での比較には注意を要する．K・ABC（Kaufman assessment battery for children）心理・教育アセスメントバッテリー[16]は，認知心理学的な観点から情報処理の継次処理と同時処理，さらに教育学的な観点から習熟度を採用し，知能を捉えている．対象は，2歳6カ月から12歳11カ月である．日本版WISC-Ⅲ知能検査法は，全検査IQでの一般知能の測定だけではなく，言語性IQと動作性IQとで個人内差を測定でき，子どもの同一年齢でのレベルを表現する偏差知能指数（DIQ：deviation IQ）まで表現できるように構成されている．また，言語理解，知覚統合，注意記憶，処理速度の4つの群指数も得られ，発達の特徴が分析できる．対象は，6歳から16歳11カ月である．WPPSI（Wecheler preschool and primary scale of intelligence）知能診断検査[17]の対象は，3歳10カ月から7歳1カ月で，WISC-Ⅲと同様に，全検査IQ，言語性IQ，動作性IQが測定できる．また，IQ以外にテスト年齢も算出でき，7歳1カ月を越えた子どもにも適用できるという特徴をもつ．

3）発達とその検査

発達とは，「個体が時間経過に伴ってその心的・身体的機能を変えてゆく過程．遺伝と環境とを要因として展開する」と定義されている[1]．発達検査は，そのほとんどが出生直後から小学校入学前までの発達状況全般を運動，認知，社会などのいくつかの領域に分けてプロフィールを作成し，領域間のバランスが確認できるようになっている．

例えば個人-社会，微細運動-適応，言語，粗大運動の4領域にわたり，検査者が一定の検査用具を用いて実施する発達スクリーニング検査として，日本版デンバー式発達スクリーニング検査改訂版（JDDST-R：revised Japanese rersion of Denver developmental screening test）[18]がある．検査用具の種類が少なく，単純，短時間で実施可能で，個人差を考慮して，通過率を25・50・90％の幅でみられる検査であり，日本での信頼性と妥当性が確認されている．対象は0～6歳（就学前）までである．ほかに簡易検査として，乳幼児精神発達診断法（津守式）や遠城寺式乳幼児分析的発達検査があり，精密な発達過程の観察用に新版K式発達検査2001[19]がある．

4．社会性機能とその評価

社会性機能は前述のとおりで，セルフケア，家庭生活，特に養育者の態度を含めた環境評価や，交通機関の利用，コミュニケーション，対人関係，作業習慣，遊び，衝動のコントロールなどの側面を評価する．

1）新版S-M社会生活能力検査[2]

社会生活能力を測定する質問紙検査で，家族や関係者に記入してもらう．①身辺自立（衣服の着脱，食事，排泄などの身辺自立に関する生活能力），②移動（自分の行きたい所へ移動するための生活行動能力），③作業（道具の扱いなどの作業遂行に関する生活能力），④意志交換（言葉や文字などによるコミュニケーション能力），⑤集団参加（社会生活への参加の具合を示す生活行動能力），⑥自己統制（わがままを抑え，自己の行動を，責任をもって目的に方向づける能力），の6領域130の生活行動項目を設定している．日常生活の中で容易に観察ができ，しかもそれぞれの発達段階の社会生活能力を代表する項目でだいたい発達順序に沿って配列されてはいる．また，個人差面への配慮もあり，厳密に難易度に準じて並んでいるわけではない．17ヵ月間隔で7発達段階に分かれており，該当する発達段階から養育者に解答してもらい，○と×がそれぞれ連続10項目つくまで続ける．領域別の社会生活年齢（SA：social age）と生活年齢（CA：calender age）を求め，その比率から社会生活指数（SQ：social quotient）を算出することで子どもの生活能力の特徴がつかめる．対象は，1～13歳までで，生活能力遅滞者では年齢以上でも可能とされている．

2）社会性チェックリスト[20]

学齢期の知的障害児の社会生活能力に関して，自分らしく生きるために必要な力を「社会性」，生活に必要な技能を「ソーシャルスキル」として構造的な分類を試みた評価である．その中の社会性チェックリスト（個性化，社会化）では，各項目を2～5段階の内容に設定し，獲得，ほぼ獲得，未獲得の3段階で評価する（表2, 3）．さらに，ソーシャルスキルチェックリストでは，ADL，リビングスキル，コミュニケーションスキルの3領域で各項目を設定し，3段階で評価する．ADLには，食事，マナー，外食，排泄，清潔，入浴，容姿，着脱が，リビングスキルには衣服の手入れ，移動，交通機関，電話の利用，公共機関の利用，自立機能，掃除，洗濯，台所仕事，一般的家事，金銭，買い物，数量，時刻，時間，暦，仕事，責任感が，コミュニケーションスキルには言語，理解，言語発達の各項目が含まれている．

3）FDT親子関係診断検査（FDT：family diagnostic test）[21]

質問紙法で，子・親それぞれに検査し，親子関係の特に情緒的側面を評価できるので，養育者の態度との関係を評価するには有用である．親側として，「子どもを親とは違う一人の独自性をもった人間としてみている」「子どもの個性を好む」など，子ども側として，「親から切り捨てられる不安」「親が安全の基地である」などの内容を確認する．小学校4～6年生用と中高生用とがある．

発達促進のための工夫・援助方法

発達に問題がある対象者は，運動機能・知的機能の発達障害児，脳性麻痺児，重度の心身障害児など，さまざまであるが，特に就学が困難な対象

表 2 社会性チェックリスト（個性化）

領域	項目	段階	内容
自己意識	自己像	1	身体意識の形成
	欲求	1	欲求を表現
		2	相手に欲求を伝える
		3	状況に合わせてコントロール
	好き嫌い	1	自分の好き嫌いがわかる
		2	自分の好き嫌いを表現できる
		3	自分の好き嫌いを伝える
	得意・不得意	1	できることがわかる
		2	できないことがわかる
		3	得意なことがわかる
		4	不得意なことがわかる
		5	得意・不得意を相手に伝える
	自己中心性	1	自己中心的な考えや行動が中心
		2	思考の軸を変えることができる
		3	相手の立場に立った行動ができる
	自己選択	1	2者間の情報を自分で選ぶ
		2	複数の選択肢の中から自分で選ぶ
		3	あとのことも考えて自己選択ができる
	自己の感情	1	自分の気持ちの違いがわかる
		2	行動と気持ちの関連がわかる

者としては，近年，軽度の発達障害が注目されている．軽度発達障害には，学習能力上の問題が中心となる学習障害（LD：learning disorder），社会関係性上の問題が中心となる広汎性発達障害（自閉症スペクトラム），行動上の問題が中心となる注意欠陥多動性障害（ADHD：attention deficit hyperactivity disorder），運動能力の問題が中心となる発達性協調運動障害（DCD：developmental coordination disorder）があるが，これらの障害はお互いに重複していることが多い（図1）．以下に，これらの障害の基本的な特徴とその工夫・援助方法について説明する．なお，対象者本人の能力を最大限に発揮させるべく介入する際のポイントは，①対象者が主体となって実施する訓練と，②OTや家族など対象者以外の周囲の人的・物的環境が与える支援，とに大きく分けて考えるとよい（図2）[22]．

1．学習障害

基本的には，全般的な知的発達に遅れはないが，聞く，話す，読む，書く，計算する，または推論する能力のうち特定のものの習得と使用に著しい困難を示す，さまざまな状態を指すものである．学習障害は，その原因として中枢神経系になんらかの機能障害があると推定され，視覚障害，聴覚障害，知的障害，情緒障害などの障害や，環境的な要因が直接の原因となるものではない．視覚および聴覚を用いた情報提示の工夫，継時処理の活用を考えた援助を実施するとよい．

2．広汎性発達障害（自閉症スペクトラム）

基本的な特徴としては，対人，社会面で適切で相互的な関係をつくることが困難である社会性の障害，相手と相互的な意思疎通を図ることが困難であるコミュニケーションの障害，思考や行動の柔軟性の発達が未熟で，こだわりが強いイマジ

表 3 社会性チェックリスト（社会化）

領域	項目	段階	内容
対人認知	関係	1	相手との関係がわかる
		2	相手との関係を意識した行動がとれる
		3	状況や相手の立場を理解する
		4	相手との損得関係が行動をとおしてわかる
		5	相手に対する感情をもつ
	パーソナリティ	1	相手の性格がおおまかにわかる
		2	相手の性格が表現できる
		3	相手の性格に応じた行動がとれる
	相手の感情	1	相手の表情の違いがわかる
		2	自分の行動と相手の感情の関連がわかる
社会的認知	状況理解	1	場所や物に応じた行動がとれる
		2	言語による状況理解ができる
		3	地域社会の中で状況理解ができる
	ルールの理解	1	係活動ができる
		2	ルールのあるゲームができる
		3	集団の中でルールがつくれる
	性役割	1	自分の性がわかる
		2	性の違いがわかる
		3	性に応じた行動がとれる（男の子らしい）
	プランニング	1	簡単な手順を理解できる
		2	手順をつくって行動できる
		3	簡単な課題のプランニングができる
	問題解決	1	問題状況がわかる
		2	支援を受けながら問題状況の解決ができる
		3	問題状況を理解し，状況に応じた解決方法を考え解決できる

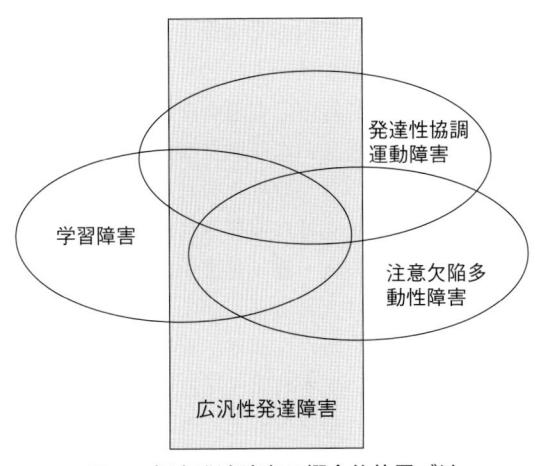

図 1 軽度発達障害の概念的位置づけ

ネーションの障害，聴覚や触覚の過敏または鈍麻である感覚調整障害があげられる．これらの特徴に対して，行動修正の強化を目指し，望ましい反応に対する賞賛を中心とする行動療法，不安の軽減などの心理的援助，他者との間接的な関わりが生まれるパラレルな場の提供や具体的な体験に基づいた説明[23]を実施するとよい．

3．注意欠陥多動性障害

不注意と多動・衝動性が基本的特徴である．不注意では，注意持続性の低下と注意転導性の亢進が前景となり，忘れ物やケアレスミスが多く，宿題をやり遂げられないなどがみられる．多動性では，じっと席に座っていられず歩き回ったり，離

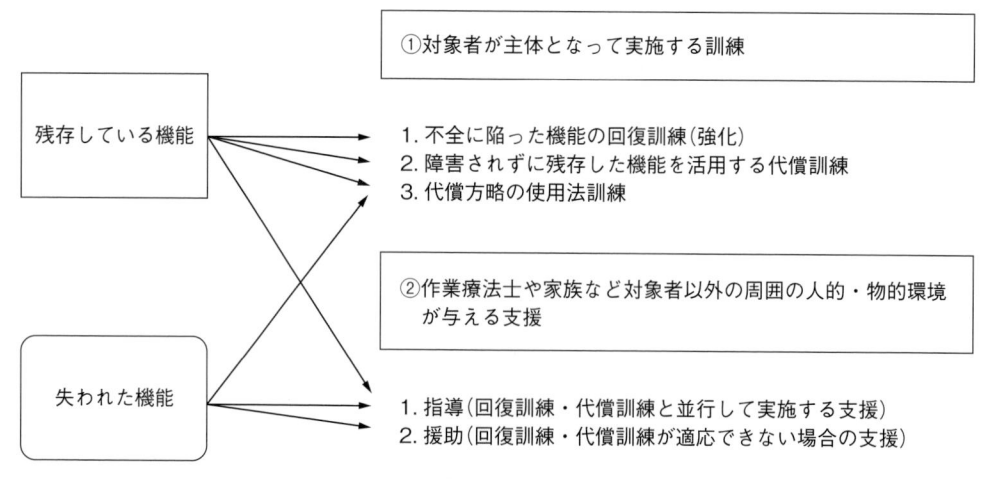

```
                                    ┌─────────────────────────────────┐
                                    │ ①対象者が主体となって実施する訓練 │
                                    └─────────────────────────────────┘
  ┌──────────┐  ──→  1. 不全に陥った機能の回復訓練(強化)
  │残存している機能│  ──→  2. 障害されずに残存した機能を活用する代償訓練
  └──────────┘  ──→  3. 代償方略の使用法訓練

                                    ┌─────────────────────────────────────────┐
                                    │ ②作業療法士や家族など対象者以外の周囲の人的・物的環境 │
                                    │   が与える支援                          │
  ┌──────────┐                      └─────────────────────────────────────────┘
  │ 失われた機能 │  ──→  1. 指導(回復訓練・代償訓練と並行して実施する支援)
  └──────────┘  ──→  2. 援助(回復訓練・代償訓練が適応できない場合の支援)
```

図 2　介入の種類（文献 22) より改変引用)

席しないが絶えず体を動かしたり，物をいじって授業に集中できない状態がみられる．衝動性では，衝動的な反応を抑制できず，質問を聞かずに話し始めたり，自分の順番が来るまで静かに待てず横入りしてしまうなどの特徴がみられる．これらの特徴に対しては，行動修正の強化を目指し，望ましい反応に対する賞賛を中心とする行動療法，ソーシャルスキルトレーニング（SST：social skill training）を実施するとよい．

4．発達性協調運動障害

知的発達障害を含まない不器用な状態で，不器用さの中核は手に出現する．乳幼児期の場合は，寝返り，お座り，ボタンをはめるなどの動作が年齢相応の動作より遅れることがある．そのほかには，うまく字が書けない，物をつかめない，歩行がぎこちない，球技がうまくできないといった症状がみられる．更衣・排泄・食事などの ADL 訓練，書字・文房具使用などの巧緻動作訓練，適切な教示や賞賛などの心理的援助を行うとよい．

なお，これらの特徴にみられる共通した要素は，注意の障害である．これに対する基本的な援助としては，対象者の生活環境から不要な感覚刺激を減らし，目的や課題に集中しやすい構造や枠組みの明らかな空間を設定するという環境調整が重要である．

障害をもつ児が教育を受ける学校とは

わが国に先立ち，欧米各国では就学の仕組み[24]について，表 4 にあるように必ず通常学校（学級）が就学先に含まれている．盲・聾・養護学校が就学先の中心となっていた，これまでのわが国との違いは一目瞭然である．

一方，わが国の特別支援教育については，2005年12月の中央教育審議会答申（「特別支援教育を推進するための制度の在り方について」）により，「障害のある幼児・児童生徒の自立や社会参加に向けた主体的な取り組みを支援するという視点に立ち，幼児・児童生徒一人ひとりの教育的ニーズを把握し，それに対応した適切な指導および支援を行う」という理念および制度改正の方向が示された．これに基づき，2006年6月に学校教育法が改正され，2007年4月に施行された改正学校教育法により，従来の盲・聾・養護学校の制度は複数の障害種別を受け入れることができる特別支援学校として一本化し新たな制度に転換され，また小中学校などにおいても特別支援教育を推進することが法律上明確に規定された．さらに，これに伴う関係法令の整備の中で，これまでは障害のある児童の就学先は市町村教育委員会が専門家の意見を聞いて決定することとされていたが，保護者の

表 4 各国における就学の仕組み (文献24)より引用)

	アメリカ	スペイン	フランス	イギリス	ノルウェー	ハンガリー	クロアチア
就学先の種類	①通常学級 ②特別支援学級 ③特別支援学校（0.36%*1) ④家庭における教育 ⑤病院や施設などにおける教育	①通常学級 ②特別支援学級 ③特別支援学校 ④病院内学級	①通常学級 ②特別支援学級 ③特別支援学校（0.06%*2) ④特別支援教育機関（厚生省系:0.6%*2) ⑤自家庭内教育など	①通常学校 （②特別支援学級類似のユニット） ③特別学校（1.16%*3)	①通常学校 ②特別支援学級 ③特別支援学校（0.4%*4) ④社会施設・病院内学校	①通常学校 ②特別支援学級 ③特別支援教育諸学校 ④特別職業訓練学校	①通常学校 ②特別支援学級 ③特別支援学校 ④病院内学級
障害のある子ども（特別な支援が必要な子ども）の就学先の決定方法	・障害のない子どもとともに教育を受けることが原則．通常学級では教育が満足のいく程度まで達成できない場合のみ，特別支援学級，特別支援学校などを選ぶ．最も制限の少ない環境での教育サービスの提供が規定されている ・個別の教育計画会議が作成した個別の教育計画に基づいて，グループ（両親，担任，特殊教育担当者，教育委員会担当者等）での検討により決定	・基本は通常学級に就学し，通常学級での配慮では十分に対応できない場合のみ特別支援学級または特別支援学校 ・就学の決定について保護者の参加を確保することなどとされている	・居住地に最も近い通常学校に学籍が登録される ・特別な支援が必要な場合には，個別の就学計画により，特別な支援を提供して就学させる． ・必要な支援の程度によっては，受け入れ可能な通常学校，特別支援学校，特別支援教育機関が受け入れる（この場合には学籍をおく普通学校は連絡担当となる）	・入学前の段階で特別な教育支援が必要であるとの判定書をもっている場合は，判定書に基づき就学先が決定される ・入学前の段階で判定書をもっていない場合は，通常の学校選択制に基づく入学手続きどおり，保護者が希望する学校に願書を提出する	・生徒は可能な限り近隣の学校に属することになっている．通常の教育からでは満足な教育が得られない場合，本人または保護者の同意のもと必要な支援の内容や支援の場などについて専門家機関が評価を行い，評価結果に基づき，地方自治体が必要な教育的配慮を決定する	・専門家機関が諸検査を行い就学先を決定する	・専門家機関が判定し，郡の教育行政機関が受理
関連情報	・個別の教育計画作成過程での調整，聴聞会，裁判の手続きあり（聴聞会で異議申立権利あり）	・具体的な法律や実施は各自治州が行っている	・校長が特別な支援が必要であると判断した場合，専門家機関に就学個別計画を作成してもらうよう保護者を促すこととなっている ・保護者には就学個別計画作成時に意見表明の機会が与えられる．また作成後，計画や実際の支援などについて，不服申し立てを行うことができる	・保護者には判定書の正式発行時に意見表明の機会が与えられ，また正式発行後，不服申し立てを行うことができる	・本人または保護者は，評価決定前に意見を述べることができる ・実際に提供されている特殊教育に不服の場合，各県にある国立教育事務所が不服申し立ての最終機関となる．国立教育事務所が保護者の見解を支援した場合，自治体は国立教育事務所の求めに応じなければならない	・保護者は，専門家委員会の決定に不服申し立てを行うことができる	・専門家機関の判定に異議がある場合はさらに審査が進められる ・保護者や学校は，専門家機関の決定について不服申し立てを行うことができる

*1 2005年
*2 2005年．なお，フランスの特別支援学校の対象は通常教育への参加が難しい子どもであり，上記数値は障害のある子どものみの在籍率
*3 2007年
*4 2004年

意見も聞くことが法令上義務づけられた[25]．

すなわち，義務教育段階での特別支援教育の対象は，特別支援学校，小中学校の特別支援学級および通常学級（通級による指導）に分けられる（図3）．制度として一本化された特別支援学校は，在籍する障害のある幼児・児童生徒への教育に加え，幼稚園，小・中学校および高等学校などの要請に応じて助言・援助を行う，「地域における障害のあ

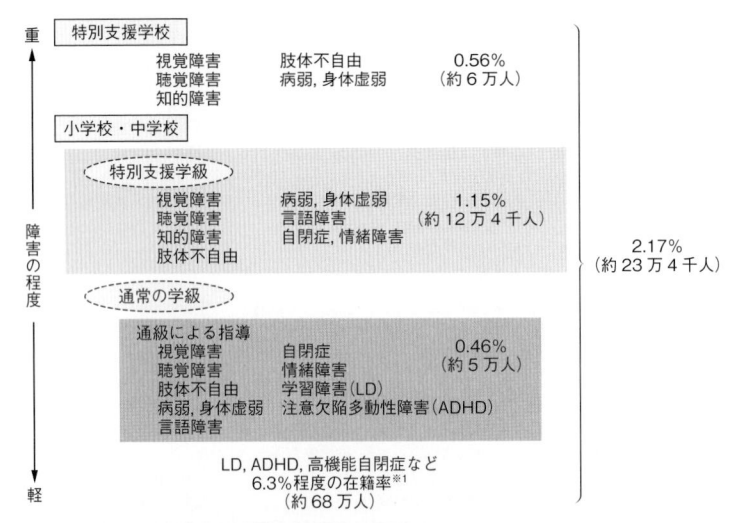

```
                    ┌─────────────┐
             重   ↑  │ 特別支援学校 │
                    └─────────────┘
                     視覚障害    肢体不自由      0.56%
                     聴覚障害    病弱,身体虚弱   (約6万人)
                     知的障害
                  ┌─────────────┐
                  │ 小学校・中学校 │
                  └─────────────┘
           障
           害    ┌───特別支援学級───┐
           の    │ 視覚障害  病弱,身体虚弱   1.15%       │
           程    │ 聴覚障害  言語障害      (約12万4千人) │    2.17%
           度    │ 知的障害  自閉症,情緒障害              │  (約23万4千人)
                 │ 肢体不自由                           │
                 └────────────────────────────────┘
                 ┌────通常の学級────┐
                 │ 通級による指導                        │
                 │ 視覚障害   自閉症          0.46%      │
                 │ 聴覚障害   情緒障害       (約5万人)    │
                 │ 肢体不自由 学習障害(LD)                │
                 │ 病弱,身体虚弱 注意欠陥多動性障害(ADHD) │
             ↓   │ 言語障害                            │
             軽  └────────────────────────────────┘
                   LD,ADHD,高機能自閉症など
                   6.3%程度の在籍率※1
                      (約68万人)
```

図 3 特別支援教育の対象の概念図（文献 24）より改変引用）

※1 この数値は，2002 年に文部科学省が行った調査において，学級担任を含む複数の教員により判断された回答に基づくものであり，医師の診断によるものでない（※1 を除く数値は 2008 年 5 月 1 日現在）

る子どもの教育のセンター的な役割」を果たす学校に転換され，視覚障害，聴覚障害，知的障害，肢体不自由，病弱・身体虚弱を対象としている．特別支援学級は，障害の比較的軽い子どものために小・中学校に障害の種別ごとにおかれる少人数の学級（8 人を上限）であり，視覚障害，聴覚障害，知的障害，肢体不自由，病弱・身体虚弱，言語障害，自閉症・情緒障害が対象である．通級による指導は，障害の軽い子どもが，小・中学校の通常の学級に在籍したうえで必要な時間のみ障害の状態などに応じた特別の指導を特別な場（通級指導教室）で受ける指導形態である．通級の対象は，言語障害，自閉症，情緒障害，学習障害，注意欠陥多動性障害，弱視，難聴などである[25]．

各学校（学級）で提供される学習内容を，教科学習，集団生活，日常生活活動，個別の発達課題に分けると，学校（学級）による比重は図 4 のようになると考える．

　通常学級：教科学習＞集団生活＞日常生活活動
　　　　　＞個別の発達課題
　特別支援学級：集団生活＞日常生活活動＞教科学習＞個別の発達課題
　特別支援学校：個別の発達課題＞日常生活活動＞集団生活＞教科学習

特別支援学校（学級）では，作業療法全体のことや，作業療法と特殊教育の関わりの現状について知っている教師は多くはないが，一方，児童生徒に対する効果に関することを含めて，多くの教師が作業療法に対する関心や学習意欲を有していること，多くの教師が特殊教育と作業療法の連携の重要性を認め，OT による特殊教育の理解や OT との情報交換を望んでいることがわかっている[26]．

地域社会での支援体制

地域社会での支援体制の整備には，何よりもまず文部科学省と厚生労働省との連携が必須であり，発達障害者支援センターと発達障害情報センター，発達障害教育情報センターとの連携のもと，センター的機能をもたせた特別支援学校を中心に地域住民への理解・啓発を促進させるべきである．そこでは，医療・教育・保健・福祉・労働機関などとの連携・情報の共有が円滑になされなければ

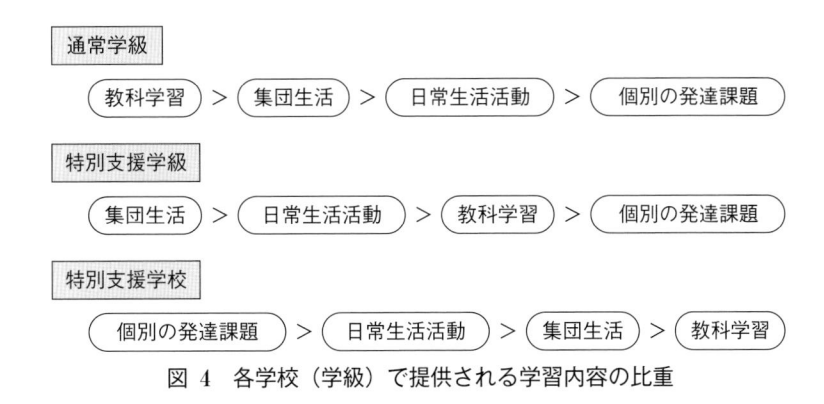

```
通常学級
  教科学習 > 集団生活 > 日常生活活動 > 個別の発達課題

特別支援学級
  集団生活 > 日常生活活動 > 教科学習 > 個別の発達課題

特別支援学校
  個別の発達課題 > 日常生活活動 > 集団生活 > 教科学習
```

図4　各学校（学級）で提供される学習内容の比重

ならず，乳幼児期からの教育相談・支援，就学指導，就学後の適切な教育および必要な教育的支援を行う一貫した教育支援体制のもと，個別の教育支援計画の作成・活用の推進を通じて，一人ひとりのニーズに応じた教育支援の充実を図ることが重要である．その個別の教育支援計画の作成・活用により，①障害のある子どもの教育的ニーズの適切な把握，②支援内容の明確化，③関係者間の共通認識の形成，④家庭や医療，福祉，保健などの関係機関との連携強化，⑤定期的な見直しなどによる継続的な支援，などの効果が期待できる[25]．

具体的には，医療においては生活に根ざしたリハビリテーションプログラムを実施し，教育機関においては医療的配慮を取り入れた教育プログラムを展開する．そのためには子どもの障害と潜在能力を共通に認識できる子ども・家族を中心とした療育チームを形成することが必要である（図5）[27]．

就学支援における作業療法士の役割

最後に，就学支援におけるOTの役割について考えてみたい．OTは，文部科学省が推進している乳幼児期からの一貫した教育支援体制の中で，対象者個々に対して医療的な働きかけを中心に，教育・保健・福祉などの専門職と情報の共有を基本に連携すべきである．

情報の共有では，漢字失読失書・記憶障害を呈する不登校児への介入ストラテジーの共有や自閉症児への協同的アセスメントの試みなどの具体例

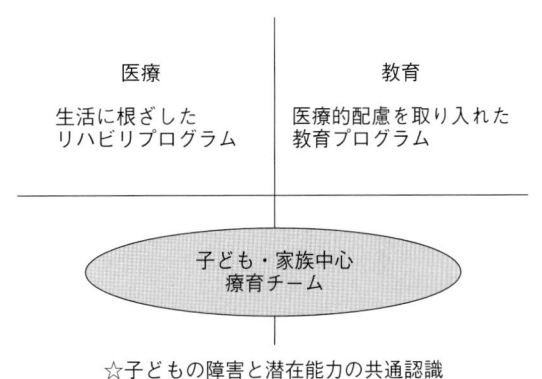

```
    医療              |    教育
生活に根ざした       | 医療的配慮を取り入れた
リハビリプログラム   | 教育プログラム
         ─────────────────────
              子ども・家族中心
                療育チーム
```
☆子どもの障害と潜在能力の共通認識

図5　当事者が望む連携のあり方（文献27）より引用）

も参照されたい[28,29]．漢字失読失書例では，漢字に仮名を振るという単純なストラテジーであるが，高次脳機能障害の基本的な理解が不十分な他職種にとっては貴重な情報である．自閉症児への協同的アセスメントでは，保護者や職員などすべての参加者が同席している場で評価を試みており，時間調整などの労力は多大であるが，情報は一気に共有できる．

他の関連職種との連携では，子どもの障害や個性，潜在能力について，家族を中心として共通の理解をもつことを連携の目標にするとよい[27]．そのうえで，学校との連絡体制の構築や継続的な支援体制づくり，就学支援施設としての作業所の利用などを考えていくとよい[28,30,31]．統合失調症患者の就学支援では，病院，福祉事務所などの多機関との連携を図りながら，基盤となる精神障害者小規模作業所での活動を高校の実習単位とするユ

ニークな方法を採用した例がある[31].

効果的な支援方法としては，各種機関との連携のもとで，サービス提供者への支援や保護者，関係機関への提言[30]，対象者への心理的な共感[32]などがあげられる.

就学支援は，OT の職域の拡大にもつながることであるが，OT ができうる業務について，地域住民や特別支援教育担当の教師をはじめとした関係者に啓発すること，および各都道府県の特別支援教育担当の教師の公募に積極的に就職という形で応えることが必要である．これらが就学の道を切り開く OT の役割であると考える．

文　献

1) 新村　出（編）：広辞苑 第 5 版．岩波書店，1998
2) 三木安正：新版 S-M 社会生活能力検査手引．日本文化科学社，1980
3) 梅田　聡：学習・記憶の障害．鹿島晴雄，他（編）：よくわかる失語症と高次脳機能障害．永井書店，2003，pp 341-346
4) 上田礼子：生涯人間発達学改訂 第 2 版．三輪書店，2005，pp 145-149
5) 渡邊正孝：思考と脳―考える脳の仕組み．サイエンス社，2005，pp 137-144
6) 問川博之，他：こどものための機能的自立度評価法（WeeFIM）による小児の ADL 評価―発達検査法との比較．総合リハ **25**：549-555，1997
7) 山鳥　重：高次脳機能障害とは．山鳥　重，他（編）：高次脳機能障害マエストロシリーズ①基礎知識のエッセンス．医歯薬出版，2007，pp 12-26
8) 今村陽子：臨床高次脳機能評価マニュアル 2000．新興医学出版，2000
9) 杉下守弘，他：日本版レーヴン色彩マトリックス検査（手引）．日本文化科学社，1993
10) 金子正人：注意欠陥/多動性障害（ADHD）と発達性協調運動障害（DCD）．鹿島晴雄，他（編）：よくわかる失語症セラピーと認知リハビリテーション．永井書店，2008，pp 601-605
11) 坂爪一幸：構成障害．鹿島晴雄，他（編）：よくわかる失語症と高次脳機能障害．永井書店，2003，pp 306-313
12) 大脇義一（編）：コース立方体組み合せテスト使用手引き 改訂増補版．三京房，1979
13) ソール・ローゼンツァイク S（著）林　勝造，他（訳）：絵画欲求不満テスト（P-F スタディ）．三京房，1955
14) 鈴木　清，他：不安傾向診断検査．日本文化科学社，1976
15) 橋本重治，他：PHI 心身障害児童生徒性格診断検査．図書文化社，1977
16) アラン・カウフマン，他（著）松原達哉（訳）：K-ABC 心理・教育アセスメントバッテリー解釈マニュアル 第 2 版．丸善メイツ，1993
17) デビッド・ウェクスラ（著），日本心理適性研究所（訳）：WPPSI 知能診断検査．日本文化科学社，1969
18) 上田礼子：子どもの発達のみかた．中外医学社，2001
19) 生澤雅夫：新版 K 式発達検査法―発達検査の考え方と使い方．ナカニシヤ出版，1998，pp 259-269
20) 石丸恵理子：横浜国立大学附属養護学校での社会性活力プログラムの取組み．奥野英子（編）：実践から学ぶ「社会生活力」支援―自立と社会参加のために．中央法規出版，2007，pp.157-164
21) 東　洋，他：FDT 親子関係診断検査．日本文化科学社，2002
22) 鈴木孝治：障害別訓練を始める前に．鈴木孝治，他（編）：高次脳機能障害マエストロシリーズ④リハビリテーション介入．医歯薬出版，2006，pp 20-24
23) 山根　寛：高機能広汎性発達障害―アスペルガー症候群を中心に．香山明美，他（編）：生活を支援する精神障害作業療法―急性期から地域実践まで．医歯薬出版，2007，pp 228-232
24) 文部科学省 特別支援教育の推進に関する調査研究協力者会議：特別支援教育の推進に関する調査研究協力者会議 審議経過報告 参考資料（http://www.mext.go.jp/component/b_menu/shingi/toushin/__icsFiles/afieldfile/2010/04/02/1292033_2.pdf）
25) 文部科学省 特別支援教育の推進に関する調査研究協力者会議：特別支援教育の推進に関する調査研究協力者会議 審議経過報告 8（http://www.mext.go.jp/b_menu/shingi/chousa/shotou/054/gaiyou/attach/1292333.htm）
26) 曽我部かおり：特殊教育と作業療法の連携についての研究．秋田大学教育文化学部教育実践研究紀要 **28**：63-74，2006
27) 岸本光夫，他：医療と教育現場の連携―M さんの事例に学ぶ．リハビリテーション連携科学 **5**：170-172，2004
28) 中田　修：脳外傷による高次脳機能障害のために不登校をきたした生徒に対する就学に向けた試み．作業療法 **22**：533，2003
29) 玉木宗久，他：就学前後の自閉症のある子どもに対する協同的アセスメント―エコロジカル，および PEP-R によるアプローチ．リハビリテーション連携科学 **4**：99-110，2003
30) 三澤一登：重症心身障害児に対する就学支援について．地域での取り組み報告と OT の役割検討．作業療法 **23**：373，2004
31) 池田朋広，他：支援機関の連携により就学支援を行った統合失調症患者の事例．リハビリテーション連携科学 **8**：101-106，2007
32) 上田優子：悪性脳腫瘍に対する作業療法―復学から緩和ケア．作業療法 **23**：123，2004

〔鈴木　孝治〕

7 障害者が企業で働くために

はじめに

筆者は，企業に籍をおき，障害者雇用に関わる仕事に従事している．今回，障害者が企業で働くためにはどのような視点が必要かを考える機会をいただいた．

働きたいという障害者の希望を達成させるためには，国際生活機能分類（ICF：international classification of functioning, disability and health）概念を元にした「障害者の職業問題の構図変化（図1）」に照らし合わせて課題を明確にするとよいであろう．それは，参加・活動・環境因子・個人因子に分類して考えることであるが，その際，国際障害分類（ICIDH：international classification of inpairments disabilities and handicaps）時代の課題であった「福祉雇用枠などの対策」がなされたか否かの確認が重要となる．すなわち，環境因子の一つにあげられている「労働と雇用のサービス・制度・政策」の確認である．

その確認を実行するなら，大学卒業者の就職率が史上最低を記録する現代に，障害者や就労支援者，そして患者の長期目標を設定する医療リハビリテーション（以下，リハ）スタッフの，発想転換につながるはずである．

2011年3月11日の東北関東大震災を境に，日本という国が目指そうとする社会がみえやすくなったように筆者は感じているのだが，それはいったいどのような社会であろうか．日本が目指そうとしているのは「競争社会ではなく共生社会である」と表現すると，わかりよいように思う．

例えば，独立行政法人高齢・障害・求職者支援機構（以下，機構）が発行した冊子「平成23年度障害者の雇用支援のために」の巻頭に，厚生労働省（以下，厚労省）と機構は連名で，「共生社会」

●ICIDH時代の障害者雇用支援の前提：「障害者は働けないのがあたりまえ」

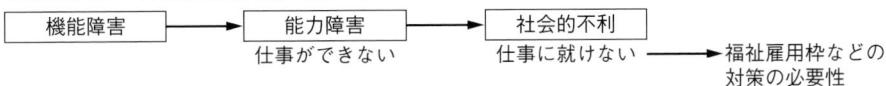

機能障害 → 能力障害（仕事ができない） → 社会的不利（仕事に就けない） → 福祉雇用枠などの対策の必要性

●ICF時代の障害のある人への雇用支援の前提：「職業的目標の自己決定を重視した個別的支援が重要」

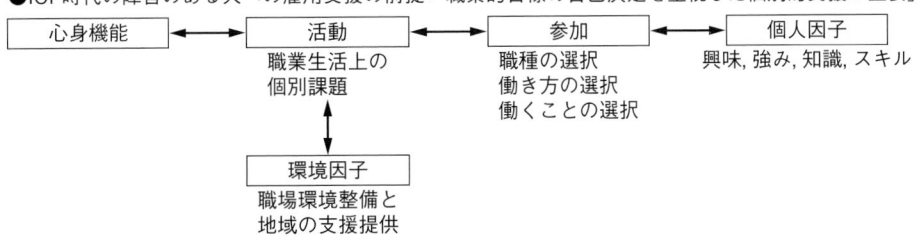

心身機能 ↔ 活動（職業生活上の個別課題） ↔ 参加（職種の選択，働き方の選択，働くことの選択） ↔ 個人因子（興味，強み，知識，スキル）

環境因子（職場環境整備と地域の支援提供）

図1 障害者の職業問題の構図変化―国際障害分類（ICIDH）時代と国際生活機能分類（ICF）時代の比較（文献1）より引用）

表 1　平成 23 年度障害者の雇用支援のために（文献 2）より引用

　それぞれの人が，その適性と能力に応じた職業に就き，その職業に生きがいを感じて充実した毎日を過ごせることはどんなにすばらしいことでしょう．障害のある人も障害のない人たちと同じように生活し，活動できる社会をつくり，「完全参加と平等」の理念を実現することは，きわめて重要な課題です．もし，働く意欲と能力をもちながら障害があるというだけで雇用されないとするならば，それはたいへん残念であり，あってはならないことです．
　近年は，事業主の皆様をはじめとして，障害者の雇用についての理解と関心が高まり，また障害者の皆様のご努力によって多くの方々が社会で活躍するなど，障害者の雇用状況は着実な改善がみられるところですが，一方で，まだ多くの障害者の方々が働く場を求めており，障害者の雇用は依然として厳しい状況が続いています．
　そのような状況の中，障害者の方の社会参加を進めようとする動きが活発になっており，「福祉から雇用へ」の流れは，今後ますます進んでいくものと思われますし，また，着実に進めていかなければなりません．
　厚生労働省と独立行政法人高齢・障害者雇用支援機構では，障害者の雇用のいっそうの促進を図るため，時代のニーズに沿った効果的・効率的な施策を一体的に推進してまいりたいと考えておりますので，事業主，障害者の皆様をはじめ関係者の方々にもこれらの制度・施策を十分にご理解いただき，誰もが職業をとおして社会参加できる「共生社会」の実現にご協力いただきたいと思います．
　障害者の皆様におかれましては，各関係機関および施設のサービスを活用しての社会への積極的参加のための一助として，また事業主の皆様におかれましては，障害者の方々の社会的な自立に向けた基盤づくりのための手引きとして本冊子をご活用いただければ幸いです．

を目指して障害者雇用をさらに推進するよう，企業に協力を呼びかけている（表 1）．

　なお，障害者雇用とは一定規模以上の事業主は障害者を一定割合以上雇用すべき法律上の義務を負うことである．障害者雇用の障害者とは，身体障害，知的障害，精神障害に大別され，かつ障害者手帳をもつ人のことである．働きたいと希望する障害者のために存在する制度といってよいであろう．

競争社会から共生社会へ

　競争社会は知っているけれど，共生社会は聞きなれない，という人も多いだろう．そこで，少し用語解説をしてみよう．
　そもそも，共生とは生物学用語であるが，社会科学用語として 1980 年代にわが国で注目され，それからすでに 30 年が経過している．
　そして現在，内閣府の数ある施策の一つに「共生社会政策」がある．
　内閣府共生社会政策のホームページには，「国民一人ひとりが豊かな人間性を育み生きる力を身に付けていくとともに，国民みんなで子どもや若者を育成・支援し，年齢や障害の有無などにかかわりなく安全に安心して暮らせる「共生社会」の実現に努めます」とある．

　「共生」とは，「生活の質（QOL：quality of life）」が問われる現代，例えば高齢者と他の世代の共生，男女の共生，障害者との共生，外国人との共生のようにスローガン的に使用される用語となっている．それはまた，内閣府でいうなら，共生社会施策のほかに，男女共同参画や仕事と生活の調和（ワークライフバランス；表 2）といった施策も共生に関わる施策ということである．

精神疾患追加し 5 大疾病とする社会

　ところで，社会変化に関連する以下のような記事がある．
　厚労省は 2011 年 7 月 6 日，重点的に医療対策に取り組んできたがん，脳卒中，心筋梗塞，糖尿病の「4 大疾病」に，新たに精神疾患を追加して「5 大疾病」とする方針を社会保障審議会医療部会に報告[3]了承された．
　厚労省によると，うつ病などの精神疾患の患者は増加し続けており，2008 年度に 323 万人となるなど，従来の 4 大疾病の患者数を上回っている．また，年間で約 3 万人に上る自殺者の 9 割は精神疾患に罹患していた可能性があるとされており，2009 年に糖尿病で死亡した 1 万 4,000 人の 2 倍に達していた．こうした患者数の増加や深刻な症状の多さから，厚労省は対策強化が必要と判断し，

表2　内閣府─仕事と生活の調和施策

【仕事と生活の調和】
　仕事は，暮らしを支え，生きがいや喜びをもたらすものですが，同時に，家事・育児，近隣との付き合いなどの生活も暮らしに欠かすことができないものであり，その充実があってこそ，人生の生きがい，喜びは倍増します．しかしながら，現実の社会には，安定した仕事に就けず，経済的に自立することができない，仕事に追われ，心身の疲労から健康を害しかねない，仕事と子育てや老親の介護との両立に悩むなど，仕事と生活の間で問題を抱える人が多くみられます．これらが，働く人々の将来への不安や豊かさが実感できない大きな要因となっており，社会の活力の低下や少子化・人口減少という現象にまでつながっているといえます．それを解決する取り組みが，仕事と生活の調和（ワークライフバランス）の実現です．仕事と生活の調和の実現は，国民のみなさん一人ひとりが望む生き方ができる社会の実現にとって必要不可欠です．みなさんも自らの仕事と生活の調和の在り方を考えてみませんか．

症状に応じて地域の精神科診療所と入院治療を行う病院などが連携して治療にあたることができる態勢の整備などを進める方針である．

以上より，罹患予防のみならず，精神疾患に対する偏見をなくすためにも，子どものころからの精神疾患に対する教育が必要であると考える．また，誰もが精神疾患に罹患する可能性があると社会認知された意義は深い．

精神障害者は就労できないとの考えは，もはや過去のものといえる．

在宅雇用

ここで，ICFの考え方に基づく障害者雇用の課題を考えたい．

図1にあるように，環境因子を整え，個別支援をすることにより，障害者も参加・活動が可能となる．環境因子を分析し，個別支援のあり方をコーディネートするならば，働きたいとの意欲をもつ人は，働くことが可能となるはずである．

例えば，
① 心身機能（頸髄損傷による上下肢重度障害．寝たきり，通勤不可），
② 個人因子（PC入力は菜箸を使用，初級システムアド資格あり），
③ 環境（働き方）：在宅雇用⇔ネットワーク整備．

働くうえで障害となる要因の一つに，通勤困難がある．もし，通勤しなくてもよいのなら，スキルを生かした仕事ができるのだが，と悔しい思いをしている障害者が多数いる．在宅雇用のニーズが高いということは，企業側もわかってはいると思われるが，雇用管理が難しいということもあり，在宅雇用は敬遠されがちである．

しかし，大勢の通勤困難な重度身体障害者が，在宅でいきいきと活躍している特例子会社がある．彼らの業務は，自宅でパソコンやネットワークを利用し，ホームページ制作やデザインをすることが主である．音声通話システムによりバーチャル会議も可能ということもあって，障害者の居住地は全国各地に広がっている．在宅勤務者のマネジメントは，社内の専任コーディネータが行っており，またタイムカードの代わりは，朝の挨拶メールと終了メールである．

この夏（2011年），原子力発電所の崩壊により，首都圏は徹底的な節電を実行しており，企業では節電対策の一つとして，健常者も在宅勤務が奨励されるようになっていると聞く．この節電対策が，今後の在宅雇用の門戸拡大につながっていくことを期待する．

障害者介助等助成金

「障害者介助等助成金」とは，重度身体障害者，知的障害者，精神障害者または就職が特に困難と認められる身体障害者を常用労働者として雇い入れるか，もしくは継続して雇用する事業主が障害の種類または程度に応じた適切な雇用管理のために必要な介助などの措置を実施する場合に，その費用の一部を助成する制度のことである．例えば，業務遂行援助者，職場適応援助者，職業コンサルタントのような介助に関わる8種類の助成金（表3）のことであり，必要に応じて利用すること

表 3　障害者介助等助成金

障害者介助等助成金の名称
①重度中途障害者等職場適応助成金
②職場介助者の配置または委嘱助成金
③職場介助者の配置または委嘱の継続措置に係る助成金
④手話通訳担当者の委嘱助成金
⑤健康相談医師の委嘱助成金
⑥職業コンサルタントの配置または委嘱助成金
⑦業務遂行援助者の配置助成金
⑧在宅勤務コーディネーターの配置または委嘱助成金

で，人的サポートを手厚くし，企業側はさらに障害者を雇用しやすくなる制度である．

障害者作業施設設置等助成金

「障害者作業施設設置等助成金」とは，障害者を常用労働者として雇い入れるか，もしくは継続して雇用する事業主が，その障害者が障害を克服し作業を容易に行うことができるよう配慮された施設，または改造などがなされた設備の設置に対して整備を行う場合に，その費用を助成するものである．

作業施設とは，作業施設と付帯施設および作業設備に大別され，障害者が作業を行う場所を作業施設といい，玄関・廊下・階段・トイレなどを付帯施設，作業用車いす・改造自動車などを作業設備と呼ぶ．

「できる」ようにするために

「できない」工程を含む新しい仕事を，3カ月後，半年後には「できる」ようにするためには，どうすればよいかと問われたなら，まず人的サポートを含めた「環境」を整備することだ，と答えたい．

環境因子は，図1にあるように職場環境因子と地域支援に大別できる．職場環境因子には，前述のような介助者や作業施設のほか，例えばポイントを書いた紙の貼り出しのような「工夫」といった配慮がある．特に認知障害がある場合は，一般には理解しにくい課題が予想されるため，配慮事項を明確にすることが企業就労につながる．配慮事項には，共に業務遂行する援助者および生活面の指導をする地域支援者といった人的サポートが重要であろう．

具体的に，このような場合にはこのような指示の仕方や工夫をすると業務遂行が可能となるといった医療従事者からの情報提供が役に立つ．

時間の管理

「職場」には業務時間内に仕事を終えなければならない，という時間的制約がある．したがって，認知に障害があって時間を気にしながら作業することが苦手な障害者を雇用した企業は，業務遂行援助者（以下，援助者）をも雇用する必要が生じる．

援助者がいるならば，達成すべき業務内容を障害者に理解しやすいように指導し，時間内に業務終了するようなサポートができる．また障害者が，例えばカウントミスや書類記載ミスをしたとしても，その場で修正することができ，正しい方法を繰り返し指導することで障害者の記憶にとどめるような工夫をすることも可能となる．

そして，地道に小作業を積み重ねることによって，認知に障害のある人でも時間内に自立して仕事ができるようになっていくのである．

このように援助者がいるならば，作業工程設計と障害者の作業内容を分刻みで管理することも可能となる．援助者が，誰に何を何分作業してもらうと時間内に業務を終了できるのかを管理できるなら，障害者も援助者も残業することを避けられる．

この援助者の管理業務とは，病院での治療プログラム立案と共通しているのではないだろうか．長期目標があり，短期目標があり，そしてその日の目標がある．目標を達成するためには，今，何をできるようにしなければならないかを考えるのが，援助者の役割ともいえるだろう．

おわりに

 もう30年も前のことであるが，学生のころ，本書の編集の生田氏に引率されて学友数名と夏休みに横浜の大学病院リハビリテーション科に見学に行った．この時のリハカンファレンスが筆者の職業リハの原点となっている．それは，当時，教科書で学んだと同様に，多くの職種が一人の患者のために意見を述べあう会議であった．症例は，20歳前後の女性で大腿部の切断部位を検討していた．この会議の場面を今も鮮明に記憶している．

 一人の障害者に対し，多くの職種がそれぞれの視点で課題を掲げ，チームで目標設定することの意義は深い．

文献

1) 国立特別支援教育総合研究所，他（編著）：ICF活用の試み―障害のある子どもの支援を中心に．ジアーズ教育新社，2005
2) 平成23年度障害者の雇用支援のために．高齢・障害者支援機構，2011
3) 厚生労働省：第19回社会保障審議会医療部会資料（http://www.mhlw.go.jp/stf/shingi/2r9852000001hx9n-att/2r9852000001hxcp.pdf）
4) 三重野卓（編）：共生社会の理念と実際．東信堂，2008
5) 堀 利和：共生社会論―障がい者が解く「共生の遺伝子」説．現代書館，2011
6) 土屋竜一：日本で一番働きやすい会社．中経出版，2010

〔梶　直美〕

第 II 章

急性期から地域まで

1 急性期─生命と生活

はじめに

病気や障害は，ある日突然その身に降りかかる．また知らない間に潜行し，徐々に身体および精神をむしばむこともある．生命に関わる病気がひとたび発症すれば，本人にとってそれまでの幸福な日々が一瞬にして変化する出来事となる．

急性発症の場合，病気に対する身体的および心理的な準備状態はない．例えば，脳血管障害の急性期で意識障害から回復した後，身体の麻痺や高次脳機能障害がある場合，健康な時の身体もしくは心理的なイメージとのギャップで，本人は当然混乱することが予想される．

つまり，急性期の作業療法のリスク管理は全身状態や身体的な問題だけでなく，当然起こると考えられる精神および心理的な問題も念頭におき，展開することが重要である．

本稿では急性期で実施されるリスク管理の障害全般にわたる共通の内容と手順，リスク管理実践のポイントについて述べる．

リスク管理が必要な障害像

作業療法を実施するうえでリスク管理が必要な障害像の例を表1に示す．疾患特有のリスク管理と，疾患に限らず共通する感染症対策などのリスク管理がある．

リスク管理の内容と作業療法実施時のポイント

表2に疾患に共通するリスク管理の項目を示した．

1．バイタルサイン[1]

バイタルサインは生命徴候と呼ばれ，生命活動を示す指標である．表3にバイタルサインの項目および成人における基準値を示した．1〜5は作業療法士（以下，OT）が評価できる．それ以外はカルテや看護師からの情報収集でよい．また基準値を覚えておくと，急変時の対応が速やかにできる．なお，バイタルサインは作業療法開始時，実

表1 作業療法へ依頼される患者でリスク管理が必要な障害像の例

①脳卒中および脳外傷の患者で，意識障害があり全身管理が必要である
②脳腫瘍の開頭術後である
③外傷による頸椎損傷で呼吸管理下である
④脊椎（頸椎から腰椎）の術後でベッド上の安静が必要である
⑤ギランバレー症候群や多発性硬化症，各種ニューロパチーなどの神経筋疾患で，治療のため安静が必要である
⑥熱傷後で全身管理が必要である
⑦整形外科疾患の術後である
⑧がんによる全身体力消耗状態，術後の安静が必要である
⑨メチシリン耐性黄色ブドウ菌（MRSA），肝炎，HIVなどの感染症を有する

施中，実施後に自覚的症状や他覚的所見も合わせ適宜評価する．

以下に各項目の基本事項と実施方法を述べる．

1）意識障害

脳障害だけでなく，脳以外の全身的な要因（代謝性意識障害）で起きる場合もある．また，高齢者は術後に麻酔の影響で意識が混濁し，せん妄状態となることが多い．

意識障害の評価には Japan Coma Scale（JCS），Glasgow Coma Scale（GCS）がある．一般には JCS で十分だが，頭部外傷患者では GCS を用いる場合も多い．一方，JCS や GCS の問題点を踏まえ，新たに Emergency Coma Scale（ECS）が開発された（表4）．

2）血　圧

血圧は脳卒中や脊髄損傷などの中枢神経障害患者では重要なリスク管理の指標となる．また，術後早期に離床する患者でも必要な管理である．

測定方法を図1に示す．手動式血圧計の使い方に慣れておくことは，回復期や維持期の患者を担当する際に役に立つ．

表2　疾患に共通するリスク管理の項目

①バイタルサイン
②リハビリテーションの中止基準
③安静度
④治療方針，実施された治療
⑤病変，手術
⑥服薬状況
⑦合併症
⑧検査所見
⑨栄養状態
⑩感染症（院内感染）

表3　バイタルサインの項目と基準値（成人）（文献1）より引用）

項　目	基　準　値
1．意識状態	清明
2．血圧	収縮期血圧 90～139 mmHg，拡張期血圧 40～89 mmHg
3．脈拍数	毎分 60～100 回
4．呼吸数	毎分 12～19 回
5．SpO_2	94％以上
6．体温	35～37℃
7．静脈圧	3～10 cmH$_2$O
8．尿量	1日 1,000～2,000 m*l*

（1～5は作業療法士も評価可能，6～8はカルテや看護師からの情報収集となる）

表4　Emergency Coma Scale

1桁	覚醒している	（自発的な開眼，発語，または合目的な動作をみる）
	1	見当識あり
	2	見当識なし
2桁	覚醒できる	（刺激による開眼，発語または従命をみる）
	10	呼びかけにより
	20	痛み刺激により
3桁	覚醒しない	（痛み刺激に開眼・発語および従命なく運動反射のみをみる）
	100 L	痛みの部位に四肢を持っていく，払いのける
	100 W	引っ込める（脇を開けて）または顔をしかめる
	200 F	屈曲する（脇を閉めて）：除皮質硬直
	200 E	伸展する：除脳硬直
	300	動きがまったくない

L：localize（局所），W：withdraw（引く），F：flexion（屈曲），E：extension（伸展）

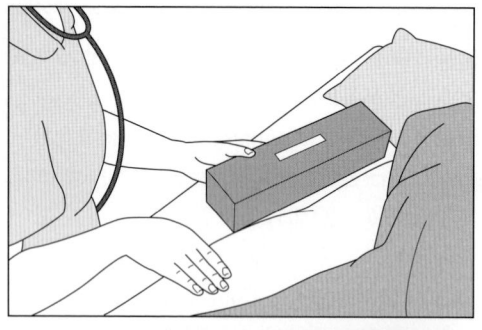

①患者をリラックスした姿勢におき，作業療法士は肘付近で上腕動脈の拍動を触知する．また同時に皮膚の温度（温冷），筋緊張の張り具合も確認できる

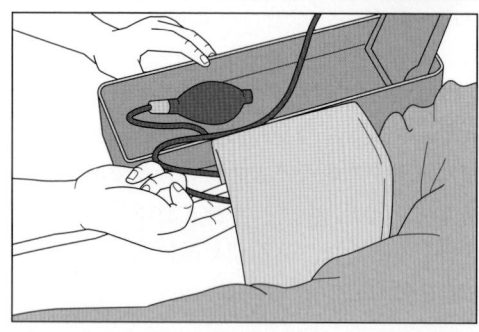

②締めつけすぎず（指1本が入る程度）上腕部にカフを巻く

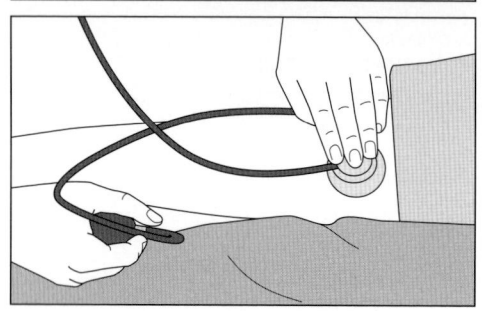

③上腕動脈に触れておきカフに圧をかける．水銀柱の目盛をみながら，触診で拍動が触れなくなった値から，20～30 mmHg（ミリメートル水銀柱）程度，カフの圧を上げる

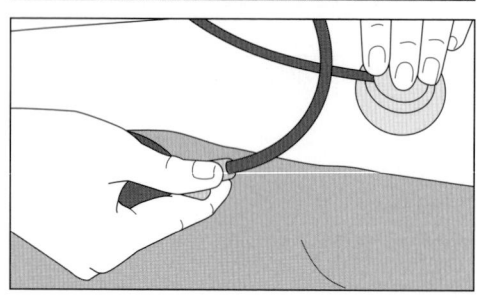

④目盛をみながらバルブをゆっくり回し，カフの圧を徐々に下げる．最初に聞こえる拍動音が，コロトコフ音（「トントン」）第1相であり，この時点の目盛りが，収縮期（最高）血圧である．次に，音が急にはっきりしてくるのが第2相，また音調が変わったところが，第3相である．コロトコフ音が聞こえなくなった時点（「ザーザー」）が拡張期（最低）血圧である

図 1　手動式血圧計による測定方法

3）脈 拍

脈拍は全身状態や運動負荷時の心肺機能を評価するために行われ，通常は撓骨動脈で測定する（図2）．脈拍数は脈のリズムが整（脈と脈の間隔がほぼ等しい）で，病歴に不整脈がない場合，15秒間の脈拍数を計測し4倍する．脈拍数が遅く感じる場合は，30秒間計測し2倍する．脈拍が不整であれば1分間の計測とする．

4）呼 吸

臨床ではあまり評価しないが，呼吸器疾患の患者では実施したほうがよい．

測定は胸郭の動きや鼻孔・口からの空気の出入

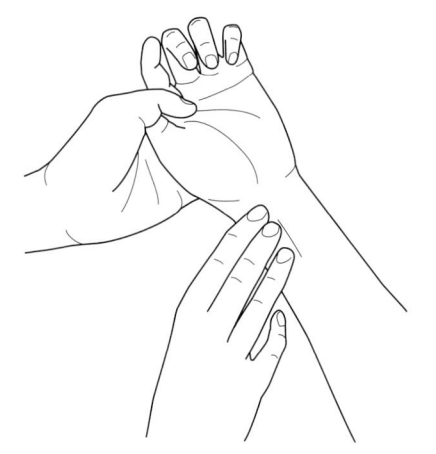

図2 橈骨動脈の触れ方
橈骨動脈上に第2～4指の指腹を当てる．拍動が弱い時は，第2指と第4指を強めに圧迫する

りを観察することで可能である．呼吸が浅く，胸郭の動きがわかりづらい場合は，鼻孔に紙片を当てて評価する．呼吸数は30秒間計測して2倍するか，30秒間の呼吸数が5回以下の場合は1分間計測する．呼吸のリズムに障害がある場合も1分間計測する．

5）経皮的酸素飽和度

経皮的酸素飽和度（SpO_2：percutaneous oxygen staturation）は，血中のヘモグロビンに酸素が結合している割合で表わされ，通常パルスオキシオメーターで測定する．

呼吸機能が障害されている時の動脈圧酸素分圧（PaO_2：partial pressure oxygen）の指標となり，SpO_2 90%はPaO_2 60 Torrにほぼ等しい．

6）体温

作業療法で体温を測定することはないが，事前にカルテもしくは看護師より確認する．

安静時体温が38℃以上の場合，リハビリテーション（以下，リハ）は中止である．一般に体温は女性が男性に比べ，小児が成人に比べやや高く，高齢者は中年より低い値となる．日内変動があり，朝6～7時ごろが低く，午後3～4時ごろが最も高い．ただし，健常者では日内変動はほとんど1℃以内である．

7）静脈圧

静脈系の血管壁にかかる圧力を指す．作業療法で評価することはないが，静脈圧の異常をきたす病態を覚えておくとよい．特に大腿骨頸部骨折後に呼吸困難となる場合は肺塞栓症を疑い，この時の静脈圧は上昇している．

8）尿量

尿量は全身状態が把握でき，病態の改善（悪化）を評価できる．これも作業療法では実際に評価しないが，カルテで尿量を確認する．尿量が病的に多い場合を多尿（1日3 l 以上），少ない場合を乏尿（1日500 ml 以下）という．

2．リハビリテーションの中止基準[2]

急性期に限らず，回復期，維持期でもリハ実施中に容態が急変した場合，中止や続行の判断は迅速に決定することが大切である．

表5にリハの中止基準について，日本リハビリテーション医学会でまとめたものを示した．

急変時は主治医や看護師へ速やかに連絡し，対応を依頼する．在宅リハではリスクの高い患者の場合，看護師の帯同，患者のかかりつけ医への連絡手段をあらかじめ確認しておく．

3．安静度

安静は，急性発症の疾患では病態のコントロール，疾患自体の治療において実施される．例えば脳血管障害の場合は意識障害，呼吸機能の管理，血圧のコントロール，治療の進行などに合わせ，主治医の判断で決定されることが多い．

表6にベッド上もしくはその周辺における安静度とリスク因子，リスクに配慮したうえでの作業療法アプローチについて示す．

1）安静期―ベッド上安静臥床

疾患によっては血圧や呼吸機能など生命機能が不安定，意識障害が重度な場合がある．治療によっては安静が長くなり，静脈血栓塞栓症などの合併症の発生が多くなる．

OTは理学療法士，看護師と共同でベッド上のポジショニングを計画する．四肢・体幹の筋緊張

表 5　リハビリテーションの中止基準

①積極的なリハビリテーションを実施しない場合
　(1) 安静時脈拍 40/分以下または 120/分以上
　(2) 安静時収縮期血圧 70 mmHg 以下または 200 mmHg 以上
　(3) 安静時拡張期血圧 120 mmHg 以上
　(4) 労作性狭心症の方
　(5) 心房細動のある人で著しい徐脈または頻脈がある場合
　(6) 心筋梗塞発症直後で循環動態が不良な場合
　(7) 著しい不整脈がある場合
　(8) 安静時胸痛がある場合
　(9) リハビリテーション実施前に，すでに動悸，息切れ，胸痛がある場合
　(10) 座位でめまい，冷や汗，嘔吐などがある場合
　(11) 安静時体温が 38℃以上
　(12) 安静時 SpO_2 90%以下

②途中でリハビリテーションを中止する場合
　(1) 中等度以上の呼吸困難，めまい，嘔気，狭心痛，頭痛，強い疲労感などが出現した場合
　(2) 脈拍が 140/分を超えた場合
　(3) 運動時収縮期圧が 40 mmHg 以上，または拡張期血圧が 20 mmHg 以上上昇した場合
　(4) 頻呼吸（30 回/分以上），息切れが出現した場合
　(5) 運動により不整脈が増加した場合
　(6) 徐脈が出現した場合
　(7) 意識状態の悪化

③いったんリハビリテーションを中止し，回復を待って再開
　(1) 脈拍数が運動前の 30%を超えた場合，ただし 2 分間の安静で 10%以下に戻らない時は以後のリハビリテーションを中止するか，またはきわめて軽労作のものに切り替える
　(2) 脈拍が 120/分を超えた場合
　(3) 1 分間 10 回以上の期外収縮が出現した場合
　(4) 軽い動悸，息切れが出現した場合

④その他の注意が必要な場合
　(1) 血尿の出現
　(2) 喀痰量が増加している場合
　(3) 体重が増加している場合
　(4) 倦怠感がある場合
　(5) 食欲不振時・空腹時
　(6) 下肢の浮腫が増加している場合

が適度に抜け，呼吸が楽にできるポジションを探すことが必要である．図3に臥位のポジショニングの例を示す．

また，四肢・体幹の可動性の維持を図ることが二次的合併症を予防する．体動が許可される場合は寝返り動作が利用できる．気管カニューレや輸液チューブの位置や走行に注意し，背臥位から可能な範囲で側臥位へ移行させる．背臥位での臥床が長期化すると身体が伸展傾向をとりやすく，体幹の可動性や呼吸機能の低下，同一姿勢が長くなるため褥瘡の発生を招く．また覚醒時，背臥位では視野内に天井しかみえず，不安感を助長し周囲を確認しようとするため，さらに身体の伸展傾向を強める．

寝返りによって体幹の可動性の維持，視覚環境の変化（天井のみの環境から自分を支えている

表 6 安静度（病室内，ベッド周囲）とリスク管理

安静度の区分（ベッド上，周辺）		想定されるリスク因子	作業療法実施の概要
安静	ベッド上臥床	生命機能が不安定，意識障害，静脈血栓塞栓症[*1]（PE, DVT）	身体全体のポジショニング，四肢・体幹可動性維持の訓練
離床	ベッドアップ許可（頭部挙上）	意識障害の悪化，起立性低血圧[*2]（HT），PE, DVT など	覚醒向上へのアプローチ，ベッドアップ座位の訓練
	座位保持（背ありの長座位）	体位変換や訓練実施に伴うルートやチューブへの配慮，意識障害の悪化，疲労，HT，PE, DVT など	座位保持向上，準備介助による食事・整容の訓練
	座位保持（背なしの長座位）		可能な範囲での座位姿勢変換
	座位保持（ベッド端座位保持）		ベッド上座位におけるADLの実施，起居・移乗の準備
	車いす乗車		車いす乗車の訓練，座位バランス・耐性向上の訓練

[*1]静脈血栓塞栓症：肺血栓塞栓症（PE：pulmonary embolism）と深部静脈血栓症（DVT：deep vein thrombosis）を合わせた疾患概念
[*2]起立性低血圧（HT：hypotension）

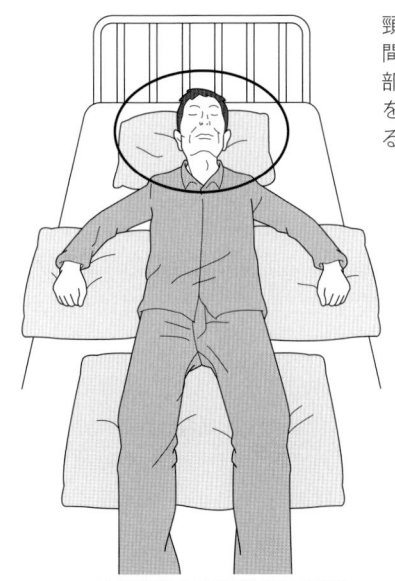

頸部は可能な範囲で中間位に保持．枕は後頭部，頸部背面，肩上部を支持するようにあてる

a．呼吸状態を確認（胸郭の運動）しながら，頸部から体幹（特に上部体幹），四肢の位置を決める．呼吸状態と四肢の緊張が緩む肢位を探す

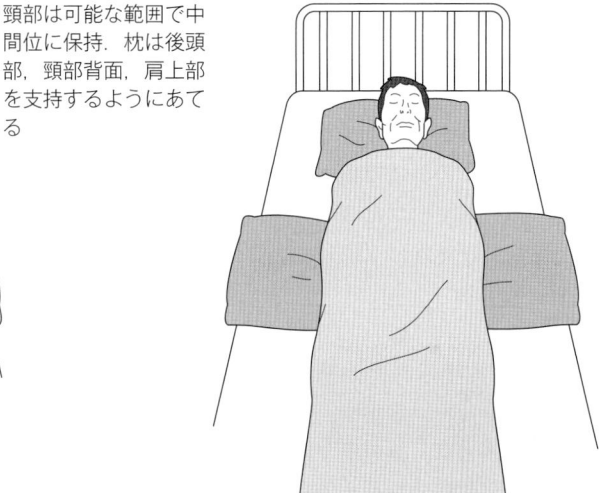

b．四肢の緊張がなかなか抜けない時は大きめのシーツや毛布で体幹上部から下肢をくるむ

図 3 背臥位のポジショニングの例

ベッド面，床面の環境を視認できる）による安心感を与えることができ，身体の筋緊張の軽減につながる．図4に大き目のタオルを用いた寝返りの誘導方法を示した．側臥位を取ることは身体背部の衛生面にもよい影響を及ぼす．

2）離床期―ベッドアップ許可以降

徐々に抗重力方向へ姿勢変換するので，特にバイタルサインの変動に注意する．

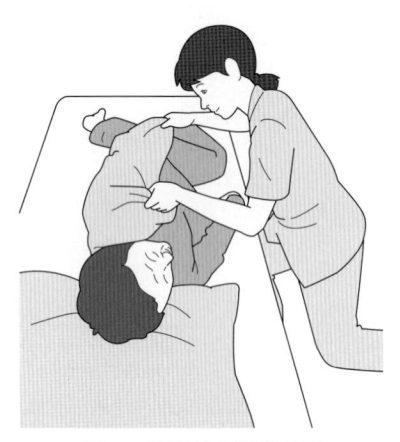

図4 寝返りの誘導の例
大きめのタオルを患者の背部に敷き，肩甲帯から殿部をくるみ，可能な範囲で側臥位へ姿勢変換する．作業療法士の力の方向は常に身体直下のベッド面に向けるようにすると，うまく誘導できる

　頭部挙上に伴うベッドアップは覚醒中枢である上行性網様体賦活系を活性化させる刺激となる．通常，ベッドアップの訓練は血圧測定を行いながら実施する．ベッドアップは30°，60°，ベッド上端座位などで血圧が極端に下降しないことを確認し，角度を調節する．

4．治療方針，実施された治療

　主治医に現在行っている治療，安静度などの情報を得ておく．例えば，脳腫瘍では腫瘍除去術後に放射線療法や化学療法を行う場合があり，これら治療の副作用（白血球減少，嘔気など）がリハ実施に影響する．また，舌癌や咽頭癌など頭頸部腫瘍の頸部郭清術後にも行われるが，特に放射線療法は頸部周囲に照射されるため，照射部の皮膚硬化や摂食・嚥下障害が照射終了後に発生することが多い．放射線照射開始前から舌，咽頭，喉頭の可動域訓練を指導するとよい．

5．病変・手術

　病変では脳血管障害の場合，出血部位や梗塞部位をCTやMRIで確認する．
　手術では術式やその後の安静度，禁忌事項（術部および全身状態の影響）を確認する．例えば，腱損傷修復後では術後の時期により行ってよい運動が決まっている．

6．服薬状況

　主に副作用について確認する．

7．合併症

　合併症は障害には直接関係ないが，機能回復やリハの運動負荷に影響を及ぼす．なかでも糖尿病（DM：diabetes mellitus）と高血圧は高齢者ばかりでなく，あらゆる年代層に発症しているので注意が必要である．DMは末梢神経障害，網膜症，腎症状とさまざまな臓器の合併が多い．神経障害による感覚鈍磨がある場合，手足の擦過傷に気づかず，感染や重篤な組織の壊死につながる．脳血管障害で四肢切断となる場合はDMも原因の一つとなる．

8．検査所見

　疾患活動性，治療や投薬による副作用，合併症の病態を確認するために，血液および尿検査のデータが参考になる．例えば，関節リウマチの疾患活動性は炎症所見を示すC反応性蛋白（CRP：C-reactive protein）や赤沈値，関節破壊の進行を示すMMP-3（matrix metalloproteinase-3）をみておく．投薬の副作用は生物学的製剤を使用している場合，肝機能（γ-GPT）や免疫系の値が下がるので白血球数などを確認する．

9．栄養状態

　近年，リハと栄養の関係が話題になっている．病院内でも栄養サポートチーム（NST：neutrision support team）の活動を推進するなど，栄養状態が患者の機能回復を左右する因子であると広く認識されている．離床がうまく進まない，機能回復が予想に反し悪いなどの患者では，栄養状態を示す検査所見が問題であり，実際の食事量も少ない場合が多い．筋力や体力の回復では栄養が基礎となるため，リハ実施以前に栄養状態を改善す

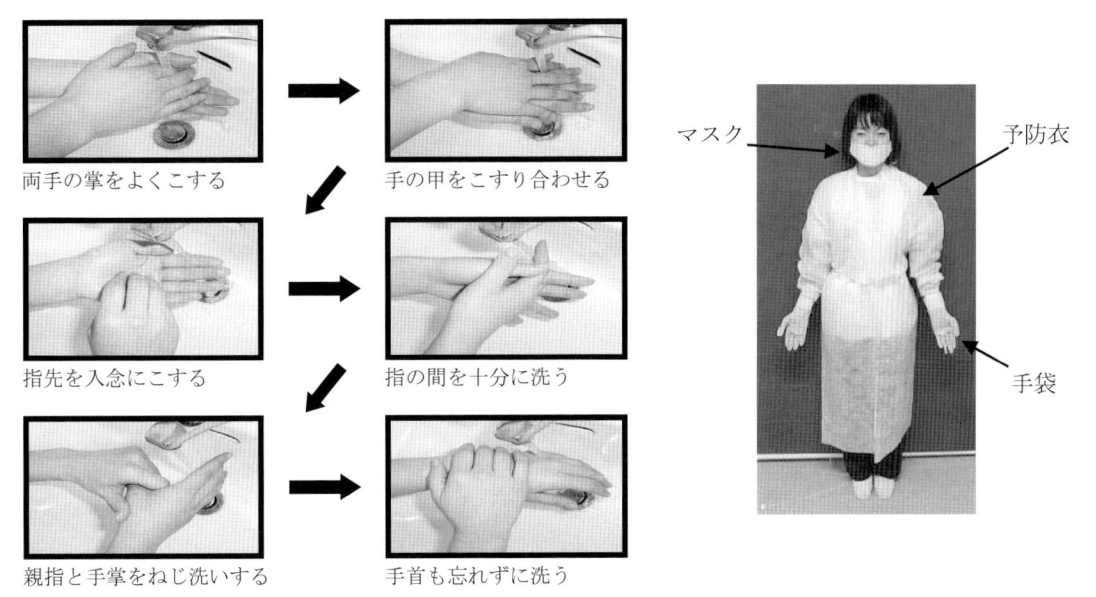

図5 感染予防対策―手洗いの基本（左）とガウンテクニック（右）

るだけで回復する場合もある．炎症所見や貧血の程度，栄養状態を示すアルブミン値（血清アルブミンの正常範囲は3.5〜5.0 g/dl，3.5 g/dl以下は低栄養状態の中リスクと判定）を確認し，摂食・嚥下機能，食事量を評価する．

10. 感染症（院内感染）

感染症はメチシリン耐性黄色ブドウ球菌（MRSA：methicillin-resistant staphylococcus aureus），インフルエンザ，肝炎（B型，C型），結核，HIVなどが問題となっている．ここではMRSA感染症の対策について述べる．

1）感染予防対策―手洗い

MRSAの感染経路は感染者の医療・看護行為の後，手洗いや器具の消毒を十分行うことなく次の患者に接する場合が，最も感染を拡大させる．なかでも医療従事者の手指を介する接触感染が多く，リハは直接患者に触れて行う行為が多いので特に注意が必要である．

手洗いは通常一人の患者を行う前後で実施する（「1患者，1手洗いの原則」）．図5に手洗いの方法を示した．ほかに手荒れがひどい場合は，保湿クリームで手指の保護に努める．

2）感染予防対策―ガウンテクニック（図5）

MASA発生患者のOTを病棟で行う際に必要な予防策である．

リスク管理の流れ

表7に作業療法実施時のリスク管理の流れを示す．

1．作業療法実施前

担当した時点で，作業療法への処方箋やカルテから事前にリスクとなる情報を得ておく．

安静度はベッドアップの許可，術後であれば患部への対処（術後の関節運動や起居動作の可否），治療による安静が必要かを確認する．

バイタルサインは血圧管理や運動負荷量などの目安を確認する．急性期脳梗塞では，急激な脳血流の低下は症状の悪化を招くため，姿勢変換した後の血圧低下に注意する．事前に主治医から運動負荷時の血圧の上限・下限を確認する．

禁忌事項は，特に術後プログラムで注意が必要である．骨折後の関節運動開始時期や運動の方法（他動，自動介助，自動運動），屈筋腱損傷術後の

表 7 リハビリテーション室および病棟で実施する時のリスク管理の流れ

作業療法実施前	・リスク管理に関する情報収集	・安静度の確認 ・バイタルサインの指示 ・禁忌事項 ・感染症 ・服薬 ・治療の状況 ・栄養状態
	・手順の確認	・バイタルサインの手順 ・感染症に対する予防策
作業療法実施中	・病棟看護師，主治医との実施当日，直前の情報交換	・安静度や指示されたバイタルサインの変更の有無 ・禁忌事項の変更の有無 ・感染症の有無 ・当日の状態の確認
	・作業療法実施中のリスク管理の手順	・感染症に対する予防策の実施 ・バイタルサインの確認 ・各種モニターの数値を確認 ・ラインの確認 ・実施中のモニタリング
作業療法実施後	・病棟看護師，主治医への作業療法実施中，実施後の状況報告	・機能障害，ADL の変化の有無 ・実施中の様子 ・安静度の解除に関する意見交換など

運動開始時期，人工股関節術後の股関節脱臼肢位や許容される関節角度を確認しておく．

検査所見では，疾患の活動性を示す指標の変化について確認する．例えば，関節リウマチなどの炎症所見の上昇や薬物による副作用の指標となる肝機能の所見，神経筋疾患における CK（creatine kinase）値である．

感染症はその種類と，例えば MASA であれば検出された部位を確認する．

2．作業療法実施中

作業療法実施直前には看護師，主治医との情報交換は欠かせない．安静度の変更，感染症の発生，当日の疲労の程度などを確認する．

ここでは病棟にて作業療法を実施する時のリスク管理の手順について述べる．

1）感染症に対する予防策

MRSA の場合，通常は病棟にて対応する．感染者は一般には隔離された病室もしくは区画にて作業療法が行われる．病棟の予防策（手洗い，ガウンの着用など）について実施前に聞いておく．

2）バイタルサインの測定，各種モニターの確認

意識状態，脈拍，血圧，SpO_2，呼吸など確認する．病棟で実施する患者は通常各種モニター（心電図，脈拍，血圧，SpO_2，呼吸数など）を装着しているので，おのおののモニターの数値を確認する．

3）ラインの確認

急性期の医学的管理ではバイタルサインなどの各種モニターや経鼻経管栄養のチューブ，補液などを行う輸液チューブおよび留置針，胃瘻の PEG（percutaneous endoscopic gastrostomy）チューブ，尿道留置カテーテルおよびハルンバック，人工呼吸器や気管カニューレなど，生命維持や生体情報の把握を行うためのラインの装着は必須である．作業療法実施中，特に関節可動域（ROM：range of motion）訓練や ADL 訓練（主に起居動作の訓練など）が必要な場合，注意を要する．

作業療法実施前にモニターの装着部位とチューブの走行，長さを確認する．特に関節付近の留置針，胃瘻 PEG などは衣服により隠されているため，必ず場所を視認する．

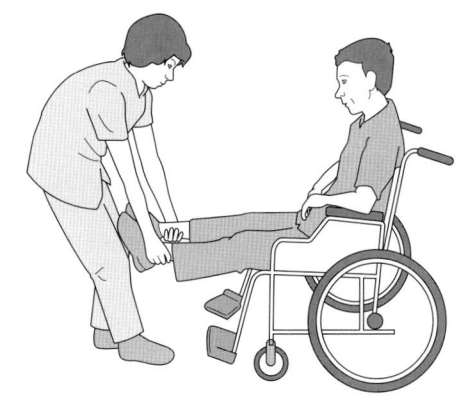

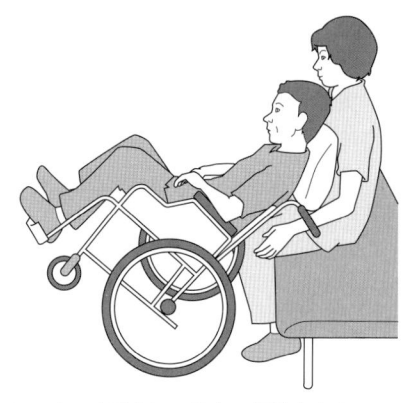

a．下肢を挙上位にする　　　　b．車いす乗車にて後方へ傾斜させる
図 6　車いす乗車時に起立性低血圧を起こした時の対処の例

4）ライン，モニターのトラブルと対処法

ライン，モニターのトラブルの対処法をいくつか述べる．

a．心電図に関する対処

心疾患患者，心疾患を既往にもつ患者では心電図モニターを装着している．作業療法中にアラーム音による警告が出た場合，速やかに対処する必要がある．

アラーム音が鳴った場合，まず心電図波形を確認し，重症な不整脈かどうかを判断する．患者の容態を確認しつつ，病棟であれば看護師や主治医へ応援を要請する．

b．輸液ポンプに関する対処

輸液は大量の薬液を持続して静脈内に注入し，経口で水分摂取できない，または嘔吐・下痢・発汗で体液の損失がある，代謝障害がある時に行われる．アラームが鳴った際は，その原因を確認し（ポンプ本体に表示される場合が多い），適宜，看護師に報告し，対応を依頼する．

アラームには，チューブ内への気泡の混入，輸液ボトルの終了，回路内への空気の流入で発生する気泡混入アラーム，輸液ルートの閉塞による閉塞アラーム，輸液の流量異常に関する流量異常アラームなどがある．

c．輸液チューブに関する対処

輸液中の患者が運動する場合，筋収縮による輸液の逆流を防ぐため，輸液ボトルはやや高位にする．臥床中はほぼ問題はないが，離床が進み座位や立位で作業療法を実施する際は注意を要する．

留置針の刺入部から輸液ボトルまでは約 80～100 cm の高さが必要となる．また留置針を関節可動部付近に刺入している場合は，コネクター部を指で固定し留置針が動かない範囲を確認し，ROM 訓練など実施する．

d．ハルンバックに関するリスク

尿路は最も感染が発生しやすい部位である．尿路感染症は細菌感染症として最も頻度の高い感染症で，院内感染の約 40％を占め，そのうち約 80％がカテーテル留置による尿路感染である．

ハルンバックは膀胱より高く上げると尿が逆流し，感染を起こす可能性があるので，作業療法実施時はバックの位置を常に確認する．また，床上には細菌が存在する可能性がかなり高いので，床に直接バックが触れないようにする．

5）作業療法実施中のモニタリング

離床訓練や作業活動の実施は運動負荷となるため，急性期では失神を引き起こす可能性がある．バイタルサインの変動や患者の反応をよく観察（モニタリング）することが必要となる．頸髄損傷や上部（Th5 以上）胸髄損傷では座位開始まもない時期や体調不良時は，特に注意が必要である．血圧低下に伴う失神の前駆症状として，顔面蒼白・冷汗・嘔気などの脳虚血症状を示すことがある．前駆症状もしくは失神が起きた場合は速やか

に低頭位にし，バイタルサインの確認など行う．図6に車いす乗車時の対処の一例をあげる．

6）作業療法実施後

実施後は可能であれば看護師や主治医と作業療法中の様子，機能的な変化，安静度の変更など，意見交換をしておく．

おわりに

急性期の作業療法は厳重な医学的管理下で進められるため，安全を優先すると離床が遅れ，二次的合併症を起こす可能性が常に潜んでいる．患者に不利益が起きないように，十分なリスク管理を実践し，援助していけるOTの能力開発が必要である．

文　献

1) 徳田安春：アセスメント力を高める！バイタルサイン．医学書院，2011
2) 日本リハビリテーション医学会診療ガイドライン委員会（編）：リハビリテーション医療における安全管理・推進のためのガイドライン．医歯薬出版，2006
3) 辻　哲也（編）：癌のリハビリテーション．金原出版，2006
4) 高橋仁美，他（編）：即解 こんなときどうする！リハビリテーションスタッフのためのトラブルシューティング．中山書店，2011

〔坂本　安令〕

2 SCUの作業療法

はじめに

わが国では2005年に遺伝子組み換え組織型プラスミノーゲン・アクチベータ（rt-PA：recombinant tissue-type plasminogen activator）静注療法が保険適応となり，2006年の診療報酬改定により「脳卒中ケアユニット（SCU：stroke care unit）入院医療管理料」が新設された．

SCUは，脳卒中専門病棟のうち重症患者や低体温療法，血管内治療などの特殊治療に対処できるように機器の整備や人員配置を施した集中治療室である[1]．SCUでは脳卒中治療を専門の医療チームで集中的に行い，生命を救い，再発や症状の進行を防止し，機能を保つことを目的としている．また，治療から早期のリハビリテーション（以下，リハ）までの一貫した総合的治療を組織的・計画的に提供することが特徴である．

本稿では2006年8月に開設した当院SCUの取り組みを紹介するとともに，作業療法の関わりについて述べる．また，患者の動向調査からSCUに入室した患者のADL変化と訓練内容を合わせて紹介する．

当院SCUの紹介

1．構成メンバー

構成メンバーは脳神経外科医5名，神経内科医4名，看護師2名，専任作業療法士（以下，OT）1名，専任理学療法士1名，専任言語聴覚士1名，ソーシャルワーカー1名，薬剤師1名であり，各メンバーが連携して治療にあたっている．

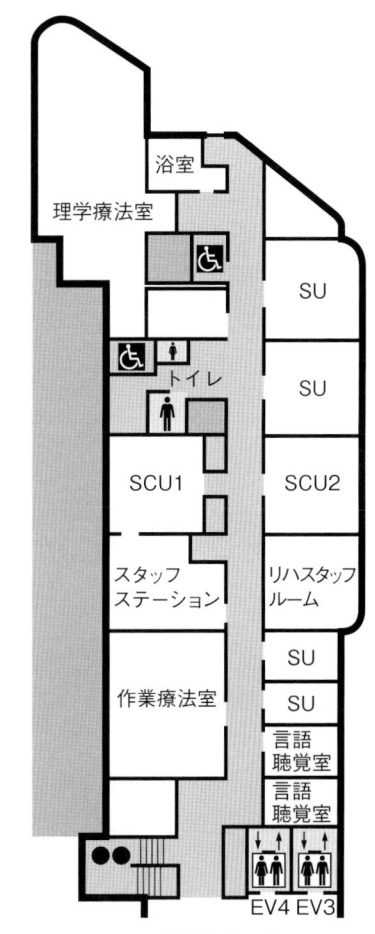

図1 脳卒中センター

2．病床と環境（図1）

当院脳卒中センター18床のうち，SCUは6床である．患者は入院後SCUにて最長2週間の治療を受け，その後SUまたは他の病棟に転室する．リハは入院当日に処方され，土日祝日を問わず当

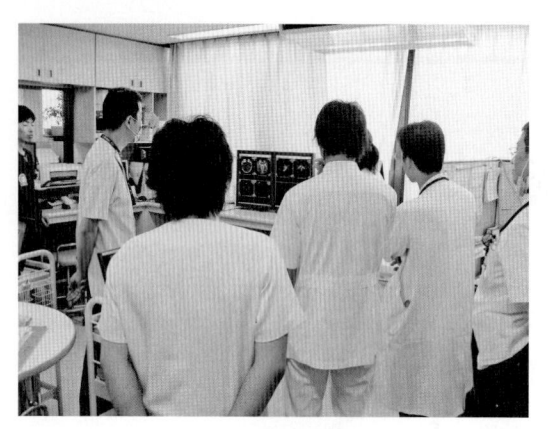

図2 新患紹介

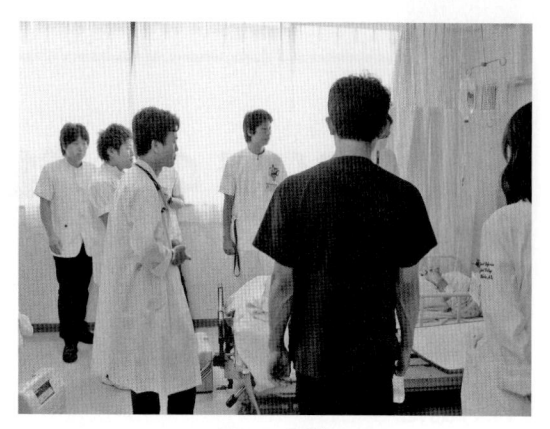

図3 回診

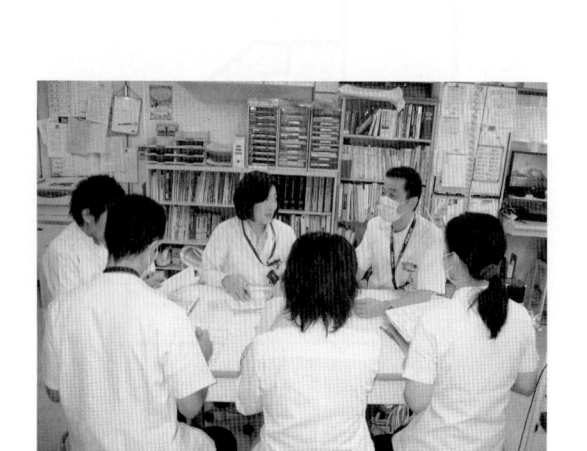

図4 カンファレンス

日または翌日から開始される．脳卒中センター内には作業療法室，理学療法室，言語聴覚室，リハスタッフルームがあるため，病棟とリハ部門に物理的なバリアがなく，情報交換が負担なくできる．また，病室，療法室，トイレ間の距離も近いため，離床後の機能的評価やADL訓練も容易に可能である．

3．回診およびカンファレンス（図2～4）

チームメンバー全員が参加するルーチンな業務には回診とカンファレンスがある．

回診は毎朝主治医が新患紹介，画像の説明を行い，その後SCU入室患者を診察しながら全身状態のチェックやチームメンバーに治療の指示を出す．回診はリハスタッフや看護師が主治医に患者の全身状態を質問したり，変化点を報告する機会でもあり，連携の重要な場となっている．回診内で行われる情報交換の例を表1に示す．

カンファレンスは週1回各職種の代表者によって行われる．ここでは主治医から患者の状態と今後の治療方針，リハスタッフからリハの進行状況，看護師から病棟での問題点，ソーシャルワーカーから社会的情報が報告され，主に転帰について検討される．当院はリハ専門病床を有さず地域完結型の病院であるため，早期から情報交換し，転帰先を決める必要がある．このため，医学的治療のプランに加えてADLの予後・予測や家族関係・経済状況などの社会的因子を各メンバーが持ち寄り，早い段階で総合的に転帰先を検討している．

4．リハビリテーション業務

SCUにおけるリハスタッフの配置要件は「脳血管疾患等リハビリテーションの経験を有する専任の常勤理学療法士またはOTが1名以上，当該治療室に勤務していること」[2]である．当院では専任の理学療法士，OT，言語聴覚士を配置し，3職種が入院当日または翌日から評価・治療をスタートする．基本的に午前が理学療法，午後が作業療法，その間に言語聴覚が行われる．急性期の患者は同日でも状態が変化するため，タイムリーに情報を共有する必要がある．施設基準上SCU

表1 回診内で行われる情報交換の例

- ●医師→セラピスト
    - ・本日，脳室ドレーンを抜去するので安静度はフリーとします
    - ・心筋梗塞がみつかったのでベッド上での関節可動域運動のみとしてください
    - ・吐き気があるので徐々にギャッジアップしてください
    - ・t-PAにて梗塞部位が再開通しました．出血していません
    - ・バルーン抜去するのでトイレ動作訓練をお願いします
    - ・訓練中に血圧変動するなら薬を調整します
    - ・高次脳機能障害が疑われるので評価してください
    - ・全身状態が安定したので経口摂取の評価をしてください
    - ・失語症のタイプは何ですか
    - ・タップテスト前後で，機能に変化はありますか
- ●セラピスト→医師
    - ・訓練中の血圧変動が著明ですが，運動負荷はこれまでどおりでよろしいですか
    - ・MMSE (mini mental state examination), TMT (trail making test) の結果報告
    - ・訓練中，両肩の痛みを訴えます（X線撮影する）
- ●看護師→医師
    - ・インアウトバランス，発熱を報告
    - ・夜間眠れず，起きていました（眠剤調整する）

の看護基準は患者3に対して看護師1であるため，日々の訓練前には担当看護師から最新の患者情報を得やすい環境にある．また，電子カルテにより他部門の情報を随時チェックし，掲示板機能によりすべての担当者に情報を伝達している．

SCUにおけるリハ科の役割は早期離床による廃用症候群の予防と早期ADL獲得である．このためには十分にリスク管理しながら運動を進める必要がある．当院では医師とともに作成した血圧・脈拍などに関する運動負荷基準（表2）を用いて，モニタリングしながら離床を進めている．リスク管理が重要である一方で，慎重になりすぎることにも注意しなければならない．急性期は患者が機能的に最も回復する時期であるため，廃用症候群による回復のブレーキをかけずにファシリテートする働きかけが同時に求められる．

全身状態が安定しSCUを退室した患者は，脳卒中病棟（SU：stroke unit）または他の病棟に転室する．この時リハ担当者もSCU専任者から一般病床担当者に引き継がれる．その後は評価・訓練を実施しながらソーシャルワーカーを窓口として転院先の決定や在宅調整がなされる．

SCUにおける作業療法士の関わり

OT・理学療法士ともに関わりの目的の第1は，離床を図り廃用症候群を予防することである．このためバイタルサインをチェックしながら徐々にギャッジアップし座位耐久性を高めていくことはOT・理学療法士ともに共通したアプローチである．その後，OTは座位・立位保持といった基本動作能力の改善を図りながら，それを摂食・整容・トイレ動作などのADL動作に結びつけるようアプローチを行う．

食事時には言語聴覚士や看護師とともに摂食動作能力を評価する．OTは主に摂食時の姿勢や上肢の操作方法，高次脳機能障害の影響を評価し，環境調整や介助方法を検討する（図5）．

バルーンを早期に抜去することは感染症の予防や尿意の出現に有効であるが，立位保持の介助量があまりにも大きければトイレを使用した排泄は現実的に困難である．このため作業療法では早期に立位の介助量を軽減し，患者をトイレに誘導しやすくすることが重要な役割である．早期獲得のポイントは，麻痺の回復を待つことなく，残存機能や代償動作をフルに用いて動作能力を高めることである．方法の詳細は第Ⅳ章の「10．排泄」を

表 2 運動負荷基準

早期離床開始の注意点	運動療法中止基準	心疾患合併例の中止基準
■脳梗塞 ・ラクナ梗塞は診断日より離床開始 ・rt-PA 使用後 24 時間は離床せず，関節可動域運動のみ実施 ■くも膜下出血 ・ドレーンをクランプして離床	■血圧 ・安静時血圧 200/120 mmHg 以上，安静時血圧の 80％以下 ・運動，姿勢変換にて収縮期血圧 220 mmHg または 40 mmHg 以上の上昇 ・運動，姿勢変換にて収縮期血圧 20 mmHg 以上の低下または安静時の 80％以下に低下 ■心拍数 ・安静時すでに動悸・息切れがある ・心拍数 120/分以上 ・運動時心拍数 140/分以上または安静時の 30％以上上昇 ・運動によって増える不整脈 ■熱発 ・38 度以上の場合は関節可動域運動のみ実施 ・熱発に伴う嫌悪症状の出現 ・炎症症状が高値または上昇傾向 ・肺炎による呼吸苦，経皮的動脈血酸素飽和度（SpO_2）の低下	■自覚症状 ・胸痛，呼吸困難，動悸，めまい，ふらつき疲労感，吐き気，冷や汗 ■心拍数 ・安静時 120/分以上 ・運動時 40/分以上の上昇 ■血圧 ・収縮期血圧 30 mmHg 以上の上昇または 20 mmHg 以上の低下

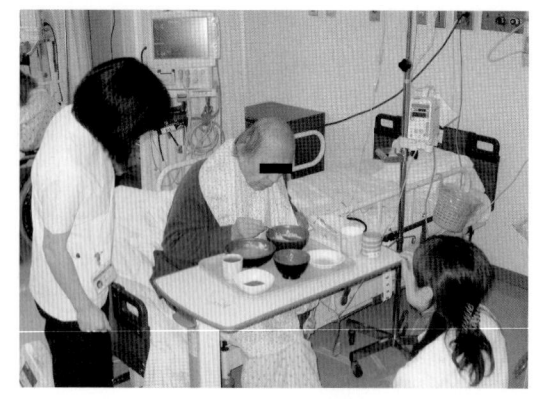

図 5 作業療法士と言語聴覚士による食事の評価

参照いただきたい．

急性期では，意識障害に伴う発動性の低下や注意障害が ADL 動作に影響を与えていることも多いため，定量的・定期的に評価を行い，影響を随時把握しておくことも重要である．

図 6 は SCU に入室した意識障害が比較的軽度の患者の ADL 変化である．この患者は 70 代，男性，診断名はアテローム血栓性脳梗塞，右片麻痺，失語症で，発症当日 rt-PA 治療を行った．リハは発症翌日より開始した．開始時の Japan Coma Scale（JCS）は 3，発声・発語による表出は認めず，首ふり・うなずきにて意思表示し，理解面は口頭指示とジェスチャーにて一語文がなんとか可能であった．社会面は，周囲と進んで交流はしないが訓練に協力的であった．

Brunnstrom's recovery stage（BRS）は上肢Ⅰ，手指Ⅰ，下肢Ⅱで端座位保持はセッティングにてなんとか可能であり，動的座位では立ち直り反応は認めず，容易に傾倒した．立位および ADL はほぼ全介助であった．

作業療法では，①バイタルサインをチェックしながら離床および覚醒レベルの向上，②端座位の安定化，③立位保持能力の向上，④関節可動域（ROM：range of motion）の維持，⑤上肢・手指随意性の向上を目標にアプローチを開始した．

症例は発症 9 日目に SCU から SU へ転室した．転室時点で意識はほぼ清明となり，コミュニケー

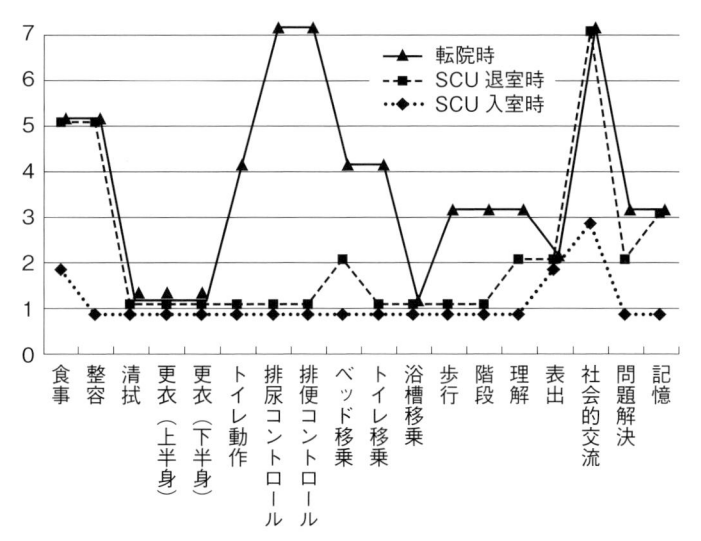

図6 SCUに入室した患者の機能的自立度評価表（FIM）

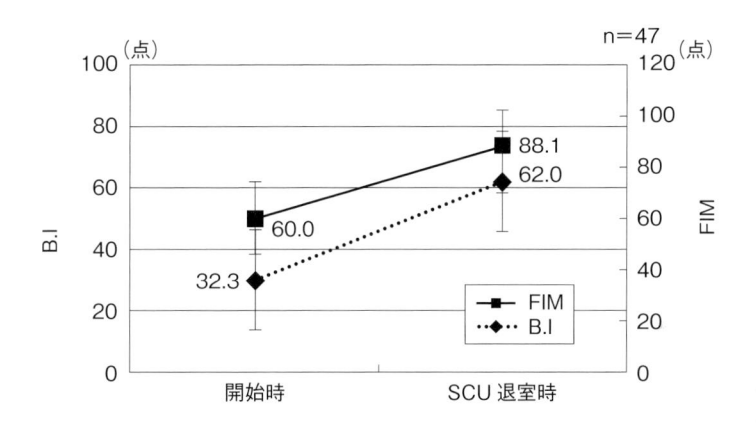

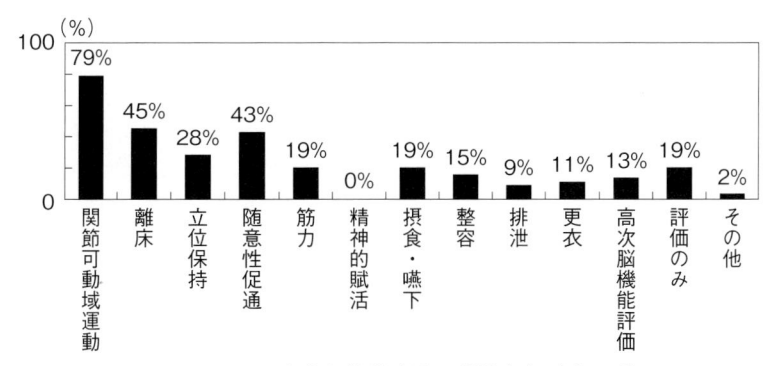

図7 ADLの変化と作業療法の訓練内容（清明群）
B.I：バーセル指数　FIM：機能的自立度評価表

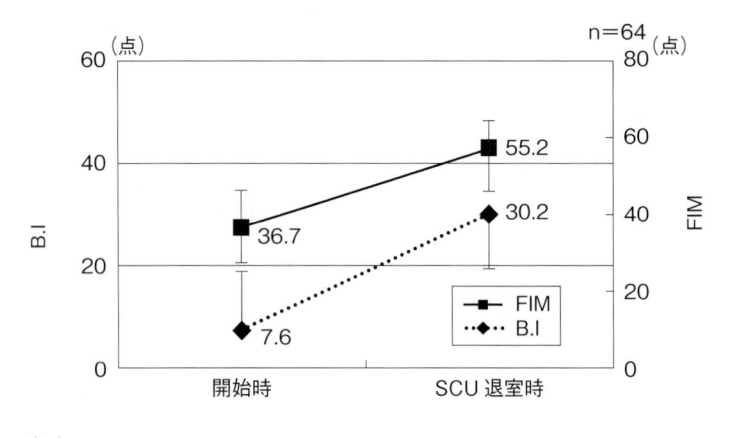

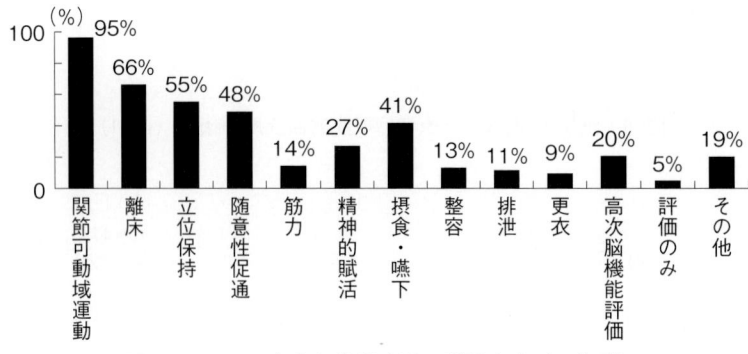

図 8　ADL の変化と作業療法の訓練内容（Ⅰ桁群）

ションは復唱が可能で，理解面は著変ないが運動学習が良好であった．BRS はⅡ-Ⅰ-Ⅱ，端座位はセッティングなしでも保持可能で，動的座位は軽介助であった．立位は手すりを把持すれば見守りで保持可能であった．食事・整容動作も見守りで可能となったが，起居・移乗動作は重度介助を要した．

作業療法では，目標を①起居・移乗動作能力の向上，②車いす操作獲得，③排泄動作獲得，④ROM の維持，⑤上肢・手指随意性の向上に変更し，アプローチを行った．その結果，発症50日目に起居動作見守り，移乗動作軽介助，トイレ動作軽介助となり，回復期リハ病院へ転院となった．

この症例のように意識レベルが JCS Ⅰ桁で重度の片麻痺がある場合，SCU では覚醒レベルおよび座位・立位姿勢保持能力を高めて，その後のADL 動作獲得のための土台（要素的機能）を形成すること，SCU から SU へ転室後は形成された土台をもとに，起居・移乗動作や立位での ADL 動作能力を高めることが課題といえる．

SCU に入室した患者の JCS 別の ADL 変化と作業療法の訓練内容調査[3]

対象は 2006 年 9 月から 2007 年 8 月までの 1 年間に SCU に在室し，作業療法が処方された患者190 名（脳梗塞 97 名，脳出血 70 名，くも膜下出血23 名）である．SCU 在室期間は 7.3±4.4 日，作業療法全実施期間は 34.6±30.7 日である．

作業療法開始時の JCS が清明群（n=47）は，開始時の摂食・整容が自立しており，尿・便意が保たれていたが，立位動作を伴う ADL には介助を要するレベルであった．作業療法では ROM 運動とともに離床や麻痺に対する随意性促通など機能障害に対するアプローチを中心に実施し，1 週

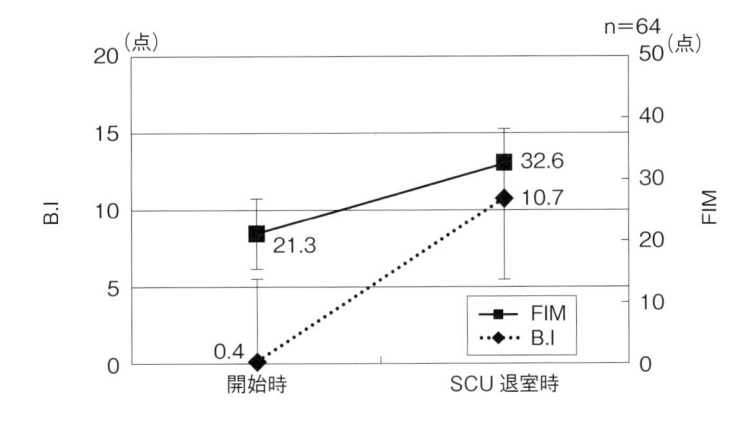

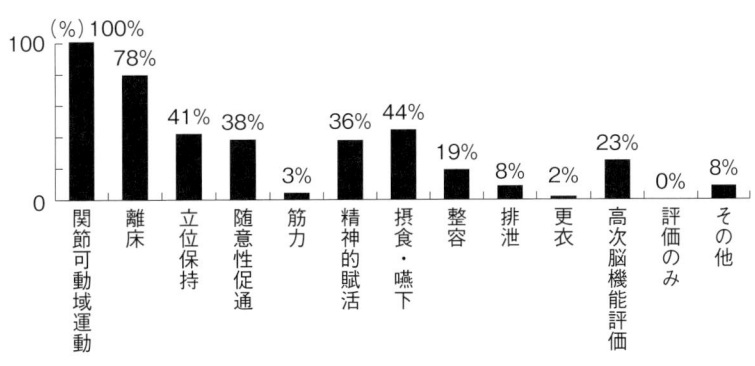

図9 ADLの変化と作業療法の訓練内容（Ⅱ桁群）

間以内に移乗監視レベルに至った例が多かった（図7）．

JCS Ⅰ桁群（n=64）は，開始時の摂食が一部介助レベルであり，ROM運動，離床，随意性促通，立位保持訓練を積極的に行うとともに，摂食・嚥下の訓練の割合も比較的高かった．1週間以内に，摂食・整容・排泄管理が可能となりSUまたは他の病棟へ転室する患者が多かった（図8）．

JCS Ⅱ桁群（n=64）は，開始時ADLが全介助であり，ROM運動，離床を積極的に行うとともに，摂食・嚥下の練習も4群中最も多く行っていた．1週間後には摂食がなんとか可能なレベルに達し，SUまたは他の病棟へ転室した（図9）．

JCS Ⅲ桁群（n=15）は，開始時ADLが全介助レベルであり，ベッド上でのROM運動と一部離床も実施していた．SUまたは他の病棟への転室時もADLは全介助レベルであった（図10）．

作業療法開始時には75%の患者で意識障害を有しており，意識障害の程度に合わせたアプローチを行っていた．特にJCSがⅠ桁，Ⅱ桁の患者に対しては，離床に加えて立位保持練習や摂食・嚥下練習を行う傾向があった．

JCS Ⅲ桁群を除き，ADL能力は向上を認めた．これは，SCUの医療チームが連携して計画的に治療を提供した結果と捉えられる．

おわりに

SCUは一般病床とは別に設定された施設基準によって，濃厚な治療とリハを提供することを特徴としている．連携されたマンパワーによって質の高いサービスを提供することが理念の柱であり，これはチームアプローチを基本とするリハの理念と通ずるものである．

SCUを退出した後もリハは続き，回復期，維持期へと引き継がれていく．急性期を担当するス

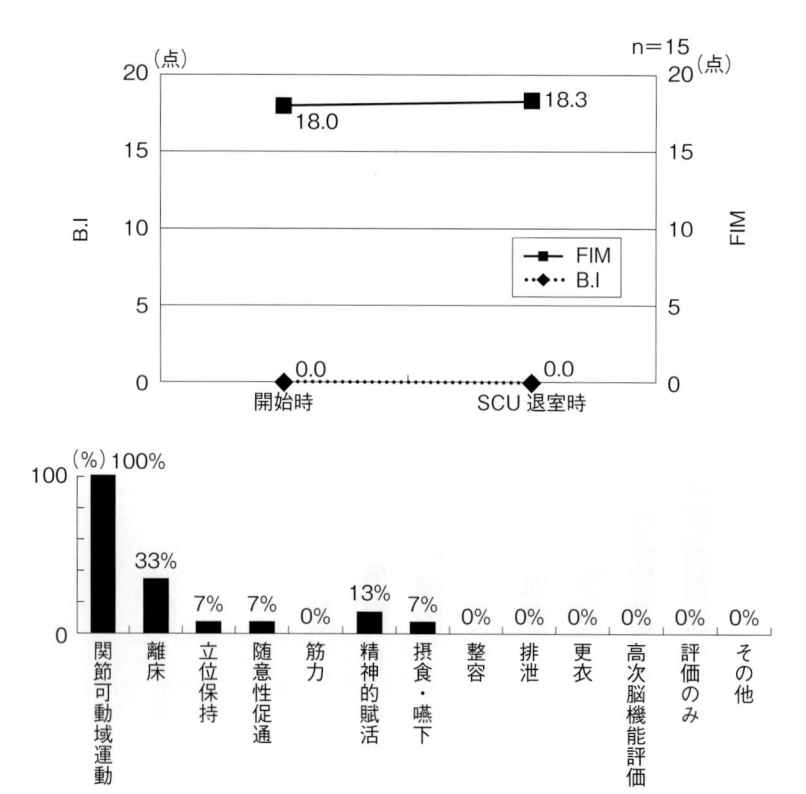

図10 ADLの変化と作業療法の訓練内容（Ⅲ桁群）

タッフは，対象者をその後の回復期リハにスムーズに入っていくことができる状態にする責任がある．不要な安静を避け，ADLを拡大する関わりを展開するとともに，今後は介入を検証して，より実効力のあるアプローチ方法を確立していく必要があろう．

文　献

1) 原　寛美，他：脳卒中リハビリテーション・ケアの実際．自立支援とリハビリテーション　3：30-39，2005
2) 杉本恵申：診療点数早見表．医学通信社，2010，pp 772-773
3) 井村由子，他：当院SCUでのOTの関わり．第42回日本作業療法学会抄録集（CD-ROM），2008，p 90

〔鴻　真一郎〕

3 回復期のADL

はじめに

 回復期のADLを向上させ，自立に向けた評価とアプローチのポイントを具体例を提示して述べる．回復期の患者は，麻痺や筋力などの機能面が変化していく段階である．できないADLをできるADLにするためには，麻痺側・非麻痺側ともに能力を引き出していき，それを実生活でも最大限に活かしていけるように進める．そのためは，ADLの各項目において，実際場面でできづらいADLを明らかにし，できないでいる要因を捉え，さらにその動作だけではなく，生活や一連の動作の流れを全体的にみる必要がある．一連の動作の中で，何をしようとしないのか，できないのか，できない要因は何か，どのようにすればできるか，そして基本動作との関係はどうかを明確にする必要がある．

 そして，本稿では最後に急性期から回復期，回復期から維持期への移行を円滑に進めるためのシステムである，脳卒中地域連携クリニカルパスについても述べる．

各項目で観察・評価するポイント

1．起居動作
1）布団の扱い方

 起き上がりだけでなく，うまく寝ることができるか，布団がじゃまになっていないかをみる．起き上がる時に，布団をベッドの横（起き上がる側とは逆）側にどけることができるか，足元にどけることができるか，あるいはどちらがその後の動作に都合がよいかも考え，まずは非麻痺側の上肢・下肢で布団をどかす方法を指導する．さらに，またどちらがうまく布団をかぶれるかも考えて，その動作を指導する．

2）ベッド上での体の位置

 寝返るためには，寝返る側にスペースが必要である．下肢を下ろし，ベッド柵につかまり起き上がるには，つかまって力を入れやすい所に体を位置させなければならない．ベッド上で左右や上下に体をずらすことができるかもみる必要がある．また，ベッドのどのあたりに座ると，最適な位置に寝ることができるかをみて指導する．

2．整容動作
1）道具の置き場所

 歯ブラシ，歯磨き粉，櫛，髭剃り，化粧品，タオルなど，整容に関する道具は人によって異なり，数も多い．実施場所も洗面所，ベッド周囲などさまざまだが，病院では洗面所が共用であるため，そこに置いておけない場合もある．そのため，道具をどこに置いておけば，自分で取れるか，どうやって道具を持って洗面所まで移動するかも重要になる．

2）洗面所での姿勢

 座位で行うか，立位で行うかは，安定性だけでなく，床を水で濡らさないか，衣類が濡れたり，吐き出した歯磨き粉で汚さないかも重要なポイントである．また位置についても，洗面所の真正面からか，斜めからか，立位あるいは車いすを含めた座位でアプローチするか，その人に合わせたよい位置を探す．さらに洗面台への近づき方も考え

ないと，患者によってはうまくできない．

3）身だしなみへの意識
髪型や，髭，化粧を鏡をみて整えたり，人前に出る時の意識がどの程度かも評価し，自分で髪をとかしたり，化粧も実際にするように勧める．

3．トイレ動作
1）スイッチ類，ドアの操作
排泄動作以外にも，トイレの電気スイッチ操作やドアの開閉を行う際の立ち位置や開け方，閉め方を評価する．どの位置に立てば，安定してスイッチやドアノブに手を伸ばせ，自身がじゃまにならず，バランスを崩すなどの危険を回避して行えるか，また部屋からの移動を考えると，体の向きはどうすれば効率的かをみる．

2）夜間，早朝の安全性
日中と比較して安全性を評価する．夜間は部屋の電気をつけることや，装具をはいていないこともある．そこで，装具と靴を装着するのか，車いす移動のほうが実用的か，履物はスリッパでも安全なのかを判定する．また夜間や早朝の状態を看護師などに確認し，状況に合わせて自立の方法を選択する．そして，回復に合わせ，より実用性の高い方法を着実に進める．

4．更衣動作
1）衣類の置き場所
自分で更衣動作を行うためには，着る衣類を準備し，脱いだものは片づけなければならない．よって，どのような方法であればロッカーやタンスから衣類を取り，持って安全に移動できるかをみる．

2）習　慣
病前は1日の中で，いつ着替えていたのか，外出しない場合はどうだったのか，下着を取り換える頻度，着用したものは，いつ洗濯するのかを知り，なるべく習慣に合わせて着替えの実行を進める．

3）衣類の種類
本人が自宅でどのような服を着ていたのか，寝る時，外出時や靴下をいつもはいていたかどうかを知り，病院内でも自分の服を着るようにする必要がある．

5．入浴動作
1）準　備
一人で入浴する場合は，浴槽のお湯，シャワーチェアーなどは誰が準備するかを確認し，事前に練習する必要がある．衣類やタオル，洗面道具などを浴室まで運ぶ方法も確定させる．また，一人で入浴できず作業療法士（以下，OT）の介助浴なのかをみる．介助浴に関しては第Ⅳ章の「11．入浴」を参照．

2）浴室内移動
通常の歩行が杖や歩行器を使用している場合，浴室内に持ち込むのか，手すりで移動するのか．さらには装具なしや濡れた床面での移動能力も評価が必要である．

安全管理として，手足の泡を洗い流してから手すりなどにつかまって立ち上がる，殿部の洗体後，椅子に座る前に泡を流す，といった転倒の危険を防止する方法を確実に行っていくように指導し，習得・体得させる．

3）所要時間
疲労や寒さを考慮すると，30〜40分程度で終了することが望ましい．介助量が多い場合は，どの部分を本人が行うのか，介助者が介入するのかを検討して行う．

4）習　慣
更衣と同様に年齢などによって個人差が大きいADLである．頻度や時間帯，浴槽に浸るかシャワーのみか，洗体用タオルなど使用物品もあらかじめ聴取する．

目標決定とプログラム

ADL評価で，できないあるいはできづらいことの要因を解析し，どのように問題解決をするのか，その人のADLをどのように高め，自立に向けるかを具体的に明確にし，これを目標とする．

また，病棟生活の中で特に重要なものを見極める．

プログラムは，どのようにすれば，能力を最大限に引き出し，活用することができるのか，生活の中で実現する方法を工夫し実践する．具体的な指導方法は，基礎訓練，動作訓練，補助具の活用，環境調整に分けられるが，そのことを簡明に説明する．補助具や環境を活用し，使いこなす能力を回復期において再獲得させ，自立につなげる．

1．基礎訓練

ADLを構成する基本動作や要因となる機能障害に対する指導・訓練を実施し，機能の向上を図り，活用する能力につなげる．排泄動作の自立は自宅復帰の要の動作となることが多いが，排泄動作の自立には座位保持動作，移乗動作，立ち上がり・立位保持の動作，立位を保持しながらパンツを上げ下ろす動作など，基本となる動作が基盤にある．したがって，回復期の訓練ではこれらの基本動作をその人に合わせて，徹底的に訓練し動作が安全・確実にできるようにしなければならない．

2．動作訓練

実際のADL動作を訓練して上達させる．ただ動作を「やってください」では上達せず，手足の位置や非麻痺側の動かし方，力を入れる方向など具体的に指導し，確実に覚えるまで繰り返し行う．動作がたとえできても，動作をこれからの生活場面で実施して自立し暮らしていくためには，その動作を実施し続ける体力が必要である．訓練の中で動作を繰り返し，実施し続ける体力と，実施することがあたりまえとする意志力ももたせる．また，高次機能障害の人では一度できても本当に習得・体得した状態にまで仕上げないと，中途半端になり転倒の潜在的素因となる危険があるので，防止するためにも念には念を入れて100％までに仕上げる．100％とは，自宅は当然であるが，たとえ他の場所で動作しても慌てず混乱せずできるまでである．

3．補助具

義肢，装具，自助具で動作を行いやすくできるようにする．これら補助具は，渡せばできるようになると思うのは，まったくの誤りである．その用具を安全に使いこなし管理できるように，実際場面の調査をもとにシミュレーションし，その状況でなんどでも補助具が使えるようにする必要がある．

4．環境調整

動作を行いやすくするためには，手すりの把持位置や車いすを止める位置にテープで印を付けたり，必要な場所に椅子を設置したりして調整する．実際場面のシミュレーションを病院内の訓練では設定し，高次機能障害の人などでは，毎回の訓練でこの環境を設定して訓練を実施する．環境の設定が誤っていたり，また設定どおりに毎回動作しなければ，ある意味危険を積むことになるので，確実に環境は設定する．

人的環境も含み，必要な場面での口頭指示など，看護師，介護士といった病棟スタッフとの連携・協業し，病棟などの場面でも同じ指導方法をとれるようにしていく．退院時には自宅などでのキーパーソンや介護にあたる人にも十分の情報を提供し，必要に応じて実習の機会を設け，十分に動作に慣れてもらい習熟してもらう．

以下に，症例をとおして家庭復帰に向けてADL動作を自立させるための，具体的な評価とアプローチを述べる．

症例1—ベッド上で更衣動作自立を目指した例

70代，女性．脳出血による左片麻痺．発症2週～2カ月までは，尿路感染による菌血症，胃潰瘍，インフルエンザ感染で全身状態が安定せず，積極的なリハビリテーション（以下，リハ）が困難であった．

1．基本動作中心のアプローチ（発症3カ月目）

この時の身体機能は，Brunnstrom's recovery stage（以下，BRS）では上肢，手指，下肢ともにⅣレベル，上肢・下肢とも重度感覚障害であった．非麻痺側の徒手筋力検査では体幹3，下肢4-．痩せ型で，これまでの体調不良の結果，易疲労で臥床していることが多かった．高次脳機能に問題なく，神経質で怖がりな性格である．

1）基本動作の評価

立位は麻痺側膝折れがあり，移乗動作に軽介助が必要である．ベッド上での長座位は自立可能で，端座位は静止状態では安定しているが，下方へのリーチで麻痺側にバランスを崩すことがあった．また，ベッド上の臥位では体をずらすことは困難であった．

2）目標（1カ月間）

この時期は更衣を自立させるための基本動作能力の獲得が重要で，立位・端座位ともにバランス能力の向上と，ベッド上で体の位置が調整できるようになることを目標とした．

3）プログラム

基礎訓練として，立位・端座位とも輪の取り入れ作業により非麻痺側で体重支持し，安定を図り，そこから徐々に体重を移し，麻痺側で支持する機能の強化を行った．また，端座位で横移動を麻痺側と非麻痺側の両方で行った．これは，殿部を引きずるのではなく，非麻痺側上肢・下肢で体重を支持し，座面から数cm殿部を浮かせて行うもので，麻痺側移動はその状態で非麻痺側支持を保ちながら，顔と体幹上部を非麻痺側に向け，そして殿部を麻痺側に向けて体幹を少し回旋し行うものである．これは，バランス練習になるとともに，さまざまなADLを行ううえで座位で体をずらさなければならない時に役立つ．そのほか，ベッド上では背臥位で殿部をあげる，非麻痺側下肢の上に麻痺側下肢をのせて上にあげる訓練で，筋力強化を行った．

実際の更衣に関連する動作訓練として，麻痺側下肢を組む（第Ⅳ章の「4．更衣」を参照），ベッド上で位置を調整して起き上がる訓練を行った．この時，非麻痺側とベッド柵の距離はどのくらい空いていればよいかなど，具体的に指導しなければならなかった．

2．実際の更衣動作へのアプローチ（発症5カ月目）

1）基本動作評価

立位は，ふらつくことがあり移乗動作は監視が必要であった．端座位は自立レベルだが，麻痺側や下方リーチへの恐怖心が残存した．起居動作は自立．歩行は4脚杖とオルトップ装具で監視レベルであった．

2）更衣に関する評価

退院後，実際に使える動作にするためには，入院中の動作だけではなく，入院前の状態や介護力を確認しなければ，実用性がなくなってしまう危険がある．

a．入院前の更衣習慣

起床してからの活動時間帯と就寝時に衣服を着替えていた．活動時間帯の衣服は，毎日異なるものに変える習慣はなく，数日同じものを着ていた．

b．衣類の種類

かぶり着とウエスト部がゴムのズボンが多く，寒い時期には前開き着を上から着ていた．活動時は靴下も着用しており，衣服はすべてゆったりしたものを好んでいた．

c．退院後の生活と介護状況

介護者である息子夫婦は日中仕事で不在のため，退院後通所サービスを利用する予定である．介護者は転倒に対しては神経質であった．通所サービス前の身支度はできる限り自立してほしいと望んでいた．

3）目標（1カ月間）

ベッド上で更衣動作の自立，転倒リスクを最小限にするために，下衣は臥位で，上衣・靴下は座位で行うことを目標とした．

4）プログラム

a．具体的な動作指導と練習

特に下衣は，臥位で行うということになじみが

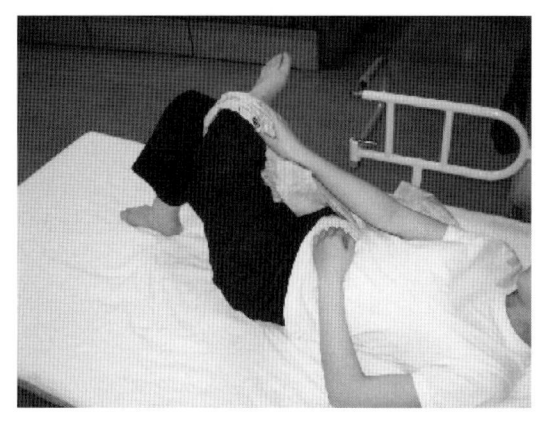

図1　麻痺側足先を入れる

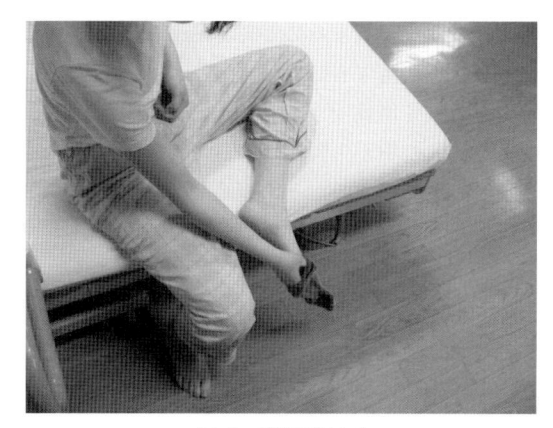

図2　靴下をはく

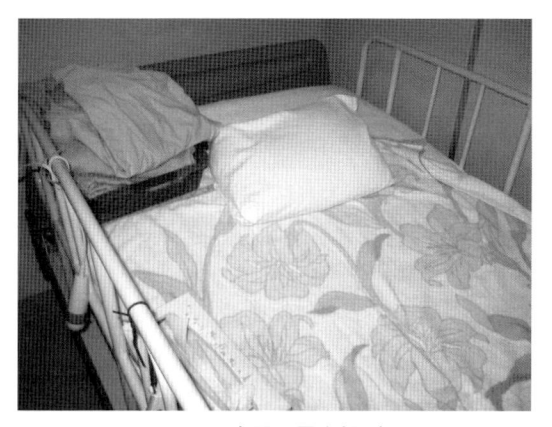

図3　衣服の置き場所

ないため，臥位での動作方法を明確に指導することが必要であった（詳細は第Ⅳ章の「4．更衣」を参照）．例えば，足先を入れやすいようにズボンのウエスト部から裾を手繰り寄せて握っておくことから始めるのがポイントなど，具体的に指導する必要があった．特に麻痺側足先をズボンに通す際，視覚で確認しやすいようにする必要があり，背臥位で膝立てした非麻痺側下肢の上に麻痺側下肢を組むようにした（図1）．

端座位動作では麻痺側に倒れ込むのではないかとの恐怖心の対策として，麻痺側の靴下を履く際は，非麻痺側下肢はベッドから下ろし，麻痺側下肢を胡座にしてベッド上に置き，足先はベッドからはみ出させるようにした．これにより，足部は靴下を入れる際に安定した（図2）．同様の肢位で麻痺側の靴着脱も可能となった．

b．自分で衣服を準備できる環境設定

私服はかぶり着とズボン，靴下を用意し，活動時間帯は私服，就寝時間帯は病衣を着ることとした．なお，病衣は前開きタイプとし訓練をできるようにした．

症例は行動範囲がベッド上に限られていたので，そこから手が届く場所に衣服を置かなければならなかった．そこで枕元に箱を置き，その中に衣服を入れることで，いつでも自分で更衣ができる環境をつくった（図3）．病前の習慣からも毎日異なった衣服に変える必要はなく，上下2枚ずつ入れて置き，数日ごとに介護者が入れ替えることとした．

c．活動時間に合わせた練習と病棟スタッフとの連携

病前のように活動時間帯と就寝時間帯の衣服を着替える習慣を再獲得することも必要である．動作方法が習得され，OTの口頭指示なしでも可能となったところで，病棟スタッフとの訓練に移行した．朝の検温時に私服に着替え，夕方は4時ごろに病衣に着替えることとした．はじめは定時に声かけ，監視してもらった．

問題なく行えていることが確認できれば，スタッフの介入をなくすが，一人で行ううえで重要なことは，必要時までに着替えておくことができ

るよう時間を配慮することである．退院後，通所サービスを利用する時には「迎えが来る前には着替え終わって準備できている」ということができるように入院中から習慣をつけてできるようにすることが重要である．そのため更衣開始の時間は厳密に決めず，「検温までには私服に着替えておく」「活動（リハ）終了後は就寝までに着替えればよい」というように，出かける前までに身支度を整えるようにすることとし，就寝前には着替えるということを，入院時の活動に合わせて実施した．

訓練開始後，約1.5カ月で更衣動作は自立した．

症例2—介助浴から自立までの入浴訓練

50代，男性，心原性脳塞栓症による左片麻痺．発症後1カ月経過し当院に転院．当院で4～5カ月程度のリハを行い，ADLの自立と家庭復帰が最終目標である．

この症例に対する入浴訓練について述べるが，回復期で身体・高次脳機能の回復が大きく見込まれる場合では，まずは安静度の関係および身体動作能力の低さから特殊寝台浴から始まり，介助浴という経過を経る．ここでのOTの役割は介助浴前の初回入浴訓練を行い，移動方法や洗体など必要な介助を明確にし，安全な介助浴につなげることである．そして，患者の機能回復に応じて再評価，指導を行い，自立に導くことである．

1．初期の入浴へのアプローチ（入院後1カ月）

転院直後の身体機能は，BRSでは上肢，手指でⅢ，下肢でⅤであった．上肢・下肢は筋緊張が高く，足クローヌスがあり，表在・深部感覚は軽度鈍麻であった．高次脳機能は左側視空間無視，注意障害による左側への不注意，よそ見や動作持続困難があり，指示や促しがなければ自発的に動かなかった．

1）基本動作評価

起居動作自立，移乗動作は手すり支持で監視，T字杖歩行は視線を床面からはなせず，注意の問題から，よそ見や急なスピードダウンがあった．常時，腰を支持するなどの直接的介助は不要だが，急に後方や左方にバランスを崩すことがあり，近位監視は外せなかった．そのときどきによっての調子が異なるため，病棟スタッフとの歩行は未実施だった．

2）病前の習慣

両親（80代）と3人暮らしで，毎夜入浴を行っていた．浴槽へは他の家族が入る時は浸かっていたが，それ以外はシャワー浴のみだった．お湯は母親がはっていた．

3）目標（2週間）

高次脳機能障害による介助量の多さを考慮し，最初は移動・移乗面を中心にアプローチを行うことにした．具体的には，浴室内移動は監視もしくは軽介助，浴槽への出入りは軽介助，背中など難しい部分の洗体や更衣動作は要介助で病棟スタッフとの介助浴に移行させることとした．そのため，まず病棟内杖歩行をリハスタッフ以外とできることも重要と考えた．

4）プログラム

a．リハビリテーション室での訓練

発症後1カ月で機能回復の見込みが高い場合，基礎訓練や基本動作訓練が中心となる．症例1と同様に立位バランス訓練を実施し，麻痺側へのリーチや体重支持を徐々に増やしてくことで，立位動作の安定性，歩行能力の向上を図った．

麻痺側上肢は，屈筋共同運動を利用して上肢挙上，把持動作訓練を行い，洗体や更衣動作に用いる補助手を目指した．

また，左側視空間無視や注意障害に関しても，作業課題や訓練中の左側からの刺激などで喚起を促した．

b．実際の浴室での訓練

当院では，介助浴は病棟スタッフ介助で大浴場で行っているため，そこで実施した．浴室移動は杖歩行と手引き歩行を評価し，入浴場面では裸で不意にバランスを崩した場合の介助が困難であることから，誘導しやすい手引き歩行を選択した．

OTとの入浴訓練は2回（週1回）行い，介助浴に移行した．リハ室や病棟では歩行訓練を行い，3週間で屋内杖歩行の安定性が向上し，転倒リスクが減少，病棟スタッフの監視歩行レベルとなり，浴室内移動も杖歩行に変更した．

2．介助浴期間中のアプローチ
1）動作訓練
介助浴期間中も，洗体や体拭き，更衣が上達するように動作訓練を行った．基礎訓練で向上した立位バランスを活かし，麻痺側にバランスを崩さず，体幹を回旋させて立位で殿部を洗う方法の指導と，自分で必要な着替えなどをロッカーから出して準備する訓練も行った．

2）補助具の検討
症例の場合は，麻痺側でタオル把持するために，ループ付きタオルを使用した．前述の訓練で動作が獲得できれば，病棟に申し送り，実際場面でも行っていくことが重要である．

3）家屋環境評価と調整
家屋評価は，環境調整が退院に間に合うように，時期を逆算して実施するようにする．脱衣場や浴室に椅子を置けるスペースがあるか，脱衣場-洗い場-浴槽へのアプローチはどうかを検討する．症例は手すり設置の希望があり，どの位置で有効に活用できるかを提示し，病院での訓練は自宅環境を踏まえて行った．

3．家庭浴室で自立を目指したアプローチ（発症5カ月目）
身体機能ではBRSは変化なし，高次脳機能は左側視空間失認，注意障害は残存したが，改善がみられた．病棟内杖歩行自立，独歩監視レベルであった．

入浴場面では，直接的な介助が不要となり，家庭浴室で自立するための訓練を実施した．

1）病棟設置の家庭浴室での動作訓練
移動や浴槽をまたぐ訓練をポイントにした．大浴場とは違い，浴室内の移動距離が短く，手すりやシャワーチェアーなど，つかまる場所もあるた

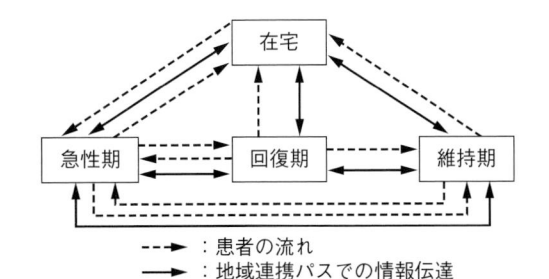

図4　患者と脳卒中地域連携クリニカルパスの流れ

め，独歩で練習した．つかまる場所や，狭い中でのシャワーチェアーへのアプローチ方法の指導が必要である．また，立位で非麻痺側下肢が浴槽縁をまたぐ動作は，膝関節を屈曲し，後ろに蹴るようにしてまたぐ，麻痺側下肢は股関節を屈曲し，前方に下肢を上げるようにしてまたぐなど，具体的な指導を行った．

浴室では，手足や床の泡を流してから立ち上がり移動することや，非麻痺側の手でシャワーや湯槽の温度確認もきわめて重要である．

2）訓練の進め方
家庭浴室1回目の訓練は，すべてOT監視のもとで行い，一人でも安全な動作と，監視や介助が必要な動作を見極めた．2回目以降は，安全な部分は一人で実施するようにした．例えば，脱衣場から移動し，シャワーチェアーに座るまで見届け，洗体は一人で行った．浴槽へ出入りする時はナースコールで知らせ，再度監視するようにした．移動面が安定してきたら，次の段階として，途中で1，2度みに行く程度とし，最終的にはすべて自立へと段階づけていく．ナースコールでみに行く段階になれば，病棟スタッフに依頼することも可能なレベルであり，入浴の状況を看護師，介護士と共有することができる．

症例は，家庭浴室では3回の作業療法訓練を行い，病棟スタッフの確認に移行した後，自立レベルとなり，自宅退院となった．

回復期患者のADL訓練は，退院後に在宅や施設で実際に使えるような能力獲得が必要であり，現実的かつ具体的な訓練・指導が重要である．

登録開始情報

コード		氏　名	様	性別	男・女	生年月日	年齢	歳
住　所							電　話	
発症日	H　年　月　日			脳血管疾患の既往		( )		
主病名 その他				出血部位		脳室穿破		
	その他の詳細			【注意】 高血圧性脳内出血の場合は、その部位を、その他の場合は、その詳細を記載ください				
家族 状況	介護者	本人との関係		健康状態		退院時加療中疾患		
	介護力	条件						
	キーパーソン（実名）		本人との関係			電話		

時期	入院前	急性期	回復期	維持期
入院期間	〜	〜	〜	〜
病院 施設名				
紹介医 主治医	紹介医	（　科） 主治医（　）	（　科） 主治医（　）	主治医
生活の場				
発症前 診療状況	1) 2) 3)			在宅サービス／事業所 週　回　日 月　回 週　回　月　回
退院先	具体的施設名： （　） 主治医： （　）	具体的施設名： （　）	具体的施設名： （　）	週　回　月　回 週　回　月　回 週　回　月　回 週　回　月　回
在宅 サービス	手すり 寝　具 トイレ その他（　）	住宅改修の必要性 （　） 福祉用具の必要性 （　）	住宅改修の必要性 （　） 住宅改修 福祉用具の必要性 （　）	週　回　月　回 週　回　月　回
リハビリテーション				
職　業		復職見込み	復職見込み	復職・転職・無職
身体障害者手帳	（　種　級）	（　種　級）	（　種　級）	（　種　級）
介護保険	介護度 居宅事業所 （　） ケアマネジャー （　）	介護度 居宅事業所 （　） ケアマネジャー （　）	介護度 居宅事業所 （　） ケアマネジャー （　）	介護度 居宅事業所 （　） ケアマネジャー （　）
日常生活 自立度	障害老人 認知症老人	障害老人 認知症老人	障害老人 認知症老人	障害老人 認知症老人
ADL	食事 排泄 移動 利き手	食事 排泄 移動	食事 排泄 移動	食事 排泄 移動 変化 内容（　）
その他 特記事項				
記載日				
記載者				

図 5　基本情報用紙（能登脳卒中地域連携パス ver4.0）

3．回復期の ADL

		開始時（H　年　月　日）		退院時（H　年　月　日）	
		開始時	退院時		開始時	退院時

※開始時とは：発症1週以降の初回評価時

		開始時	退院時		開始時	退院時
	生活行動範囲			失語症		
基本動作	寝返り			構音障害		
	起き上がり			失行・失認		
	座位保持			注意・記憶障害		
	立ち上がり			嚥下障害		
	立位保持			感覚障害		
移動形態	歩行 自立度			協調運動障害		
	補助具			呼吸障害		
	車いす			排泄障害		
	駆動			関節障害		
	移乗			HDS－R		

運動麻痺
麻痺側
BRS：　　上肢　　手指　　下肢　　上肢　　手指　　下肢

	FIM	開始時	退院時	コメント
セルフケア	食事			
	整容			
	清拭			
	更衣：上半身			
	更衣：下半身			
	トイレ動作			
排泄	排尿			
	排便			
移乗	ベッド,椅子,車いす			
	トイレ			
	洋式浴槽,シャワー			
移動	歩行・車いす			
	階段			
コミュニケーション	理解			
	表出			
社会的認知	社会的交流			
	記憶問題			
	解決			
	合計	0/126	0/126	

点数区分：7．完全自立　6．修正自立　5．要監視　4．最小介助　3．中等度介助　2．最大介助　1．全介助

今後の生活目標	
経過・要約・今後のリハビリテーション目的とプログラム	

施設名							
記入者名	リハ医：	PT：	OT：	ST：	記載日	年　月　日	

図 6　リハビリ経過用紙（能登脳卒中地域連携パス ver4.0）

脳卒中地域連携クリティカルパス

脳卒中地域連携クリティカルパスとは，脳卒中患者が急性期病院から回復期病院，施設，在宅などへ移行する時の，継続的な情報共有のシステムで，シームレスな地域連携を行うためのツールである．

これまでは記載内容も職種間でそれぞれ異なっていた．また情報提供書やサマリーが同職種間のみで，しかも転院先への一方通行であったが，地域で統一したツールを使用することにより，より必要な情報の共有化や，受け手から発信側へのフィードバックが可能となった（図4）．これによって，より質の高い医療・福祉を提供することができ，またデータベース化することで，地域の脳卒中医療・福祉の向上につなげることを目的としている．

図5，6に石川県能登地区の基本情報用紙とリハビリ経過用紙を示す．基本情報用紙は，患者の経過が一覧でわかるようになっている．リハビリ経過用紙は急性期・回復期病院から療養型病院や介護施設，在宅におけるかかりつけ医など，維持期を担う機関への報告書である．開始時から退院時までの機能面やADLの変化や，今後の生活目標，それに対するリハの必要性を明記でき，地域でのチーム医療強化につながるものとなっている．

〔川上　直子，生田　宗博〕

4 慢性期・長期回復と自立の進め方

はじめに

長期間の入院期間をかけて自立のためのリハビリテーション（以下，リハ）を行う例が近年は，たいへんに少なくなってきた．そこでまず，長期間の入院リハにより，夫として父として家庭に復帰し，さらなるリハを外来で続け，いっそうの回復に努力し続けることの人生における意義を示し続ける1症例について述べる．なお，本例はこのような自身と家族の努力を伝えることで，同じような人たちの，可能性の活用・生活・生きる喜びのリハビリテートが進むためならと実名，写真の公開をも，了解してくださったことを付記する．

そして，次に介護老人保健施設における慢性期・維持期の3事例を示す．

脳動静脈奇形破裂による重度片麻痺患者の排泄動作自立を目指した24カ月

脳動静脈奇形（AVM：cerebral arteriovenous malformation）破裂による脳出血で重度の片麻痺を呈した41歳，男性に，24カ月間の長期リハを継続することで，移乗動作と排泄動作を自立させた例である．妻と1歳双子の娘たちとの4人暮らしであった患者は，2006年7月27日，AVM破裂による脳出血で左片麻痺，高次脳機能障害を呈し，AVM摘出術と頭蓋形成術を施行し，19カ月間のリハを経たのち，2008年2月16日，在宅復帰を遂げ，その後も外来リハを継続して排泄動作が自立した．以下に経過を述べ，患者と妻の在宅復帰へのニーズ達成と，新たに家族の暮らしをつくることができたことの要点を述べる．

1．身体機能回復を得るまでの経過

1）第1期（発症後0.5～2.5カ月）

当初，Japan Coma Scale（JCS）はⅢ-300，熱発，血圧変動の不安定な状態が2週間以上続き，1カ月後に非麻痺側の右上肢をわずかに動かした．気管切開で発声は困難だったため，簡単な指示理解と口唇部や右手指の限られた動き，非言語的手がかり遊びや作業をとおして，担当の作業療法士（以下，OT）はコミュニケーション能力を引き出した．妻の協力で身体動作と心理・精神的な支援の両面から意識回復を図った．

2）第2期（発症後2.5～4カ月）

リクライニング式車いす座位での訓練を開始した．頭部・頸部・体幹の支持が不安定だったため，頭部・頸部の立ち直り反応を誘発し，ほぼ頭位を保つまで3カ月を要した．発語や表情の変化はみられず，筆談で会話し，積極的に声かけや各種刺激を与え覚醒レベルをあげた．活動意欲の向上を導くため，非麻痺側上肢での手紙・似顔絵・絵描きなど，家族にわかる活動を取り入れ，症例の活動を引き出した．輪の取り入れ作業では，上肢を前方一杯にリーチさせ体幹の支持力を高め座位の安定を促し，車いすでの洗顔・歯磨きなどに挑んだ（図1）．訓練頻度や訓練時間を増やし，できることが増したことで，患者-治療者の関係が構築され始めた．スピーチカニューレ挿入により会話が単語レベルで可能となり，頻回にみられていた暴言・暴力行為も減った．

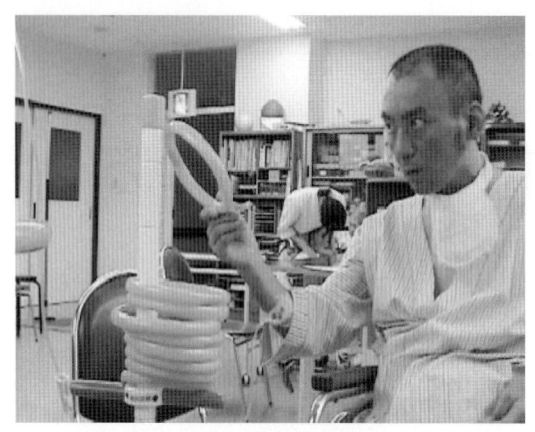

図 1　車いす座位での輪の取り入れ作業

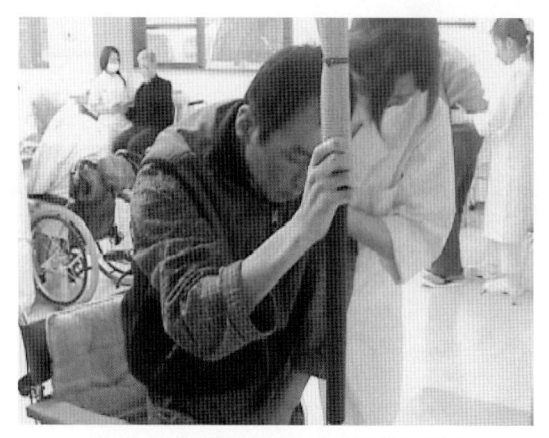

図 2　立ち棒での立ち上がり動作訓練

3）第 3 期（発症後 4〜6.5 カ月）

　端座位保持，立ち上がり動作訓練を開始した．端座位は骨盤が後傾位となり，頸部は麻痺側に傾き，麻痺側殿部に体重が偏位し，麻痺側後方へ倒れた．非麻痺側上肢で支持しようとすると非麻痺側手で麻痺側方向に押し，体幹が麻痺側に傾いた．頭部・体幹を正中位に保ち，姿勢を保持させようとすると恐怖心から，感覚がきわめて鈍磨した麻痺側に姿勢を傾けようとした．患者の非麻痺側から誘導介助し非麻痺側手を伸ばして行う「輪の取り入れ作業」[1]を行い，非麻痺側での姿勢保持の獲得に努めた．立ち上がり動作訓練は 4.5 カ月で立ち棒を用いて 2 人介助で開始した．介助下で頸部・体幹前屈姿勢を修正し，非麻痺上肢・下肢筋力を強化して立ち上がり動作能力の向上を図った．麻痺側への傾きの減少と筋力の向上で 6 カ月後に，1 人介助で立ち上がり動作が可能となった（図 2）．6.5 カ月後，JCS I-1，排尿はなかったが，はじめて尿意の訴えがあったため，2 人介助で身体障害者用トイレでの排尿にチャレンジした．そして，この日から排泄動作の成功を目標に排泄動作を中心とした ADL 訓練が始まった．しかし，立ち上がり，立位保持，移乗動作，下衣着脱動作の介助量が予想以上に多く，178 cm，70 kg と大柄の患者には排泄動作自立のための方法として動作を特化させる必要性があり，立ち棒を用いた動作を細分化し，移乗動作自立後に排泄動作獲得を目指すことを検討した．

2．在宅復帰を可能にした身体機能訓練

　要点は，排泄動作獲得に向けた動作の細分化の段階的訓練にある．排泄動作に至るために，「立ち棒の利用による立ち上がり動作」「立位保持の安定」「移乗動作のための歩行」「全体の排泄動作」「下衣着脱と車いす操作」と分け，それぞれの動作を，少しずつ着実に積み上げ，体得を進めた．それにより，患者に適した設定の在宅トイレでの排泄動作が自立可能となり，夫・父としての存在・役割を確保することができ，心理・精神面も安定させることができた．

1）立ち棒利用による立ち上がり動作（発症後 6.5〜8.5 カ月）

　立ち棒を利用した立ち上がり動作[2]と，車いす座位から立位への重心移動および姿勢の学習を目的に訓練を開始した．患者は座位で麻痺側に重心が偏位しているため，立ち上がる直前に非麻痺側へ姿勢を修正し，非麻痺側方向に離殿するよう OT が非麻痺側から誘導して，筋出力のタイミングを声かけで合わせる必要があった．頭部・頸部が麻痺側に傾いていると動作が失敗しやすいので，頭部を非麻痺側に引き寄せて立ち直らせて，「できた」と本人が感じる介助で行い，非麻痺側上肢・下肢の能力を発揮させた．7 カ月で意識が完全に回復し，在宅復帰が明確なニーズとなった．OT は在宅のトイレ環境に，立ち棒設置を検討し，在宅生活のイメージが具体化したことで，妻の協力も得られ，患者の日々の成功経験で細分化した

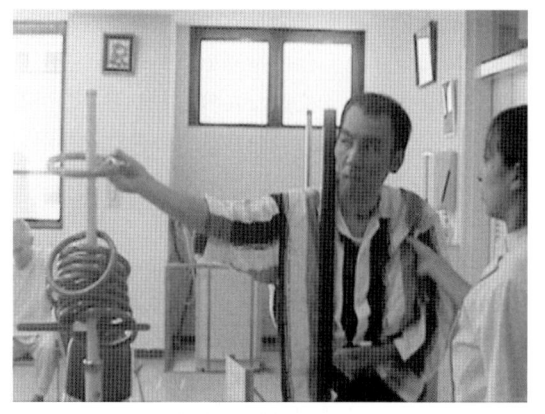

図3 立位での輪の取り入れ作業

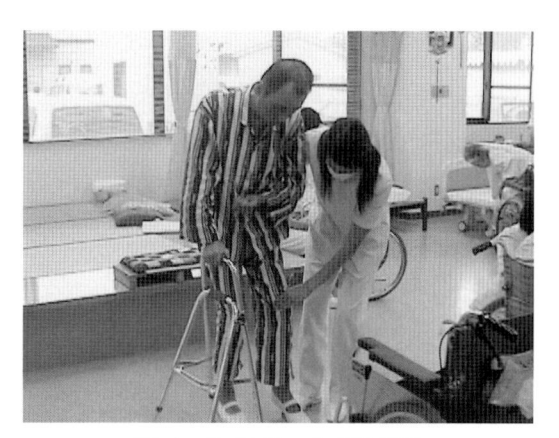

図4 サイドケーンでの歩行

動作の完成度を ADL の中で習慣化した.
2）立位保持の安定（発症後 8.5～12.5 カ月）

　立ち棒での静的立位保持の安定後，動的な立位訓練を開始したが，麻痺側肩前方への体幹の崩れ，麻痺側下肢のしびれや痛みなどの不快感，下肢筋緊張亢進による内反尖足での接地と麻痺側下肢の絶対的な支持力不足で，立位保持したままズボンを上げ下ろす動作が困難だった．立位では非麻痺側のほうへ倒れるのではないかという恐怖を患者は感じていたため，輪の取り入れ作業で動作開始時の姿勢の崩れと麻痺側下肢の支持性を強化し，脳プログラムの適正化を図った．輪の取り入れ作業は，ポールと輪の提示位置を段階づけ，非麻痺側の身体の一部を立ち棒に接触させて感覚をフィードバックさせ，体幹上部から頭部・頸部を正中位に伸展させた良姿勢で行った（図3）また麻痺側下肢の強い痛みに耐えてもらい，足底にスポンジや板を置いた状態で麻痺側下肢に抵抗を加え，下肢伸筋群を促通し，麻痺側下肢の強い痛みと非麻痺側への恐怖が抑えられたことで，ベッドと車いす間の移乗動作，立位保持の介助量が軽減した．その後，リハ中のトイレ誘導を再開し，尿意があれば便器に座るように働きかけた．OT は食後の排尿パターンをつけるため，昼食後に病棟での排泄動作を行った．12.5 カ月後，はじめて身体障害者用トイレで排尿することに成功し，排泄動作のチャンスを増やした．その後，30 分以上かけていた排尿時間が短縮し，排尿コントロールが可能となった．

3）移乗動作のための歩行（発症後 12.5～16.5 カ月）

　机上についた非麻痺側手で体重を支持すれば，立ち棒なしで立位保持が可能となった．しかし，移乗動作の際の方向転換は麻痺側下肢を捩じり込み，足関節内反で倒れるように座り込んだ．麻痺側下肢で体重を支え，非麻痺側下肢を 1 歩，2 歩と方向を変えながら行う移乗動作である方向転換の学習を目的に歩行する動作を追加した．麻痺側下肢の振り出しは介助で，非麻痺側下肢を前方に運ぶタイミングは「トン」と声かけし，麻痺側下肢支持の筋出力を制御してサイドケーンでの歩行に進めた（図4）．病棟の協力で朝・昼・夕食後にトイレ誘導し，オムツからリハビリパンツへ移行し，13.5 カ月後，摂食訓練が始まり食事開始となった．15 カ月後，2 回目の家屋評価を行い，家屋改修が着工されることとなった．特別注文の車いすを姿勢保持と座り心地，介助の補助を目的として作製し，在宅復帰が現実化してきたころ，ADL 上の介助量は必要最小限のレベルとなり，患者の笑顔や会話の増加が確認できた．

4）排泄動作の全体（発症後 16.5～18.5 カ月）

　「12 月 24 日のクリスマスに外泊したい」という希望に合わせ，能力を最大発揮できるよう家屋改修を cm 単位で決定した．寝室は畳敷きをフローリングにし，トイレはスペースの関係で，寝室の仏壇をトイレと洗面所に改修し，後づけで立ち棒

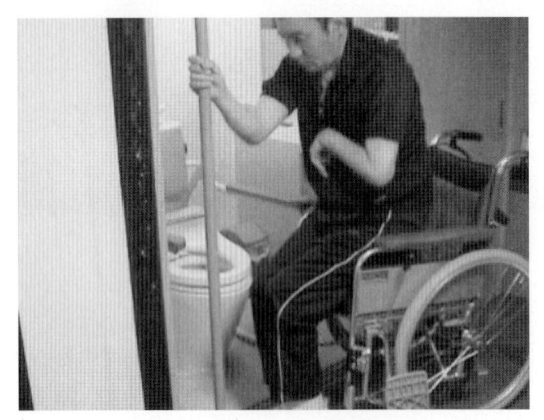

図5 在宅トイレでの排泄動作

を設置した．勝手口は車いすに対応させるため入口幅を増幅し，雨風除けの屋根と段差昇降機を設置した．LDK（living dining kitchen），ホールに段差解消スロープを設置し，福祉用具のベッド，段差昇降機はレンタルした．クリスマスの外泊で，患者の活動意欲はさらに高まり，より具体的な問題点が抽出され，在宅環境に近い状況をセッティングし，移乗動作と排泄動作をシミュレートした訓練が始まった．外泊後は妻の情報をもとに動作改善や環境設定の変更などを行い週末の外泊訓練を繰り返した．

5）下衣着脱と車いす操作（発症後18.5〜24.5カ月）

在宅トイレでは立ち棒に非麻痺側肩を接触させたまま，しゃがみ込み，下衣着脱の動作を行うことが安全だったため，立ち棒を利用した床上50cmの輪の取り入れ作業を行い，体幹・両下肢の筋出力を強化し，動作の基本の型の習得に努めた．また，適正位置に車いすを設置するための車いす操作の手順の習得のため，①ブレーキ，②足，③フットレストで番号化し，色テープや貼り紙，延長ブレーキなどの手段を試して覚えやすくした．そして，外泊訓練の後では，さらに家族の協力を得て，習慣となっていた捻じり込みによる着座をうまく制御し，日々の成功経験を積み重ねることを繰り返した．そして19カ月後，これまでの訓練成果が安定した動作として一体化され，定着したことにより，一連の排泄動作が監視レベルとな

り，家族の同意のもとで在宅復帰を遂げた．さらに在宅では，われわれの指導を忠実に受け，必要な動作修正を行ってくれた妻の協力や努力の甲斐があり，24.5カ月後，ついに日中の排泄動作が自立した（図5）．

3．ニーズ達成のためのモチベーションと調整した在宅環境を使いこなすための身体機能の強化・活用との関係

患者は排泄動作の自立が在宅復帰の鍵であり，そのためには身体機能の回復とその回復した機能を活用して，動作能力を向上させ，自立につなげる必要があった．すなわち，頭部・頸部を安定させ，持続的な脊柱伸展位を保持する機能の強化から始めた．その結果，立ち上がり動作の開始姿勢となる座位保持が可能となり，立ち棒につかまり離殿するための支持面を足底に移して立ち上がる動作の学習に進むことができた．また，立ち上がり動作に必要な筋出力のタイミングをつかめるように，声かけと誘導介助を続けたことで，殿部にある体重を足底に重心移動させて立ち上がる動作が可能となった．立位保持では，麻痺側下肢の強い痛みを伴った重度感覚鈍麻と，痙性を伴う運動麻痺で，麻痺側への傾きと麻痺側前方への体幹の崩れ込みが問題となった．そこで，麻痺側下肢・足部への触覚入力，痙性により伸展する膝関節などに対して，抵抗を与えることで深部感覚を入力を繰り返し，立ち上がるための瞬発的な強い力が出せるようになった．このため，患者には痛みに耐えて力を出すよう強く励ます必要があった．体幹の麻痺側前方への崩れには，立ち棒に非麻痺側肩で寄りかかると同時に，非麻痺側体幹筋力で麻痺側の崩れを防止する動作を訓練した．そして，麻痺側下肢で体重支持し，立位保持する動作を習得することで，上肢の支えが不要となった．立ち棒につかまり方向転換を行うには麻痺側下肢で体重支持し，非麻痺側下肢をほんの少し1歩ずつ動かして，左右方向への移動ができる必要があった．細分化した動作の段階的訓練では，単独動作と，その動作を含めた連続した動作の，一つひとつを確実に

可能とする必要がある．その結果として，①立ち上がり動作，②立位保持，③方向転換の一連の移乗動作が獲得できたといえる．もちろん，強化し活用できるようにした身体機能を，実用的に活用するためには環境の調整が必須であり，さらに調整した環境を実用的に使いこなすためには，徹底的に環境を活用するように体得するまで，訓練を繰り返すことが必要になる．リハ開始初期の段階でトイレ環境に立ち棒設置が必須と判断し，全面改修のチャンスを活かし，最適な手すり位置や形状，距離をcm単位で細かく調整した．在宅の構成上，どうしても残る物理的制限もあったが，患者にとってベストな空間を作り上げることができた．動作の安全性を左右する車いす位置の設定は，色テープや貼り紙など視覚代償で対応し，在宅の環境を作業療法室内にシミュレートし，一定方法で行ったことが有効だった．動作は一定であれば安全で，ブレーキのかけ忘れやフットレスト上げ忘れも訓練を繰り返す中で完全に解消し，最適な位置に車いすを毎回確実につけることも可能となった．

在宅復帰後，患者は「妻や娘たちと一緒に歩きたい」と話すようになった．発症当初のニーズは意識が戻ることや会話ができることであったが，状態が安定するにつれてニーズは変化していき，食事ができることや車いす駆動ができることを求めた．われわれは，常に患者や家族の希望に応じ，明確な目標に向かって手段を選択し，日々の成果を残すことに挑戦し続けた．すなわち，早期に実用的な排泄動作の手段や方法を正しく選択し，一段一段の目標を明確にして達成することで，次への訓練ニーズと意欲を維持できた．排泄動作の自立のために立ち棒のある環境を想定し，在宅環境をシミュレートした訓練を細分化したことでモチベーションを維持させ，排泄動作の自立という目標を達成することができた．

以上，あらためて身体機能の強化と活用が基本としてきわめて重要なこと，環境の改善とその環境を使いこなす訓練が能力の実用には必須となること，そして患者・家族のニーズの実現の途にモチベーションがあることの要点を患者をとおして述べた．

それでは次に，介護老人保健施設における慢性期の作業療法について述べる．そしてその実践を，通所リハを4年6カ月間利用し，要介護1から自立に至った通所者，介護老人保健施設から在宅復帰に至った入所者，施設で生きがいを見出した入所者の，3事例を述べる．

慢性期の作業療法

慢性期でのリハとは，急性期・回復期を経て居宅や施設で社会生活を維持していく時期のリハで，在宅サービスでは通所リハ，訪問リハなど，施設サービスでは介護老人保健施設などであり，そこではOTが配置されている．この期における作業療法の実践ポイントは，「自立」「QOL」「他職種との共有」である．

「自立」とは，回復の可能性に向けてのADL向上である．施設入所者においては，在宅復帰に向けてのADL向上もあり，施設内における，例えばトイレなどの自立などがある．在宅においては，ADLだけではなく，家事的活動（台所仕事，買い物，洗濯，掃除など），動き回る活動（公共交通機関の利用，自動車の利用），健康管理的活動（服薬，受診など），余暇的活動（畑仕事，電話，旅行など）などのI・ADLの向上も必要である．どのようにしたら「できる活動」から「している活動」になるか，どのようにしたら「できる活動」を増やしていけるかという視点が重要である．ここで，この期における個別リハの特徴を表1に示す．

次に「QOL」とは，生きがいのある生活をする，楽しく活動的な生活をする，その人らしく生きる，人間らしく生きる権利の回復ができることである．施設入所者の具体的な生きがいのある生活とは，在宅復帰可能な入所者は在宅復帰に向けて取り組んでいること，施設での役割があって他人や施設のために活動していること，楽しく笑って暮らせることである．自宅や施設での生活を視野に入れて，またその人がこれまで生きてきた人生の軌跡も念頭において，一人ひとりに生きていると

表 1　慢性期リハビリテーションにおける個別リハビリテーションの特徴

特徴①	・長時間で回復をみていくため，長期間の中での利用者の状態に応じたリハビリテーションの実践が必要である ・日々の心と身体を考慮したリハビリテーション（本人主体性のあるリハビリテーション）が必要である
特徴②	・生活の中においても，個別リハビリテーションが取り入れられている ・生活全般をコントロールし，生活を活発化する必要がある
特徴③	・他職種とともに取り組み，他職種とともに回復を喜びあえる共有の場をもつ．そのためには，細かい状態（評価）の連絡やより具体的な方法，段階的な目標設定が必要である

いう日々の実感がもてる人生にする必要がある．

「他職種との共有」とは，目標に向かって実生活の中で一緒に援助していく体制づくりであり，情報を密に共有したうえで効果を本人と一緒に他職種と喜びあうことである．在宅においては，介護保険制度のサービスを熟知しておくことが必要であり，連携する職種との友好な関係，ネットワークづくりが必要である．

要介護 1 から自立となった通所リハビリテーション

57 歳の男性 A さんは，脳内出血で右片麻痺となった．発症後に離婚し，一人暮らしとなった．近所の姉がときどき家事などの支援を行っていた．移動は杖歩行にて自立，食事はスプーンやフォークを使用して自立，ADL は入浴以外ほぼ自立であった．掃除，食事準備のため，週 2 回の訪問介護を利用した．通所リハを利用し始めたのは発症から 6 カ月後であった．利用開始から 4 年 6 カ月間を 5 段階に分けてアプローチした．

1．段階 1

利用開始から 6 カ月間，要介護 1 で週 2 回の通所リハと週 2 回の訪問介護を利用した．右上肢・下肢の回復を強く希望し，通所リハでは機能訓練しか希望しなかったが，本人との話し合いにより自主訓練のメニューを作成した．個別リハ以外は自主訓練の遂行と他利用者との関わりを多くする環境を設定し，レクリエーション参加や集団での調理活動の参加を促し，通所リハ職員全体で取り組んだ．

2．段階 2

利用開始 6 カ月以降からの 6 カ月間，要介護 1 で週 2 回の通所リハと週 2 回の訪問介護を継続利用した．通所リハの取り組みだけではなく，ヘルパーと連携をとり，自宅でのアプローチを取り入れた．具体的には，自宅での食事の準備に，本人も参加するようにヘルパーに依頼し，その都度連携をとり，方法を決定した．

3．段階 3

利用開始 1 年以降からの 6 カ月間，要介護 1 から要支援 2 となり，週 2 回の通所リハと週 2 回の訪問介護は継続した．通所リハで，調理以外の家事に関する活動に挑戦してもらい，自宅でもその活動が行えるように，ヘルパーに依頼し，連携をとって実行した．

4．段階 4

利用開始 1 年 6 カ月以降からの 1 年間，要支援 2 から要支援 1 となり，訪問介護を週 1 回，通所リハを週 1 回に減少させた．通所リハでは，各種の大会などの参加を勧め，その練習を行い，自分の役割をもってもらった．自宅では，できるだけ家事などを自分でするようにし，できない部分をヘルパーに行ってもらうようにした．

5．段階 5

利用開始 2 年 6 カ月以降からの 2 年間，要支援 1 と変化はなかったが，本人の希望で訪問介護をなくし，通所リハを継続して週 1 回とした．実生活の助言や相談相手となって通所リハを継続した．各段階における変化を表 2 に示す．

表 2　通所および自宅での変化

段階	通所リハビリテーションでの変化	自宅での変化
1	開始時は機能訓練にしか興味をもたなかったが，徐々にレクリエーションや調理に参加し笑顔がみられるようになる	自宅周囲の散歩距離が長くなる
2	自然に右手を使う頻度が増えてきたとの発言が多くなる	野菜を切ったり，サラダの味つけをヘルパーとともにするようになる
3	「動かなかった手が無意識に動くようになった」「パソコンをしてみようか」などの言葉がでる	掃除機かけや片付け，洗濯をするようになる．漬物を自分でつくるようにもなる
4	ペタンク大会や風船バレーボール大会に向けての練習を自分たちからするようになり，大会に向けての対策もするようになる	パソコン教室へ通うようになり，デパートへの買い物が多くなった
5	実生活の話をしたり，生活の相談をするようになる	リハビリ友の会に参加したりや友人とお酒を飲むようになる

現在，家事などは自分で行っており，ときどき友達ともお酒を飲んでいる．地域のゲートボールチームにも新たに参加し，練習や大会に出場している．

Aさんにおける効果の要因は，通所リハが単に機能訓練だけをする場になったのではなく，実生活で必要な調理や他の家事動作の学習の場となったこと，生きがいや元気をもらう場となったこと，ヘルパーや介護支援専門員と連携して，自宅でリハを行う環境設定にしたことである．

在宅復帰に至った入所者

90代の男性Bさんは，在宅生活をしていたが肺炎による急性呼吸不全により急性期病院に約4カ月入院し，在宅での介護困難なため筆者の勤める施設に入所された．短期集中リハおよび認知症短期集中リハを実施し，約3カ月後には自宅復帰された．

入所時，身体機能面では徒手筋力検査（MMT：manual muscle testing）は四肢・体幹4レベル，歩行器歩行は耐久性100 m見守りレベルであったが，病院では1日2回リハ時のみ歩行訓練をしていた．歩行意欲が強く，不安定ながらリハ以外でも歩行しようとし，転倒の危険もみられた．精神機能面では改訂長谷川式簡易知能評価スケール（HDS-R：revised Hasegawa dementia scale）18点，失見当識，記銘力低下，計算能力低下がみられた．リハ意欲が非常に強く「歩行ができるようになり，また家に帰りたい」という希望があった．また，構音障害，難聴があり，ゆっくりと大きな声で話すことで会話は成立したが，非日常的なことや複雑な内容は伝わりにくい面があった．ADLでは食事は主食全粥，副食裏ごし食，かきこむように食べるため見守りが必要で，小スプーンを使用し自力摂取していた．排泄面では尿意なし，便意あり，病院では終日オムツ使用であった．入浴はリフト浴にて介助，整容・更衣は中等度介助を要した．病前は，息子と要支援状態の妻との3人暮らしで，「なんらかの介護がいる状態での自宅復帰は困難」とのことであった．

目標を以下と設定した．①日常生活動作において本人も納得できる活動量を設定し，バイタルの安定した生活を送ることができる，②日中の排泄は一部介助にて洋式トイレを使用する，③歩行器での歩行耐久性が向上する，④見当識の獲得（日付けおよび日課の理解），記銘力の向上（活動量を守り，安全管理能力が向上し転倒を防止する），計算能力の向上，⑤在宅サービスを利用しての在宅復帰を目標とした．

1．短期集中リハビリテーションの実際（週5回）

1）日常生活動作の活動量の設定

動作時の血圧低下が大きいものの，本人の自覚

症状なく，かつ日常生活においても活動意欲が高いため，病棟スタッフとも連絡を密に行い本人の行動について情報を共有した．また，動作時の血圧低下について医師と看護師へも伝達を行い，内服の調整を行った．棟内での歩行器による歩行は見守りレベルであったが，安全に生活してもらうため，棟内移動は車いす自力駆動とし，歩行器での歩行はリハ時のみとした．また，入浴においても血圧低下がみられたため，能力的には介助浴が可能なレベルであったが，リフト浴とした．下衣の更衣は自立していたが，立位で行おうとしてふらつくことがみられたため，座位で行うように他職員とともに徹底して指導した．

2）歩行器での歩行訓練，下肢筋力増強訓練

本人の歩行意欲は高いが血圧変動の自己管理が困難であり，休憩を入れながら実施を促すのも困難であったため，1往復するごとに認知症短期集中リハで行う机上課題を実施し，休憩するようプログラムの順番を考慮した．毎回，血圧測定を行いながら，本人にも結果をフィードバックし自覚を促したことで，徐々に休憩の必要を理解するようになった．2.5カ月後にはリハ時および毎食の食事に歩行器での歩行を実施した．

2．認知症短期集中リハビリテーションの実際（週3回）

見当識課題・記銘力課題としては，新聞を読むことが病前より日課であったためリハ前に新聞を読んでもらい，リハ時に日付けならびに記事を記載して説明してもらった．記事の内容については徐々に詳しく書かれるようになり，自主的に日記もつけるようになった．また，語想起課題や言葉からの連想課題では，徐々に語彙数が増え，昔を想起する課題では単語レベルであったものが，文で記載されるようになった．計算課題では，1桁2桁の加乗減の課題を50問実施し，正解率も高く継続して行った．認知機能が向上したことで食事面でもかきこむ動作が減少し，食事内容を在宅でも調理しやすいよう主食を全粥，副食を刻み食へ食上げした．3カ月後，HDS-Rは25点へと向上した．

排泄動作訓練として，入所時より日中は洋式トイレへ時間誘導を行った．尿便失禁も多かったが，徐々に自分でコールを押し尿便意を訴えることや，トイレでの排尿便もみられるようになった．ときどき失禁はあるものの，1カ月後には日中のトイレでの排泄は確実となり，汚染パッドの交換のみコールを使用し職員に依頼されるようになった．夜間についても尿便意が出現したことでトイレでの排泄を希望されるようになったが，コールを使用せずに車いすへ移乗してしまい転倒の危険もあったため，2カ月後，ポータブルトイレを設置し，汚染尿取りパッドの自力交換指導も行い，夜間の排泄の自立を試みた．しかし，トイレでの排泄の希望強く断念した．

3．家族との調整

適宜，リハ計画書を説明し，状態を報告した．2.5カ月時に家族，ケアマネジャー，医師，看護師，介護士，老健の支援相談員，管理栄養士も交えたカンファレンスを実施し，現状の報告と本人の在宅復帰への思いが強いこと，家族の意思の確認を行った．家族の思いとして，その時点では在宅復帰に対し抵抗が強い様子がうかがえたが，家族と本人と直接話をする機会へとつなげることができた．1週間後，家族と本人，ケアマネジャー，OTで在宅復帰への話し合いをもつことができ，家族の思いが変化して具体的在宅サービスについて情報提供を行い，その1週間後，自宅退院が可能となった．退院に際しては次に利用する施設に対し，活動量や介助方法を具体的に申し送りした．現在，小規模多機能型居宅介護事業所を利用され，在宅生活を継続されている．

Bさんにおける効果の要因は，リスク管理を行いながらリハを提供したこと，訓練室での訓練にとどまらず，早期より他職種と情報を共有しADLも細かく設定してチームでアプローチすることでADL能力を高めることができたこと，並行し家族との連絡を密に行いタイムリーに関わることができたことである．

生きがいを見出した入所者

90代の女性Cさんは，筆者の勤める施設に入所していたが脳梗塞再発により約1カ月入院し，在宅での介護困難なため再入所した．約3カ月後には活動性向上，生きがいのある施設生活を過ごしている．

再入所当時は，身体機能面では左片麻痺，Brunnstrom's recovery stage（BRS）は上肢Ⅱ，手指Ⅱ，下肢Ⅴ，MMTは右上肢・下肢・体幹3レベル，左上肢痛が安静時・運動時にあったため食事の30分以外はほとんど臥床であった．精神機能面ではHDS-Rは22点，失見識，記銘力低下がみられた．幻覚，妄想症状も出現し，活動に対しては消極的であった．病院では「家か施設に帰れないなら死んでやる」とナースコールのコードを首に巻く言動があった．ADLでは，基本動作は寝返り一部介助，他全介助，食事は主食全粥，副食裏ごし食，かきこむように食べるため見守りをしていた．排泄では尿意なし，便意がわずかにあり，終日オムツを使用した．入浴は器械浴にて全介助，整容・更衣は全介助を要した．病前は運動好きでバレーボール経験があり，夫と百姓を営み，米，野菜，干し柿をつくっていた．

1．リハビリテーションの実際

1）生活場面における基本動作訓練

はじめに関節可動域訓練，寝返り・起き上がり訓練，移乗訓練を部屋で実施した．その際，介護職員が気軽にリハの様子がみられ，また情報交換ができ，指導もその場でできるようにした．基本動作訓練だけでは意欲に欠けるため，基本動作訓練終了後に車いす座位で風船バレーボールを個別で実施し，楽しみのある活動を導入した．

2）活動性向上，生きがいづくりへの取り組みを導入

次に風船バレーボールを集団へと移行し訓練室で実施した．集団の中での役割がもてるように考慮し，座位耐久性の訓練につなげた．なじみのある活動では，干し柿づくりを導入した．導入時は「片手ではできない」と拒否があったが，片手動作でもできるように設定し実施した．1時間のリハが可能となり，笑顔も増え，風船バレーを一緒にしている入所者にできた干し柿を配ったり，棟内で干し柿の会話をするようになった．また，屋外に干してある柿を「もまなければ，おいしくならない」といい，介護職員を誘い一緒に実施する姿が数回みられるようになった．天候の悪い日でも屋内でできるように環境を工夫して実施の継続を行った．

3）効果を本人とともに喜びあう場を導入

慰問の人へのプレゼントとして干し柿を箱に入れ，施設代表でプレゼントを直接渡した．その様子を家族に伝えることができ，本人・職員・家族ともに喜びあうことができた．

以後，棟内での調理やレクリエーションなど，他の活動にも参加を促し活動性向上を図った．約3カ月後には，余暇時間が9％増加，ぼんやり時間が9％減少し，生活時間に改善がみられた．

Cさんにおける効果の要因は，生活の場面で他職種と情報共有ができ，細かく指導できたこと，楽しみとなる活動やなじみの活動を取り入れることでADL向上となり，さらには生きがいへとつながり，活動性向上となったこと，効果を本人・職員・家族で喜びあえたことである．

文献

1) 生田宗博（編）：ADL 第2版—作業療法の戦略・戦術・技術．三輪書店，2006
2) 生田宗博：片麻痺—能力回復と自立達成の技術—現在の限界を超えて．三輪書店，2008，pp 10-16，pp 42-49
3) 藤原 茂：生活を活発にする介護予防リハビリテーション．青海社，2005
4) 石川県作業療法士会（編）：作業療法士がすすめる暮らしの広げ方 介護予防に対する支援—IADL（日常生活関連動作）編．2003

〔卜部 弘子，白山真由子，田中 優子，生田 宗博〕

5 能力を活かす地域の暮らし

地域で暮らすとはどういうことか

「暮らし」とは，すべての人が営むものである．その営みにはさまざまな形があり，一つとして同じものはない．個人の「暮らし」を形づくる要素には，（風土や住民性を含めた）地域性，地域の社会資源，住環境，家族構成，年齢，性別，経済状況，健康状態，社会的・家庭内役割といったものがあげられる．これらの要素一つひとつが暮らしの個別性を生み出しており，時間の経過，状況の変化とともにその様相は変化する．

そして，個別性をもった暮らしは，それぞれに「暮らしやすさ」「暮らしにくさ」をはらんでいる．現在用いられている国際生活機能分類（ICF：international classification of function, disability and health）に基づいて生活者一人ひとりの暮らしをみていった場合，構成要素の内容，構成要素間相互の関係性から，個々の「暮らしやすさ」「暮らしにくさ」の内容とバランスがみえてくる．

地域で暮らすとは，暮らしの構成要素が生み出す高い個別性をベースとして，生活者自身が「暮らしやすさ」「暮らしにくさ」のバランスを「環境適応」「環境調整」という2つの方向性から調整していくことである．生活者自身のみで調整が困難な場合には，目的に応じてサポートを得ることで調整が可能となる．そういったサポートをする役割の一端を担うのが作業療法であり，作業療法士（以下，OT）といえる．

地域での暮らしの特徴

1．高齢者

多くの調査結果からいわれるように，昨今の日本の高齢化率は急速に上昇の一途を辿っている．年齢階級別有訴者率・受療率においても，いずれも65歳以上の高齢者で他の年齢階級に比して高い割合の数字を示しており，病気やけがなどの自覚症状がある高齢者，入院・外来での治療を必要とする高齢者が多いといえる．また，世帯数の割合の推移においては，全世帯数の約4割が65歳以上の高齢者のいる世帯であり，その中で最も多いのが夫婦のみ，それに続く高い割合となっているのが，近年増加している単独世帯である．

また一方では，国の入院医療費適正化の観点から，在院日数短縮化につながるさまざまな施策が講じられている．急性期の入院治療を経て要介護状態となった高齢者が，住みなれた地域の高齢者世帯や単独世帯の在宅環境に復帰するにはクリアしなければならない問題が多く，退院先が施設とならざるをえないケースも多い．しかしながら，施設の数は足りておらず，多くの問題を抱えながらも直接在宅に帰るケースが増加している．また，高齢化とともに認知症症状を有する高齢者の数も増加している．認知症高齢者が地域で暮らすには周囲の人々の理解と協力が必要であり，近年，認知症高齢者とその家族を支えるネットワークづくりに力を入れる自治体やコミュニティーも増えてきている．

2000年に施行された介護保険制度においては，要介護状態となった高齢者の自立支援が理念の一

つに掲げられている．施行後，2006年には介護予防を重視したサービスの設定などを含めた制度改正によって，サービスの種類は大きく居宅系サービス，施設系サービス，地域密着型サービスに分類された．高齢化した夫婦世帯や単独世帯，認知症高齢者とその家族といったさまざまな世帯の地域生活を支援するため，また前述のように多くの問題を抱えながら在宅に帰る要介護高齢者のニーズに対応するため，サービスも多様化してきている．

　要介護高齢者以外に，要介護状態になるおそれのある高齢者も特に地域においては多い．地域の高齢者自身が予防や自立を意識して暮らすことを狙いとして，各自治体で要支援者への介護予防事業，一般高齢者・特定高齢者への地域支援事業といった取り組みも実施されている．

2．障害児・者

　医学の進歩に伴い，周産期から治療の対象となり，身体的・知的に深刻な予後とともに生きていくことになる出生児の割合は上昇傾向にある．また，出生時には顕在化していなかった疾患や問題が発達過程において顕在化しながらも，家庭の努力のもと，地域の保育施設や学校で集団生活を送る子どもも多く存在する．

　疾患や，それぞれが辿る発達過程の違いにより，障害児・者の暮らしは一様に特徴づけることは困難である．さらに，核家族，一人親，親のその親も介護を必要とする家庭など，家族形態が多様化している現代では，おのおのの家族機能が障害児・者の暮らしを形づくるのに大きく影響する．

　とりわけ障害児・者の地域での暮らしを特徴づける重要な要素は，地域の社会資源である．主には，療育，教育，就労支援，家族のレスパイト，相談援助，集団もしくは個人の生活の場といった機能をもつ社会資源が，その地域にどれだけ存在するかによって，暮らしの特徴は大きく変わってくる．また，フォーマルなものだけではなく，家族会やボランティアなどのインフォーマルな社会資源も重要な要素である．

3．難病患者

　神経難病をはじめとする進行性難病患者の暮らしは，保健所，かかりつけ医，訪問看護ステーション，病院（治療・レスパイト入院対応）といった保健・医療制度下の社会資源と，福祉制度下の社会資源（居宅介護サービス，日常生活用具の給付など）との，病状の進行や変動に合わせた活用の仕方によって，それぞれに特徴づけられる．65歳以上の1号被保険者や，疾患の種類によっては40歳以上65歳未満の2号被保険者で要介護認定を受けた患者であれば，介護保険制度下で訪問介護や福祉用具レンタル，通所系サービスなどの利用が可能である．

　いずれにせよ，地域の保健師がコーディネート役となることが多く，要介護認定を受けた患者においては，ケアマネジャーと保健師の役割分担がなされて医療・介護両面からの支援がなされる．また，患者会や家族会といったインフォーマルな社会資源についても，難病患者やその家族が，疾患の進行や症状変化とともに暮らしていくための重要な情報のリソースであり，共助・共感の場である．

在宅での生活支援

　いうまでもなく，暮らしを営む個人には一人ひとりに連続したストーリーがある．支援者が対象者と出会う場面，もしくは支援を展開する場面は，あくまでもそのストーリーの1場面にすぎない．そのことを念頭において，支援者は対象者の過去-現在-未来という連続したストーリーと，1日24時間の連続したストーリーの中に支援の内容と結果を反映させるべく，対象者と向き合わなければならない．

　在宅現場での支援者の強みは，実際の生活場面で対象者や家族と向き合うことで，個人のストーリーの過去を想像し，現在を正確に評価して未来の予測にのっとって支援を展開できることと，対象者の1日24時間の在宅生活を具体的にイメージしながら支援内容を検討できることである．そ

の観点に立って，前項であげた生活者の支援について述べる．

1. 高齢者
1）脳卒中や骨折など急性発症を伴う疾患の場合

急性発症を伴う疾患の急性期・回復期を経た高齢者は，発症前の生活をイメージして住み慣れた環境の在宅に戻ることが多い．入院中や中間施設入所中に獲得している能力はあっても，実際の生活場面ではうまく活かせなかったり，獲得した能力以上の能力または質の異なる能力があらためて必要となることもある．

一方，介護保険制度が成熟してきているがゆえに，退院・退所時には，すでにケアマネジャーなどにより自立支援よりも介護重視型のケアプランが立案されていることも少なくない．

このようなことから，急性発症を伴う疾患から在宅復帰をした高齢者の生活支援の重要なポイントとしては，入院・入所中のリハビリテーション（以下，リハ）計画・実施内容と目標達成度の把握があげられる．入院・入所中に，ある程度の予後・予測をもって退院後の在宅生活をイメージしたリハが実施されていれば，その達成度を把握したうえで実際の生活場面での評価を実施して計画を立案することで，院内・施設内のリハを在宅でのリハに引き継ぐことができる．そしてその後は，生活動作の一つひとつを在宅での現実的な生活リズムや生活場面にあてはめて，対象者が現状の心身機能から新たな目標をもって生活様式を構築していけるようにアプローチすることが在宅での自立支援・生活支援となる．もちろん生活様式とともに新たな社会参加の仕方，趣味などの余暇活動の開発についても同様に支援していく必要がある．

2）虚弱高齢者が肺炎などに罹患することで廃用症候群を合併した場合

高齢者は，加齢に伴って心身機能が低下している．そのため，外部・内部環境の少しの変化にも適応できずに心身に異常をきたしやすい．摂食・嚥下機能も加齢とともに低下する機能の一つであるが，その低下に諸要因が重なって発症した誤嚥性肺炎で入院を余儀なくされる高齢者は多い．そして，その後の一定期間の安静加療が，二次障害として廃用症候群を引き起こすことも多い．そういった場合，入院の目的が肺炎治療であるため，二次障害である廃用症候群へのアプローチが不十分なまま，肺炎が完治すれば退院となる．特に入院によりADL能力の低下が顕著となった場合，在宅復帰のためには本人の機能評価はもちろん，在宅復帰後を想定しての介護状況の評価と介護方法・介護支援方法の提案，環境調整などが不可欠である．そして，在宅復帰後にも24時間を一つの単位として介護状況の評価を行い，対象者本人の機能評価と合わせた実際の生活全体の評価をもとにリハの目標を設定することと，他職種が関わっていれば他職種，家族との情報共有と役割分担をすることが重要である．

2. 障害児・者

発達過程に障害のある対象者を支援するには，心身機能の発達状況の評価をもとに，今後の発達を促す観点に立って，家庭環境，社会資源を踏まえたトータル的な支援計画を念頭にし，リハの役割を明確にしつつ，臨機応変な支援を行う姿勢をもつことが重要である．

1）乳幼児～就学期

地域には，小児分野のリハ専門機関やその分野に携わるリハ専門職は，まだまだ少ない．また，制度的にも十分に整備されているとはいえず，家庭の努力のもと，保育関係者，学校関係者，ボランティア，地域の事業者や施設が，子どもの発達状況に合わせた役割分担をして，子どもの24時間の生活を支えなければならない．

リハ専門職が地域で障害児の生活を支援するには，まずその家族機能を評価し，家族それぞれが対象児の疾患や障害をどのように認識しているかを把握する必要がある．例えば，子どもの疾患や障害について自分を責め，疾患の治癒や障害の軽減に固執しながら育児を背負い込んでしまう母親は多い．そのような母親をねぎらい，達成可能な目標を立てて一つひとつクリアしていける内容で

リハを提供し，一つひとつの目標の達成を子ども本人や母親，その他の家族，保育施設，教育施設などの関連機関にフィードバックしていくことが大切である．

2）成人期

発達過程においてある程度障害が固定された状態の障害者に対しては，安定した在宅生活を継続するために，二次障害の防止，介護負担軽減を主としたアプローチが重要となる．また，外出や趣味活動，就労など，参加する場の開発や参加に向けての具体的な方法の提案，環境調整も，重要な支援である．

作業療法的知識・技術とともに，各種制度にのっとって日常生活用具の給付，その他の在宅生活支援サービスの活用を提案し，安心・安定して活用できるように援助することで，本人・家族が生活の幅を広げていく視点をもてるように支援していく必要がある．

3．難病患者

パーキンソン病，脊髄小脳変性症，多発性硬化症，筋萎縮性側索硬化症などの進行性難病の場合，現状の評価に加え，病状の予後を予測してのアプローチが重要となる．身体面では機能維持と合併症予防を図りながら，福祉用具の導入などの環境調整と並行してADL指導を行う．進行が早い場合には，さまざまな対応が病状の進行に後れをとってしまうこととなるため，先々を見据えての準備的対応が必要である．

進行性難病の診断を受けた本人・家族は，医師に説明を受けたとしても，個々の病状の違いや進行の多様性もあって，予後の理解がしにくい場合が多い．不十分な理解のもと，身体機能回復への期待や病気への不安，介護への不安から，過度に運動をしたり無理な姿勢や方法でADL動作を行い続けたりすることがある．また，動作が緩慢であったり行えなかったりすることが，家族からは本人の怠慢であるように認識され，家族関係に影響を及ぼすこともある．本人や家族が疾患や病状をどの程度理解しているかによって，アプローチの内容は異なってくる．日々の生活における，できること，無理をすればできること，できるがリスクを伴うことなどを見極めながら，あらゆる場面であらゆる方法で理解を促し，本人・家族が予後を受け入れていけるよう支援していく必要がある．

予後の理解の一方では，心理面での支援が必要となる．病状の進行が早い場合には，特に心理面とのバランスを保つことが困難であるし，病状の進行が遅い場合であっても，今後自分に訪れる状態を想像してうつ傾向となることがある．予後の理解を進めながらも，本人・家族の思いを傾聴し，思いに添った支援を行っていかなければならない．

作業療法士の仕事の実際

地域でOTが行う生活支援には訪問系，通所系，その他さまざまな形がある．在宅対象者に対して，実際の生活の場で個別性の高い内容のサービス提供がなされる訪問リハを中心に，OTの仕事の実際を紹介する．

1．60代，女性，脳出血後遺症（右片麻痺）

発症から6カ月間の入院期間を経て退院となる．退院時には病院内で杖歩行可能となっていたが，右上肢に随意性はみられない状態であった．退院後すぐにケアマネジャーからの依頼で週2回のOTによる訪問リハが開始となった．夫と2人暮らしであり，発症前には家事全般を担っていたが，入院中は右上肢が動かないことへのショックが大きく，左上肢・下肢の動作を中心としたADLや家事動作の訓練に意欲がもてなかった．訪問リハ開始時にも，釘付きまな板や滑り止めシート，吸盤固定できるスポンジといった自助具を使った調理動作の訓練を提案したが，意欲はみられず，立ち上がりや歩行といった基本動作訓練が主な内容となった．家事は介護保険サービスの訪問介護を利用し，補えないことは夫が担っていた．週2回のOT訪問時には，できるだけ本人の

意思を尊重した訓練内容とし，屋内での杖歩行から玄関の昇り降り，屋外歩行へと行動範囲を広げるアプローチをしばらく続けた．屋外歩行が安定してきたころに，デイサービスの利用を提案した．本人は，もともと外出が好きであったが，右片麻痺となってからは周囲の目が気になり外出の意欲がもてていなかった．このころには，屋外歩行に自信がついてきたことと，同じような障害をもつ人に話を聞いてみたいという思いが出てきたこともあり，週1回のデイサービス利用が開始された．デイサービスで，同様の障害をもつ人や自分より年上で障害をもつ人も地域にいることを知り，交流を深めるうち，OTの訪問時に家事動作の自助具や工夫について本人から質問や要望が出てくるようになった．訪問開始当初に提案した自助具をあらためて紹介し，一緒に訓練をした．その後，調理以外の家事動作も夫と役割分担をして行えるようになり，訪問介護の利用頻度は減少した．また，デイサービスで趣味活動として取り入れられている絵手紙を訪問リハの際に左手で練習し，デイサービスで披露したいとの意欲が出てきた．本人の意欲と要望を見極めながら訪問リハを提供し，生活を支援するにあたって，交流の場としてのデイサービスと役割分担ができたケースである．

2．70代，男性，脊髄小脳変性症

60代前半から歩行時に違和感を感じるようになり，その後，歩行時にバランスを崩すようになった．そのころ保健師をとおして訪問リハの依頼があり，週1回のOTの訪問が開始となる．訪問時には，基本動作でのバランス調整訓練と訪問日以外の自主訓練の実施状況のチェックを行った．自主訓練については，病状の進行に対する不安から，本人が独自にアレンジしたり過剰に負荷をかけたりする傾向がみられたため，過度にならない適切な訓練が必要であることと，その理由を本人の病識に合わせて説明することを繰り返した．また，家屋内の手すりの設置についても，疾患特性や本人の日常的な動線，転倒の危険性の高い段差のある場所などを念頭において助言し，施工時には立ち会った．その後，手すりを使っても歩行が困難となった時には，車いすや歩行器は廊下幅が狭く導入が困難であったため，キャスター付き椅子に重みや高さを調整し安定性をもたせて，屋内移動時には足こぎを行い，手すりとともに使用できるようにした．また，上肢の協調性が低下して食事動作が困難となってきた場合には，重垂バンドを前腕に装着し，スプーンの柄を太くする自助具やフードガード，蓋付きストローマグを使用することを勧めた．その後，水分嚥下時にむせが出てきたため，とろみ剤の使用も勧めた．このころ，保健師からの情報提供により患者会の存在を知り入会し，2カ月に1度の定期会合に妻とともに参加するようになった．その会合では，病院や治療薬といった医療的な情報や，利用できる制度，療養上の工夫といった情報交換が当事者同士で行われている．また，介護者同士のコミュニケーションの場ともなっており，参加により得るものは大きいようである．病状の進行は緩除であるが，今後のコミュニケーション障害や自律神経障害の出現，さらなる嚥下機能や心肺機能低下に備え，OT以外の他職種の介入と相互の連携が必要となってくるケースである．

作業療法士に必要な知識・技術・技量

2010年4月30日に，厚生労働省医政局長から各都道府県知事宛てに「医療スタッフの協働・連携によるチーム医療の推進について」が通知された．その基本的内容としては，「患者・家族が質の高い医療を受けることができる」という観点に立ち，その実現のためには各医療スタッフがチームとして目的と情報を共有したうえで役割分担し，それぞれの専門性を十分に発揮しながら協働・連携していくことの重要性が述べられている．そして，同じ通知の中で医療スタッフ各職種の実施することができる業務の内容が整理されており，「作業療法の範囲」としてOTに期待される業務範囲

が明確にされている．チーム医療の中でOTがどのような役割を担うべきか，また他職種とどう連携していくかは，おのおのの作業療法提供場面により異なるが，ここでは，在宅で対象者を支援するチームの一員としてOTが備えておきたい知識・技術・技量について述べる．そして，この通知によりOTが実施できる行為とされた「喀痰などの吸引」に焦点をあて，在宅で実施するにあたって必要な知識・技術についてポイントを述べる．

1．在宅で対象者に関わる作業療法士に必要な知識・技術・技量

1）介護保険をはじめとする諸制度に関する知識

65歳以上の対象者であれば，また40歳以上65歳未満の対象者で特定疾病の診断を受けていれば要介護認定を受けることができ，要介護認定を受けることで介護保険サービスの利用が可能となる．現在では，他の諸制度よりも介護保険制度が優先される場合が多いため，在宅で対象者に関わる際には，対象年齢の高齢化を踏まえて，まずは介護保険制度に関する知識を備えておきたい．続いて，医療保険制度（特に在宅関連部分）や，障害者自立支援法，生活保護法といった，在宅対象者に関わることの多い制度の知識も備えておくとよい．

次に知っておきたいのは，対象者の住む都道府県，市区町村といった各自治体が運用する制度である．こういった制度は，対象者の経済的負担軽減や公的サービスの充実につながるものが多い半面，各自治体の財政状況に影響を受けるため，その継続性や変更の有無に注意を払って情報を得ておかなければならない．

地域で暮らす際には，その地域の社会資源を知り，効果的に利用することが，生活の継続性や安定性の確保につながる．諸制度の知識を備えておき，対象者が暮らしを形づくる一助となるよう情報提供することも，OTの役割の一つといえる．そして，OT自身の知識だけでは不十分な場合や，情報提供に関して専門性が必要な場合は，専門職種（ケアマネジャー，保健師，社会福祉士など）や各自治体の担当者と連携・役割分担をして，対象者にとって有益な情報を正確に提供する必要がある．

2）基本的な専門技術に裏づけられた応用的技術

在宅現場において，OTは対象者の心身機能の回復よりも維持，「患者」という側面よりも「生活者」「サービス利用者」という側面に重点をおいてアプローチすることが多い．このことは，決して求められる専門性が低いというわけではない．提供した知識・技術が，対象者の実際の生活にどれだけ効果をもたらしているかを検証するためには，対象者ごとの多様な生活状況や価値観に即した効果判定を行わなければならない．そして，より効果をあげるためには基本的知識・技術に加え，それらを複合的に統合または整理した応用的知識・技術の提供が求められることが少なくない．その提供をもって日々の実践の中に効果を実証し，対象者にも実感させる力が必要である．

3）他者の価値観を理解し，尊重する姿勢

対象者の自己選択・自己決定を促す際，意識せずとも専門職側の価値観の押しつけになっている場面が，医療機関内だけではなく在宅においても多々見受けられる．専門職としてその対象者にとって最善と思えることが，その対象者の価値観においては最善とはいえないこともある，という認識を常にもち，まず対象者の価値観を十分に理解する姿勢をもつことが重要である．その理解のもとで，専門的見地から対象者にとって自己選択・自己決定に必要な情報を提供するよう心がけなければならない．

また，地域で対象者を支援する際，OTは支援チームの一員となること，そしてOTだけが効果をあげることがアプローチの目的ではなく，チーム全体として対象者・家族に効果をもたらすことがチームアプローチの目的となることを十分に理解しておかなければならない．チームとして効果をあげるためには，他職種の専門性や価値観，視点も理解し，ときには調整役となることも必要である．

4）社会人としての基本的態度や教養

専門職として地域で働くということは，地域社会で社会人として働くということでもある．もちろん医療機関においても社会人として働くのであるが，地域，特に在宅での生活者を対象として働く場合，対象者の生活場面に入っていくことや，地域の各関連機関を訪れることが多いため，その場に応じた基本的態度を身につけておかなければならない．

また，在宅においては対象者の生活歴や生活背景を理解することがアプローチの第一歩であり，その情報を引き出すためには，会話の中から糸口をつかむことや，情報を引き出す観点に立っての観察が重要となる．会話や観察を円滑に行うためには，常日ごろからさまざまなことに興味・関心をもち，教養を身につけておくことが役立つ．すなわち，普段から感性を豊かに保ち，人間性の幅を広げておくことが，在宅で対象者を支援するのにおおいに役立つのである．

2．在宅現場での喀痰などの吸引

1）在宅現場で作業療法士による喀痰などの吸引が可能となった背景

近年の在宅重視，在院日数短縮化の施策により，医療機関内だけでなく在宅場面での医療的ケアの必要性が増してきている．在宅現場において，進行性難病患者や廃用症候群が進行した高齢者，呼吸器疾患患者といった気道内に喀痰などが貯留しやすい対象者に，リハを提供する機会が増えてきている．前述の「医療スタッフの協働・連携によるチーム医療の推進について」では，喀痰などの吸引がOTの実施できる行為として明確にされたと同時に，その実施にあたっては，養成機関や医療機関などにおいて必要な教育・研修を受けた者が実施することや，医師の指示のもと，他職種との適切な連携を図るなど安全に実施できるよう留意することが明記されている．また，この通知内容を受けて2010年11月に示された日本作業療法士協会の「『喀痰吸引』に対する基本的な対応」では，同じく吸引実施にあたっての，他職種との適切な連携と教育・研修に基づく安全性の確保の必要性が述べられている．さらに，在宅患者や医療機関以外などの状況下での吸引実施についても，担当医師（主治医，かかりつけ医）からの指示があることが原則とされ，その安全性と適切な処置方法を他職種の連携の中で確認するとともに，実施に際しては本人や家族への説明と同意を得ることとされている．

2）在宅現場で作業療法士が喀痰などの吸引を実施するにあたっての知識・技術の磨き方

日本作業療法士協会の「『喀痰吸引』に対する基本的な対応」では，OTが可能な「吸引」の範囲は，原則的には口腔内・鼻腔内・気管内における「一時的吸引」とされている．また，卒前教育において養成機関で基本的理論を習得することや，卒後の勤務現場である医療機関などにおいて実践的な理論や手技など，必要な教育・研修を受けたOTが実施することが望ましいとされている．在宅現場で吸引を実施する際にも，まず基本理論と実践的な理論・手技を習得しておくことは不可欠である．

a．在宅で吸引を実施する際に習得しておくべき基本的知識・技術
①気道の構造および機能といった解剖学的・生理学的知識．
②吸引の定義・目的・適応（禁忌）．
③手技（吸引の種類，使用物品，手順，基本的清潔操作，留意点）．
④観察ポイント（血中酸素飽和度・呼吸数・血圧などのバイタルサイン，表情・顔色などのみかた）．
⑤合併症とそれに対する対処法．
⑥呼吸理学療法などの排痰法．
⑦心肺蘇生法の適応と実施方法．

b．在宅で吸引を実施する際に習得しておくべき実践的知識・技術（ここでは，在宅ですでに家族などにより吸引が実施されている対象者について，aに加えて対象者ごとに必要な項目として述べる）
①吸引が必要な対象者の病態に関する知識．

② 主たる吸引実施者が医師・看護師などから受けている吸引に関する指導内容（使用物品，手順，吸引の必要性の判断基準，禁忌など）．
③ 緊急時の対処方法と連絡ルート．

c．知識・技術の磨き方

喀痰などの吸引が，OT が実施することのできる行為として明確にされたことにより，基本理論などについては，今後養成校において教育内容に取り入れられる流れとなるであろう．しかしながら，卒後教育として吸引に関する知識・技術を習得しなければならない有資格者については，各所属施設での研修や関連研修会などへの参加を通じて，習得・研鑽に努めなければならない．特に在宅でのリハにおいては，OT 単独での対応を余儀なくされる場面も想定されるだけに，知識・技術の習得に加え，主治医・看護師などとの連携を踏まえた，緊急時の対応までの十分なシミュレーションを常日ごろから実施しておく必要がある．

今後は，リハを効果的に実施するための吸引が在宅現場でも必要とされるとともに，リハ実施中の対象者家族のレスパイト的要素として重要となることも想定できる．在宅重視の流れにおいては，吸引の実践的知識・技術が在宅でのリハに携わる OT に必須となるであろう．

文 献

1) 国民衛生の動向．厚生統計協会，2009
2) 川越雅弘：医療・介護連携が求められる背景とは．OT ジャーナル 45：102-107，2011
3) 全国訪問リハビリテーション研究会（編）：訪問リハビリテーション実践テキスト．青海社，2009
4) 厚生労働省：医療スタッフの協働・連携によるチーム医療の推進について（医政発 0430 第 1 号）．2010
5) 日本作業療法士協会：「喀痰吸引」に対する基本的な対応．2010

〔岩崎　千佳〕

6 補助と支えと工夫で能力を活かす暮らし

福祉用具・住宅改修・人的支援の役割

　急性期や回復期（入院中）に提供される作業療法では，疾病や障害により低下した身体機能を向上させるための機能訓練や生活動作訓練が行われ，義肢，装具，自助具などの福祉用具が利用者の状態像に応じて使用される．また，病棟で看護師などができない動作を介助する人的支援は，生活動作が自立に至る過程で不可欠な支援である．

　回復期から維持期における作業療法は，外来，通所リハビリテーション（以下，通所リハ），訪問リハビリテーション（以下，訪問リハ）で提供され，障害者や高齢者の個々の機能に応じた最適な日常生活を実現し，社会への再統合を果たすための基盤となるものである．特に，在宅生活の場面で生活を直接的に支援する訪問リハは，利用者のみならず実際の生活環境（人的，物的）に対して包括的に対応することにより効果を発揮するもので，福祉用具，住宅改修，ヘルパーなどの人的支援の役割は大きい．

　福祉用具，住宅改修，人的支援の目的は，いずれも障害者や要介護者（要支援者）の自立を支援し，その人らしい暮らしを実現することである．自立を支援するには，障害された本人の生活動作を補完することが必要で，これが福祉用具・住宅改修・人的支援の役割である（図1）．

　これらの支援は，利用者の状態像の変化に応じて提供されることが大切である．ここでは，利用者の状態像を，①入院から退院までの生活機能向上期，②居宅生活での生活機能安定期に大別し，支援の実際について記述するとともに，福祉用具，住宅改修，人的支援を活用するうえでの根拠となる介護保険法および障害者自立支援法について解説する．

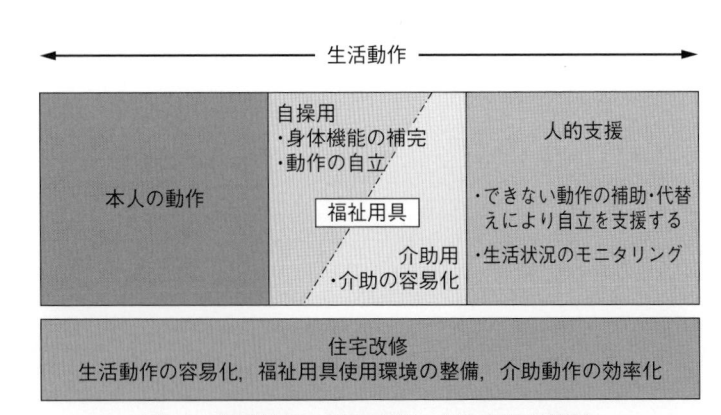

図1　福祉用具・住宅改修・人的支援の役割
福祉用具，住宅改修，人的支援は，機能訓練や生活動作指導とともに提供されることにより身体機能が改善し，生活ニーズが変化・拡大するなどの時系列的効果をもたらす

状態像の変化

1．生活機能向上期

　脳卒中などの急性発症性疾患では，入院加療による身体機能の回復に伴い，生活機能が向上する．また，退院後にも外来や通所リハにより，身体機能の改善がみられ，実際の生活の中で生活機能が向上する．障害が軽度であれば，退院した直後から生活全般の活動が可能になることもあるが，一般的には日々の生活で繰り返し動作を行い，慣れていくにつれて日常的に継続可能な活動範囲が拡大していく．このように入院中から退院後に生活が再構築される過程において，生活機能が向上する時期が生活機能向上期である．

2．生活機能安定期

　生活機能安定期とは，退院後の生活機能向上期を経て，生活動作の自立度や生活の活動範囲が安定している時期である．しかしながら，障害者や要介護高齢者は，疾病の再発や進行，体調の変化などのきっかけで，容易に生活機能が低下するため，できる限り生活に広がりをもたせ，生活機能を維持させるようにアプローチする時期でもある．

支援の実際

1．生活機能向上期（入院中，退院から在宅での生活の再構築）

1）退院時には必要最小限度の環境整備

　入院中は，一時帰宅や外泊などで患者の実生活上の課題を明確にし，退院に向けての福祉用具を含む環境整備の支援計画を立案するが，患者や介護者の要因による退院後の生活機能の変化を予測するのは容易なことではない．また，患者や家族が退院後の生活が不安で，支援計画が過剰になる，あるいは問題認識が低く，支援計画が不十分になることも多い．

　したがって，退院時の環境整備に関する支援計画は必要最低限にとどめ，退院後の実生活の中で，実際に現れる具体的な問題に対して対応することが望ましい．これには，実生活の問題をタイムリーに解決できるように，外来などで継続的にフォローする，または居宅支援事業所と連携するなどの体制を整えることが必要である．

2）生活動作の自立度向上のリスク

　生活機能向上期は，歩行支援用具の変更，入浴補助具や手すりの設置などで，生活動作の自立度を向上させるアプローチを行う時期である．自立度を高めるほど人的援助は減少するため，転倒などの事故が生じやすい．特に在宅では病院に比べて介護力が低いため，事故のリスクが高いことに配慮し，福祉用具などの使い方の指導やモニタリングをしっかりと実施するなど，慎重に対応する．

3）できる限り機能を活かせる介護

　歩行できるのに車いすを使用する，あるいはベッド，車いす間の移乗が足部の向きを変える介助で可能であるにもかかわらず，時間がかかるため全介助で行うなど，福祉用具や過剰な人的支援により，患者の能力が発揮できず廃用症候群を生じていることがある．患者の身体機能を最大限に活用した介護を行うことが大切で，例えば福祉用具を含む環境整備で解決しようとする生活動作が，部分的に介助を要する（部分介助）場合は，過剰な介護にならないような対応が必要である．

　「全介助」の場合は，介護者が腰痛などの障害を生じない動作を指導することに留意する．特に介護負担の大きい入浴，排泄，外出では，生活全般で無理なく介護が継続できるように，家族介護の実効性とヘルパーの活用について慎重に判断することが大切である．

4）移動の支援

　安全に継続できる移動方法を提案することは，生活支援の基本である．屋内の移動様式は，座位移動，手足移動，伝い歩き，杖歩行などがあり，患者の身体機能，住環境，生活スタイル，介護状況を総合的に勘案して決定する．歩行補助具や車いすなどの移動を支援する福祉用具は状態像の変化に応じて交換することが大切で，生活動線上の段差，スペース，戸の形状などに配慮して導入す

表 1　生活機能向上期での福祉用具の交換（文献1）より引用）

①移動能力の改善に伴って用具によって補填される機能を軽微なものに交換する場合
　→身体機能の改善がみられるため，現状の歩行に必要な免荷量や基底面の広さなどを考慮して，「歩行車から多脚杖」「多脚杖からT字杖」というように，杖の種類を交換する場合
③生活範囲が拡大し，はじめての生活場面に対応するため，新規に用具を追加する場合
　→トイレ用手すりを新たに設置することで杖や歩行器などの代用とする場合，あるいは屋内では杖や歩行器を使用しているが，外出する時は車いすを利用してスピードや耐久性などの患者の身体機能を補填するような場合

る（表1）．特に屋内で車いすや歩行器を使用する場合は，方向転換に必要な回転スペースを確保するようにする．

　また，実際の生活場面では，移動に伴い物を運ぶことも多い．例えば，洗濯，掃除，調理などでは，物の運搬は必要であるため，運搬能力について実効性を確認し，動作指導や環境整備を実施することが大切である．

5）高次脳機能障害などによるコミュニケーション障害のリスクに注意

　高次脳機能障害はみえない障害であるため，患者の機能を過小評価して介護が過剰になる，あるいは利用者の機能を過大評価して介護が過小になるなど，適切な介護が提供されないことも多い．また，福祉用具の利用においては，安全に使用するために必要な福祉用具の機能が理解できない，メンテナンスができない場合がある．したがって高次脳機能障害などによるコミュニケーション障害に対しては，実際の場面で患者がその福祉用具を使えるかどうか繰り返し確認することが大切である．入院中に使い慣れた福祉用具から使用を始めるのも一法である．

6）ケアマネジメントへの参画

　退院に向けて生活を再構築するには，病院スタッフと居宅支援スタッフが互いに連携し，継続的なケアマネジメントを確保することが大切である．ケアマネジメントは，インテーク，アセスメント，ケアプラン原案作成，サービス担当者会議，サービス開始後のモニタリングのプロセスで行われる．ケアプラン作成において医療機関との連携は重要であるにもかかわらず，医療情報は専門的であり，かつ業務の多忙さゆえに情報交換ができず，病院スタッフと居宅支援スタッフとの連携が不十分になることが多い．特に，作業療法士が有している患者の生活動作の自立度，介助方法，生活動作の予後・予測などの情報は，退院後の自立的な生活支援計画を立案するために必要である．介護保険を利用する場合は，介護支援計画を立案する要となる介護支援専門員（ケアマネジャー）との連携を心がけ，退院に向けたケアカンファランスなどには積極的に参加する．

2．機能安定期
1）モニタリングの実施

　日々の生活の中で生活機能の低下を予防すること，あるいは廃用症候群を生じた場合は，タイムリーに作業療法を提供し，機能低下をできる限り最小限度にすることが大切である．これには，疾病の再発や進行のための医学的管理とともに，生活全般の活動量の低下がないかモニタリングすることが必要である．

　活動量の低下の原因としては疾病の再発，あるいは風邪などをきっかけにした廃用性の機能低下などの心身機能の低下，介護者である同居している配偶者などの体調変化による介護力の低下がある．モニタリングでは，散歩の頻度が減った，日中寝室で過ごすことが多くなったなど，生活範囲が狭小化し，活動量が低下していないか確認することがポイントになる．活動量の維持・拡大には，外出機会を確保し，できる限り生活の広がりをもたせることが必要で，玄関から公道までの段差の解消や手すりの設置などによる屋外アクセス

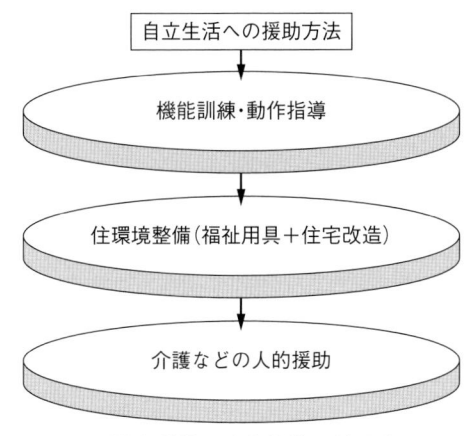

図 2 機能訓練・動作指導の前置き（文献 2) より一部改変引用）

のための環境整備の実施，電動車いすなどの屋外での移動用福祉用具の活用や新たな人的支援などを検討する．

2) 機能訓練・日常生活動作訓練の前置

生活機能安定期では，廃用症候群を予防し，身体機能を維持することが必要である．平衡機能，筋力などの身体機能の低下は，起居・移動能力の低下として現れるため，立ちしゃがみや歩行時の不安定性，動揺（ふらつき），つまずき，転倒などのエピソードには注意する．身体機能の低下がみられた場合，安全性を重要視するあまりに，容易に介護者や福祉用具に頼り，廃用症候群を助長させることは避けなくてはならない．これには，身体機能の向上を図ることが大切で，機能訓練や動作指導は，福祉用具や人的介助に前置きされるものである（図2）.

機能訓練・日常生活動作訓練の効果が現れるまでに時間を有することも多く，その間に福祉用具を活用し，安全で活動的な生活を支援することは必要である．特に杖，歩行器，車いすなどの移動支援用具は，患者の状態像の変化に応じて交換・追加し，できる限り生活全般の運動量を確保できるように支援する．

3) 他職種との連携・チームアプローチ

生活状況や生活自立度などの変化を捉え，適切な作業療法を提供するには，他職種との連携に基づくチームアプローチが不可欠である．介護保険の福祉用具貸与事業所には，福祉用具専門相談員が配置されており，福祉用具の使用状況についてモニタリングの役割を担っている．また，訪問介護は日常生活を直接的に支援しており，患者の日々の生活の状況について把握している．これらの職種と連携をとることが大切であるが，病院や施設内とは異なり，在宅生活を支援するスタッフは異なる機関に所属しているため，日常的に顔を合わせて情報交換する機会が少ない．そのため，サービス担当者が患者の「生活の解決すべき問題」「目標」「達成までの期間」を共有し，どのような状況がみられたら，目標設定を変える必要があるのか確認しておくことが大切である．

介護保険法と障害者自立支援法

1. 介護保険法の概要とサービス内容

1) 介護保険法の概要

介護保険の保険者は市町村および特別区である．被保険者は第1号被保険者（65歳以上）と第2号被保険者（40歳以上65歳未満の医療保険加入者）で，保険給付の対象は，保険者が要支援もしくは要介護状態にあると認めたものである．第2号被保険者は，要支援もしくは要介護（要介護等）になった原因が加齢に起因する疾患（特定疾患）であることが条件となっている．

介護の必要な程度（要支援1，2，要介護1〜5の区分）に応じた利用上限額内でのサービスが1割の負担で受けられる仕組みで，保険給付の内容は，訪問介護，訪問リハなどの居宅サービス，小規模多機能型居宅支援などの地域密着型サービス，老人福祉施設，老人保健施設などの施設サービスがある．居宅サービスにおいては，サービスの組み合わせや量を希望によって設定することができ，これを支援する居宅介護支援（ケアマネジメント）が給付対象となっていることが介護保険の大きな特徴である．

2) 福祉用具貸与・販売

介護保険で給付される福祉用具サービスは，「貸

表 2　厚生労働大臣が定める福祉用具貸与および介護予防福祉用具貸与に関わる福祉用具の種目

1.	車いす	自走用標準型車いす，普通型電動車いすまたは介助用標準型車いすに限る
2.	車いす付属品	クッション，電動補助装置などであって，車いすと一体的に使用されるものに限る
3.	特殊寝台	サイドレールが取り付けてあるものまたは取り付けることが可能なものであって，次に掲げる機能のいずれかを有するもの 1．背部または脚部の傾斜角度が調整できる機能 2．床板の高さが無段階に調整できる機能
4.	特殊寝台付属品	マットレス，サイドレールなどであって，特殊寝台と一体的に使用されるものに限る
5.	床ずれ防止用具	次のいずれかに該当するものに限る 1．送風装置または空気圧調整装置を備えた空気マット 2．水などによって減圧による体圧分散効果をもつ全身用のマット
6.	体位変換器	空気パッドなどを身体の下に挿入することにより，居宅要介護者などの体位を容易に変換できる機能を有するものに限り，体位の保持のみを目的とするものを除く
7.	手すり	取り付けに際し，工事を伴わないものに限る
8.	スロープ	段差解消のためのものであって，取り付けに際し工事を伴わないものに限る
9.	歩行器	歩行が困難な者の歩行機能を補う機能を有し，移動時に体重を支える構造を有するものであって，次のいずれかに該当するものに限る 1．車輪を有するものにあっては，体の前および左右を囲む取っ手などを有するもの 2．四脚を有するものにあっては，上肢で保持して移動させることが可能なもの
10.	歩行補助杖	松葉杖，カナディアンクラッチ，ロフストランドクラッチ，プラットホームクラッチおよび多点杖に限る
11.	認知性老人徘徊感知機器	介護保険法第7条第15項に規定する認知症である老人が屋外へ出ようとした時など，センサーにより感知し，家族，隣人などへ通報するもの
12.	移動用リフト（つり具の部分を除く）	床走行式，固定式または据置式であり，かつ身体をつり上げまたは体重を支える構造を有するものであって，その構造により，自力での移動が困難な者の移動を補助する機能を有するもの（取り付けに住宅の改修を伴うものを除く）

平成11年3月31日　厚生労働省告示第93号
最終改正：平成18年3月31日　厚生労働省告示第256号

与」と「販売」がある（表2, 3）．「貸与」では，患者の状態像の変化に応じて用具を交換できる．「販売」は，患者が福祉用具を購入するもので，必要に応じて買い換えるものである．患者の状態像に応じて福祉用具を提供するため「貸与」が原則となっているが，排泄や入浴に関する用具は「貸与」になじまないため，これらに該当する福祉用具を「特定福祉用具」として「販売」の対象としている．福祉用具貸与における適切な福祉用具の交換・追加のパターンについて図3に示す．

福祉用具は，訪問系，通所系，短期入所系のサービスなどともに居宅サービスに位置づけられている．福祉用具貸与は，この支給限度額内でサービスが提供される．販売の対象である「特定福祉用具」については，この要介護度別の区分支給限度基準額とは別に，同一の年度で10万円が利用上限として定められている．

貸与・販売事業所には，福祉用具専門相談員が配置され，①福祉用具の選定援助，②福祉用具の保守・点検，③福祉用具の使い方指導，④モニタリングをすることが義務づけられている．

3）住宅改修

対象となる住宅改修の種類は表4のとおりで，実際の住宅改修費の9割が支給される．要支援，要介護区分にかかわらず支給限度額は20万円であるが，要介護状態区分が3段階以上上昇した場合，また転居した場合は再度20万円までの支給限度額が設定される．

2．障害者自立支援法の概要とサービス内容

1）障害者自立支援法の概要

障害者が受けるサービス内容や事業者を行政が

表 3 厚生労働大臣が定める特定福祉用具販売に関わる特定福祉用具の種目および厚生労働大臣が定める特定介護予防福祉用具販売に関わる特定介護予防福祉用具の種目

1．腰かけ便座	次のいずれかに該当するものに限る 1．和式便器の上に置いて腰掛式に変換するもの 2．洋式便器の上に置いて高さを補うもの 3．電動式またはスプリング式で便座から立ち上がる際に補助できる機能を有しているもの 4．便座，バケツなどからなり，移動可能である便器（居室において利用可能であるものに限る）
2．特殊尿器	尿または便が自動的に吸引されるもので，居宅要介護者などまたはその介護を行う者が容易に使用できるもの
3．入浴補助用具	座位の保持，浴槽への出入りなどの入浴に際しての補助を目的とする用具であって，次のいずれかに該当するものに限る 1．入浴用いす 2．浴槽用手すり 3．浴槽内いす 4．入浴台 　浴槽の縁にかけて利用する台であって，浴槽への出入りのためのもの 5．浴室内すのこ 6．浴槽内すのこ 7．入浴用介助ベルト
4．簡易浴槽	空気式または折りたたみ式などで容易に移動できるものであって，取水または排水のために工事を伴わないもの
5．移動用リフトのつり具の部分	

平成 11 年 3 月 31 日　厚生労働省告示第 94 号
最終改正：平成 21 年 3 月 13 日　厚生労働省告示第 84 号

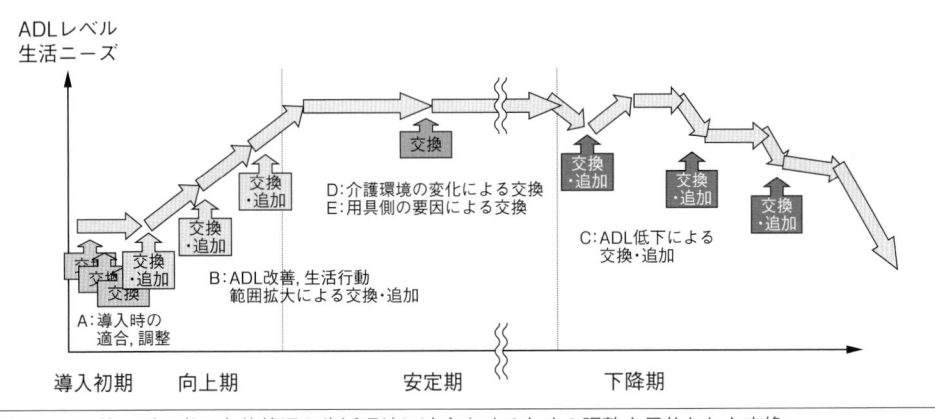

A：導入時の調整：利用者の身体状況や生活環境に適合させるための調整を目的とした交換
B：ADL 改善，生活ニーズ拡大：ADL の改善や生活ニーズ，行動範囲が拡大したことによる用具の交換や追加
C：ADL 悪化：ADL が悪化したり，身体機能の低下に伴う生活の維持や安楽のための用具の追加や交換
D：介護環境の変化：引越しや住宅改修など生活環境の変化や，介護者の変化に伴う用具の追加や交換
E：用具の要因（故障・摩耗など）：部品の故障や摩耗・劣化などに伴う用具の交換

図 3　福祉用具の交換・追加利用パターン（文献 3）より引用）

表 4　住宅改修の種類

厚生労働大臣が定める居宅介護住宅改修費および介護予防住宅改修費の支給に関わる住宅改修の種類

介護保険法第45条第1項に規定する厚生労働大臣が定める居宅介護住宅改修費などの支給に関わる住宅改修の種類は1種類とし，次に掲げる住宅改修がこれに含まれるものとする
1．手すりの取り付け
2．段差の解消
3．滑りの防止および移動の円滑化などのための床または通路面の材料の変更
4．引き戸などへの扉の取り替え
5．洋式便器等への便器の取り替え
6．その他，前各号の住宅改修に付帯して必要となる住宅改修

平成11年3月31日　厚生労働省告示第95号
最終改正：平成12年12月28日　厚生労働省告示第481号

決定していた措置制度が廃止され，障害者の自己決定を尊重し，事業者と障害者が対等な立場となる契約によるサービスが利用できる支援費制度が2003年から開始された．これにより，利用者が増加するとともに，市町村の財源力の格差などから大きな地域格差が生じた．また，精神障害者は支援費制度の対象にすらなっていないなど，障害種目ごとのサービスに格差があった．このため，障害者自立支援法（2006年）は障害者に共通の福祉サービスなどについて一元的に規定された．

給付の内容は，ホームヘルプ（居宅介護），重度訪問介護，行動援護などの介護給付，自立訓練，就労移行支援などの訓練給付，自立支援医療，補装具費が給付対象である．また，日常生活用具の給付など，市町村が独自に実施できる地域生活支援事業もこの法律により実施することができる．

支給決定は，市町村が行い，障害者などが障害福祉サービスを利用した場合に，市町村はその費用の100分の90を支給する．

2）補装具

補装具は障害者自立支援法に基づき給付される（表5）．利用者の申請に基づき，補装具の購入または修理が必要と認められた時は，市町村がその費用を補装具費（9割相当）として利用者に支給する．でき上がった補装具が給付（現物給付）されるのではなく，利用者が補装具事業者と契約し，福祉用具を購入（修理）することに対して費用が

表 5　補装具の種目一覧

義肢
装具
座位保持装置
盲人用安全杖
義眼
眼鏡
補聴器
車いす
電動車いす
座位保持いす（児のみ）
起立保持具（児のみ）
歩行器
頭部保持具（児のみ）
排便補助具（児のみ）
歩行補助杖
重度障害者用意思伝達装置

障害者自立支援法　第76条第1項

支給される仕組みである．

3）日常生活用具

障害者自立支援法に基づく地域生活支援事業の一つとして日常生活用具が給付される．日常生活用具の対象種目は，要件ならびに用途および形状が定められているのみで，具体的な品目については，利用者負担とともに市町村で決定することができる（表6）．

表 6 日常生活用具参考例

種　目	品　目	対象要件
介護・訓練支援用具	特殊寝台	下肢または体幹機能障害
	特殊マット	
	特殊尿器	
	入浴担架	
	体位変換器	
	移動用リフト	
	訓練いす（児のみ）	
	訓練用ベッド（児のみ）	
自立生活支援用具	入浴補助用具	下肢または体幹機能障害
	便器	
	頭部保護帽	平衡機能または下肢もしくは体幹機能障害（頭部保護帽：上記障害およびてんかんなどによる転倒の危険性が高い知的障害など）
	T字状，棒状の杖	
	歩行支援用具→移動・移乗支援用具（名称変更）	
	特殊便器	上肢機能障害
	火災警報器	障害種別にかかわらず火災発生の感知・避難が困難
	自動消火器	
	電磁調理器	視覚障害
	歩行時間延長信号機用小型送信機	
	聴覚障害者用屋内信号装置	聴覚障害
在宅療養等支援用具	透析液加温器	腎臓機能障害など
	ネブライザー（吸入器）	呼吸機能障害など
	電気式痰吸引器	
	酸素ボンベ運搬車	在宅酸素療法
	盲人用体温計（音声式）	視覚障害
	盲人用体重計	
情報・意思疎通支援用具	携帯用会話補助装置	音声言語機能障害
	情報・通信支援用具※	上肢機能障害または視覚障害
	点字ディスプレイ	盲ろう，視覚障害
	点字器	視覚障害
	点字タイプライター	
	視覚障害者用ポータブルレコーダー	
	視覚障害者用活字文書読上げ装置	
	視覚障害者用拡大読書器	
	盲人用時計	
	聴覚障害者用通信装置	聴覚障害
	聴覚障害者用情報受信装置	
	人工喉頭	喉頭摘出
	福祉電話（貸与）	聴覚障害または外出困難
	ファックス（貸与）	聴覚または音声障害もしくは言語機能障害で，電話では意思疎通困難
	視覚障害者用ワードプロセッサー（共同利用）	視覚障害
	点字図書	
排泄管理支援用具	ストーマ用装具（ストーマ用品，洗腸用具）	ストーマ造設
	紙おむつなど（紙おむつ，サラシ・ガーゼなど衛生用品）	高度の排便機能障害，脳原性運動機能障害かつ意思表示困難
	収尿器	高度の排尿機能障害
居宅生活動作補助用具	居宅生活動作補助用具	下肢，体幹機能障害または乳幼児期非進行性脳病変

※ 情報・通信支援用具とは，障害者向けのパーソナルコンピューター周辺機器やアプリケーションソフトなどをいう
障害者自立支援法第77条第1項第2号の規定に基づき厚生労働大臣が定める日常生活上の便宜を図るための用具
（平成18年9月厚生労働省告示第529号）

4）介護保険との関係

　介護保険で貸与される福祉用具のうち，車いす，歩行器，歩行補助杖は，補装具と同様の種目である．障害者であっても，介護保険の受給者である場合は，これらの共通する種目は，補装具としては原則として給付されず，介護保険の保険給付として給付される．しかし，補装具は身体状況に個別に対応できるオーダーメイドであるが，介護保険で給付される福祉用具は標準的な既製品の中から選択される．このため，医師や更生相談所などにより身体状況に個別に対応することが必要と判断される障害者については，障害者自立支援法に基づく補装具として給付することができる．

　また，介護保険の給付対象の特殊寝台，特殊マット，体位変換器，歩行支援用具，移動用リフト，特殊尿器，入浴補助用具，便器および簡易浴槽などは，日常生活用具と同じ種目である．しかしながら，日常生活用具は補装具とは異なり，日常生活の便宜を図るものであり，障害の状況に応じて個別に適合を図るものではないため，これらの種目については介護保険から貸与や購入費の支給が行われる．

文　献

1) 渡邉愼一，他：状態像等に合った移動支援用具の選定マニュアル．日本福祉用具供給協会，2011，p4
2) 伊藤利之：介護保険の光と影．Med Rehabil **34**：3，2003
3) 状態像に応じた福祉用具の交換利用効果に関する調査報告書．日本福祉用具供給協会　2010，p7
4) 渡邉愼一，他：退院時に福祉用具を活用するための手引き．日本福祉用具供給協会，2010
5) 渡邉愼一：介護保険における福祉用具の供給．総合リハ　**31**：229-235，2003
6) シルバーサービス振興会（編）：福祉用具専門相談員研修用テキスト．シルバーサービス振興会，2010，pp183-197
7) 神奈川介護支援専門員協会（編）：介護支援専門員実践ハンドブック．中央法規出版，2007，pp243-249
8) 「新版社会福祉学習叢書」編集委員会（編）：新版社会福祉学習双書2008—第16巻リハビリテーション論．全国社会福祉協議会，2008，pp174-180

〔渡邉　愼一〕

第III章

障害の中に能力を引き出し活かす技術

1 神経障害の中で能力を活かす

はじめに

　筋萎縮性側索硬化症（ALS：amyotrophic lateral sclerosis）を発症しても，障害と向き合いながら10年以上にわたり地域で生活を送る長期療養者が増加している．この背景には，人工呼吸器管理や栄養面の指導などといった多専門職ケアチーム（multi-disciplinary care team）による組織的な関与が，地域療養生活において浸透してきていることを物語っている．米国においては，2009年にALS診療のエビデンスを解析した結果，疾病進行の遅延化，栄養，呼吸管理，告知，チーム医療クリニック，症状管理，認知・行動障害，コミュニケーション，緩和ケアにおける現状と問題点が明らかになり，効果が高く適切な対応方法が明確化された[1]．

　本稿では，ALS対応時に必要と思われる疾病の知識を整理するとともに，作業療法による代表的なADL，生活関連動作（APDL：activities parallel to daily living）関連の支援内容についてまとめ，障害をもちながらも状況を克服し，自己の能力を最大限に活用するために有効な内容について整理した．後者においては，コミュニケーションとADL，APDL対応を中心に詳述し，最後に症例を用いて具体的な対応を紹介する．

筋萎縮性側索硬化症とは

1．筋萎縮性側索硬化症の概要

　ALSは，運動ニューロン疾患（MND：motor neuron disease）に分類され，全身に筋力低下，筋萎縮をきたす疾患である．国際的にはALS/MNDと表記され，発病率は10万人あたり2人程度と非常にまれな疾患で，男女別では3：2と男性に多い．患者数は全国に約8,500人おり，このうち約10％が遺伝性で，それらの約20％はCu/Znスーパーオキシドジスムターゼ（SOD1：Cu/Zn superoxide dismutase）などに遺伝子異常を認める．発症年齢は40代から特に50代以降に多く，上位運動ニューロン（大脳皮質運動野）から脳幹下部の運動性脳神経核，脊髄前角細胞までの経路，そして下位運動ニューロン（運動性神経核，脊髄前角細胞）から末梢の筋までの経路が選択的かつ系統的に障害をきたす神経変性疾患であり，難病に指定されている．

　初発症状は，主に手内筋などの一側上肢遠位部の筋力低下，筋萎縮に始まる上肢型が最も多い．その後，反対側上肢，両下肢，体幹と徐々に全身に広がるが，その間に言語障害，嚥下障害など球麻痺症状や呼吸筋麻痺が加わる．その他，下肢型（下肢遠位筋の筋萎縮，筋力低下で始まり，しだいに筋力低下が上向して全身に波及するもの），球麻痺型（舌の萎縮による構音・嚥下障害が出現し，続いて四肢・体幹に上位・下位ニューロン徴候が出現するもの），呼吸筋麻痺型が代表的なタイプで，最近では認知症の症状における疾患分類もなされている．

　ALSの類似疾患は，上位運動ニューロンのみが障害される原発性側索硬化症（PLS：primary lateral sclerosis）や下位運動ニューロンのみ障害される脊髄性筋萎縮症（SMA：spinal muscular atrophy）などがあり（表1），それらの治療方針

表 1 運動ニューロン疾患の分類と進行度（文献 2) より改変引用）

運動ニューロン疾患（MND）の分類	障害部位					進行度
	上位運動ニューロン：錐体路徴候（深部・病的反射亢進, クローヌス, 痙性）	下位運動ニューロン：筋力低下, 筋萎縮, 線維束性攣縮				
		[1] 脊髄前角運動細胞（頸・胸・腰・仙髄）	[2] 三叉神経運動根（Vm）・顔面（VII）神経	[3] 舌咽（IX）・迷走（X）・副（XI）・舌下（XII）神経		
1. 筋萎縮性側索硬化症（ALS：amyotrophic lateral sclerosis）	○	○ / —	○	○ / —		個人差大
2. 原発性側索硬化症（PLS：primary lateral sclerosis）	○	—	—	—		緩徐
3. 脊髄性筋萎縮症（SMA：spinal muscular atrophy）	—	○	—	—		個人差大
4. 進行性球麻痺（PBP：progressive bulbar palsy）	—	—	—	○		個人差大
5. 球脊髄性筋萎縮症（SMA＋PBP）（SBMA：spinal and bulbar muscular atrophy）	—	○	—	○		個人差大

○：障害部位
下位運動ニューロンの障害部位：[1]頸部, 四肢, 体幹筋群, [2]顎, 顔面, 口蓋, 舌, 咽頭筋, [3]球症状（構音・嚥下障害）

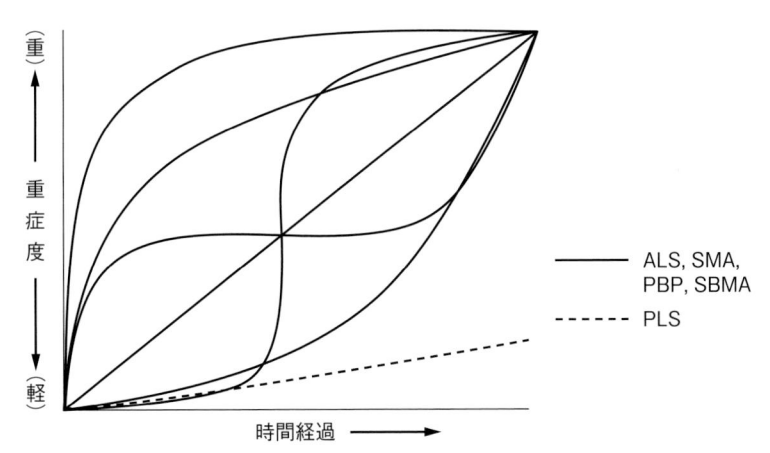

図 1 運動ニューロン疾患における筋力低下・筋萎縮の時間経過イメージ
ALS：筋萎縮性側索硬化症, PLS：原発性側索硬化症, SMA：脊髄性筋萎縮症, PBP：進行性球麻痺, SBMA：球脊髄性筋萎縮症

はALSに準ずる内容である．

また，ALSの疾患特徴は，急速な筋力低下によるADL能力の低下を認めることである．疾患別における進行度の特徴は，PLSがおおよそ緩徐な進行を認めるが，その他では筋力低下をきたす進行度に個人差が大きく，病状経過から機能低下の状況を確認・予測して対応する必要があり，特に進行の早急な場合に留意する．図1にMNDにおける筋力低下・筋萎縮の時間経過イメージをグラフで示した．

```
ステージ5  不能(TLS)
全随意筋麻痺

ステージ4  重度障害(MCS)
透明文字盤や会話補助装置,意思伝達の活用

ステージ3  中等度障害
代替手段の活用(書字,指さし文字,ジェスチャーおよび福祉用具・機器による意思伝達)

ステージ2  軽度障害
運動障害性構音障害のため,話しにくさ,聞き取りにくさがあり,会話に時間がかかる

ステージ1  問題なし
通常会話
```

次世代のコミュニケーションエイド
・脳波,脳血量など

コミュニケーションエイドの活用(図7参照)

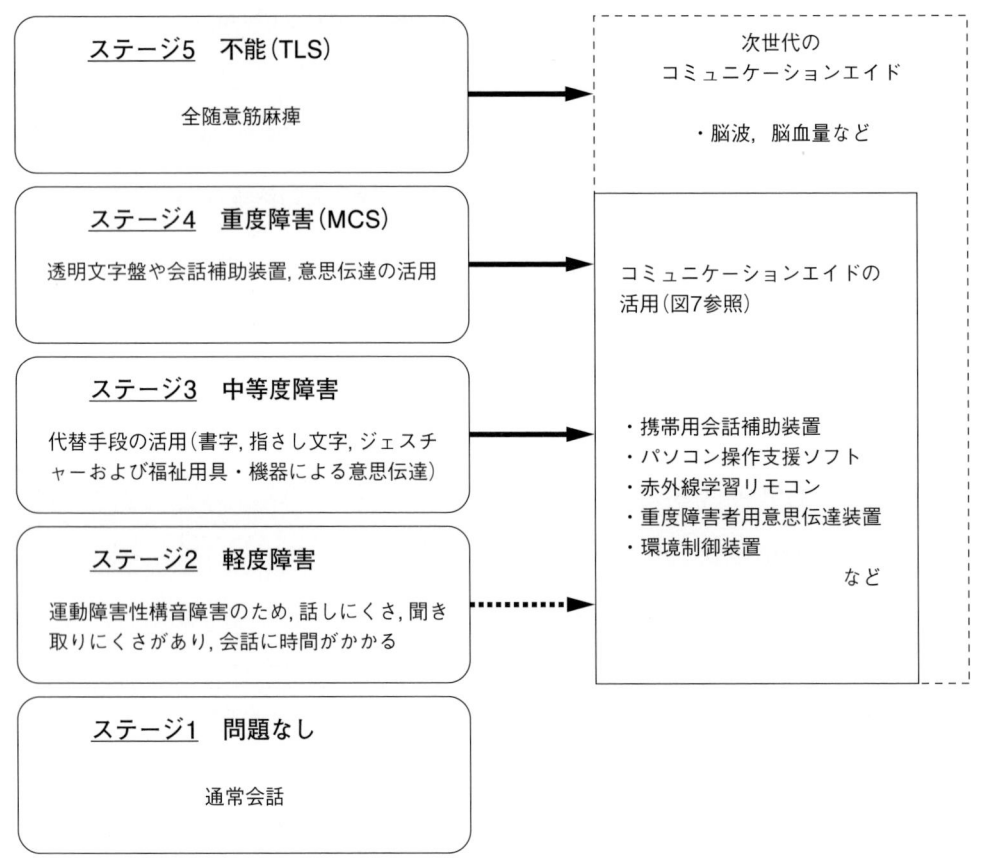

・携帯用会話補助装置
・パソコン操作支援ソフト
・赤外線学習リモコン
・重度障害者用意思伝達装置
・環境制御装置
など

図2 筋萎縮性側索硬化症コミュニケーションの機能ステージ
MCS:最小限のコミュニケーション状態,TLS:完全な閉じ込め状態

2. コミュニケーション障害におけるMCSとTLS

MCS (minimal communication state) は,「最小限のコミュニケーション状態」のことで,随意運動の緩徐化,運動開始の遅延化,随意運動と情動運動間の機能において連携低下がみられ,眼球運動が残存していても反応は遅延し,意思を伝えにくい状態である.また,TLS (totally locked-in state) は,「完全な閉じ込め状態」のことで,眼球運動を含むすべての随意筋が麻痺した状態である.TLS 状態に至る者の特徴は,発病後6カ月以内に四肢,橋・延髄(球),呼吸および外眼運動系の4つの随意運動系のうち2系列以上に麻痺のみられる複数同時麻痺型が 70% であり,これらのうち TLS は気管切開下陽圧換気 (TPPV:tracheostomy positive pressure ventilation) 装着後5年以上の者 18.2% でみられ[3],病状進行における機能予測の目安として活用できる.図2に ALS コミュニケーションの機能ステージを示した.

3. 経皮内視鏡的胃瘻造設術

経皮内視鏡的胃瘻造設術 (PEG:percutaneous endoscopic gastrostomy) は,栄養サポートチーム (NST:nutrition support team) の普及や経管栄養剤が改良されたことにより,気管切開前に導入されるようになった.施術は,有効性の高い動脈血二酸化炭素分圧 ($PaCO_2$:partial pressure of arterial carbon dioxide) の上昇前,呼吸機能が良好な時期に行われる[4].

4. 人工呼吸器について

　発症後2～5年を経過し,呼吸筋麻痺による呼吸不全をきたした時に人工呼吸器を導入しないと延命できない.医師のオリエンテーションにより,人工呼吸器装着の有無,種類が選択される.非侵襲的陽圧換気（NPPV：non-invasive positive pressure ventilation）の臨床効果は,呼吸不全症状の低酸素血症や脳,筋実質を含む諸臓器における機能の改善である.また,人工呼吸器の使用は呼吸筋の休息により筋自体を回復させ,進行による努力性肺活量（FVC：forced vital capacity）の低下率を軽減できる.さらに,NPPVと機械的排痰（MAC：mechanically assisted cough）の適切な併用はTPPV導入のタイミングを1年以上遅らせ生活の質（QOL：quality of life）を向上させる[5]）.

5. 薬物療法について

　根治的な治療薬は開発中であり,唯一リルゾールの服薬が進行を遅らせ,3カ月程度の生存期間を延長するが,筋力つまり運動機能への効果はみられない[6]）.

筋萎縮性側索硬化症における作業療法の目的

　ALSにおける作業療法の目的は,大きく3つに分類される.それは,①身体機能維持,身体的・社会的機能喪失による心理面への配慮,②喪失機能に対する自助具や福祉用具・機器による補完的対応,そして社会的役割遂行における援助としての③QOLの維持・調整である（表2）.最終的には社会的役割遂行の担い手としての地域生活へ導くことが作業療法の目標であり,対象者の意図する活動遂行が実現されていれば,精神面やQOLに直接関与していることになる.この活動遂行を実現するには,前述の多職種ケアアプローチによる生活の安定化が必要条件である.つまり吸引,体位交換などのケア体制が整備され,ある程度生活自体に余裕が生まれた時にはじめて作業療法の対応による活動が継続される.図3はALSにおける社会的役割遂行に関与する作業療法対応時の要因をまとめたもので,①心身機能は機能予測の疾患進行度であり,残存機能や活動の期間を見極めるための情報として,活動遂行の内容に関連する要因である.もし,上肢機能が良好であれば,活動の選択肢は広がり,いろいろなものが選択可能となる.そして,作業療法の関与時間と頻度を考慮して具体的な種目と内容が選定される.また②ADL,APDL能力は,ALS疾患の特異性としてコミュニケーションの確保を最優先する.その上で,動機・興味・価値観などが基盤をなす.③ニーズを加味することによって意向を明確にできる.さらに目標達成に向けた外的要因である人的・物理的・社会資源を調整して,④環境への対応を行う.

筋萎縮性側索硬化症の特徴的な障害像,作業療法の評価と内容

　ALS重症度は7段階に分類される[7]）.ALSの特徴的な障害像は,全身の筋萎縮による運動機能低下であり,図4に手内筋と舌の萎縮を示した.また,症状の増悪により著しい身体機能低下を認めた場合には,すでに全身の代償作用の機序が最大限に作用した後の現象であるため,筋力,耐久性における過負荷,つまり活動の過用（オーバーワーク）による筋疲労を原因とするさらなる機能低下に留意する.一般的に運動機能が低下しても高次脳機能は維持されるため,身体機能低下が著しい場合に臥床生活を強いられ,生活環境の変化による精神的な負担が大きい.したがって,作業

表2　筋萎縮性側索硬化症における作業療法の目標

①身体機能維持,身体的・社会的機能喪失による心理面への配慮
②喪失機能に対する自助具や福祉用具・機器による補完的対応
③QOLの維持・調整（社会的役割遂行における生活目標の修正などの援助）

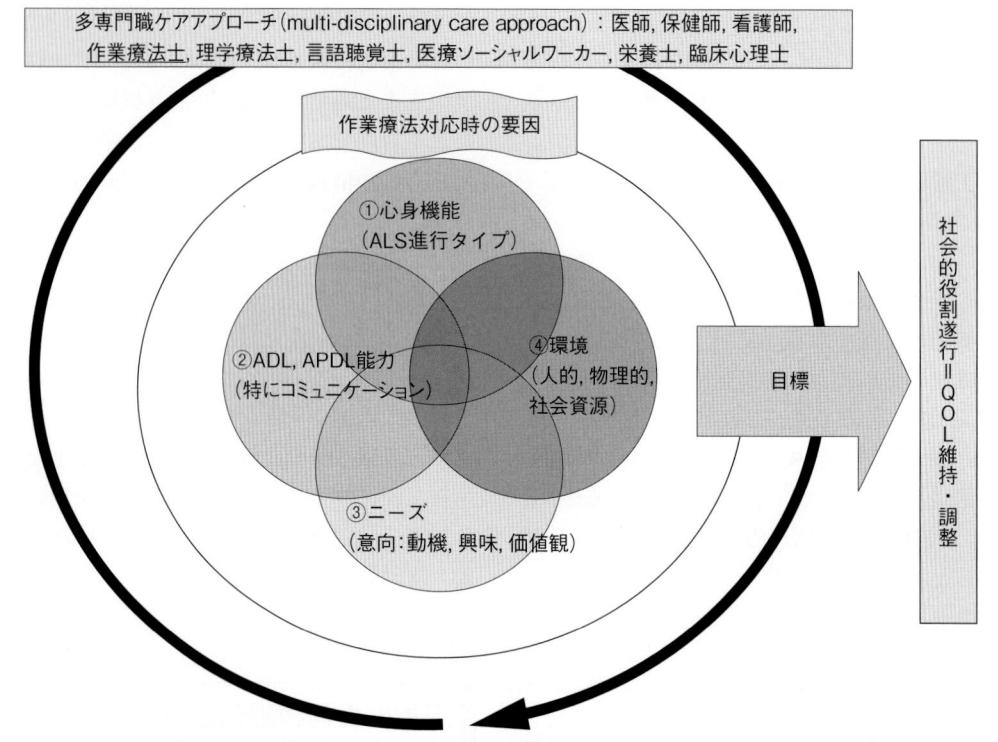

図 3 筋萎縮性側索硬化症における社会的役割遂行に関与する作業療法対応時の要因

多専門職ケアアプローチ(multi-disciplinary care approach)：医師，保健師，看護師，作業療法士，理学療法士，言語聴覚士，医療ソーシャルワーカー，栄養士，臨床心理士

作業療法対応時の要因
① 心身機能（ALS進行タイプ）
② ADL, APDL能力（特にコミュニケーション）
③ ニーズ（意向：動機，興味，価値観）
④ 環境（人的，物理的，社会資源）

目標 → 社会的役割遂行＝QOL維持・調整

療法場面では ADL 対応とともに身体機能喪失による精神面への影響を最小限に抑えるべく慎重に対応する必要がある．

一般的に用いられる ALS という名称は MND の総称であり，前述のように PLS は進行が比較的緩徐で，そのほかでは進行の個人差が大きいことを念頭において対応を行う．特に，進行が早いタイプでは自助具や福祉用具・機器使用を将来的な予測をもって，段階的にフォローアップを継続する．また重症度の高い TPPV 使用者は，さまざまな重度コミュニケーション障害をもつ臨床病理像が，随意運動系や辺縁運動系に関連した幅広い解剖構造に変性をみとめる状況が想定され，TLS に向けた心理的な問題を前提とした ALS 全体像をイメージすべきである[4]．つまり，ALS がコミュニケーションの問題を招来させ，その対応が大きなウエイトを占める．このコミュニケーションを基盤として生活上の諸活動が成立するため，その特異性を考慮すべきである．

表3に ALS 病期と作業療法対応内容・重要度を示した．作業療法場面における，ALS への対応内容は，Ⓐ維持的機能訓練（筋力，持久力，関節可動域維持廃用症候群予防），心理面の配慮，QOL 維持・調整（意向確認，遂行機能，環境整備），Ⓑ ADL，APDL 対応〔自助具，移動（車いす），福祉用具〕，Ⓒスイッチ，福祉用具・機器の適合・導入と3分類される．この時，ALS 病期を，発症期（ALS 重症度1〜3），療養移行期（ALS 重症度4, 5），療養期（ALS 重症度6, 7）の3期に分類して作業療法の対応と対比すると理解しやすい．病期に沿った対応は，患者を取り巻く状況や意向が身体状況と住居環境に関連する傾向が強く，他疾患と比較すると限定的な内容であり，より個別性が高い広範囲領域における専門的な内容が要求される．これら3分類による ALS 病期別の作業療法の対応（表4）は，維持的機能訓練が全病期で必要である．また，QOL の維持・調整としての意向確認を早期に行えば，生活設定の方針決定にお

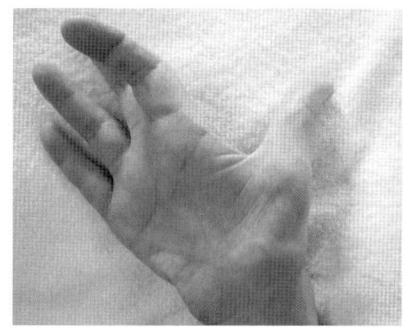

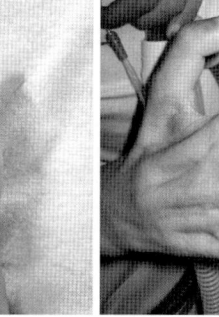

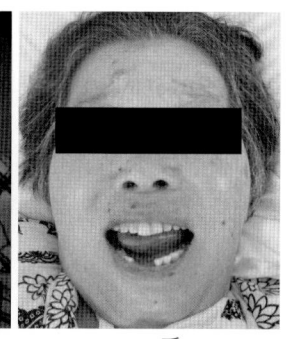

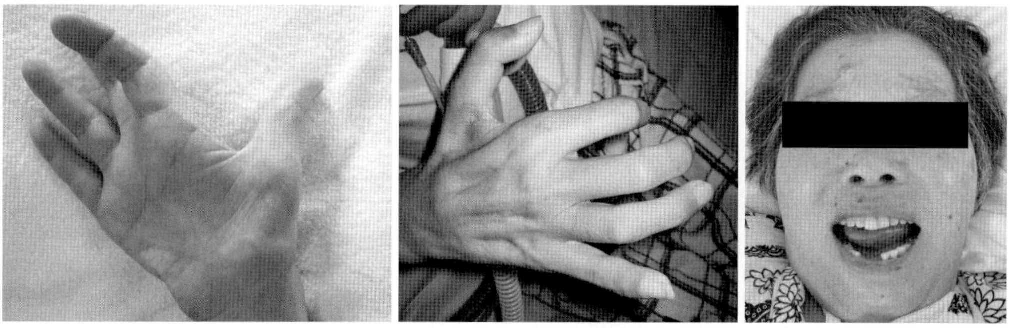

a．手掌面　　　　　　　　　b．手背面　　　　　　　　c．舌

図 4 手内筋・舌の萎縮

表 3 筋萎縮性側索硬化症（ALS）病期と作業療法対応の内容・重要度

ALS 病期	作業療法対応の重要度			ALS の重症度分類（7 段階）	ALS 特定疾患意見書（5 段階，厚生労働省）
	Ⓐ	Ⓑ	Ⓒ		
Ⅰ．発症期	◎	◎	△	1．筋萎縮をみるが，日常生活にまったく支障がない 2．精巧な動作のみができない 3．介助を要せずに自分でなんとか運動や日常生活をやっていける	1．家事・就労はおおむね可能 2．家事・就労は困難だが，日常生活（身の回りのこと）はおおむね自立 3．自力で食事，排泄，移動のいずれか一つ以上ができず，日常生活に介助を要する
Ⅱ．療養移行期	○	◎	◎	4．介助をすれば日常生活がかなりよくできる 5．介助をしても，日常生活には大きな支障がある	4．呼吸困難，痰の喀出困難，あるいは嚥下障害がある
Ⅲ．療養期	○	△	◎	6．寝たきりの状態であり，自分では何もできない 7．経管栄養または呼吸管理を要する	5．気管切開，非経口的栄養摂取（経管栄養，中心静脈栄養など），人工呼吸器使用

◎高（特に重要），○中（重要），△低（あまり重要でない）
Ⓐ維持的機能訓練，心理面の配慮，QOL 維持・調整（意向確認，遂行機能，環境整備）
ⒷADL，APDL 対応〔自助具，移動（車いす），福祉用具〕
Ⓒスイッチ，福祉用具・機器の適合導入

表 4 筋萎縮性側索硬化症（ALS）病期別の作業療法の対応

ALS 病期	Ⅰ．発症期	Ⅱ．療養移行期	Ⅲ．療養期
ALS 重症度	1～3	4, 5	6, 7
作業療法の対応	Ⓐ維持的機能訓練（筋力，持久力，関節可動域維持，廃用症候群予防），心理面の配慮，QOL 維持・調整（意向確認，遂行機能，環境整備）		
		ⒷADL，APDL 対応〔自助具，移動（車いす），福祉用具〕	
		Ⓒスイッチ，福祉用具・機器の適合導入	
プログラム	維持的機能訓練（身体機能，関節可動域），良肢位保持		
	心理的サポート，気分転換		
	生活プラン対応（生活習慣の設定：計画，実施，確認，変更）		
		ADL，APDL 訓練（スイッチ，福祉用具・機器）	

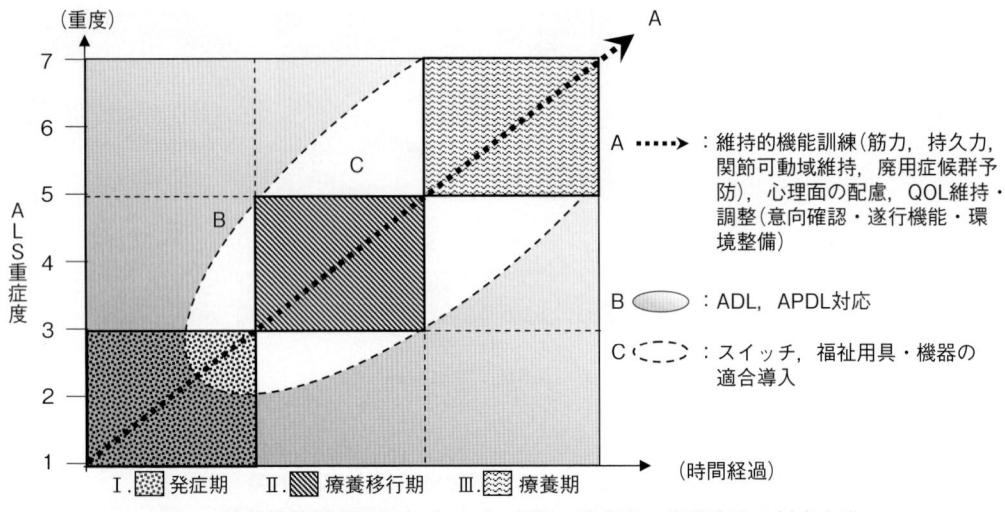

図5 筋萎縮性側索硬化症（ALS）病期・重症度と作業療法の対応内容

A……：維持的機能訓練（筋力，持久力，関節可動域維持，廃用症候群予防），心理面の配慮，QOL維持・調整（意向確認・遂行機能・環境整備）
B ：ADL，APDL対応
C ：スイッチ，福祉用具・機器の適合導入

ける問題提起となり有効である．機能低下が早急な場合，問題への速やかな対応を予測して行い，ニーズに合致した生活を継続する．さらに，自助具などの福祉用具・機器による補完的対応を全病期で行うが，スイッチ，福祉用具・機器の適合・導入が必要となる時期は，おおよそ書字困難をきたす時期と合致する．図5にALS病期，重症度と作業療法の対応内容を表した．

筋萎縮性側索硬化症への基本的な作業療法対応—コミュニケーションとADL，APDL対応

1．透明文字盤について

透明文字盤は，気管切開によって発話機能を失い，筆談が不可能な場合に活用する．基本的な用具ではあるが，いつどこでもすぐに使用できる利点から最も重要なコミュニケーション手段である．この透明文字盤を効率よく活用するためには練習が必要である．まずは，「伝の心」などの福祉機器操作の導入前に活用できるよう対応する．透明文字盤が活用できないと，MCS以降の時期でコミュニケーションに支障をきたす．

透明文字盤の使用法，作り方については，都立神経病院リハビリテーション科のウェブサイト内「透明文字盤コーナー」を参照されたい．

2．維持的機能訓練について

ALSに対する筋力負荷運動は，筋力低下の改善のみならず，ALS機能評価スケール（ALSFRS-R：ALS functional rating scale）による調査からQOLへの効果が報告されている[8]．したがって，維持的機能訓練は，廃用予防と二次的機能障害を防止するために発症初期から指導する必要がある．在宅療養生活においては，起立訓練や歩行訓練を中心とした抗重力筋への訓練と上肢・手指のストレッチ，適度な重錘負荷などを加えた機能訓練を行う[9]．訓練の目安は個人差が大きく，後日疲労感が残らないプログラムが前提であり，オーバーワークに留意する．負荷は最大負荷の3割程度から始め，後日の状況を評価しながら慎重に負荷量を漸増する．

3．入力スイッチについて

呼び出しチャイム，意思伝達装置などの福祉機器の操作には，スイッチを使用する必要がある．入力デバイス選定時には，機能低下をきたしても長期間使用できる製品を選び，使用できない空白期間が生じぬよう継続的な対応を行う．また，心理的な安定化を図るため，今後機能低下をきたし

【スイッチの導入目的】
　①呼び出しチャイム，②福祉機器操作（意思伝達装置，携帯用会話補助装置，環境制御装置など）

【スイッチの導入手順】
　ステップ1：身体部位（活用部位）の選択順位とスイッチの種類（複数箇所による使用確認が必要）

⑥眼球運動（左右方向）　　　　　　　　Ⅲ．筋電式スイッチ（筋電式スイッチ）
⑤上眼瞼の挙上（上瞼を持ち上げる）
④前額部（額のしわ）　　　　　　　　　Ⅱ．接触式・圧電式スイッチ
③頭部　　　　　　　　　　　　　　　　　（帯電式・圧電素子式スイッチ）
②下腿
①手指　　　　　　　　　　　　　　　　Ⅰ．押しボタン式スイッチ
　　　　　　　　　　　　　　　　　　　　　（接点式入力スイッチ）

（　）：補装具による名称

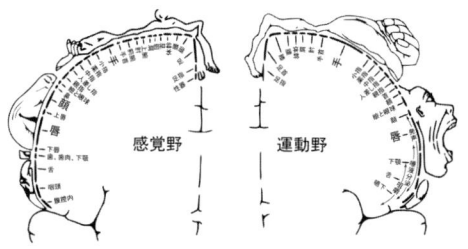

感覚野　　運動野

・手指領域における運動野・感覚野の割合が多い

ステップ2：スイッチの選択（7種）
　Ⅰ）押しボタン式スイッチ（接点式入力スイッチ）
　　　①ライトクリックスイッチ，②ジェリービーンスイッチ，③スペックスイッチ
　Ⅱ）接触式・圧電式スイッチ（帯電式・圧電素子式スイッチ）
　　　④タッチセンサー，⑤ピエゾニューマティックセンサースイッチ（PPSスイッチ），⑥ピンタッチスイッチ
　Ⅲ）筋電式スイッチ（筋電式スイッチ）
　　　⑦EOG眼球運動センサースイッチ

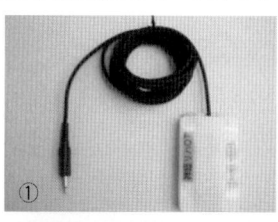

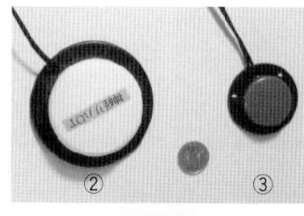

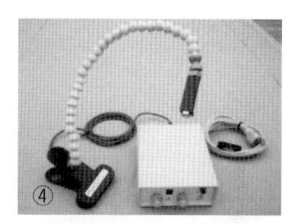

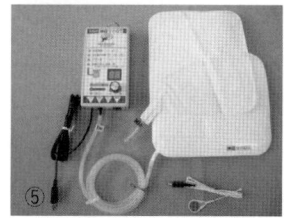

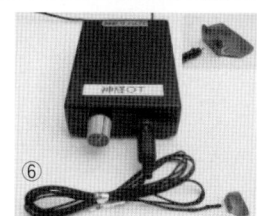

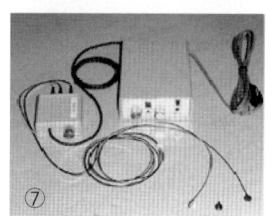

〔問い合わせ先：シースター（①，④，⑦），パシフィックサプライ（②，③，⑤，⑥）〕

図6　スイッチの適合・導入（文献10）より改変引用）

た時に必要になると予測されるスイッチを事前に使用確認し，心理的な不安感を解消する．これらスイッチの適合・導入について図6にまとめた．

また，一つのスイッチにより呼び出しチャイム，福祉機器など複数を同時に操作する場合は，呼び鈴分岐装置を活用する（図7）．さらに，「伝の心」などの重度障害者用意思伝達装置を十分に活用できない場合も多々みられ，その場合には透明文字

148 第Ⅲ章 障害の中に能力を引き出し活かす技術

ステップ3：スイッチ固定用具の選定

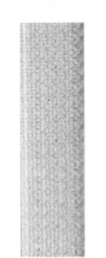

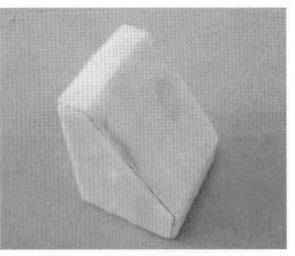

①ベルクロテープ
②ベルクロ付き固定ブロック（シースター）
③ベルクロ付き安定板（シースター）
④クリップスタンド（シースター） 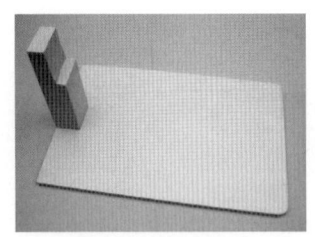
⑤スタンダードアーム（川村義肢）
⑥医療用テープ 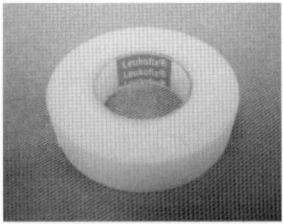
⑦砂嚢 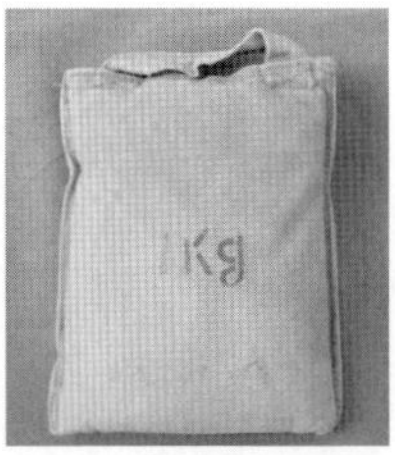

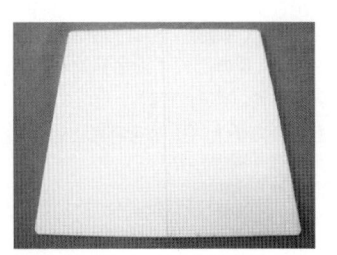

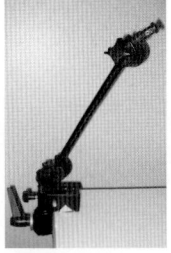

スイッチの設置例

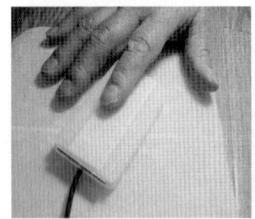

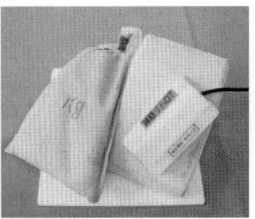

①ライトクリックスイッチ
④タッチセンサー 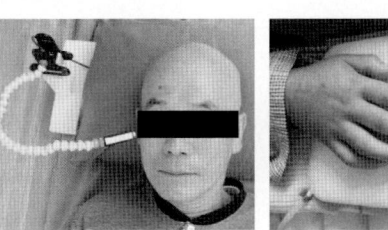
⑤PPSスイッチ（エアバッグ） 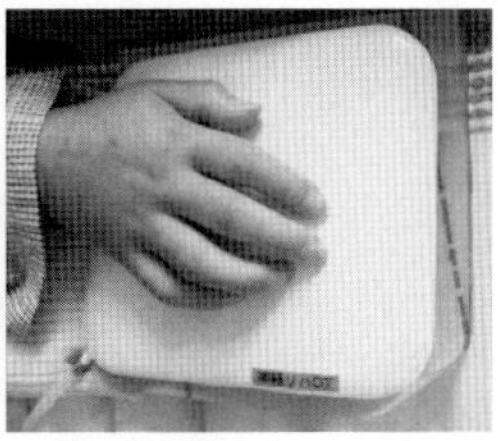
⑤PPSスイッチ（ピエゾセンサー） 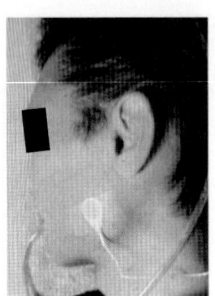
⑥ピンタッチスイッチ（アルミ片） 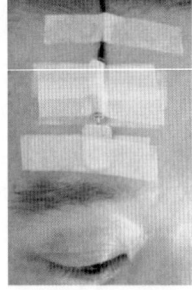
⑦EOG眼球運動センサー 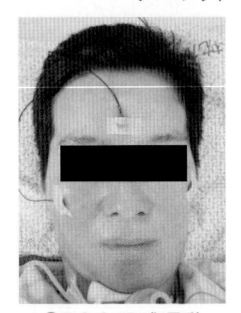

図6　つづき

呼び出しチャイム　パソコン　スイッチ

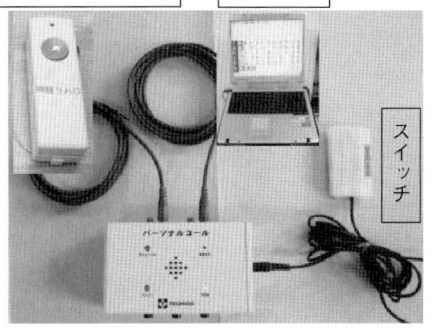

パーソナルコール（テクノスジャパン）

図7　呼び鈴分岐装置
呼び鈴分岐装置は，一つのスイッチで「呼び出しチャイム」と「伝の心」などの支援機器を同時に操作するために必要な機器である．呼び出しチャイムの出力は，時間または回数により調整でき，誤作動を防止できる

盤など代替え手段を駆使して意思の疎通を最大限に確保する必要がある．

そして，胃瘻ボタンの交換，レスパイト目的などで定期的に入院する場合，入院時のナースコールや意思伝達目的の装置は，自宅で使用中のスイッチや周辺機器をそのまま持ち込み病院で使用するのが理想である．その際，イラスト，図，説明文による設置案内を事前に作成し，誰もが対応できる準備を行う．

4．ADL，APDL対応

ALSへの対応は，症状が重症化するに従い身体機能自体への働きかけから，生活場面を中心とする環境部分への介入割合が高まる特徴がある．この時，気管切開による排痰のための吸引や疼痛緩和のための体位交換などの身体面への対応が安定的に継続されて，はじめて安定的な作業活動に取り組める．つまり，身体面のケアに関与する要因の整備は，作業活動の維持・継続のために不可欠であり，時間的・精神的に余裕ある生活状況は，作業療法活動の安定遂行を保障する．

福祉機器の導入に際しては，主介護者の対応能力を十分に観察評価しながら，身体的・心理的・社会的なストレスについて検討を行い，導入物品への対応が過多とならぬよう慎重に行う必要がある．

導入する福祉機器・用具は，同等の機能を有するのであれば，ローテクなほどよいことが多い．

例えば，光センサースイッチは破損しやすく定期的な感度調整が必要で，介護者が機構を理解できない場合は導入後に使用困難をきたし，さらなる心理的な負担を課する問題が生じる．結局ハイテクを駆使した製品は介護者の負担を増加させるにとどまり，導入による利益がみられぬことも多い．

これらALS対応のコミュニケーション用具・機器を図8に，ALS対応頻度の多いADL関連の福祉用具・機器を図9にまとめた．

筋萎縮性側索硬化症への応用的な作業療法対応—QOLへの対応

1．筋萎縮性側索硬化症のQOL

図10はALSにおけるQOLを階層構造に基づき表記したものである．身体機能，高次脳機能を基盤として，ADL，APDL，精神機能が成立している．その上位階層にコミュニケーションは位置し，この点がALS疾患の特徴である．このコミュニケーションが確立して，はじめてQOLに関連する活動が保障される．ALSのQOLを定量的に測定する尺度の特異的評価法は，ALSFRS-Rが知られるが，重症度が高く臥床状況にある場合はフロア効果のため評点による比較ができない．その他，QOL維持・調整目的の評価法としては，カナダ作業遂行測定（COPM），国際生活機能分類（ICF：international classification of functioning, disability and health），運動と処理技能評価

① 透明文字盤（50音，単文）
② アイサインボード
③ 簡易筆談器「かきポンくん」（ワールドパイオニア）
④ キーボードカバー
⑤ トーキングエイドライト（ナムコ）
⑥ ペチャラ（パシフィックサプライ）
⑦ レーザーポインタ
⑧ レッツチャット（パナソニック）
⑨ 伝の心（日立製作所）
⑩ オペレートナビ EX（Windows用；日本電気）
⑪ スイッチ XS（Mac用；エーティーマーケット）

福祉制度給付対応物品（問い合わせ先：市区町村の障害福祉課）
・重度障害者用意思伝達装置（自助具）：⑧，⑨
・携帯用会話補助装置（日常生活用具）：⑤，⑥，⑧
・情報通信支援用具（日常生活用具）：④，⑩，⑪

図 8 筋萎縮性側索硬化症対応のコミュニケーション用具・機器

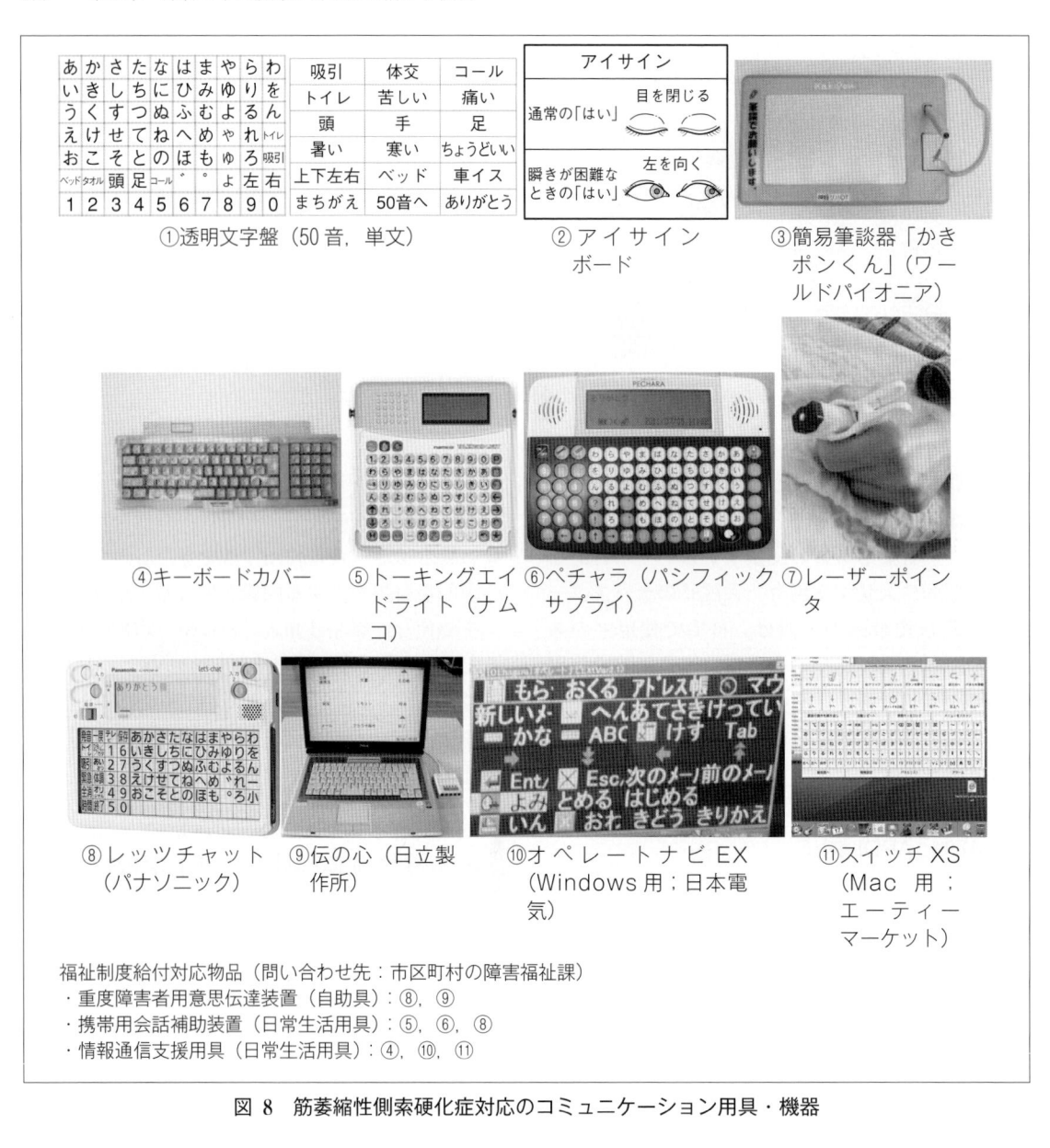

（AMPS：assessment of motor and process skills），作業に関する自己評価改訂版（OSA Ⅱ：occupational self assessment version 2），生活の質ドメインを直接的に重み付けする方法（SEIQoL-DW：schedule for the evaluation of individual quality of life-direct weighting procedure）[14]などの構成的評価が活用できる．これらは，定量的な質問紙検査と異なり，自然な観察と会話を用いた非構成的評価から作業遂行上におけるケースの意向を，慎重に把握する必要がある．表5にALSのICF評価表を提示した．

ALS患者の主体的な活動を妨げる要因は，コミュニケーション手段の未確立，身体ケア対応（吸引，体位交換）の不足，呼吸管理の不良（NPPV，TPPV対応の未確立），栄養障害（PEG未導入），心理的アプローチ（オリエンテーション，予後，病状理解）の不足，不安，信頼関係の欠如などである．

1．神経障害の中で能力を活かす　**151**

①アームスリング　②傾斜付き軽作業椅子　③ユニ21EL　④マウスボード　⑤電動昇降便座

⑥ヘッドマスターカラー　⑦エルゴレストアーム　⑧BFO　⑨PSB　⑩ホップステップ

⑪NEO-P3　⑫EMC-720　⑬グランドフリッチャー　⑭ワイヤレスホームコール

⑮緊急通報「あんしんSV」　⑯らくらくマウスⅡ　⑰スライドポイント　⑱なんでもIR

⑲マクトス　⑳心語り　㉑マイトビー　㉒アクリル製PCスタンド

㉓どこでもOK斜面くん　㉔パソッテル　㉕アシスタンド　㉖アシスタンドミニ

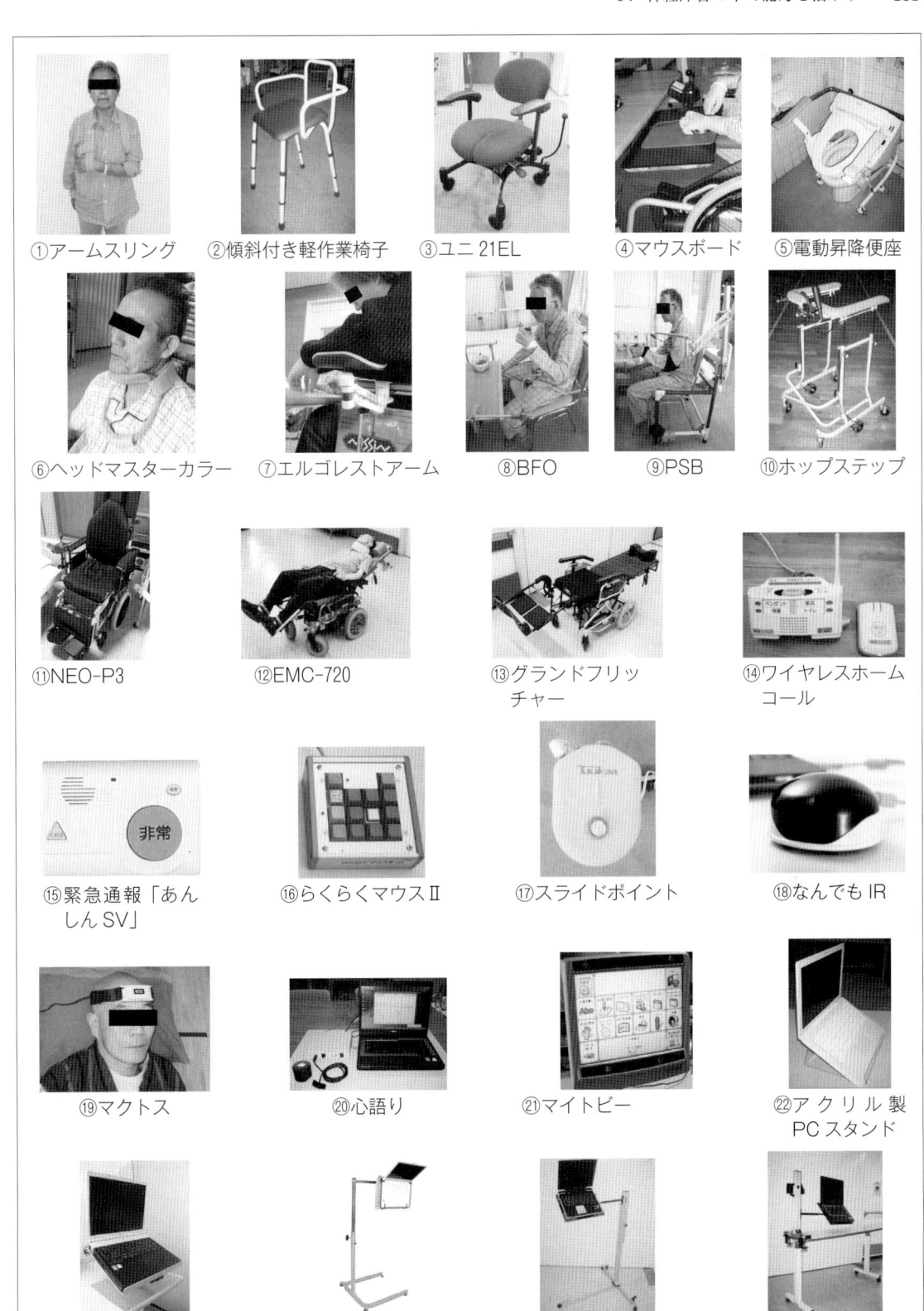

図9　筋萎縮性側索硬化症の対応頻度の多いADL関連の福祉用具・機器

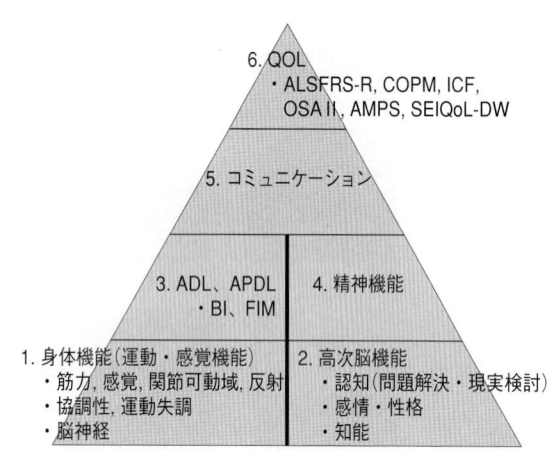

```
        6. QOL
         ・ALSFRS-R, COPM, ICF,
          OSA II, AMPS, SEIQoL-DW

        5. コミュニケーション

    3. ADL、APDL    4. 精神機能
     ・BI、FIM

1. 身体機能(運動・感覚機能)  2. 高次脳機能
 ・筋力、感覚、関節可動域、反射   ・認知(問題解決・現実検討)
 ・協調性、運動失調         ・感情・性格
 ・脳神経              ・知能
```

図 10　筋萎縮性側索硬化症における QOL 階層構造
ALSFRS-R：ALS 機能的評価スケール, COPM：カナダ作業遂行測定, ICF：international classification of functioning, disability and health, OSA II：作業に関する自己評価改訂版, AMPS：運動と処理技能評価, SEIQoL-DW：生活の質ドメインを直接的に重み付けする方法, BI：barthel index, FIM：機能的自立度評価表

また，病状が進行してベッド臥床状態になると活動範囲が限定されるが，臥床状態にあっても残存機能によるスイッチ操作を活用すれば，パソコン操作などにより QOL を維持することが可能である．したがって，活動の意向が合致すれば，スイッチ操作によりパソコンやその他周辺機器を有効に活用して QOL 維持が可能となる．特に高齢者などにみられるパソコン操作に未習熟の対象者に対しては，早期から活用へのモチベーションを高めて，身体機能が良好なうちから使用訓練を始めることが大切である．

症例紹介

1．症例 1（46 歳，女性，ALS 重症度 4，元電話オペレータ；図 11）

1）概　要

機能低下の進行が緩徐で，診断までに約 10 年を要した若年ケース．電動車いすは自走可能で，バリアフリーの介護対応メディカルホームで生活中である．PEG 増設目的で入院した．

2）開始時状況

左上肢・手指機能による粗大動作は残存し〔徒手筋力検査（MMT：manual muscle testing）$2^+ \sim 3^-$〕，携帯電話の操作ができ発話可能である．食事動作はポータブルスプリングバランサー（PSB：portable spring balancer）を使用し，1 時間かけて 1/2 量を自立摂取できる．移動は電動車いすで院内自立，プラス思考の性格で，ADL 自立志向が強い．NPPV の使用を訓練中である．

3）経　過

33 歳 2 カ月：右手指の母指・示指に脱力があり，手根管症候群と診断され手術するも症状改善せず．

37 歳 6 カ月：下肢の線維束性攣縮が現れ，右下肢筋力低下が出現する．

38 歳 1 カ月：多巣性運動ニューロパチーと診断され，免疫グロブリン療法（IVIG：intravenous immunoglobulin）を施行するが効果なし．

40 歳 2 カ月：左下肢の筋力低下，筋萎縮が出現し，再度 IVIG を施行するも効果なし．

42 歳 2 カ月：単純血漿交換，IVIG を施行するが，自覚的・検査データともに効果なし．

42 歳 9 カ月：ステロイドパルス療法の効果なく ALS と診断される．

43 歳 2 カ月：リルゾールを開始する．環境調整後退院し介護付き住宅で単身生活を開始し，電話オペレータに復職する．

44 歳 2 カ月：筋力低下が進行し立位不能となり，移乗が困難になる．

45 歳 2 カ月：嚥下問題なし．肺活量比（%VC：percentage for vital capacity）は 61.6% に低下，夜間経皮的動脈血酸素飽和度（SpO_2：percutaneous oxygen staturation）は保持，TPPV 導

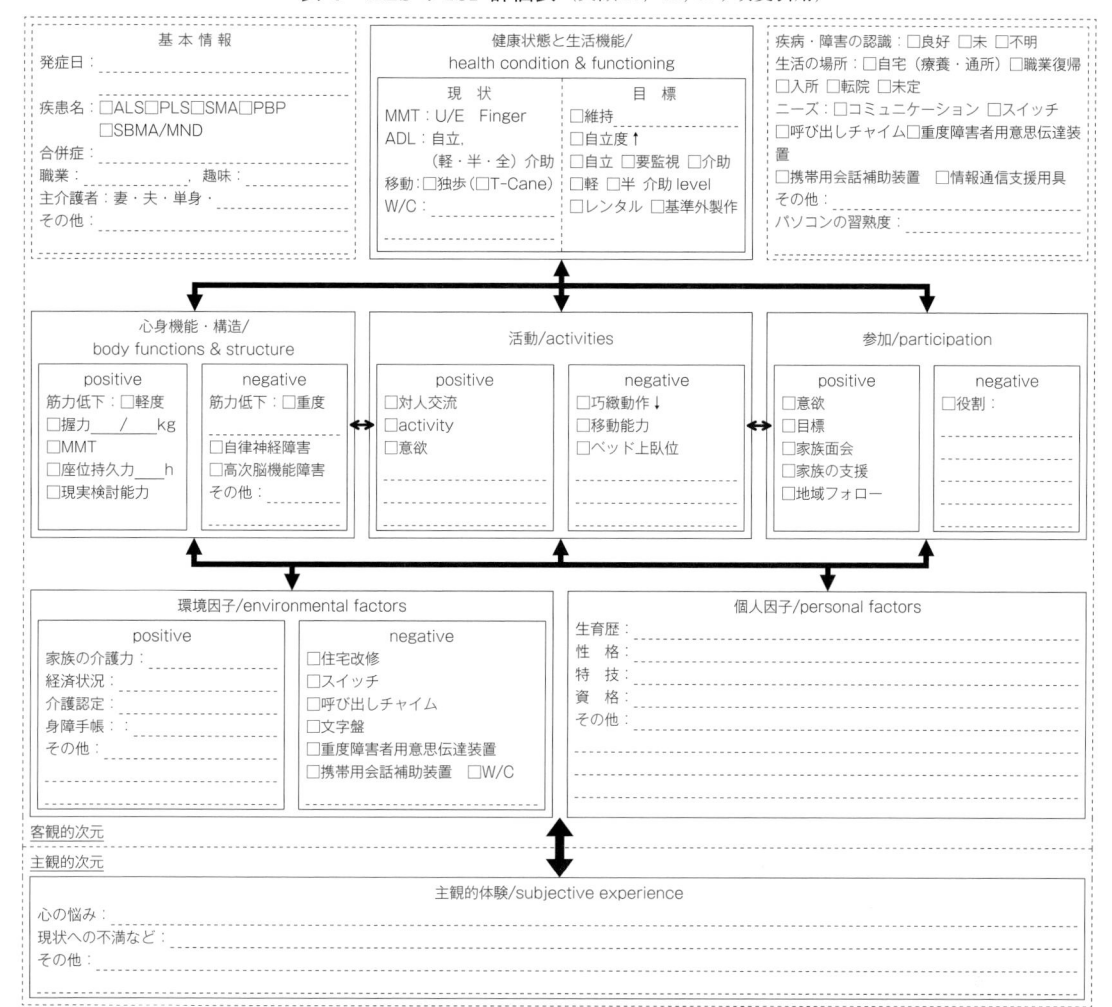

表 5 ALS の ICF 評価表（文献 11, 12）より改変引用）

基本情報	健康状態と生活機能/health condition & functioning		疾病・障害の認識：□良好 □未 □不明
発症日：	現 状	目 標	生活の場所：□自宅（療養・通所） □職業復帰
疾患名：□ALS□PLS□SMA□PBP □SBMA/MND	MMT：U/E　Finger ADL：自立． 　　　（軽・半・全）介助 移動：□独歩（□T-Cane） W/C	□維持 □自立度↑ □自立 □要監視 □介助 □軽 □半 介助 level □レンタル □基準外自作	□入所 □転院 □未定 ニーズ：□コミュニケーション □スイッチ □呼び出しチャイム □重度障害者用意思伝達装置 □携帯用会話補助装置 □情報通信支援用具 その他：
合併症： 職業：　　　　　趣味： 主介護者：妻・夫・単身・ その他：			パソコンの習熟度：

心身機能・構造/body functions & structure		活動/activities		参加/participation	
positive	negative	positive	negative	positive	negative
筋力低下：□軽度 □握力＿＿／＿＿kg □MMT □座位持久力＿＿h □現実検討能力	筋力低下：□重度 □自律神経障害 □高次脳機能障害 その他：	□対人交流 □activity □意欲	□巧緻動作↓ □移動能力 □ベッド上臥位	□意欲 □目標 □家族面会 □家族の支援 □地域フォロー	□役割：

環境因子/environmental factors		個人因子/personal factors
positive	negative	生育歴：
家族の介護力： 経済状況： 介護認定： 身障手帳： その他：	□住宅改修 □スイッチ □呼び出しチャイム □文字盤 □重度障害者用意思伝達装置 □携帯用会話補助装置　□W/C	性格： 特技： 資格： その他：

客観的次元
主観的次元

主観的体験/subjective experience
心の悩み： 現状への不満など： その他：

入は望まないが，NPPV 使用の意志がある．PEG 増設の予定である．

45 歳 4 カ月：電話オペレータを退職する．

45 歳 10 カ月：％VC は 45.8% に低下する．$PaCO_2$ は 35.7 mmHg，動脈血酸素分圧（PaO_2：arterial oxygen tension）は 108 mmHg と CO_2 貯留がなく，夜間 SpO_2 は 94〜97% と良好だが，喀痰排出力は低下する．嚥下機能は咽頭収縮，喉頭挙上，口腔内食塊移送が減弱，発声時に鼻咽腔閉鎖不全がある．錠剤内服が困難なため，顆粒薬をゼリーと混ぜて摂取する．嚥下は下顎屈曲位で少量ずつ摂取する．発話機能の低下から「伝の心」を導入する．

46 歳 2 カ月：PEG を増設する．

4）作業療法の評価・目標

評価の結果，残存機能を最大限に生かし ADL 能力を最大限に活用した自立生活の要望が強く，今後の機能低下を想定し，福祉機器操作の習得を目標とした．また，作業に関する自己評価（OSA

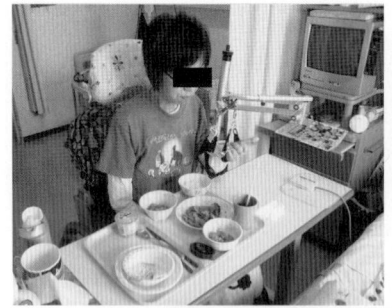

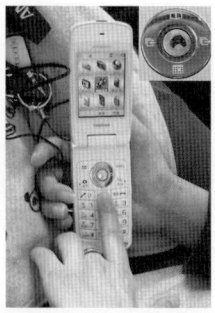

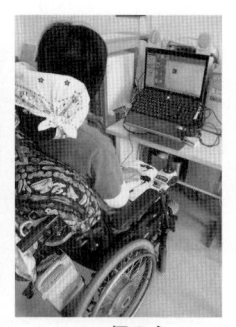

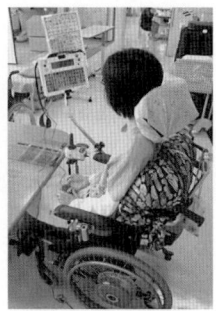

154　第Ⅲ章　障害の中に能力を引き出し活かす技術

a．PSBによる食事　　b．ボタン上の　　c．伝の心　　d．レッツチャット
　　　　　　　　　　　　シール

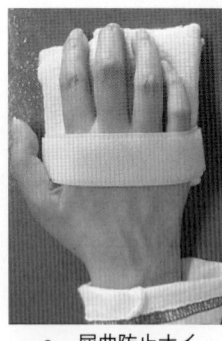

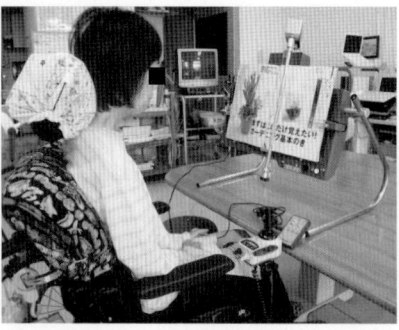

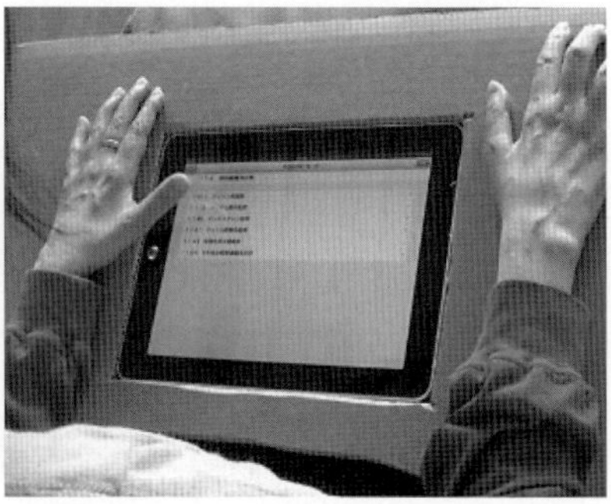

e．屈曲防止ナイ　　f．ページめくり機　　g．タブレットデバイス
　トスプリント

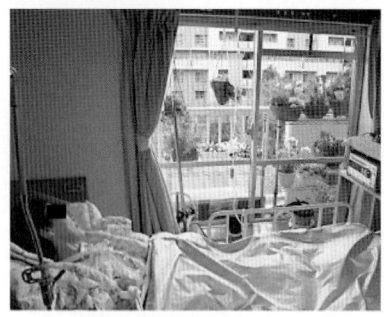

h．四季の花が楽しめるベランダ　　i．夕刻からはアンティークランプ
　　　　　　　　　　　　　　　　　　が競演

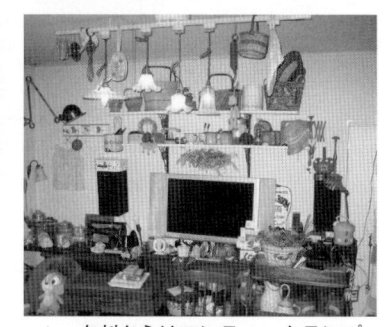

図11　症例1

表6　自分の環境について変えたい
　　　項目（文献13）より引用）

1．自分が生産的になる場所
2．自分が生産的になるために必要な物

Ⅱ）から自分が変えたい項目は，重要な順に①やらなければならないことを片づける，②基本的に必要なことを行う，③自分の好きな活動を行う（インターネット，買い物，映画鑑賞），④体を使ってしなければならないことをするであった．さらに，自分の環境上で変えたい項目は**表6**のとおり生産活動における環境整備の意向がみられた．

5）作業療法プログラム

　PSBは導入済みで，給付後の間もない「伝の心」の操作訓練を中心に実施した携帯電話によるメールや情報収集が可能で，早急なパソコン活用は必要ないが，今後の使用を想定し操作法を習得した．また接点式スイッチは，軽いタッチでクリック感

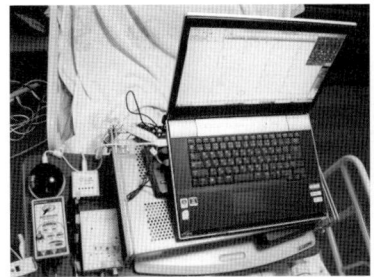

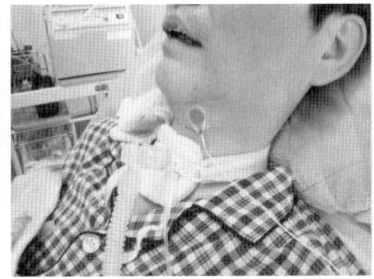

a．「オペレートナビ」	b．PPSスイッチ（圧電素子）	c．リモコン操作画面
d．AV機器	e．DVD・CDのコレクション	f．川沿いの散歩

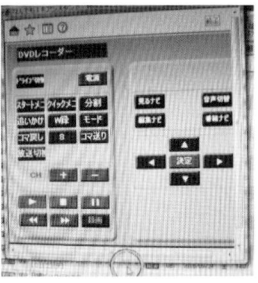

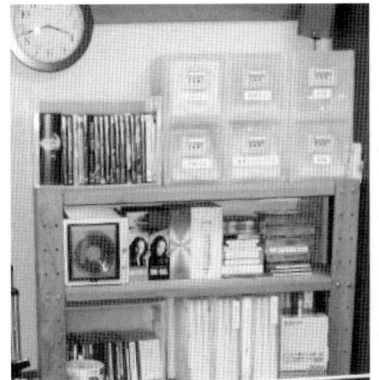

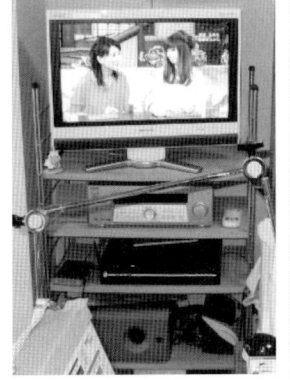

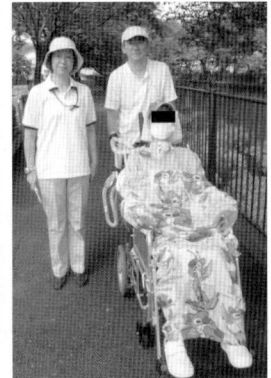

図12　症例2

の良好なライトクリックスイッチを導入した．その他，ページめくり機，タブレットデバイスを試用し，気分転換をかねて園芸雑誌・動画を鑑賞してストレスを発散し興味が持続するよう配慮した．ADL関連では，右手指屈曲痙性防止のナイトスプリントの製作，および携帯電話ボタンへの立体シール貼り付けを行った．また，外出を想定して携帯用会話補助装置を電動車いすに装着し試用した．

対応時に疲労感を確認し，活動内容と訓練時間を調整しつつ長時間にわたり活動できる安楽な姿勢で実施した．

6）今後の課題

活動量過多によるオーバーワークからの疲労回避やストレスなど心理的要因を自己管理する必要性があった．さらに，QOL維持を考慮すると，退院後の住環境面はケア付き住居が確保されているため，今後生産的な環境を整備するための具体的な物品調達が必要と思われた．

2．症例2（45歳，男性，ALS重症度7，元メーカーエンジニア；図12）

1）概　要

発症後，早急な球麻痺症状を伴う四肢機能低下により機能低下が進行し，地域療養生活は10年を経過した．パソコンに造詣が深く，まもなく自らパソコン操作支援ソフト「オペレートナビ」を導入した．現在，眼球運動はごく軽度の下方視制限，顔面筋力低下（随意閉眼不能，口輪筋はMMT3⁻）の状態である．

2）現在の生活状況

自宅療養中で，8畳ほどの洋室が居室である．居室には，液晶テレビを中心としたAVシステムが整備してある．PC上から赤外線リモコン操作で，AVシステム・家電を操作できる．コミュニケーションは透明文字盤を中心に，パソコンを使用している．インターネットを駆使して，さまざまな情報を入手し，自らの判断から行動できる．一時的に，機能低下の懸念から不安の高い状態が

みられたが，最近は落ち着いた状況を維持している．2週間ごとに車いすでの周辺散策を楽しむ．洋画，80年代の洋楽が好きで，マイライブラリーを充実させている．パソコン活用では妻の援助能力が高く，本人からの要請を迅速に対応できる．

3）経　過

　34歳12カ月：右足の引きつる感じが出現し，右足首の筋力が低下する．
　35歳　1カ月：右上肢の筋力低下が発現する．
　35歳　4カ月：舌の線維束性攣縮，右上肢・下肢に中等度の筋力低下（MMTは前脛骨筋3），右大腿四頭筋と前脛骨筋に筋萎縮，軽度の顔面麻痺，球麻痺・仮性球麻痺，構音障害，嚥下障害，深部腱反射の亢進，病的反射，針筋電図による電気生理学的診断からALSと診断される．病名告知後，TPPV装着の意志を確認し，リルゾール内服を開始する．
　35歳　9カ月：ろれつ不良，食事時のムセが顕在化する．
　36歳　1カ月：介助歩行，発話は理解困難となり，「伝の心」を導入する．
　37歳　2カ月：球麻痺症状が進行，嚥下障害，発語不能，ミキサー食となり胃瘻を造設する．左上肢機能のみ残存し，臥床状態である．スイッチ操作で呼び出しチャイム，伝の心を使用する．
　37歳　5カ月：唾液の気管流入を回避するため，喉頭気管分離術を施行する．
　37歳　6カ月：呼吸困難のため気管切開，TPPVを装着する．以後6カ月ごとに胃瘻ボタンの交換と病状評価目的に定期的な入院を継続中である．

4）作業療法の評価・目標

　ベッド上で過ごす時間が多く，本人の意向は妻によりほぼ実現できる状況であった．作業療法はパソコン関連のスイッチ適合・導入や透明文字盤によるコミュニケーションを円滑に保つことを主目標とした．

5）作業療法プログラム

　TPPV装着後の主な作業療法対応は，接点式入力装置によるパソコンと呼び出しチャイムの併用であり，呼び鈴分岐装置を導入した．その後，左第2指による圧電式入力スイッチを活用し，現在は左頸部に装着し使用中である．

6）今後の課題

　臥床生活の長期化は，新たな活動導入によるQOL維持が必要な転換期にある．

3．症例3（81歳，男性，元音大教員；図13）

1）概　要

　定年まで仕事・家庭と充実した生活を送り，老後を妻と2人暮らしで平穏に過ごす．初回訪問時，機能低下からパソコン操作が困難であった．

2）経　過

　71歳：左手指の違和感のため，ピアノ演奏が拙劣化，両上肢の筋力低下が進行，嗄声となる．
　73歳：右上肢の挙上困難，左母指の違和感・腱鞘炎を発症する．
　75歳：ピアノの演奏が困難（握力：5/3 kg）となり，ALSと診断される．
　78歳：パソコンのキーボード，マウスが使用困難となる．

3）作業療法の処方

　外来神経内科医からの依頼と，地域保健師へ技術支援目的で自宅訪問指導を3回実施した．

4）保健師からの本人意向の事前情報

　専門書の読書と夜間の呼び出しチャイム導入の意向があった．

5）作業療法の方針

　高齢2人暮らし，妻が身体的・精神的にストレスを抱えやすい状況にあり，支援機器導入は介護量増加を伴うため，慎重な対応を行った．

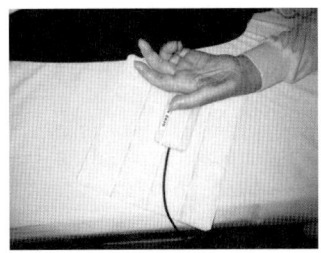

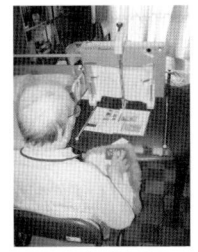

| a．ライトクリックスイッチ | b．ドイツ語の装本 | c．パソコン操作 | d．PSBを用いてピアノの音色を体感 |

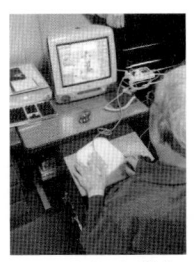

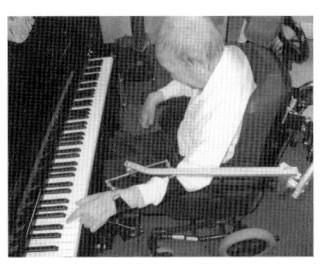

図 13　症例3

6) 作業療法の訪問指導

a．第1回訪問（78歳2カ月）

状況：要介護4，嗄声，嚥下良好，右上肢廃用，左手指分離動作困難，車いす座位耐久性1時間

指導内容：①ページめくり機の試用，②呼び出しチャイム導入（接点式入力装置，ワイヤレスチャイム）．

b．第2回訪問（78歳5カ月）

指導内容：パソコン操作支援ソフト導入，スイッチ適合評価（長女・孫とのメール再開）．

c．第3回訪問（79歳6カ月）

指導内容：PSBによるピアノ演奏，左上肢はMMT3⁻，PSBと手関節固定装具の使用で鍵盤を押し込んで音色を楽しむ．演奏自体よりも，ピアノの音色を体感して満足する．

おわりに

日常の生活場面では，個人が無意識のうちにさまざまな役割を担いながら，それぞれ社会的なつながりをもった活動を営んでいる．そのため，知らぬ間に活動を継続させようと潜在的な力が働くが，身体機能の低下をきたすことで活動自体の維持が困難となる．さらに，精神的な影響から自己を取り巻く環境がどのような状況にあるのか客観視できず，本人・家族による諸活動の調整が困難となることも多い．第3者の立場から距離をおいてみた場合には，限定された活動しか行えない場合であっても，本人の意向が明確であれば，その価値観に基づく対応や調整によってQOLを維持したり高めることが可能である．その部分にわれわれの介入する必要があると考えられる．

文　献

1) Miller RG, et al：Practice parameter update：The care of the patient with amyotrophic lateral sclerosis：multidisciplinary care, symptom management, and cognitive/behavioral impairment（an evidence-based review）：report of the Quality Standards Subcommittee of the American Academy of Neurology. *Neurology* **73**：1227-1233, 2009

2) 椿　忠雄：全国死亡票による運動ニューロン疾患の臨床的，疫学的，遺伝学的研究─1）症例の同定と臨床的分析．昭和48年度厚生省特定疾患報告書　筋萎縮性側索硬化症調査研究班─筋萎縮性側索硬化症の成因，治療，予防に関する研究，1973，pp.15-18

3) 川田明広，他：Tracheostomy positive pressure ventilation（TPPV）を導入したALS患者のtotally locked-in state（TLS）の全国実態調査．臨床神経学 **48**：476-480, 2008

4) 清水俊夫，他：筋萎縮性側索硬化症患者における経皮内視鏡的胃瘻造設術-呼吸機能と予後との関係．臨床神経学　**48**：721-726, 2008

5) 中島　孝，他：ALSへのNPPVの導入．臨床リハ **16**：243-250, 2007

6) Miller RG, et al：Quality Standards Subcommittee of the American Academy of Neurology：Practice parameter update：The care of the patient with amyotrophic lateral sclerosis：drug, nutritional, and respiratory therapies（an evidence-based review）：report of the Quality Standards Subcommittee of the American Academy of Neurology. *Neurology* **73**：1218-1226, 2009

7) 椿　忠雄：筋萎縮性側索硬化症の成因，治療，予防に関する研究．厚生省特定疾患報告書　筋萎縮性側索硬

化症調査研究班 昭和48年度総括研究報告書，1973，pp.2-3
8) Dal Bello-Haas V, et al：Physical therapy for a patient through six stages of amyotrophic lateral sclerosis. *Phys Ther* **78**：1312-1324, 1998
9) 藤本幹雄：リハビリテーション医の対応．*MB Med Rehabil* **113**：25-29，2009
10) 南雲浩隆，他：ALS患者のためのスイッチの適合と導入．OTジャーナル **43**：1298-1305，2009
11) 南雲浩隆：ALS；筋萎縮性側索硬化症に対する作業療法．坪田貞子（編）：身体作業療法 クイック・リファレンス．文光堂，2008，pp127-145
12) 上田 敏：ICFの理解と活用．きょうされん，2005，pp.58-60
13) 山田 孝，他（訳）：作業に関する自己評価 改訂第2版（OSA Ⅱ）．日本作業行動学会，2005，pp67-70
14) O'Boyle C，他（著），大生定義，他（監訳），秋山美紀（訳）：SEIQoL-DW 日本語版（暫定版）．特定疾患患者の生活の質の向上に関する研究班，2007

〔南雲　浩隆〕

2 筋の障害の中で広げる能力

筋の障害について

筋疾患では，骨格筋に萎縮や筋力低下がみられ，筋の障害のされ方により，さまざまな疾患に分類される．その中でも，今回は筋ジストロフィーについて述べる．

筋ジストロフィーとは，骨格筋の変性・壊死を主病変とし，進行性の筋力低下を伴う遺伝性の疾患の総称である．

筋ジストロフィーの分類とその特徴

表1に筋ジストロフィーの分類について示す．特にデュシャンヌ型（DMD：duchenne muscular dystrophy），先天性（福山型を含む），肢帯型，顔面肩甲上腕型，筋強直性（MyD：myotonic dystrophy）は，作業療法の場面でも遭遇することが多い疾患である．よって，その主な特徴を概説する．

1．デュシャンヌ型

デュシャンヌ型は通常，男児のみに発症する．筋ジストロフィーの中でも頻度が高く有病率は人口10万人あたり1.9～3.4人の頻度で発症する．その中の1/3は保因者でない母から突然変異により発症し，遺伝歴がはっきりしない．その原因は，筋の細胞膜の直下に存在する蛋白質の一つのジストロフィンの異常により，筋細胞が壊れることによる．筋の障害だけでなく，精神発達遅滞を伴う例があることも知られている．

表1 遺伝型による筋ジストロフィーの分類

性染色体（X連鎖）劣性遺伝型
・デュシャンヌ型
・ベッカー型
・エメリ・ドレフェス型
常染色体劣性遺伝型
・先天性（福山型を含む）
・肢帯型
・遠位型
常染色体優性遺伝型
・顔面肩甲上腕型
・眼咽頭型
・筋強直性（統一）

2．先天性（福山型を含む）

生下時，生後数カ月以内に発症する筋ジストロフィーを先天性筋ジストロフィーと総称する．この中で脳形成障害（知能障害）を伴う場合と伴わない場合があり，前者の代表が福山型と呼ばれる．

福山型は男女ともに発症し，小児の筋ジストロフィーではDMDに次いで多い．出生後数カ月以内に「首がすわらない」といった定頸の遅れや「お座りがなかなかできない」などの筋緊張低下や筋力低下，哺乳力の低下で気づかれる．歩行は獲得できないことが多く，四肢・手指の筋力低下，関節拘縮の進行が早い．顔面筋・頸部筋の筋萎縮のため，口や目を完全に閉じられないといった顔貌を呈する．

3．肢帯型

肢帯型は10～20代に発症することが多く，上

肢・下肢の近位筋（肩周辺：上肢帯，腰周辺：下肢帯）の障害から始まる．進行は緩徐で，四肢近位筋が遠位筋よりも優位に障害される．他の病型に分類されない筋ジストロフィーを広く含めて肢帯型筋ジストロフィーと呼ぶ．

4．顔面肩甲上腕型

顔面肩甲上腕型は，主として顔面，肩甲部，肩，上腕部の筋を中心に障害される．進行すると腰部や下肢も障害され，歩行困難となることもある．顔面筋の障害により目瞼の下垂した眠そうな目元，口輪筋の緩んだ口元，側頭筋の萎縮により頬がこけた独特の顔貌（ミオパチー顔貌）を呈する．閉眼力が低下し目を閉じきれない，口輪筋の障害により口笛が吹けなくなるなどの症状を示す．肩や上腕の筋萎縮が高度で，翼状肩甲がみられ，上肢を挙上すると上部僧帽筋の膨隆が目立つ．10～30代に発症し，進行は緩やかであり生命予後は良好な経過をとる者が多い．

5．筋強直性

筋強直性は，男女ともに発症する．成人の筋ジストロフィーとしては最多で，20～50代での発症が多い．手を強く握ったあとにゆっくりとしか開けないといったミオトニアが特徴的である．目瞼下垂や細長い顔といった特徴的な様相がみられる．顔面，頸部，四肢遠位部の筋萎縮，筋力低下がみられる．白内障，嚥下障害，心筋伝導障害（心電図異常），内分泌障害（糖尿病やホルモンの異常），知能障害など，多彩な症状を示す．知的障害のため知的障害者施設にいることもある．第19番染色体のDNAの中に同じ塩基配列が繰り返しみられる部位（triplet repeat）があり，その繰り返し（repeat）は通常では38回までであるが，本症では数百から数千回にも増大する．この繰り返し数が多いほど発症年齢が早く，重症化しやすいことが知られている．

デュシャンヌ型の経過と対応

筋ジストロフィーの中で最もよく知られるDMDの経過について述べる．DMD児は2～5歳で走るのが遅い，転倒しやすい，動揺性の歩行，階段昇降の困難といったことで気づかれることが多い．筋は近位筋（体幹に近い筋肉：肩周辺，腰周辺）が優位に障害される．現れやすい特徴として，下腿などが脂肪組織に置き換わり，一見肥大したようにみえる仮性肥大がみられる．床から立ち上がる時に，床→膝→大腿と自分の手をついて体を支えながら立ち上がる登はん性起立（Gowers徴候）が知られている．9～11歳ごろには歩行困難となり車いすが必要となる．病状の進行とともに四肢・脊柱（背骨）の変形をきたしやすく，10～12歳ごろには歩行困難で車いす生活となる．胸郭の変形をきたしやすく，さらに心筋の障害などに伴って，呼吸機能，心機能が低下し，20歳前後で肺炎，呼吸不全，心不全などで死亡する例が多くみられる．しかし，近年は人工呼吸器の使用や全身の管理法の進歩により以前にくらべて平均寿命が延びている．

表2に筋ジストロフィーの機能障害度について厚生省（現厚生労働省）分類（新分類）を用いて経過の概要とその際の対応についてまとめた．

1．対応のポイント
1）更衣動作の工夫

座位が安定していれば，片方の膝を立てた胡座位で膝を支点にして上肢を使い，上衣の着脱が可能である．下衣は，足部から大腿部付近の着脱を胡座位・長座位で行い，骨盤回りの衣服の着脱の際は臥床すると行える．

a．衣服の工夫

更衣動作が可能でも，疲労の度合いを確認することが必要である．例えば，大きめで，力を入れて引っ張らなくてもよい素材の衣服を選び，ボタンやスナップ，ファスナーが操作できるか手指機能を確認し，必要であれば改造する．ファスナーに蝋を塗って滑りやすくしたり，つまみ部分を大

表2 筋ジストロフィーの機能障害度の厚生省（現厚生労働省）分類（新分類）

ステージ	部類	年齢	日常生活	対応
ステージI	階段昇降可能 a．手の介助なし b．手の膝押さえ	3～4歳	移動手段・歩行	
ステージII	階段昇降可能 a．片手手すり b．片手手すりおよび手の膝押さえ c．両手手すり			
ステージIII	椅子からの起立可能	8歳		学校での生活への工夫・助言
ステージIV	歩行可能 a．独歩で5m以上歩行可能 b．物につかまれば5m以上歩行可能 ①歩行器，②手すり，③手ひき			・長距離の移動や学校生活を考慮し，車いすを検討 ・昇降便座 ・頻回に転倒があるならヘッドギアなどを検討
ステージV	四這い可能	9～11歳	・長座位で上衣・下衣の着脱や便器への移乗可能 ・上肢の空間保持困難	・手動車いすの駆動により強い疲労がみられたり，変形助長の心配があれば，電動車いすを検討する ・下肢可動域の維持 ・更衣動作の工夫 ・座敷便座や背もたれつき便座など便器周りの工夫 ・介護者の腰痛などへの配慮や福祉機器の検討
ステージVI	ずり這い可能	13歳	・茶碗の持ち上げ困難 ・蛇口の開閉困難 ・尿器の保持可能	・食事姿勢や食器類の工夫 ・尿器使用の工夫
ステージVII	座位保持可能	15歳	・上衣（前開きシャツ）着脱困難 ・尿器保持介助あれば，自力排尿可能	・下肢拘縮の予防 ・脊柱の変形の予防 ・呼吸障害や嚥下障害への配慮 ・座位保持装置の工夫
ステージVIII	座位保持不能			・環境制御装置の工夫 ・パソコンなど福祉機器の工夫（スイッチ類など状態に対応したものに随時変更していく）

きくしたり，指をかけられるようリングを付けたりといった工夫も考えられる．ズボンのウエストをゴムにしたり，前開き部分をベルクロファスナーに変更することも有効であるが，ゴムが強かったり，ベルクロファスナーの接着が強力だと，かえって使用困難となることもあるので注意が必要である．また，衣服は頻回に洗濯するため，ゴムが弱くなったり，ベルクロファスナーが接着しなくなったりするので，注意が必要である．

2）排泄に関する工夫

a．便器の工夫

歩行して洋式トイレを利用できていても，立ち上がりが困難であれば，手すり，補高便座，昇降式便座の利用を検討する．

車いすから這って移乗できるよう，洋式便器周りに台を設置してお座敷便所のようにしたり，便座周りに背もたれや手すり，体の前方に台を置き，体幹を支えたりすると安心して排泄できる．

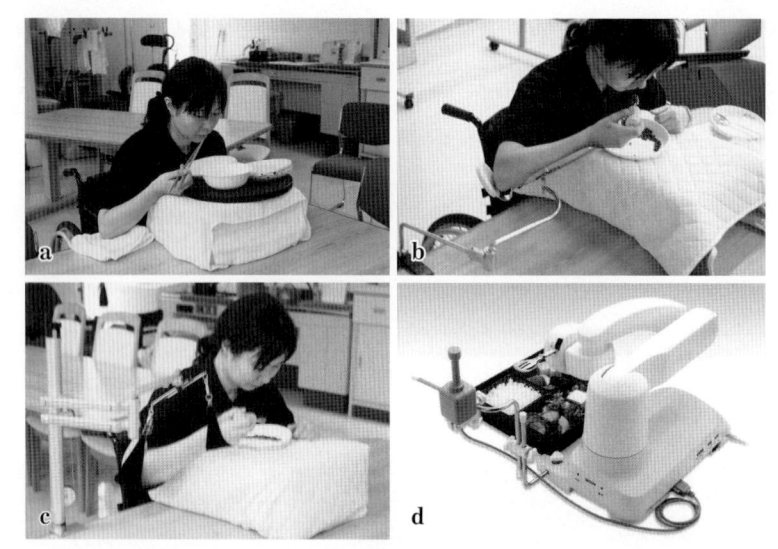

図1 食事方法の工夫
a．回転台を利用し，手首の辺りを台にのせて食べている
b．ボールベアリングフィーダーオルソージス（バランスドフォーアームオルソージス）
c．スプリングバランサー
d．食事介助ロボット（マイスプーン）

b．排尿の工夫

　尿器を自分で保持できるのであれば，ウエストゴムを緩めにし，前開きのファスナーを開いて下衣の前部を大きく開閉できるようにすると，尿器を当てて保持しやすくなる．

3）食事方法の工夫，福祉用具（図1）

a．回転テーブル

　回転テーブルを使用すると，複数の皿に上肢を伸ばさずに箸が届きやすい．

b．手のせ台

　テーブルの上に台をのせ，手首や前腕を支点にすると食物を口に運びやすくなる．

c．柄の長いスプーン

　柄の長いスプーンを用いると，口まで食物を運ぶ際に上肢を空間に保持せずにすむ．

d．ボールベアリングフィーダーオルソージスやスプリングバランサー

　上肢を支えてくれるため食物を口まで運びやすくなる．

e．食事介助ロボット（マイスプーン）

　食事介助ロボットは，食物を口まで自動で運んでくれて，口で食物を取り込むと，また食物を取りにいってくれる．操作は，顎や手によるジョイスティックとスイッチで行う．利用者がすべてコントロールして好きな食物をつかむ手動モードや，食物をつかむ区画だけを利用者が選び，あとは自動で食物を運んでくれる半自動モード，すべて自動で4つの区画から順に食物を運んでくれる自動モードの3つのモードがある．利用者のスティックの操作能力や使用中の疲労感などに合わせて，モードを選ぶことができる．

4）机上の動作（趣味活動，勉強など）に関する工夫

a．机の高さ

　机の高さは，体幹が安定するよう高めにしたり，肘を支点にできるようカットアウトテーブルを利用するといった工夫が考えられる．また，机に体を寄りかからせ，さらに上肢をのせる台を使うと食事や歯磨きがしやすくなる．

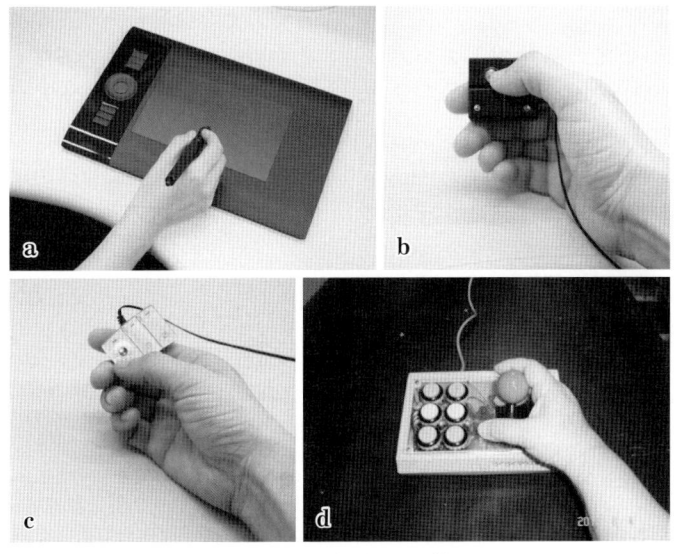

図2 さまざまな入力装置
a．ペンタブレット
b．小型のマウス（トラックボール式）
c．小型のマウス（光学読み取りセンサー式）
d．改造マウス（ジョイスティック）

b．姿　勢
　体幹の支えに上肢を用いると上肢の使用が難しくなるため，机上動作の際にどのように体幹を支えるか留意する．

c．リーチ動作
　机上の遠方の物を取る際には，孫の手やリーチャーも便利であるが，これらの道具が長すぎたり重かったりすると使用できない．手指機能がよいと，遠方の机上の物を取りたい時には，机の上を指で歩くように上肢を這わせていくこともできる．上方へのリーチでは，体幹を大きく傾けたり，片方の手を台にするなどの代償動作が可能である．その際は体幹の不安定さや上肢機能のアンバランスに注意し，過剰な努力による変形を助長しないよう，適切な道具の使用を検討する必要がある．

5）パソコン・機器使用の工夫
　機器の発達により，手指の動作でさまざまなことができる便利な機械（携帯電話やモバイルコンピュータなど）がどんどん発明されているので，利用を検討するとよい．

　一般的なパソコンを使用する際には，モニターと対象者との位置関係や，入力装置（キーボードやマウス）の位置，上肢を保持するための台や機器などの工夫が必要となる．

a．入力機器の工夫（図2）
　一般のキーボードの使用が困難な場合は，小型キーボード，オンスクリーンキーボード（パソコンのモニター上にキーボードが表示される）を使用すると便利である．マウス使用が困難な場合には，小型軽量のマウス，ペンタブレット，カーソル移動を操作する小型のジョイスティック，キーボード上の矢印キーでモニター上のカーソルを操作する方法などが便利である．

b．入力支援ソフト
　スイッチ一つ押すことができれば，ワープロ機能を使用したり，絵を描くことができるソフトが市販されている．

c．スイッチ
　軽微な力や小さな動作で押せるスイッチや，脳波や筋電信号などの生体信号を利用するスイッチなどが開発されている．

6）その他の道具の工夫

これまでDMDについての道具の工夫を述べた．上肢の機能は，DMDの場合はまずリーチ機能が障害され，進行していくと手指の機能にも問題が生じる．MyDの場合は，ミオトニア（myotonia）の出現や遠位筋の筋力低下により，手指の巧緻動作が難しくなるので，早期から箸の使用や書字が困難となる．まぶたが上がらなくなり，「みえにくい」という訴えが聞かれることも多々ある．市販の二重まぶたを演出する化粧品を利用し，まぶたを半開きにするといった工夫や，パソコンの使用に関してもモニターの文字拡大や大きいトラックボールを使用し，スイッチ使用の際には，押したことがはっきりわかるようなスイッチを選ぶなど，道具や作業環境に工夫が必要となる．

7）スポーツや仕事

電動車いすサッカーや専門家による水泳指導などが各地で行われ，当事者同士，保護者や介護者の情報交換や，楽しみの場となっている．

症状が進行し，外出の機会が減少しても，パソコンやさまざまな機器の使用を工夫することで，メール交換やブログなどで情報発信をしたり，仕事を行うなど，生活の場が広がる．就労については，短時間労働やワークシェア，在宅就労などの検討が考えられる．

8）心理面への配慮

筋ジストロフィーでは，筋の障害のされ方はさまざまであり，また，筋の障害だけではなく多彩な症状がみられる．進行は長期にわたり，その時の年齢によって発達的な課題や社会的な役割も変わっていく．われわれはそのことを踏まえて対象者と向き合っていく必要がある．

さらに症状の進行により，それまで可能だったことができなくなる，やり方を変更せざるをえなくなることが何度も起こる．こういった経験は自尊感情や自己効力感を低下させ，活動に参加しようとする意欲を低下させてしまう恐れがある．そのような状況でも，やりたいことやできることに目を向け，方法を一緒に工夫していくことで，できることを経験したり，生活を楽しんだりすることが可能である．よい方法や情報がみつけられれば，それらを仲間と共有して同じ悩みをもち，助け合える仲間として互いに自分の役割を再確認できる．そして，共に生活の中に楽しみを見出していくことが大切であると考える．

文　献

1) 花山耕三：筋ジストロフィー．千野直一，他（編）：小児のリハビリテーション―病態とライフステージへの対応．金原出版，2004，pp 42-49
2) 栗原まな：目で見る小児のリハビリテーション．診断と治療社，2004，pp 130-140
3) 神野　進：筋ジストロフィーのリハビリテーション・マニュアル―厚生労働省精神・神経疾患研究開発費筋ジストロフィーの集学的治療と均てん化に関する研究．2011（http://shinno-clinic.net/manual/kinjisuri-habiri.pdf）
4) 田中勇次郎：筋ジストロフィー．長崎重信（監）：身体障害作業療法学．メジカルビュー社，2010，pp 414-425
5) 鈴木　啓：代替コミュニケーション手段．千野直一，他（編）：小児のリハビリテーション―病態とライフステージへの対応．金原出版，2004，pp 161-169
6) 花山耕三：筋ジストロフィー．陣内一保，他（監）：こどものリハビリテーション　第2版．医学書院，2011，pp 196-202
7) 首藤　貴，他：進行性筋ジストロフィー症．加倉井周一，他（編）：神経・筋疾患のマネージメント―難病患者のリハビリテーション．医学書院，2007，pp 192-212
8) 河原仁志：筋ジストロフィー総論．金澤一郎，他（監）：誰にでもわかる神経筋疾患119番．日本プランニングセンター，2007，pp 99-100
9) 夛田羅勝義：デュシャンヌ型筋ジストロフィー．金澤一郎，他（監）：誰にでもわかる神経筋疾患119番．日本プランニングセンター，2007，pp 101-108
10) 村山恵子：先天性筋ジストロフィー（福山型を中心に）．金澤一郎，他（監）：誰にでもわかる神経筋疾患119番．日本プランニングセンター，2007，pp 109-122
11) 小長谷正明，他：筋強直性ジストロフィー．金澤一郎，他（監）：誰にでもわかる神経筋疾患119番．日本プランニングセンター，2007，pp 123-132
12) 陣内研二：肢帯型筋ジストロフィー．金澤一郎，他（監）：誰にでもわかる神経筋疾患119番．日本プランニングセンター，2007，pp 133-138
13) 川平和美（編）：神経内科学　第3版．医学書院，2009，pp 272-279

〔安永　雅美〕

3 関節障害へのしなやかな克ち方

はじめに

　関節障害を呈しても，I・ADLに作業療法の関わりで大きく可能性を見出せる代表的疾患が関節リウマチ（RA：rheumatoid arthritis）ではないだろうか．近年，RAでは生物学的製剤の出現により「治療革命」が起こっている．その生物学的製剤の効果（光の部分）で，関節の炎症や痛みが抑制され，生活上の苦痛が減少し，関節障害を予防できる患者が増加している．しかしその反面，生物学的製剤が適応しない事例や経済的に導入できない事例（影の部分）も存在し，治療格差が生じている．RAには，「薬物療法」「手術療法」「リハビリテーション（以下，リハ）」「基礎療法」の4本柱で治療環境を整えることが理想とされているが，作業療法は障害の中に患者の能力を引き出し，生活に活かす技術を見出せる療法であると考え，障害の個人差が大きいRAにとって，個々の関節の状態やその能力障害を評価し，動作を生活に活かさせることが作業療法の使命である．作業療法の大きな武器であるスプリント療法や自助具活用法を中心とした関節障害へのしなやかな克ち方について述べていきたい．

関節障害の特徴をつかむ

　RAの関節病変は多種多様で，出現する障害も千差万別である．さらに関節障害にはストーリーがあり，その関節障害に克つ方法を検討するには，RAの病期や日常生活上の機能を表すstage（関節の状態）やclass（ADL能力）では測れない，個々のストーリーを探求する必要がある．局所的な変化を分析するだけでなく，常に全体をみることを忘れてはいけない．関節障害を知るには，個々の生活スタイル，RAの知識，考え方，価値観，薬物投与やリハの経緯などの治療環境，骨・関節・軟部組織の状態や痛みの質と程度などの理解が重要である．評価において標準的な関節可動域（ROM：range of motion）検査，筋力測定，ADL評価のみを目安に判断するのではなく，患者が実際に行っている動作（姿勢や関節運動の特徴）を分析し，なぜそのような特徴的な姿勢や動作パターンが起こっているのかという原因を追究する．また，RA患者における関節状態にはいくつかの傾向があることを知っておきたい（表1）．そして，患者個々のADL，I・ADL，QOL（quality of life）をイメージし，関節障害に克つ方法を患者とともに考えていく．

表1　関節障害の傾向

①骨，関節破壊が著明で関節可動域に著しい制限がある状態
②骨や関節破壊はないが痛みによる著しい関節可動域制限がある状態
③筋力低下，筋出力低下，筋スパズムによる筋活動のアンバランスがスムーズな関節運動を妨げている状態
④関節，筋，腱のアライメント不備により関節可動域制限を引き起こしている状態
⑤二次的な痛みとしての関節可動域制限が起こっている状態
⑥関節の動揺，筋緊張亢進傾向（不随的筋収縮）により，今後痛みや関節可動域制限が生じる恐れがある状態

関節障害に克つ方法―作業療法の戦略・戦術・技術

1．関節状態の理解のための戦略―生活を知り関節を知る

1）従来からの関節保護法

　まず，関節状態をどのように理解するのかが重要である．それには現状だけではなく，障害の経緯を知ることも重要である．患者はどのような人生を歩み，また現在も歩んでいるのか，その間に関節に何が起こっていたのか？　障害発生のストーリーを生き方とマッチングさせながら理解を深める．これまで，痛み，炎症，関節破壊には関節運動の抑制や中止を指示・指導される場合が多く，一昔前はRAの関節保護法といえば，「運動と安静のバランスを考えること」であった．痛みや炎症がある場合は，無理をせず安静にし，症状が落ち着いたら活動を再開するというONとOFFを明確にする傾向にあった．筆者の経験から，対象者にとってOFFとは安静＝臥床，あるいは動かしてはいけないというイメージがあるようである．また，安静解除の指示が出れば，これまでの安静期間の運動不足を取り戻そうと運動を過度に行い，筋や関節のオーバーユース現象を招く場合もある．安静解除に伴う再活動期にこそ関節への負担を十分注意し活動しなければ，さらなる変形の進行や軟部組織に二次的疼痛が起こり，せっかく関節に負担をかけないよう安静にし，身体コントロールを行っても意味がなくなる．

2）新たな関節保護法の提案

　そこで提案するのが，症状が悪化しても，ある一定の作業活動は可能な限り継続していくという方法である．作業活動をなくす（動かさない），完全OFFの状態にするのではなく，作業活動を継続しながら，作業活動の中で関節保護を考える方法である．作業活動を継続して行うことで，筋出力が発揮しやすい状態を一定に保ち，状態の波が起こっても，柔軟に対応しやすい関節に保つ理想的な関節保護法と考える．一方，作業療法士（以下，OT）は患者に適切な関節保護法や運動方法を指導しなければならない．そこで，まず骨・関節状態をX線像より読み取れる知識が必要である．何が正常な骨・関節で，どこに異常をきたしているのかを見極め，その根拠をもとに関節個々の状態に合った，関節保護や運動方法の指導を選択し，患者の関節管理につなげていきたい．さらに，患者は将来の状態を不安に思う．よって関節変化を推測し，将来起こりえる可能性が考えられる関節障害をイメージし，患者とともに対応策を考えていく．

2．教育や学習から取り組む戦術

1）半端な知識による自己判断の問題

　障害に克つには，疾患や障害の知識を深める必要がある．近年インターネットの普及により，直接主治医に質問や指導を受けなくても，手軽に情報を入手し，知識を深めることが可能な環境となっている．RAの一般的な知識はともかく，いろいろな治療方法の情報が，論文検索や個人のブログから知ることも可能である．特に個人のブログでの経験談は影響力が大きく，あたかも自分にもその効果が得られるのではないか，あるいは効果がないのであれば，やめてしまおうなどと自己判断してしまい適切な治療から逸脱してしまう恐れがある．このような状況を作り出さないためにも医療現場における適切な教育的アプローチが必要である．その取り組みは，発症早期が最も重要で，歪んだり偏った知識が構築される前に，正しい知識を得ること，また発症より長期間経過していても知識を見直すこと，治療情勢が変化していく中，最新の情報を提供し，治療に役立てることが，その後の治療や身体コントロールを大きく左右するといっても過言ではない．そのため専門職による教育的アプローチは必要である．さらに，RAという診断を受けてからRAの知識を深める取り組みをするのではなく，社会的にRAの特徴や治療方法，福祉制度を知ることができる環境づくりを行い，予防に意識をもてる取り組みや啓蒙活動が望まれる．

```
スタイルⅠ（入院の場合）
  ○講義
    各部署―医師，看護師，理学療法士，作業療法士，薬剤師，管理栄養士，社会福祉士，放射線技師，臨
    床検査技師
  ○リハビリテーションの実施
    作業療法士―個別運動療法，スプリント療法，自助具作製，教育，住環境整備
    理学療法士―個別運動療法，教育，運動浴，物理療法，関節リウマチ体操
  ○薬物指導（薬剤師）
  ○栄養指導（管理栄養士）
  ○屋外活動（入院生活の気分転換と職員との親睦を図る）
  ○医師との懇談会
  ○他患との懇談会
  ○期間（コース）：1カ月（新規），2週間（新規・再入院），1週間（再入院）
※スタイルⅠはJA静岡厚生連リハビリテーション中伊豆温泉病院で実際に行っているリウマチ短期リハビリテーショ
ン入院の内容である．
スタイルⅡ（外来の場合）
  ○講義（医師，看護師，薬剤師）
  ○理学療法士・作業療法士による個別リハビリテーションやアドバイス（運動方法，ADL指導）
  ○冊子の配布（学習用）
  ○待合所などでビデオ放映（学習）
```

図1 教育的アプローチの一例

2）望ましい患者教育

　教育的アプローチは，個人の病状の理解や治療に適した知識となりえるような取り組みが必要である．その取り組みには，いろいろなスタイルがあり（図1に一例を示す），どのスタイルも共通していえることは，医療者側はチームで取り組むこと，患者側には一度の教育で満足せず，身体機能の悪化をきたす疾患であること，治療環境が変化（薬物の発展，診療報酬や介護保険の改定など）していくということを認識させ，疾患の学習はこの世で生活する限り継続する一生の仕事であることを伝える必要がある．健常者には到底想像がつかない苦痛と苦労がある中で，疾患と向き合い，疾患と戦っていくため，教育と学習は必要な戦略であり，患者治療の支援を行うOTの使命でもある．

3．関節障害に克つ技術①―徒手的運動療法

　関節障害に克つ前に，関節障害を起こさないためのケアも必要である．痛みや筋力低下を起こさないよう未然に食い止める予防的運動療法（OTが介入して行う徒手的運動療法，実生活で患者自らが行う自主訓練）を勧める．関節の状態には，いろいろな状態が考えられるため，ここですべてを述べることはできないが，いくつかの運動療法の例をあげる．まず，関節状態の特徴を把握（評価，分析）し，その状態に適した徒手的運動療法を選択する．その際のポイントとなるのが，X線による画像所見，筋の状態を把握する触診術，特徴的関節運動を引き起こしている原因を追究する動作分析である．関節障害が起こっていても，関節破壊が起こっている関節と関節破壊がみられない関節では当然のことながら，そのアプローチ方法は異なる．

　関節の骨破壊・変形・制限が起こっていない場合，患者は特に気にもせず，自然にあるいは多少ハードであってもADL上で関節を使う．ADLはほとんどの場合，あるパターン化された運動の繰り返しであるため，みかけは関節運動に制限が生じていなくても，使う筋とあまり使われない筋との間に，筋活動の差が起こり，これらが筋力低下，筋萎縮，筋緊張亢進などを引き起こし，筋活動のアンバランスが生じる．そのことがいずれ，筋疲労や運動痛を招き，姿勢の不備や関節障害を

【体幹・上肢】
・脊柱起立筋，腸腰筋，腰方形筋，前鋸筋，僧帽筋，頭半棘筋，頭板状筋，肩甲挙筋
・胸鎖乳突筋，斜角筋，菱形筋，大胸筋，三角筋，棘上筋，棘下筋，大円筋，小円筋，広背筋，肩甲下筋，上腕三頭筋，上腕二頭筋，腕橈骨筋
・円回内筋，方形回内筋，橈側手根屈筋，尺側手根屈筋，浅指屈筋，深指屈筋，母指球筋
・手内筋
【下肢】
・殿筋，梨状筋，大腿四頭筋
・内側広筋，外側広筋，ハムストリングス，膝窩筋，腓腹筋，ヒラメ筋
・足底筋，骨間筋

図2 触診のポイントとなる筋

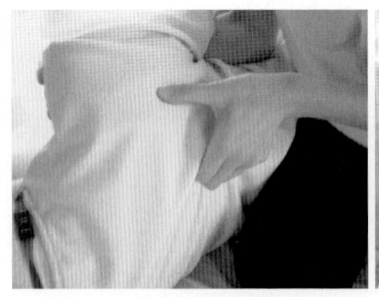

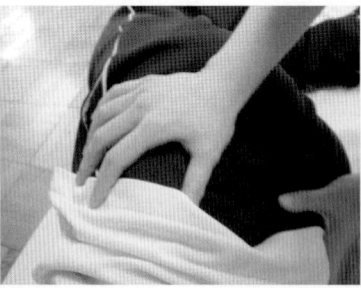

図3 菱形筋のストレッチ　　図4 殿筋のリラクセーション　　図5 下腿三頭筋のストレッチ

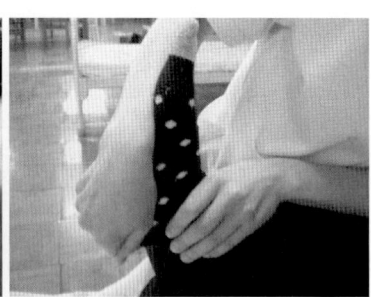

引き起こすことになる．したがって，徒手的運動療法で筋をはじめとする軟部組織の状態を触診し，筋力低下には筋力増強を，筋緊張亢進には，緊張を改善するリラクセーションやストレッチを選択的に行い，個別的筋・関節の調整から全身活動へのマネージメントを行う．徒手的運動療法を行う際，注意することは痛みである．痛みの原因をよく理解したうえで実施しなければならない．多くの文献に，「筋や関節のアプローチは愛護的に行い，決してハードに行ってはいけない」と説明されている．しかし，なかには痛みの質を理解し，ややハードなリラクセーションやストレッチの手技を施し，アプローチ中に痛みが発生しても，訓練後にはその痛みは残らず，筋出力やROMが拡大するケースがある．筆者は，これまで数多く経験しており，問題解決のためのアプローチ方法は，担当者が自分の評価・分析に自信をもち取り組むべきである．

ここで筆者が経験上，RA患者の徒手的運動療法を実施する際，ポイントとして触診する筋（図2）とリラクセーションやストレッチ方法（図3～5）の一部を紹介するので参考にしていただきたい．ただし，個々によって状態は異なるため筋・関節の評価に基づき適切な手技を選択していただきたい．

徒手的運動療法で，痛みの解消やROMの拡大などの治療効果が得られると，患者は徒手的運動療法に依存的になりがちである．OTとしての目標は，関節障害に克つために，この治療効果を自己管理・自主訓練の習慣づけのきっかけ，作業活動の促進などケアと生活づくり（生活の中で障害に克つ関節づくり）につながるような取り組みであって，徒手的運動療法はそのきっかけにしかすぎない．

4．関節障害に克つ技術②—スプリント療法

スプリント療法は，関節障害に克つための作業療法における大きな戦略・戦術である．しかし，このスプリント療法には光と影がある．光を変形の矯正や痛みの軽減などの効果とすると，影の部

表2 スプリント療法の問題点

- 医師からのスプリント処方がない
- スプリントのエビデンスやアウトカムが不明確
- 作製の技術の問題（うまく作製できない）
- つくれる環境が整っていない
- 制度的な保障がない

分は認知度の低さ，作製環境や技術力の格差が考えられる．そもそもスプリントは装具の影に隠れており，OTが作製するスプリントは「治療用仮装具」として位置づけされ，装具療法に含まれているにもかかわらず，表2に示した問題により，なかなか一般化していないのが実情である．装具とスプリントは同じ目標・目的をもって作製されながら，素材や作製技術が大きく異なることから区別されているが，スプリントの認知度が向上するように努めなければならない．同時にスプリントも制度的に保障されるようになることが必要と考える．さらにOT側の技術面をみると，すべてのOTがRAに適したスプリントを作製できるわけではない．スプリント作製は，学校教育の教育課程に組み込まれている大切な作業療法技法であるが，RA用のスプリントを作製する実習が学校によっては行われないなどの差が生じているようである．一度や二度の健常者（学生）同士の経験では，RAのような千差万別にみられる変形に立ち向かうことは困難でもある．ある程度，専門的に行われている病院のOTでないと実際にはうまく作製できないため，スプリント療法を有効に使える環境にかなりの格差が生じているともいえる．

そして今日，スプリント療法の発展に影響を与えているのが薬物の発展であると考える．RAの治療において薬物は主役であり，メトトレキサートの登場以来，痛みや変形の進行が抑制され，手術に至る事例が減少傾向にある．さらに生物学的製剤の登場は，RAの治療環境を大きく変え，効果がある者は，炎症や痛みをほぼ完全に抑制することが可能となり，寛解の域まで達することが可能である．そのことで，関節変形の発生を抑制し，身体活動を維持させ，ADL上の障害を起こさせない領域にまで達成していることは，とても喜ばしいことである．だがその反面，スプリント・装具の必要性や認知度の低下へとつながっていく．このような医療情勢から一見OTの役割であるスプリント療法が衰退の一途をたどっているかのように思われがちであるが，生物学的製剤にも不適合が存在する．必ずしもすべての患者に効果をもたらすわけではない．また，RAの発症が長くすでに変形を起こしているケースも少なくなく，まだまだ多くの患者が関節障害で悩みを抱えている．RA治療における影の部分で，OTが取り組める部分があり，その存在価値は大きいと思われる．そして，その影の部分に君臨する関節障害に克つために，スプリント療法を実施し，影に光を差し込むことが，スプリント療法の価値の向上と発展へとつながる．

以下に，筆者とその担当患者が二人三脚でスプリント療法を行い，関節障害（変形）に克った症例を紹介する．

5．症例①

I氏，60代，当院の再入院患者．リウマチ暦20年，スタインブロッカーのstage（病期・進行度）分類Ⅳ，機能障害度分類class 2，ADL自立，BI：（Barthel index）100（やや動きがゆっくり）．

1）訴え・希望

最近，右手指が少し流れてきて親指も中へ入ってきたように思われる．力も入りにくくなってきている．変形の進行を食い止めたいが，何かよい方法はないか？

2）変形・機能評価（図6）

①中手指節（MP：metacarpophalangeal）関節の軽度尺側偏位および屈曲優位（stageⅡ），②母指MP関節掌側内転，③短母指伸筋の弱化，④長母指屈筋の筋出力低下，⑤手内筋のタイトネス，⑥握力，ピンチ力低下，⑦手指巧緻性低下，⑧腫脹が認められる．

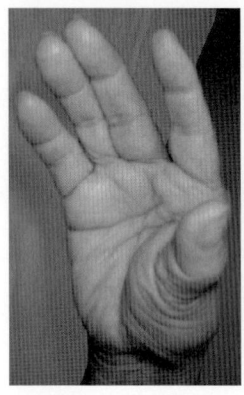

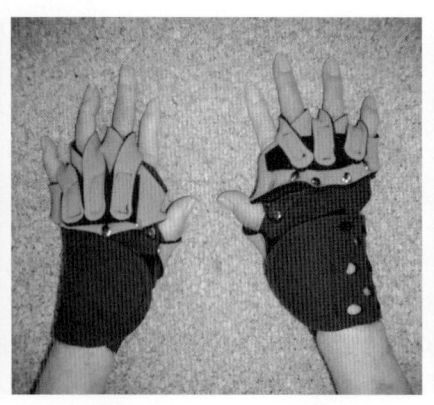

図6 手の状態　　図7 スプリント背面　　図8 スプリント手掌面

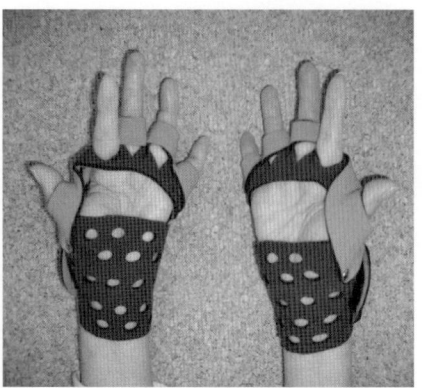

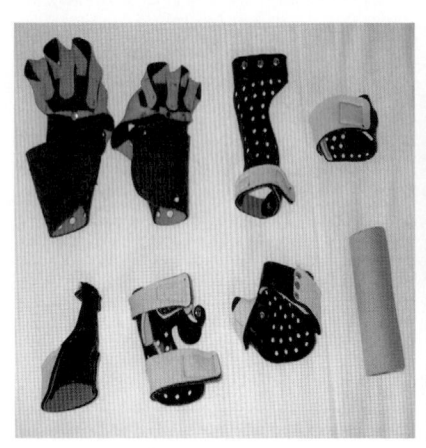

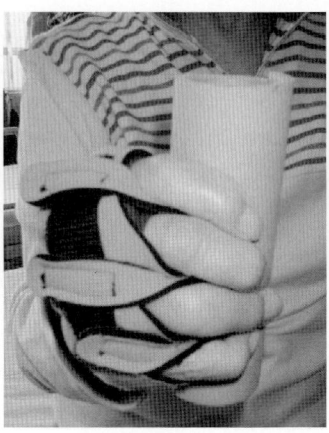

図9 スプリントセット　　図10 握力強化トレーニング　　図11 変形改善

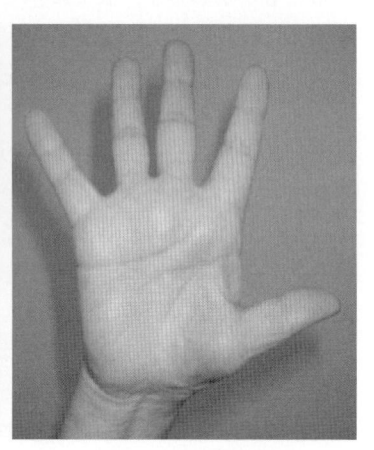

3）スプリント療法の実践
a．目　的
　変形の進行を抑制，筋再教育，母指球筋のストレッチ目的に行う．
b．目　標
　アライメント改善による第1～5指までの筋出力向上を目標とする．
c．スプリントの設計とスプリント療法のプログラム
　①MP関節のアライメントを改善した状態で，動作時の筋出力の向上を図り，筋再教育を行うため動的スプリントとして導入した．
　②素材にウェットスーツ（茶色，オレンジ色）を選択した．
　③手掌面は物体を握りやすいようフリーとする背側タイプのオリジナルスプリントを設計することにした．
　④オプションで手指変形矯正強化パーツも取り付け，握力強化トレーニング用とADL上で使えるよう設計した（図7，8）．
　⑤日中は，動的スプリント装着にて正しい筋活動を促進し，夜間はナイト用スプリントにて手内筋，母指球筋のストレッチをできるようにした（図9，10）．
d．過　程
　スプリント療法開始5日目でMP関節の尺側偏位ほぼ0°ポジションにアライメント改善した．スプリント療法開始1カ月程で母指MP，第1手

根中手（CMC：carpometacarpal）関節が変形改善したので，スプリント以外に，ハンドグリップ（ラップの芯とポリエチレンで作製）による自主的握力強化訓練プログラムを導入した．

e．効果

・スプリント療法開始2カ月あまりで変形が改善した（図11）．

すなわち，①第1〜5指MP関節の尺側偏位の矯正および手指伸展機能が回復，②手内筋・母指球筋の筋萎縮が改善，③母指外転・対立運動が回復した．そして，④握力が向上（右102 mmHg→122 mmHg，左72 mmHg→86 mmHg）し，⑤腫脹が軽減した．そのことで，⑥変形予防，スプリント療法への意識改革がなされたようで，⑦装着率がアップし，⑧ADL上の効率もアップした．

6．関節障害に対する自立支援技術—自助具の活用

RA患者にとって自助具の存在は，自立生活を営むうえで欠かせない存在である．しかし，ただむやみに自助具を使用することは，決して関節障害に克つことにはならない．前述のスプリント療法と同様に，個々の関節の特徴や患者のニーズ，生活スタイルを把握し，自助具の導入時期や設計を検討する．OTは自助具導入にあたっては適応評価をし，導入の判断をすることが求められる．OTで作製する自助具のポイントは，安価，機能性，維持，発展，軽量，操作性であり，患者（ユーザー）ニーズに応えられる効果のある自助具を手作りで作製するという大きな使命がある．すなわち，OTとしてのアイデアと創造性を発揮する分野である．

7．症例②

1）テーマと考案ポイント

マルチな機能を兼ねそなえた軽量で，携帯に便利な折りたたみリーチャーを開発する．

2）開発経緯

リーチャーはRAにおける自立支援に代表される自助具である．そのリーチャーは自宅で使用されるケースが多いが，外出先での使用を希望するケースもある．そこで携帯に便利となるデザインを検討し，軽量かつ折りたたみ式（ワン操作）で簡単に使用でき，しかもリーチャー機能にとどまらず，本例における使用頻度が多いペットボトルオープナー，ピックアップツール，長柄ブラシ，点眼器の，5つの自助具を一つにまとめたマルチリーチャー（100 g）を考案した（図12〜17：第44回日本作業療法学会にてよくばリーチャーVとして発表）．

8．症例③

1）テーマと考案ポイント

一発装着できるように表面の摩擦を低く裏面の摩擦を高くした素材を用いて簡単ソックスエイドを作製する．

2）開発経緯

中伊豆温泉病院式ソックスエイド（以下，現行タイプ）は，これまでX線フィルムとスカートの裏地で使われる生地を用いた楕円型のものであった（図18）．しかし，この現行タイプには，①足部挿入口が狭い，②足部挿入後本体を引き上げる際に本体の形状が変化してしまう，③途中で本体が脱げてしまい，最後までソックスが引き上げられない確率が高い（表裏が同じ摩擦の少ない生地であるため），④作製に時間を要するという問題が発生していた．そこで，①と②の問題に対しては形を楕円型から三又の山型へ，③と④の問題に対してはマウスパッドを使用することでそれぞれ問題を解決することができた（図19〜26；第45回日本作業療法学会にて発表）．

9．関節障害の予防的戦略—外来作業療法の必要性

実生活で，関節障害に克つためには，入院中に得た知識や入手した情報を生活場面で活かせているか，自己管理能力が問われる．関節保護と運動のバランスが計画通り実施されているか，自己管理の実践とその方法が正しいのかを，定期的に専門家が評価・分析する必要があると考える．そこ

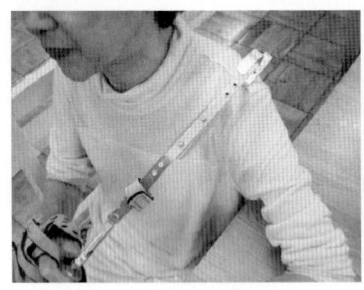

図12 リーチャー 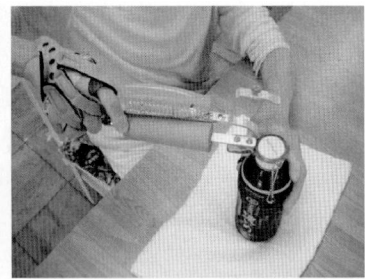　　　図13 ペットボトルオープナー　　　図14 ピックアップツール

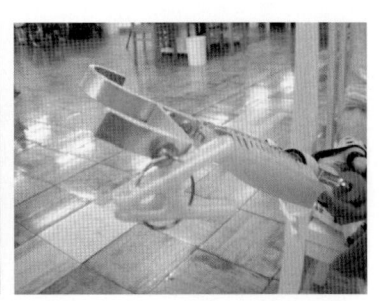

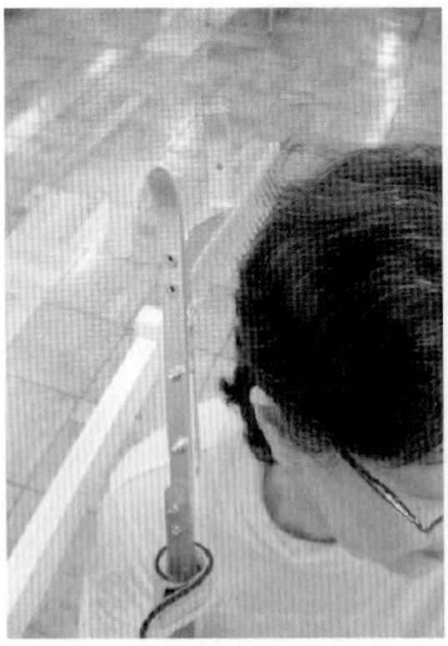

図15 長柄ブラシ 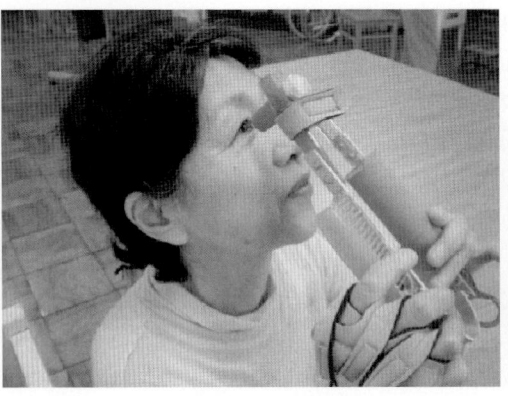　　　図16 点眼器 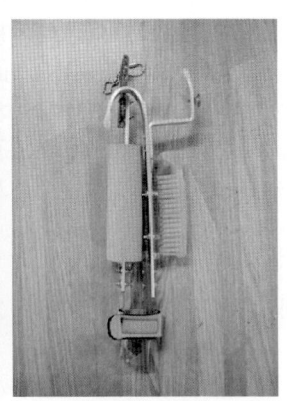　　　図17 本体

で，外来作業療法にて，定期的にADLや機能評価，そして，徒手的運動療法，スプリント療法，自助具作製を含めた，作業療法アプローチのスタイルを提案することとした．当院では退院後のフォローとして外来作業療法を開設している．実施については，医師の処方のもと，患者の負担にならないよう担当OTがアドバイスし，患者自身が受診プランを決定．週1回コース，月1回コース，半年に1回コースなどさまざまである．プログラムは個々によって異なるが，徒手的運動療法を中心に，スプリント療法，自助具の作製による機能維持，変形予防，早期の痛み解消などが目標となる．当院へ入院するRA患者はリピーター率が高く，多くの患者が年に1度リハ入院し，機能維持に努めている．しかし，なかには長期の入院は困難である患者もおり，「外来で月に1度でも入院時と同じような作業療法が受けたい」という希望が多く，ニーズに応え外来作業療法を開設した．効果として，当初の目標である機能維持や変

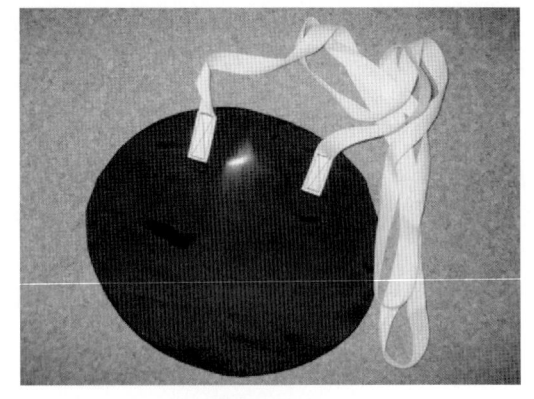

図18 中伊豆温泉病院式ソックスエイド

形予防，痛みの早期解消が望めるケースを多く経験し，関節障害にしなやかに克つ方法として，障害を起こさせない予防的戦略（早期アプローチ）が重要であることにあらためて気づかされている．また，外来に足を運ぶ患者は，生活スタイルをしっかり考えている．地元の伊豆はもとより関東圏からの患者が多く，公共交通機関を利用し，

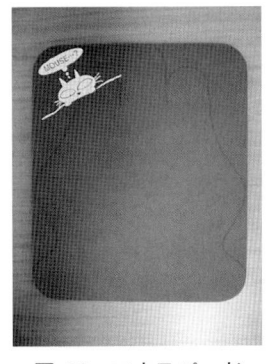

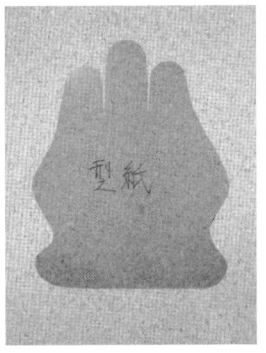

図 19　マウスパッド　　図 20　型紙 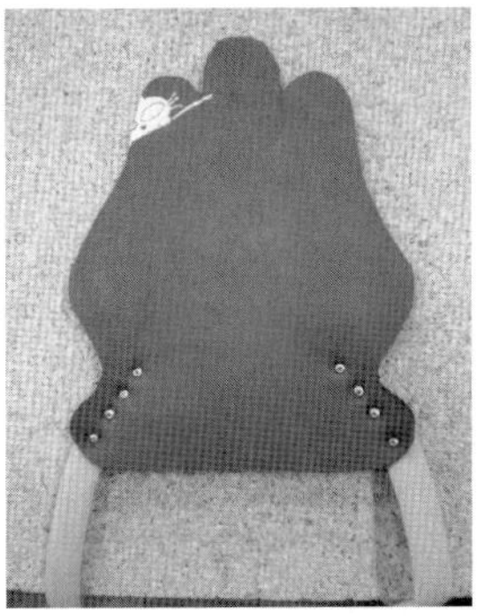　　図 21　表面 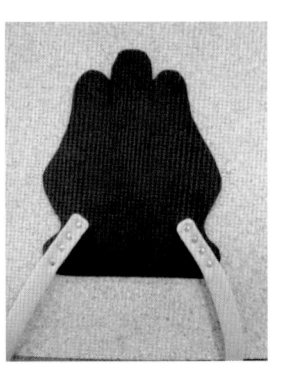　　図 22　裏面

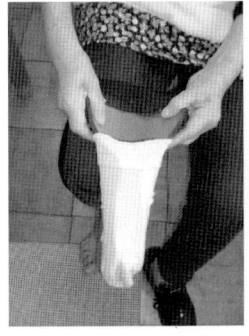

図 23　ソックス挿入 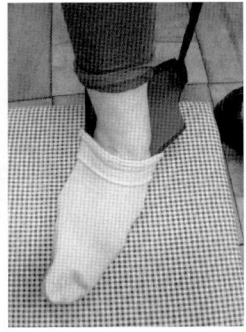　　図 24　足部挿入 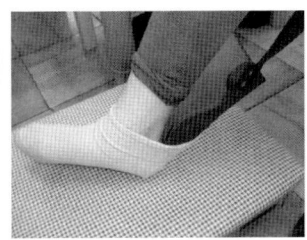　　図 25　本体の引き抜き 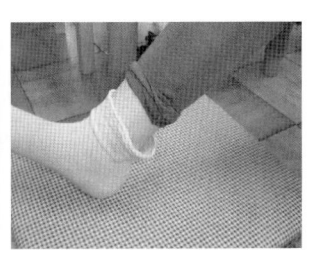　　図 26　挿入完了

何時間も電車やバスを乗り継いで当院に来るため，体調管理をしっかりしないと外出ができなくなるため，体調管理への意識は高い．その取り組みが生活づくりへとつながり，関節障害の予防となる．関節障害にしなやかに克つためには，充実した生活づくりが最も大切である．

10．症例④

関節破壊が重度でありながら懸命に QOL を維持しようとしている症例（A 氏）を紹介し，関節障害に克つ方法の参考にしてもらいたい．

1）訴え・希望

A 氏は多くは望まない．でも一つでもいい，自分でできることはやり続けたい．

2）アプローチ

図 27 の X 線像より能力障害をどのように評価（推察）するであろうか？
手関節，手根骨，中手骨から末節骨にかけ関節が大きく破壊され，いわゆるムチランス変形を呈しているスタインブロッカーの stage 分類Ⅳ，機能障害度分類 class 3 の状態である．このような状態では，道具を使用すること自体が不可能ではないかと考えてしまう．しかし，A 氏はいろいろな可能性をわれわれに伝えてくれている．介助を要する動作は，整容，更衣，入浴，階段昇降であり，起居動作（電動ベッド），靴の着脱はドレッシングエイドを使用している．ベッドから車いすまでの移乗・移動は，電動ベッドの使用と近距離のフリー歩行が可能である．電動車いす使用にて，それぞれ自立している（Barthel index-55 点）．
図 28 は食事の際，装着しているスプーン，フォークの自助具である．握ることができないため，市販の曲げ曲げハンドル（フセ企画）にスプリント材にて適応するフォルダーを作製した．食事はやや高い位置にセッティングすれば，この自助具にて自力摂取可能となる．さらに驚くべきことは，

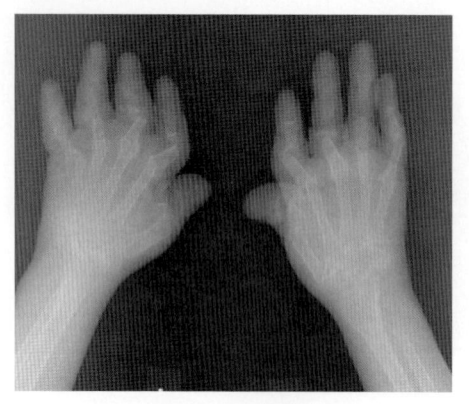

174　第Ⅲ章　障害の中に能力を引き出し活かす技術

図 27　X 線像

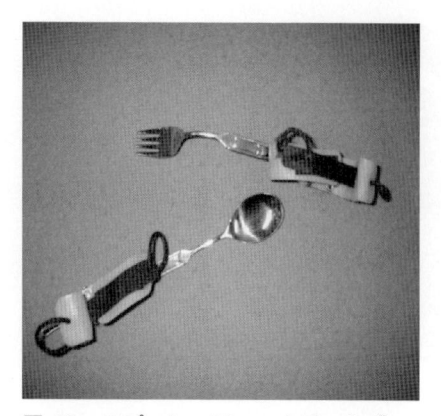

図 28　スプーン・フォークフォルダー

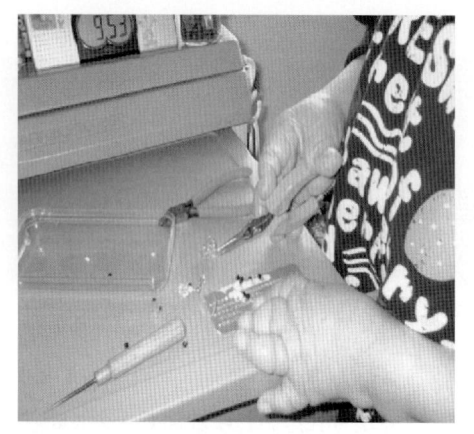

図 29　作業風景

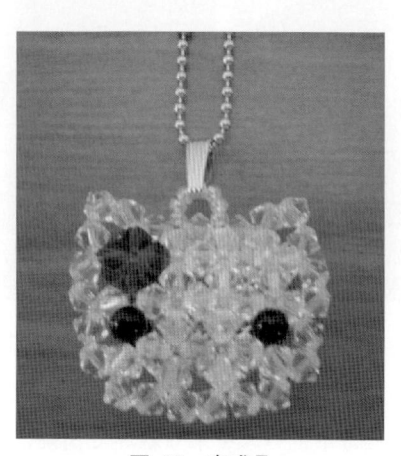

図 30　完成品

このムチランス変形の手指で図29，30のようにビーズ手芸を行っていることである．非常に細かいビーズをテグスに通し，通したビーズを緩まないようしっかり縛りながら立体的な形に整えていくなど，すべての工程を一人で行っている．限られた能力を最大限に活かし，QOLの維持に努めている姿は，障害に打ち克ち，生きる意欲とあきらめないという自分自身に対する強い気持ちが，作業のもつ意味とあいまって不可能を可能にさせていると感じる．

11．症例⑤
1）訴え・希望
B氏は，関節障害のリスクと戦いながら人生を楽しむためにチャレンジを続けている．

2）アプローチ
B氏は，これまでに両側人工膝関節置換術，右（利き手）手指第2～5指MP関節，左第2指MP関節にスワンソンインプラント挿入術（図31，32）を行っている．しかし，図33のロードツーリング，図34の登山の写真をみて，どのように感じるだろうか．これまで，われわれが学んできたRAにおける関節保護の観点では，「関節の酷使」は関節破壊や変形を進行させるため禁忌とされてきた．B氏は「一度だけの人生」という強い思いと，「関節が痛んでも手術とリハでまた回復できるから」という前向きな姿勢で，自分のやりたいことを実践している．B氏の身体管理はまるでアスリートのようである．ツーリング，登山，スキーに出かける前後で必ず，作業療法や理学療法の機

3. 関節障害へのしなやかな克ち方　**175**

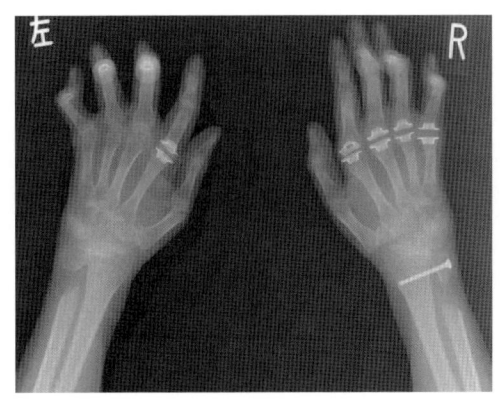

図 31　スワンソンインプラント挿入と右手関節カパンジー法

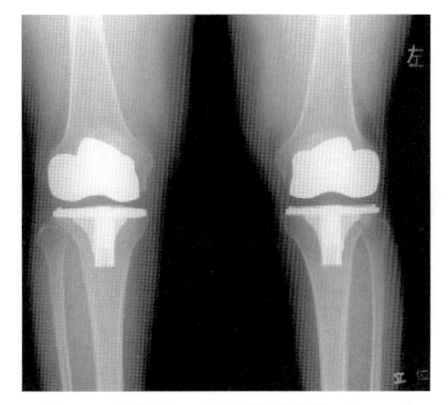

図 32　両側人工膝関節置換術（TKA）

図 33　ロードツーリング

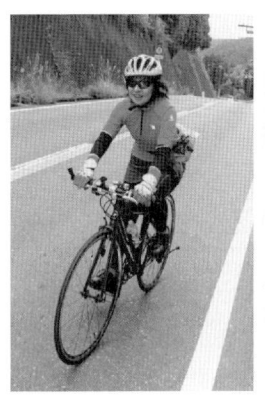

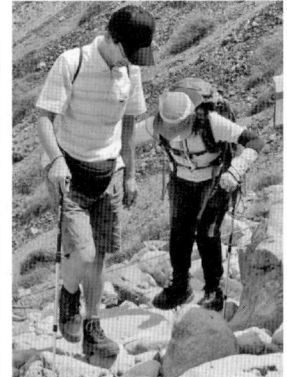

図 34　登山

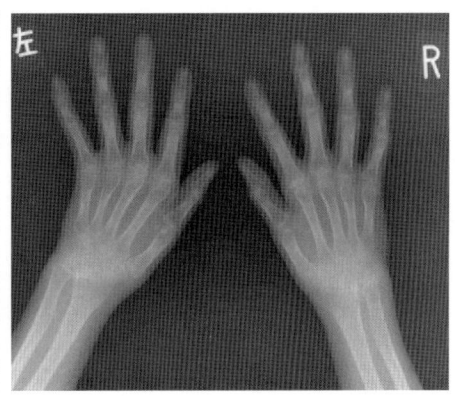

図 35　X 線像

能訓練を受け，身体のメンテナンスを行っている．さらに，手指・手関節の保護と筋出力向上目的に，筆者が MP 関節サポーター（通称：スーパースプリント）を両側に作製し，スポーツを行う際の必需品として愛用している．スワンソンインプラントの交換手術は行ったものの，現在もツーリング，登山，スキーを行い続けている．B 氏にとっての関節障害へのしなやかな克ち方とは，一見関節に負担をかけすぎているようであるが，筋のケアをしっかり行い，関節の可能性を引き出している．

12. 症例⑥

1）訴え・希望

C 氏はパソコン操作ができるスーパースプリントを希望した．

2）アプローチ

C 氏は 50 代の独身女性で医療秘書の仕事をしている．手部には図 35 の X 線像のように左 MP 関節の尺側偏位，両側の手根骨および手関節部の破壊が認められる．パソコン操作が日常の仕事であるが，このような関節の状態（図 36）では，長時間のパソコン操作で，変形が進行することは当然のことながら推測される．しかし，生活を守るためには部署変更や辞めることはできないため，関節障害に克つ方法が急務であった．そこで行った戦術がパソコン操作も違和感なく行えるスプリントの考案であった．C 氏の希望や意見を基に，手掌面をフリーにしたスプリントを作製し（図 37，38；C 氏もスーパースプリントと呼ぶ），無事現状の仕事を続けることができている（図 39，

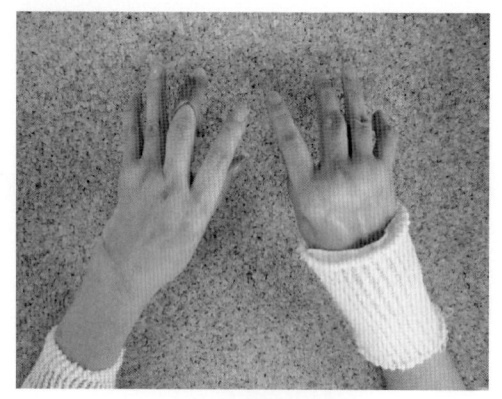

図36 変形の様子

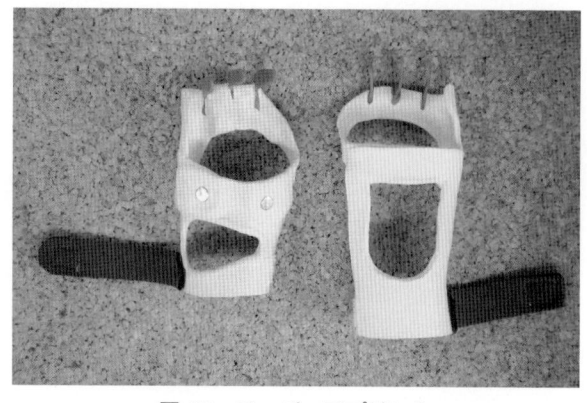

図37 スーパースプリント

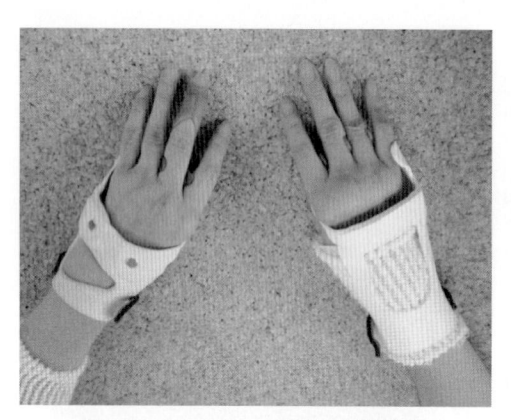

図38 スーパースプリント装着時

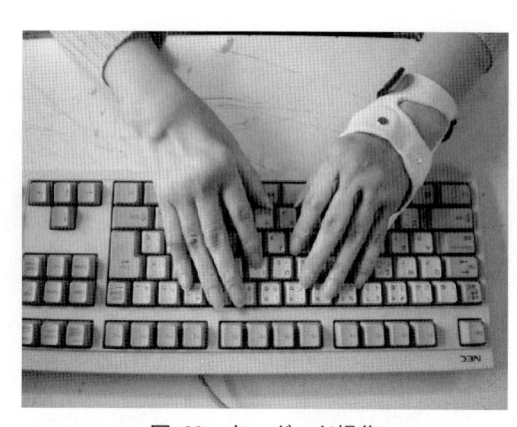

図39 キーボード操作

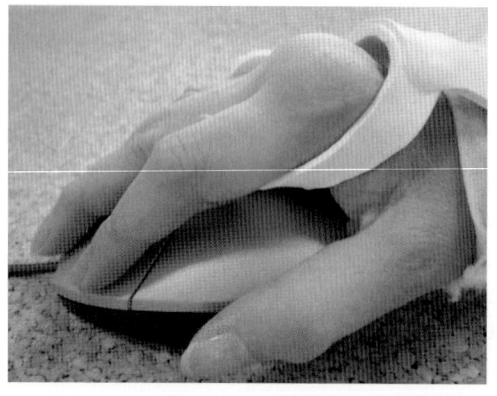

図40 マウス操作

40).

関節リウマチの関節障害に取り組むポイント

　RAでは一人ひとり関節障害が異なる．作業療法の戦略・戦術・技術で，その障害に克つ可能性をおおいに秘めている．患者の障害受容とOTの障害把握が合致され，適切な治療プログラムが実施された時，想像以上の効果をもたらす場合がある．RAの関節障害に取り組むポイントは，「繊細かつ大胆に」ということを筆者が長年経験させていただいた多くの患者から得た作業療法の実践テクニックの教訓である．「繊細」は状態の評価・分析の方法，スプリント療法，自助具の作製，患者との関係づくりを指し，「大胆」は徒手的運動療法実施の心得を指す．この内容が逆になると患者満足度が低下するといっても過言ではない．

最後に，患者個々の生い立ち（NBM：narrative-based medicine）と個性を理解し，その障害に克つための戦略・戦術・技術を追究していくことが，関節リウマチの作業療法の発展につながると考える．

文 献

1) 生田宗博（編）：ADL—作業療法の戦略・戦術・技術 第2版．三輪書店，2005
2) 菅原洋子（編）：作業療法学全書—身体障害．協同医書出版，2008
3) 八木範彦，他（編）：リハ実践テクニック—関節リウマチ．メジカルビュー社，2009，pp102-163
4) 林 正春：関節リウマチにおけるスプリントの可能性．OTジャーナル 40：509-515，2006
5) 林 正春：RAの新しい治療戦略におけるリハビリテーション治療の位置づけ—ADL指導と自助具の活用．Med Rehabil 121：61-69，2010
6) 林 正春：リウマチ患者に対する外出支援．OTジャーナル 41：657-663，2007
7) 林 正春：関節リウマチ患者と共に生きるための作業療法とは．OTジャーナル 44：585-591，2010
8) 林 正春：関節リウマチの作業療法に求められる生活支援技術．OTジャーナル 45：1034-1043，2011
9) 林 正春：関節リウマチ患者のための自助具，福祉機器．TECHNOプラス 21：17-21，2009
10) 林 正春：手関節・手指の装具．日本リウマチ友の会「流」 225：28-31，2002
11) 林 正春：福祉用具の選び方．日本リウマチ友の会「流」 238：11-22，2004
12) 林 正春：作業療法士が創る自助具．日本リウマチ友の会「流」 263：10-16，2009
13) 林 正春：自助具・装具（スプリント）・福祉用具とは．日本リウマチ友の会「流」 281：13-22，2011

〔林　　正春〕

4 心・肺機能低下の中で広げる ADL
1) 肺

慢性閉塞性肺疾患の障害像

　本稿では代表的な慢性呼吸器疾患である慢性閉塞性肺疾患（COPD：chronic obstructive pulmonary disease）を中心に話を進める．

　内部障害である呼吸器疾患患者は，軽症の場合，普通に日常生活を送っている．進行するに従って，動くと息切れを感じるようになり，そのため徐々に活動しなくなる，あるいはできなくなるといった経緯をとる．地域活動などの社会参加や趣味，仕事といった活動範囲や活動量の多いものから制限を余儀なくされる．重症になるにつれて，息切れの増強により活動からの逃避，廃用症候群も関与し，セルフケアレベルの活動も障害される．さらに呼吸器疾患患者の ADL や I・ADL の制限は，息切れや運動耐容能といった機能障害の重症度だけで決定されるものではない．その制限状況や制限時期は，患者の心理的状況や性格，職業，理解力，疾病の受容，健康への価値観などの患者背景も大きく関与する．図1に COPD の障害像のイメージを示す．

呼吸器疾患患者へのアプローチの特徴

　COPD は慢性・進行性の疾患であり，患者の状態は軽症から最重症までさまざまである．全体の経過を考慮しながら，重症度段階に合わせたアプローチが要求される．

　COPD は肺の炎症のみならず，全身性の疾患である．全身の炎症，栄養障害，骨格筋機能障害，心・血管疾患，骨粗鬆症，抑うつなどの併存症や，肺炎や肺がんなどの肺合併症がみられる[1]．さらに高齢者ややせた人が多い．よって，これらのことを踏まえたアプローチが要求される．

　内部障害である呼吸器疾患患者は，障害像（図1）で示したように息切れなどにより，徐々に活動が制限されるため，「息切れの少ない動作やエネルギー消費の少ない動作」への改善を目標にする．この ADL，I・ADL の改善には主に行動変容（これまで培われた行動パターンを望ましいものに変えていくこと）が要求される．

　さらに呼吸器疾患患者への ADL，I・ADL の改善アプローチは，その過程に患者教育という役割を伴う．呼吸リハビリテーションマニュアル[2]において，患者教育は患者や家族に知識や情報を提供することによって，患者が主体的に判断し，健全な生活に戻すことにより，疾患の進行を予防し増悪を防ぐものである．その目的は自己管理能力を高めることであるとされている．患者にとって病状把握は難しい．ADL，I・ADL のアプローチは，単なる ADL，I・ADL の改善のためのプロセスではなく，患者が自己の状態や問題点を把握・認識し，より安楽で快適な生活を送る技術や自己管理能力を身につけるための手段の一つとなる．

ADL，I・ADL 訓練の戦略・戦術・技術

1．評　価

1）生活・活動状況の把握

　患者の能力を最大限に引き出し，無理のない安

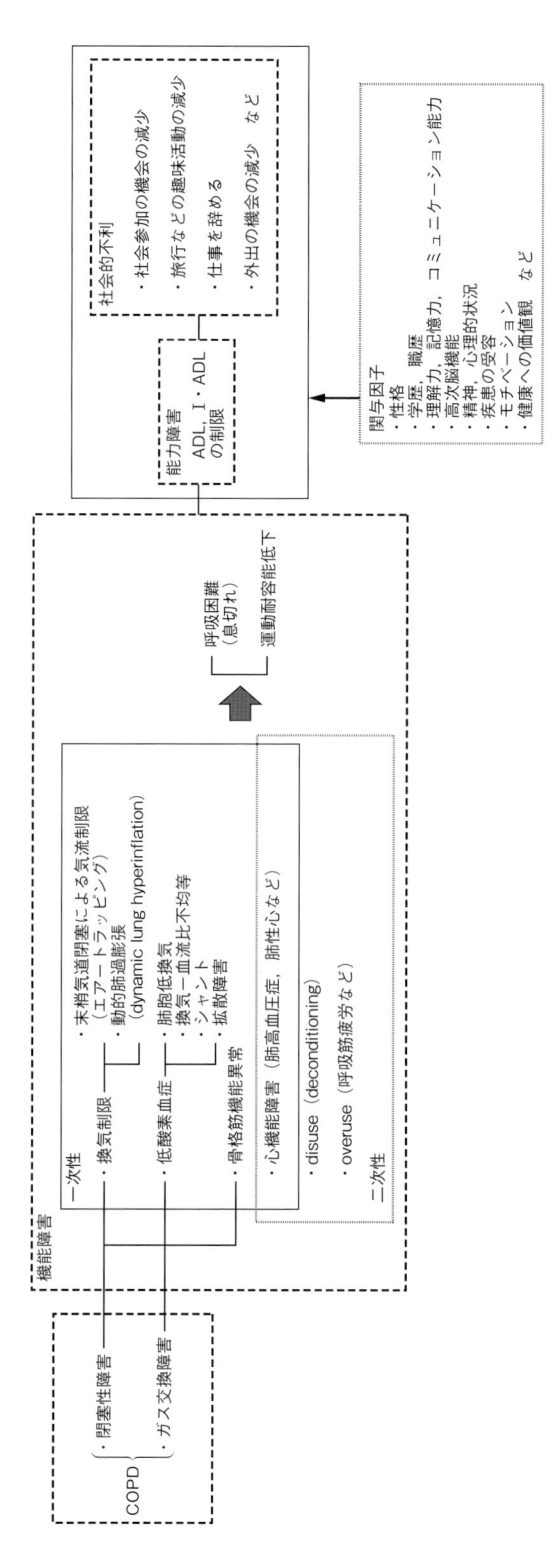

図 1 慢性閉塞性肺疾患（COPD）の障害像

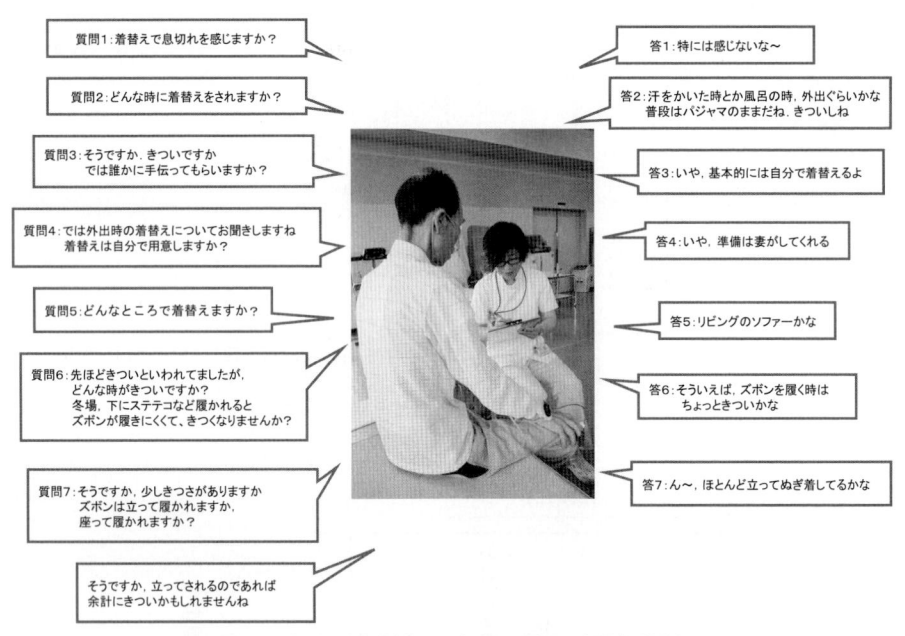

図 2 生活・活動状況の把握・聴取（更衣動作）
聴取する項目：①ライフスタイル，生活習慣，生活環境，活動範囲，各種活動の手順・方法・動線など．②社会や家庭での役割，地域活動，趣味活動など．③職業（内容，通勤方法，職場環境など）

[吹き出し左側]
質問1：着替えで息切れを感じますか？
質問2：どんな時に着替えをされますか？
質問3：そうですか．きついですか．では誰かに手伝ってもらいますか？
質問4：では外出時の着替えについてお聞きしますね．着替えは自分で用意しますか？
質問5：どんなところで着替えますか？
質問6：先ほどきついといわれてましたが，どんな時がきついですか？冬場，下にステテコなど履かれるとズボンが履きにくくて，きつくなりませんか？
質問7：そうですか．少しきつさがありますか．ズボンは立って履かれますか，座って履かれますか？
そうですか．立ってされるのであれば余計にきついかもしれませんね

[吹き出し右側]
答1：特には感じないな～
答2：汗をかいた時とか風呂の時，外出ぐらいかな．普段はパジャマのままだね．きついしね
答3：いや，基本的には自分で着替えるよ
答4：いや，準備は妻がしてくれる
答5：リビングのソファーかな
答6：そういえば，ズボンを履く時はちょっときついかな
答7：ん～，ほとんど立ってぬぎ着してるかな

全な ADL，I・ADL の継続を図るためには，患者の生活・活動状況を正確に把握しなければならない．そのためには，まず聴取を行う．聴取の目的は，現状把握と同時に，患者に意識していない息切れの存在を認識してもらうことにある．したがって，活動環境や場面，動線や動作手順を細かく聞きとる（図 2）．

2）疾患に対する受容や行動変容に取り組む姿勢の把握

ADL，I・ADL の改善（行動変容）を図るには，アドヒアランス（医療者の勧めにより患者が納得して自分の行動変容を行うこと）の向上や改善の必要性の認識と改善を図ろうとする患者の強い意志，患者の主体的・積極的な訓練への参加が必要となる．患者とのコミュニケーションを図る中で，活動全般を含めてどの程度生活の見直しに取り組もうとしているかといった変化ステージ（図 3）を評価する．また，これらは精神・心理状態，生活・職歴，健康に対する価値観，過去の体験なども関連すると考えられる（図 1）ので，カルテの中やコミュニケーションを図りながらこれらの情報収集を行う．

3）息切れの把握（息切れの原因追究）

COPD が抱える大きな問題（症状）である息切れは，患者自身の自覚症状である．しかし患者にとってこれは，意欲や生活習慣，性格や価値観さえも変えてしまうほどの影響力をもつ．個人の主観であるこの息切れを，いかに具体的・客観的に把握できるかが戦略・戦術の鍵となる．

聴取した生活・活動状況の情報をもとに，実際にさまざまな動作（各動作の負荷量を考慮しながら）を患者に実施してもらう．その動作を観察してデータを収集し，息切れの原因を検討する．（図 4）

a．必要な情報

①病態や重症度を把握するため，各種検査所見（肺機能検査所見，X 線所見，動脈血液ガス所見など）を理解する．

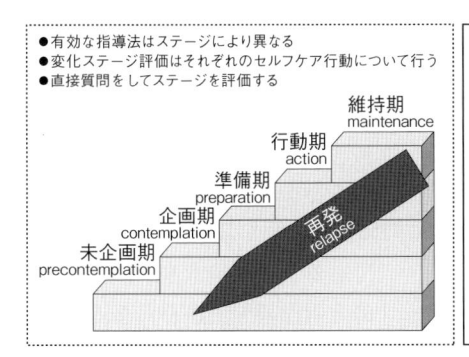

図3 変化ステージ（stages of change）（文献2)より引用）

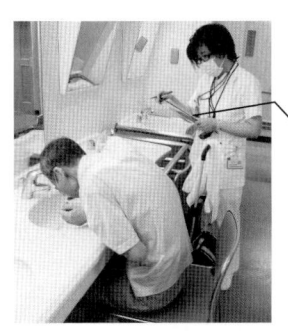

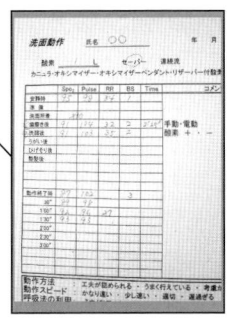

- 有効な指導法はステージにより異なる
- 変化ステージ評価はそれぞれのセルフケア行動について行う
- 直接質問をしてステージを評価する

未企画期 precontemplation / 企画期 contemplation / 準備期 preparation / 行動期 action / 維持期 maintenance / 再発 relapse

未企画期	行動変化を考えていない
企画期	行動変化の意義を理解しているが，行動変化なし
準備期	患者なりの行動変化を開始しているか，開始する意志がある
行動期	望ましい行動が開始されている（6カ月以内）
維持期	望ましい行動が維持されている（6カ月以上）

図4 動作を観察し，数値を測定する

表1 Borg scale（息切れを数値で表したもの）

0	：まったく感じない
0.5	：非常に弱い
1	：とても弱い
2	：弱い
3	：中くらい
4	：やや強い
5	：強い
6	
7	：とても強い
8	：
9	：非常に強い
10	：最大限強い

②安静時，動作時，息切れが強い時，動作終了時から回復までの呼吸状態の変化を捉える．例えば，どのような呼吸様式（腹式，胸式，胸腹式，奇異，口すぼめ，口呼吸，息止めなど）で呼吸を行っているかをみる．また，可能な限り呼吸数を測るとともに，その呼吸が適切な速さであるのか，速くて浅いのか，ゆっくりで深いのか，呼気延長しているのかなど，呼吸の速さやリズム（規則的，不規則）をみる．さらに，そのときどきの呼吸補助筋の使用状況も確認する．

③安静時，動作時，息切れが強い時，動作終了時から回復までの数値〔経皮的動脈血酸素飽和度（SpO_2：percutaneous oxygen saturation），脈拍数，呼吸数，息切れの程度（Borg scale：表1）など〕を測定する．

④動作観察から情報を得る〔動作は細かく手順を分け（図4）分析する〕．例えば，各動作における姿勢，方法〔息切れをが生じやすい動作（表2）を参考にする〕，動作手順，動作スピードなど．

b．測定数値の分析（呼吸状態や動作観察から得られる情報も含めて判断する）

①安静時から動作時・息切れが強い時，動作終了時から回復までの全体的な変化を捉える（SpO_2，脈拍数，呼吸数，息切れの程度など，それぞれの変化）．

②数値の変化と呼吸状態との関係

③SpO_2と脈拍数との関係

④SpO_2や脈拍数，息切れの程度との関係

⑤呼吸状態と息切れの程度との関係

⑥数値の変化と動作方法，姿勢，手順との関係

⑦数値の変化と動作スピードとの関係など

表2 息切れを生じやすい動作

呼吸器疾患患者は，動作の姿勢や方法により，胸郭の動きや呼吸筋・呼吸補助筋の使用が制限され，息切れが生じやすくなる．
- 上肢を挙上する動作：洗髪，高い位置にある物を取る
- 上肢を使用した反復動作：洗体，掃除機をかける
- 息止めしやすい動作：洗顔，排便時のきばり
- 腹部を圧迫する動作：ズボンや靴下の着脱，低い位置にある物を取る

c．問題点の把握

COPDの息切れの原因は，主に換気制限に伴うものが多い（図1）．呼吸様式や呼吸の速さ，リズムなどが変化したり，息切れが増強した場合の変化を注意深く捉える．さらに，息切れは動作スピードや動作姿勢，方法などからも影響を受けるので動作上の問題点も把握しておく．

2．目標設定

患者や家族のニーズを把握し，明確な目標設定を行う．患者側と医療者側の目標はかけ離れないようにする．患者の目標は，例えば「元気な時のように生活できるようになりたい」などの漠然としたものや，現在の病状では達成不可能なものである場合も少なくない．患者の問題点を明確に説明し，より現実的・具体的で，患者が納得できる目標設定に向けて話し合いを行う．目標は患者とともに設定し，共有することが重要である．長期目標だけでなく，達成しやすい短期目標も作成する．

3．リスク管理

①訓練に先立ち，患者が安全に活動できる範囲（SpO_2の下限値，脈拍数の上限値）を主治医に確認しておく．確認できない場合は，SpO_2≧90％，脈拍数≦120回/分を目安に実施する．

②COPD患者は喫煙歴が長いことが多いため，虚血性心疾患やうっ血性心不全を既往している患者も多い．重症になると肺性心（右心負荷）も合併しやすくなる．心機能の所見を確認するとともに，活動範囲や活動量も確認する．また，訓練中の脈拍数や不整脈にも注意する．

③酸素療法を実施している患者で，2型の呼吸不全や非侵襲的陽圧換気（NPPV：noninvasive positive pressure ventilation）を実施している者は，酸素流量に注意する．特に安静時と労作時の流量が異なる場合，労作時流量のままでいるとCO_2ナルコーシスを起こす危険性があるので十分注意するとともに，患者にも指導を徹底する．

④重症化すると，運動耐容能が低下し，ほとんど活動しない患者も少なくない．ふらつきによる転倒に注意し訓練を実施する．

⑤呼吸器疾患患者の症状は，体調に影響されやすい．寝不足や食事の摂取量・摂取時間，風邪症状の有無など訓練前に詳細に聴取し，ときどきの患者の状態に合わせた訓練内容や時間調節を行う．

4．トレーニング内容

心肺機能への負担が少なく，楽に動作を行うための方法を示す．特に在宅での継続のためには，必要最低限の変更が望ましいので，患者の能力と生活環境を考慮し，より効果的な組み合わせを検討する．

1）呼吸法の指導，呼吸と動作の同調

換気制限の強いCOPD患者にとって，動作中の呼吸法の指導は効果的である．通常患者は，呼出制限のため，十分に息を吐ききれない．動作の継続にしたがって，徐々にそれは強くなり，動的肺過膨張（dynamic lung hyperinflation）といった状態に陥り，あえぐような呼吸やrapid shallowといわれる速くて浅い呼吸，口呼吸など，さまざまな呼吸状態になる．このような状態に陥らないよう，動作中，口すぼめ呼吸など，個々の患者にとって効果的な呼吸法を指導する．同時に安静時や息切れが強い時の呼吸数を参考に，動作時の呼吸数を検討し，その範囲で行えるよう呼吸調整と動作スピードの調整を行う．

また患者は，洗顔時または排便時，努力を要する動作や患者が息苦しいと感じる動作時に息止めをしていることも多い．動作の開始と呼気をうまく合わせて，呼吸と動作の同調を図る訓練を行う．

2）仕事量の調整

a．単位時間あたりの仕事量の調整

息苦しさから速く動作を終わらせようとする患者に，なぜ動作スピードが速いと問題なのかを理解できるよう説明する．そのうえで，患者が実生活の中で実現可能なスピード調整を，患者とともに検討する．

b．動作途中で休憩を入れる

通常患者は，息切れを感じていても動作を完了させることを優先する．よって，動的肺過膨張の状態に陥らないよう動作途中で休憩を入れ，呼吸を整え直すことの有用性を説明し理解を得る．休憩を入れるタイミングは，呼吸状態と動作手順を考慮し患者とともに検討する．

c．動作の簡略化を図る

習慣化された患者の動作の中で，むだな動作をみつけ，患者に説明する．患者が納得したのち対策を検討する．動作手順や方法によるむだの省略は比較的納得されやすい．

一方，洗体時の過剰な力の入れ方など患者の満足感につながることは，十分な配慮と患者との綿密な調整が必要である．

3）動作様式の変更

呼吸状態やSpO_2の低下に影響していると考えられる動作方法や姿勢，手順を患者に説明する．患者の動線や環境を考慮しながら，患者とともに変更を検討する．

4）環境調整

患者や家族の動線を考慮しながら，楽に動けるよう環境調整を検討する．

5．介入技術

COPD患者は，動くと息切れを感じることに対する恐怖や不安，みえない病状に対する不安，身体機能の低下や急性増悪に対する不安，酸素療法における物理的制限や見栄えによる活動制限など，多くのストレスや不安を抱えている．

このような患者に治療やADL訓練への意欲を向上させ，前向きに取り組んでもらうためには，きめ細かな心理的アプローチやコミュニケーションを図ることが重要である．

1）訴えを聞く

患者の訴えを傾聴し，共感して受け入れる．その上で患者の疾病や障害の受容過程に合わせた教育的，受容的，支援的，指導的など，さまざまなアプローチを行う．

2）可視化した説明

活動時の状態を可視化して患者に提示し，説明する．評価時に測定したデータを患者に提示することで，患者はイメージしにくい活動時の状態を，具体的に確認できる．自己の状態をより深く理解できるよう，SpO_2低下や脈拍上昇の原因など，データが示す意味や問題点を患者にわかりやすく説明する．また，患者が訓練効果を実感できるよう，さらには実生活の中でセルフモニタリングし，自分の動作（行動）を評価できるよう訓練のたびに結果の説明を繰り返す．

3）自分から気づき，力を出せるように

問題解決に向けて，質問したり，患者の意見を聞いたり，解決方法をともに話し合ったりと，できるだけ患者が自分で気づき，考え，自分の力を引き出せるようアプローチする．

4）自己効力感

自己効力感（自分は「できる」という見込み感）の強化を図る．具体的方法として，遂行行動の達成（自分で実際に行ってみる），代理的経験（他人の行動を観察する．あの人ができたから私もできるかもしれない），言語的説得（自己教示や医療者，友人など他者からの説得的な暗示），情動体験（行ってみたら楽だったなどの生理的な反応の変化の体験）がある．

おわりに

日本のCOPD患者は高齢者も多く，治療は医療側にお任せといった受動的な考えの人も多い．

しかし，患者に主体性がなければ ADL，I・ADL の改善も在宅での継続も見込めない．

　心理的なアプローチやコミュニケーションを図りながら，訓練内容が理解・実践できるよう根気強く働きかけていくことが大切である．

文　献

1) 日本呼吸器学会 COPD ガイドライン第 3 版作成委員会（編）：COPD（慢性閉塞性肺疾患）診断と治療のためのガイドライン 第 3 版．メディカルレビュー社，2009，pp 26-27
2) 日本呼吸ケア・リハビリテーション学会呼吸リハビリテーション委員会，他（編）：呼吸リハビリテーションマニュアル—患者教育の考え方と実践．照林社，2007，pp 6-7

〔川邊　利子〕

4 心・肺機能低下の中で広げる ADL
2）心臓

はじめに

　わが国における心疾患患者のリハビリテーション（以下，リハ）は，発症から退院までの「急性期心臓リハ」，社会復帰を目標とした「回復期心臓リハ」，社会復帰以後に生涯を通じて行われる「維持期心臓リハ」に分類されてきた．しかし現在は，発症から離床までを「急性期（Phase Ⅰ）」，離床から社会復帰までを「回復期（Phase Ⅱ）」，社会復帰後から生涯を通じてまでを「維持期（Phase Ⅲ）」に，分類されることが一般的になりつつある[1]．これは，病院や入院施設のような場所の分類でなく，患者の生活や必要な活動に主眼をおいた分類の重要性に伴う変化である．

　心疾患の初期治療では，身体的負荷や交感神経刺激による心拍数，心筋酸素消費量の増加を防ぐために，安静臥床が必要となることが多い．「急性期」では早期に離床を図り，食事や排泄，更衣，整容，入浴など身の回り動作を早期に行えるようになることが目標となる．これらは「廃用症候群」に対するリハとも捉えられるが，その廃用症候群を呈する要因は心疾患であり，この基礎疾患のリスクを十分に考慮することが重要である．「回復期」リハでは病前のADL，I・ADLの状態への回復による社会復帰を目標とし，患者の生活様式や役割に応じたリハプログラムを，心疾患のリスクに基づいたうえで立案し実施する．「維持期」リハは，社会復帰後に生涯を通じて実施されるもので，回復期までに修得した能力や自己健康管理を維持するため，個々の患者にあったプログラムや指導がなされるものである．

心疾患と活動

　生命が維持されるためには，細胞や臓器への栄養や酸素の供給と，代謝による老廃物の除去された正常な細胞環境が必要である．そして，それを保つためには，血液循環が維持されなければならない．この血液循環を維持するためのポンプ機関が心臓である．心臓の構造的な異常や心筋の障害により心臓収縮力が低下し，不整脈などにより心臓のポンプ機能が影響を受ける．心臓のポンプ障害は，身体各臓器の栄養や酸素の供給障害をもたらし，その結果，各臓器の機能障害へつながる．

　心疾患の重症度分類は，基礎疾患によりいくつか存在するが，代表的な分類を表1，2にあげる．ともに心臓の構造的な異常や心臓の収縮力など，心臓という臓器単体を主眼においたものではなく，心疾患患者の活動性や活動能力に眼を向けたものであることが興味深い．このことは心臓の機能障害が，全身の臓器機能や患者自身の活動能力に影響を与えていることを意味するものであり，脳血管疾患に伴う麻痺や，運動器疾患に伴う運動器障害との違いである．心疾患患者の多くは心臓への負荷や症状を軽減するために，発症当初のみならず退院後や社会復帰を果たした以降も，日常生活において活動が制限される．このような疾患特性に対し，作業療法士（以下，OT）は患者のライフサイクルや生活様式に重点をおき，患者個々の病態を把握し，回復に見合ったADL，I・ADL遂行のための指導や援助を行うことが重要である．

表 1 慢性心不全の重症度評価：New York Heart Association（NYHA）分類

グレード	症　状
NYHA I度	心疾患はあるが通常の身体活動は制限されない
NYHA II度	日常生活が軽度〜中度に制限されるもの 安静時には無症状だが，普通の行動で疲労・動悸・呼吸困難・狭心痛を生じる
NYHA III度	日常生活が高度に制限されるもの 安静時には無症状だが，平地歩行や日常生活以下の労作によっても症状が出現する
NYHA IV度	心疾患のため，いかなる身体活動も制限される 安静時においても心不全・狭心症症状を生じることがある

運動耐容能をもとにして，おおまかな心機能障害の程度を知ることができる

表 2 労作性狭心症の重症度分類：Canadian Cardiovascular Society（CCS）分類

グレード	症　状
グレード I	日常生活の身体活動，例えば歩行や階段昇降では狭心発作を起こさない．仕事やレクリエーションが過度であったり，急激であったり，長時間である場合には狭心発作を生じる
グレード II	日常の身体活動がわずかながら制限される．急ぎ足の歩行や階段上昇，坂道の登り，あるいは食後や寒冷，強風下，精神緊張下または起床 2 時間以内の歩行や階段昇降により狭心発作が起きる．また，2 ブロック（200 m）以上の平地歩行や 1 階分を超える階段上昇によっても狭心発作を生じる
グレード III	日常活動は著しく制限される．通常の速度での 1〜2 ブロック（100〜200 m）の平地歩行や 1 階分の階段上昇により狭心発作を起こす
グレード IV	いかなる動作も症状なしにはできない．安静時でも狭心症状が出現しうる

どの程度の労作によって症状が出現するかにより重症度を分類している

1．急性期

急性期では，リスクに配慮したうえでの ADL の拡大を行う．疾患によってはクリニカルパスが使用され，段階的に安静度やリハ，ADL の拡大を図る（表 3，4）．事前に現病に対する治療の手段とその成否，心臓を中心とした現状の機能，残存障害の有無と程度，クリニカルパスの適応の有無，血圧や注意すべき不整脈などの医師指示を確認する．作業療法実施の際は ADL 遂行能力の評価に加え，血圧や脈拍，心拍数と不整脈出現の有無をチェックする．同時に疲労や息切れなどの自覚症状の有無をチェックすることも重要である．離床に伴う基本動作は看護師や理学療法士も実施するが，OT は指示範囲内でより安全で効率的な ADL 指導を行い，その際の呼吸循環動態を把握し，他職種に情報を提供する必要がある．

2．回復期

回復期においては，更なる ADL の拡大と患者のニーズに即した，家庭復帰や復職を目標とした I・ADL 能力の評価と練習を行う．そのためには，まず患者の退院後の生活を踏まえた十分なアセスメントが必要である．1 日の生活パターンや家庭内での役割，社会的な役割，必要とする作業や活動について，患者本人や必要があれば家族から情報を収集する．そのうえで患者の病態や能力に照らし合わせた指導や助言を行う．その際には模擬的作業やワークシミュレーションも有用である．

3．模擬的作業，シミュレーションテスト

患者が必要としている活動について模擬的な活動の試行を行う（図 1）．その際のモニタリングは，呼吸状態や血圧，心電図による心拍数や不整脈の有無とその種類，自覚症状（胸痛や胸部不快感，息切れ，動悸，疲労感，めまいなど）につい

表 3 急性心筋梗塞の14日クリニカルパス（国立循環器病研究センター）（文献1)より引用）

病日	PCI後1日	2日	3日	4日	5日	6日	7日	8日	9日	10日	11日	12日	13日	14日
達成目標	・急性心筋梗塞およびカテーテル検査に伴う合併症を防ぐ	・急性心筋梗塞およびカテーテル検査に伴う合併症を防ぐ	・急性心筋梗塞に伴う合併症を防ぐ	・心筋虚血が起きない	・心筋虚血が起きない ・服薬自己管理ができる ・退院後の日常生活の注意点について知ることができる			・心筋虚血が起きない ・退院後の日常生活の注意点について理解ができる			・亜最大負荷で虚血がない ・退院後の日常生活の注意点についていえる			退院
負荷試験リハビリテーション	・圧迫帯除去，創部消毒 ・室内排便負荷	・尿カテーテル抜去	・抹消ライン抜去 ・トイレ排泄負荷	・200m歩行負荷試験 ・合格後200m歩行練習1日3回 ・栄養指導依頼	・心臓リハビリテーション依頼 ・心臓リハビリテーション開始日の確認	・心臓リハビリテーション室でエントリーテスト ・心臓リハビリテーションの非エントリー例では500m負荷試験		・心臓リハビリテーション室で運動療法（心臓リハビリテーションの非エントリー例では，マスターシングル試験または入浴負荷試験）						
安静度	・圧迫帯除去後，床上自由	・室内自由	・負荷後トイレまで歩行可	・200m病棟内自由		・亜最大負荷試験合格後は入浴可および院内自由								
食事	・循環器疾患普通食（1600 kcal，塩分6 g） ・飲水量指示		・循環器疾患普通食（1600 kcal，塩分6 g） ・飲水制限なし											
排泄	・尿留置カテーテル ・排便：ポータブル便器	・尿留置カテーテル ・排便：ポータブル便器	・排尿，排便：トイレ使用											
清潔	・洗面：ベッド上 ・全身清拭，背部・足部介助	・洗面：洗面台使用 ・全身清拭，背部・足部介助	・洗面：洗面台使用	・洗面：洗面台使用 ・清拭：背部のみ介助		・洗面：洗面台使用 ・患者の希望に合わせて清拭		・洗面：洗面台使用 ・患者の希望に合わせて入浴						

PCI：経皮的冠動脈形成術

て行う．活動中や活動前後の推移をみるだけでなく，活動後の休息期にも注意を払う必要がある．その結果をもとに，過負荷となっている活動があれば，活動方法の変更や工夫のための指導を行い，活動が患者の許容量に見合っていないものであれば，活動制限を含め活動内容の再検討を提案することができる．

4．維持期

維持期においては，心疾患の再発や増悪予防のため，回復期までに修得した生活管理技術や活動管理能力を発揮し続けることが主眼となる．外来や在宅では入院中にはわからなかった生活上の困難さに気づき，活動性が低下することがある．患者の実生活に対応したADL, I・ADL指導を行い，安全な活動継続を援助するとともに，疾病管理や服薬管理，食事管理，禁煙，肥満，行動変容につ

表 4　心臓術後リハビリテーション進行表の例（文献1）より引用）

ステージ	病日（入院日数）		リハビリテーションの場所	運動負荷検査など	リハビリテーション活動		看護・ケア・食事		娯楽
	1週間	2～3週間			病棟内動作	運動療法	看護・ケア	食事	
I	1	1～2	ICU/CCU		臥床・安静 受動座位 自分で食事		全身清拭	水分のみ 普通食（半分）	テレビ・ラジオ可
II	2	3～4	一般病棟	30 m 歩行負荷	座位自由 歯磨き	ベッドに座って足踏み	立位体重測定 介助洗髪	普通食	新聞・雑誌可
III	3	4～7			セルフケア 病棟内自由 室内便器使用	室内歩行 軽度レジスタンストレーニング	検査は車いす		
IV	3～4	6～8		100 m 歩行負荷	トイレ歩行可	廊下歩行 軽度レジスタンストレーニング	検査は介助歩行		
V	4～5	7～14	運動療法室	心肺運動負荷試験（開始時）	病棟内自由	運動・食事・服装・生活指導 禁煙指導 通院や異常時の対応 復職指導・カウンセリング 監視型運動療法（ATレベル） レジスタンストレーニング 評価と退院指導			デイルームで談話 院内フリー
VI	5～6	9～16			シャワー可				
VII	6～7	14～21		心肺運動負荷試験（退院時）	入浴可 外泊負荷				

AT：嫌気性代謝閾値

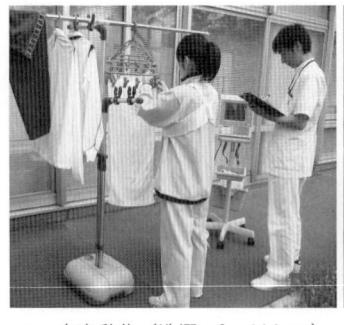

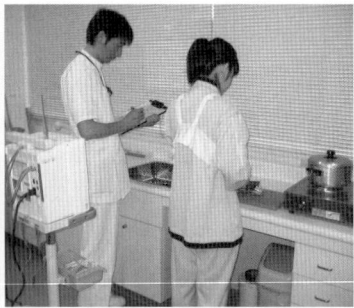

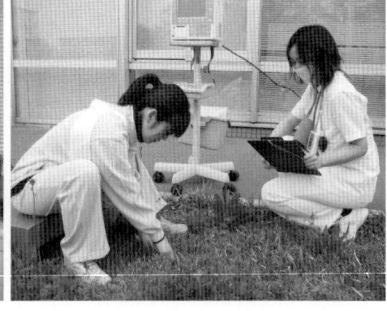

図 1　模擬的作業，ワークシミュレーションの例
a．家事動作（洗濯；3～4 Mets）　　b．家事動作（調理；2～3 Mets）　　c．ガーデニング（4～5 Mets）
動作や時間を記録すると同時に血圧や心電図，自覚運動強度をモニタリングし記録する

いても確認し，関連多職種と協力して指導していくことが重要である．

安全な活動負荷量の指標

安全な ADL, I・ADL を遂行するために心臓リハ，運動療法における運動強度の設定方法が役立つ．運動療法では持久性トレーニングを中心に行う．OT は ADL, I・ADL 活動の指標に長時間安全にトレーニングを行える運動強度を応用すれば，安全に活動遂行が可能となる．

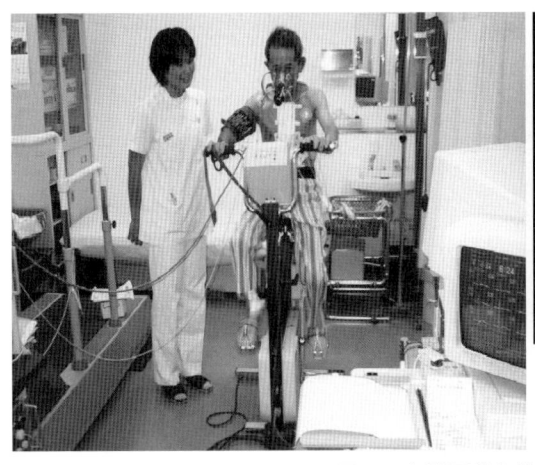

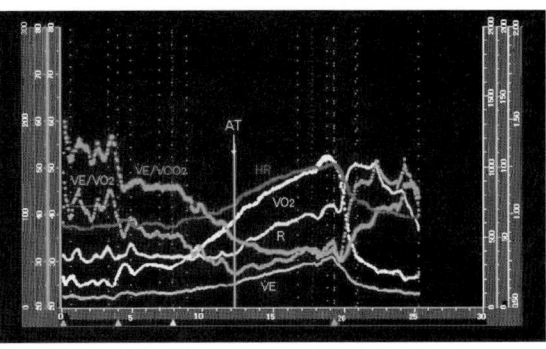

図 2　心肺運動負荷試験（CPX）と各指標

1. 呼気ガス分析を用いた心肺運動負荷試験（図2）による運動強度の設定

呼気ガス分析を用いた心肺運動負荷試験（CPX：cardio pulmonary exercise test）は，自転車エルゴメータまたはトレッドミルを用いて多段階漸増負荷（ramp負荷）をかけながら，呼気ガス分析と各種モニタリングを行うことによって呼吸循環系の機能評価，運動処方に必要な運動時のさまざまなデータ（酸素摂取量，血圧，心拍数，心電図など）が得られる検査である．呼気ガス分析により得られるデータの中で，運動処方に特に有用なものとして最大酸素摂取量と嫌気性代謝閾値（AT：anaerobic threshold）があげられる．最大酸素摂取量は，その約40～60％（疾患や病態による）に相当する目標心拍数を持続的な運動における上限指標として採用する．ATは呼吸，循環，代謝の総合的な指標で「増加される運動強度において有酸素的エネルギー産生に無酸素的代謝によるエネルギー産生が加わる直前の運動強度（酸素摂取量）」と定義され，いわゆる持続的な運動が可能となる有酸素運動の上限の負荷強度である[2,3]．その特徴は，①長時間の持続運動が可能，②乳酸の持続的上昇がなくアシドーシスが起こらない，③血中カテコラミンの著しい上昇がない，④運動強度に対する心機能応答が保たれることがあげられる．CPXでもとめられたAT（ATの1分前）

での心拍数は，安全に持久性運動を行うための指標でありADL，I・ADLの遂行やその訓練に応用することが可能である[3]．しかしながらATは持続的な運動を安全に行うための指標であり，遂行時間が短いADLや一部のI・ADLにおいてはATを超えたからといって，即座に心疾患の再発や増悪につながるものではないということに注意する必要がある．そのうえで，実際その動作を行った際の，血圧，心拍数，呼吸数，自覚運動強度などの呼吸循環指標をモニタリングし，患者に見合った適切な活動を指導する．

2. 呼気ガス分析を用いない運動処方[1,4,5,6]

呼気ガス分析を実施していない施設や実施困難な患者については，予測心拍数や自覚運動強度を指標に運動強度の設定を行う必要がある．

1）最大心拍数（HRmax）

予測最大心拍数（220－年齢）または実測値の40～60％を有酸素運動の上限心拍数（％HRmax）とする．

2）心拍数予備能

心拍数予備能（HRR：heart rate reserve）はHRmaxから安静時心拍数（HRrest）を引いた値である．HRRの40～60％を目標とし，至適目標心拍数は安静時心拍数を足す（Karvonen法）．

Karvonen法 $= (HRmax - HRrest) \times k + HRrest$

RPE	指標	RPE	運動強度（％）
	20		100
very, very hard	19	非常にきつい	95
	18		
very hard	17	かなりきつい	85
	16		
hard	15	きつい	70
	14		
somewhat hard	13	ややきつい	55（≒AT）
	12		
fairly light	11	楽である	40
	10		
very light	9	かなり楽である	20
	8		
very, very light	7	非常に楽である	5

図 3　Borg scale
RPE：自覚的運動強度

定数 k＝0.4～0.6 を用いるが，急性期や低体力者は 0.2 程度から開始する．

3）自覚運動強度―Borg scale（図3）

Borg scale の 13 がほぼ AT レベルとの報告[7]に基づき，11～13（楽である～ややきつい）を有酸素運動の運動強度として選択する．問診による自覚症状をもとに運動強度を設定するため簡便で臨床応用しやすいが，個々の症例により差が生じることがあり注意が必要である．

CPX で求められた指標から METs（metabolic equivalents）を用いた身体活動指標により有酸素運動レベルでの諸活動への指導が可能である．また，慢性心不全患者においては，身体活動能力質問表（SAS：specific activity scale；表5）を用いて活動能力について評価し，METs 指標への適応を図る方法もある[8]．この評価法は調査票形式で ADL，I・ADL における症状の有無を聴取し，最初に症状の出現する項目から運動耐容能を決定する[9,10]．

心疾患と心臓外科手術，胸骨正中切開患者における ADL 指導

人工的な骨折とも考えられる胸骨正中切開術が施行された患者においては，胸骨の骨融合が得られるまでの手術後 3 カ月程度は，胸骨の動揺や皮膚切開部の過伸張に注意しなければならない．特に，胸骨縦断端の離開方向へのストレッチや体幹の捻じれ方向への運動，さらには胸骨に付着する大胸筋の過度の収縮と伸張を伴う上肢運動には注意が必要である．ADL 動作の具体例をあげると，手術後早期の起き上がり動作では自分の胸を抱くように創を押さえ，顎を引いて体幹を捻じらないように下肢の動きで丸太状に寝返り，両足をベッドから下ろし，肘をついて腕を突っ張るように起き上がる（大胸筋の過度の収縮を予防するために，ベッド柵を引かない）などの工夫がある．胸骨正中切開術後の生活指導を表6に示す．

また，胸骨正中切開患者が ADL や I・ADL 遂行時に，バストバンドやチェストバンドを利用することは科学的な根拠はないが患者に安心感を与える（図4）．

1．作業強度，作業環境

作業強度の考え方には絶対的な強度と相対的な強度がある．絶対的な強度とは各作業時の平均的な酸素摂取量を用いて METs（安静座位の酸素摂取量 1MET＝3.5 ml/kg/min の何倍の酸素摂取量か）で表現される（表7）．相対的な強度とは，その作業強度が個人の最大 METs の何％の強度であるかということである．ガイドラインでは相対的な強度において作業開始の可否を判断する場

表5 身体活動能力質問表（SAS）

1.	夜，楽に眠れますか	はい・つらい	1METs以下
2.	横になっていると楽ですか	はい・つらい	1METs以下
3.	一人で食事や洗面ができますか	はい・つらい	1.6 METs
4.	トイレは一人で楽にできますか	はい・つらい	2 METs
5.	着替えが一人で楽にできますか	はい・つらい	2 METs
6.	炊事や掃除ができますか	はい・つらい	2〜3 METs
7.	自分で布団が敷けますか	はい・つらい	2〜3 METs
8.	ぞうきんがけはできますか	はい・つらい	3〜4 METs
9.	シャワーを浴びても平気ですか	はい・つらい	3〜4 METs
10.	ラジオ体操をしても平気ですか	はい・つらい	3〜4 METs
11.	健康な人と同じ速度で平地を100〜200m歩いても平気ですか	はい・つらい	3〜4 METs
12.	庭いじり（軽い草むしり）をしても平気ですか	はい・つらい	4 METs
13.	一人で風呂に入れますか	はい・つらい	4〜5 METs
14.	健康な人と同じ速度で2階まで昇っても平気ですか	はい・つらい	5〜6 METs
15.	軽い農作業（庭掘りなど）はできますか	はい・つらい	5〜7 METs
16.	平地を急いで200m歩いても平気ですか	はい・つらい	6〜7 METs
17.	雪かきはできますか	はい・つらい	6〜7 METs
18.	テニス（または卓球）をしても平気ですか	はい・つらい	6〜7 METs
19.	ジョギング（時速8km程度）を300〜400mしても平気ですか	はい・つらい	7〜8 METs
20.	水泳をしても平気ですか	はい・つらい	7〜8 METs
21.	なわとびをしても平気ですか	はい・つらい	8METs以上

心疾患患者において代謝当量（METs）が規定されている身体活動を指標に，主観的身体活動能力から運動耐容能を推測することが可能である

合は，長時間におよぶ作業であれば最大METsの50％以下がよいとされている．また，作業の最大強度（5〜45分）は最大METsの80％あるいはそれ以下であれば許可できるとされている[11]．しかしながら，作業内容や作業姿勢，温度や湿度などの作業環境，精神・心理的なストレスにより，負荷は変化しやすいため作業強度を判断することは難しく，作業の種類が心疾患に及ぼす影響を考える必要がある．静的動作（等尺性動作）では，動的動作に比較して血圧の上昇の程度が大きく，またその等尺性要素が小さな筋群にかかるほど，血圧反応が著明になることから重量物運搬，拭き掃除，しゃがみ動作のある庭仕事など，上肢の等尺性動作には特に注意を要する．

2．いきみ

作業時の息こらえ（Valsalva効果）やいきみは血圧の上昇を招き，酸素消費量の減少と，その後の心筋酸素消費量の増大とあいまって，心筋虚血を誘発する可能性があるため注意が必要である[12]．ADL動作を例にあげると，排便時のいきみは換気の抑制から心拍出量の減少，酸素輸送能の減少を招き心負荷の増大をきたす．この傾向はいきみの時間が長いほど強く，座位よりしゃがみ姿勢のほうが強い[13]．そのため和式トイレを避け洋式トイレの使用を勧めたり，便通をスムーズにするため必要に応じて下剤の使用を検討する．入浴では一連の動作で心拍数は軽度の増加をみせるが，血圧上昇は浴槽内よりは衣服の着脱や洗体，洗髪動作のほうが大きく心負荷が大きい．特にかがみ姿勢での洗体や洗髪には注意が必要である[14]．活動姿勢については，立位での作業は座位

表 6　胸骨正中切開術後の日常生活制限期間（文献1）より引用）

			制限期間（手術日から）
肩関節に加重がかかる動作 胸骨を圧迫する動作	荷物（太い安定した肩ひもをすすめる）	手さげ袋	1週間は片手1kgまで
			1カ月は片手2kgまで
		リュックサック	1カ月は3kgまで
			1～2カ月は4kgまで
		ショルダーバッグ	1～2カ月は3～4kgまで
	家事	布団の上げ下ろし	1カ月は行わない
		水の入ったバケツ	1カ月は持たない
		鍋（重く感じるもの）	1カ月は持たない
	その他	乳幼児を抱く，おんぶする	2カ月は行わない
		高齢者の介護（抱えるなど）	
		マッサージ	2～3カ月はマッサージマットやマッサージチェアを利用する
		うつぶせ	1週間後より可
肩関節の可動域の広い動作	身の回り動作	両腕を上に上げる	2日後より可
		片腕を上に上げる	2日後より可
		髪をとかす	2日後より可
		洗髪，ドライヤー	7日後より可
		ブラジャーをつける	10日後より可
		丸首の服を着る	2日後より可
	家事	拭き掃除	10日後より可
		肩より高い棚に手を上げる	10日後より可
	その他	つり革を持つ	10日後より可
全身的な動作	乗り物	電車	1週間後より可
		自転車	1カ月は乗らない
		自動車	1カ月は運転しない（条件が守れれば許可）
	レクリエーション	水泳	3カ月は行わない
		水中歩行	3カ月は行わない
		ゴルフ	3カ月は行わない
		テニス	3カ月は行わない
		社交ダンス，フラダンスなど	3カ月は行わない

での作業に比べ1.5～1.75 kcal/min（体重60 kgの場合，約1.5～1.75 METs）負荷が大きくなるため，作業姿勢を立位から椅子などを用いた座位に変更することも心負荷の軽減につながる．

3．精神・心理的ストレス

　精神・心理的ストレスは，心筋梗塞の再発や心筋虚血の原因となり，心房細動や心室頻拍など不整脈出現のリスクを高める．長時間におよぶ活動や切羽詰まった行程を避ける，事前に段取りを準備する，ゆとりをもって活動を行う，適度に休息をはさむなどの工夫が有用である．

4．作業環境

　作業環境については，高温多湿下での活動では体温上昇を防ぐために血管拡張や発汗，心拍数の

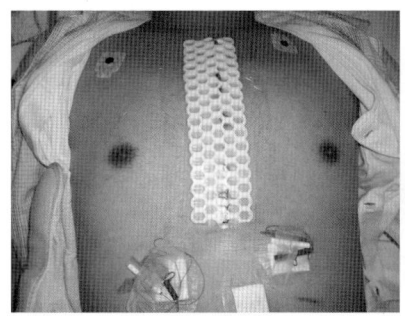

a．胸骨正中切開創
（創部保護シート貼付）

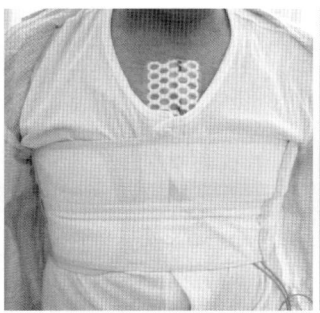

b．胸帯使用例

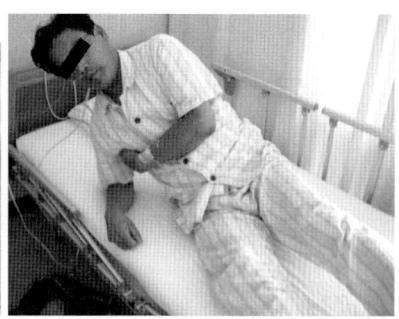

c．創部保護しながらの起き上がり．体幹をねじらずなるべく下肢の動きを利用する

図4　胸骨正中切開術後

表7　日常生活と酸素摂取量（METs；metabolic equivalents）

METs	身の回り動作	趣味・余暇活動	運動
1～2	食事，洗面，裁縫，編み物，自動車の運転	ラジオ，テレビ，読書，トランプ，囲碁，将棋	かなりゆっくりとした歩行(1.6 km/hr)
2～3	調理，床拭き（モップ），乗り物に立って乗る，小物の洗濯	ボーリング，盆栽の手入れ，ゴルフ（電動カート），オートバイ	ゆっくりとした平地歩行（3.2 km/hr） 2階までゆっくり昇る
3～4	シャワー，炊事一般，家財道具の片づけ，布団を敷く，窓拭き，10 kgの荷物を背負って歩く	ラジオ体操，釣り，バドミントン（非競技），ゴルフ（バッグを持たずに）	少し速歩きの歩行(4.8 km/hr) 2階まで昇る
4～5	軽い草むしり，立て膝での床拭き，夫婦生活，入浴，10 kgの荷物を抱えて歩く	陶芸，ダンス，卓球，テニス，ゴルフ（セルフ）	速歩き（5.6 km/hr）
5～6	シャベル使い（軽く土を掘る），10 kgの荷物を片手に下げて歩く	渓流釣り，アイススケート	すごく速く歩く（6.5 km/hr）
6～7	シャベルで掘る，雪かき	フォークダンス，スキーツアー	
7～8		登山，水泳，スキー，エアロビクスダンス	ジョギング（8.0 km/hr）
8～	階段を連続して10段以上昇る	縄跳び，各種スポーツ競技	

酸素摂取量の単位：安静座位において3.5 ml/min/kgの酸素を摂取し，この酸素摂取量を1METと呼ぶ

増加が起こる．過剰な発汗や脱水は血液粘度の上昇を招き，虚血性心疾患のリスクが増加するばかりでなく，心負荷軽減のために利尿薬により体液量を少なめに抑えている心不全患者にとって，心拍数の増加が心負荷を増大させ，血管拡張により血圧を低下させてしまい，心不全の増悪につながることがある[12]．

逆に，寒冷地での作業は交感神経活動を刺激し，不整脈を誘発させるばかりでなく，末梢血管抵抗の増加や血圧上昇，心収縮能の上昇から心仕事量，心負荷増大につながり，狭心症状の出現や心不全の増悪につながることがある．

急性期や高いリスクをもつ患者，うっ血性心不全があるような患者は，休息を取り入れながらの間欠的な活動遂行が必要で，病状や臨床状態に応じて徐々に活動時間を延長し連続活動へつなげていく必要がある．活動負荷量と同様に活動時間は，一概にはその設定は困難だが，安全のために

表 8 作業・活動による負担を軽減するための工夫 (文献15)より引用)

作業活動	工　夫
更　衣	・椅子に座って着替える ・ズボンや靴下の着脱の際にかがみ続けない
寝　具	・家族に布団の上げ下げを手伝ってもらう ・布団は畳むが押し入れに入れない ・ベッドを導入する
食　事	・畳や床からの立ち上がりは座卓に手をついて行う ・座高の高い座椅子を利用する ・椅子やテーブルで食事をとる
入　浴	・シャワーチェアを利用する ・洗体時にかがまない ・浴槽内にもシャワーチェアを設置する ・湯温をぬるめにする ・脱衣所と浴室の温度差を少なくする
調　理	・椅子に座りながら調理する ・鍋に水を入れる場合は小分けにする
洗　濯	・洗濯物は少しずつ運ぶ ・干し場を2階から1階に移す ・干し竿を低くする ・干し場にも椅子を用意し休息できるようにする
掃　除	・区画ごとに分けて休みながら掃除をする ・床みがきはモップを利用する ・窓ふきや床みがきは手伝ってもらう
庭仕事	・園芸用の低い椅子を利用する ・園芸用品や土砂などはカートで運ぶ ・除草は鍬や鋤を使用する ・作業時間を工夫する
買い物	・重たいものは家族や知人に運んでもらう ・買う量を調整し，重くならないようにする ・店までは自動車やバスを利用する ・店内では押し車やカートを利用する
坂道や階段	・ゆっくりと自分のペースで歩く ・エスカレータやエレベータを利用する ・坂道はS字状に歩く ・坂道での自転車は降りて押す
重量物の運搬	・カートや台車を利用する ・片手で持たずに両手で持つ
活動全般	・動作時の「いきみ」を避ける ・静的な動作やその継続を避ける ・暑い時間や寒い日の活動を避ける ・ゆとりをもって行動する ・自覚症状に注意し，休息をとりながら作業する

より低負荷かつ短時間から活動を開始し，状態をみながら段階的に負荷量を増やしていくことが重要である[15]．

心負荷を考慮した活動の動作や様式，環境の工夫を表8に示す．

おわりに

心疾患患者では，過度な作業や活動は心疾患の再発や心不全を引き起こす可能性があり，安全な作業や活動を理解し遂行することが大切である．

しかしながら，リスクや活動制限ばかりを指導すると，心理的な不安から身体的な不活動を招き，心身の廃用をきたす可能性がある．大切なことは，患者が必要とする作業や活動を，心疾患患者に対して有用性が確立されている運動療法と捉え，安全かつ継続的に行えるように援助することであり，その実証データを積み，公表していくことである．

文　献

1) 日本循環器学会：心血管疾患におけるリハビリテーションに関するガイドライン（2007年改訂版）．日本循環器学会，2007
2) Wasserman K, et al：Anaerobic threshold and respiratory gas exchange during exercise. *J Appl physiol* **35**：236-243, 1973
3) 小池　朗：心臓リハビリテーションに必要な臨床評価（2）．江藤文夫，他（編）：CLINICAL REHABILITATION 別冊　呼吸・循環障害のリハビリテーション．医歯薬出版，2008, pp 204-210
4) 高橋哲也：運動療法．江藤文夫，他（編）：CLINICAL REHABILITATION 別冊　呼吸・循環障害のリハビリテーション．医歯薬出版，2008, pp 220-231
5) Fletcher GF, et al：Exercise Standards for testing and training：A statement for healthcare professionals from the American Heart Association. *Circulation* **104**：1694-1740, 2001
6) Borg GA：Perceived exertion. Exerc Sport Sci Rev **2**：131-153, 1974
7) 上嶋健治，他：運動時自覚症状の半定量的評価法の検討．日本臨床生理学会雑誌 **16**：111-115, 1988
8) 安達裕一，他：改訂版 Specific Activity Scale の妥当性に関する検討．心臓リハビリテーション **14**：115-122, 2009
9) 安達　仁：心臓リハビリテーションに必要な臨床評価（1）．江藤文夫，他（編）：CLINICAL REHABILITATION 別冊　呼吸・循環障害のリハビリテーション．医歯薬出版，2008, pp 194-203
10) Tsuchida K, et al：Plasma brain natriuretic peptide concentrations and the risk of cardiovascular events and death in general practice. *J Cardiol* **52**：212-223, 2008
11) 日本循環器学会：心疾患患者の学校，職域，スポーツにおける運動許容条件に関するガイドライン（2008年改訂版）．日本循環器学会，2008
12) 木全心一，他：狭心症・心筋梗塞のリハビリテーション．南江堂，1994
13) 斎藤宗靖，他：日常諸労作の運動強度と心血管反応—酸素摂取量，血圧，心拍数の無拘束測定．日本臨床生理学雑誌 **18**：239, 1988
14) 新谷冨士雄，他：和式入浴における血圧，心拍数の推移とその臨床的意義．ICU と CCU **6**：759, 1982
15) American College of Sports Medicine（編），日本体力学会（監訳）：運動処方の指針 原著第7版—運動処方の一般的な原則．南江堂，2006
16) 木村悠子，他：心大血管疾患に対する就労支援の現状と展望．ぐんま作業療法研究 **11**：13-17, 2008

〔生須　義久〕

4 心・肺機能低下の中で広げる ADL
3）心臓症例

はじめに

　心機能が低下してくると，外出や家事，買い物といったI・ADLをはじめ，入浴，排泄，食事などのADLも息切れや倦怠感，胸部症状などのため困難となってくる．加齢とともに症状が進行することが多く，対象者を総合的〔国際生活機能分類（ICF：international classification of functioning, disability and health）の視点〕に捉えた介入や多職種協働でのマネジメントが必要となる．作業療法士（以下，OT）の役割として，心機能や身体機能・精神機能を評価したうえで「安全で安楽な動作」でADL，I・ADLが遂行できるように指導・支援することがあげられる．また，地域移行支援においてはケースカンファレンスや退院前訪問指導のほか，ケアマネジャー・訪問看護師との連携，訪問・通所リハビリテーション担当者との情報交換などのコーディネートも重要となる．
　今回，高齢の心不全患者の症例を通じて，ADL，I・ADL動作の指導・支援と地域移行支援における介入の実際を紹介する．

症例紹介

　年齢・性別：76歳，女性．
　診断名：陳旧性心筋梗塞による慢性心不全の急性増悪．
　合併症：閉塞性動脈硬化症，糖尿病，慢性腎機能障害，C型肝炎，脂質異常症，再生不良性貧血．
　現病歴：72歳時に冠動脈バイパス術と経皮的冠動脈形成術を施行されたが，その後も心不全の急性増悪による入退院を繰り返していた．今回は，上腹部の圧迫感と胸部不快感，安静時の息切れが出現したため，救急入院となった．
　家庭環境：孫と2人暮らし．孫は夜間就労者であり，日中は一人の生活である．住居はアパートの1階でベッドと洋式トイレはあるが，バリアフリーではない．
　入院前生活：ADL，I・ADLは自立しており，友人と銭湯やパチンコに行くなど気ままな生活を送っていた．

入院時の所見

　意識は清明，NYHA（New York Heart Association）分類はクラスⅣ，血圧121/66 mmHg，心拍数105 bpm，心電図上は洞調律，経皮的動脈血酸素飽和度（SpO$_2$：percutaneous oxygen saturation）87%（酸素2 l 投与にて93%に上昇）である．顔面と両下腿に浮腫があり，胸部X線像（図1）では心胸郭比（CTR：cardio thoracic ratio）65%の心拡大と肺うっ血を認めた．心臓超音波検査では左室駆出率（LVEF：left ventricular ejection fraction）25.8%，壁運動は心尖部の無収縮と前壁から下壁の著明な収縮低下が観察された．血液検査では血清クレアチニン（Cr：creatinine）2.6 mg/dl，HbA1c（hemoglobin A1c）8.7%，脳性ナトリウム利尿ペプチド（BNP：brain natriuretic peptide）1,606 pg/dl，Hb（hemoglobin）8.8%であった．
　慢性心不全の急性増悪の診断で，強心薬と利尿薬，血管拡張薬の投与と酸素投与による集中治療

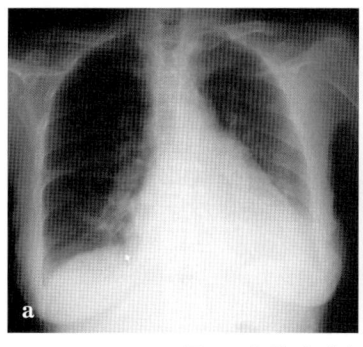

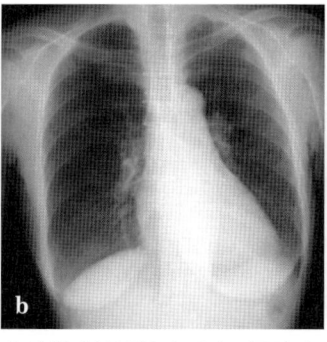

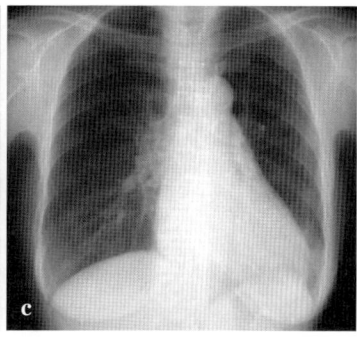

図 1　入院時（a）と作業療法開始時（b），退院時（c）の胸部 X 線像
入院時は心胸郭比（CTR）65％，肺うっ血あり，作業療法開始時には CTR 55.4％，肺うっ血は改善，退院時には CTR 53.1％とさらに心拡大は改善した

表 1　OT 開始時の各動作におけるバイタルサインと自覚症状

	HR（bpm）	BP（mmHg）	SpO_2（％）	Borg scale
安静時	82	132/65	98	—
端座位	92	102/62	97	—
立位	93	92/48	98	10
トイレ動作後	90	95/43	98	11
10 m 歩行後	92	89/58	97	13

HR：心拍数，BP：血圧，SpO_2：経皮的動脈血酸素飽和度

室管理となった．その後，症状が軽減したため，第 9 病日には一般病棟に転棟し，第 11 病日より自宅退院を目標に作業療法と理学療法が開始された．

良好であったが，病識が乏しく，入院中も塩分制限や水分制限が守れないなどの問題行動がみられた．この時点での患者の希望は「自分でご飯をつくりたい，もう入院したくない」ということであった．

作業療法開始時所見—第 11 病日

心不全症状は薬物療法による十分な利尿により，NYHA 分類クラスⅢと改善していた．胸部 X 線像（図 1b）も肺うっ血は改善し，CTR 55.4％と心拡大の軽減も認めた．治療上の安静のため，廃用が進み四肢・体幹は，徒手筋力検査（MMT：manual muscle testing）4 レベルと筋力の低下を認めた．ベッド上のセルフケアは自立，排泄はポータブルトイレを使用して動作は自立していた．起き上がり動作や立ち上がり動作，10 m 程度の歩行にて血圧低下を認めた（表 1）．これらの動作時の息切れや疲労感などの自覚症状から，運動耐容能の著明な低下が考えられた．認知機能は

リスクの層別化と作業療法の戦略

リスクの層別化[1]（表 2）では，左室機能低下と活動中の血圧低下で高度リスクと考えられた．そのため運動療法のモニタリング[2]（表 3）を参考に，活動量や活動の負荷を増加させるごとに血圧と心拍数，SpO_2 を測定するとともに，自覚症状の指標である Borg scale で疲労感を確認した．また，病棟看護師やカルテからの情報により体重や尿量，Cr，BNP などの血液検査の推移を確認することとした．

本症例の場合，運動耐容能と筋力の低下により ADL，I・ADL の遂行が困難であり，生活行為自

表 2　リスク層別化のための最低限のガイドライン（文献1）より引用）

レベル	性　状
軽度	・左室機能不全が著しくない（LVEF：50%以上） ・安静時・運動時ともに狭心症や ST 低下によって診断される心筋虚血が認められない ・安静あるいは運動誘発性の複雑な不整脈が認められない ・合併症のない心筋梗塞，冠動脈バイパス術，血管形成術あるいはアテレクトミー後 ・発症後 3 週間以降に行われた多段階的運動負荷試験で，6 METs 以上の運動能力を有する
中等度	・軽度〜中等度の左室機能低下（LVEF：31〜49%） ・発症後 3 週間以降に行われた多段階的運動負荷試験における運動能力が 5〜6 METs 以下 ・処方された運動強度の施行困難例 ・運動により誘発される心筋虚血（1〜2 mm の ST 低下）あるいは回復可能な心筋虚血（心エコーまたは核医学検査による検討）
高度	・著しい左室機能の低下（LVEF：30%以下） ・安静時に出現あるいは運動により増悪する複雑な心室性不整脈 ・運動中収縮期血圧 15 mmHg 以上の低下，あるいは運動負荷量の増加にもかかわらず血圧の上昇が認められない場合 ・突然死状態からの生存者 ・うっ血性心不全，心原性ショックや複雑な心室性不整脈を合併した心筋梗塞 ・重篤な冠動脈病変，および運動により誘発される著しい心筋虚血（2 mm 以上の ST 低下）

LVEF：左室駆出率

表 3　心不全の運動療法のモニタリング―経過中に心不全悪化または負荷量過大を示唆する所見（文献2）より引用）

運動中のモニタリング	自覚症状	Borg scale 14 以上，低心拍出量徴候（めまい，倦怠感），肺うっ血症状（呼吸困難，息切れ），狭心症状（胸部圧迫感），整形外科的（筋肉痛，関節痛）
	心拍数	安静時心拍数高値（100 拍/分以上），運動中心拍数上昇（130 拍/分以上）
	血圧	運動中血圧低下，運動後血圧低下
	心電図モニター	不整脈出現（発作性心房細動，心室性期外性収縮頻発，心室頻拍）
経過中のモニタリング	自覚症状	倦怠感持続，前日の疲労感の残存，同一負荷量における Borg scale 2 以上の上昇
	体重	体重増加傾向（1 週間で 2 kg 以上の増加）
	心拍数	安静時または同一負荷量における毎分 10 拍以上の上昇
	血中 BNP	月 1 回測定，前回よりも 100 pg/ml 以上の上昇
	運動耐容能	運動耐容能（最高酸素摂取量，6 分間歩行距離），換気効率の悪化

BNP：脳性ナトリウム利尿ペプチド

体が過負荷になっていることも予想されたため，ADL，I・ADL の効率化による心負荷軽減が必要と考えた．また症例は日中の援助者がおらず，病識も不十分なため，塩分や水分の管理といった疾病管理に加えて，買い物や外出など家事の援助が必要と考えられた．そこで，介護保険の申請とサービスの調整が必要と考え，主治医，看護師，医療ソーシャルワーカーに働きかけ，地域移行支援を行う方針とした．

介入の工夫と要点

表4に高齢心不全患者の ADL，I・ADL の段階づけの一例を示す．個々の症例の運動耐容能と自立度を評価し，各動作の指導や練習を行っている．最近は，食事の宅配サービスが充実しており，心臓病食や腎臓病食といった栄養バランスを考慮した事業所もある．また，下ごしらえ済みの食材の宅配もあり，調理と片づけだけでよいため，独居の高齢者の場合は買い物の手間も省けるため重宝

表 4 高齢心不全患者における ADL, I・ADL の段階づけの一例

	サービス利用，介助		動作の効率化		自立	
排泄	ベッド上オムツ，差し込み便器	ポータブルトイレ，ズボンは介助	ポータブルトイレ，尿器を使用	ウォシュレットと手すり付きトイレ	洋式トイレ	和式トイレ
入浴	シャワーチェアー，洗体動作は介助	シャワーチェアー（1.5 METs）	シャワーを浴びる（2.0 METs）	浴槽台の利用，半身浴	半身浴	全身浴
移動	車いす介助	電動カート	歩行器歩行	独歩（ゆっくり歩く）	独歩（普通の速度）	独歩（速歩き）
床からの立ち上がり	バリアフリー環境，椅子・ベッドを使用	椅子・ベッドを使用，こたつは床に座る	台を使用，呼吸と動作の協調	台なし，呼吸と動作の協調	手をついて立ち上がる	立ち上がり
調理	宅配弁当	下ごしらえしてある食材の宅配	ご飯だけ炊くおかずはヘルパー利用	ご飯とみそ汁だけ，おかずはお惣菜	調理や食材の準備のみ（2.0 METs）	調理や食材の準備・片づけ（2.5 METs）
買い物	ヘルパー利用	タクシーまたは自動車で連れて行ってもらう	シルバーカー歩行（2.5 METs）	ゆっくり歩行＋カートを利用（2.5 METs）	独歩＋リュックサック	独歩＋手提げバッグ
掃除	ヘルパー利用	整理整頓，軽いゴミ掃除（2.5 METs）	住居用ワイパー使用，片づけの順番を計画立てて実施	掃き掃除（3.3 METs）	モップ，掃除機（3.5 METs）	床磨き，風呂掃除（3.8 METs）

利用できる介護サービスや家族の支援，介助の有無，家屋構造，自宅周辺の環境などの環境因子によって ADL，I・ADL のレベルは影響されるため，多面的な視点でどのレベルを選択するかが重要である．食事については，高血圧食，心臓病食，腎臓病食，糖尿病食など，塩分や水分を調整してある宅配サービスも充実している

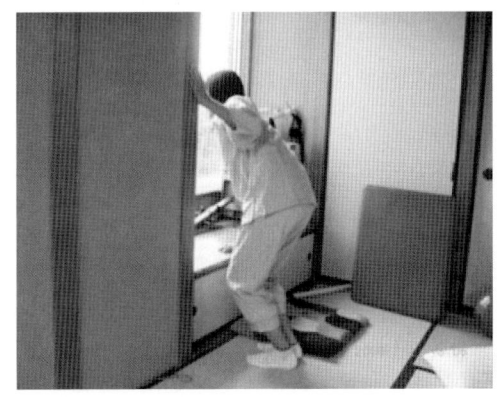

図 2 床からの立ち上がり動作
台に手をつき，呼吸と動作を協調して立ち上がり，立ち上がり後に一度深呼吸を行う

されている．

本症例の場合，まずは離床時間の増加と病棟内の活動範囲を広げることを目的とした．そのため，歩行器を導入し，バイタルサインと自覚症状を確認しながら徐々にトイレ（7 m）からロビー（15 m），作業療法室（80 m），売店・屋上（120 m）へと安全に移動可能な範囲を拡大していった．第 21 病日から作業療法では自宅での生活を想定し，畳からの立ち上がり練習や入浴動作練習，調理，洗濯，掃除などの I・ADL 練習を追加した．

動作の工夫として，畳からの立ち上がりでは手をつく台を使用し，呼吸と動作を協調しながらゆっくり立つことを指導した（図 2）．入浴動作では，シャワーチェアーと浴槽台を導入したが，洗髪動作で Borg scale 14 の息切れがあったため，片手ずつで洗髪する方法を選択した．調理と洗濯では椅子を設置し，なるべく座位で作業することを指導し，Borg scale 12 の段階で休憩をとることを指導した（図 3）．掃除は，床の拭き掃除（図 4）では 3.8 METs と運動負荷が高いため，住居用ワイパーと掃除機を用い，前傾姿勢とならないよう持ち手の高さを調整し，呼吸に合わせてゆっくり

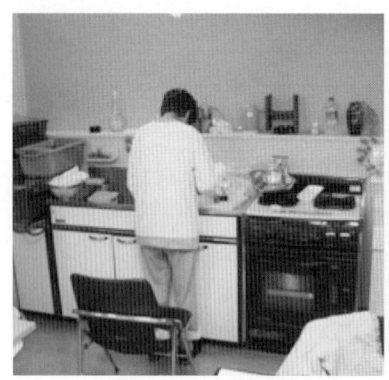

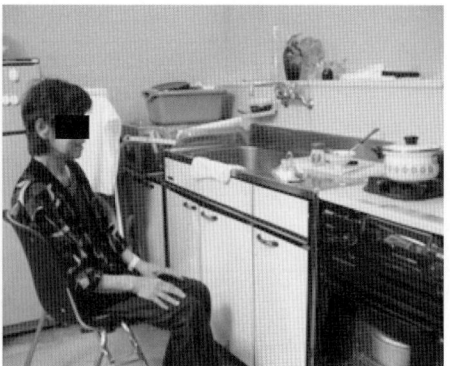

図3 調理動作の工夫（座位と立位）
椅子を設置し，いつでも休憩できる環境に調整する．火の見守りなどは座位で行う

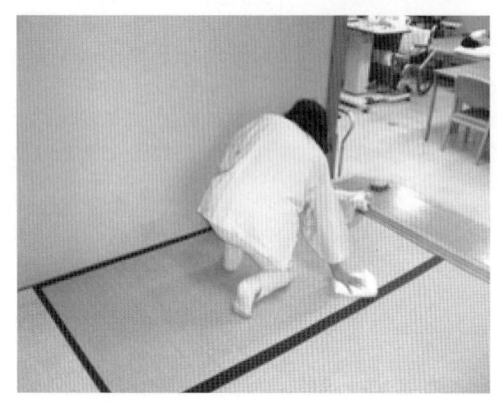

図4 床の拭き掃除
立ち膝での床磨きは3.8METsの運動強度である

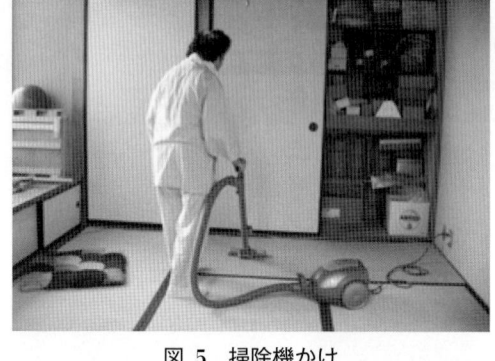

図5 掃除機かけ
掃除機のノズルの長さを体に合わせて調節し，体幹が前傾位とならないよう工夫する．また，呼吸に合わせてゆっくりと操作したほうがゴミも効率的に吸引できる

と操作することを指導した（図5）．

第55病日にケアマネジャーを含めた退院前カンファレンスを行い，訪問看護による疾病管理，昼食の宅配サービスの利用，訪問介護による買い物と掃除の援助，シャワーチェアーと浴槽台の購入などの調整を行った．

その成果と反省点

第67病日の自宅退院時における状態は，NYHA分類でクラスⅡと改善し，胸部X線像（図1c）もCTR 53.1％まで心拡大は軽減した．経過中に体重増加や尿量減少，自覚症状の悪化などは認めず，立位や歩行時の血圧低下は残存したもののその範囲は減少した．血液検査でもBNP 1028 pg/dlと改善を認めた．

ADLは自立し，表5に示すように休憩をはさめば調理や洗濯などの家事動作が1時間程度は継続して可能となった．外泊時にシャワーチェアーと浴槽台を購入し，入浴動作で息切れが出現しないことを確認し，台所と洗濯場には休憩用の椅子を設置した．また，近所のスーパーへの買い物の際も自覚症状の出現がないことが確認できたため，服薬指導と栄養指導を受け，ケアマネジャーと訪問看護師に情報を提供した後，自宅退院と

表5 退院時の各動作におけるバイタルサインと自覚症状

	HR (bpm)	BP (mmHg)	SpO₂ (%)	Borg scale
安静時	76	130/65	99	—
10 m歩行後	83	126/74	97	7
調理動作後(椅子なし:図4)	102	103/58	95	13
調理動作後(椅子あり:図5)	94	131/83	97	11

HR:心拍数,BP:血圧,SpO₂:経皮的動脈血酸素飽和度

なった.

退院後は訪問介護の助けを借りながらも,孫の食事を用意したり,友人と銭湯に行ったりと気ままな生活を楽しんだが,退院1カ月後に喫煙と飲酒を契機に心不全症状が再燃し,再入院となった.

従来の患者教育プログラムでは行動変容がみられない症例であったため,認知行動療法を応用したテーラーメイドの指導や家族教育,訪問リハビリテーション利用による心身機能の定期的な評価を行うべきであったと考えられた.

まとめ

ADLやI・ADLは,さまざまな生活行為の繰り返しである.心不全患者は,その生活行為自体が過負荷となっている場合も多く,慢性的な疲労感や息切れに加えて再発・再入院を繰り返すことにより徐々に「不活発な生活」となるといった負のスパイラルに陥ることが多い.

OTは,動作や生活用具の工夫,住環境や介護保険サービスの調整といった対象者の生活をデザインすることで,生活における活動負荷の量と時間を調整し,健康寿命の延長に寄与できると考える.

文献

1) AHCPR/NIHLB(著),日本心臓リハビリテーション学会(監訳):Clinical practice guideline—Cardiac Rehabilitation. トーアエイヨー,1996
2) 後藤葉一:慢性心不全.江藤文夫,他(編):CLINICAL REHABILITATION別冊呼吸・循環障害のリハビリテーション.医歯薬出版,2008,pp278-285
3) 厚生労働省:健康づくりのための運動基準2006—身体活動・運動・体力(:http://www.mhlw.go.jp/bunya/kenkou/undou02/pdf/data.pdf)

〔塩田 繁人〕

5 脊髄の機能不全に応じた動作法

特徴的な障害像

　脊髄損傷は，外傷など強い外力による脊椎の骨折・脱臼，過度の伸展・屈曲によって引き起こされる．また，脊髄炎，腫瘍，多発性硬化症などの疾病によっても脊髄性の麻痺をきたすことがある．

　脊髄神経は，頸髄8対，胸髄12対，腰髄5対，仙髄5対，尾髄1対の計31対から構成され，分節性を有し，運動器系・感覚器系の伝導路としての機能をもつ．また，血管・汗腺の機能や排尿・排便，性機能などの自律神経系の機能もつかさどっている．そのため，脊髄が損傷されると運動・知覚・自律神経障害が出現する．分節構造のため，損傷部位によって麻痺の程度が大きく変化する．合併症としては褥瘡，呼吸障害がみられ，その他には疼痛，痙性，関節拘縮が出現する．

　ここでは，1982年にSamuel Stoverが中心となって作成し，American Spinal Injury Association（ASIA）が採用した評価法に沿って記載していく．

　この評価法は国際パラプレジア医学会でも承認され，脊髄損傷の神経学的および機能的分類のための国際基準（ISCSCI：international standards for neurological classification of spinal cord injury）として発表された．2000年までに5回の改訂が行われ，現在のISCSCIは2003年にASIAよりマニュアルが改訂出版され，その詳細を知ることができる．

1．知覚機能

　体表をC2からS4・5髄節が支配する28領域に区分し，触覚および痛覚を独立して検査する．支配領域は図1aを参照．

2．運動機能

　C5からS1までの10脊髄節を代表するkey muscleに対して徒手筋力検査（MMT：manual muscle testing）を実施する．検査基準はMMTにほぼ準じ，0〜5の6段階で評価する（図1b）．髄節とkey muscleの関係は図1cに示す．

3．神経損傷高位

　運動あるいは知覚機能で損傷なしと判断された最下位髄節名で表す．運動機能に関しては，筋力が3であっても1髄節近位の筋力が5であれば，損傷されていない髄節と判断する．

4．完全麻痺と不完全麻痺の判別

　最下位仙髄節（S4・5）の機能によって決定する．肛門の随意収縮がなく，S4・5領域の感覚が脱失している場合は完全麻痺と判断し，それ以外は不全麻痺とする．ASIA機能障害尺度（AIS）を表1に示す．

機能・能力の引き出し方，強化方法

1．寝返り

　寝返りは体位変換の役割をもち，褥瘡予防に重要である．また，立位保持が困難な患者には殿部を離床させる方法となり，下衣の更衣動作や座薬

a. 神経支配領域

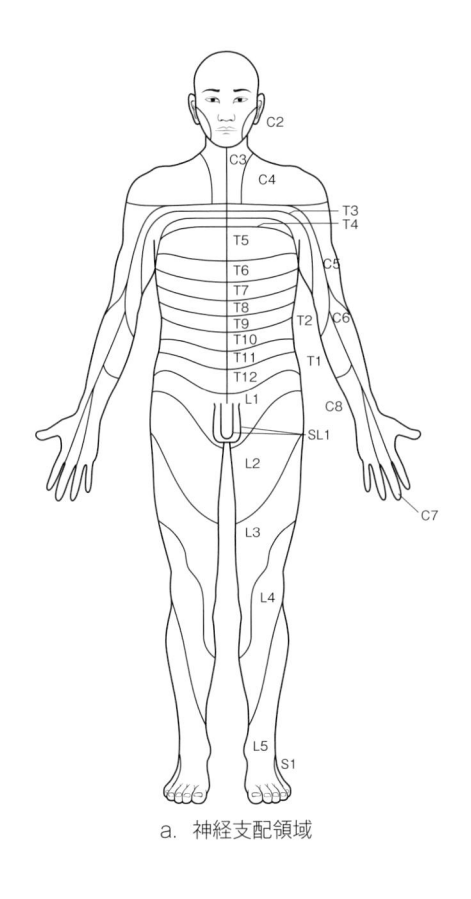

b. 運動グレード

グレード	内容
0	筋収縮なし
1	筋収縮あり
2	重力除去位で可動域全範囲の運動が1回以上可能
3	抗重力位で可動域全範囲の運動が1回以上可能
4	検者の抵抗に対して可動域全範囲の運動が1回以上可能
5	十分な抵抗に対して力が発揮でき，検者が正常と判断
NT	筋収縮が不確実．もしくは痛みや切断のため運動不可能

c. key muscle

運動髄節	key muscle
C5	肘屈筋：上腕二頭筋
C6	手背屈筋：長短橈側手根伸筋
C7	肘伸筋：上腕三頭筋
C8	中指末節の屈筋：深指屈筋
T1	小指外転筋群：小指外転筋
L2	股屈筋：腸腰筋
L3	膝伸筋：大腿四頭筋
L4	足背屈筋：前脛骨筋
L5	母趾伸筋：長母趾伸筋
S1	足底屈筋：腓腹筋，ヒラメ筋

図1　神経学的分類

表1　ASIA 機能障害尺度（AIS）

AIS 階級	内容
A	神経損傷高位以下の知覚・運動の障害が完全
B	神経損傷高位以下の知覚機能残存・運動機能障害が完全
C	神経損傷高位以下の運動機能残存．ただし，筋力はグレード3未満
D	神経損傷高位以下の運動機能残存．筋力がグレード3以上
E	正常．※元から正常な場合は除く

挿肛に利用される．

訓練方法としては，上肢の振りを利用した方法もあるが，ベッド柵を利用するほうが実用性は高い．寝返る方向のベッド柵に前腕遠位部をかけた状態で肘関節を屈曲し，同時に反対側の上肢を振り出し，体幹を回旋させる．身辺動作に応用するためには，合わせて側臥位の保持，その姿勢での上肢操作を習得する．

2．起き上がり

起き上がりは臥位から座位に姿勢変換し，更衣・移乗につながる．手指機能を使えない場合はベッド柵やループを利用する．

訓練方法としては，急性期では起立性低血圧の改善を含めてギャッジアップを利用する．高位の損傷の場合，コントローラーの工夫が必要である．ボタンの押し方は，骨性の関節ロック機能や手指関節の凸部の利用を指導する．ギャッジアップ以

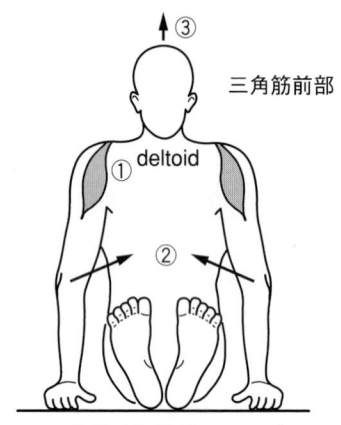

a. 三角筋前部線維によるプッシュアップ動作

三角筋の上腕屈曲内転力（①）によって肘の伸展力（②）が発生し，手をついている床から反力相当の力で上体が上方に押し上げられる力（③）が得られる．それにより床から腰を浮かせるプッシュアップ動作が成立する．大胸筋と同様の作用である

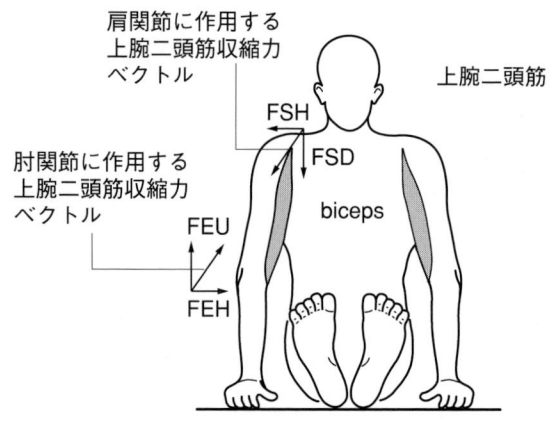

b. 上腕二頭筋の抗重力伸筋としての作用

上腕二頭筋は，通常は肘を屈曲させるが，上図の場合は手に体重がのっているため肘関節において FEU（force elbow up）は実効されないが FEH（force elbow horizontal）は作用する．FEH は肘を内側に引く力であり，肘が内側に動く運動，すなわち肘関節伸展運動が発生する．肘における作用 FSD（force shoulder down）は三角筋の作用で吸収される．したがって，上腕二頭筋収縮力は肘の伸展運動にのみ実効がある

図2　プッシュアップ動作における上腕二頭筋の肘関節に対する抗重力伸展運動の作用

外の動作方法には，ベッド柵につかまる方法，両肘で体幹を保持する方法などがある．

3．座位

頸髄損傷者の上肢動作において，右上肢の挙上による重心移動に対し，肩甲骨の後退でバランスをとるといったような姿勢制御が，ほぼ無意識に行われている．上肢が目的運動と姿勢制御に同時に使われるため，なめらかなリーチ動作ができない場合がある．そこで対称的に筋力増強訓練や動作訓練を繰り返しても問題解決にはならず，まずは安定した座位の提供が必要となる．座位アプローチは，①長座位，②端座位，③車いす座位に分けられる．脊髄損傷者は知覚機能障害をもち，支持面における微妙な触圧変化を捉えられないことに加え，骨盤の後傾位や痙性の影響などから，前方より後方にバランスを崩しやすい．

訓練方法としては，後方からの介助で座位保持が可能になれば，少しずつ体幹を揺らしたり，傾けたりして対象者に「座っている」感覚を感じとってもらう．同時に頸部・肩甲帯といった機能が残存している領域の運動や上肢の自重を利用したバランスの取り方を指導していく．

4．プッシュアップ

プッシュアップは，褥瘡の予防および自分の姿勢や位置を変えるために利用する．肘関節を伸展させ，肩甲帯周囲筋を働かせる．そのため，C7より高位の損傷者では獲得が難しいとされている．しかし，大胸筋の働きによって肩関節を内転させ，肘関節の屈筋である上腕二頭筋を肘関節の伸展保持に作用させられれば，高位頸髄損傷者でもプッシュアップ動作は可能である（図2）．

訓練方法としては，筋力強化，上肢長ともに限界があるため，頭部・頸部の自重を利用する必要がある．しかし，知覚機能障害をもつ脊髄損傷者には運動のイメージ学習は困難である．よって，崩れた姿勢を元に戻すための座位訓練を行い，より大きな動作を促していく．また，初期の段階から肩甲帯の可動域を維持・拡大させることで有効に上肢長を補う．

表 2 移乗動作の介助とアプローチ方法

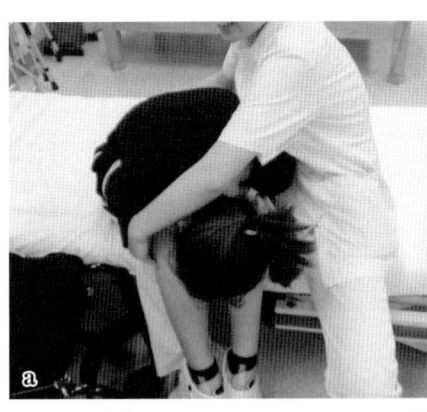

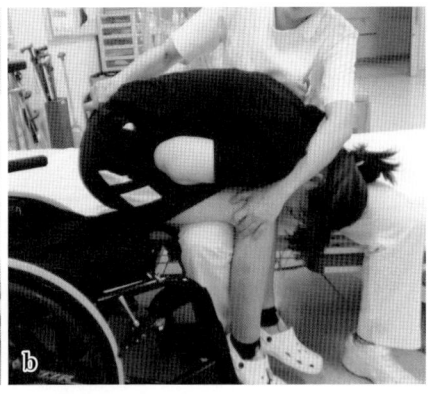

能　力	介　助	アプローチ
介助でも端座位不可	リフター使用 2人介助	長座位への移行
介助での端座位可能	クワドピポッド 膝のせ介助	長座位での前方移動 （肘つき，プッシュアップ）
端座位自立	クワドピポッド 膝のせ介助	端座位でのバランス指導 プッシュアップ
端座位から横移動可能	ノルディックスライドや イージーグライドの使用	殿部を介助し横移乗→段差ありの横移乗→応用動作

図 3 膝のせ介助
介助者は，患者を大腿部にのせて足で床を蹴って自分の体を移乗する側へ滑らせる（a）．そして，患者をのせた足を軸に患者を回転させる（b）

5．移 乗

　移乗の種類は介助移乗（機器使用，人的介助），直角移乗，横移乗などがあげられる．それぞれの獲得レベルについて表2に示す．

1）介助移乗

　座位保持が困難な場合，2人介助が必要だが，リフターの適切な使用で介助量の軽減が図れる．介助での端座位保持が可能になると膝のせ介助，クワドピポッドとその変法での移乗を行う．膝のせ介助は患者を持ち上げるのではなく，介助者の大腿部にのせる方法で，介助者の体格・筋力が小さくとも可能である（図3）．クワドピポッド法では介助者が患者の膝を固定して体幹の前屈を誘導し，殿部を離床させる．応用で立位まで誘導可能な方法だが，ある程度体格が合っている必要がある．

2）直角移乗

　後述の横移乗と比べ，上肢筋力が低くても獲得が可能である（図4）．

3）横移乗（図5）

　訓練方法としては，前述の訓練を行ったうえで，関節可動域（ROM：range of motion），痙性，バランス能力に合わせた方法・セッティングを調整する必要がある．

6．車いす

　車いすは脊髄損傷者の移動手段として重要である．座位保持能力と駆動能力から検討し，患者に適切な車いすを作製する．座位保持能力に関してバックサポートやヘッドサポートといった座位保持そのものを目的とした機構に合わせて，ティルトリクライニングによる姿勢変換のため機構を検討する．駆動能力に関しては，電動と手動の2種類を検討する．

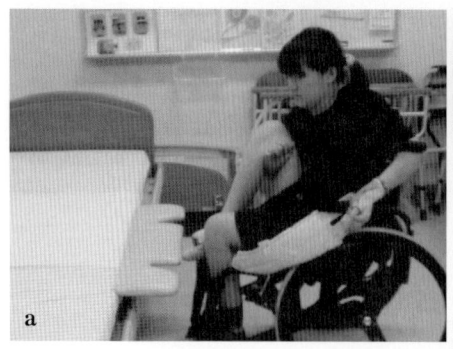

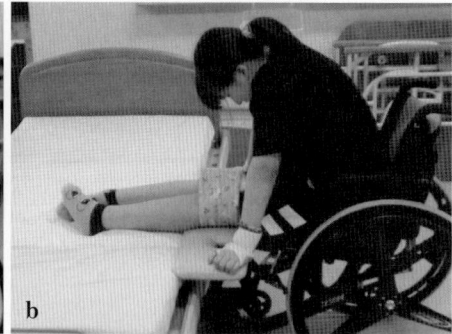

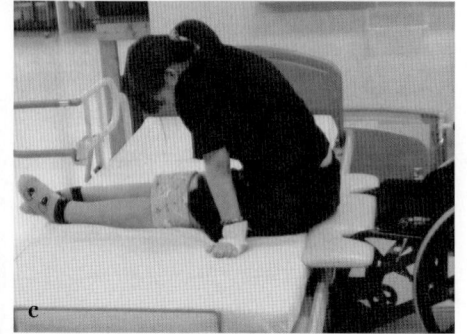

図4 直角移乗
車いすをベッドから30cm程離して直角に止める(a)．次に下肢をベッド上にのせる(b)．車いすを近づけながら，プッシュアップもしくは殿部の回旋でベッドに乗り移る(c)．

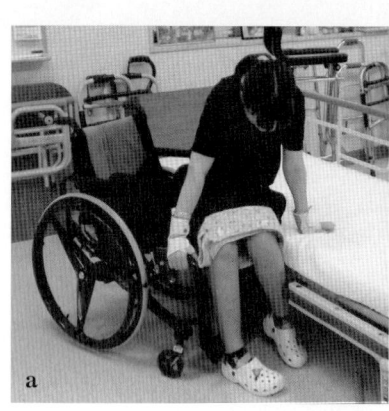

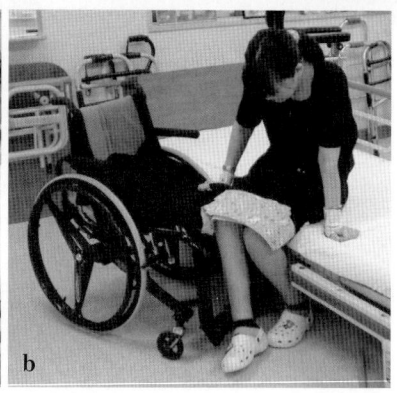

図5 横移乗
車いすをベッドに対して20～30°程度の角度に斜めに置き，殿部を前方に移動させる(a)．プッシュアップで殿部を挙上し，回旋させベッドに乗り移る(b)

神経損傷高位別の到達可能なADL

脊髄は分節構造となっているため，損傷部位によって麻痺の程度が大きく変化する．したがって神経損傷高位ごとに到達可能な動作を理解し適切な治療目標を立てる必要がある．ここからは表3の到達可能ADLを参考に高位別のアプローチについて述べていく．

1．C4

key muscleは上腕二頭筋より高位，残存する運動機能は頭頸部・口部・肩甲帯の一部である．

1）基本動作

寝返り動作の時点で自立は困難である．手指機能が消失しているため，ギャッジアップ操作にも環境制御装置などの入力面での配慮が必要である．

表 3 高位別到達可能 ADL

		C4	C5	C6	C7	C8
コミュニケーション	ナースコール	○ 呼気スイッチ	○ ビッグスイッチ	○ スイッチ	○	○
	パソコン操作	○ マウススティック	○ ロングカフ	○ カフ	○	○
基本動作	寝返り	×	△ ベッド柵	○ ベッド柵	○	○
	起き上がり	×	△ ギャッジアップ	○ ループ・ベッド柵	○	○
移乗・移動動作	ベッド―車いす	×	△ 直角移乗	△ 直角移乗・横移乗	○ 横移乗	○
	電動車いす	△ チンコントロール	○ ハンドコントロール	○	○	○
	手動車いす	×	△ グローブ，ロングタイプ	○ グローブ	○	○
	食事動作	△ 食事用ロボット	○ ロングカフ，回転台	○ カフ	○ 太柄スプーン	○
	整容動作	×	△ ロングカフ	○ カフ	○ 太柄自助具	○
更衣動作	上衣	×	×	△ 衣服の改造	○	○
	下衣	×	×	△ 衣服の改造，ベッド上	○ 車いす上	○
	靴	×	×	△	○	○
排泄動作	排尿（男性）	×	×	△ 自己導尿	○	○
	排尿（女性）	×	×	×	△ 自己導尿	○
	座薬挿入	×	×	△ 座薬挿入器	○	○
	入浴動作	×	×	△ ループ付きタオル，ミトン	○	○
自動車	自動車への移乗	×	×	△ トランスファーボード	○	○
	自動車運転	×	×	△ 手部固定装置	○ ノブ付きハンドル	○
	車いすの積みこみ	×	×	△ 補助装置	○	○

×：介助，△：条件によって自立可能な場合あり，○：条件によってほぼ自立可能

2）移 乗

自立困難で，リフターなどの使用で介助量の軽減を図る必要がある．

3）移 動

訓練により電動車いすの自操能力獲得も可能である．座位保持のためにもリクライニング機構が必要である．上肢操作では限界があるため，チンコントロール（頭頸部による操作）も必要になる．

4）食 事

食事用ロボット使用により獲得にいたる場合がある．

5）環境調整〔環境制御装置（ECS：environmental control system）〕

高位頸髄損傷者は上肢機能の低下が著明で，日常生活のほとんどの場面にわたり介助が必要となる．本人はもちろんのこと介助者にも負担となる．居室内・ベッド上の範囲だけでも身辺動作の欲求（ベッドの背角度を変える，テレビをつけるなど）を満たすことが精神的 QOL（quality of life）の向上につながる．そこで，ECS の利用が有効となる．ECS の評価は，まず入力方法の選定が必要である．直接入力が望ましいが，スイッチ操作に使用できる身体部位に限りがあるため，複数回のスイッチ操作が必要となるステップ方式，もしくは時間経過で操作対象が変化するオートスキャン方式が一般的である．ただし，操作が煩雑になる，新しい動作手順を学習する必要があるため，認知機能が保たれているかの判断が重要である．

2．C5

key muscle は上腕二頭筋であり，肘関節屈曲が可能である．

1）基本動作

寝返りは設定により可能．端座位の保持には肩関節を外旋し，肘関節を固定する必要がある．

2）移 乗

ROM 制限がなければ直角移乗にて可能である．前述のように長座位にて肩関節外旋位で肘関節を固定し，上肢ごと体を押し出す．

3）移 動

手掌から手関節を覆うグローブを着用し，体幹をベルトで固定することで車いすの自走が可能である．ハンドリムの把持は不可能であるため，ハンドリムにコーティングを行う．

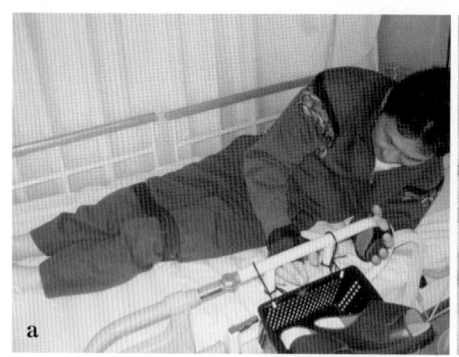

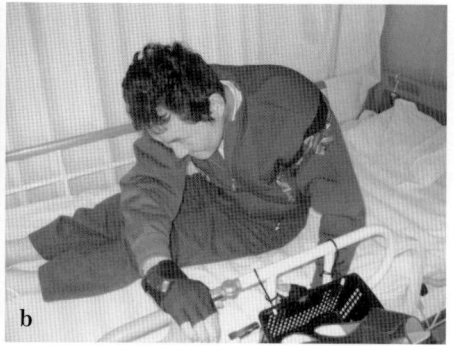

図6　C6レベルでの起き上がり
サイドレールに上肢を引っ掛け，反対側の上肢を振り出して寝返り体幹を起こす（a）．その後，上肢を下肢方向にずらして長座位をとる（b）

4）食事

ロングカフやスプーンなどの自助具を使用して可能である．リーチ範囲の制限もみられるため，食器の回転台なども使用する．

その他のADLは介助が必要である．

3．C6

key muscleは長短橈側手根伸筋であり，手関節の背屈により動的腱固定作用（テノデーシスアクション）での動作が可能となる．テノデーシスアクションとは手指屈筋が麻痺していても手関節背屈運動により手指が屈曲する状態である．

1）基本動作

寝返りはベッド柵の保持や上肢を左右に振ることにより可能である．起き上がりはループの保持や，寝返りから肘を支点として上腕二頭筋や大胸筋で押して起き上がる方法で可能である（図6）．

2）移乗

横移乗，直角移乗ともに設定により可能である．

3）移動

グローブを着用し，体幹をベルトで固定することで車いすの自走が可能である．

4）食事

ユニバーサルカフ，スプーンなどの自助具を使用して可能である．

5）更衣

ROM制限がなければ，設定により可能である．上衣は車いす座位で机上に衣服を設置し，体幹前傾位で行う．襟ぐりを広くとったかぶりシャツをベッド上ギャッジアップ座位でかぶり，肩甲骨の動きを使って身ごろを下ろすなど，患者の身体状況に合わせた動作の工夫や衣服の改良が必要である．下衣はベッド上にて，ズボンの数カ所にループを付けて手関節にかけて肘関節を屈曲させながら引き上げる．

6）排泄

設定により可能である．自己導尿はテノデーシスアクションにより側腹つまみでカテーテルを操作できれば，男性は可能である．坐薬挿入は筋緊張による閉脚などがみられず，便器上での座位が安定していれば，坐薬挿入器を使用して動作が可能である．

その他のADLは介助が必要である．

4．C7

key muscleは上腕三頭筋で，手指を除く上肢機能が残存し，移乗の獲得が確実となる．

1）基本動作

寝返り・起き上がりに手による支持が不要である．

2）移乗

自立可能である．基本的に横移乗にて実施可能である．筋力量によっては床移乗が可能な場合もある．横移乗が可能・上肢機能良好なため，自動車への移乗，車いすの積み込みもほぼ自立できる．

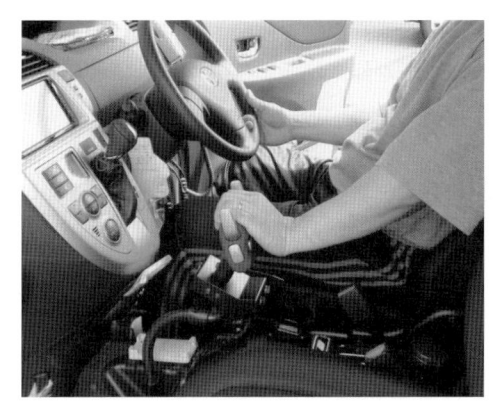

図 7　手動運転装置

3）移　動
　基本は軽量・小型の車いすを使用する．平地での移動は問題ないレベルである．スロープの昇降はハンドリムの保持力に依存する．手指での微調整ができないため，キャスター上げにはグローブの使用などの工夫が必要である．段差越えには保持が必要ないため，敷居程度の段差（3～5 cm）ならば，ほぼ自立可能である．

4）食　事
　テノデーシスアクションにより軽量の物品把持が可能になるため，柄を太くすることで使用しやすくする．

5）更　衣
　寝返り，起き上がり，長座位保持が基本である．つまみ，把持をテノデーシスアクションを利用して行うが，力は弱いため，ループやリングを取り付けるなどの手指麻痺に対応する工夫が必要である．上衣は長座位もしくは車いす上での座位で実施可能である．座位姿勢が安定していれば，手指機能の低下分，前述のような衣服の改造により時間を要することはあるが，動作自体は可能である．下衣はベッド上での左右の寝返り動作が基本的に可能であり，裾通しは長座位での下肢組み，腰部引き上げは寝返りで片側ずつ交互に操作し行うことで可能である．ただし，ウェスト部分のゴムを緩めるなどの改造は必要である．靴はベッド上，もしくは車いす上にて脚を組んで実施可能である．

6）排　泄
　トイレ移乗動作が可能である．便座と車いす座面には段差ができるため，プッシュアップ能力が必要となる．自己導尿もほぼ自立可能である．

7）入　浴
　環境調整が必要である．洗い場への移乗，洗体動作，浴槽移乗ともに自立可能である．

8）APDL（activities parallel to daily living）
　自動車への移乗，車いす積み込みは補助具の使用がなくとも自立が可能である．ただし，手動装置への改造は必要となる（図7）．

5．C8
　上肢機能は手内筋の障害を残すのみで，巧緻動作での低下はみられるが，把持力も確保されており，動作は対麻痺に近い．

6．対麻痺
　上肢が自由に使用できるため，机上動作に関しては問題ない．環境調整で車いすが使用できれば身辺動作は自立可能である．家事動作の確立も目指せる．
　対麻痺では両側長下肢装具（KAFO：knee-ankle-foot orthosis），骨盤帯長下肢装具（HKAFO：hip-knee-ankle-foot orthosis）を用いた大振り歩行の獲得を目指せるが，実用性は低い．装具を使用した歩行訓練では神経損傷高位はもとより，麻痺の程度，上肢筋力，痙縮などの影響もあるため，歩行の自立度を予測して訓練を導入していく必要がある．

7．不全頸髄損傷
　高齢者の転倒・転落による障害が多い．高齢という要因により合併症，既存の疾患に注意が必要である．回復にも長期間が必要と考えられる．そのため，目標設定が難しい．ASIA 機能障害尺度でB，Cの不全麻痺例では退院後の通院リハビリテーションで下肢の運動麻痺の顕著な回復が認められるといった報告もなされている．また，中心性頸髄損傷は臨床的定義として損傷レベル以下の

上肢機能が下肢機能に比べて優位に傷害されている不全頸髄損傷である．麻痺の回復は下肢機能，膀胱，上肢の順で続き，手指操作性は拙劣となりADL上の障害となりやすい．

アプローチとしては，①移動手段をいったん考慮からはずしたセルフケアを中心としたアプローチ，②最終的な回復段階を考慮した継続的（外来リハビリテーションを含む）なアプローチを行っていく必要がある．セルフケアの動作獲得のみを目的に上肢のROM訓練や筋力増強訓練を繰り返しただけは獲得には至らず，前述したように，まずは姿勢の安定性が必要不可欠である．

最新のアプローチ

1．機能的電気刺激

頸髄損傷者の手指機能や脊髄損傷者の起立，歩行動作再建のために機能的電気刺激（FES：functional electrical stimulation）を行う．

FESでは下位運動ニューロンに電気刺激を与え，その支配筋の筋収縮を得る．使用する電極は表面電極，経皮的埋め込み電極，完全埋め込み電極に分けられる．日本では1985年より表面電極によるFESシステムが，1991年より経皮的埋め込み電極によるFESシステムが市販された．完全埋め込み型刺激装置は，アメリカで使用されている．サイズが小さく，体内に複数埋め込むことができる．

2．ロボットスーツ

車いすの生活は，骨粗鬆症，関節拘縮，便秘，肥満などの医学的問題が生じやすい．立位・歩行の訓練には，これらの予防・改善の効果が期待できる．脊髄損傷者の歩行に関するニーズ自体も強く，近年，歩行訓練を補助するリハビリテーションロボットが臨床場面でも応用されてきている．体幹をホイストなどで保持しトレッドミル上を歩行する設置型と患者に直接装着し，モーターなどの駆動力を利用して運動を補う装着型がある．装着型は歩行補助機器として応用ができるが，使用時間，重量，着脱の労力などといった利便性の面から実用には至っていないというのが現状である．

3．再生医療

脊髄不全損傷に対する再生医療として，二次障害軽減，軸索伝導の回復，軸索の再生による麻痺の回復の研究が進められている．脊髄完全損傷に対しては，細胞移植法による脊髄再生の研究が進められている．現在，再生医療の中心となっているのが，iPS細胞（induced pluripotent stem cells；人工多能性幹細胞）である．iPS細胞は，患者自身の体の細胞を使用するため，かつてES細胞（embryonic stem cells；胚性幹細胞）で指摘された諸問題を回避しており，今後の発展が期待される．

文　献

1) 神奈川リハビリテーション病院脊髄損傷マニュアル編集委員会：脊髄損傷マニュアル 第2版．医学書院，1996
2) 田中宏太佳，他（編）：動画で学ぶ脊髄損傷のリハビリテーション．医学書院，2010
3) 玉垣　努：脊髄損傷に対する上肢機能へのアプローチ．OTジャーナル　43：1126-1131，2009
4) 松永俊樹，他：機能的電気刺激（FES）の慢性期患者への適応．総合リハ　36：945-947，2008
5) 和田　太，他：歩行訓練ロボット．総合リハ　37：813-819
6) 山中伸弥：iPS細胞の可能性と課題．日本せきずい基金創立10周年記念事業報告書，2009，pp9-16

〔野田　祐輔，岩田　祐美〕

6 脳疾患の進行に応じて改変させる動作法

はじめに

　大脳基底核変性症あるいは脊髄小脳萎縮症などの進行性の疾患では，徐々に動作が困難になり，今までできていたようには動作ができなくなっていく．それは，動作に異常な動作が混入する度合いが大きくなり，その異常な動作によって本来の動作の出現と動作の遂行が阻害されることによると考えられる．この異常な動作は，痙性といわれ筋緊張が亢進しすぎて動きが阻害される場合や，痙性パターンといわれる一通りの動作だけが出現し動作の多様性を阻害する場合，動作の基本を支える動作遂行時の姿勢バランスをダイナミックに保持する自動運動が阻害される場合，動作を遂行する時の逐次に出現するべき動作の一部が欠落した場合などに観察される．そこで，これらの動作障害に対応して動作を誘導し，あるいは動作方法を変更することで，障害となる動作を活用し，あるいは障害を回避して生活のための動作が可能となることを症例を用いて示してみたい．

大脳基底核変性症およびパーキンソニズムの症例

　60代，男性，脳梗塞による右片麻痺，大脳基底核変性症およびパーキンソニズムを併発し，歩行，排泄，移乗など，すべての動作で肩甲帯の後退に伴い麻痺側体幹が後方に引かれ，動作中の重心移動が阻害されることで立ち上がりにくく，足が前に出にくいなどの症状を呈した．

1．現病歴

　2008年1月，徐々に右上肢・下肢の脱力を認め，脳幹梗塞（右橋底部）と診断される．
　2009年9月，自宅で転倒し，右恥骨骨折にて入院する．
　2009年12月，パーキンソニズムが増悪し，大脳基底核変性症と診断される．住宅を改修し自宅退院する．週2回外来リハビリテーション，週2回デイサービス，妻の介護負担軽減を目的にショートステイを利用する．
　2010年8月，下肢装具を製作し，T字杖からサイドケインへ変更する．

2．評　価

　①BRS（Brunnstrom recovery stage）は上肢Ⅳ，手指Ⅵ，下肢Ⅳである．②筋緊張が高く，動作時に亢進し右上肢は屈曲パターン，下肢は伸展パターンをとりやすい．右上肢・下肢，特に右肘関節・手関節，足関節に固縮がみられる．③左筋力〔徒手筋力検査（MMT：manual muscle testing）〕は上肢4，下肢4である．④感覚は右麻痺側軽度鈍麻を認める．⑤改訂長谷川式簡易知能評価スケール（HDS-R：Hasegawa's dementia scale-revised）は18点である．

1）バランス

　座位バランスは良好で，端座位で組み足をして靴の脱着も可能である．立位は後方に倒れやすい．

2）ADL

　移動はサイドケインで，ベッドからトイレの間の歩行は近位見守りだが，方向転換時に動作が性

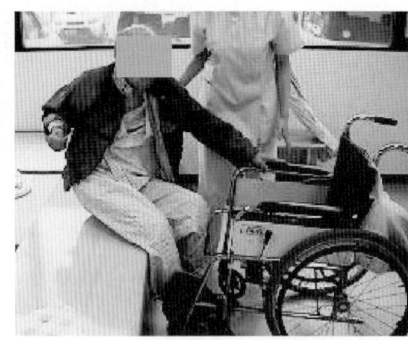

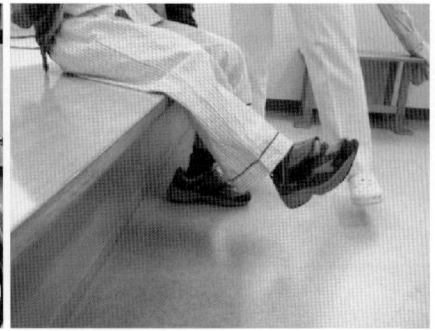

図1 立ち上がりの失敗
右肩甲帯が後退し，足底に荷重する前に右下肢が伸展する

急で転倒リスクが高く，実際に転倒を繰り返している．玄関の階段は右手すりを使用し軽介助である．食事はスプーンで摂食が自立している．排泄は自宅の洋式トイレで手すりを使用し，方向転換の時やズボン操作の時に軽介助である．更衣・整容は焦りやすく時間がかかり，声かけが必要である．入浴は自宅で妻が介助し，シャワーチェアーを使用している．方向転換時には要注意である．コミュニケーションは初頭音に吃音あり，日常会話は理解可能である．認知症状は進行している印象がある．

3．立ち上がり動作
1）問題点
　右上肢屈曲パターン，特に肩甲帯の後退により，上肢と体幹が後方に引かれ，重心の前方移動が困難となる．下肢は，動作途中に足底に体重がのらないうちに伸展するため，足底が床を滑り，立ち上がることができない（図1）．
2）対策と結果
　まずはじめに立ち上がり動作の準備肢位を意識してとらせた（図2）．すなわち，麻痺側の上肢は肩甲帯の後退を防ぐために前方に出し，下肢は足底に体重がのった状態で伸展するように十分屈曲させ，足底全体を床につける肢位をとった．痙性パターンが強く，自力でその肢位をとれない場合は，作業療法士（以下，OT）が介助した．患者自身は右上肢をできるだけ前方に押し出すように

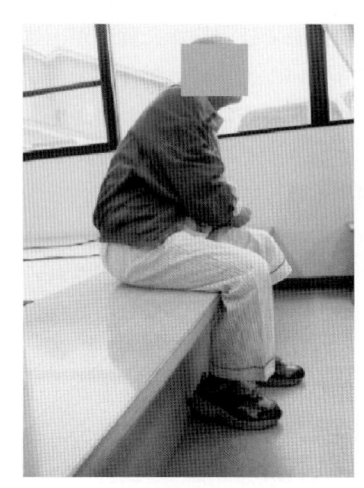

図2 立ち上がりの準備肢位
右下肢は十分屈曲し，右上肢は前方に出しておく

し，OTは右肩と右手を支持して，前方に引き出すように介助を行い，右下肢に体重がかかるように重心の移動方向を誘導した．すると，体重をのせた状態で下肢が伸展した．この方法で繰り返し訓練すると下肢伸展を体重支持の能力として有効に活用でき，自力で立ち上がることができた．

4．移　乗
1）問題点
　車いすのアームレストを左上肢で把握して立ち上がる．立ち上がり動作の途中から体幹前傾，下肢屈曲の姿勢で方向転換を始めようとする．しか

し，足がすくみステップできず，体幹だけが方向転換していき，同時に右肩甲帯が後退し，左後方に引かれて上体が後方に傾く．右下肢は体幹に引かれて浮き，体重をのせられず伸展し，尖足となる伸展パターンをとり，そのため体重を支持することが困難になり，左下肢でステップすることができない．結局，介助なしでは後方に傾倒することになる．

2）対策と結果

まず，車いすに乗ることよりも，立位をとることを意識させた．そして，動作中は右上肢は自ずから常に前方に押し出すようにさせ，OTも前方に引き出すように介助した．右上肢を前方にすることで，体幹と下肢の後方へのねじれはなくなり，右下肢に体重をのせることができた．すなわち，伸展パターンが体重支持の役割を果たし，その結果，左下肢を踏み出すことができた．

5．歩　行

1）問題点

左上肢でサイドケインを使用し，サイドケイン，右下肢，左下肢の順で振り出す．歩き始めは，右下肢を振り出す時は骨盤を挙上し代償させ，前方に約20cmは出すことができた．しかし徐々に小刻み歩行となり，振り出しが難しくなると，さらに歩こうとする努力が増すことに伴い，右肩甲帯後退，麻痺側体幹の伸展と後方への回旋が大きくなり，約10歩以内で立ち止まってしまう．そのため，右下肢を床面上に挙上できても体幹が反り，体重を前方に移動できず，右下肢はその場に落ちるように着地し，歩行移動できない．

2）対策と結果

右下肢の振り出しが，全身の動作として行われているため，歩数を重ねると痙性が高まり，歩幅は減少する．このように振り出しが小さくなると，その場で立位姿勢をとり，両膝の屈伸運動をするように指示した．これにより全身運動が調整されるためか，リセットされ，それから再出発すると，振り出しが再びできるようになり歩き始めることが可能となった．

6．床からの立ち上がり

1）問題点

右下肢足底を床につけて，左下肢を胡座状態にしたまま，左手掌をやや前方にした形の姿勢を出発肢位とした．左手掌に体重をのせると同時に殿部を浮かすが，この時に右肩甲帯が後退し，体重の前方移動が阻害される．もしうまくいっても，左片膝立ち位から下肢伸展，体幹伸展により立位姿勢へ移る途中で，右の肩甲帯の後退と上肢の屈曲，体幹の右回旋が生じ，体幹は反り，重心は正中に止まらず後方に移動し倒れる．床からの立ち上がりは，椅子生活である片麻痺患者には不必要と思われるかもしれないが，本症例のような転倒を繰り返す者にとっては，家族が床から立たせることが必要となり，家族の介護負担の軽減という観点からも床からの立ち上がり動作の改善・習得の訓練が必要であった．

2）対策と結果

左手掌に体重をのせる時は，右手掌もできるだけ床につけるようにさせて，右上肢の屈曲を防ぎ，痙性による阻害を防止した．殿部を離床し下肢伸展する時は，肩甲帯を意識的に前方突出させ，右手掌は床につけ，上肢は伸展させる．その状態で両下肢ともに伸展位となれば，右上肢はその肢位を保ったまま，体幹をゆっくり伸展させ立位をとる．この方法で，ズボンを軽くつまむ程度の最小介助で動作可能となった．主な介護者である妻にも介助方法を指導し，介護負担の軽減に努めた．後日，実際に自宅での転倒直後は全身の筋緊張が亢進してつっぱり，リハビリテーション室で行えたような立ち上がりはできなかったとの話があった．転倒直後は精神的にも緊張しているため，まず落ち着かせ，筋緊張を落としてから動作を口頭あるいは徒手的に誘導し，手順を追って立ち上がらせるように助言した．すると，次回はなんとか立ち上がれたと報告があった．

7．考　察

どの動作も一見して，一般的な共同運動が動作遂行を阻害しているようにみえるが，麻痺側であ

る右肩甲帯の後退が動作を困難にしている要因と思えた．しかし動作をうまく誘導すれば，緊張が増し共同運動となる動作であっても，体重を支持し動作が可能となるため，本人が意識的に肩甲帯を前方突出することで，諸動作に改善がみられた．

麻痺のない人間が下肢をできる限り前に出せといわれたら，同側上肢を後方に引いて体幹を回旋させ，骨盤を前方に押し出して振り出すだろう．本症例はパーキンソニズムを伴い小刻み歩行になりやすく，歩行中は下肢の振り出しを意識的に大きくしていた．つまり，常にこの最大努力をする必要があった．中枢神経障害による運動の異常パターンといわれるものは，通常なら目的動作を達成しようとする時に，おのおのの筋が協調して活動するはずのものが，タイミングや活動の強弱調節がされないまま，関節運動として発現されたものであり，決してまったく異なるものではなく正常な状態の変形されたものであると考えられる．

脊髄小脳萎縮症の症例

40代，女性，専業主婦，脊髄小脳萎縮症6型について述べる．

1．現病歴

2003年ごろ，自転車で直進できないことに始まり，歩行時にふらつき，四肢が動きにくく，呂律が回らず，むせやすく，転倒が頻回となった．

2007年10月，MRIで小脳が高度に萎縮し，小脳両側外側と特に虫部の血流低下が著明であった．

2．評　価

①衝動性眼振，両側方視時に注視方向性眼振，②失調性構音障害，上肢・下肢失調症状あり，knee patは強さやリズムが乱れる，③嚥下は液体でむせやすい，④身体機能はMMT上肢・下肢5，筋緊張は正常，筋萎縮なし，⑤平衡機能は片脚立ち困難で立位にて前後方向の外乱に対する立ち直り，保護伸展反応減弱，Romberg sign（＋），⑥ADLはBarthel index 95〜100点，階段は手すりを使用，歩行はワイドベースと認められた．

3．生活への影響例

①手の振戦により鼻を触る時に指で眼を突きそうになる，②眼振により歩きながら人や物の識別が定まらず，また新聞や雑誌の細かい文字が読みにくい，③下肢失調と平衡障害により右傾斜で歩き，車道に出そうになる，④動作手順の障害により，冷蔵庫の中の物を取り出そうとドアを開ける時，中の物をみようと顔が先に出て，手で引き開けたドアに頭をぶつける，⑤専業主婦であるため頻度が高く，けがの危険性のある調理において，前述などの障害による問題を多く認めた．以下に，生活上の動作障害とその対策法を指導することで生活動作が改善したことを抜粋して解説する．

4．卵を割る
1）問題点

卵を指腹でつまみ，肩関節・肘関節屈曲による上肢挙上から伸展し，振り下ろして割る．その結果，殻が潰れ，中身が崩れて出てしまう．本人から1パック（10個入）中4個失敗すると話があった（図3）．

2）対策と結果

卵の持ち方は，手指と手掌全体で殻を包むように持つ．割り方は2つ提案し，1つは手関節をシンクにつけ固定して支点とし，掌屈してシンクの丸みのある角に当てる方法，もう1つは前腕末梢部を左手で支える方法である．それにより，殻にひびが入る程度に割れ，中身は出なかった（図4）．

5．切　る
1）問題点

根菜などは丸みがあるため，まな板上で安定しない．また，包丁の刃をまな板に対して平行にし，力を垂直にかけるため，刃は勢いよくまな板に当たるか，野菜が転がり刃先が定まらない．野菜を強く固定しようと指腹で押さえつけると，爪が上

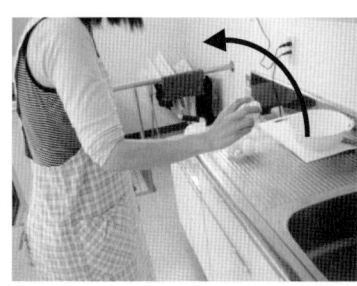

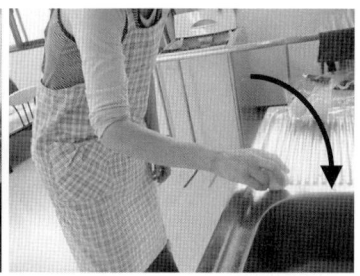

a．上肢全体を振り下ろす

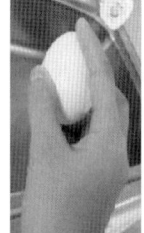

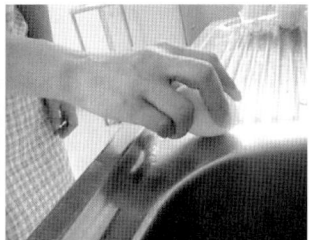

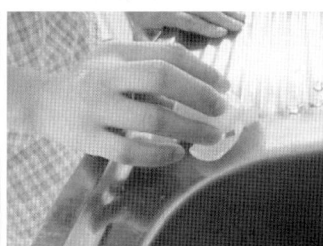

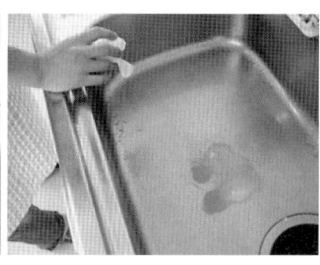

b．卵と手の間にすき間を空けて持つ．失敗したら，そのままシンクに流す

図3　介入前の卵割り

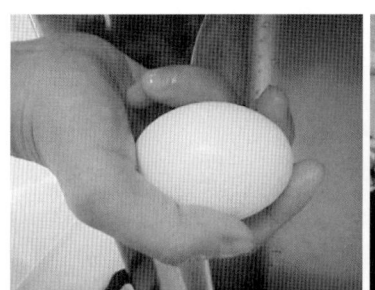

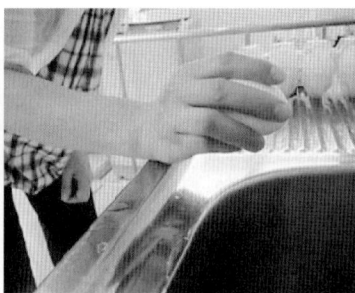

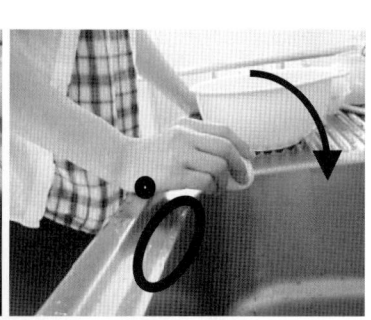

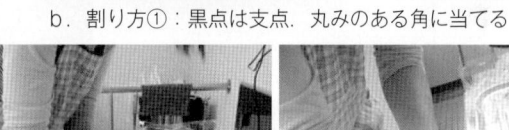

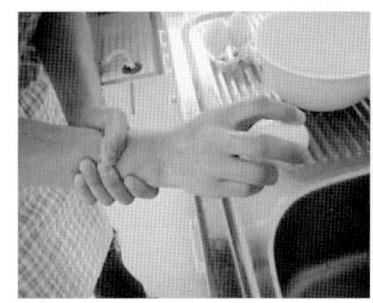

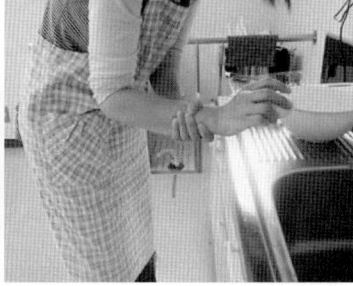

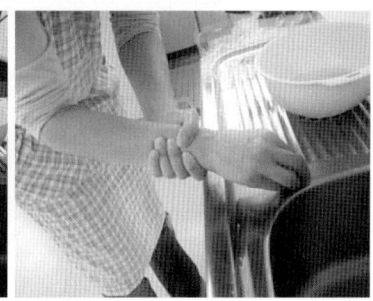

a．持ち方　　　　　　　　　b．割り方①：黒点は支点．丸みのある角に当てる

c．割り方②：前腕末梢部を左手で支える

図4　介入後の卵割り

向き，爪を切ったことがある（図5）．
２）対策と結果
　ピーラーで一部を平たくし，底としてまな板に置く．大きいものを切る時は，左手掌は刃の背に添え刃先をまな板に立て支点とし，柄を下方に降ろして切る．小さいものは指を丸めて野菜を把持

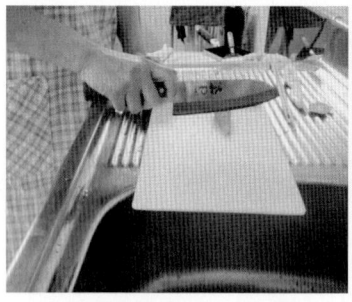

216　第Ⅲ章　障害の中に能力を引き出し活かす技術

a．刃を垂直に押し付けるので，切れずに根菜が転がり危ない

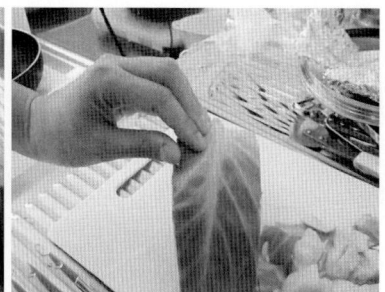

b．指先がでているので刃で切りやすい

図5　介入前の切り方

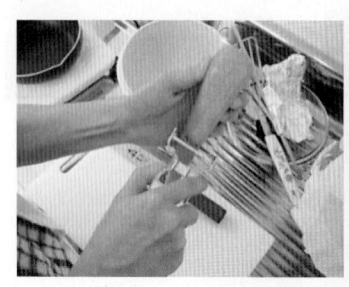

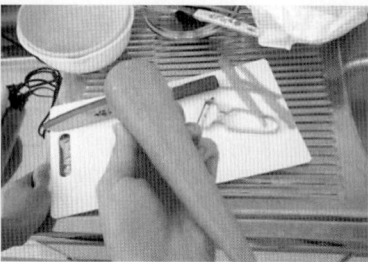

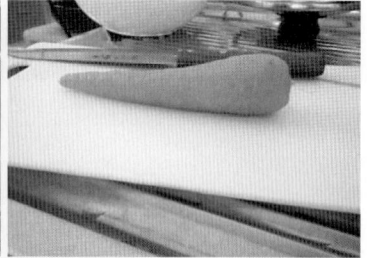

a．ピーラーで一部を平たくし，底をつくりまな板に置くと安定する

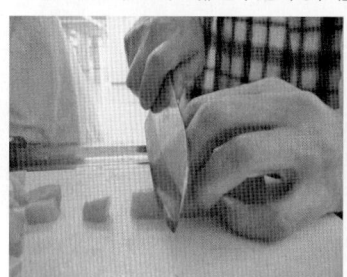

b．包丁の背を中節に当て，刃を外側に向けることで安全を確保する

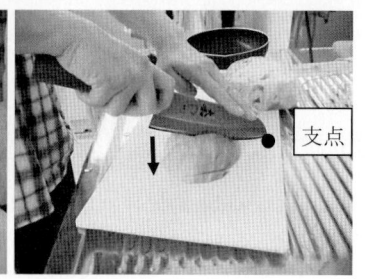

c．刃の先端をまな板につけ，上から押さえて位置がずれないようにし，他方の手で下に下ろすようにし，刃が移動することで切れる

支点

図6　介入後の切り方

し，刃の腹を左指背に沿わせ刃を外側に向けるように切る（図6）．

6．野菜を容器に入れる動作
1）問題点
両手の内側縁を合わせられず，手をすくう形にできない．また，つぼみのように両手を合わせられても，過剰な力で手で押しあう，もしくは片手ずつおのおので野菜をつかみとる．容器口に近づく前に真上から落とし入れる．その場合，揚げ物では油が，汁物では湯がはじき飛び，火傷したことがある．その他，ボウルの脇にこぼれ落ちる（図7）．

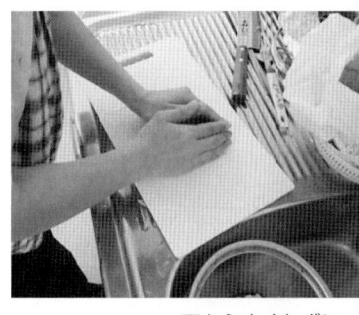

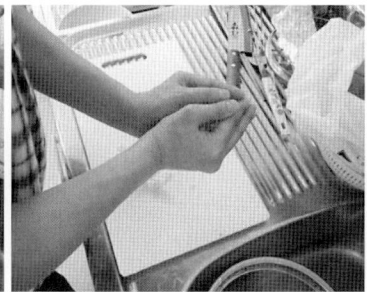

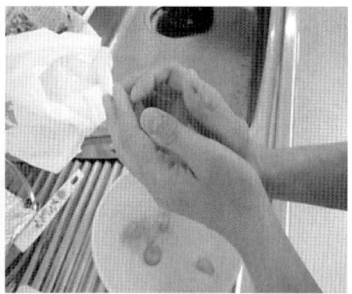

a．下からすくわずに，両手を合わせるだけで物をつかむためぼろぼろと散らばり落ちる

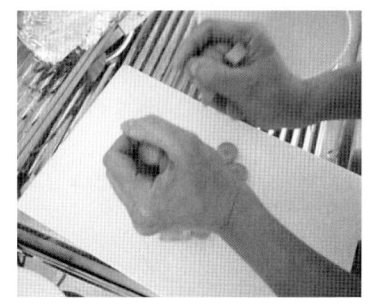

b．両手おのおの握って物をつかむため，全部とれず，かつ落ちる

図 7　介入前の野菜を容器に入れる動作

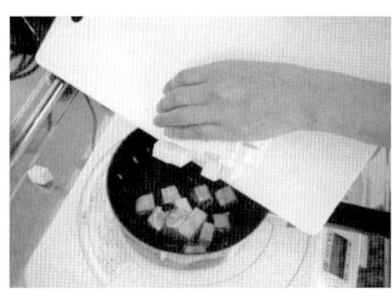

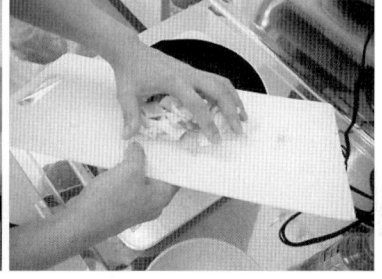

a．鍋へ入れる場合，母指球をまな板に沿わせて移動する．火傷を防ぐため，フライパンの斜め上から入れる

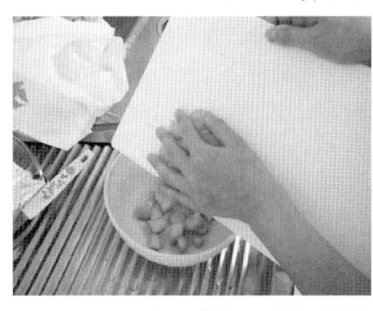

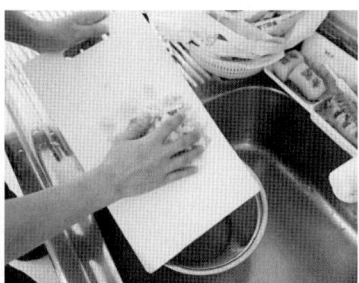

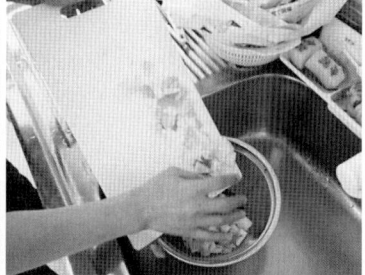

b．ボウルへ入れる場合，母指球をまな板に沿わせて移動する．まな板をボウルにつける

図 8　介入後の野菜を容器に入れる動作

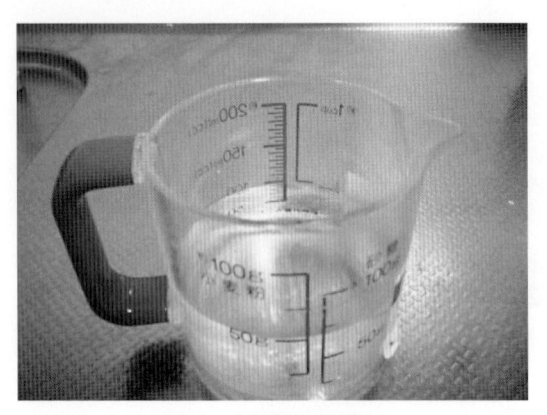

図9 介入前の計り方
細かい目盛りと水面を同時に見比べるため，焦点がぶれやすい

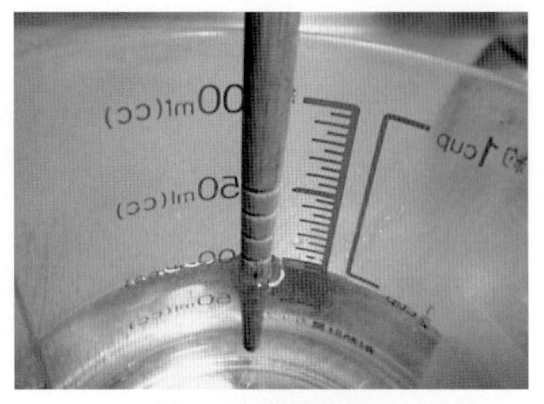

図10 介入後の計り方
箸を水面に入れることで，表面張力の効果で水面の位置が際立つ

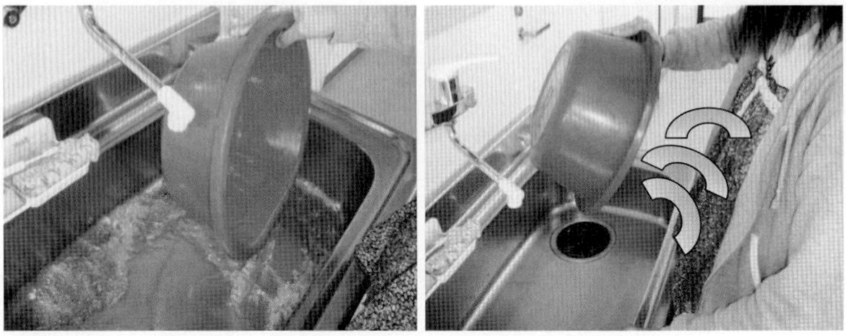

図11 介入前の流し方
手前に水がかかる

2）対策と結果

　左手で野菜をのせたまな板を持ち，右手をまな板に沿わせて，母指で野菜を寄せるようにして，容器へ入れる．鍋やフライパンへは熱くないように斜め上方から入れる．容器の縁にまな板をつけるようにもってくる．このようにすることではねることやこぼすことがなく確実に入る（図8）．

7．計量カップで計る

1）問題点

　目盛りがみにくい．水が透明のため水面がわかりにくい．細かい目盛りを凝視すると，眼振が出現する（図9）．

2）対策と結果

　事前に水で濡らした木箸を立てると，水面の境界と目盛りを見比べることができる（図10）．

8．桶の水を流す

1）問題点

　右上肢のみで流すと，体に水がかかり，服を濡らすことがあった．その理由は水の流れる向きと肩関節屈曲・外転，肘関節屈曲時の前腕の運動方向が同方向のため，上肢運動が過度になり抑制されないためと考える（図11）．

2）対策と結果

　いろいろな場合に備えて，3通りの方法を提示した．

　①桶の一辺をシンクにつける方法（図12a）．シンクとの摩擦が上肢と桶の動きを制限しているため桶が安定する．

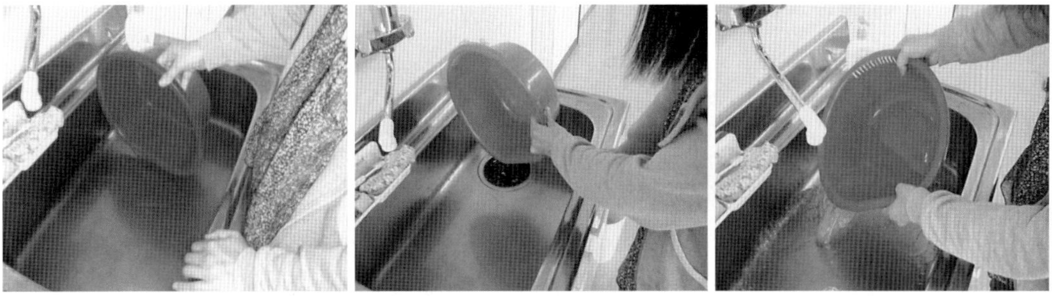

| a．桶の一辺をシンクにつける | b．左手で流す | c．両手で流す |

図12　介入後の流し方

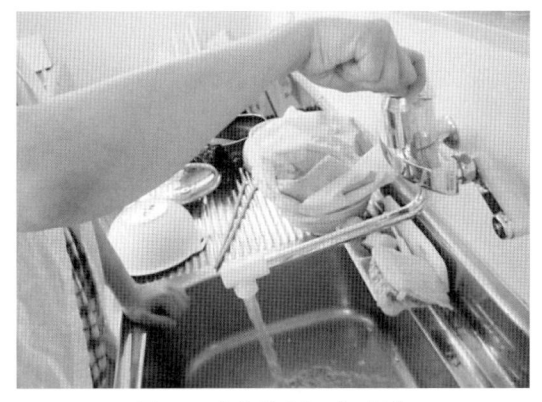

図13　介入前のレバー操作
出水の勢いが強い

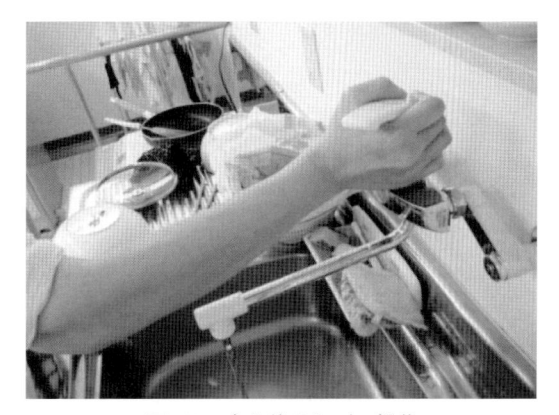

図14　介入後のレバー操作
出水の調節可能

②左手で桶を持って流す方法（図12b）．左肘関節屈曲時の前腕の運動方向が水の流れる向きと逆のため，過剰な肘関節屈曲を抑制できる．

③両手で流す方法（図12c）．右上肢の過屈曲を左上肢の伸展で抑制できる．

9．蛇口のレバー操作
1）問題点
肩を支点に主に肩関節屈曲により，上肢全体を使ってレバーを上げると，レバーが上がりすぎる．可動性が大きく，強力な筋が働く肩のような大関節では，レバー操作という筋出力の調整が必要な動作は特に難しいのではないかと考える（図13）．
2）対策と結果
レバーを下から手掌で把握すると，レバー操作の調節が可能となる．その理由として，肩関節が外旋となるため肩関節の屈曲が抑制され，手関節の尺屈により操作の調節が可能になると考える（図14）．

10．文字や物が二重にみえる（複視）
1）問題点
雑誌や新聞，学校からのプリントなどを読む時に二重になりみえにくい．
2）対策と結果
視野から周辺視野を除いて中央部のみをみることで，不具合による複視を軽減できる．穴を水平に空けたスリット眼鏡を用いて，あいまいに周辺の状況をみせることで，遠近感や不安の解消につながった（図15）．

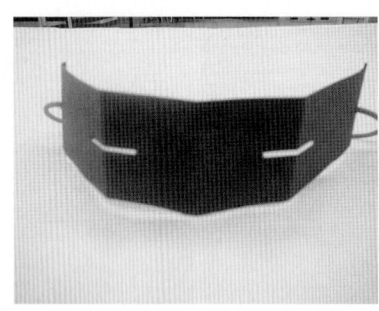

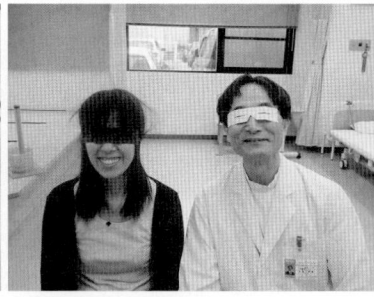

a．紙による試作品

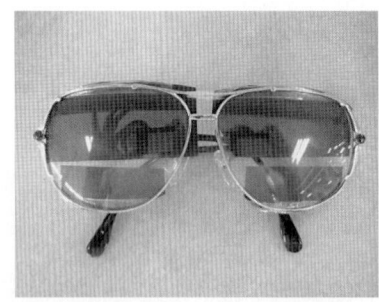

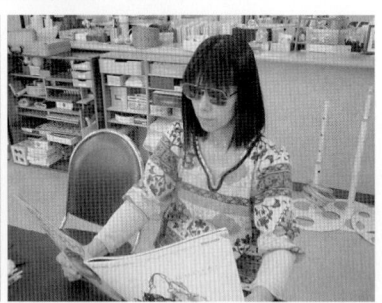

b．内側に紙を貼りつけたスリット眼鏡

図15　スリット眼鏡

11．考　察
1）手指の振戦と失調
　動作が過大になり，微調整がきかずに動作を失敗することとなった．そのため過大とならない動作を指導すると同時に，安全性が高まるような道具の使用方法を勧めた．過大にならない動作とは，例えば卵を割る時に卵を手に包むように持ち，手関節をシンクにつけて，卵を掌屈動作で割るなどである．

2）調　理
　調理動作での障害としては手指・上肢失調，眼振の影響もあった．しかし特徴的と考えられたのは，思ったことの動作の最終動作が，動作の始まりと同時にみられるという，動作手順の障害があげられた．例えば，野菜を容器に入れる動作で解説したように，野菜をつかむとすぐに，その動作の最終動作である油の入った鍋に野菜を入れる動作をしてしまう，しかも鍋に入れる動作も順を踏まずに野菜を手放し，その結果野菜は油の中に落下することになる．この動作の改善策は，ていねいに行うことである．しかし，単に「ていねいに動作してください」と指示しても動作は改善しない．そこで結果として，ていねいな動作となるように，まな板に野菜をのせたまま鍋などの上に運び，そして野菜を滑らせて入れる方法を行うことで改善した．ではなぜ動作が改善し，熱い油を飛び散らす危険を回避できるようになったのであろうか．まず，まな板を左手で持ち，右手を添わせることで動作の形がていねいにセットされる．次にまな板を鍋などの縁に運ぶが，まな板を急に動かせば鍋などに当たりたいへんなことになるため，気を付けて動作することが脳に動作する際の注意として強くセットされる．さらに野菜をまな板の斜め下に向かって滑らせるが，この時右手はまな板に沿わせて動かすため動作が緩やかに行われるようになる．すなわち，動作の手順の一工程ごとにおのずと注意がいき届き，結果ていねいな動作で完了することに至ったと考えられる．

3）眼　振
　細かな物へ焦点が合わせにくく，判別が困難となる場合には，水の表面張力を利用し，濡れた木箸を水面に立て入れることで水面を変化させ，目

盛りとの一致，不一致の判別を可能とした．水面と計量カップの内面との境界はみづらいため，焦点を合わそうとして，あるいは合わすべき焦点を求めて眼振が出現しやすくなる．そこで水面に濡れた木箸を立てると，濡れた木箸に水面が引かれ水面に凹凸ができ，水面と計量カップの内面の境界が際立った．

4）スリット眼鏡

細い横スリットを空けた紙を眼に当ててみる方法は，イヌイットの人たちなどが眼を紫外線から守り，獲物に鮮明な焦点をあてる方法として祖先より受け継いできた方法で，乱視の人でも焦点が合う優れた技法の応用である．この症例では比較的太めのスリットがよく，焦点近くの視野が確保できる一方で，周辺視野がある程度制限される．そのため周辺視野に動く物が現れた時に発現するサッケードの確率が低く抑えられ，それによりサッケードで生じる眼振が抑えられたものと考えられる．縫い物や書字，読書にはこのスリット眼鏡が効果を示した．当初はサングラスにスリットを付けた物を試みたが，みえる範囲の狭さに伴う危険がデメリットとなり使用されなくなった．そこで白内障用のポリカーボネイトの眼鏡を使用した．これは，いわば最も外周の周辺視野が適度な制限となるようで，外出時にも使われていた．

〔佐藤　良子，生田　宗博〕

7 脳血管障害後の能力回復

はじめに

　脳血管障害（CVA：cerebrovascular accident）後の運動機能障害〔片麻痺（hemiplegia）〕による機能の回復と，ある程度まで回復した機能と障害されなかった機能を含め，全体を統合して新たな動作能力を形成し回復することは，生活能力の回復に必須となる．運動機能障害の回復のための作業療法，ある程度回復した機能を含めて機能を新たに統合して得る動作能力を形成するための作業療法，そしてその新たな動作能力を活用することで得る生活能力回復のための作業療法を以下に述べる．この内容の基本は拙著[1]で述べているが，以下はその補充あるいは本文執筆までの間に得た新たな知見の一部を書いた．

運動機能障害の回復

1．姿勢保持機能の回復
1）静止時姿勢の保持

　姿勢には静止時姿勢と動作時姿勢がある．静止時姿勢の保持とは，座位や立位などの状態を保持し，傾倒・転倒しないように保持し続けることを意味する．ポイントは状態の保持とその持続にある．姿勢を保つ姿は，姿勢を保持しようと出力し続ける運動プログラムの活動状態を，足底や殿部の圧覚，筋・関節などの深部覚，内耳の平衡覚，視覚，ときに聴覚などの感覚フィードバック情報で更新しながら，維持しようとしている姿といえよう．視覚と聴覚以外の感覚は，この場合は静的であり，感覚情報量は動的状態にある時に比べて相当減少した状態で，ほぼ一定量になる（このようになるのが通常といえる）．一方，視覚や聴覚の情報は変化し，その変化する情報に応じて姿勢はわずかにだが変化（崩れ）しようとしていると推定される．同じ姿勢を保とうとする時には，足底や殿部では同じ部位に体重圧が加わり，その部位からの感覚は疲れや痛みの兆候として処理され，姿勢を微妙に変化（崩す）させると考えられる．このように，まったく同じ姿勢を保持することは，本来難しいことと考えられる．

　片側が麻痺してしまった状態において，姿勢を保持するためには，非麻痺側の運動プログラムの活動レベルを，病前に比べ相当に高い状態に維持する必要があると考えられる．麻痺側が十分に，あるいは現状に適応して巧みには機能しない状態で，非麻痺側の運動プログラムの活動レベルは障害以前に比べ高い状態に保たなければならない．だがその一方で，この状態の維持は困難なことであると推定される．疲労が早く発現し，運動プログラムの活動量の減衰が生じやすいと考えられ，さらに姿勢を保持しようとする静的状態においては，感覚器官からの情報頻度（信号発射回数の時間に対する割合）が動作時に比べ小さく，この少ない情報のフィードバックを頼りに，高い活動レベルによる運動プログラムの出力を維持し続けるのは困難と思われる．このように，出力（運動），入力（感覚情報）の両面から，片麻痺患者が姿勢を保持することは，本当にたいへんなことで，困難なことなのだと推察でき，ものすごい努力で姿勢保持をしようとしているのだと，強く感じる．作業療法士（以下，OT）も治すために技術を尽く

7．脳血管障害後の能力回復　223

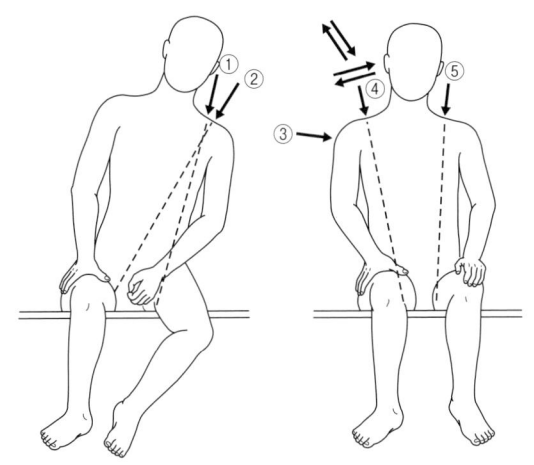

a．立ち直らせる麻痺側からのタッピング
b．座位保持させるためのタッピング

図1　タッピングでの加重
aでは①の方向に押し付ける力を，麻痺側の坐骨結節に向かって加え，②は非麻痺側の坐骨結節に向かって力を加え，状態がbのように立ち直り安定して可能となったら，③，④，⑤のようにさまざまな方向に力を加え，安定して立ち直った姿勢を保持できるように誘導する

し，限界を超えていく努力で応えなければと強く思う．

OTは図1のように，姿勢を保持している患者の肩を倒れない方向に軽くたたき刺激を加える．また一方で，上から押さえつけながらより重心位置を安定させるようにする．安定したら，今度は現在の重心線位置から重心線を外すように体を動かす刺激を加える．このようにして，感覚フィードバックを強め，感覚の減衰を防止し，姿勢保持の出力の確度を上げ，対応する範囲を広げながら，持続時間を延ばす．すなわち，保持できる重心線位置（支持基底面におけるその支持基底面が保持する重心線の通過位置を重心線位置と本稿では称する）を広げ，ゆとりをつくり，安定の範囲を広げるために，姿勢が安定ししばらく（20秒ほどでもよい）経過したら，その姿勢から重心線位置を少し前後左右にずらし，そこで再び姿勢を保つようにする．このようにして，感覚を強めることで，高出力を維持する努力（随意的活動）に加えて，感覚フィードバックに対して反射的に反応しなが

ら高出力を維持する活動で補う．このようにして，疲労を抑え，持続時間を伸ばしながら，重心線位置の保持範囲を広げる．この繰り返しにより，随意的努力なしで，高出力状態が通常の出力状態になるように，出力レベルの初期値設定を変換させ，それを常態（そのことが通常のことになっている状態）の初期値として設定されるように誘導する．高出力が通常出力になるように設定を変化させて日常を過ごすには，身体機能の強化が必須で，3カ月以上の訓練期間が必要となる．

2）動的姿勢の保持

なんらかの動作を行う時には，①動作に伴って移動する重心移動を防止あるいは適正範囲に抑えるために，あらかじめ重心を逆方向に移動させて，動作を行った時にその動作で体が振られ重心線位置が大きく変動しないよう，適切に動作できるようにする（予測的重心移動と仮称）．また，②動作の結果，バランスを崩すように移動してしまった重心を安定状態に戻すように重心を移動させる（事後的重心移動と仮称）．このようなバランス保持の機能が，動作姿勢の保持の基をつくると理解できる．

CVAに伴って動作姿勢の保持が困難になった場合には，①重心位置保持の適正範囲が不適正範囲へ変移すること，②予測的重心移動の過大や過小と方向の誤り，③事後的重心移動の過大や過小と方向の誤り，あるいは予測的重心移動や事後的重心移動のタイミングのずれなどが要因になると経験的に帰納される．①はいわば姿勢保持の基準が姿勢を崩す範囲に変移したことを示し，いわば0点（基点）の遺脱といえる．予測的重心移動と事後的重心移動の重心移動方向の誤りは，0点の遺脱との関連で生じると理解できる．予測的重心移動の誤りが生じる原因は，経験の記憶に照らして算定した予測移動量の誤算か，算定した予測移動量で出力値を設定する時の誤り，あるいは出力値の係数あるいは補正値の誤り，さらに係数あるいは補正値の一方あるいは両方が設定されにくいなどが推定される．さらに，感覚情報の利用割合の過大あるいは過小設定や，感覚情報の運動への

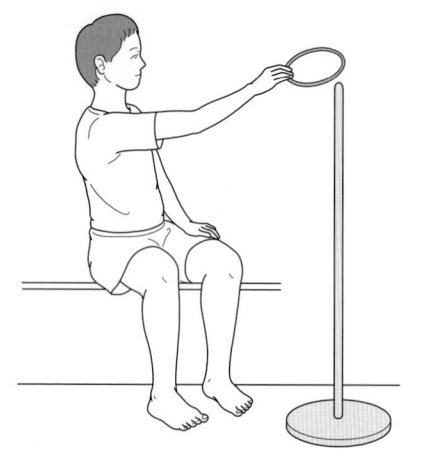

図2　非麻痺側で支持して行う麻痺側へのリーチ
麻痺側方向に非麻痺側手を伸ばす時には，まず非麻痺側で体重を支持してから，手を伸ばす動作を行う

返還タイミングの遅れが推定される．

　姿勢保持の動作は，姿勢を変化しなければならないような目的動作を随意的に行う時に，自動的動作として行われる．自動運動として行われる姿勢保持動作は，随意運動を行うために適した形の自動運動を行うこと（構え）と，その自動運動を行う間に対重力バランスをとり姿勢を保持する運動（微細な体位の適正化）とに，分けて考えることができる．姿勢保持の動作が円滑に行えないのは，目的動作に応じた自動運動の選択と実行，および目的運動の実行状態に合わせた変化などが，できないためと考えられる．さらに，その時の対重力・身体各部の相互位置のバランスの不適切が加わり，姿勢保持動作の困難として現れる．

　OTが図2のように目的動作に伴って適切な姿勢保持動作を行わせようとしても，多くの場合にあまりうまくはいかない．そこで，姿勢保持動作を先行させて，その姿勢保持動作に適して目的動作を行うように導く．例えば，階段を昇るのではなく，左足に体重を移して重心を支持した状態で右足を上げ，右足を上げた状態で重心を保持し，そうして右足を一段上の上面に移しのせるなどの方法で訓練する．そのためには，例えば階段に足

形を描き，はみ出ないように足をのせるとか，体重計に片足をおいて何キロまで体重をのせるか指定し少しずつ増やすなどの，自動運動の目的運動化というべき方法を行う．要するに，その動作を行うことで，自然に意図したように運動が実行できるように設定する．その動作を繰り返し，運動設定のプログラムの変換，あるいは適正化させた状態（いわば元の正しい状態）にリセットする．これが，有効な作業（動作）の設定ということの意味であり，そのように行うとなぜか動作が改善してしまうという作業・動作の設定に，なるほど専門職だなと納得が得られる仕事があり，その工夫に努力する．

プッシャー症状

　プッシャー症状とは図3[1)]のように，片麻痺になって後，座ったり立ったりしている間，麻痺側に体が傾斜し座位や立位を保てず傾倒する症状である．倒れないようにOTが麻痺側の肩を反対側（非麻痺側）に押して直そうとすると，いっそう麻痺側に強く体を倒そうとする．これは，麻痺側に傾斜した状態をまっすぐな状態と脳が認識しているため，みた目のまっすぐに直されると非麻痺側に倒されると感知し，脳が納得するまっすぐ（麻痺側に傾いた状態）に戻ろうとするためと理解できる．みた目でまっすぐにされる時，この非麻痺側に押し倒される感覚に伴う恐怖は相当に強く，患者は強く抵抗する．そのため，むやみに行うと症状を強固に固定化することにつながる．プッシャー症状は，まっすぐな姿勢の基準である垂直という角度の体感基準が麻痺側へ傾斜・偏位することにより生じるといえる．垂直に立つ棒などの線を見て，垂直に直す機能も偏位している人と，あまり偏位していない人がいる．例えば，立ち棒に非麻痺側手でつかまって立ちあがった後で，その立ち棒と視線とのずれや立ち棒と自身の体との偏位に気づいて，自ら立ち位置・姿勢を直そうとする人もいるが，そのようなことがまったくできない人もいる．鏡で直せる人は視覚的な垂

図中のテキスト:

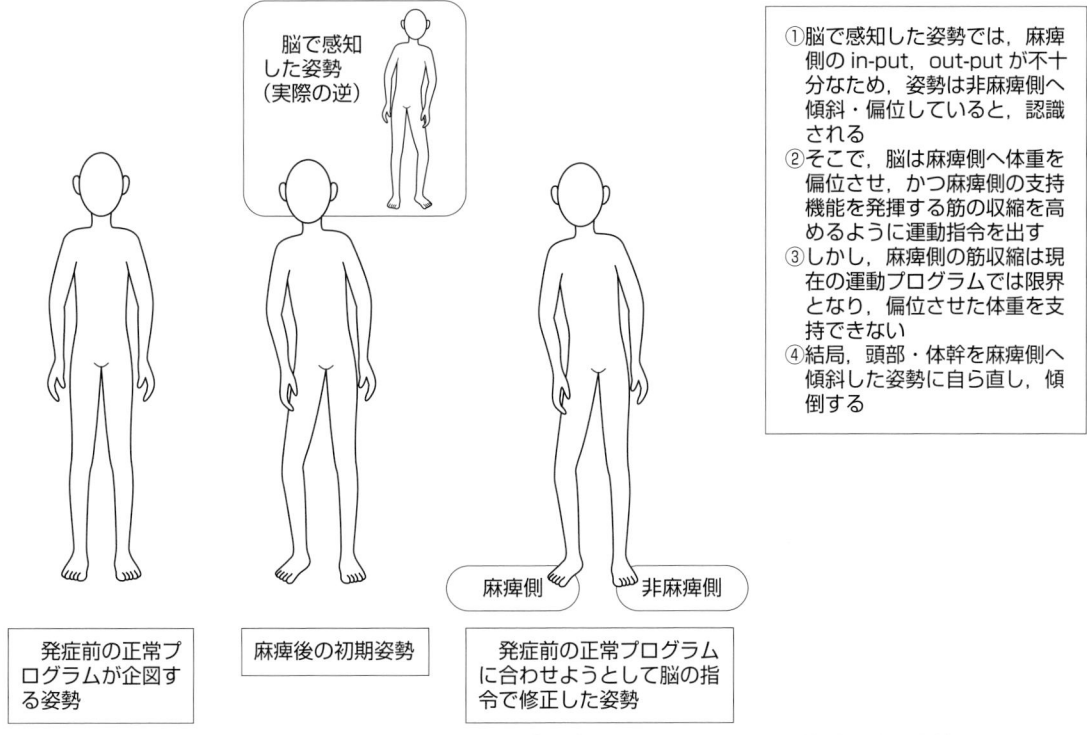

- 脳で感知した姿勢（実際の逆）
- 発症前の正常プログラムが企図する姿勢
- 麻痺後の初期姿勢
- 麻痺側　非麻痺側
- 発症前の正常プログラムに合わせようとして脳の指令で修正した姿勢

① 脳で感知した姿勢では，麻痺側の in-put, out-put が不十分なため，姿勢は非麻痺側へ傾斜・偏位していると，認識される
② そこで，脳は麻痺側へ体重を偏位させ，かつ麻痺側の支持機能を発揮する筋の収縮を高めるように運動指令を出す
③ しかし，麻痺側の筋収縮は現在の運動プログラムでは限界となり，偏位させた体重を支持できない
④ 結局，頭部・体幹を麻痺側へ傾斜した姿勢に自ら直し，傾倒する

図3　発症前の正常であった直立姿勢プログラムの働きでとる脳血管障害後の姿勢

直認知が正しく，かつ視覚的垂直認知で体位を自己修正することができる人である．視覚的刺激や，声かけで修正できない人は重度といえる．

　恐怖感をなるべく抑えて，非麻痺側で体重を支持し，垂直の姿勢をとるための方法を以下に述べる．端座位では，非麻痺側にOTが座り，非麻痺側の肩は前方から，麻痺側の肩は外側から持ち，非麻痺側をOTの体に押さえ付け，なるべく密着させ，垂直位の座位をとらせる．患者が倒れ込むと感じる非麻痺側にOTの体を密着させることで，ガードしていることを患者が感知できるようにする．このように，非麻痺側から体を支えるような皮膚感覚の力によって，恐怖感は低くなり，患者は抵抗をあまりしなくなる．立位は非麻痺側手で立ち棒などをつかんで保持し，その非麻痺側にOTは立ち，麻痺側殿部を引き付けてOTの大腿側部で挟み込むように押さえて支持する．さらに麻痺側肩を前方からわきにかけて保持し，OTの体側に押さえ付けるように支持する．OTの力が弱い場合は，麻痺側から支持することになるため，非麻痺側に押すことになり，麻痺側に傾きやすくなる．よって，当面は2人介助で行うほうがよい．

　前述のように座位や立位をとっても，非麻痺側に倒れているとの感知がまったくなくなるわけではない．そこで，非麻痺側に体を傾けても，不安を感じないで，しかも確実に座りあるいは立っていると実感する作業（動作）を設定する．そして，その作業・動作を繰り返す中で，直立の基準を正してリセットする．そのためには，輪の取り入れ作業（第Ⅳ章「6．座位・立位」を参照）を行う必要がある．まず，非麻痺側いっぱいに手を伸ばして届くところに置いた棒に，手に持った輪を入れる．手をいっぱいに伸ばすため，非麻痺側に体重を移して支持し，しかも上体を非麻痺側に傾ける動作が生じる．しかし，この時は恐怖感がなぜか

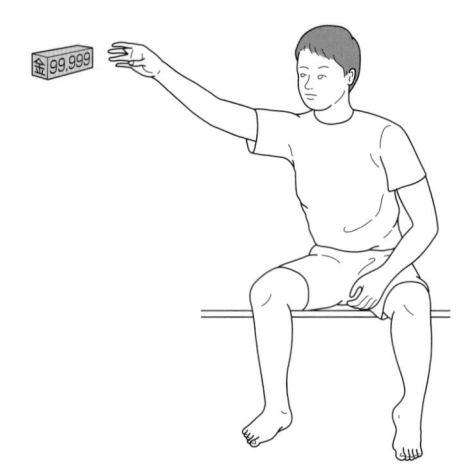

図 4 手を伸ばし重心をのせる
手を非麻痺側に伸ばして，金塊をつかもうとすると，麻痺側に傾斜した姿勢でなければいられなかったのに，なぜか重心を非麻痺側にシフトした姿勢をとってしまう

薄らぐようで，しかも非麻痺側で体重を支持しても倒れず安定していることに，患者はふと気づくようである．この動作を成功させながら繰り返すことで，直立の動作・感覚の基準が修正されて，正しい直立の基準値に近く設定されていく．

図4のように，手を右側なり左側なりに，いっぱいに伸ばした時には，どのような人でも重心を伸ばした側の坐骨や足底に移動させ，体幹も手を伸ばす側に傾ける．このような動作の形で，手を側方いっぱいに伸ばすという動作のプログラムは，独立した一つのプログラムとして記憶されていると考えられる．したがって，プッシャー症状となっても，このプログラムは作動し，この時にこのプログラムの体位維持プログラムである座位保持の形は，非麻痺側に体重をシフトさせて対重力バランスをとる動作を制御する形で機能する．手を側方いっぱいに伸ばす動作のプログラムと座位姿勢をとるプログラムとは独立しているが，相互に干渉・補正し合うと考えられる．なぜならば，プッシャー症状のある人では，手を非麻痺側いっぱいに伸ばす動作は，最初はやはり恐る恐る行うものであり，OTが一緒に手を添えて行わなければ，手をあまり伸ばそうとはしない．この動作を成功裏に繰り返す間に，手を大きく伸ばすようになり，さらに手を大きく伸ばすほど非麻痺側への体重シフトがスムーズになる．

片麻痺上肢の機能回復

1. リーチ機能

　リーチ機能とは，手を目的物に届かせるために，上肢が目的物に向かって伸びていく動作と，手で目的物に触れ，把持したりした後に，手を新たな位置あるいは元の位置に戻す動作のことである．さらにリーチ機能は以下のように構成される．肩（肩甲骨と肩甲上腕関節）による手の伸びる方向決めとその調節の機能と，上肢の重量（把持した物の重量を含む場合もある）を体幹に固定し支える機能，肩関節の挙上（屈曲，外転，伸展）と肘関節の伸展・屈曲による手を伸ばして運ぶ機能，前腕の回外・回内と手関節の背屈・掌屈によって目的物に手掌・手指を向ける機能，以上の関節と動かす筋の深部感覚，そして目的位置に達した時の手掌と手指の皮膚感覚により，リーチの状態を感知する機能がある．以上のうちで，単純にリーチ動作として明確にみえるのが手を運ぶ機能である．しかし，単純明快そうにみえる手を運ぶ機能の，中心にみえる肘関節の伸展動作には，肘関節の伸展筋による場合と肘関節の屈曲筋による場合の2系統がある．この2系統を場合に応じて切り替え，使い分けることが片麻痺患者には困難である．例えば，手掌を上に向けて手を伸ばす時は屈曲筋による肘の伸展が生じ，これは屈曲筋の遠心性収縮によると理解される．そして，帰りの動作は屈曲筋の求心性収縮により行われる．この遠心性と求心性を分けるのは把持した物体を含めた重量を支える力を，その重量より小さく維持するか大きく維持するかで，遠心性と求心性の収縮運動が制御される．しかし，この時に肩関節ではまったく逆の求心性と，戻りの動作では遠心性の収縮で運動が制御される．すなわち，肩関節の挙上は挙上筋の求心性収縮で，肘関節の伸展は屈曲筋の遠心性収縮で制御されて，手が目的物に伸びる動

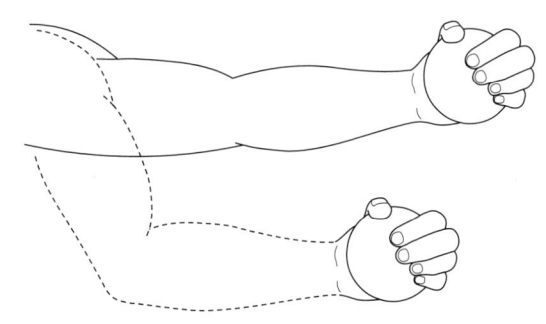

図5 肘関節屈筋で行うリーチ
手に重りを持って，破線の状態から実線の状態に手を伸ばす時，肩関節屈曲・外転筋は求心性収縮で，肘関節屈曲筋は遠心性収縮で動作が制御される．実線から破線では，肩関節では遠心性，肘関節では求心性の収縮で動作が制御される

作が行われる．

1) 肘関節屈曲筋の遠心性収縮で行う手を前方に伸ばす動作

手を前方に伸ばすために肘関節を伸展する時は，図5のように肘関節屈曲筋の遠心性収縮によって動作が制御される．これは，肘関節の屈曲角度を保持する時に必要な筋力よりも少ない筋力に，筋力の発生を抑えるように制御することで，重力が少し勝り，少し勝った重力の力で肘関節が伸展される．この時の伸展のスピードは，重力と発生筋力の差の程度によって決まり，さらに微細な時間で述べれば，重力と筋力の差が発生した後，わずかにおくれて伸展運動のスピードの変化が表れる．このことからスピードの調整は，固有感覚からのフィードバックで行われると理解される．しかし，肘関節が伸展すると筋張力の関節に対するトルクが低下（関節で回転運動を起こさせる筋張力ベクトルの張力発生方向が不利な方向に変化していくことによる）するため，発生張力を高めていかなければならなくなる．したがって，発生させる筋収縮力を高める一方で，発生した筋張力が前腕に加わる重力よりも少ない値となるように筋収縮力を抑える制御をしていることになる．以上のことから，座位などで手を前方に伸ばす動作は，簡単で単純な動作だが，とても精緻な動作だといえる．

CVA後の片麻痺患者で，手を前方・目の高さに上げて保持する動作が困難な人が多い．その困難さの要因として前述のことをあげたが，ではどのようにすれば動作のコントロール能力を強化し，回復に導けるのであろうか．

それには，肘関節屈曲筋の遠心性収縮によって肘関節を伸展させる動作の制御を強化することである．まず，肘関節屈曲筋の基本的発生収縮力を高く保つために手に負荷を持たせ（装着させる），発生させている遠心性収縮による張力の不足を強くフィードバックさせるために相性（スピードのある）伸張を断続的に加える．手に持たせた負荷で，この動作の出力レベルが上がる．そして，断続的伸張刺激で固有感覚からのフィードバックが増し，出力も上がる．すなわち，動作の出力と固有感覚のフィードバックによる調整の働きが増し，全体としての制御機能の活動レベルが増す．増強された動作に伴い，脳内における動作の写（一瞬の記憶ともいえる）が増す．この繰り返しで初動の動作の設定における出力レベルが向上（前に行った動作の記憶による初期値の設定）し，それに伴い動作の仕方の習得（その動作を終えた時に次の動作の初期値設定に与える影響）も強化されていくと考えられる．負荷と伸張で，動作と習得が強化されたと考えられたら，負荷と伸張を減らしていき，負荷と伸張なしに動作を随意に制御できるように進めていく．

2) 肘関節伸展筋の求心性収縮により手を上方に上げる動作

座位で行う場合，肘関節が肩関節よりも下に位置する状態で，手を上方に上げる動作は前述した動作の類型に属する．例えば，肘関節を肩関節よりも上に，手を肘関節よりも下に位置させて，手を上方に上げる動作では，肘関節の伸展筋による求心性収縮で動作が行われる．肩関節への負担から座位で行う動作は，次に述べる背臥位で行う動作がある程度安定してからのほうがよい．

背臥位で，肘関節を伸展して手を顔面の前に上げる動作では，肘関節の伸展は肘関節伸展筋の収縮力で行われる場合（肩関節を水平内転位にたも

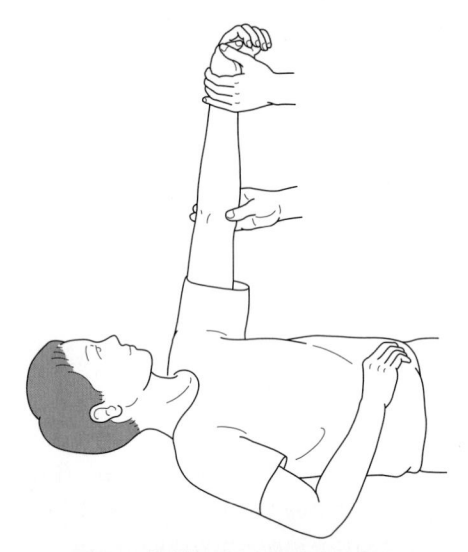

図 6　背臥位で手を顔面上に挙上
肩関節は屈曲 90°，水平屈曲 100°ほどに最小介助で保持した状態で，肘関節の屈曲・伸展運動の訓練を行う．できるようになったら，肩関節 0°から屈曲 90°あるいは水平屈曲 100°に上げながら，肘関節の屈曲・伸展運動を組み合わせる

つ）が多い．この動作を安定して行うには図 6 のように，肩関節が屈曲 90°以上に保たれているとよい．OT が握った患者の手を患者の頭部上方の位置に確保しながら，肩関節水平屈曲 100°・屈曲 90°ほどの位置，および肘関節最大伸展位をとるように努力を促し続ける．すなわち，OT が確保した患者の手によって肩関節と肘関節の肢位を保ち，一方で患者自身にその肢位を保持させる．このことで，患者は筋の収縮力を肢位に合わせて適切に維持するための制御能力が促進される．肢位が保持できたら，肩関節の肢位を保持したままで肘関節を少し屈曲し，そして元に戻すために伸展する．この肘関節の屈曲と伸展の角度を少しずつ増していき，肩関節位置を保持した状態で，肘関節の屈曲・伸展角度を任意にとれるようにする．この機能がある程度できてきたら，肩関節水平屈曲・外転・屈曲角度を少しずつ下げ，その時に肘関節も同程度の屈曲角度にする．そして，その位置から元の位置に肩関節と肘関節を戻す．次に，床に肘をつけた位置から手を頭部上方の位置に上げてその位置を保ち，再び肘を床上に着地させる動作を繰り返す．OT が患者の手を握り確保する力をゆるめていき，触れるだけ，さらに触れずに自力でできるまで繰り返す．できるようになっても，肩・肘を連動させた力の制御が確実にならない間は，患者の手の位置が大きく変動することがある．この時に，肩を痛める可能性があるので，すぐに患者の手を確保し，動作の軌跡の遺脱を少なくとどめられるように，OT は手を患者の手の近くに位置させながら，患者の機能の安定のために動作を繰り返し行わせる．患者の手を握るだけでは，患者の手の位置の確保が困難な場合には，患者の肩関節位置を前述の角度にした後，患者の肘に手を添えて肩関節位置の変動を抑え，他方の手で患者の手をにぎるようにして，前述の肘関節動作を行わせるとよい．

いずれ，前述の動作が安定してきたら，肘を接地させる位置を腹の上を含めたさまざまな位置に変化させ，さまざまな方向から手を顔面上方に突き上げ保持し，戻す動作を繰り返し，動作が確実にできるようにする．

2．上肢による支持機能

上肢による支持は，手に持った物をその位置に保持し続ける動作，手を例えば膝の上にのせ続ける動作，手で紙を押さえ続ける動作，そして手を床面上について体重の一部を支持し続ける動作などの中で発揮される．どの動作も，上肢，手指ともに静的な肢位をとり続けることが要求される．すでに述べたように，静的肢位をとり続けることは，感覚的・運動的にプログラムの活動レベルが減衰しやすく疲労も生じやすい．したがって，静的肢位を保つ間に OT は変動させる刺激を加えることによって，プログラムの減衰を防ぎ，動作の維持を可能にする．

紙を押さえる動作であれば，紙をさまざまな方向にときどき引っ張って刺激するなどを行い，手に茶碗を持つ動作であれば，茶碗を断続的に下に引き下げるような刺激を加える（図 7）．

手で物を握れるようになったら，手に砂嚢など

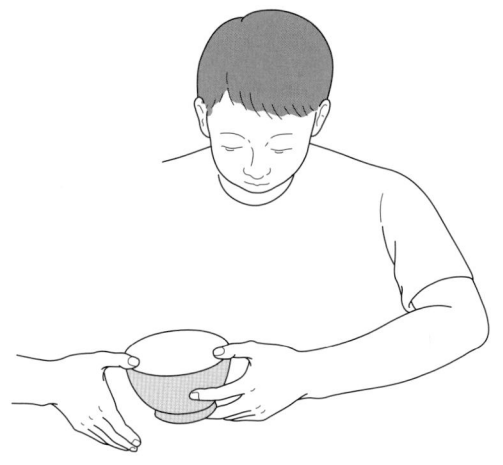

図 7　茶碗保持
患者が保持する茶碗の縁に作業療法士の指を置き，断続的に下方向に押す力を加え，患者は茶碗を落とさないように保持するように努める．それにより，茶碗保持の動作プログラムを強化することができる．できたら，非麻痺側で箸を持ち操作させる間に，茶碗を下に押す力を断続的に加え茶碗を保持させる．このようにして，箸で食物を取り口に運ぶ間に茶碗を確実に保持する能力を再獲得できるようにする

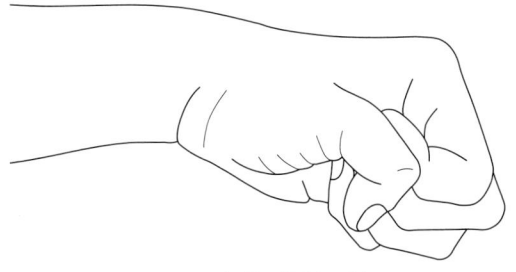

図 8　患者の握りの例
このような手の握りは必ずしも正しい握りの形ではないが，手指の筋はみな活動状態にあると考えられるので，筋の活動バランスを整える段階に進める

の重りを持って歩く動作を行う．歩く動作は，片麻痺患者にとって，それほど容易なことではないため，注意の集中は危険を回避しなければならない歩行のほうにまず向かう．その中で手に握った物を落とさないで10 m歩ければ，実用に達しうる．麻痺側の手に荷物を持つことにより，麻痺側下肢の動きに対する注意能力も増すことが期待でき，買い物など実用歩行の能力向上にもなる．

3．手指の把持機能
1）単関節あるいは単筋の活動の誘発と強化

手を握った形が，図8のようになれば，一応は手指の筋の活動は現れていると考えられる．ただし，アンバランスがあり，手関節では橈側の背屈筋あるいは掌屈筋が，尺側の筋よりも活動が抑えられている．また，指の屈曲筋では外来筋が固有筋よりも活動が優位になっている．あるいは，指の伸展機能がバランスよく順次に働かず，同時に働くか，固有筋の働きが抑えられている．

そこで，各筋にタッピングあるいはその筋の収縮による関節運動の逆方向に関節をすばやく引っ張ることで（図9），腱反射を誘発させ筋の活動を起こす．筋活動が生じたら，活動状態の筋をさらにすばやく伸張し，筋活動を引き上げ，同時に脳に筋活動が強く生じたこと（筋収縮という結果の強化）をフィードバックし，強くインプットすることで「あー，確かに働いた」と認識させる．これは，何回かに1回可能となることが多い．したがって，何回も繰り返し行い，「働いた」を繰り返し，脳内回路を少しずつ残し，「働く」という常態の回路にしていく．しばらくは連続して可能にないり，確実になったかと思えても，他の訓練をしばらくした後は，再び不可能になることもある．できた時に繰り返し，しばらく何もせずに休み，再び動作を行い，この動作の回路と動作を起こす指令とのマッチングを覚えるために，何度も繰り返す．そして，動作の実行を確実にすることが大切であり，確定しない間は次の動作の誘発に移らないほうがよい．

例えば，実際に上腕三頭筋にタッピングを加えると肘関節をある程度伸展させることができるが，この時，患者に「肘の筋（上腕三頭筋）が働いているのを感じますか」と質問すると，わかると答える人はあまり多くはない．しかし，タッピングを加え伸展した肘関節を急激に屈曲させる（腱反射で収縮した上腕三頭筋をさらに急速に伸張する）と，「あ！　筋が働いたのがわかる」と患者がいうことが多い．タッピングだけでは筋収縮

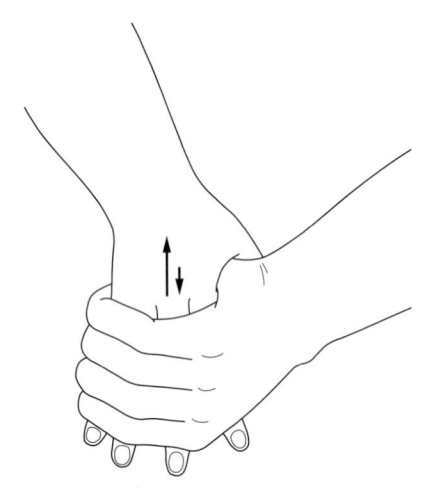

図 9　握力の引き出し方
患者にOTの手を握手させ，OTが手を抜きとるようにして，患者にOTの手を逃がさないようにしてもらう．すると，今までよりも強い握力が出現する．動作を繰り返すと，最初から強く握る力を出せるようになってくる

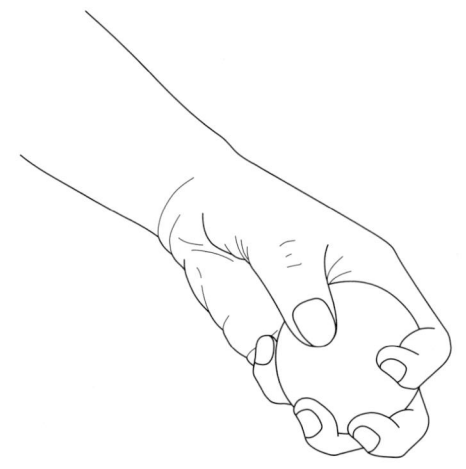

図 10　ボール握りのよい型

を感じなかった人でも，伸張に反応して筋がさらに強く収縮すると，筋収縮したことを感じる場合を多く経験する．しかし，このようにしても筋の活動を自覚できない人もいる．このような人でも，タッピングとそれに連続して筋に急速な伸張を繰り返し，同時に自身の努力で肘関節を伸展するように促す訓練を続けると，その筋を自身の意思で収縮させることができるようになる．また，自身の意思でわずかに筋を収縮できていた人では，より強い収縮が自身の随意的努力だけで可能となる場合が多い．もちろん，われわれが腱反射の誘発を受けると，反射の出現と同時にその筋の収縮を深部感覚により感知できる．腱反射は脳に感覚入力され筋収縮を感知させるが，腱反射で筋収縮が発現されている間に当該筋を急速に伸張すると，反射が増幅されるだけでなく，その感覚が筋収縮量の不足として情報処理され，情報処理の結果が筋収縮量を増強させる出力に変換されて，その指令が実行される．同時に，この筋収縮量の不足情報は，随意的筋収縮の指令回路に促通作用をするのではないかと，以上に述べた患者の観察

と経験から考えられる．さらに，この腱反射に伸張を加えた状態で随意収縮の促しを繰り返すことで，随意に筋収縮を制御する回路が，休眠状態から活動状態となり，活動状態が常態として維持されるようになると考える．

このようにして，単関節の動き，あるいは単筋の収縮を確実にしたら，あるいはそのこととは別に，複数関節あるいは複数筋の調節的連動でなる具体的な物品を把持する動作を行う．単関節運動と複合関節運動とは相互依存的な運動プログラムではあっても，それぞれ別のプログラムであるように患者の観察からは推察される．したがって，同時並行的に訓練を進めたほうがよい場合もあるが，相互に干渉し，ともに定まらなくなるとの推察が妥当な場合もある．ある程度試行し，その人に合わせて進めるのがよい．

2）手指の複合動作としての把持機能

手指が握れたら，OTが支持して例えば図10のようにボールをうまく球握りした状態を保たせると，OTが手を離しても，球握りの状態を数秒保つ場合がある．固有感覚と皮膚感覚とのフィードバックで，その状態の運動あるいはアウトプットの状態を維持する機能が作用すると考えられる．このような時は，その形の握りをOTが支持して保ち，数秒後にOTの支持を開放し，形が崩れ始める前に再びOTが支持することを繰り返

す．すると，OTの支持を開放できる時間が延び，やがてその動作を数十秒維持できるようになっていく．しばらく休み，再び繰り返し，動作プログラム稼働を確実にする．できるようになったら，手指を静かに他動的に開かせ，手指が開いた状態から球をつかませることで，プログラムの起動をできるようにしていく．プログラムの起動と稼働が可能になったら，より小さな球をつまむようにしていく．また，握りから指腹つまみへと動作を広げ高度にしていく．その間に，同様にして手指を開き，開いた状態を維持する動作も可能にしていく．

3）箸操作の習得法の例

前述の訓練法の延長としての箸操作の訓練を述べる．患者の握りの形に合わせて，多少形が偏位していても箸を2本，患者の指の間に差し込むように入れて持たせる．そして，2本の箸の先端をOTが合わせるようにして，箸先がずれない程度の最小限の力で保持する．その状態で患者には箸先を軽く合わせる動作の実施を促す．軽く（力をいれて）合わせるようにすることがポイントだが，この状態をしばらく保持すると，OTがつまみを離しても箸先を合わせておけるようになる．そのような状態になったら，さらに図11のように，平たい物，四角い物，三角な物，丸い物のつまみへと進める．箸先が少しずれぎみとなり，うまく物をつまめない場合には，箸先に滑り止めを付けると，うまくつまめ，やがて滑り止めも不要になる．要は，コントロールの学習が進み調整機能の作用がずれを大きくするように働くことなく，ずれが小さくなっていくためと理解できる．このような場合に，滑り止めを付けないと，合わせるため力が入り余計にずれが大きくなりつまんだ物が飛び外れることがあるが，これは調整機能がむしろずれを大きくするように稼働したと理解できる．

手の機能向上のための訓練は前述のことなども含め，その人のその時に合わせ，少しずつ確実に機能の現れを強め，不要な活動が現れないような指示，動作・作業の設定でよい動作を確実に機能するように進める．それと同時に，その動作で実用できることを指導し，実用の動作にしていく．

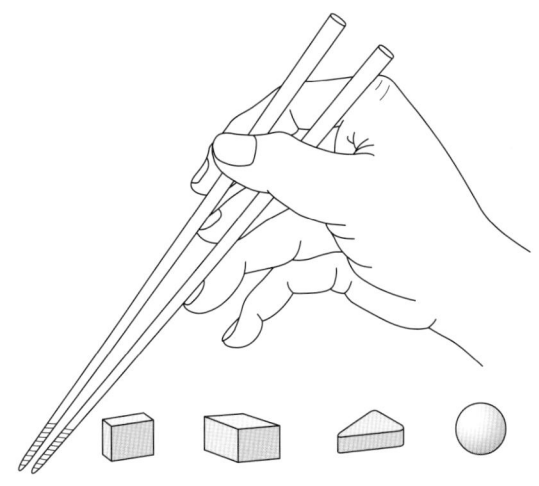

図11 箸つまみの段階づけ
最初は箸の先端部に，滑り止めを付けた箸で，平たい物，四角い物，三角の物，丸い物と順番につまむ訓練をする．やがて，滑り止めを外してもつまめるようになる

文献

1）生田宗博：片麻痺―能力回復と自立達成の技術．三輪書店，2008

〔生田　宗博〕

8 認知機能低下の中で喜びを刻む暮らし方

はじめに

　認知症の作業療法は，認知症の原因疾患とその障害像を把握することから疾病性への対応と同時に，事例性への対応が重要である（図1）[1]．事例性とは，個々人の生活歴や性格などの特徴を活かした関わりである．疾病性とは，脳の変性に由来するアルツハイマー型認知症（AD：Alzheimer's disease），レビー小体型認知症（DLB：dementia with Lewy bodies），脳血管障害に起因する脳血管性認知症などを示す．それぞれの疾病には特徴がある．ここでは，脳の変性疾患〔DLB，前頭側頭葉変性症（FTLD：frontotemporal lobar degeneration），AD〕を患う人に，作業療法士（以下，OT）が住環境や活動の導入に配慮した点を解説していく．

レビー小体型認知症の特徴

1．レビー小体型認知症について

　DLB は，比較的早期から視覚障害がみられ，視覚対象の大きさや形の弁別，視覚による計算などに障害がみられる（表1）．色彩を伴う非常に鮮明で具体性を帯びた人や動物，昆虫などが昼夜を問わず出現する幻視は特徴的[2]である．脳幹型（パーキンソン病），移行型，びまん型（びまん性レビー小体病），大脳型の4型に分類される[3]．

2．レビー小体型認知症の人の環境を整える関わり

　以下は，堀川が関わった報告である[2]．病院（認知症治療病棟）という限られた環境の中で，日中過ごす活動の場とゆっくり過ごせる住環境を明確にすることで，改善のきっかけとなった経緯をまとめている．

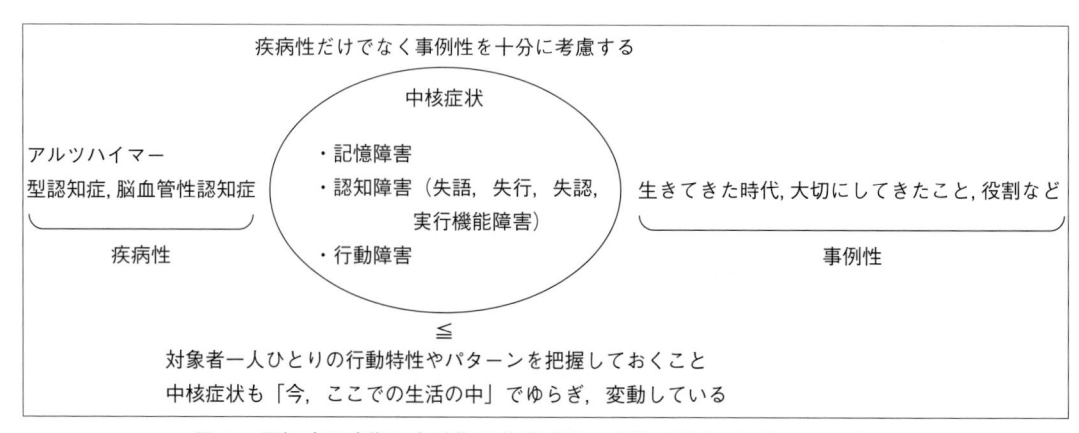

図1　認知症の病期と各時期の作業療法に共通の視点（文献1）より引用）

表1 レビー小体型認知症（DLB）の特徴（文献1）より引用）

診断基準	パーキンソニズムが先行し，1年以内に認知症が出現した場合には，レビー小体型認知症，1年以上経て認知症が出現した場合にはDLBではなくパーキンソン病認知症と診断される．必須症状は，進行性の認知機能低下であり，注意や覚醒レベルの変動を伴う認知機能の動揺，現実的で詳細な内容の繰り返し現れる幻視，パーキンソニズムの出現の3つ
神経症状	歩行障害，錐体外路徴候，把握反射，自律神経異常
神経心理症状	注意障害，言語障害（失語），構成障害，頭頂葉症候，視覚認知障害，視空間認知障害
行動異常・精神症状	妄想，幻覚，うつ，レム睡眠障害

1）症例の概要

Dさん，71歳，男性．認知症治療病棟に入院している．病棟では，スタッフに対する暴言，暴力，介護拒否がみられた．

2）症例紹介

　診断名：レビー小体型認知症．
　MMSE：16点，時間や場所に対する見当識障害，中等度の短期記憶障害あり．MMSE（mini mental state examination）．
　CDR重症度の分類：2（中等度認知症）．CDR（clinical dementia rating）．
　ADL：食事は自立（キザミ食）．排泄・更衣・入浴・整容は中等度介助，歩行はふらつきあるため近接監視レベル．
　服薬：クエチアピンフマル酸塩4錠，エペリゾン塩酸塩3錠，トリアゾラム1錠，酸化マグネシウム3錠．

3）生活歴

もともと怒りっぽい性格で，定年まで会社員をしていた．家族構成は，キーパーソンの妻との2人暮らしで，趣味や関心が高い活動についての情報は得られていない．

4）診断と入院までの経過

69歳の時にふらつきが多くなり，パーキンソン病と診断された．ほぼ同時期から認知機能低下，不穏症状がみられていた．2カ月後，症状悪化し，A病院精神科に3カ月間入院した．その後，B病院神経内科で外来フォローされていた．半年ほどして不穏症状が再発し，徐々に悪化する．翌月B病院に入院し，物取られ妄想，看護師への暴力行為，幻覚・妄想が増悪して，認知症の治療目的で当院の認知症病棟に転院となった．

5）Dさんの特徴的な症状

Dさんの表情は硬く，発語は小さく不明瞭であった．動作指示や簡単な会話は理解可能であった．認知症に伴う心理・行動症状（BPSD：behavioral and psychological symptoms of dementia）は，表2のような症状がみられた．

6）作業療法の目標と関わり

目標は，BPSD（特に暴言，暴力，介護拒否）を軽減し，離床センサーで対応できる状態での療養型病院への転院とした．

Dさんへの見守り環境の強化を目的として，当院が独自に取り組んでいる「院内デイケア（表3）」[4]に，週3回参加してもらった．院内デイケアでの活動は，体を動かす集団活動として，午前は体操とレクリエーション，午後は風船バレーを導入した．

Dさんには頸部の痛みの訴えがあったので，OTの個別の関わりとして頸部のストレッチ，トイレ誘導に合わせた歩行訓練を行うことにした．また，並行してDさんが関心のある活動を模索した．

院内デイケアに参加している間は，安全ベルトを外し，トイレの訴えやその兆候をスタッフ間で共有し，スムーズにトイレ誘導を行った．

7）経過と結果

Dさんが院内デイケアに通い始めてすぐに，頸部・体幹の前傾悪化が著明となり，車いすごと転倒する危険があった．リクライニング車いすの使

表2 Dさんの特徴的な症状と具体的内容

症　状	具体的内容
幻覚（幻視），妄想	幻覚は，「あそこに（壁や廊下を指さして）泥棒・虫・犬がいる」などの発言がみられる．妄想は，幻覚から発展して「あいつ（幻覚）に人が，連れ去られて殺されている」「（夜間に）今，昼やろ，お寺にいかないといけない」，昼間に家族が通帳の話をした夜に「お金が取られている」など多くが幻覚や誤認から発生していた．発生頻度の多くが夜間であったが，日中，一人でいる場面でもみられた
暴言，暴力，介護拒否	暴言，暴力，介護拒否には，2種類のタイプがみられた．一つは，幻覚や妄想をきっかけに興奮し発生する．もう一つは，Dさんには転倒予防を目的として車いすに安全ベルトを使用しており，行動が制限されている．加えて，Dさんのトイレを訴える声が小さいため病棟の見守りが行き届かず失禁，興奮して発生する．そして，この失禁経験を繰り返すことで，安全ベルトの拒否やベルトを外す行為，スタッフへの攻撃的な態度，暴言，暴力，介護拒否が助長されている様子であった
視空間認知障害	床の色の変わる場所を段差と認識するなどがみられた
覚醒レベルの日内変動	日中は傾眠傾向で，開眼しているにもかかわらずボーっとしており，声かけへの反応が乏しいこともしばしばみられた

表3 院内デイケアについて

対象者	認知症病棟入院患者
対象数	定員約30名
場所	病棟（生活の場）から別棟の生活機能回復訓練室（活動の場）へ移動
内容	約5時間30分の枠の中で，個別活動や集団活動，日常生活活動を用いて，社会性を促す関わりや対象者一人ひとりに合わせて，落ち着いて過ごすことができる環境の模索を行っている

用へと変更した．加えて，歩行時のすくみや立位バランスの増悪により転倒リスクが高まっていることを主治医に報告し，クエチアピンフマル酸塩は4錠から3錠，その後2錠へと変更となった．これにより，歩行時のすくみや体幹の前屈は軽減された．

院内デイケアでは，傾眠していることが多く，まれに覚醒していても活動を嫌がった．スタッフはDさんが立とうとする様子がみられた際にトイレ誘導を続けていた．しだいに，Dさんはスタッフの声かけに対する返答が穏やかになった．歩行訓練も行えるようになった．

日中の覚醒レベルには変動があるものの，覚醒している時であれば，レクリエーションや風船バレーも実施可能となった．レクリエーションで好成績を残した際には，笑顔もみられた．また，タオルを畳む活動を周囲の患者がしていた際，Dさんも自ら手にとって畳む．OTが礼を述べると，「世話になっとるからな」とにやりと笑う場面があった．しかし，覚醒レベルが低い時には，抵抗や興奮がみられた．

Dさんは，起立後の方向転換でふらつき介助が必要となる場面が数回みられた．そこで，院内デイケアでは，できるだけ車いすの前には何も置かず，トイレに行く際，起立直後に方向転換を必要としない場所に席を設定することで対応した．すると起立後にふらつくことはなくなった．

これらの対応により覚醒レベルの変動や時折，幻覚や妄想的な発言はあるものの，院内デイケアでは暴言・暴力・介護拒否がなく過ごせるようになった．

一方，病棟では，夕食後から夜間の時間帯に，妄想的な言動から発展して暴言となる場面は継続していた．しかし，スタッフに対する暴力行為は，みられなくなった．生活リズムは改善せず，日中の傾眠と夜間覚醒は増減を繰り返していたが，薬物調整で，就寝前にトラゾドン塩酸塩を服薬するようになると夜間良眠傾向となり，療養型病院へ転院となった．

8）考察および解説

a．レビー小体型認知症の服薬について

DLBは抗精神病薬に対する過敏性が指摘されており[5]，身体機能と精神機能の評価の視点をも

表 4 前頭側頭葉変性症 (FTLD) の特徴 (文献1)より引用)

臨床症状	前頭側頭型認知症，進行性非流暢性失語，意味性認知症の3つの臨床症候群がある
特徴的な神経心理症状	注意障害，言語障害（失語）
特徴的な行動異常・精神症状	多幸症，常同行動，脱抑制行動
病初期からみられる精神症状と行動異常	病識の欠如，無関心，常同行動，食行動異常
チェックポイント	前頭葉・側頭葉・基底核の障害による症状の把握 ①社会的対人関係の低下と情動の鈍麻による人格障害 ②衛生管理の障害，興味関心の喪失，注意の転導性亢進，模倣行動など ③無為や発動性低下が強く，うつ症状と間違われやすい

つOTの役割として，認知機能・幻覚などのBPSD，そして錐体外路兆候を踏まえて生活上のリスクを適宜評価し，変化があれば，環境調整や医師や看護師と密に情報交換することが，治療的介入を勧めるうえで重要であった．

b．覚醒レベルの日内変動に合わせた関わりについて

DさんにはDLBの特徴的な症状である覚醒レベルの変動が，著明にみられた．覚醒度の低い時の過剰な声かけは，抵抗や興奮を引き起こしていた．覚醒度が高い時を見極めて，適宜，活動へ誘導する必要があった．院内デイケアという枠組みは，病棟に比べ目が届きやすく，関わりの中で患者のニーズに対応することができ，精神機能や生活リズムの安定などに効果的である[2]とされており，今回用いた院内デイケア環境は，Dさんを見守る環境として有効であった．

c．認知症に伴う心理・行動症状の減少について

Dさんが周囲の人に対して起こしていた暴言・暴力・介護拒否は，安全ベルトによる身体抑制と排泄の失敗から二次的に発生していると考えられた．Dさんは住環境に対する不満が高まっていたと考えられた．そのような中で，院内デイケアに参加することで，Dさんにとって「解決してほしい問題（安全ベルトと失禁，首の痛み）」にスタッフが親身な対応をしてくれた．これがDさんのスタッフに対する認識と対応の変化を生んだと考えられる．

Dさんのこの認識の変化が，院内デイケアの活動に参加するきっかけになり，幻覚や妄想に基づく暴言・暴力・介護拒否が軽減したと考えられる．

また，病棟での暴力行為が減少した点に関しては，院内デイケアでスタッフへの不満が軽減されたことが，少なからず影響している可能性があると考えた．

上城[4]は，「環境の大部分は人で構成される」と述べており，今回の介入経験から，本人の訴えに加え，覚醒レベルの変動に合わせて対応できる見守り環境を整えることの，重要性を認識させられた．

前頭側頭葉変性症の特徴

1．前頭側頭葉変性症について

FTLDはその症状と障害部位から，臨床的に前頭側頭型認知症（FTD：frontotemporal dementia），意味性認知症（SD：semantic dementia），進行性非流暢性失語（PNFA：progressive nonfluent aphasia）に分類される[1]．

FTDの精神症状や行動異常の最大の特徴は，前頭葉・側頭葉・基底核の障害による症状が，渾然一体となって出現してくる点にある．また，自発性低下や無関心などの陰性症状と脱抑制や常同行動などの陽性症状が混在している（表4）．

2．前頭側頭型認知症の人に作業活動を導入する試み

以下は，国政が関わった報告である[3]．介護者を支えつつ，患者がデイケアに通えるように働きかけた経緯をまとめている．

表5 Kさんの特徴的な症状と具体的内容

症状	具体的内容
毎日同じ時間帯の散歩（常同的な周遊 roaming）	朝と夕に散歩に出る．大雨や雪の日など，天候の悪い日でも関係なく出ていく
毎日同じメニューの昼食，甘いものを異常に食べる（食行動異常）	サラダとパンとバナナを必ず食べる．メニューが変わると，イライラする．飴が大好物で，大量に毎日食べる
犯罪の認識が薄い．犯罪を繰り返す（脱抑制，常同行動）	万引きを頻回にする．妻のスクーターを乗りまわす（無免許）

1）症例の概要

　Kさん，75歳，男性．妻と2人で理容店を営んでいる．数年前からKさんは，近所のスーパーやコンビニで万引きを繰り返していた．以前のKさんでは考えられない行動を起こすため，妻は困惑して精神的に疲れきっていた．

2）症例紹介

　診断名：前頭側頭型認知症．
　介護度：1．
　MMSE：12点．見当識，動作性の部分は良好．
　　　　　短期記憶は低下．
　FAB：9点．前頭葉機能検査（FAB：frontal
　　　　　assessment at beside）．
　ADL：自立．

3）生活歴・生活環境

　理容店経営．理容店兼自宅は，観光名所の一角にある．妻と2人暮らし，子どもは2人とも遠方に住んでいる．Kさんの妹は近所に住み，夫婦との交流は多い．Kさんは職業柄，人との付き合いはよい．住所が観光地にあるため，ボランティアの観光案内を引き受けていた．趣味は独学で始めた切り絵で，その作品は店内に飾っている．

4）診断までの経過

　1年ほど前から理容店で，常連客の名前・顔が思い出せない，客に対して急に怒りだすなどが頻発する．徐々に客が減り，経済的に苦しい状況に陥った．近所のスーパーからは，「ご主人が商品をお金も払わずに出て行く」と連絡があった．薬局やコンビニでも万引き行為があり，警察に保護された．万引きを注意されると，その時は「悪いことをした」というのだが，ニコニコと笑っていた．このような状況が続いたため，半年前にS神経内科を受診し，FTDの診断を受けた．

5）服　薬

　ドネペジル塩酸塩5mg，抑肝散．

6）Kさんの特徴的な症状

　Kさんには常同行動，食行動異常，脱抑制行動など（表5）がみられる．Kさんは，自分のやりたいことを制限・阻止されるのを極端に嫌がる．

7）主治医（S神経内科）からの情報

　デイケアを利用開始するにあたって，主治医との連携を深めるためにOTとケアマネジャーとで話を聞いた．主治医は「今後の行動障害によっては，抗精神薬などの服用が考えられる．また，生活援助に関しては，生活をみる専門職が彼を支えていくことが望ましい」と，役割分担と医療面でのフォローが大切とのことだった．

8）デイケア開始時の配慮

　Kさんは週1回のデイケアを利用することになった．しかし，Kさんには病識の欠如がある．そのため，デイケアを継続利用できるかが課題だった．継続して来てもらえるように，OTは朝の迎えと認知症短期集中リハビリテーションを実施することで，重点的にKさんに関わることにした．

9）OTの関わり

a．本人への関わり

　Kさんは人に頼られることを好むと妻から聞いた．そこで，切り絵を活動メニューとして導入する際に，KさんからOTが教えてもらう時間（約30分）として誘った．活動が定着するまでは，KさんのイライラがOTに向けられていた．

　切り絵の回数を重ねるうちに，Kさんは「これは俺が教えたのだ」と周囲の利用者に話しかける

ようになった．生徒役のOTには，「切り絵は難しいから頑張れ」と励ますようになった．

Kさんは急に興奮して怒りだす時がある．これが原因で，利用者の中でもKさんが話しかけると，あからさまに避ける人もいた．

そんな状況なので，Kさんは集団のレクリエーションは嫌がる．なじみの関係を保っているOTが同席すると参加するようになった．

b．家族への関わり

ケアマネジャーから，デイケアでのKさんの状態と接する際の留意点を家族に詳しく伝えてほしいと相談された．Kさんが不在の時でなければ，詳しい話ができない．OTは定期的にKさんのデイケア利用中に自宅を訪問し，妻，妹とじっくり話をする時間を設けた．

10) 考察および解説

a．前頭側頭型認知症のエピソード記憶が保たれている部分を利用する

OTは，Kさんの保たれている機能を見極めて，その機能を強化するように働きかけた．例えば，Kさんはエピソード記憶が保たれているので，OTは朝の迎えと個別リハビリテーションを実施して，重点的に関わっている．このように，OTが一貫して受け持ったので，Kさんとなじみの関係を保つことができた．その結果，普段は嫌がるレクリエーションにもOTが同席すると，一緒に参加できるようになったと考えられる．

b．対象者の生活史や性格を理解する

切り絵を導入する際には，OTが教えてもらう役を演じている．活動で個別の関わりができ，レクリエーションで周囲の人と交わることができれば，デイケアにも楽しみをもって来ることができるだろう．そのきっかけとなる個別活動の導入にはOTは細心の注意を払っていた．

c．介護する家族への支援

FTDの症状はADや脳血管性認知症とは大きく異なる．家族は認知症の一般的な知識を勉強したが，症状の違いにとまどっていた．OTはFTDについての知識を伝えるだけでなく，介護家族の話をじっくり聞くことで，よりきめ細かな対応を提案できるようになった．

アルツハイマー型認知症の特徴

1．アルツハイマー型認知症について

ADは，近時記憶の障害から始まり，日時の見当識障害が加わって徐々に進行する．実行機能障害の出現とともに生活障害も著明になる．その後も認知機能障害は進行し全般化する（表6）[7]．

2．アルツハイマー型認知症の人に活動（作業）を導入する際に悩んだ症例

以下は，吉原がデイサービスになじめないADのAさん，67歳，男性に活動を導入しようとし

表6 アルツハイマー病の特徴（文献1）より引用）

診断基準	頻用されているNINCDS-ADRDAの診断基準は， ①徐々に進行する記憶障害と他の認知領域での障害（失語，失行，失認，遂行障害） ②社会生活（日常生活動作）の障害や行動様式の変化 ③他の系統疾患や脳疾患の除外
基本的な臨床経過	健忘で始まり，同時あるいは遅れて頭頂-後頭連合野の神経心理学的症状（構成障害，視空間失認知，道順障害，観念運動失行など）を呈し，その後，側頭連合野や前頭連合野の症状が加わり，全般性の認知症へと進行する
特徴的な行動異常・精神症状	妄想うつ ①物盗られ妄想など身近な対象への被害妄想が主体．幻視などの視覚性認知障害を呈することはほとんどない ②対人接触は比較的保たれているが，早期から病識欠如などあり，進行期には多動や徘徊，仮性作業や仮性対話，鏡現象がある

た経緯を紹介する[4]．

1）症例紹介

診断名：アルツハイマー型認知症．

要介護：1

HDS-R：6点（場所の見当識，即時記憶のみ正答）．改訂長谷川式簡易知能評価スケール（HDS-R：revised version of Hasegawa's dementia scale）．

CDR：2．

ADL：食事，整容，排泄は自立．入浴は一部介助（洗身は不十分で，手順など声かけ必要）．更衣は一部介助（準備や手順に声かけが必要）．

2）生活歴

妻と長女との3人暮らし．市役所を定年まで勤務後，数年間は福祉関係の仕事をしていた．油絵を描くことや妻との旅行が趣味であった．人との付き合いも多かった．

3）デイサービス利用までの経過

退職後，午前中はテレビや新聞を読み，午後は庭の草むしりをしていた．趣味の油絵を描いていたが，徐々に描かなくなった．毎日妻と散歩へ出かけていたが，それも面倒になった．自宅内では家族に何度も同じことを聞く．家族のストレスが大きくなっていた．家族より相談があり，デイサービスを利用するようになった．利用当初Aさんは「自分はどこも悪くないような気がするが，病気のために忘れやすくなっている．元気にしていないといけないので，（デイサービスを）続けようと思う」と話していた．

4）服　薬

ドネペジル塩酸塩5mg×1．

5）活動導入までの経過

デイサービス利用開始当初は不安感が強く，落ち着かない様子であった．帰宅は16時であったが，15時近くなると，そわそわしていた．Aさんは他の利用者と話をしても時折噛み合わない，トイレの場所がわからない（そして，途中で何をしているのかわからなくなる）などから苛立つ様子があった．この時期，自宅内でも，布団で寝る方

法がわからない，そんな状況に苛立ち，妻との喧嘩が絶えなかった．

そこで，デイサービスで1日の生活を特定の利用者と一緒に行うように誘った．Aさんもしだいに「ここは楽しいね」と，口にするようになった．その後，徐々に特定の利用者がいれば落ち着く場面もみられるようになった．Aさんは職員の声かけにてカラオケやDVD鑑賞に参加するようになった．

どの活動に参加しても集中が持続せず，継続的に行えるものはなかった．そこで，Aさんの生活歴を参考にして鉛筆でのデッサンに誘った．絵を「描いてみましょうか」といった声かけでは気乗りせず，導入に結びつかなかった．そこで単に勧めるのではなく，テーブルの上にコスモスの花を置き，さりげなく鉛筆と紙を置いて様子をみることにした．その結果，ある日突然，鉛筆を持ち，コスモスを描くAさんがみられた．しかし，その後も同じ方法で導入を試みたがAさんがデッサンを行うことはなかった．

6）考察および解説

a．仲間つくりのきっかけつくり

デイサービス内では，Aさんを特定の利用者と一緒に過ごせるように誘った．これは，ADにおいて感情を伴った記憶は残りやすいからである．また，趣味や仕事歴が似たような人との接触から開始してみて，友達ができればデイサービスでの時間が楽しくなると考えられた．

b．活動への誘いかけの工夫

Aさんは油絵が趣味だったので，OTがさりげなく鉛筆と紙をおいてデッサンに誘っている．認知症の人を活動に誘うには，その人が昔からなじんだ作業を用いる「昔とった杵柄」をきっかけにする方法がある．ただ，活動を選択する際には，安易に「昔できていたからできる」と考えるのはとても危険である．この方法を用いる際には，細かな活動分析が必要と考える．

3．活動分析や場面設定の準備を整える

以下は，筆者がデイケアで料理活動を継続する

際に配慮している点について，ADのFさん，82歳，女性を中心に紹介する．

1）症例紹介
　診断：アルツハイマー型認知症．
　介護度：3．
　MMSE：10点，失見当識（特に季節と暦），短期記憶の障害が著しい．

2）生活歴
　元来明るい性格であった．30代後半に夫が亡くなり，炭鉱で働きながら子ども4人を立派に育てたことを誇りとしている．次男夫婦（60代）と同居している．嫁に接するFさんは，昔から嫁姑の上下関係を強調する人だった．嫁は私に従うべきと，本人には直接いわないが友人や親類に語っていた．その友人たちとは，認知症を発症したころから交流を避けていた．

3）自宅での様子
　自宅では，何度も同じこと（例えば，「明日はデイケアに行くのか？」）を尋ねるFさんに，家族は多大なストレスを抱えていた．夕食はFさんを交えて食べている．しかし，Fさんを刺激すると同じ話を繰り返されるので，家族は黙って食べるのが常だった．

4）朝の迎え時の様子
　Fさんをデイケアの車で迎えに行くと，乗り込むやいなや，「息子に話しかけると，うるさいといわれた」「親に対する態度じゃない」といつも怒っていた．Fさんは息子から受ける「いわれのない」疎外に対して不満をもち続けていた．

5）デイケアでの様子
　デイケアでは苦労して子どもを育てた話を何度も繰り返す．話し相手となっていた利用者が飽きて嫌な顔をしても構わずに話す．そのため，Fさんは他の利用者から疎まれる存在だった．Fさんの周りに誰も近づかなくなり，彼女はテーブルで居眠りをして過ごすことが多かった．

6）料理活動でのFさんの課題
　デイケアでは，月に4回ほど料理活動を実施している．Fさんは嬉々として参加していた．Fさんは，利用者の中で包丁さばきが最も上手だった．そのため，野菜の皮むきと切る係を担当してもらった．ところが，彼女はつくろうとする料理に合わせた野菜の切り方を口頭で伝えるだけでは，切ることができない．そのため，まずFさんの目の前で切ってみせる．Fさんは，「ああ，サイコロに切るのね」と，その時は理解できる．そして，もうひと工夫，職員が本人と並んで立ち，サイコロを少しだけ切ってみせる．すると，手が自然に動きだすかのように，スムーズに切り始める．

　しかし，Fさんはしばらく野菜を切っていると，今どんな料理をつくるために野菜を切っているのかを忘れる．そして，どの形に切ってよいのかも忘れる．しかも，わからなくなっても，職員に尋ねることをしない．彼女は「困った」「わからない」をいわないと，われわれは捉えていた．困ったことを自分なりに解決するため，肉じゃがの人参がサイコロから短冊切りになっていたこともあった．職員が，思わず「これは，サイコロに切るのよ」「聞いてくれたらよかったのに」など，間違いを指摘したり，非難めいた言葉を口にすると，急に「もう，しない」と不機嫌になる．彼女が失敗なく役割を終えるためには，どのようなサポートが適切なのかが支援のポイントだった．

a．観察からの発見
　そんなFさんは，野菜を切っている最中，「あれ？」と顔を上げる．そして，キョロキョロと周りを気にする時がある．そして，手元をしばらくみつめた後に，また少しずつ切り始める．しかし再開した時には，今までとは違う切り方であることが多い．このようにFさんには，どの形に野菜を切るかを思い出せず，助けを求めるサインがあることにわれわれは気づいた．Fさんは，違う解決を選択していることには薄々と気づいていながら，恐る恐る仕事を再開している．しかし，Fさんは自分が困っている状況を解決するために，手を休めて誰かに助けを求めることが難しい．われわれは，そんなFさんが間違いを自分で，自然なかたちで修正できる手がかりを得られる環境づくりに取り組んだ．

b．失敗しない環境づくり

　Fさんとテーブルを挟んで同じ作業をする利用者に，彼女の前にいてもらうようにした．このようにすると，Fさんが，ふとわからなくなって頭を上げても前の人がしているとおりにやればよい．Fさんの前で作業をする利用者は，彼女からみられることを気にしない人を選んだ．

7）結　果

　この取り組みによって，Fさんは誰からも間違いを指摘されずに，野菜を切り終えることができた．そんな時，Fさんは自分の力で仕事を終えた嬉しさか，ふんふんと鼻をならしながら他の人の仕事ぶりをみて回る．そして，昼食を食べ終わると，食器洗いの係まで買って出るようになった．料理活動に参加をした午後は，笑顔が多く過ごせている．

　さらに，デイケアで料理をした日の自宅では家族に昼間の料理活動にまつわる話を嬉しそうにするようになった．「みんなが私に聞きに来る」「洗い物までしてやった」と，具体的な体験を話すようになった．次男夫妻はFさんの変化の兆しを感じるようになり，特に嫁は「この日だけは，以前の明るい義母に戻ります．私たちは義母に優しく接することができます」と職員に伝えてくれた．

　料理の日は自宅に帰っても家族が優しい．息子とのすれ違いや疎外感を感じなくなったFさんは，次の日も穏やかにデイケアにやって来るようになった．そして，いつもの批判的な姿は消え，他の利用者と談話をしている姿を多くみられるようになった．

8）関わりのポイントおよび考察

a．認められる感覚を体験する

　料理に取り組んだ数日は，Fさんの表情と物腰はとてもやさしくなる．料理活動において，何がFさんの心を満たしたのだろうか．心が満たされつつあるから，他の人にも優しくなれるのだろうか．

　今までのFさんは料理活動の中で失敗すると，失敗する前のどこから戻るべきか，どのように失敗を乗り越えたらよいのか方法がわからなかっ

た．そのため，そこはかとない不安を感じながらこの活動に参加していた．

　Fさんは日々の生活でも失敗を繰り返す．それに伴う不全感は，少しずつ彼女を不安にしていたようだ．Fさんが自信をもてる活動を導入するにしても幼稚なものはプライドを傷つけてしまう．そのため，料理活動に参加する中で，Fさんが安心し，自信をもってその場に居続けられるには，何が大切なのかを考えた．

　その結果，彼女の得意な包丁を使える環境をつくることだということに至った．彼女の力で「できた」という感覚をもてる環境を準備できたことで，Fさんは満足して作業を終えることができた．元来，包丁さばきが上手なFさんは機械で切りそろえたような美しさで仕上げる．それをみた周囲の者から称賛の声が起こる．このことからも彼女の満足感は，自信へと深まったのではないだろうか．

　Fさんは，料理の時間という限定された場の中では，昔ながらの包丁さばきで，昔ながらのでき映えを発揮し，賞賛される（認められる）．認知症の人にとって，いやわれわれにとっても，人から「認められる」感覚を得ることは何ものにも得難い大切なことではないだろうか．

b．活動（作業）分析を活かす

　料理活動を中心に援助したFさんの経緯をとおして，活動を認知症の人に成功体験として感じられる「手段」とするためには，そのメニューごとに支援する者が活動の細やかな分析ができていることが前提と考える．この分析とは難しいものではなく，例えばカレーライスならば，野菜や肉を切って，炒めて，煮る，そんな場面を事前に，具体的にイメージすることから始まる．「野菜を切る」ことを例にあげると，切る形と大きさ，量，そして切った野菜をまな板からどこに移すかなど工程を細かく想定する．その上で，その人がどの工程でつまづきそうなのかを予測する．Fさんの場合，取りかかりの工程で，野菜をどの形に切るかを理解する場面と，切り始めの動作に支援が必要だった．そして，切る形を忘れた時に彼女自身

で周囲から情報を得られる環境が重要だと考えた．

このように工程を分けることは，支援する者が認知症の人に，どの部分にどんな支援が必要なのか細かく，より具体的に考えることができるため重要である．そして，援助する者が活動に参加する人の性格や生活歴について情報を得ていれば，その人の得意・不得意を理解できる．その結果，本人の失敗を少なくする援助方法を具現化できると考える．

Fさんにとって料理活動での「やり遂げた」感覚が自信へと変化した．記憶が低下していくFさんは，料理をつくっている間に利用者と話した内容やどんな野菜を切ったのかは思い出せない．しかし，この「やり遂げた」感覚は心地よい気持ちとして，彼女の心に潤いとして作用したようだ．

おわりに

認知症の疾病性を把握し，事例性を考慮して関わった4つの症例を紹介した．なかでも院内デイケアや料理活動のように，集団を活用することで，その人の気持ちの変化を引き出すきっかけにもなっている．作業療法は奥が深いと実感する．

文　献

1) 日本作業療法士協会：認知症高齢者の作業療法の実際. 2010, p 7, p 8, p 10
2) 小川敬之, 他：認知症の作業療法. 医歯薬出版, 2009, p 47
3) 小坂憲司, 他：トーク認知症. 医学書院, 2007, p 67
4) 上城憲司, 他：病棟における認知症の作業療法. OTジャーナル　40：106-109, 2006
5) 加藤信司：老年期痴呆とデイケア. 老年精神医学雑誌　2：723-727, 1991
6) 下村辰雄：レビー小体型認知症の認知機能障害. 老年精神医学雑誌　22：147-154, 2011
7) 品川俊一郎：アルツハイマー型認知症の特徴とケアのポイント. 認知症ケア学会誌　10：122, 2011

〔谷川　良博，堀川　晃義，國政　和子，吉原　直貴〕

9 難治性疾患に克つために

はじめに

 難治性としてリハビリテーション（以下，リハ）に紹介される疾患は，一つひとつの疾患人数はそれほどでないにしても，処方されたわれわれ作業療法士（以下，OT）はもっている技術を応用・駆使し，難治性疾患の患者生活の改善に取り組む必要がある．その疾患の多くはリハの教科書には詳細な記述がなく，海外の論文もしくはわが国の他疾患のリハの取り組みを参考に，よりよい方法を模索していく必要がある．そして，難治性疾患患者の1例1例から得られる生の情報を積み重ねていくことが，その後の診療に非常に役立つ．

 本稿では，難病疾患の全身性強皮症（SSc：systemic sclerosis）と皮膚筋炎（DM：dermatomyositis），多発性筋炎（PM：polymyositis）を代表して取り上げ，その対応を詳細に示す．そして，疾患の特徴，リハの問題点，ADLの問題点，対処方法および生活指導の4項目により解説する．

全身性強皮症（SSc）

1．疾患の特徴

 SScは，皮膚硬化や間質性肺炎に代表される線維化病変と，レイノー現象や肺高血圧症に代表される血管病変がみられる自己免疫疾患である．原因不明であり，根治治療は確立されておらず，病型により出現する症状や経過に違いがみられる．病型はLeRoy & Medsgerによる分類が国際的に用いられており，びまん皮膚硬化型SSc（diffuse cutaneous SSc）と限局皮膚硬化型SSc（limited cutaneous SSc）の2型に分類されている[1,2]．

 びまん皮膚硬化型SScは，肘関節より近位まで皮膚硬化がみられるタイプで，皮膚硬化による四肢の関節可動域（ROM：range of motion）制限や体幹，顔の皮膚硬化がみられる．また，臓器病変では間質性肺炎の合併が多く，生命予後やQOL（quality of life）に影響を及ぼす．ほかにも逆流性食道炎などの消化器症状も多くみられ，腎クリーゼなど重篤となると生命予後に影響を及ぼす症状がみられることもある．びまん皮膚硬化型SScに特異的にみられる抗核抗体は，抗トポイソメラーゼⅠ抗体や抗RNAポリメラーゼⅢ抗体陽性例が多い．

 限局皮膚硬化型SScでは，皮膚硬化は浮腫を主体に手指にみられる程度であるが，末梢循環障害ははっきりとみられ，指尖部に皮膚潰瘍を伴うこともありADLやQOLを損う．また臓器病変では，それほど多くないものの肺高血圧症が合併する場合がある．抗核抗体は抗セントロメア抗体陽性例が多い．

 治療は，びまん皮膚硬化型SScの皮膚硬化に対しては少量ステロイドが推奨されている[3]．間質性肺炎に対しては症状活動性の高い時期にはシクロフォスファミドの投与が効果をあげている[4,5]．末梢循環障害に対してはベラプロストナトリウムが使用されている[6]．肺高血圧症に対してはベラプロストナトリウムをはじめ，ボセンタンやシルデナフィルが有効であり，生命予後やQOLの改善が得られている[7]．

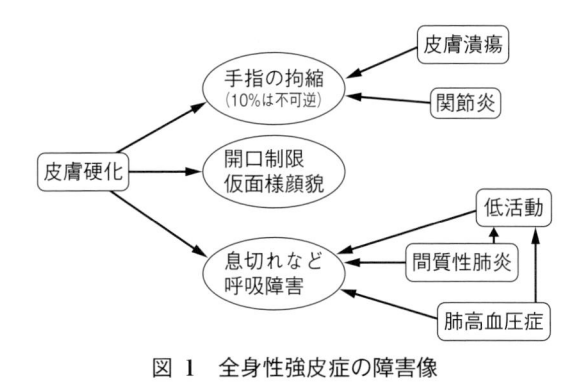

図1　全身性強皮症の障害像

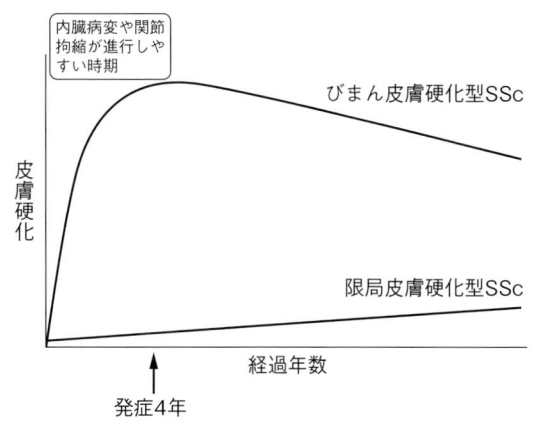

図2　全身性強皮症（SSc）における病型と臨床経過

2．リハビリテーションの問題点

　疾患の特徴で示したように，SScは病型や個々の症例にみられる症状に応じてリハにおける問題点も異なってくることを認識しておくことが重要である．リハが処方される病型はびまん皮膚硬化型SScが多いと考えてよい．第1に，皮膚硬化や皮膚潰瘍によって制限される手指を中心としたROM制限や筋力低下，巧緻運動障害が主要な問題点である．皮膚硬化が四肢に及ぶ場合は大関節にもROM制限がみられる．第2に，皮膚硬化が顔面に及ぶ場合，表情筋の運動の制限や開口制限がみられる．第3に，間質性肺炎や肺高血圧症といった症状がみられる場合は呼吸障害が問題となってくる．図1にSScの障害の構造を示す[8]．

　SScに伴う皮膚硬化は，前述したようにびまん皮膚硬化型SScに強くみられるが，皮膚硬化は一般的に一相性の経過を示し，発症後4, 5年に硬化のピークを迎え，その後は緩徐に改善を示す（図2)[9]．内臓疾患もこの時期に併発することが多い．早期から手指の拘縮を予防していく関わりが必要である．しかしながら血管病変である末梢循環障害は，皮膚硬化と違い発症後4, 5年を過ぎて改善するわけでなく，常に注意を続けていく必要のある病態である．皮膚潰瘍は痛みが強く，治癒には非常に時間がかかるため，付近の関節の拘縮には注意する必要がある．びまん皮膚硬化型SScでは，皮膚潰瘍は指尖部のみでなく，手指近位指節間関節，手指遠位指節間関節の背側に伴うことも多く，また関節拘縮もきたしやすいので，特に注意する．

　間質性肺炎合併例の場合，早期例では呼吸法やADLの生活指導をほとんど受けていないことも多く，介入する必要性がある．また，長期経過例では低酸素に慣れ，息切れの自覚症状に乏しい症例も多く経験する．

　肺高血圧症合併例でも，同様に息切れには十分に注意が必要である．薬物治療では薬の副作用により血圧が低く抑えられることも多く，注意が必要である．

3．ADLの問題点

　SScの症状は多彩であり，みられる障害像も臨床症状に応じたものとなる．当然ADLも個々の対象者により問題点が異なってくる．

　SScにみられる活動制限を表1に示す．手指に制限がある場合には，ペットボトルのふた開け，缶のプルトップ開け，スナック菓子の袋開け，といった筋力を必要とする動作や，財布から小銭を取り出す，カードを拾うなどの巧緻運動が困難となる[10]．これら巧緻動作はROM制限だけでなく，指腹の皮膚硬化のために困難となっている．病初期の皮膚硬化の強い時期は，ピンチ力や握力の低下も顕著であり，行えないADLも多いが，皮膚硬化の改善により握力なども回復してくる傾向にある[11]．一方で，罹病期間が長期で手指のADLに支障が出てくる場合は手指の皮膚潰瘍の

表1 全身性強皮症において活動制限が多い項目

① 缶ジュースのふた開け
② ペットボトルのふた開け
③ ビンのふた開け
④ 牛乳パックのふた開け
⑤ スナック菓子の袋開け
⑥ 足の爪切り
⑦ 針に糸を通す
⑧ 棚の上の2kgぐらいの物を降ろす
⑨ 近所の商店街に買い物に行く
⑩ 缶詰の缶切り

表2 全身性強皮症患者における顔に関する困難な項目

難易度	項目
1	口を大きく開ける
2	おすしを1口で食べる
3	歯の治療を受ける
4	歯や歯茎に挟まったものを舌でとる
5	ストローで飲む

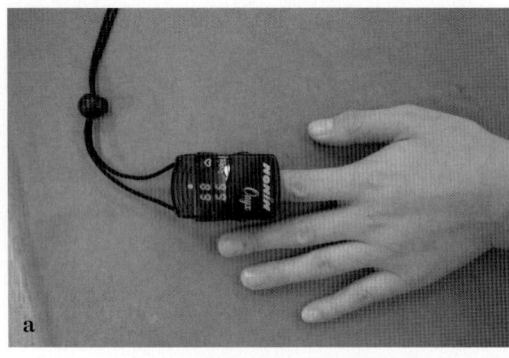

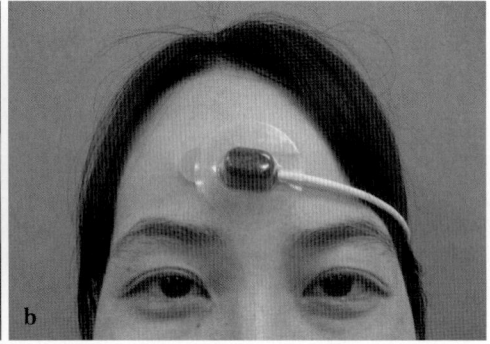

図3 経皮的動脈血酸素飽和度(SpO_2)をパルスオキシメーターにより測定
　　a. 手指で測定する一般的なタイプ
　　b. 前額面に添付する方式の反射式センサー

関与が大きい傾向にある[12]．四肢に皮膚硬化が及ぶ場合，上肢では前腕の回外制限により洗顔動作などに困難さがみられ，下肢では正座ができない，しゃがみ込めないといった制限が生じる．正座では膝関節の屈曲制限のほかに，足関節の底屈制限が特徴的である．四肢の皮膚硬化によるADL制限も早期例であれば，治療により改善してくる．

顔面の皮膚硬化による制限は，前述したように開口制限が最も問題である．表2に示す5項目が顔に関する主な問題点である．開口制限は顎関節のROM制限ではなく，開口時の口周囲の皮膚硬化による制限であることが特徴である[13]．また女性に多いことからも，コスメティックな問題点ともなっており，QOLからも決して無視できない問題点の一つである[14]．

呼吸の問題点は息切れである．間質性肺炎では，連続した歩行などにおいて，歩行開始1分，2分といった時期から低酸素の状態に陥ってしまうことを経験する．患者によっては自覚症状を伴わない場合も多い．注意を要するADLは階段昇降，床に落ちたものを拾う，掃除機をかける，長電話などである．リスク管理として運動中の低酸素に注意を払うべきである．パルスオキシメーターは非常に有用である．一般的に手指で測定することが多いが，SScの場合は末梢循環障害の影響でエラーを起こしたり測定値が低く表示されることが多く，前額面に添付する反射式のセンサーが有用である（図3）[15,16]．

そのほかに注意するべき問題点は寒冷刺激である．冬場はもちろん夏場は冷房による冷えにも注意する必要がある．女性に多いこの疾患では，米とぎや野菜洗いなどの炊事に困ることが多い．

4．対処方法および生活指導

　手指に関すること，呼吸機能に関すること，末梢循環障害や逆流性食道炎などに関することの疾患症状に対しての指導が多い．治療によりペットボトルが開けられるようになったということも少なくないが，改善が思わしくない場合や繰り返しの指尖部皮膚潰瘍がみられる場合はペットボトルオープナー（図4）など自助具の紹介も行う．間質性肺炎合併例において在宅酸素療法が必要になった症例で，手指の機能障害のために酸素ボンベのバルブが回せなくなった場合も専用のオープナーの使用を勧める（図5）．

　呼吸機能では，前述したように間質性肺炎は連続歩行など，短時間で容易に低酸素の状態となる．息切れの際に休憩をとることや息切れが起こりやすい生活動作に対する姿勢・動作指導や呼吸法指導など，呼吸器疾患のADL指導に応じた対処が必要となる．

　生活における工夫点として，ハサミの使用，温水の使用，手袋の活用，米とぎでは冷水を避ける目的でしゃもじや泡立て器を用いたり，無洗米を使用したりする．そして家族の協力も多くきかれる[10]．機能障害の観点からのみの生活指導ではなく，疾患の特異性を十分配慮した内容のものが大切である．

　末梢循環障害と上手くつきあっていくには，症状を悪化させないように寒冷刺激を避けることを生活指導に加えることが重要である．性別では女性に多い疾患であるため，家事動作の指導は大切である．末梢循環障害のため，四肢遠位部の傷はきわめて治癒しにくい．そのため外傷には十分に注意する指導（危険回避）が必要である．消化器症状である逆流性食道炎では，食後すぐに臥位をとらないなどの姿勢指導や一度に多く食べないことを説明する．

　職業では，料理人やケーキ職人，水道などの配管関連などの寒冷刺激や水を使うことが多いものには注意が必要である．また，指尖部に皮膚潰瘍をつくる対象者も多く，畑仕事などの水を使用する動作に注意が必要である．さらにマリンスポーツや指尖部に衝撃が加わるピアノやバレーボールなどの趣味について注意が必要であり，臨床医に

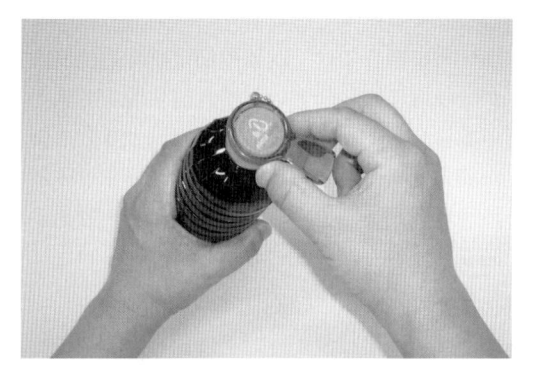

図4　ペットボトルオープナーによるペットボトルのふた開け

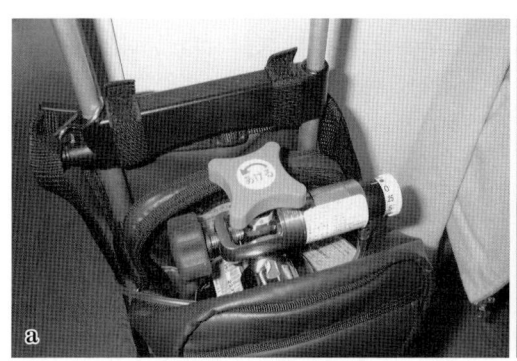

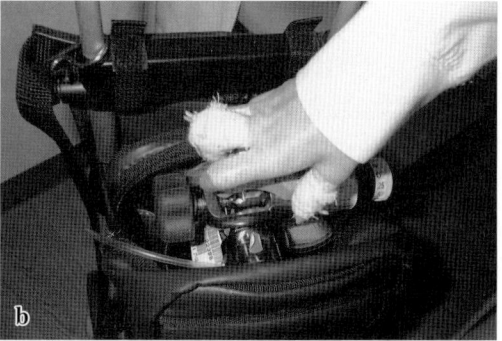

図5　携帯ボンベのバルブ操作をオープナーにより容易に行う方法
　　a．酸素ボンベのバルブにオープナーを装置した
　　b．手指に機能障害のみられる強皮症患者が取り扱っている様子

相談することを勧める．このようにさまざまな観点から生活指導を行っていく．

皮膚筋炎（DM），多発性筋炎（PM）

1．疾患の特徴

DM，PMは，横紋筋，皮膚，肺を侵す全身炎症性の自己免疫疾患である．多彩にみられる自己抗体により，症状，合併症，治療反応性，予後など，臨床的特徴が異なってくる[17]．皮膚症状として，ヘリオトロープ疹やゴットロン兆候，メカニックハンドなど疾患に特異的な皮疹を示すのがDMである．筋症状としては近位筋の筋力低下が一般的であり，三角筋の低下による上肢の挙上動作困難，胸鎖乳突筋の低下による背臥位での頭部挙上困難，体幹筋などの低下による起居動作困難，大殿筋や大腿四頭筋の低下による起立動作困難といったことがしばしばみられる．筋症状は，筋原性酵素のクレアチンキナーゼ（CK：creatine kinase）やアルドラーゼ，乳酸脱水素酵素（LDH：lactate dehydrogenase）などの値により，その疾患の活動性を反映しているといわれている．進行しているのか，安定してきているのか，安静により廃用をきたしているのかが判断できる．筋症状は，自己抗体のMi-2抗体やp155抗体陽性例によくみられる病態である．主に筋症状がみられる患者がいる一方で，筋症状が軽度であったりみられなかったりする，自己抗体がJo-1抗体，Ej抗体といった抗ARS（aminoacyl tRNA synthetase）症候群として捉えられている患者もいる．この抗ARS症候群は間質性肺炎による呼吸器症状がメインとなる筋炎である．間質性肺炎も活動性があるのかないのかは，胸部HRCTや血液中のKL-6（シアル化糖鎖抗原KL-6）やSP-D（surfactant protein-D）といったマーカーが異常高値を示しているのか，経過とともに確認することが大切である．

また，悪性腫瘍の合併が多く報告されている疾患であり，自己抗体のp155抗体陽性例によくみられる病態である[18]．

治療はステロイドによる免疫抑制を行っていくことが一般的であり，疾患の活動性が抑えられてきたら徐々に減量されていく．ステロイドにより活動性が十分に抑えられない場合は，免疫抑制剤を併用したり，免疫グロブリンを用いた治療が行われている[19]．

リハ中は，このように免疫抑制状態にある患者を担当しているという認識が必要である．

2．リハビリテーション上の問題点

四肢や体幹の筋症状主体の場合，嚥下障害がみられる場合，間質性肺炎が合併している場合によって対応が異なる．また，疾患活動性の高い時期，ややコントロールされてきた時期，病勢が安定したが筋力低下や呼吸機能障害が残存している時期と，病期により問題点や作業療法の介入法は異なってくる．

筋症状に関しては，四肢の筋症状も近位筋の低下が一般的に知られているが，遠位筋まで低下している場合も少なくはない．また，ときどきであるが筋力低下に筋の短縮や安静によるROM制限を伴う場合がある[20]．このような場合，経過の中で筋原性酵素の値が改善を示してきたら再燃に注意しながら徐々に運動を行っていく．

嚥下障害は輪状咽頭筋の機能低下，咽頭残留が多く知られている[21]．食形態の工夫や治療経過に応じた対応が必要である．治療効果がみられるに伴い嚥下も改善する傾向がみられてくる場面をよく経験する．

呼吸器症状に関しては，自己抗体の種類によって治療反応性が異なることが報告されており，当然われわれも症例がどのようなタイプかを理解して対応していくことが，リハゴールを考えるうえでも大切である．近年，CADM140抗体に合併する間質性肺炎症例の治療抵抗性が報告されている．筋症状はそれほどではないが，呼吸器症状には十分注意する必要がある[22]．

また，治療薬であるステロイドでは易感染性や肥満，満月様顔貌，血糖異常，骨粗鬆症などが副作用としてみられ，リハでは感染対策として投与

量の多い時期の個別対応やマスクの着用，転倒そ
の他による圧迫骨折など，十分に注意を払うべき
である．

3．ADLの問題点

　四肢の筋症状主体の場合，起居動作や立ち上が
りといった基本動作が困難になる．頸の前屈筋の
低下も特徴的であり，背臥位にて頭部挙上が困難
となることが多い．このような基本動作の障害に
より排泄や入浴，さらには家事に支障をきたすこ
とが多い．

　嚥下障害は病初期に飲み込みにくいといった訴
えを聞く．四肢・体幹の筋症状を伴っていること
も多く，姿勢には十分に注意する必要がある．そ
の他，上肢近位筋の筋力低下も食事動作困難の一
因となる場合がある．

　呼吸機能では，SScと同じく間質性肺炎の特徴
を把握する．長時間の歩行や階段昇降など，筋症
状がそれほどでない場合にも困難な動作となる．

4．対処方法および生活指導

　起居や立ち上がり動作は治療中であれば，その
自立度は流動的であり，ベッド角度や座面高の調
節を患者の筋力に応じて行っていく必要がある．
排泄動作では補高便座を一時的に活用することが
有効である．患者は治療中の筋力低下がどのよう
に経過するか，たいへん不安であり，OTはその
時期に適切な対処法を示し不安を緩和するように
対応していくことが大切である．日々の生活が過
負荷にならないように管理することも大切であ
る．例えば，万歩計を付けて毎日の活動量を確認
するのも有効である[23]．

　嚥下障害は，嚥下造影の結果などにより客観的
に判断し，食形態や姿勢を考え進めていくことが
大切である．病勢の改善とともに嚥下障害の改善
もみられ，それに応じて段階づけしていく．

　間質性肺炎合併例では，息切れなど低酸素に配
慮していく必要がある．歩行やADLでの必要に
応じた休憩，経皮的動脈血酸素飽和度（SpO_2：
percutaneous oxygen saturation）の確認などの
的確な介入が大切である．薬物治療としてステロ
イドが使われるため，副作用にも対応していく必
要がある．筋力低下が顕著な場合は，着座時に脊
椎に衝撃を加えないよう，座り方や座面の高さ調
節などを行い圧迫骨折なども予防していく．ま
た，免疫抑制状態に配慮した感染対策，ときには
ベッドサイドを活用していくことも考慮する．ほ
かには全身性エリテマトーデス（SLE：systemic
lupus erythematosus）ほどでないが，疾患活動性
を考慮し光線過敏など，屋外活動で配慮が必要で
あることにも注意する．

難治性疾患に対する作業療法の一歩

　以上3つの疾患についての対応を示したが，各
疾患とも出現する症状から生じる障害を分析し，
障害に応じたADLに注意していくことが大切で
ある．また，直接的にADL障害とは結びつきに
くい特異的症状から注意すべき点（SScにおける
寒冷刺激など），薬の副作用を含め治療により生
じる注意すべき点を，おのおのの疾患に応じて対
応していく柔軟性と疾患の理解がOTに求められ
る．このような姿勢が，よりよい作業療法，安
全なリスク管理下の作業療法につながっていくこ
とになる．さらに生活指導は，なぜ必要があるの
か，なぜよくないのか，理由を添えて説明するこ
とが重要である．

　おのおのの疾患には，その分野で専門的に治療
に取り組む医師やコメディカルが存在する．OT
もチームの一員として加わることが要求される．
また，難治性の疾患は専門領域の医師や病院が限
られているため，患者はより専門的治療を求めて
病院を受診する．当然，患者やその家族の知識・
治療に対する要求は高く，疾患をよく理解してい
るOTに担当してほしいものである．われわれ
はそのような環境の中で恥じないリハ治療，ADL
の専門家としての対応が期待されていることを忘
れてはならない．そして多くの難治性疾患は根治
的治療方法が確立していない．そこでリハの立場
でも，根治はしていなくても，軽減できる症状は

できる限り軽減できるように対応し，できる限り高いADLを維持すること，そして患者に対して，「これからも疾患と上手くつきあっていきましょう，ともに専門的医療チームの一員としてお手伝いします」，というスタンスが大切ではないかと考える．

文献

1) 竹原和彦：全身性強皮症の病型分類．皮膚科の臨床 30：1499-1505, 1988
2) LeRoy EC, et al：Scleroderma (systemic sclerosis)：classification, subsets and pathogenesis. *J Rheumatol* 15：202-204, 1988
3) Takehara K：Treatment of early diffuse cutaneous systemic sclerosis patients in Japan by low-dose corticosteroids for skin involvement. *Clin Exp Rheumatol* 22：S87-89, 2004
4) Tashkin DP, et al：Scleroderma Lung Study Research Group. Cyclophosphamide Versus placebo in scleroderma lung disease. *N Engl J Med* 354：2655-2666, 2006
5) Hoyles RK, et al：A multicenter, prospective, randomized, double-blind, placebo-controlled trial of corticosteroids and intravenous cyclophosphamide followed by oral azathioprine for the treatment of pulmonary fibrosis in scleroderma. *Arthritis Rheum* 54：3962-3970, 2006
6) 尹 浩信：血管病変．全身性強皮症診療ガイドライン作成委員会（編）：全身性強皮症診療ガイドライン．強皮症調査研究班事務局, 2010, pp 73-80
7) 桑名正隆：肺高血圧症．全身性強皮症診療ガイドライン作成委員会（編）：全身性強皮症診療ガイドライン．強皮症調査研究班事務局, 2010, pp 21-35
8) 麦井直樹, 他：全身性強皮症のリハビリテーションビリテーション―その自主トレーニングの提案．厚生労働科学研究費補助金難治性疾患克服研究事業―強皮症における病因解明と根治的治療法の開発 平成21年度総括・分担研究報告書．強皮症調査研究班事務局, 2010, pp 211-224
9) 佐藤伸一：全身性強皮症の基礎治療．皮膚病診療 26：1478, 2004
10) 麦井直樹, 他：全身性強皮症の活動制限の特徴．OTジャーナル 38：1237-1240, 2004
11) 麦井直樹, 他：全身性強皮症患者の握力 手指に対するリハビリテーションの効果について．厚生労働科学研究費補助金難治性疾患克服研究事業―強皮症における病因解明と根治的治療法の開発 平成19年度総括・分担研究報告書．強皮症調査研究班事務局, 2008, pp 213-218.
12) 麦井直樹, 他：全身性強皮症の手指関節拘縮に至る要因の検討．作業療法学会抄録集 44：76, 2010
13) 麦井直樹, 他：全身性強皮症の顔に対するリハビリテーション第2報．厚生労働科学研究費補助金難治性疾患克服研究事業―強皮症における病因解明と根治的治療法の開発 平成23年度総括・分担研究報告書．強皮症調査研究班事務局, 2011, pp 191-198
14) Mouthon L, et al：Development and validation of a scale for mouth handicap in systemic sclerosis：the Mouth Handicap in Systemic Sclerosis scale. *Ann Rheum Dis* 66：1651-1655, 2007
15) 麦井直樹, 他：強皮症の肺病変の評価における6分間歩行後の前額部経皮的末梢酸素飽和度の有用性の検討．厚生労働科学研究費補助金 難治性疾患克服研究事業―強皮症における病因解明と根治的治療法の開発 平成20年度総括・分担研究報告書．強皮症調査研究班事務局, 2009, pp 209-218
16) 麦井直樹, 他：全身性強皮症患者における6分間歩行テストの検討．総合リハ 38：571-576, 2010
17) Targoff IN：Update on myositis-specific and myositis-associated autoantibodies. *Curr Opin Rheumatol* 12：475-481, 2000
18) Kaji K, et al：Identification of a novel autoantibody reactive with 155 and 140 kDa nuclear proteins in patients with dermatomyositis：an association with malignancy. *Rheumatology (Oxford)* 46：25, 2007
19) 竹村博之, 他：多発性筋炎・皮膚筋炎の診療．リウマチ科 27：S681-690, 2001
20) 麦井直樹, 他：皮膚筋炎・多発性筋炎の作業療法経験．東海北陸作業療法学会誌 9：81, 2009
21) Oh TH, et al：Dysphagia in Inflammatory Myopathy：Clinical Characteristics, Treatment Strategies, and Outcome in 62 Patients. *Mayo Clin Proc* 82：441-447, 2007
22) 佐藤慎二：多発性筋炎・皮膚筋炎に見いだされる特異自己抗体（抗CADM-140抗体を中心に）．*Jpn Clin Immunol* 29：85-93, 2006
23) 中村幸世, 他：筋症状のコントロールにシクロスポリン，万歩計による歩数管理が有用であった皮膚筋炎と全身性強皮症のオーバーラップ症候群の1例．皮膚科の臨床 43：1511-1514, 2001

〔麦井　直樹〕

10 がんに向き合い自分を活かす

はじめに

「がん」は日本人の死亡原因の第1位を占めている．高齢化に伴いがんの罹患数はますます増加しつつあるが，一方医療技術の進歩により，5年生存率が格段に上がっている．「がんに対する治療や後遺症とともに共存・生活する時間」が長くなってきていると考えられる．治療の副作用や手術の後遺症を有しながら，いかに充実した家庭生活や学校・仕事・趣味などの社会生活を謳歌できるか．生活を支援する作業療法士（以下，OT）の腕のみせどころであると思われる．

がん患者・がんサバイバー（経験者）の生活の特徴と配慮点

1．再発の不安や死への恐怖

完全治癒の場合もあるし，再発する場合もある．再発までかなり時間がある場合もあるし，残念なことに短時間で再発・転移する場合もある（図1）．「がん」と診断されると，5年生存率が向上しているとはいえ，完全に治癒できるのかと不安を感じたり，どこか痛いと「再発したのではないか？」，ときには自分はどうなるのかと思ったりなど「死のイメージ」が払拭しづらい人もいる．

ADL，I・ADL活動の最中に「痛み」などの訴えがあったら，その原因を真剣に検討し，その痛みは少しがまんしても心配がない痛みか，骨転移などのように骨折を生じる可能性がありADL方法を再検討すべき時のサイン（徴候）かなど，医師と相談する必要がある．

2．治療を続けながらの社会生活

放射線治療や抗がん剤治療は自宅での生活をベースに，外来で行われることが多くなっている．そのような場合は，それぞれの治療の副作用や症状の出現の時間的な経過などを把握し，生活の内容を組み立てていく必要がある．例えば，化学療法を行う場合，化学療法の種類により副作用の内容や強さ・出現しやすい時期は異なる[1,2]が，副作用の症状が強い時には，感染対策などをしっかり行い休息をとれるようなスケジュールとする．一方，副作用が改善し，再度抗がん剤治療が実施される前には比較的活動的に動くことができるため，その時期に重要なイベントなどを入れる人が多い（図2）．

このようにがん治療の副作用の出現の仕方が社会復帰の時期や，生活のパターンに大きく影響するため，生活に関わるOTもある程度理解しておくことが重要である．以下にADL，I・ADLに影響しやすい副作用・症状について述べる．

1）骨髄抑制など

化学療法により，骨髄の機能が障害されると白血球，血小板，ヘモグロビンなどが減少する．症状は化学療法の1～2週間後に症状が強く出やすい[2]ため，人ごみを避ける，感染が生じやすい作業（水泳や温泉，ガーデニングの植え替えなど）は骨髄抑制中は休み，回復してから行うなどの配慮が必要である．

2）手足症候群[1,3]

抗がん剤の影響で手や足の皮膚の細胞が障害され，手足に炎症や痛みが集中的に起こる副作用を手足症候群という．重症化すると物を持てなく

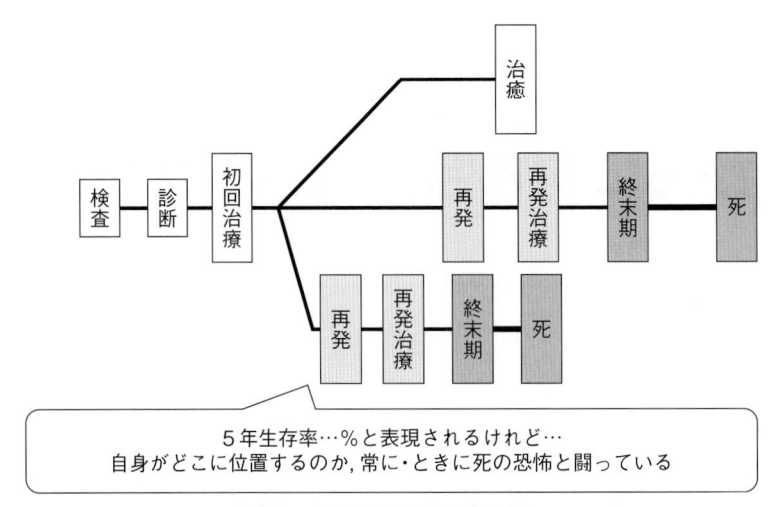

図1 CANCER JOURNY

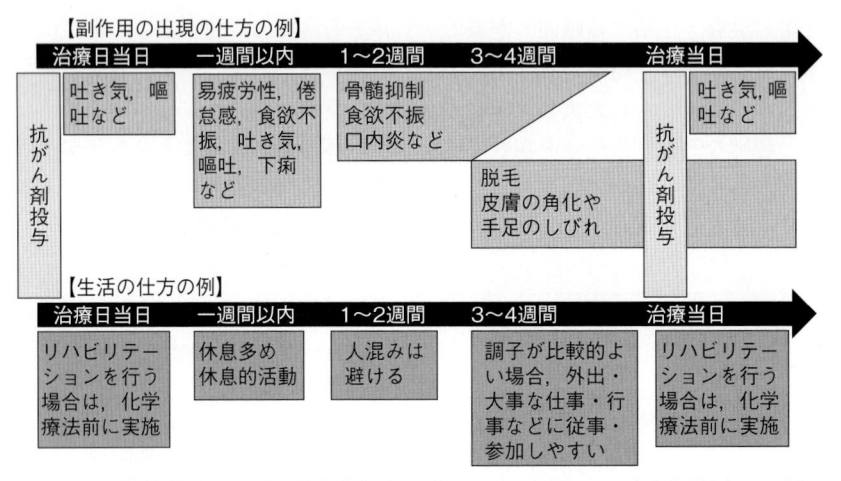

図2 治療を継続しながら社会復帰する時の工夫（副作用の出方と生活の工夫）

なったり，ボタンがかけられなくなったり，パソコン操作がしにくくなったり，歩けなくなったりして日常生活に支障をきたしてしまう．対策として，重症化を防ぐには保湿がよいとされるが，出現してしまった場合には，外的な刺激を受けないよう，綿の手袋を着用する場合が多い．したがって，ペットボトルや瓶のふたを開けるなど指先に力が必要な動作や，固いものを包丁で切ったりする動作が困難なことが多い．力が効率よく働くよう滑り止めネットを使用する，圧を分散させるよう包丁の柄を太くする，固いものを切る時は電子レンジで柔らかくしてから切るなど工夫が必要である．

3）末梢神経症状

抗がん剤の毒性による手指・足指などの末端の末梢神経障害（感覚障害，運動障害，自律神経障害）は，投与後3週間程度で足底もしくは手指のしびれ感として出現することが多い．治療終了後数カ月～数年で消失もしくは軽快する[4]が，化学療法が長く続いた場合には，症状が持続することもある．そのような場合，生じやすい日常生活の障害とその対処方法の例を表1（末梢神経損傷が

表1 日常生活の中での，知覚障害および対策の例

	主な障害の例	対策の例
上肢・下肢	・切創をつくっても，気がつかない ・温度がわからず，熱いものを平気で触れてしまう	・外傷・熱傷に注意する ・感覚が残っている他の場所で確認する
上肢	・小さいものを手に持ちながら歩いていると，知らないうちに落としてしまう ・ボタンがかけにくい ・パソコンのキーボード操作や書字の際，過剰に力が入り，疲れてしまう	・大切なものは手に持って歩くより，カバンの中に入れて肩や肘にかけて持ち運ぶ ・目で確認しながらボタンをはめる ・筋の緊張具合を目で確認し，リラックスするように意識して操作する
下肢	・足場の状況がわかりにくい．また，つま先のあがり具合もわからず，段差でつま先を引っ掛けて転んでしまう	・足場の様子がわからない時は，目で確認し，段差がある時は意識してつま先をあげて歩く．安全な履物を選ぶ

表2 骨・軟部腫瘍・骨転移による安静度確認の必要ポイント

■患部を保護するための装具・三角巾などによる固定やポケットを利用し，重さを軽減することの必要性の有無
 1）不要
 2）必要
   TPO（必要時とその方法）
   (1) 移動・動作時（ストッキネットベルポー，三角巾，ポケットなどの利用）
   (2) 安静時（ストッキネットベルポー，三角巾，ポケットなどの利用）
   (3) 就寝時（ストッキネットベルポー，三角巾，ポジショニング用クッションなどの利用）

■肢への荷重の可否
 1）下肢：全荷重もしくは1/2荷重，1/3荷重など
 2）上肢：重量のあるものを保持してよいか？　どれくらいの重さの物なら保持してよいか？

■創部運動について
 1）肢位：臥位，座位，立位
 2）運動の種類：自動運動，自動介助運動，他動運動
 3）運動の可能な方向と範囲：例）肩関節屈曲90°まで，肩関節外旋禁止など

生じた際に起こりやすい日常生活動作の障害とその対処方法）に示す[5]．

評価と実践的戦略

1．情報収集のポイント

　ADLに対する治療的戦略を立てる際に忘れてはならないのは，そのときどきの安静度である．治療を行いながら社会復帰することが多いため，がん腫，転移，再発の有無と場所，骨転移・切迫骨折の有無と場所，ステージ，行っている治療の内容と副作用，手術や病状に伴う安静度を確認する．骨・軟部腫瘍・骨転移の場合の安静度確認時に必要な視点の例を表2に示す．また，告知のレベル〔病名告知，病状（転移・再発の有無など）告知，余命告知など，どの段階まで説明されているか確認する必要がある〕とその受け止め方，精神・心理的状況（スピリチュアルペインなど）も把握し，ADL，I・ADLへのアプローチの際には，必要以上に喪失感を与えず，希望を継続できるように配慮する必要がある．

2．評価のポイント

　がん医療において他部署が行っている治療が理解しにくい場合も多いが，チーム医療を行ううえでは，それぞれの職種のアプローチ内容を知る努

力をすることも重要である．がん領域でのADL評価は，OTとして治療的戦略を立案および効果判定として再評価するためのものと，他部署と情報交換を行うなどの目的で他部署で使用している評価を理解できるようにするために使用する場合がある．

performance status（PS）は，患者の全身状態の良好さを数値化するための指標であり，QOL（quality of life）や生存期間と相関するといわれている．治療の適応や効果判定などにも用いられており，がん医療の臨床ではよく散見する[6]．また，その代表的なものがKarnofsky performance status（KPS），eastern cooperative oncology group（ECOG）PS scaleであり，KPSは脳腫瘍の予後・予測の際に使用されることが多い．

ADL状況を少し詳細に評価する必要がある場合や，リハビリテーション（以下，リハ）に関する制度の適否を評価する場合には，作業療法場面でより詳細な評価が必要であれば，機能的自立度評価表（FIM：functional independence measure）やBarthel index（BI）などを目的により使い分けることが必要と思われる．また，自発性が低下している場合などは，s-score（spontaneity score）の評価基準[7]などの視点を取り入れた段階的なアプローチも役に立つことがある（表3）．

3．実践的戦略について

1）リハビリテーションの目的の立て方

リハの目標を定めるためには，患者の機能・能力の予後，現在はどのような時期にあるのかなどをわかる範囲で掌握するよう努める必要がある．病期別リハアプローチに準じたADLアプローチの考え方を図に示す（図3）．積極的な治療期から緩和ケアに移行していくに従って身体機能が徐々に低下していくが，代償動作を駆使し，できる限り自分でできる動作を残す方法を検討する．例えば，動作の方法を変更したり，自助具や装具の使用を勧めたりすることである．

緩和期・終末期にさしかかり介護が必要な場合は，家族の疲労や心情なども考慮したうえで家族に対して介護への参加を積極的に促すようにする．家族が介護を行うと，残された家族の死別後

表3　s-score評価基準

4	自発（自分から進んで行う）
3	模倣・指摘（周囲の人の真似をする，指摘をすれば行う）
2	誘導・助言（促せば行う）
1	代行・強制（一緒に行う必要がある）
0	不動・拒否（介助してもやらない，やれない）

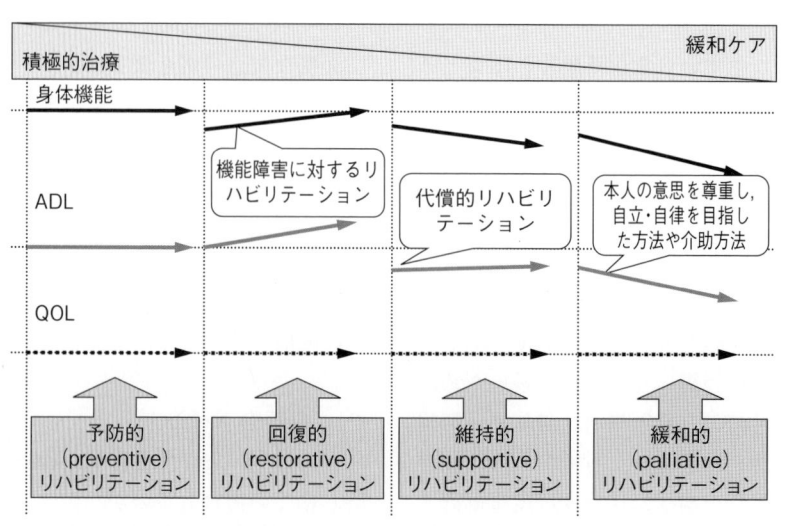

図3　時期別身体機能，ADL，I・ADL，QOLと緩和ケアの考え方

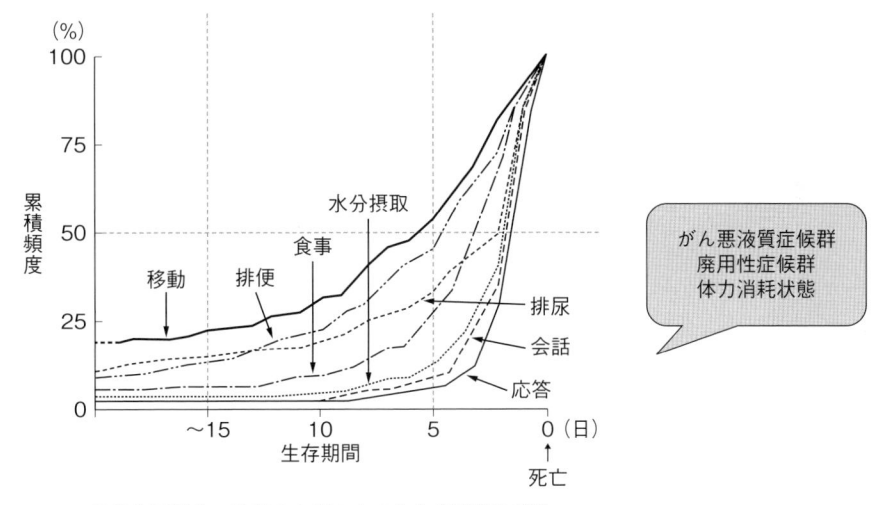

図 4 進行がん患者の ADL の特徴（文献 11）より引用）
日常生活動作の障害の出現からの生存期間（206例）

進行がん患者（消化管閉塞により食事摂取が困難な患者や骨折・麻痺などにより運動障害・膀胱直腸障害のある患者は除外）における ADL 動作の障害の出現から生存期間 ⇒ADL に関する動作自体は終末期まで比較的保たれており，亡くなる2週間くらい前までは自力移動が可能で，その後，徐々に各動作に障害が出現してくる．ただし，体力は非常に消耗しやすい状況にある場合が多い

の適応が良好になる[8～10]．これらの目標やアプローチの内容は，時期により明確に切り替わるのではなく，それぞれのアプローチの比重が徐々に変わっていく．

2) ライフサイクルを考慮する

年齢や性差による社会的な役割の違いも考慮する必要がある．例えば，30～40代の女性は社会的な役割として，妻・母としての役割を担う場合も多く，自分のことは自分で行いたいという思いをもつ場合も多い．また，ADL だけではなく，調理・掃除・洗濯などの家事動作に対する自立への願いも大きい．そのため，ADL だけではなくⅠ・ADL に関しても，積極的に自立を促すためのアプローチを行うことが多い．

3) 体力消耗状態の人の ADL（図 4）

進行がん患者の場合，運動麻痺などの出現はないが，呼吸状態の悪化，悪液質症候群による全身倦怠・食欲減退などの影響で，全身の体力が消耗し，動作の持続力が低下したり，疼痛などの出現により動作が可能な時間帯と，症状が強く出現しているために動作が困難な時間帯などがある．このような体力消耗状態の人は，亡くなる2週間前くらいまでは比較的「できる ADL」は保たれているが，5日前ぐらいから急速に「できる ADL」が困難になると報告がされている[11]．

4) 腫瘍や治療が原因で運動麻痺・骨関節の障害が出現し，ADL，Ⅰ・ADL に影響を及ぼす人

脳腫瘍や脊髄腫瘍，骨・軟部腫瘍の人などは神経症状や骨関節に起因する運動障害が出現する．脳血管疾患，交通外傷による脊髄損傷，他の整形外科疾患における骨・関節疾患により出現する障害と腫瘍に起因する障害の違いの特徴を以下に記載する．

a．脳腫瘍

脳腫瘍患者では高次脳機能障害の出現頻度が高く[12]，脳血管疾患などに比較するとより限局的に出現し，しかもその症状は治療の奏功および病状の変化に伴い，良くも悪くも変化する印象をもっている．終末期には頭蓋内圧の亢進や播種により意識レベルが低下し，ADL の介助量が多くなることが多い．

実際のアプローチは，脳血管疾患に対する

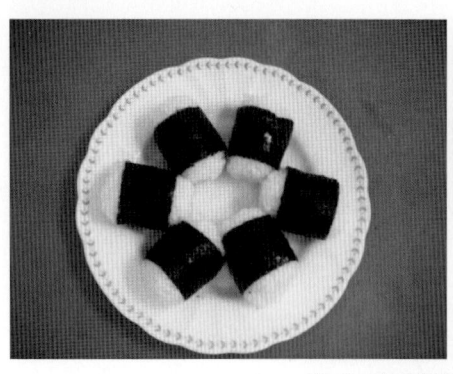

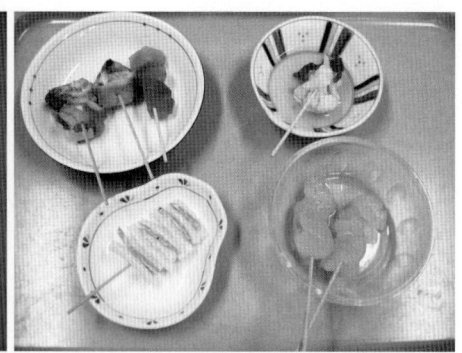

図 5 食の形態・盛り付け例
寝たままで食べられるよう,または片手・非利き手でも食べやすいように工夫した食事の例:主食はおにぎり,副菜は一口大でフォークまたは串に刺して,側臥位でもみやすいよう,浅い食器やガラスの器に盛る

ADL アプローチに準じるが,脳腫瘍の場合は,症状が変動することが多いため,機能予後に関して十分な情報収集を行う必要がある.特に,利き手が障害されている場合は,利き手交換を積極的に行うか,治療の効果が期待できる場合は,一時的に代償的なアプローチを行っておくなど,患者の負担にならないよう配慮する.

失行症状がある場合は,脳血管疾患のように病状および治療に伴う副作用などの症状が安定していないことも多く,時間をかけてじっくりアプローチを行うことが本人の負担になる場合もある.簡便にできるような代償的な工夫のほうが好まれることも多い.例えば,食事では串刺しなどの方法も一案である(図5).

b.脊髄腫瘍・脊椎腫瘍

脊髄腫瘍や脊椎腫瘍による圧迫性脊髄損傷の場合も,患部を動かすことが麻痺の増悪を引き起こす可能性があるため,患部を動かしてもよいか,それとも装具により固定することが必要かなど,患部の安静度の確認をする必要がある.

アプローチの内容は患部(脊椎・脊髄)を動かしてよい場合は,通常の四肢麻痺・対麻痺に対するアプローチに準ずる.体幹にコルセットを装着している場合は,リーチ範囲が限られるため,靴の着脱や靴下の着脱が不便な場合が多く,柄の長い靴べらやひも付きの靴べら,ソックスエイド,

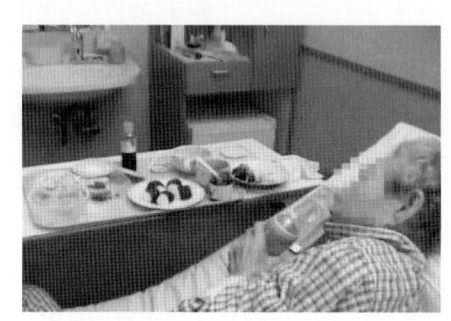

図 6 寝たまま食事をする時の工夫例

ストッキングエイドを紹介することもある.また,放射線治療中などでベッド上でギャッジアップも制限されている場合の食事では,一口大に切った食塊を縁の低い皿やガラスの器などに盛って,スプーンやフォークで食べるようにしたり,串刺し食をなるべく透明な食器に盛り付ける(図5)と,側臥位である程度自力で食事が可能となる(図6).

c.骨・膝関節疾患

上肢の骨・軟部腫瘍の治療は手術療法が主体となり,四肢発生のものに対して,80〜90%以上で患肢温存術が行われている[13].その中でも上肢は両手動作が必要な巧緻動作を行う必要性があり,物品を「押さえる」動作ができるだけでも生活上の利便性を残すことができる.そのため,下肢以上に温存術を選択される場合が多い.

また図7に示すように，骨肉腫，Ewing肉腫，横紋筋肉腫などの高悪性腫瘍の場合，相当期間の術前治療が行われ，全身状態に十分配慮したリハが必要になる．また，高悪性腫瘍の場合は広範切除術を選択されるなど手術範囲も大きく，術後の機能欠損も重篤になる[13〜16]．

術後のリハは，「外傷後のリハ」のメニューと比較すると特殊で多彩であり，残存筋によって機能予後もさまざまである．広範切除術を施行した人の機能障害およびADL，I・ADL障害の例を表4に示す．特に上肢の骨・軟部腫瘍は症例数が少なく，確立したリハプロトコールがないために，治療者は術後の機能的ゴールを明確に予測することが難しい．一方，患者にとっては患者会などの自助グループが少なく，情報交換の場がほとんどないため，将来の見通しをつけにくい．したがって，医療者が機能予後だけではなく，仕事や学業などの生活を含めた長期的なビジョンをもつよう努力することは大切である．

d．浮腫（リンパ浮腫やその他の浮腫）

リンパ浮腫などの四肢の浮腫が進行し皮膚が線維化を起こして硬くなったり，がんの進行に伴い低栄養性の浮腫や全身浮腫を発症したりすると，二次的に関節が十分に曲げられず，関節可動域制限を引き起こしたり，浮腫による手足の重量の増加で体動が困難になったりする．上肢浮腫の場合，更衣動作や体を洗う動作が行いにくくなる[17]．下肢浮腫では，下半身の更衣動作や下肢を洗う動作が困難になったり，歩行や階段昇降などの動作が困難となったり，疲れやすくなったりする[18]．大切なのはリンパ浮腫を悪化させないような生活上の工夫点を指導することである[19]．多層包帯法（MLLB：multi-layer lymphoedema bandaging）を実施している場合は，治療効果を高めるため，あるいは治療中のQOL，ADL，I・ADLを低下させないために，包帯をしながらADL，I・ADLを継続しやすいような工夫をしたり（図8）[20]，動機づけをしたりする必要がある．

5）転移性骨腫瘍（骨転移）・骨軟部腫瘍の際の安静度に伴うADL動作の工夫

がん患者における転移の中でも多くを占め，ADLに影響を及ぼしやすいため，骨転移に関しては一般的な知識を有する必要がある．骨転移は，脊椎・骨盤・肋骨や大腿骨・上腕骨の近位部に好発し，溶解型の骨転移の場合，骨折しやすくなる．病的骨折を避けるため，骨転移部分に荷重

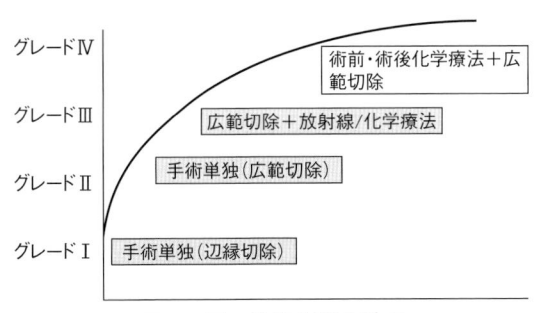

図7 骨・軟部肉腫の治療
（高橋　満：臨床腫瘍学コース—骨軟部腫瘍と骨転移資料，2009）

骨・軟部肉腫は悪性度により治療法が異なる

グレードIV：術前・術後化学療法＋広範切除
グレードIII：広範切除＋放射線/化学療法
グレードII：手術単独（広範切除）
グレードI：手術単独（辺縁切除）

表4 肩甲骨・上腕骨骨頭切除症例経過

<50代女性>
　肩甲骨軟骨形成型骨肉腫：右肩甲骨全摘出術，上腕骨頭切除術を施行．ローテーターカフ（大円筋，小円筋，棘上筋，肩甲下筋）はすべて切除．腓骨の移植はされてはいないが，肩甲帯の挙上に役立つよう，三角筋と僧帽筋が縫合されている
<上肢機能>
　肩関節屈曲15°，外転20°（ともに肘関節伸展位）．握力は非手術側の約60％，リーチ範囲は前額部，同側耳まで可
<ADL>
　食事は術後に術側手にて箸で実施．肩を固定するためのアームスリング装着．洗顔・更衣動作などを工夫しながら自立．術後9カ月で部分的に仕事を復帰．11カ月で自動車運転再開（一部改造車）

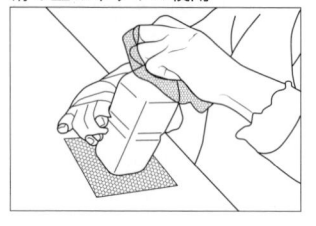

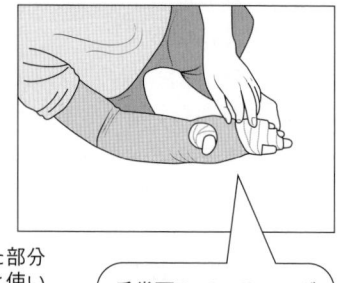

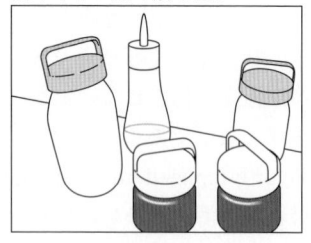

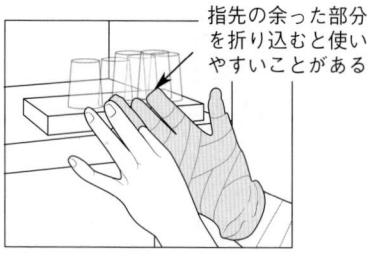

図8 圧迫をしていても，I・ADLなどを行いやすいような工夫をする方法の例

や回旋方向へのねじれが生じないようにしながら，放射線治療などを開始することが多い．骨折する可能性が高い時期には，後述のように医師に安静度および「禁忌の動作」を確認し，その運動が起こらないようなADL，I・ADL方法を提案する．

a．脊椎転移の人の安静度とアプローチ例

脊椎転移の場合，放射線治療が終了するまではベッド上安静を強いられることが多い．そのような場合は，臥位で自立できる動作を増やしていくと，ストレスの軽減にもなることが多い．例えば食事の場合，臥床したまま食べたいものを食べたいスピードで食べられるように自力摂取できるよう，浅い食器を使用したり，一口大に切った食塊にするなどの工夫をする．当院で行っている工夫を図6に示す．

b．上肢骨転移の人の安静度とアプローチ例

上肢の場合，骨転移の好発部位は上腕部である．結帯・結髪動作など上腕骨の回旋（特に外旋）が生じる動作は注意が必要とされるため，そのような運動が入らないように日常生活の工夫をする．注意したほうがよい動作とその対処方法を表5に示す．

c．下肢骨転移の人の安静度とアプローチ例

下肢の場合，骨転移の好発部位は大腿骨である．大腿骨は歩行や移乗の際に荷重がかかるため，溶解型の未治療の骨転移を有すると骨折しやすい部位である．したがって転移部に「荷重しながら回旋力が加わる」と，病的骨折のリスクが非常に高まるため，一般的にはターンする際の基軸の脚としてはならないことが多い．また，免荷歩行を指導する必要があることも多い．

6）進行がん患者の「喪失感・コントロール不全感の軽減」「喪失への補填」という考え方におけるADL，I・ADL動作の工夫とアプローチ

進行がん患者は，症状が悪化し，がん性悪液質症候群や倦怠感，腫瘍やその治療により生じてしまったさまざまな症状を起因として，身体機能の喪失だけではなく，ADLや家事・仕事・趣味などの活動ができなくなり，関連する人間関係も疎遠

表5 上肢骨転移の人の安静度とアプローチ例 (文献16)より引用)

注意したほうがよい動作	工夫点
<整容動作> ・髪をとかす	・患肢ではないほうの肢で行う
<入浴動作> ・タオルで背中を洗う動作	・介助してもらうか，ブラシを使用し，患肢ではないほうの肢で行う ・長いタオルを利用し，患肢が外旋しなくてもよい方法で行う
<更衣動作> ・背中でひもを結ぶ動作	・前で結び，後ろに回す
<トイレ動作> ・お尻を拭く動作	・病巣がないほうの上肢で行う ・ウォシュレットを使用する ・前方から拭く
<起居動作> ・ベッドから起き上がる ・ベッドに寝る動作	【ベッドから起き上がる動作】 ・患側上肢で体重を支えない，非腫瘍側を中心に体重を支えるなど 【ベッドに横になる動作】 ・患側上肢で体重を支えない，非腫瘍側を中心に体重を支えるなど
<肩関節が外転・外旋位をとる動作>	・ベッド周りなどに備品を配置する時に，外転・外旋方向にリーチしなくてもよい方法を検討する

結帯・結髪動作など上腕骨の回旋が生じる動作は注意が必要とされるため，そのような運動が入らないように日常生活の工夫をする

になってしまう．そのため，社会と隔絶されたような孤独感・疎外感を味わうこともあり，人生におけるコントロール不全感や喪失感を感じやすいといわれている[21]．

作業療法においては，その喪失を軽減したり補填したりすることができる可能性を十分含んでいる印象をもっている．実際の例を表6に示す．

4．配慮・注意しなければならない点について

1) 患者の希望と医療者側の見立てに差異があり，倫理的ジレンマを感じた時

排泄の際，「トイレまで移動して行いたい．人の手助けを借りたくない」との希望をもっていることが多い．しかし，呼吸苦・切迫骨折・易出血・全身倦怠感など体の負担やリスクにより，医療者としてはベッド近くのポータブルトイレへ介助にて実施したり，安楽尿器などを使用したりしたほうが安全で患者にとっても安楽であると考えられる場合もある．つまり，自立・自律ができるような支援が必要か？　良質なケアの提供が必要か？たいへん判断に迷う時がある（図9）．そのような場合は，「患者にもたらされる利益」および「害や負担を最大限に減らすことができているか？」「リスクを避けることができるか？」「患者の希望・選択権は最大限に尊重されているか？」を配慮し[24,25]，方法を決定しなければならない．そのような場合は，患者の希望をまずは受け止め医療者側がその思いに寄り添い誠実に対応することで，代償的な方法を受け入れてもらえることが多い[5]．

2) 疼痛を有する患者

疼痛の出現しない動作を工夫し，疼痛が出現しにくい時間帯を選ぶなどの努力や，医師・看護師に相談し，薬剤をコントロールしてもらうことなどにより「移動や移乗，リハをすることが疼痛につながる」という印象を与えないように配慮することも大切である．

具体的には，内服の鎮痛剤であれば，移動・移乗やリハを行う30分ほど前に使用してもらう（レスキュードーズ）など，病棟と調整するなどの工夫も必要である．その際は，疼痛は切迫骨折などのリスクの判断材料になりにくいので，十分リスクに配慮したADL，I・ADL方法を導入する必要がある．

表 6 起こりうる喪失感および喪失感を軽減するためのアプローチの例（文献22）より一部改変引用）

喪失感	喪失感の具体的内容	喪失感を軽減するためのアプローチ例
身体的機能	・疼痛・全身倦怠感などの症状や体力低下などにより，身体が思うようにならない ・運動・感覚麻痺などの運動機能の低下	・できるだけ少ないエネルギーで遂行可能なADL方法を検討する ・残存機能を活かしたり，福祉用具・自助具などを導入したりするなど，自分でコントロールできる動作を探索する
社会的役割	仕事や家庭における（罹患以前の）役割が担えない，周囲に対する負担感 例） ・家庭内の役割（母親としての家事仕事など）ができない ・「いつも両親に自分の面倒ばかりみてもらっているので，妹が寂しい思いをしている」など家族に対する負担感	・調理動作など患者が望む課題を遂行するために，最低限のエネルギーで遂行可能な調理方法を検討・訓練する ・次世代への役割を伝承するサポート ・気分転換・巧緻性の改善を兼ねた，家族へのプレゼントの作製を提案する
自立・自律	・自分で自分のことができない，周囲に頼らなければならない ・骨転移などで安静を強いられる	・テレビのチャンネルだけは自分で操作できるようにする ・趣味などを活かした，可能な範囲での自立感・操縦感が得られるような作業活動（クラフトなど）の導入
尊厳	・外見の変容，排泄介助を受けることなど，自己イメージやプライドの傷つき ・排泄動作は人間の尊厳に関わる動作であり，自立への願いが高い	・排泄動作の自立度を保つ工夫をする ・体力消耗状態にある場合には，ポータブルトイレを設置するなどトイレまでの動線を短くし，必要最低限のエネルギーで可能な動作を検討する ・運動麻痺がある場合には，健常部位を動作の駆動力とする，トイレの環境を整えるなど
関係性	・愛するものを残して逝かなければならない，つらさを理解されない孤立や孤独，拒否 ・外出機会の減少，個室で過ごす時間の拡大などにより，孤独感を感じる	・作業療法室などで，さりげなくピアサポート（peer support：同じ病気や苦しみをもつもの同士が交流をもつことで，共感的理解が生まれたり，実際的な適応方法を学んだりして助け合うこと）の場を提供する ・ベッドサイドだけでなく作業療法室など，人の集まる場で実施する
未完の仕事	・やり残した仕事がある，達成できない ・家族との約束が果たせない ・必要書類にサインができないなど	・書字動作はペンシルグリップなど自助具を紹介したり，非利き手で書字をする時の，工夫点などを紹介する ・家族との約束，なじみの作業を導入するなど

おわりに

がんと診断されると，少なからず「死」を意識することにより，よりよく「生」の時間を過ごしたいと願う人が多い印象をもっている．がんと共存しながら，いかに安全に，充実した生活を送ることができるか，入院・治療中よりがん患者やがんサバイバーの人の社会復帰後の未来の生活までも見据えながら，生活を支援していけるように努力したいところである．

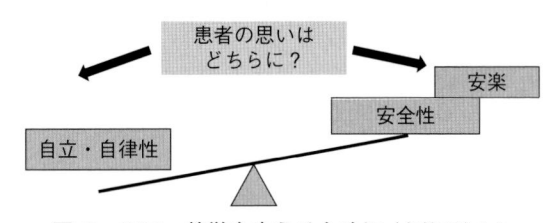

図 9 QOL・尊厳を支えるために（文献23）より一部改変引用）
良質なケアの提供が必要か？
自立・自律ができるような支援が必要か？
【自立・自律】
①他の人の介助や監視などの手助けを受けることなく，一人で行うこと
②障害者の自己決定権を強調し，仮に日常生活上では介助を要していても，自己の決断と判断で生活を行っていく場合をいう

文献

1) 小松浩子, 他（編）：がん化学療法看護テキストブック. 真興交易医書出版部, 2010

2) 国立がん研究センター, 他（編著）: 患者必携—がんになったら手に取るガイド. 学研メディカル秀潤社, 2010
3) 浅子恵理（監）: 早めの対策が治療継続につながる！手足症候群の予防と対策. がんサポート4月号, 2011, p 16
4) 渡邊純一郎: がん治療の理解—II. 化学療法. 臨床リハ 12: 868-872, 2003
5) 田尻寿子, 他: 日常生活動作障害へのアプローチ. 辻 哲也（編）: がんのリハビリテーションマニュアル—周術期から緩和ケアまで. 医学書院, 2011, pp 307-319
6) 片桐浩久: Performance Status（PS）. 脊髄損傷ジャーナル 21: 239-240, 2008
7) 涌井富美子, 他: 脳障害患者に対する新しい自発性評価表（s-score）使用の試み. 総合リハ 21: 507-510, 1993
8) Kissane DW, et al: Familly coping and bereavement outcome. *Palliat Med* 11: 191-201, 1997
9) McCorkle R, et al: The effects of home nursing care for patients during terminal illness on the bereaved's psychological distress. *Nurs Res* 47: 2-10, 1998
10) 福井小紀子, 他: 家族の介護方法・ケア方法の習得を促すアプローチ. 緩和医療学 10: 378-384, 2008
11) 恒藤 暁: 最新緩和医療学. 最新医学社, 1999, pp 20-21
12) Mukand JA, et al: Incidence of neurologic deficits and rehabilitation of patients with brain tumors. *Am J Phys Med Rehabil* 80: 346-350, 2001
13) 髙木辰哉: リハビリテーションの要点（骨軟部肉腫, 転移性骨腫瘍）. 辻 哲也（編）: 癌のリハビリテーション. 金原出版社, 2006
14) 高橋 満: 骨・軟部腫瘍患者に対する周術期リハビリテーション. 辻 哲也（編）: 実践！がんのリハビリテーション. メディカルフレンド社, 2007
15) 田尻寿子, 他: 上肢の障害へのアプローチ. 辻 哲也（編）: がんのリハビリテーションマニュアル—周術期から緩和ケアまで. 医学書院, 2011, pp 193-202
16) 田尻寿子: 骨軟部腫瘍・骨転移. 日本作業療法士協会（編）: 作業療法マニュアル 47—がんの作業療法①. 作業療法士協会, 2011
17) 田尻寿子, 他: 乳がん術後のリンパ浮腫に対する複合的物理疎泄療法（Complex Decongestion Physical Therapy）の治療効果. 作業療法 22: 154, 2003
18) 満田 恵, 他: 下肢リンパ浮腫が歩行能力に与える影響. 理学療法学 34: 95, 2007
19) 安保雅博, 他（編著）: 上肢リンパ浮腫のリハビリテーション—包括的視点からのアプローチ. 三輪書店, 2011
20) 田尻寿子, 他: 上肢リンパ浮腫治療のために多層包帯法（MLLB）を導入中の自宅でのADL・IADL動作について. 日本作業療法学会抄録, 2010, p 265
21) 栗原幸江, 他: こころのケアとしてのリハビリテーション. 辻 哲也（編）: がんのリハビリテーションマニュアル—周術期から緩和ケアまで. 医学書院, 2011, pp 307-319
22) 田尻寿子: 悪性腫瘍. 日本作業療法士協会（編）: 作業療法学全書 改訂第3版. 協同医書出版社, pp320
23) 上田 敏（編）: リハビリテーション医学大辞典. 医歯薬出版, 1996
24) 大西香代子: 第III章を読む前に. *Nursing today* 24: pp32-33
25) 鈴木知美: 排泄ケアで最期まで尊厳を保つ. *Nursing today* 24: pp 82-94
26) 千野直一（編）: 現代リハビリテーション医学 改訂第3版. 金原出版, 2009

〔田尻 寿子〕

第 IV 章

積み重ねた技術の現在の先端

1 摂食・嚥下

食事の目的

ヒトが食する第1の目的は，生命維持のためである．生命維持が達成されれば，第2の目的は自力で経口から食したいという願望に変化する．さらにその願望が達成されれば，第3の目的は嗜好品に満足したり，楽しい環境の中で親しい人たちと一緒に食したいという願望へと変化する．その中で作業療法士（以下，OT）は，安全な食事遂行を基本として，より段階の高い目的が達成できるように支援する．

食事と作業療法の関係に関する歴史的変遷

1965年に制定された「理学療法士および作業療法士法」では，作業療法とは，患者の応用的動作能力および社会適応能力の再獲得を図ることであると明記されていることから，1990年代半ばまでは，食事の再獲得はOTの重要な役割であるということが，OT自身，他職種，患者にも認知されていた．

1997年に「言語聴覚士法」が制定され，徐々に食事の再獲得に対するOTの役割や認識が希薄化する中で，2003年厚生労働省の事務連絡において，OTは摂食機能療法の算定職種から除外された．しかし，4年後の2007年には厚生労働省の事務連絡において，摂食時の体位の設定など摂食機能療法の一部にOTも関与することができ，摂食機能療法としても算定することが認められた．さらに厚生労働省内に「チーム医療推進に関する検討会」が設置された．それに伴って2010年の厚生労働省医政局長通知において，食事などのADL訓練と福祉用具の使用などに関する訓練については，「理学療法士および作業療法士法」第2条第1項の「作業療法」に含まれることからOTを積極的に活用すること，また食事訓練を実施する場合に喀痰などの吸引が必要な場合があることから，吸引をOTが実施できる行為として取り扱うとの通知がなされた．

このように新たな業務範囲の拡大に伴って，摂食機能を含む食事に対するOTの卒前・卒後教育の重要性や，専門家（2011年に摂食・嚥下専門作業療法の立ち上げのためのワーキングを発足）としての役割の確立が求められている．

食事の構成要素

安全に食べるためには，図1に示した機能や能力，さらには条件が一定のレベルにあることが重要である．下層のある一つの機能が一定レベルに達していなければ，中層の機能や能力が発揮されないばかりか，上層の嚥下にも悪影響を及ぼし，食事のリスクや摂食機能障害が出現する．

OTは，下層の機能や能力，さらには条件が一定のレベルにあるか否かを評価した後に，その対応を行うことが主な役割である．

前述したように下層が中層や上層に対して，どのような影響を及ぼすかを理解して，下層への対応を計画することが重要である．中層や上層に対して直接的な評価や対応を行うことは少ないが，中層や上層の評価や治療法についての知識をもつ

ことは，食事の問題について包括的に評価や治療を行うOTにとっては必要不可欠なことである．

摂食機能障害の原因と疾患

表1に示すような疾患に摂食機能障害を合併することが多い．

少子高齢化に伴って，加齢に伴う認知症や呼吸器疾患などに合併する摂食機能障害，さらには慢性の精神疾患に身体疾患が加わり，それに伴う摂食機能障害など，OTは重複疾患や重複障害を担当する機会が多くなる傾向にある．

食事の評価

食事の評価方法には，問診，観察，検査・測定がある．

1. 問　診

問診によって表2に示すような内容について情報を得る．

2. 観　察

観察評価は，食前期（食事開始までの待機状態），食事動作期（捕食道具の把時から口腔内取り込み前まで），摂食・嚥下期（口腔内取り込み時から嚥下まで），食後期（食事終了から口腔ケア終了まで）の4期に大別して評価を行う．各期の観察ポイントについて図2に示した．問診や観察結果をもとにして，必要な検査・測定へと進める．

【食前期】
・食事姿勢．
・意識．
・表情．
・行動．
・周囲への反応．
・食欲．
・その他：咳，熱の有無．

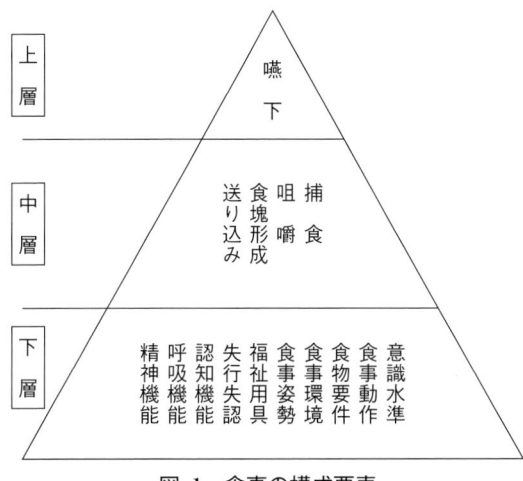

図1　食事の構成要素

（上層）嚥下
（中層）捕食，咀嚼，食塊形成，送り込み
（下層）意識水準，食事動作，食事要件，食事環境，食事姿勢，福祉用具，失行失認，認知機能，呼吸機能，精神機能

表1　摂食機能障害の原因と疾患

器質的原因と疾患
1. 腫瘍（舌癌，喉頭癌など）
2. 外傷（腫瘍摘出術後など）
3. 奇形や異形成（口蓋裂，頸骨異形成など）
機能的原因と疾患
1. 神経（脳卒中，脳性麻痺，反回神経麻痺など）
2. 変性（筋萎縮性側索硬化症，パーキンソン病など）
3. 炎症（膠原病，ギランバレー，慢性閉塞性肺疾患など）
4. 腫瘍（頭頸部腫瘍，脳腫瘍など）
5. 外傷（頭部外傷，腫瘍の術後など）
6. 筋委縮（筋ジストロフィー症，重症筋無力症など）
その他の原因と疾患
1. 加齢（廃用性症候群，認知症など）

表2　問診による情報収集

病歴	・既往歴（脳血管障害などの脳疾患，呼吸器疾患，頭頸部疾患など） ・誤嚥性肺炎（既往の有無，回数，経過） ・薬物療法（覚醒，炎症，体力への影響） ・気管切開や人工呼吸器の有無
栄養状態	・摂食機能障害（出現時期，経過） ・むせ（むせの有無，むせの原因） ・体重（現在体重，増減の有無） ・栄養摂取方法（経口栄養，経腸栄養，経静脈栄養） ・栄養摂取量 　【体重からの簡易式】 　男性＝14.1×体重＋620 　女性＝10.8×体重＋620 　水分摂取量＝35 ml×体重） ・褥瘡の有無

a. 食前期　　b. 食事動作期

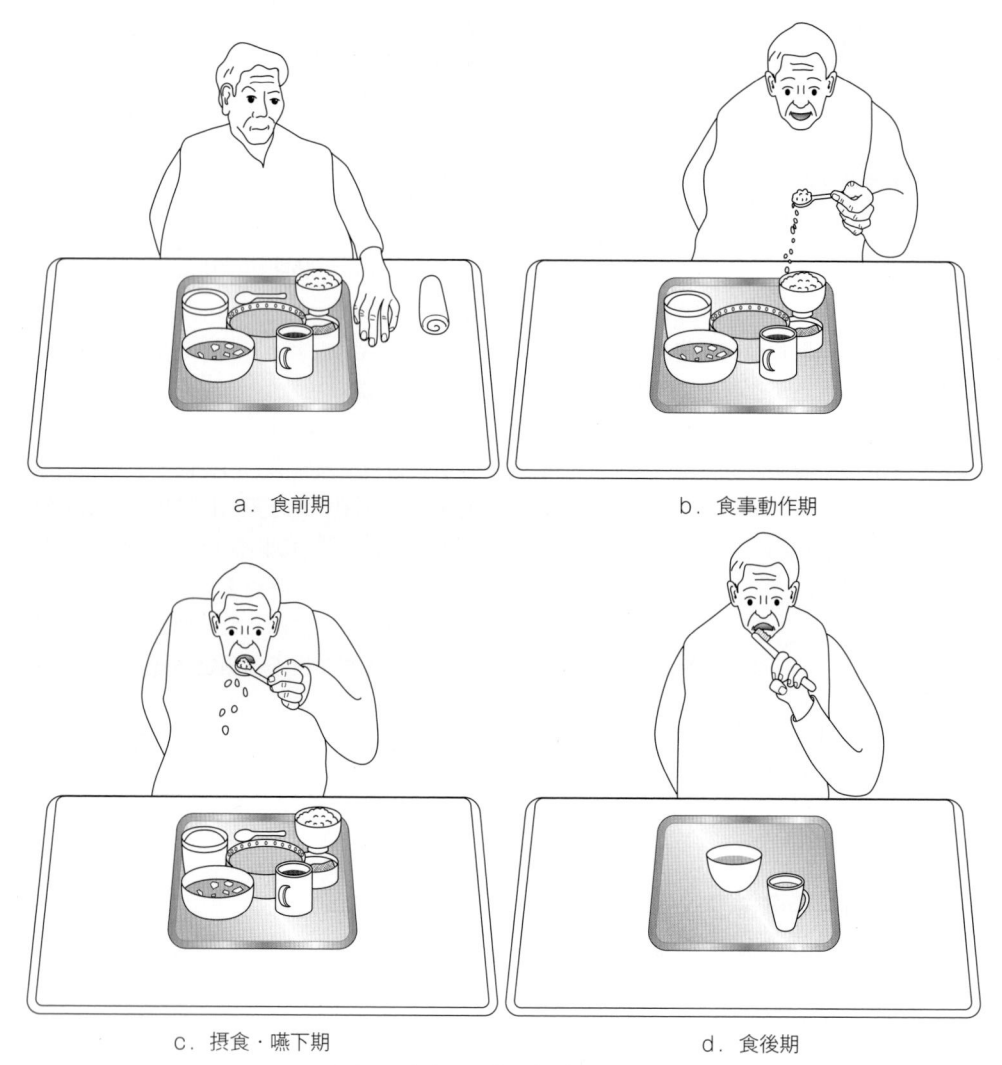

c. 摂食・嚥下期　　d. 食後期

図2　食事の4期の観察ポイント

【食事動作期】
・食卓テーブルの高さ.
・トレーの位置.
・捕食道具や食器の操作性と適応性.
・食物,捕食道具に対する認知.
・周囲への反応.
・食物の運搬.
・要求の訴えの可否.
・出されている食物形態.

【摂食・嚥下期】
・捕食.
・咀嚼.
・嚥下反射.
・咳嗽力の可否.
・むせ(誤嚥)の有無(有は原因の予測).
・入れ歯の利点と欠点.
・食物形態(主食と副食).
・総食事時間.
・姿勢の崩れに対する調整能力.
・疲労.

【食後期】
・食後の状態.

・口腔ケアの状況.

3. 検査・測定

OTの主な役割は，図1に示した下層の機能や能力の障害，さらには各種条件の問題点などを評価して治療計画を立て，治療を実施することである．ここでは一般的な検査・測定法の中でも，摂食機能障害評価の視点から，活用される機会が多い検査・測定法の種類と要点について述べる．

1）意識

Glasgow coma scale（GCS）やJapan coma scale（JCS）を用いて評価する．30分以上にわたって意識清明や1桁レベルの意識保持ができるか否かを検査する．1桁レベル以上の意識障害があれば，経口による検査は，誤嚥や窒息のリスクが高いため禁忌である．さらに，観察結果の信頼性や妥当性も低くなる．

2）認知（知的）

改定長谷川式簡易知能評価スケール（HDS-R：revised version of Hasegawa's dementia scale）やミニメンタルステート（MMSE：mini mental state examination）などを用いて検査する．重度認知（知的）障害では，観察の各期の多項目において異常がみられる．さらに重度認知症では，前述した検査の実施が不可能なことが多いため，観察の重要性が高くなる．

3）失行・失認

行動性無視検査日本版（BIT：behavioural inattention test）などを用いて検査する．失行・失認の中でも，半側視空間失認，口・顔面失行，観念失行の存在が，食事や摂食・嚥下の自立を阻害する原因になりやすい．これらの失行・失認は，観察の4期の中でも，食事動作期や摂食・嚥下期の捕食および咀嚼の異常としてみられる．

4）身体機能

座位での望ましい食事姿勢の維持，効率のよい食事動作の遂行や自助具の操作，安全な食事遂行に必要な身体機能について，検査や測定を行う．

a．関節可動域および筋力

頸部，体幹，股関節，肘関節から手指にかけて詳細に測定を行う．関節可動域（ROM：range of motion）や筋力に障害があれば，観察では食前期の食事姿勢や，食事動作期の捕食道具や食器の操作および食物の運搬などに異常がみられる．ROMおよび筋力の測定方法については，他の専門書を参照されたい．

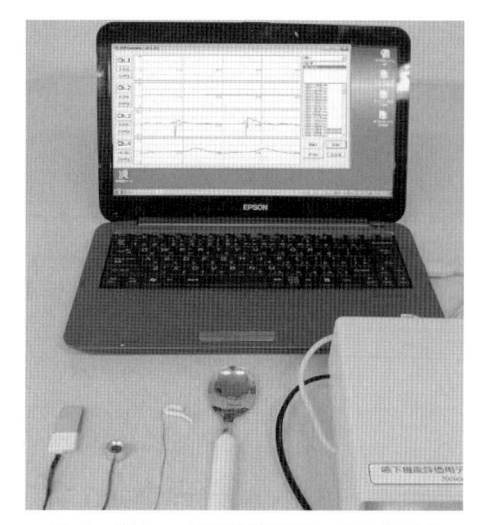

図3 摂食・嚥下機能評価システム機器
（サイエンスリサーチ社製）

b．呼吸機能

嚥下と呼吸の協調性，呼気圧および呼気流速などを検査する．

嚥下と呼吸の協調性障害を検査する市販の機器は皆無であるが，図3に示す機器により唾液や食物による嚥下と呼吸の協調性検査や，摂食・嚥下機能検査が可能である．

嚥下と呼吸の協調性障害は，観察の摂食・嚥下期にみられるむせ（誤嚥）の原因の一つである．また，むせが出現しない（無徴候性誤嚥）場合には，図3の機器か嚥下造影検査かのなんらかを用いて協調性障害を検査するしか，無徴候性誤嚥を捉える方法はない．

呼気圧や呼気流速は，スパイロメータを用いて検査する．呼気圧や呼気流速は，観察の摂食・嚥下期の咳嗽力に影響を及ぼすことから，強い咳嗽力は気道への流入や痰および食物の喀出など，誤嚥や窒息などのリスク回避に不可欠である．しか

図4 喉頭挙上検査

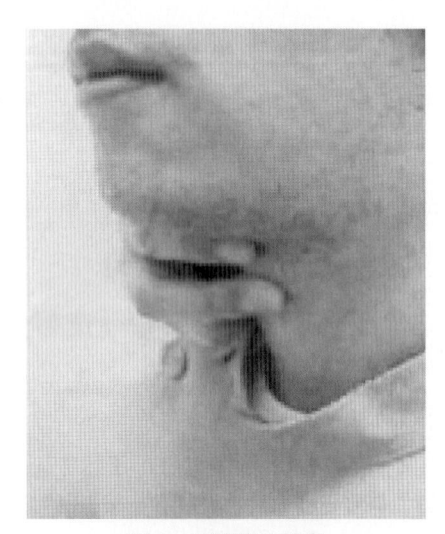

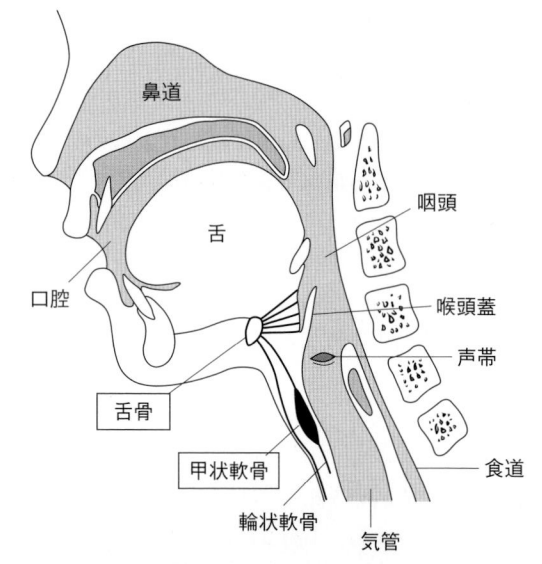

図5 頭部・頸部矢状断面

し，重度認知症や高齢者ではスパイロメータによる検査方法の理解不足により，検査データの信頼性が低くなる．よって，患者に対し視覚的に検査中の呼気についての認知を高めつつ，最大呼気力の呼出に努力させることができるような検査方法の構築が望まれる．

5）摂食・嚥下機能

簡便で場所や職種に関係なく特別の道具・材料なども必要とせず，検査自体のリスクもない摂食・嚥下のスクリーニング検査には，図3の機器による検査（簡便で非侵襲，場所や職種の制限はないが，特別な機器が必要），図4の喉頭挙上検査，表3の反復唾液嚥下検査などがある．さらに摂食・嚥下に影響を及ぼす脳神経の異常について検査する．その他の検査として，改定水飲みテスト，フードテスト，嚥下造影検査や嚥下内視鏡検査などがあるが，これらの検査方法については専門書を参照されたい．

a．喉頭挙上検査

喉頭挙上検査は空嚥下（唾液嚥下ともいう）を行わせて，喉頭挙上範囲・挙上力，嚥下反射惹起時間を検査する．図5の舌骨と甲状軟骨に，示指と中指を軽く当てた状態が図4であり，この状態で唾液を飲み込むように指示する．嚥下運動が起こると甲状軟骨が中指を，舌骨が示指を越え前上方に上がり，元の位置に戻る過程をとおして前述の三項目の異常の有無について評価する．

b．反復唾液嚥下検査

反復唾液嚥下検査は，表3に示すように一定時間内の随意的な嚥下反復回数によって，摂食機能障害の有無を評価するものである．

c．脳神経検査

安全な食事の遂行に不可欠な脳神経は，三叉神経，顔面神経，舌咽神経，迷走神経，舌下神経である．検査方法については専門書を参照されたい．

三叉神経については，どの程度の硬さの食物まで咀嚼できるかを評価する．顔面神経と舌下神経については，捕食，咀嚼，食塊形成，咽頭への送

表3 反復唾液嚥下検査

姿　勢	方　法	判　定
頸部をやや前屈した座位姿勢（リクライニング位でも可能）	図4の喉頭挙上検査と同じ指の状態をとる．30秒間で可能な唾液嚥下の回数を視診と触診で評価する	甲状軟骨が中指を十分に乗り越えた場合を1回とする【判定】30秒間で3回以上は正常．2回以下は障害を疑う

表 4 治療計画立案にあたっての留意事項

種類	治療計画立案にあたっての留意事項
機能訓練	・改善すべき機能は？ ・機能障害が食事・摂食・嚥下に及ぼしている具体的悪影響は？ ・機能改善の具体的方法，訓練期間，到達目標は？ ・機能訓練実施上のリスクは？
摂食訓練	・摂食訓練開始時の食物形態，一口量，食事姿勢，食事環境，トロミ剤は？ ・食事介助，吸引，代償法の必要は？ ・摂食訓練期間，到達目標は？ ・摂食訓練実施上のリスクは？
口腔ケア	・口腔ケアの自立度は？ ・口腔ケアの方法は？ ・口腔ケア時の吸引の必要性は？
食事指導	・指導は誰に対して？ ・指導内容は？ ・指導成果の確認は？

表 5 摂食訓練の適応条件

① 意識レベルに問題がない．平時は傾眠状態であっても摂食訓練中は完全に覚醒していて，30分間は意識清明が持続されている
② 口腔期に咀嚼運動や，咽頭期の嚥下反射に著しい問題がなく，またむせ症状などのリスク徴候の出現がきわめて少なく，リスク徴候の原因が特定されている
③ 座位保持能力のベースとなる全身状態が安定している
④ 認知症などによる精神症状や知的問題が少なく，摂食訓練中に問題が発生しても，治療者の指示に対する対応が可能である
⑤ 随意的や反射的に十分な咳ができる
⑥ 生命に影響を及ぼすようなリスクが発生した場合に対応できる設備と人材がある

り込みができるかを評価する．

舌咽・迷走神経については，嚥下反射や咳嗽反射，構音の異常について評価する．構音の異常には，舌咽神経の障害により軟口蓋の挙上が困難で起こる開鼻声と，迷走神経の枝である反回神経の障害により声帯の閉じが困難で起こる嗄声とがある．開鼻声は嚥下性無呼吸時間に，嗄声は気道流入や咳嗽力に悪影響を及ぼすことから，構音障害の評価は食事のリスクを予測するうえで重要である．

治療計画

評価結果をもとに，①機能訓練のみ，②機能訓練と摂食訓練の組み合わせ，③摂食訓練のみの，3タイプの中でいずれの治療を主体とするのか．さらにどの問題点の解決に対して，どの職種が責任をもって対応するのかを，チーム内で話し合い決定する．

摂食機能療法

摂食機能療法には，機能訓練，摂食訓練，口腔ケア，食事指導の4つが含まれる．OT はチームスタッフや職場の状況によって，前述した4つの治療の一部もしくはすべての役割を担う必要が生じるため，治療計画立案にあたっては留意する必要がある（表4）．

1．機能訓練

改善すべき機能には，嚥下反射，頸部・体幹・四肢の ROM や筋力，呼吸機能，高次脳機能など多くの機能がある．食物を用いない機能訓練はリスクも少なく，多職種が専門性を駆使して治療が行える利点がある反面，目標達成などに対する日々の情報交換の困難性や患者の訓練疲労などの欠点がある．そのため，これらの欠点対策が重要である．

2．摂食訓練

摂食訓練は食物を用いて行うため，機能訓練と違ってさまざまなリスクを伴うことから，摂食訓練開始時前に患者の条件や摂食訓練の条件を設定することが重要である．表5に摂食訓練を開始できる患者の条件や環境条件を示した．さらに摂食訓練を開始するにあたっては，表4に示した内容について検討し設定する必要がある．摂食訓練の進行に伴う機能や能力の改善により，食事形態，一口量，食事姿勢，食事環境などの初期の治療設定条件を変化させる場合は，「1項目1段階」の段

表 6 安全な吸痰の手順

・患者および家族より吸引への同意文書の提出
・吸引道具が常にそろっているかの確認作業を定期的に行う
・十分な呼吸が保たれているかを確認する〔経皮的動脈血酸素飽和度（SpO_2）〕
・聴診をして排痰法を施行する
・本人に説明のうえ自己排痰を勧める
・自己排痰が不十分な場合は，同意文書に従って口腔吸引を行う

差尺の計算式：座高×1/3−1〜2cm

図 6 差尺

階的摂食訓練を厳守しなければならない．

摂食訓練時のリスク回避のために，2010年からOTにも吸引が許可された．OTが吸引チューブを片手に摂食訓練を行うことがあれば，表5に示した適応条件を満たしているかを再チェックする必要がある．食事中に発生したリスクに対してOTの行う吸引の種類としては，口腔吸引が最も多いと思われる．口から吸引チューブを入れて，チューブの先端は咽頭の手前までの範囲とし，口腔内まで上がってきた痰，および口腔内に残留している唾液や食片を吸引することで，誤嚥や窒息の低減につながる．表6に安全な吸痰の手順を示した．吸引の実施は法的に認められたが，研修は始まったばかりであり，吸引技術に対する自己評価や研修受講を今後も継続することが不可欠である．

自力摂取による食事姿勢の設定は，差尺に基づいてテーブル高を決める（図6）．リラックスして安定した食事姿勢は，嚥下反射機能，食事動作の効率や耐久性，自助具の操作などに好結果をもたらす．

3．口腔ケア

食後に口腔内の衛生を保つことは，摂食機能障害によって生じるリスクの低減につながる．歯ブラシの操作が不十分な患者には，不十分な原因を評価し，そして原因の解消を図るための自助具製作が，OTに求められる役割である．

4．食事指導

食事指導は自力摂取者，介助者，家族に対して行われる．自力摂取者に対しては製作した自助具や食事姿勢および食事動作に対する不具合の調整などを行う．介助者や家族に対しては，①患者の摂食機能に合致した介助ペースや一口量ではなく，介助者のペースや時間的な都合に合わせた介助ではないか？　②食前の発熱，意識，食欲などのチェックを行ったか？　③食物形態，食事姿勢，とろみなどが患者の摂食機能と合致しているか？　④全量摂取をさせなければという責任や義務などを感じていないか？　などについて傾聴し，正しい方法の指導や誤った方法によって生じるリスクについて指導する．

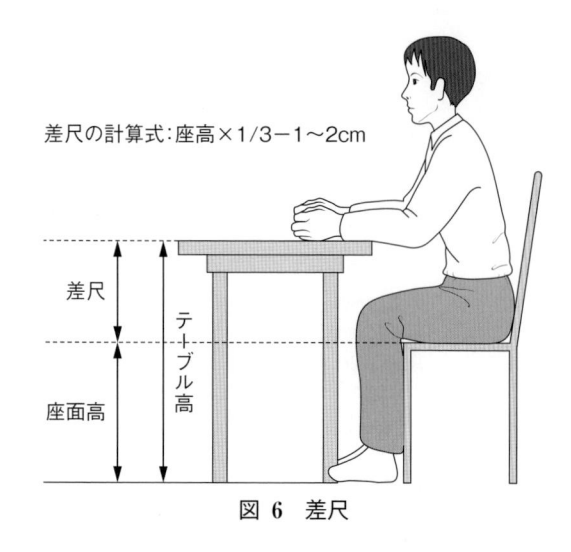

今後に向けて

摂食機能障害に対する卒前・卒後教育は，決して充実しているとはいえない状況であった．しかし，卒後教育に至っては研修の機会が増えてきている．摂食機能障害も日常生活障害の一つとして捉え，OTの目をとおして支援が必要な患者には，積極的に関わる姿勢やOT自身の自己研鑽を期待したい．

文　献

1) 太田有美：摂食・嚥下障害に対する評価法．東嶋美佐子（編）：摂食・嚥下障害への作業療法アプローチ．医

歯薬出版, 2010, pp 50-68
2) 東嶋美佐子：摂食・嚥下障害に対する治療法．東嶋美佐子（編）：摂食・嚥下障害への作業療法アプローチ．医歯薬出版, 2010, pp 69-85
3) 太田有美：作業療法士の役割—食事姿勢．東嶋美佐子（編）：摂食・嚥下障害への作業療法アプローチ．医歯薬出版, 2010, pp 113-121
4) 太田有美：作業療法士の役割—家族・患者・介護者への指導．東嶋美佐子（編）：摂食・嚥下障害への作業療法アプローチ．医歯薬出版, 2010, pp 131-139
5) Higashijima M：Influence of Age and Bolus Size on Swallowing Function. $AJOT$ 61：88-94, 2010
6) 東嶋美佐子：認知症疾患治療病棟での摂食機能療法の展開．作業療法 29：345-351, 2010
7) 東嶋美佐子, 他：老人性認知症疾患治療病棟における摂食・嚥下の実態調査．日本認知症ケア学会誌 8：428-432, 2009
8) 東嶋美佐子：多発性脳梗塞例に対する嚥下と呼吸の協調性評価．作業療法 27：290-294, 2008

〔東嶋美佐子〕

2 吸引・吸痰

はじめに

作業療法士（以下，OT）による吸引・吸痰は，都道府県知事宛に発信された「医療スタッフの協同・連携によるチーム医療の推進について（平成22年4月30日医政発0430第1号厚生労働省医政局長発）」（以下，「通知」）のうち，「(2) リハビリテーション関連職種，1 喀痰等の吸引」に明示されている．

通常，「吸引」は，気道内の分泌物を排出させる「一時的吸引」とドレーンを挿入して一定期間の低圧をかける中で体外に血液や体液などを排出させる「持続的吸引」に分類される．OTとして関わる「吸引」の範囲は，「通知」による「食事訓練をする際」の文言に鑑み，原則的には「一時的吸引」のみとされている．実施にあたっては，医師から作業療法の指示があることが必須であり，指示内容には「喀痰吸引」が含まれている．

吸痰は，患者に多大な苦痛を与えてしまう行為であるため，患者の呼吸状態や表情を観察し，カテーテルの挿入や回転，抜去など，一つひとつの技術習得が患者の苦痛軽減につながる．また，日ごろの表情，バイタル，経皮的動脈血酸素飽和度（SpO_2：percutaneous oxygen saturation）値などの把握，および患者や家族との日ごろからの挨拶や会話での信頼関係を築いておくことが必要である．

いずれにしても，吸引・吸痰の使用物品や方法は，各職場に応じてコスト面も勘案してさまざまである．しかし，原理や原則など一定水準の知識と技術をもったうえで，自分の職場で選択していく方法を安全に実施していくことが重要である．

吸引・吸痰のための解剖学知識

人が呼吸すると，空気は鼻腔・口腔から咽頭→喉頭→気管→気管支といった「気道」で加温・加湿されながら肺へと運ばれる（図1, 2）．

気道粘膜からは粘液が分泌され，これが気道に侵入した異物（細菌や食べ物など）と結びついて痰となる．痰は，気道粘膜上の繊毛の運動や咳により口腔に向けて排出される．しかし，自力で痰の排出が困難になると，痰が気道を塞いで肺炎や無気肺を引き起こしたり，呼吸困難を生じさせたりするため「痰の吸引」が必要になる．

1．修得すべき「吸引」手順の実際
1）吸引についての基礎知識
a．目 的

なんらかの原因で口腔内，鼻腔内，気管内の分泌物や貯留物を体外に排出できなくなった場合に，吸引装置を用いて短時間で除去することで気道を確保し，努力呼吸や呼吸困難の軽減，気道閉塞や低酸素血症の予防・改善，無気肺・肺炎などの呼吸合併症の予防・改善を図る．

b．適 応

気管内に分泌物や貯留物が多く，その粘稠度が高い場合や筋力低下などにより，痰の自己排出（自力喀痰）が困難な場合，意識障害や鎮静薬投与，全身麻酔未覚醒などにより，意識レベルが低下している場合，気管内挿管中・気管切開などの場合に適応となる．

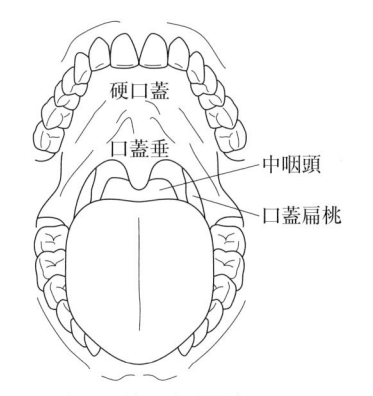

図1 開口時の口腔・中咽頭部（文献1)より引用）

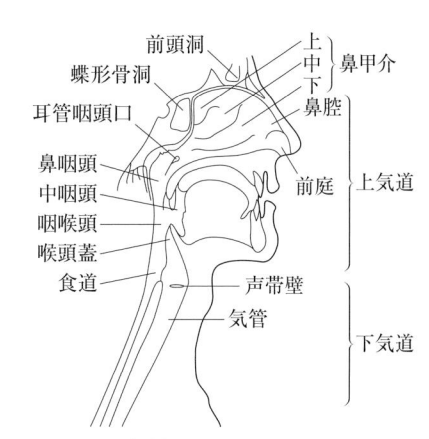

図2 頭頸部矢状断面からみた上気道・下気道
（文献2)より引用）

【吸引実施前の評価】
・分泌物の量・粘稠度，貯留の有無（呼吸音など）
・嚥下反射の程度
・咳嗽反射の程度
・努力呼吸の有無（呼吸回数，深さ，リズムなど）
・活動度，術後または外傷の程度
・精神状態（不安感，興奮，せん妄など）
・意識状態など

【吸引実施後の評価】
・分泌物の量，粘稠度，色や性状
・咳嗽反射の程度
・呼吸音，呼吸回数，深さ，リズム
・チアノーゼの有無
・血圧，脈拍，SpO₂ など

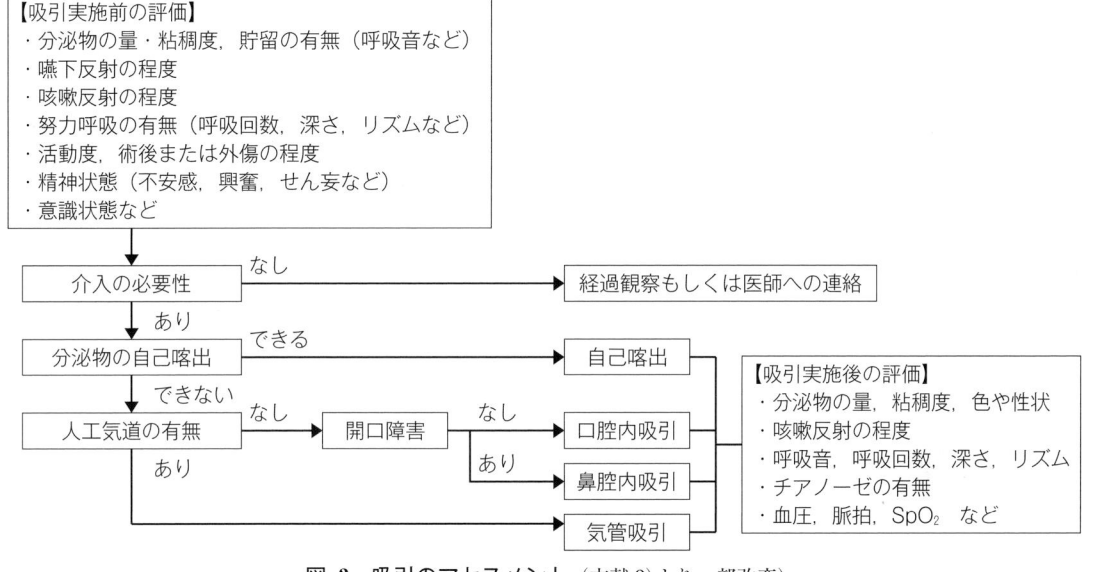

図3 吸引のアセスメント（文献3)より一部改変）

c．吸引のアセスメント（図3）

(1) 吸引実施前の評価

分泌物の量・粘稠度，貯留の有無（呼吸音など），嚥下反射の程度，咳嗽反射の程度，努力呼吸の有無（呼吸回数，深さ，リズムなど），活動度，術後または外傷の程度，精神状態（不安感，興奮，せん妄など），意識状態などを評価する．

(2) モニタリング項目

気管吸引の実施には，合併症を伴う可能性がある．患者の顔色，口唇色，SpO_2値（健常者はおおむね 96〜99％，90％にまで下がっていなくとも平常値から 3〜4％の下降をしていれば，なんらかの急性の疾患を引き起こしている可能性あり），チアノーゼ，四肢冷感，咳嗽（乾性，湿性），喘鳴，胸痛，努力性呼吸の有無，呼吸回数，呼吸の深さ・リズム，呼吸音の聴診および貯留物の確認などのモニタリングが必要である．万一，実施中や実施後に異常所見が認められる場合には，速やかに医師，看護師に報告する．

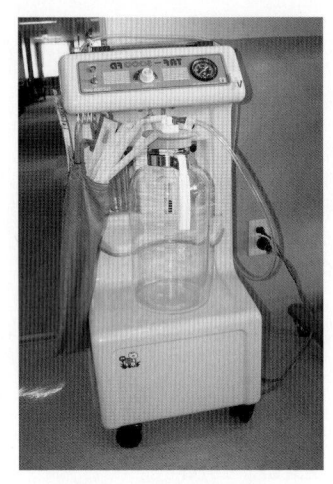

図4 電動式吸引器

2. 吸引の実際
1) 手指衛生
擦式手指消毒（保湿成分を含む消毒薬は，繰り返し使用すると保湿成分が蓄積するので，5～6回に1回は手洗いを行うようにする）または明らかな汚れが認められる場合は，手洗い（指の間，指先，親指の周囲，手首も留意し，石鹸と流水を用いて30秒間以上洗う）を行う．

2) 必要物品
吸引カテーテル，吸引器（吸引瓶に水道水を入れる），手袋（滅菌，未滅菌），その他，必要に応じて消毒液，アルコール綿，滅菌蒸留水，滅菌セッシ，パルスオキシメーター，聴診器，膿盆を用意する．

3) 吸引カテーテルの種類と構造
製品により，カテーテルにメモリが付いていたり，カテーテルの先端の形状，側孔の数や位置などに違いがある．形状については，カテーテルの先端が気管粘膜を損傷しないように丸く処理されていれば，どのようなカテーテルを使用してもよい．カテーテルのサイズは，患者に留置されている気管チューブ内径の1/2以下の外形のものを使用する．カテーテルが太過ぎると，①吸引量が多くなって肺内酸素まで多量に吸引してしまい，低酸素血症の危険が増す，②カテーテルが気管チューブの途中で引っかかって操作が困難になる

ことがある．

4) カテーテルの選択
気管チューブや気管切開カニューレなどの人工気道と，吸引カテーテルのサイズは表示単位が異なるので注意が必要である．両者の径は，3Fr（フレンチ）＝1mmで換算するとよい．一般的なカテーテルのサイズは12～14Fr（小児では6～10Fr）である．先端が鈍で，側孔付きのものが使いやすい．

5) 吸引の方式
a. 電動式吸引器（図4）
モーターの回転で陰圧を起こさせ，これを利用して吸引するもので，ポンプと吸引ビンからなるポータブル電動式吸引器がよく用いられる．

b. 中央配管吸引設備（図5）
酸素の吸入配管と同じく，室内の壁に吸引口が併設され，吸引用具（吸引用アダプター，吸引圧力計，圧力調整器，吸引ビン）を接続している．

6) 気管吸引に伴うリスク
米国感染管理専門家協会（APIC：Association for Professionals in Infection Control and Epidemiology）のテキストでは，①気管吸引カテーテルは，微生物を下気道に押し込む，②吸引カテーテルの使用は，直接的に患者環境の汚染を招く，③手袋について，滅菌あるいは未滅菌のいずれを使用するべきかについての推奨はない，の3点をあげている．気道吸引時のカテーテルの扱いについては，気道吸引は，「滅菌の1回使用のカテーテル」で「無菌操作」を行うべきであること，もし吸引中にカテーテルの汚れを落としたい時には，滅菌水（水道水中に存在するおそれのある非結核性マイコバクテリアやレジオネラなどの汚染を防ぐために滅菌水が適切）を使うべきであること，使用後は注意深く廃棄するとある[3]．

7) 吸引の実際（図6）
各行程におけるポイントや方法について記載する．実施にあたりOTが「吸引を実施」することについて，他職種に周知し，緊急時に備える（特に気管内吸引にあたっては，アンビューバックなどの準備をする）．また，終了時は状態などの報

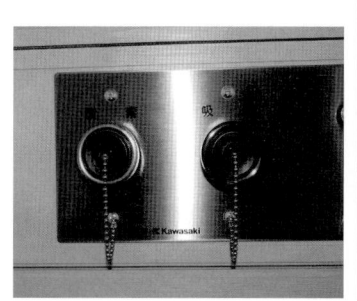

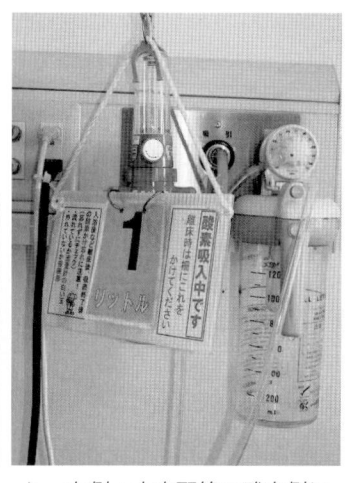

a．中央配管　　b．左側：中央配管の酸素側に接続した酸素流量計と加湿びん．右側：吸引側に接続した吸引用具（圧力計，吸引ビン）

図5　中央配管吸引設備

告をすることが重要である．

　必要に応じて，呼吸音を確認する．前胸壁および頸部〔輪状軟骨（のど仏の真下にあるやや硬いリング状の軟骨）直下の気管外側上の皮膚面〕を聴診し，吸引の必要性を判断する．例えば，副雑音（断続性ラ音；ブツブツ，グーグーという音）が胸壁よりも頸部で強く聴取できる場合は口腔内吸引，強く聴取できない時は鼻腔内吸引，中央気管支の位置で強く聴取できる場合やチューブ内に分泌物がみえる，胸部に手をあてるとガスの移動に伴った振動が感じられる場合は，気管内吸引が必要と判断する．

a．点　検

　吸引圧の確認（350〜400 mmHg）を行う．

b．方　法

①吸引ボトルに水道水を適量入れる．文献により中〜低水準の消毒液（エタノールや塩化ベンザルコニウムなど）0.2％程度を利用するとあるが，水道水で十分であり，消毒液を使用するエビデンスは乏しい．

②患者に必要性を説明し協力を得る．意識のない場合でも声かけする．吸引中，患者は発声が困難になるので，苦痛などで吸引操作の中断を望む場合の合図をあらかじめ決め，患者に安心感を与えるとよい．

③プライバシー保護のため，カーテンを閉める．

④ベッドのギャッジアップを30〜40°にし，嘔吐した際の誤嚥防止のために可能な限り頸部を左右いずれかに回旋し，ガーグルベースンをあてる．患者によりギャッジアップを必要としない場合もあるので，看護師に確認する．意識清明で咳き込みが可能な時は，数回咳き込みを行い，排痰を促す．吸引を効果的にするためには，排痰体位ドレナージ，深呼吸やスクイージング，吸入などを併用することが望ましいので，多職種と十分に連携する．

⑤両手に未滅菌手袋を装着する．滅菌手袋である必要はないが，必ず使い捨ての手袋を使用する．手袋は実施者の感染予防が目的である．吸引操作が行いやすいように，手袋は自分の手のサイズにあったものを使用する．

⑥吸引アウトレットバルブにアダプターを差し込み，吸引調節ダイヤルで吸引圧を確認する．吸引用ゴム管を指で塞ぎ，真空圧計が稼動し

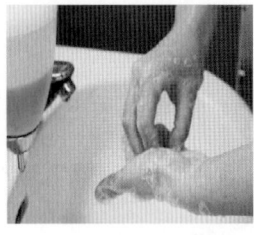

274　第Ⅳ章　積み重ねた技術の現在の先端

a．水道水での手洗い（指の間，指先，親指の周囲，手首も留意して行う）

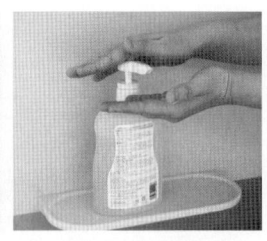

b．擦式手指消毒

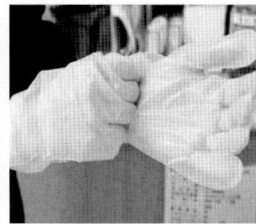

c．手袋装着

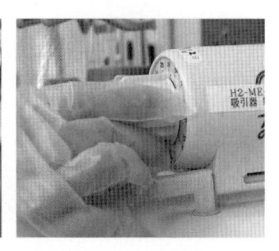

d．吸引圧を調節する

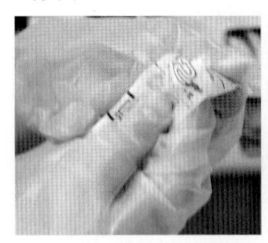

e．吸引カテーテルの開封

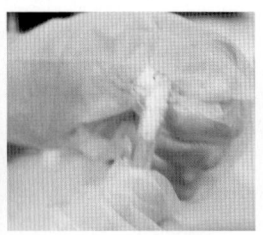

f．チューブと吸引カテーテルの接続

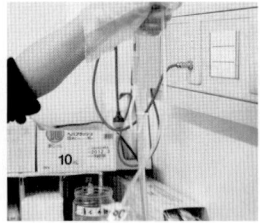

g．吸引カテーテルの取り出し

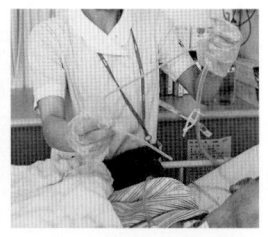

h．チューブの持ち方（挿入する際は，接続部を折る）

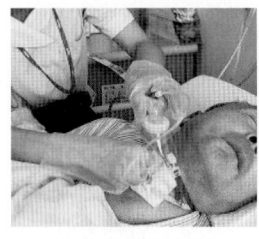

i．気管切開からの吸引

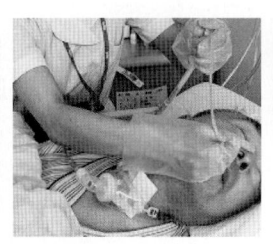

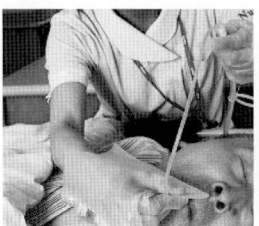

j．鼻からの吸引

k．口からの吸引

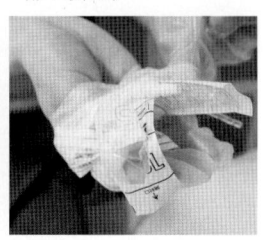

l．チューブの入っていた袋，チューブを丸めて手袋に包む

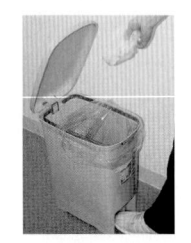

m．lを蓋付きの足踏み式ゴミ箱に廃棄する

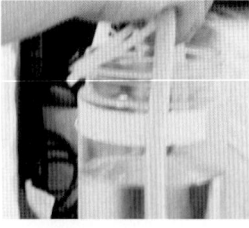

n．吸引用チューブ内を水道水を吸引して洗浄する

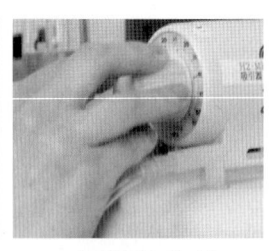

o．吸引調節ダイヤルを0にする

図6　吸痰の実際

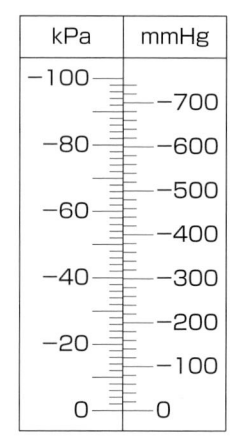

図7 圧力単位換算表（文献4）より引用）

ていることを確認する．中央配管システムとポータブル吸引器などは機種によって表示単位の違いがある（図7）．

⑦カテーテルを袋から取り出す．先端が周囲に触れないよう，この時点ではカテーテルを袋から完全には取り出さない．口腔・鼻腔では，無菌操作は必要ないが，カテーテルが周囲に触れて汚染されないように注意する．気管では，無菌操作で行う．

⑧吸引用チューブとカテーテルを接続し，利き手でカテーテルの中央よりやや先端付近（5 cm 程度）を持ち，カテーテルを清潔に把持しながら，もう一方の手で吸引圧を調節する．セッシを用いる場合もあるが，用いない場合は，カテーテルの先端から 5 cm の範囲に触れないようにする．

⑨圧をかけないで（吸引用チューブとカテーテルの接続部を折り曲げて）カテーテルを目的の位置にゆっくりと挿入し，圧をかけて（折り曲げた接続部を戻し）吸引する．吸引圧は粘膜損傷を防ぐために 100 mmHg から始め，痰の粘稠度に応じて 200 mmHg まで徐々に圧を高める．患者に応じた吸引圧は，医師・看護師の指導のもとに設定する．小児の場合は，成人よりやや低めで 15〜20 kPa（110〜150 mmHg）とする．咳嗽反射がある時は，カテーテル挿入をその部位でとどめ，深く入れすぎないようにする．カテーテルの挿入の長さは，成人の場合，口腔から気管内への挿入は 35〜50 cm，経鼻 40〜50 cm，気管切開時 10〜15 cm が目安となる．カテーテル操作は分泌物が多いところではゆっくり，引けないところではすばやく動かす．同じ部位に吸引圧がかかりすぎると，粘膜を損傷しやすくなるため，カテーテルの先を回転させて（手首を回してカテーテルをたわむようにするのではなく，カテーテル自体を回転させる），分泌物と各孔とを接触させるとともに，吸引圧を分散させる必要がある（多孔式カテーテルの場合）．吸引中でも患者は呼吸が可能であるが，長時間の吸引は患者の苦痛が大きい．10〜15 秒程度を 1 回の目安（リスクのある患者は 10 秒以内）にして，吸引が不十分な場合は患者の呼吸を整えてから再度行う．

　口腔内・鼻腔内吸引の場合，人工気道の挿入がなく，気道内分泌物の自己喀出が不十分で，頻回な湿性咳嗽や上気道への分泌物の貯留を認める症例が適応である．口腔や鼻腔内の構造は複雑であり，カテーテルの挿入が困難な場合が少なくない．そのため，鼻腔粘膜などの損傷を生じやすく，口腔・鼻腔周囲の解剖を十分に理解してから実施すべきである．特に口腔内吸引の場合，意識清明の時は咽頭腔が広がりカテーテルが挿入しやすいように，大きく開口および舌を前に突き出した状態で，患者に深呼吸をしてもらいながら吸引する．口腔内をよく観察しながら，咽頭後壁に向かってゆっくりと咽頭部まで挿入し，痰および唾液を吸引する．鼻腔内吸引の場合，顔面と平行に（水平軸方向上方に）2〜3 cm 挿入し，その後は顔面と垂直（矢状軸）方向になるようにカテーテルを挿入する．鼻腔内のカーブに合わせて 15〜20 cm 程度で咽頭部に達する．咳嗽や深呼気，発声を行いながら挿入すると気管に挿入しやすい．鼻出血，顔面の損傷，頭蓋骨骨折がある場合や疑われる場合は，鼻腔内の吸引は行わない．

いずれの吸引方法も同様であるが，特に口腔・鼻腔内吸引では，嘔吐・誤嚥する可能性が高まるため，食後や経管栄養投与中の実施は避ける．気管内吸引の場合，口腔・鼻腔内吸引で使用したカテーテルは，感染予防のため人工気道の吸引に再使用してはいけない．

自発呼吸のある患者には，呼気時にタイミングを合わせてカテーテルを挿入する．浦野[1]によれば，カテーテルの滑りをよくするために，外側を生理食塩液または滅菌精製水で濡らし，1回の吸引が終了したら，機器を接続して換気を整える（吸引前の状態に戻ることが目安となる）．そして，同じカテーテルで再度吸引を行う場合は，吸引カテーテルの外側をアルコール綿で拭き取り，生理食塩液または滅菌精製水を吸引して内腔に付着している分泌物を除去してから次の吸引を行うと述べている．

⑩カテーテルを吸引用チューブから外し，装着していた手袋とともに感染性廃棄物として廃棄する．手袋の外側は素手で触れないように裏返して捨てる．施設や病院によっては[6]，再利用目的で吸引後は，カテーテルの外側の分泌物や汚れをアルコール綿で拭き取り，カテーテルの内側は蒸留水を吸引して洗浄し，消毒薬に浸漬した状態で保管する[4]とあるが，浦野[3]によれば，その方法は感染予防上の効果はまったくなく，むしろ細菌の繁殖を招くので，行わないことを推奨すると述べている．

⑪吸引用チューブ内に付着している分泌物を水道水の入った瓶に入れて洗い流す．

⑫吸引器の吸引圧を「0」に戻す．

⑬終了後，患者に終了を伝え呼吸状態，バイタルサイン，分泌物の性状（粘調度や色など）や量などを確認し手洗いを行う．

⑭報告・記録する．

c．注意事項

洗浄の水は1日1回以上交換する．廃液瓶は吸引量が7～8割になれば洗浄する（逆流を防ぐため）．

3．吸痰の技術習得

日本作業療法士会の「喀痰吸引」に関する学習到達目標は，

レベル1：卒前（養成）教育の到達目標―知識の習得を中心に．

レベル2：卒後研修の知識項目の到達目標―実技における講義内容の修得．

レベル3：卒後研修の技術の到達目標①―連携して「口腔内」「鼻腔内」吸引．

レベル4：卒後研修の技術の到達目標②―連携なしで「口腔内」「鼻腔内」吸引．

レベル5：卒後研修の技術の到達目標③―連携して「気管内」吸引．

レベル6：卒後研修の技術の到達目標④―連携なしで「気管内」吸引．

と明示されている．それに準じて当施設では，①レベル1，2については，県士会主催の研修会にて習得，②施設長，事務長に「通知」内容の確認と知識の習得・実技における講義の研修を受けたことを伝え，施設での実技研修を依頼，③施設長，事務長の承諾を得て，看護部長に具体的な実技研修の実施について，協会の「喀痰吸引に関する実践水準」を示し依頼，④看護部長が看護主任者会議にて研修実施指導担当3名（看護師）を選任，⑤担当看護師は実技指導内容の手順を再確認する．また，実技研修にあたり，吸痰が随時必要で，抵抗や出血，嘔吐などの危険性がなく，安全にできるだけ苦痛を伴わないように研修が実施できる患者を選定（3名），⑥研修実施指導．研修日時は，1回目は日勤の定時の吸痰実施時間（経管栄養前）に3人の看護師がそろっている日を選定．OTの都合がつく，どれかの時間帯を看護師に当日朝に伝達し，依頼する．施設の実施基準マニュアルを参照しながら一連の流れを見学する．次いで，レベル3の連携して行う「口腔内」吸引を実施する．一部介助にて1名の患者に実施する．2回目は，3人のうち誰か1人が日勤の際に依頼し，連携して「鼻腔内」「口腔内」吸引を2名の患者に実施する．3回目は同様に，連携して「気管内」「鼻腔内」「口腔内」を1名の患者に，「鼻腔内」「口腔内」を1名

表 1　改訂水飲みテスト（modified water swallow test：MWST）

3 ml の冷水を口腔内に入れて嚥下してもらい，嚥下反射誘発の有無，むせ，呼吸の変化を評価する．3 ml 冷水の嚥下が可能な場合には，さらに2回の嚥下運動を追加して評価する．評点が4点以上の場合は，最大3回まで施行し，最も悪い評点を記載する

評点　1点：嚥下なし，むせまたは呼吸変化を伴う
　　　2点：嚥下あり，呼吸変化を伴う
　　　3点：嚥下あり，呼吸変化はないが，むせあるいは湿性嗄声を伴う
　　　4点：嚥下あり，呼吸変化なし，むせ，湿性嗄声なし
　　　5点：4点に加え，追加嚥下運動（空嚥下）が30秒以内に2回以上可能
判定不能　口から出す，無反応

表 2　オーラルディアドコキネシス（発声）

摂食・嚥下に重要な役割をもつ，口唇・舌・軟口蓋の運動はパ，タ，カの発音を用いて速度や巧緻性の運動機能の評価ができる
・パ：口唇の動きを評価するパ（　）/秒
・タ：舌の前方の動きを評価するタ（　）/秒
・カ：舌の後方の動きを評価するカ（　）/秒
「パ，パ，パ，パ，と連続して10秒間声を出してください．途中で息継ぎをしてもよいですよ」と指示し，10秒間にきちんと「パ」といえた回数を測定し，1秒間あたりに換算する．この時，評価者は発音された音を聞きながら，発音されるたびに紙にボールペンなどで点を打って記録しておき，後からその数を数える．「タ」「カ」も同様に行う．不十分な場合は，口唇の閉鎖機能の低下，舌後方や軟口蓋の動きの悪化が疑われる

の患者に実施する．以降，週に1～2回，徐々に介助量を減らしながら実施し，レベル6まで到達する．なお，実施患者は気管切開者であり，吸痰の一連の流れとして，「気管内」→「鼻腔内」→「口腔内」と実施しており，使用後のカテーテルは廃棄処分している．看護師が常勤している場合は，必要に応じて見守りのもとで実施可能である．しかし，訪問リハビリテーションのように看護師に同行し，実技研修の機会が限られる場合は，できる限り1回で一連の流れを習得し，以降は随時口頭での指導を受ける必要があると考える．

4．吸痰が必要な症例紹介

1）楽しみにしている経口摂取を誤嚥なく継続するために吸痰が必要な症例

a．入所者

74歳，女性，アルツハイマー型認知症で大腸がん術後状態である．

b．障害名

嚥下障害，廃用症候群．

c．現病歴

直腸がんにて，ストマ造設術施行後，自宅療養していたが，徐々に物忘れが進行し，ADLは全介助となる．食事量も低下し，脱水状態となり，胃瘻造設後，当施設に入所となる．

d．問題点

入所後，家族より経口摂取の希望はあるが，口腔内の痰の付着が著明で痰のごろつきもある．

e．目　標

誤嚥なく介助での経口摂取ができることを目標とした．

f．作業療法の実際

主治医・看護師の了解を得て，改訂水飲みテスト（表1），オーラルディアドコキネシス（表2）などの評価を実施した．その結果，口渇のある入浴後，リクライニング車いす60°にて看護師の監視下でもある食堂で楽しみ程度の経口摂取の介助

を行った．まず，頸部伸展位を軽度屈曲位にタオルで調節した．筋力は左側が3レベルと強いため左側臥位とし，摂取前に口腔清拭を実施した．お茶で湿らせたガーゼを固く絞り，口腔内・舌を清拭した後，清拭では除去しきれない咽頭周囲に付着した痰をポータブル吸引機で吸引した．その後，疲労しない程度の嚥下体操（頸部の屈伸，開口，舌の出し入れ）を各3回実施後，お茶ゼリーを口腔内の左側に入れるように摂食介助した．

g．まとめ

主栄養は胃瘻だが，経口摂取の希望のある患者に対し，嚥下障害のスクリーニングテストを実施した．その結果，楽しみ程度のプリンやゼリーの経口摂取は可能と考えられ，介助で開始した．その際，誤嚥性肺炎予防および本来の味を味わってもらうために，摂食前の口腔内清潔を清拭に加え，清拭では除去しきれない痰の吸引を実施した．その結果，誤嚥性肺炎を起こすことなく経口摂取が可能となり，また入浴後の楽しみの機会となった．

2）脳出血後の遷延性意識障害のある気管切開の症例

a．入所者

55歳，男性，脳出血．

b．障害名

遷延性意識障害，両片麻痺．

c．現病歴

1984年に機械で右手指を切断した．その後も調理師として仕事をしていたが，2001年に脳出血にて入院し，血腫除去術，気管切開を施行した．同年に転院し，その後，胃瘻造設して当施設入所となる．

d．問題点

痰が多く，ときどき発熱がある．

e．目標

苦痛と思われることを最小限にし，無理のない療養生活を送ることを目標とした．

f．作業療法の実際

ベッドサイドでの関節可動域訓練の実施前に，気管切開孔からの痰の噴出しや痰のごろつきを確認した時は，看護師に吸痰を実施することを伝え，了承を得た後，実施した．

g．まとめ

遷延性意識障害・両片麻痺があり，痰が多い患者に対し，作業療法実施の際も，必要と思われる状態の時は，看護師と連絡をとり吸痰を実施している．ときに発熱はみられるものの，全身状態の重篤な悪化はなく現状維持している．

文 献

1) 日本理学療法士協会：吸引プロトコル（第2版）．日本理学療法士協会，2010
2) 布宮 伸，他：見てわかる医療スタッフのための痰の吸引―基礎と技術．学研メディカル秀潤社，2010
3) 浦野美恵子：ナースお助けQ＆A―浦野先生に聞いてみよう！．INFECTION CONTROL 10：490-491，2001
4) 三上れつ，小松万喜子：演習・実習に役立つ基礎看護技術・根拠に基づいた実践をめざして・[第2版]．ヌーヴェルヒロカワ，2007
5) 藤島一郎，他：動画でわかる摂食・嚥下リハビリテーション．中山書店，2007，pp44-68
6) 小川鼎三（原著），山田英智，他：分担解剖学3感覚器学・内臓学 第11版．金原出版，1982

〔福井　朱美〕

3 整容

はじめに

　整容活動はADLの中で，食事とともに自立しやすい項目といえる．それは，他の排泄や入浴などと比べ，座位，立ち上がりや移動，移乗動作の能力に影響されないことが理由としてあげられる．多くの場合，入院後直ちに，ベッド周りにはコップ，歯ブラシ，歯磨き粉が準備されベッド周辺あるいは車いす上でうがいや歯磨きが行われるように準備される．また，更衣活動に比べると扱う道具が簡便であると考えられる．例えば，衣服のように左右や裏表，上下の位置関係に影響されないで用いられる．

　以上の理由から，作業療法士（以下，OT）が関与する段階で，すでに病棟の関わりで自立に至っている場合も少なくない．しかし，今日の超早期リハビリテーション開始の流れでは，OTが入院初日からケースに関わることも少なくなく，未経験の時期に介入が開始される場合も多い．

　一方，難易度のやさしいとされる整容活動が自立に至らない場合は，高次脳機能障害などが原因の場合が多く，OTの介入が必要とされる．

　また，整容活動は日常の決められた時に行われる活動も多い．例えば，食前の手洗い，食後の歯磨きなどがあげられるが，それらを日中のスケジュールの中に含めることで，一日のリズムをつくることが可能で，認知面の働きかけにつなげることができる．

整容の意義

1．衛生管理，清潔

　整容の第1の目的は個人衛生としての目的である．自己の身体を清潔に，また快適に保ち健康を維持・増進していくために行う[1]．歯磨きなどの口腔ケアは，歯科疾患の予防に重要で，加えて摂食・嚥下機能に与える影響は大きい[2]．また，快適性の面からも重要である．食後に歯を磨かないことが続くと，口腔内がべとついたり，歯垢の付着により不快な感覚を生じる．そのことが食欲や会話などに影響する場合も少なくない．

2．身だしなみ

　人が人と交わるうえで，相手に不快感を与えないよう身だしなみを保つことは重要である[1]．洗顔が不十分であったり，まったくしていないと，顔面に付着した異物（眼脂，食べこぼしなど）は，相手に不快感を与えるだけでなく，「しっかりしていない」といった評価を抱かせる．

　口腔内の清潔に関しても同様で，歯や歯周に付着した食物残渣は，口臭を生み，不潔な印象を与える．本人は気づかないことが多く，身近で接する人が関わりに抵抗をもつこともある．

　髭剃りについても同様のことがいえる．本人の自己主張，ファッションで行う手入れされた髭を除けば，身だしなみの印象に加わる．

　化粧についても重要で「病気になったから」とその行為を自身の生活から排除してしまう人もいる．しかし，社会的参加を積極的に行うためには，あるいは在宅以外の生活する場であっても，時と

作業療法士が関わる意義

　整容活動は，生きるために必ずしも不可欠な行為ではないこと，介助を要する場合でも排泄のように時間に迫られた活動とは異なることから，本人の都合より，介助者の都合が優先されがちである．

　また脳血管障害の場合，片手動作で自立する場合も少なくなく，介入が見逃されがちである．しかし，急性期の意識障害患者に対する刺激としての介入，整容活動をどこでも行える活動とする介入を考えた場合，環境との調整，移動手段との関係など，OT が関わる必要が高いと考える．

　加えて，身だしなみの点では，人によっては「障害者になったのだからしょうがない」と消極的な姿勢となる場合があり，これは単に身だしなみだけの問題にとどまらず，生活や社会参加全般に影響してしまう場合が多い[3]．身だしなみを通じて社会的活動範囲が広まるような積極的な関わりをOT には求められる．

評　価

1．対象者のディマンズ

　整容活動は行う活動範囲が性別で異なったり，個人でもそれまでの習慣などで異なる場合が多い．そこでその人がどんな整容活動を行っていたかを知ることが大事である．その際には，用いていた道具についてもできるだけ詳細に知っておく必要がある．例えば，歯磨きにおいては，歯ブラシの種類（電動かどうかも含む），歯間ブラシの使用などのことであり，髭剃りであれば，電動のものか，T字タイプのものであるかなどである．

　また，整容活動の方法・道具のみでなく，対象者の活動自立に対する価値観の評価もしておくと，後述するように行う方法を決定する時に有益である．

2．姿　勢

　その人が整容活動をどこで行うかで，姿勢は決定されてくる．本来なら行われる場所は，その人が生活していた，あるいは生活する場所で決まる．しかし，急性期の入院直後の場合，活動度の制限などの理由や意識障害のためにベッド上での実施にとどまる場合がある．

　ベッド上で洗顔（顔拭き），歯磨きを行う場合，ギャッジアップ機能を用いる場合が多い．この場合，姿勢は後方に傾斜してしまう場合が多く，顔面は上方を向いてしまう．介護する場合は行いやすいが，部分的にでも本人の協力が得られる場合は，他の机上の道具（例えば，鏡やうがいした水を吐く容器）が使用しにくくなる．また，体幹の支持性が不十分であると，左右に傾斜しやすく，クッションなどでの姿勢保持の工夫が必要になる．

　ベッド上の活動から脱した場合は，洗面所にて実施することとなる．車いすの利用が予測される場合を除くと，特別な洗面台がなくとも行為をすることが可能となるので，移動手段と行う姿勢が評価の対象となる．整容活動は，その行為そのものは自立しやすいが，実際の自立に至る，至らないの判断は移動や姿勢と関係してくる場合が多い．早期から，その対象者の機能予後を踏まえ，歩行獲得が予測される場合は早期から立位歩行を利用した方法で訓練することが望ましい．しかし，整容動作の自立に達する時期と，歩行（杖や歩行器などを使用した場合を含む）が自立して行える時期に大きな違いがあることが多い．その間，好きな時に，行いたい時に行うことを我慢して介助にて移動し立位での方法をとるか，将来のことを理解したうえで暫定的な方法として車いすでの手段を選ぶかは，本人の自立への価値観に委ねたほうが好ましいと考える（図1）．

　対象者の自立を最優先に考えた場合，車いすでの移動・実施となる．この場合は移乗に伴う能力の評価および車いす駆動能力とともに，道具の運搬に関する工夫が必要となる．病院・施設内であれば，洗面台に使用する道具を置いたままにして

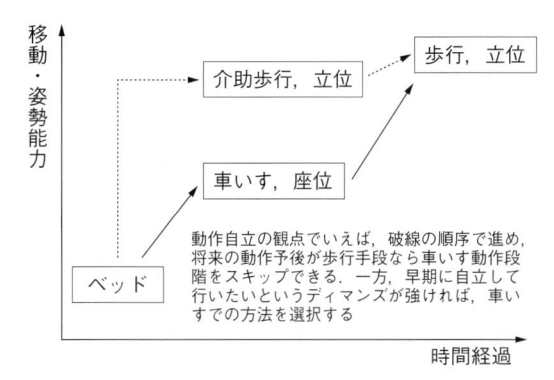

図1 移動能力と選択する方法

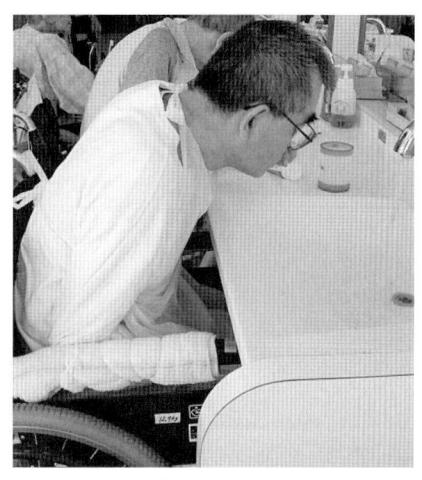

図2 洗面台での前傾姿勢

おくことが可能である．車いすを恒常的に使用することが必要な場合は，膝に置く，洗面道具をポーチに入れ移動するなどの方法をとる．移動が車いすであっても，立ち上がりや立位姿勢がとれるようになったら，立位で行うことを検討する．立ち上がりの際，洗面台をつかんで立ち上がる方法を行う場合があるので注意が必要である．洗面台そのものには荷重に対して十分な考慮がされていないので，その方法が習慣化しないよう注意する．具体的には，車いすのアームサポートを利用した方法を指導すると，安全であり，手すりの有無に影響されないのでどこでも行えるので動作自立につながる．立位となった後は，姿勢の保持が必要な能力となる．比較的大きな上肢の動きは活動上少ないが，洗顔やうがい時に体幹を前屈させる能力が必要である（図2）．姿勢が崩れることは少ないが，不安定な場合は，洗面台にもたれる方法を利用する．

3．上肢機能

整容活動に必要な上肢機能評価としては，関節可動域，筋力，それらが複合された形で表されるリーチ範囲に加え，道具を利用する場合が多いため，道具の把持力や操作時に協調性や巧緻性が必要になる．

脳血管障害患者の場合，回復途中の麻痺側に限らず，非麻痺側の評価も合わせて評価しておく必要がある．それは，非麻痺側が非利き手である場合があるし，非麻痺側にも中枢神経障害の影響が出現していることがあるからである．

頭部・頸部前面へのリーチが必要となる活動としては，目・鼻孔・口腔・髭・顔面へのケア，化粧があげられ，頭部・頸部後面へのリーチが必要となる活動としては，整髪・耳孔のケア，アクセサリー（ピアス，イヤリング，ネックレス）の装着などがある．手部や足部へのリーチが必要となる動作は，爪の管理，手（足）洗いなどである[4]．操作に関わるのは肩の内旋・外旋の動き，前腕の回内・回外，手関節の運動，手部・体幹・足関節の動きであり，どの部分が有効に機能しているかを見極める必要がある．また，爪切りなどは目で確認しながら上肢機能を用いた道具操作となる．特に身体部位への刃物の接触であり，目の機能も合わせて確認しておく必要がある．爪切りやネックレスの装着にはピンチ力も必要であり，能力に応じ道具・装着品の工夫・選択が必要である[5]．例えば，爪切りは身体の利用できる部位で操作できる自助具を用いることで動作が可能となる．またネックレスを装着する際は，滑り止めシートなどを鎖骨上に敷いて留め具の片方を動きにくくする工夫をすることで留めやすくなる．

4．認知機能

最初に確認を必要とするのは，意識状態である．

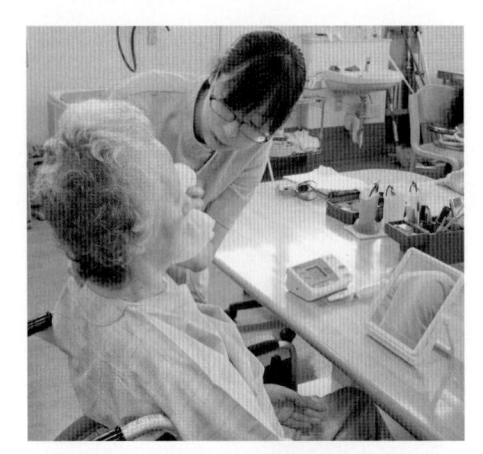

図3　意識障害患者への顔拭き

意識が清明である場合は，片手やベッド上の限定された方法・空間で行為そのものを行える場合が多い．一方，意識状態が不良の場合，介護者に委ねることが多くなる．しかし，この場合の介入は，意識状態の賦活，生活リズムの獲得に重要で，可能な限り決められた時間に行う．次いで確認されるのは活動への関心・興味である．対象者が「自らの手で行いたい」という意志があるかないかは訓練成果に影響する．特に認知症などのケースでは，自己の衛生管理そのものへの関心が低下してしまう場合がある．脳血管障害患者の場合は，高次脳機能の評価が加わる．道具の使用や身体部位との関係性が求められるので注意が必要である．

5．道具・環境

前述のディマンズの項でも述べたが，使用する道具の評価は重要である．道具により操作方法や求められる動作が異なるので，それまでの道具・方法を把握する必要がある．また，道具のメンテナンス（例えば，電動シェーバー）ができるかどうか，道具を使用する場所まで運搬できるかどうか，化粧ポーチのような場合ではファスナーを開けられるかどうかなど，使用に至るまでの評価も必要になる．

慣れ親しんだ環境と異なり，病院や施設あるいは外出先では，これまでと異なることがある．例えば，水道の蛇口はさまざまな形状の物があり，加えて自動栓のものもある．これらへの適応についても評価する．

実際の介入

1．意識障害のある急性期患者への介入

脳血管障害の患者の場合，意識障害を有するかどうかで介入のポイントが異なる．意識障害がある場合，行為そのものの遂行能力が低下している．多くは意識覚醒を促す目的で介入することが多い．

そのようなケースでは，顔拭きのほかには整髪がされることが多い．顔拭きでは適度な温度に調整した濡れタオルでの顔面および手足の清拭を行う．部分的にでも自身でタオルを保持できるならば，OTが徒手誘導しながら行う（図3）．これらを通じ，身体に種々の感覚刺激を提供するとともに，身体認知の促しが図れる．整髪では，くしでとかれる感覚のほかに，鏡で自身の顔をみる機会が提供される．これらの活動では，具体的な生活用具から意識が賦活される場合がある[6]．この時期の患者は，主体的に参加できる活動がないことが多い．患者が最大限の能力を発揮し，自身の身体や，活動に部分的にでも参加する機会が提供できることは，患者自身の自信および面会に来た家族への励ましにもつながる．

2．口腔ケア活動

口腔ケアの目的としては，機能面の維持の観点からは虫歯や歯周疾患を予防し，噛んで食べるための条件を整える，口腔内の汚れを落とし味覚の鈍麻を防ぐ，口腔内へ刺激を与え唾液の分泌を促し，自浄作用の増強と口腔機能を維持する，ということがあげられる．健康維持の観点からは，食欲を増進させ体力増強を助ける，食後口の中をさっぱりさせることによる生活のめりはりなどの効果がある．

方法として通常は，歯ブラシで機械的にこすり落とすブラッシング法が用いられるが，急性期や状態が悪化した場合は汚れを拭き取る清拭法が用

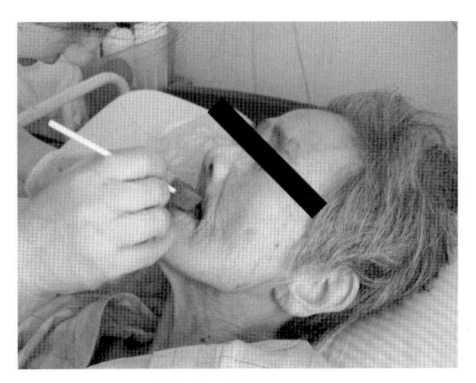

図4 口腔ケア

いられる[2]（図4）.

実際のブラッシングでは，歯ブラシの使用は咬合面，歯頸部，歯間部で食物残渣が停滞しやすいので注意が必要である．また，舌苔の沈着は口臭の原因となり味覚を低下させる．それは食欲の減退にもつながる．舌苔除去用の歯ブラシや軟毛歯ブラシで除去する．高齢者の場合，義歯を使用していることが多い．義歯使用者の場合，義歯の清潔も整容活動に含まれる．その場合，義歯を外し口腔内の清掃を行い，義歯に対してのブラッシングを行う．不潔な義歯から感染症を引き起こす場合もある．洗浄液も多種販売されているが，機械的清掃の重要度が高い[7]．

3．洗顔活動

顔を洗う活動は，朝や就寝前などの決まった時間に行われることが多い．その意味で，生活のリズムを生む効果が得られるが，覚醒度の低い時間帯であることが多い．その場合，移動に必要な車いすや装具の取り扱いが不十分だったり，運動が不十分だったりすることがある．移動手段などが獲得したばかりの時期などは注意が必要である．

対象者の使用する環境の把握，道具の運搬の有無などを確認したうえで，実施する姿勢を把握する．ポイントとなるのは洗面台との位置関係である．車いすなどの座位で行おうとした場合，洗面台が顔面部より高所であると，前傾しにくく，うつむけないことから，手掌前腕部から水が伝って，衣服や床を塗らすことになる．立位姿勢であっても前傾が不十分であると，同様のことが起きる．また，手関節の背屈が十分に行えないようなケースでもすくった水を手掌内にとどめることが困難となりこぼれやすくなる．その場合は，体幹の前傾を増強し洗面台により顔面を近づけたり，洗面台の高さを低くする工夫が必要になる．

実際の動作では，石鹸を使用する，化粧を落とすクレンジング液を用いる場合など，対象者によって異なるので，ディマンズの確認が必要である．

片麻痺の場合では，片手での動作になりやすいことから，一度に洗える範囲，すくえる水の量が減少し麻痺側の洗顔が不十分になりやすい．いくらか随意性の高まっている手の場合，洗顔動作は粗大な動作でもある程度は行えるので，積極的に使用するよう促しが必要である．一方，身体認知が不十分なケースでも麻痺側の洗顔が不十分になりやすい．その場合徒手誘導にて介入することで，手や顔の認知を促していくことができる．

4．手洗い活動

手洗いは清潔を目的に，食前や排泄後に行われることが最も多く，そのほかに作業後，外出後など，一日の中でも頻回に行われる活動である．

脳血管障害患者で痙性が高く，握り込まれるような手の場合，管理が不十分となりやすい．母指球を覆うように包み込みながら母指を外転することで指が開きやすくなる．また，溜めた温水を使用することで緊張を緩和することもできる．感覚障害のある患者については温水使用時に温度の確認が必要である．ただし，火傷を防止するため，非麻痺側で確認することを習慣化させる必要がある．また身体部位の認知が低下している場合では，徒手で無視側を導き誘導することで身体認知を高めることが期待できる．介入時はOTの誘導で行っても，徐々に患者本人の自己教示で行えるようにしていく．

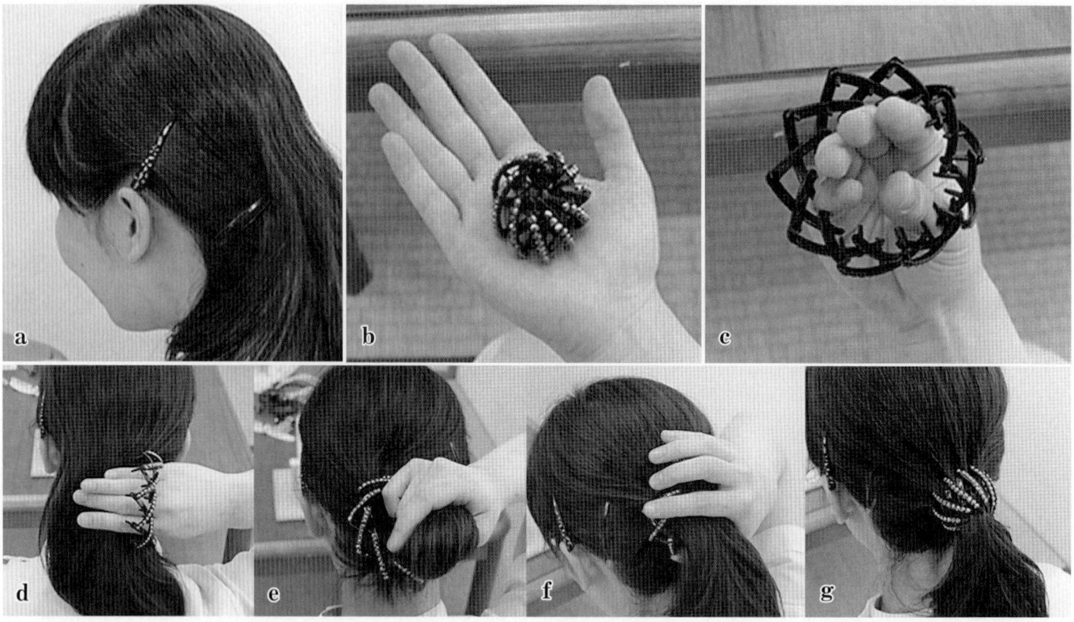

図5 ヘアリングクリップ

まず，ピン止めで数カ所止めておく．ヘアリングクリップを広げ中に手を入れる．その状態で髪の毛を束ねながらリング内に通していきクリップを締める

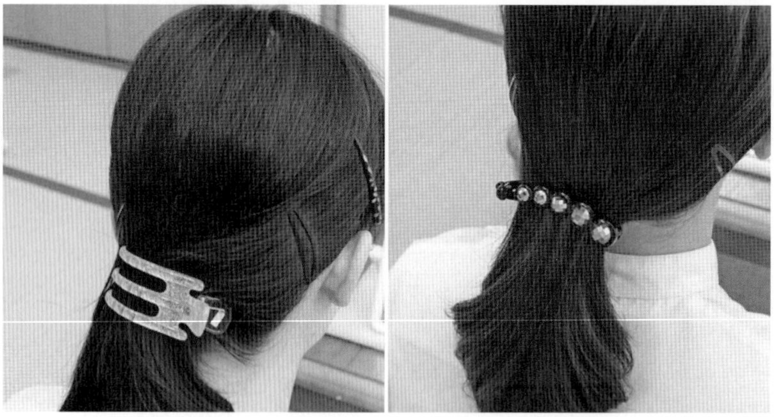

図6 片手での髪の毛束ねに利用できる道具

5．頭髪のケア（整髪）活動

片麻痺患者の場合，非麻痺側の使用で行える場合が多いので，道具の使用に問題がなければ，早期からこの活動への意識が高ければ行える．

脊髄損傷患者やリウマチ患者で，道具を保持することが困難な場合は，万能カフや太柄式のブラシを用いる．また，リーチ範囲に問題がある場合では，長柄式のブラシを使用する．

女性で，長い髪を束ねることが困難な場合がある．安価に手に入れることができるヘアリングクリップ（**図5**）などの道具（**図6**）を使用して可能となる場合があるので，安易に短髪を勧めたりしないで，利用の検討を行って，行いたい身だしなみができるようサポートする．

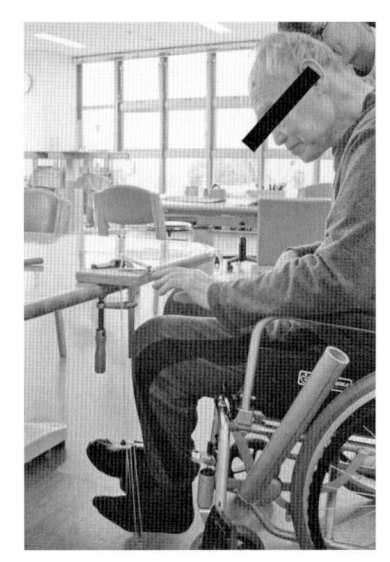

図7 足踏み式爪切り

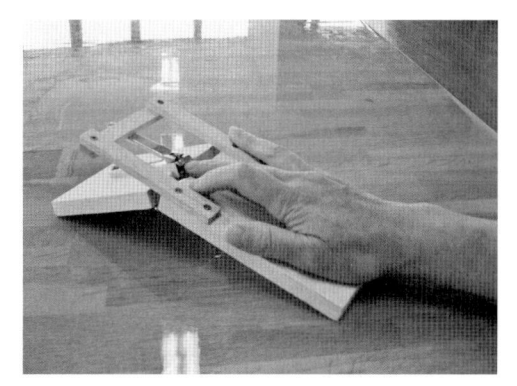

図8 蝶番型片手爪切り

6. 髭のケア活動

　髭剃り活動は，髭剃りを持った手と，対象となる顔面との動きを協調させることが必要である．顔面は膨らませたり，頸部を傾けたりする必要がある．また，もう一方の手も使用できる場合は，皮膚を伸ばしたりする動作も加わる．鏡をみながら行うことが多いことから視覚を含めた種々の感覚利用が必要となる．剃り残しなどは手で触れて確認するが，触覚が十分でないと，困難となる．また，片麻痺患者で半側空間無視や身体失認があると，一方を剃り残してしまう場合がある．これらの場合は鏡を使用した確認作業を習慣化する必要がある．

　髭剃りは刃物を使った危険を伴う活動である．T字タイプのカミソリか，電動シェーバーなのか道具の確認が必要で，危険性の有無も評価する．なじみのある道具を使用することが望ましいが，T字タイプの使用者には安全な方法として電気シェーバーへの変更を勧める場合もある．

　髭の管理は，意図的にたくわえている場合を除けば，他者に与える印象に影響する．早期から他者を意識した生活，将来の社会参加を考え，当事者の意識を高める必要がある．

7. 爪のケア活動

　一般的な方法としては，爪切りとやすりがけがある．爪が長いままでいると，他者との接触時に傷つけてしまうばかりではなく，剝がれたり，あるいは自身の身体部位を傷つけることもある．

　片麻痺患者の場合，問題となるのは非麻痺側の管理となる．これには，これまでに多くの自助具が提案されている（図7, 8）．自助具を使用しないのであれば，毎日やすりがけを行う方法や，電動式の爪やすりを使用する方法がある．足の爪を切る動作は切る姿勢の確保と足部へのリーチ動作の評価が必要である．また，忘れがちであるが，高齢者の場合，白内障などで爪や爪切りの刃先がみえにくくなる場合が多いので視力についても確認しておく必要がある．

8. 化　粧

　成人女性のほとんどに行われる活動で，目的はおしゃれ，外出時の身だしなみ，美容など，さまざまである．多くの場合は，他者の存在，社会を意識した目的である[8]．対象者が社会に向け関心が向いているか（外出など），他者に対して関心が向いているか（他者とのコミュニケーション），確認することもできるし，そのように意識させることが必要である．入院中であっても早期から基礎化粧などの実施を勧めることは重要で，外界への関心という点でも重要であるが，退院する間際になって行うと，その間の手入れの不備を補えない

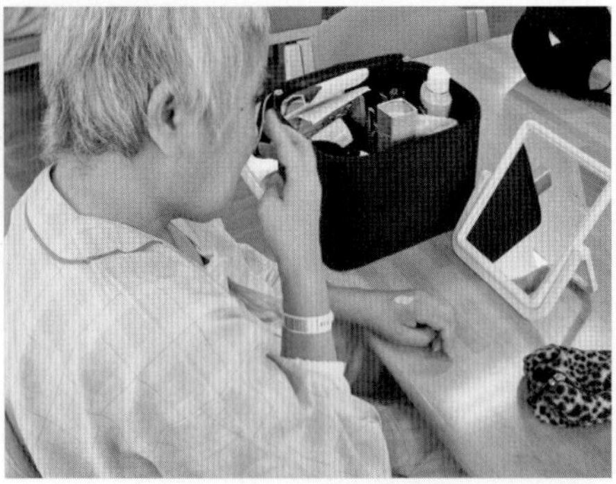

図9 本人の化粧道具使用での動作

場合がある．

　動作では，鏡に映った自身の顔の認識や左右などの認知能力が求められ，合わせて道具の使用が必要である．鏡に映った方向とは逆転することに戸惑う患者も少なくない．道具の使用では，口紅，筆など細かな物品の操作能力が求められる．また，力の強弱により濃さを調節することが必要で，その際には感覚のフィードバックを利用する必要がある．スキンケア時の触覚，使用する化粧品の香り（嗅覚），鏡をみることによる視覚など，多種の感覚が利用でき，かつこれらを刺激することができる．

　化粧はそれをすることにより，気分の切り換えが行えたり，自己高揚感を高めることが可能である．具体的には感情の活性化，快適感情の上昇，行動の活発化，自己への関心の高まり，自立行動の促進などが図られ，他者とのコミュニケーションを増進する効果がある[8]．

　ほとんどの人は入院すると病院という治療の場にいることを意識し，化粧ばかりかスキンケアを控える．特に脳血管障害の患者の場合，「今はそれどころではない」「もう必要ない」「こんな身体になってしまった」などの思いから行わない人が多い．そんな人でも，退院前や麻痺が回復してくると再開する人もおり，「しばらくやっていなかったので肌が荒れた」と話す人も少なくない．OTとして，他の洗顔などの整容動作と同様に必然の一動作と理解し，早期から実施を勧める必要がある．必要性を理解していない人や，躊躇している人が多いので，「再開した時に，もっと早くからやっていればよかった」と感じる人が多いことを伝えるのもよい．開始時には他の整容動作同様，物品操作や身体部位の評価が必要になるので，立ち会うことが望ましい．またその際，本人が使用していた化粧道具などを持参してもらうと，これまでの人なりがうかがえる時がある（図9）．

自助具の使用

　頸髄損傷や関節リウマチなどの運動器疾患の患者では，両側の上肢・下肢・手指の運動制限や変形，関節の痛みなどから動作に制限が生じる．

　頸髄損傷患者では，手指の把持能力を補うための万能カフの利用が効果的で，歯磨きや髭剃りの動作遂行が期待できる．関節リウマチ患者では上肢のリーチ機能が障害されることが多く，道具を長柄式にすることやリーチャーの使用が有効である．また，把持力の低下に対しては太柄式にすることで筋力低下を補うことができる．

高次脳機能障害などで道具の使用が困難な患者への対応

　脳血管障害の患者で，観念失行や身体認知の障害により，道具の使用が困難となる場合がある．その場合，ただ漠然とできない動作を繰り返していても動作習得には結びつきにくく，効率が悪い．ここでは応用行動分析学に基づいた方法を紹介する（図10）．

　まず，目標とする課題を明確にすることが必要である．この場合，漠然とした「整容動作が自立する」というような目標ではなく，「歯磨き粉のふたを開けられるようになる」など行動として記述できることが重要である．課題が明確になったら，どこの部分で指導が必要かを明らかにすることが必要である．通常動作では，単一の行動で成立していることは少ない．歯磨き粉の認識ができないのか，保持が持続できないのか，ふたがどこ

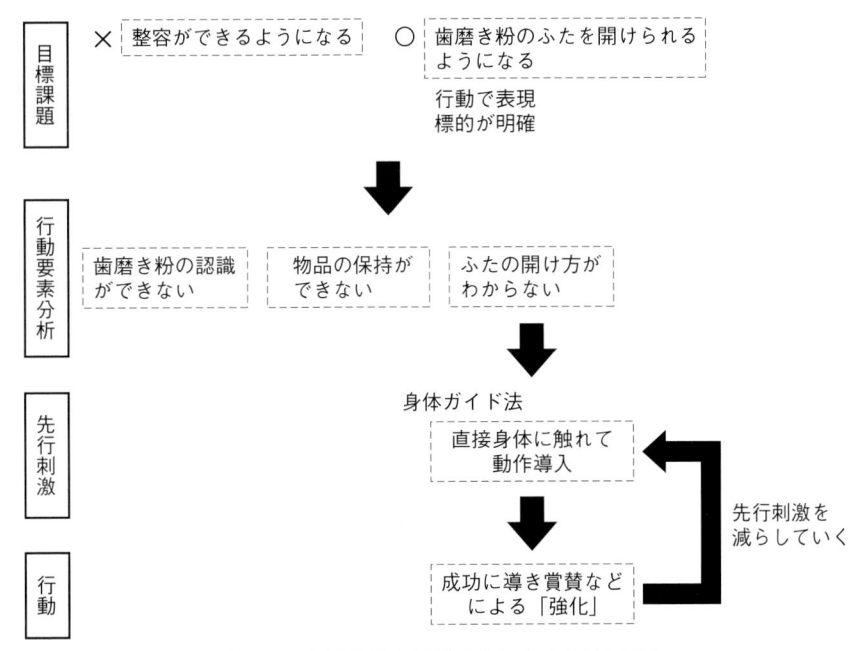

図 10 応用行動分析学を利用した訓練の例

目標課題: ×整容ができるようになる / ○歯磨き粉のふたを開けられるようになる（行動で表現、標的が明確）

行動要素分析: 歯磨き粉の認識ができない / 物品の保持ができない / ふたの開け方がわからない

先行刺激: 身体ガイド法（直接身体に触れて動作導入）→ 先行刺激を減らしていく

行動: 成功に導き賞賛などによる「強化」

かがわからないのかなどを，行動要素に分けて考える．課題が明らかになったら働きかけを開始するが，基本は行動のきっかけとなる先行刺激（手がかり刺激，介助刺激）を与え，成功した行動に対し，正の刺激（賞賛など）を提示し強化を図り，行動を確実に形成する．そして，先行刺激を徐々に減らしていくことで自発的行動の定着を図る．最初に先行刺激の整備があげられるが，身体を直接動作誘導する身体ガイド法が有効である．OTが直接患者の身体に触れ，道具の操作を行う（図11）．課題は成功を原則として，成功に対して賞賛などを行い，行動の強化を行う．これを繰り返して行く中で，最初の直接動作誘導の量を減らしていき，自立度を高めていく[9]．

そのほかには，行動連鎖の最後の行動要素から行動を形成していく（できるようにしていく）逆行動連鎖化という方法と，「できるようになったら，こうなる」というルール化などの指導法が有効である[10]．

最後に，これらの訓練で，声をかける時，ついつい「しっかり……しましょう」「がんばって……

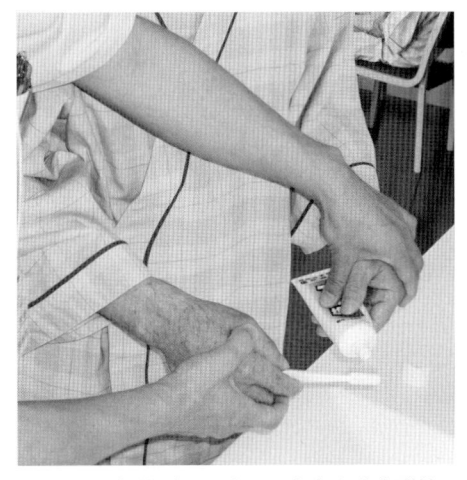

図 11 身体ガイド法での歯磨き動作訓練

しましょう」「力を入れてやりましょう」などという言葉を用いないだろうか．これらの言葉は尺度的には「名義尺度」と呼ばれる範疇であり，実はあいまいな声かけである．先行刺激の目的動作にはなりえない．「名義尺度」を超える尺度（「順序尺度」「間隔尺度」「比率尺度・比例尺度」）を用いた目標（「5分間磨きましょう」「1日3回しましょ

う」など）にする必要がある．

文　献

1) 栗原トヨ子：個人衛生動作．田村春雄，他（編）：リハビリテーション医学全書9作業療法総論．医歯薬出版，1976，pp 292-297
2) 植松　宏：歯科口腔の問題とケア．藤島一郎（編）：よくわかる嚥下障害．永井出版，2005，pp 126-140
3) 大川弥生，他：整容行為の評価と訓練-脳卒中を中心に．OTジャーナル　31：177-184，1997
4) 西村誠次：整容活動．澤田雄二（編）：考える作業療法．文光堂，2008，pp 110-125
5) 清宮良昭：更衣・整容・食事動作の運動学．OTジャーナル　28：196-204，1994
6) 河淵　緑：脳卒中急性期における整容行為訓練．OTジャーナル　31：185-189，1997
7) 大池聡美，他：脳血管障害患者の口腔ケア．PTジャーナル　38：251-258，2004
8) 高野ルリ子，他：化粧で開かれる扉．OTジャーナル　43：32-36，2009
9) 山本淳一：理学療法における応用行動分析学の基礎．PTジャーナル　35：59-64，2001
10) 山本淳一：理学療法における応用行動分析学の基礎．PTジャーナル　35：135-142，2001

〔東川　哲朗〕

4 更 衣

更衣動作

　更衣は，服の種類や素材が多様で，動作工程が多く複雑である．特に片麻痺者では，高次脳機能障害の影響，座位や立位のバランスの崩れ，麻痺側への衣服の引っ掛かり，ねじれ，時間がかかるなどで，自立が困難な場合が多い．

　本稿では片麻痺者の更衣動作を自立に導く指導方法を紹介する．なお，使用した衣服各部の名称を図1に示す．

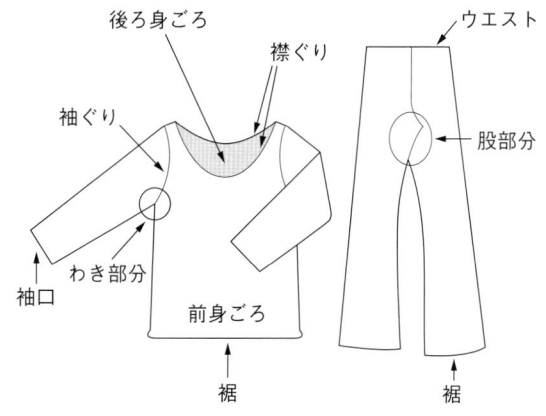

図1　衣服各部の名称

上　衣

　上衣では，左右の袖や前後を間違える，麻痺手を袖口から出す際に手指が引っ掛かる，身ごろを後ろに回せない，ねじれてしまうといった問題がある．そのため着衣の準備段階として，上衣の置き方，麻痺側の袖を手繰り寄せる方法と袖口に麻痺側手を入れる方法を示す．

　ここで述べる上衣の着衣方法であれば，麻痺側の肩関節を大きく動かさずにすみ，関節可動域制限や痛みのある片麻痺者でも，自立することが可能である．

1．着衣前の上衣の確認と置き方

　上衣をうまく着るために，衣服と体の位置関係を明確にする．特に高次脳機能障害がある場合は重要である．初期の訓練では，座面と同程度の高さの広い台やベッドの正面に座り，作業療法士は上衣を着た時の向きに対象者の体に当て，体と衣服の関係をみてわかるようにする．すなわち，両袖をそれぞれの上肢に当ててなぞるというふうに，衣服のどの部分に自身の体が入るのかを確認させる（図2a，b）．その後，正面のベッド（または台）に衣服を置く．かぶり着は体に当てた後，そのまま後ろ身ごろが上になるように置き（図2c），後ろ身ごろと前身ごろの間に頭から体を入れることで着ることができると説明し，納得を得てから動作に入る．前開き着は前後をひっくり返し，前身ごろが上になるように置き（図2d），両袖に両腕を通すと着れることを示し，了解を得てから動作に入る．このように，対象者にみせて確認してから着衣動作訓練に入る．

　この方法で慣れてくれば，正面の台をなくし，自身の膝の上に上衣を置くようにする．

2．上衣の手繰り寄せ方法

　図3の矢印に示すように，前開き着では前身ごろからわき部分を通り袖口までを手繰り，かぶり

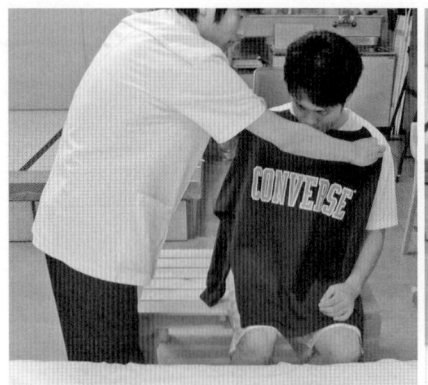

a. 衣服を身体に合わせる
b. 袖と上肢を合わせてなぞる 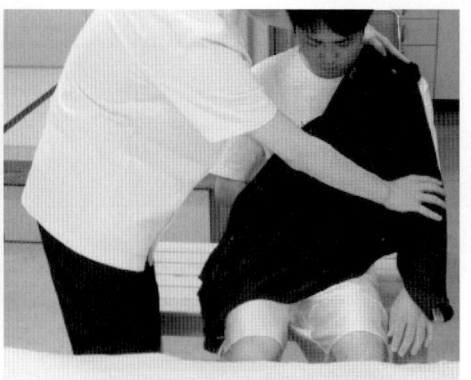
c. かぶり着は後ろ身ごろを上にして置く 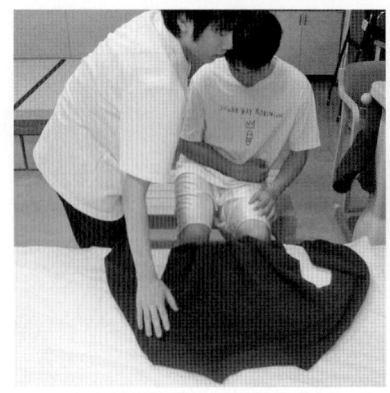
d. 前開き着は前身ごろを上にして置く 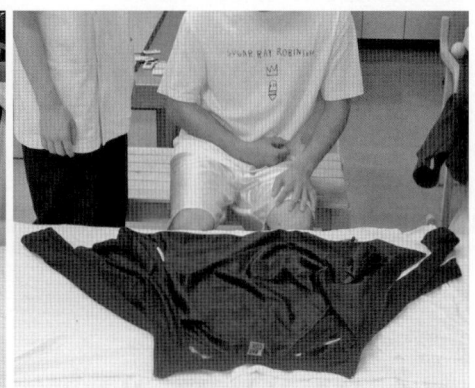

図2 衣服と身体部位の確認と置き方

着では後ろ身ごろの裾からわき部分を通り袖口までを手繰る．どちらの場合も身ごろの内側に母指を入れ，外側の第2〜5指を動かして母指の指腹上に衣服を滑らせるように手繰り寄せる．

前述の方法での手繰り寄せが困難な場合は，非麻痺側上肢を麻痺側の袖に通して，手繰り寄せた状態にすることもできる（図4）．非麻痺側上肢を麻痺側の袖に通し，手指は袖口から第2〜5指がのぞく程度に出す（図4a）．手指が抜けてしまわないように袖口を把持し，上肢は袖から抜く．この時，わきを締めて上肢を引き抜き（図4b），手掌に袖が寄せられた時に，母指を袖ぐりから外に出して把持すると，袖は手繰り寄せた時と同じような形になる（図4c）．この袖を崩さないように，手を抜き，袖口から内側に第2〜5指，前身ご

ろ側から内側に母指を入れて把持し直す（図4d）と，図3で示した手繰り寄せの最終時と同じ形となる．

また，袖口側から手繰り寄せる方法もあり，これはかぶり着の着衣方法のところで述べる．

3．麻痺側手を袖口に入れる方法

麻痺側手を衣服に引っ掛けず，スムーズに袖口から出す方法を述べる．図5の上段は実際に衣服から麻痺側手を出し，下段は手の動きのみを示した．袖を手繰り寄せた後，それを把持したまま，袖ぐり部分を麻痺側手背（図5a）に当てる．非麻痺側手第2〜5指は袖口から内側に入れ，麻痺側手背を包み込むようにする．その状態で，橈側，尺側の順に回し，非麻痺側手指をすべて袖口に入

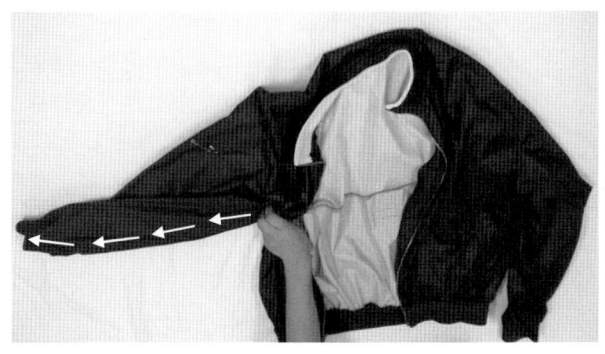

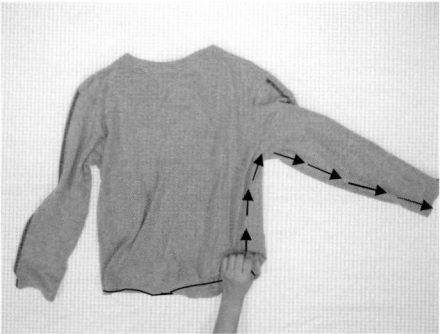

a．前開き着   b．かぶり着

図 3　上衣の袖を手繰り寄せる方向
母指を衣服の内側に入れ，他の 4 指で外側から手繰り寄せる

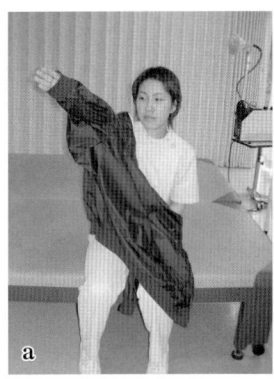

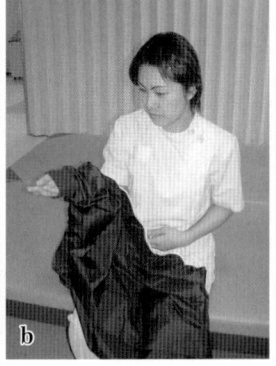

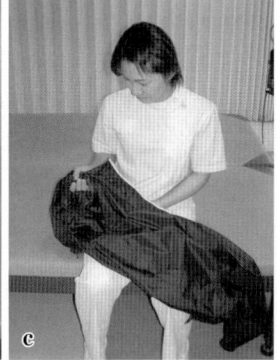

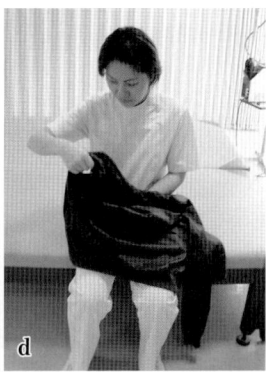

図 4　非麻痺側上肢を麻痺側の袖に入れる手繰り寄せ方
a．麻痺側の袖口から手指がのぞく程度に，非麻痺側上肢を通す
b．わきを締めて袖から上肢を引き抜く
c．母指を袖ぐりから出して把持する
d．いったん袖口から手を放し，持ち替える

a　↑手繰り寄せたままの衣服の袖ぐりを麻痺側手背まで持ってきて当てる
　　↑麻痺側手背に非麻痺側手を当てる

b　↑袖口の内側の第 2〜4 指で，麻痺側手背を包み込み，非麻痺側手を橈側に回す
　　↑非麻痺側手で麻痺側手背を包み込み，橈側に回す

c　↑非麻痺側手を尺側に回しながら，袖口を手関節のほうに進めていく
　　↑非麻痺側手を尺側に回す

d　↑麻痺側 MP 関節まで袖口が入れば，そのまま手関節まで通す
　　↑麻痺側手関節まで非麻痺側手を進める

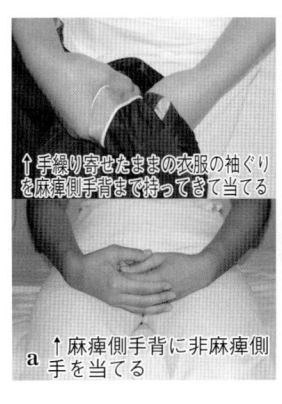

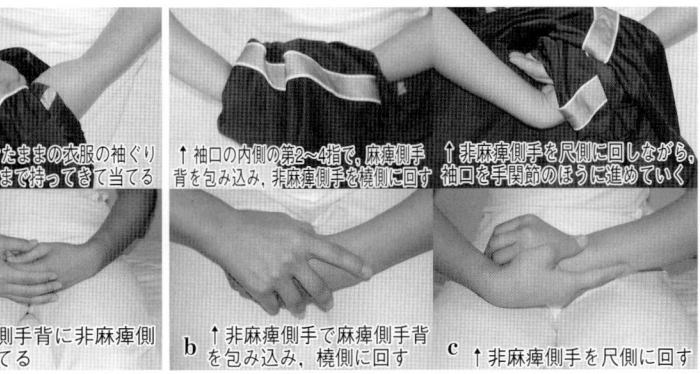

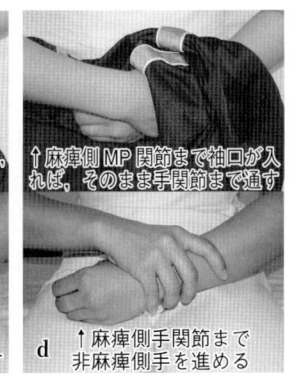

図 5　袖口から麻痺側手を出す方法
　　上段：衣服と手の動き
　　下段：手の動き

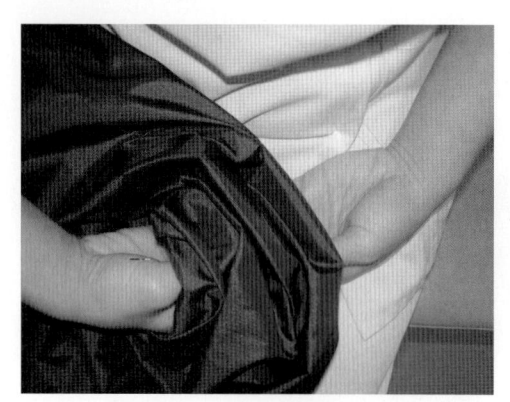

図6 袖口から非麻痺側手を入れ，麻痺側手を出す方法
全指を袖口に入れて広げる

れながら（図5b，c），手関節までを袖口に入れる（図5d）．この方法が困難な場合は，袖口に非麻痺側全指を入れて広げる（図6）．そして，麻痺側手を手背から包み込むように把持し，非麻痺側手を橈側，尺側に回しながら，手関節まで袖口に入れていく．また，麻痺側の中手指節間関節まで袖口に入れば，非麻痺側手を袖口から出し，少しずつ手関節まで引き上げることもできる．

4．かぶり着（図7）

かぶり着の場合，衣服は後ろ身ごろ側を上にし，裾を体側にして膝の上に置く（図7a）．袖の手繰り寄せは，袖口から手を入れる方法を用い，麻痺側の袖口から非麻痺側手を入れ，袖口に向かって大腿部の上をこするように手を進める（図7b）．そのまま麻痺側の裾まで非麻痺側手を進めると，袖から裾まで手繰り寄せた形になる．そして，衣服の中で麻痺側手をつかむ（図7c）．非麻痺側手で把持した麻痺側手を腹部に押し当て，衣服をこするようにして，麻痺側上肢を非麻痺側に持ってくると，麻痺側の前腕に衣服が残り，袖を通すことができる（図7d）．

図5で述べたようにして，麻痺側手を袖口から出し，麻痺側の後ろ身ごろの裾からわき部分までを把持したまま麻痺側の上肢に袖を通す（図7e，f）この時，衣服のわき部分がしっかりわきに当るまで引き上げておく．

引き続き，衣服は非麻痺側手で把持したまま手を放さず，そのまま襟ぐりをたどり，後ろ襟ぐりを把持する（図7g）．その手を頭上に上げながら，体幹を前屈して頭を入れ，非麻痺側上肢を通す（図7h）．

5．前開き着（図8）

前開き着は前身ごろを上にして，膝の上に置く（図8a）．かぶり着の際と同様に麻痺側の袖口から非麻痺側手を入れて手繰り寄せ，衣服の中で麻痺側手を把持し（図8b，c），袖口から出す（図8d）．麻痺側の前身ごろからわき部分までを把持し，麻痺側上肢を袖に通す（図8e）．この時，わきまでしっかり引き上げ，袖ぐりを肩まで引き上げておくと，背中に回す際に，衣服が落ちてしまうことを防げる（図8f）．

衣服を背中に回す際も，持っている衣服を放さずに，後ろ襟ぐりに向ってたどりながら，頭上から背部に回す（図8g）．このようにして衣服をたどりながら背部に回せば，身ごろがねじれてしまうことを防ぎ，スムーズに非麻痺側上肢を通すことができる（図8h）．

6．背部の整え方

麻痺側の肩に後ろ身ごろが引っ掛かってしまった場合は，図9のように非麻痺側の上肢を背中に回し，後ろ身ごろの裾をできる限り麻痺側までたどり，しっかり把持する．そして，勢いよく，後ろ下方に衣服を引っ張るように下ろすとよい．

下衣着衣前の準備動作

1．麻痺側下肢を組む

ズボンや靴，装具などを端座位ではく際に，麻痺側下肢を組んだ肢位が必要になる．組む際には，バランスを崩さないように非麻痺側での体重支持を行う必要がある．まず，非麻痺側の前腕を非麻痺側の大腿部に置く．これは，非麻痺側に上体を傾かせることで，麻痺側下肢が上がりやすく

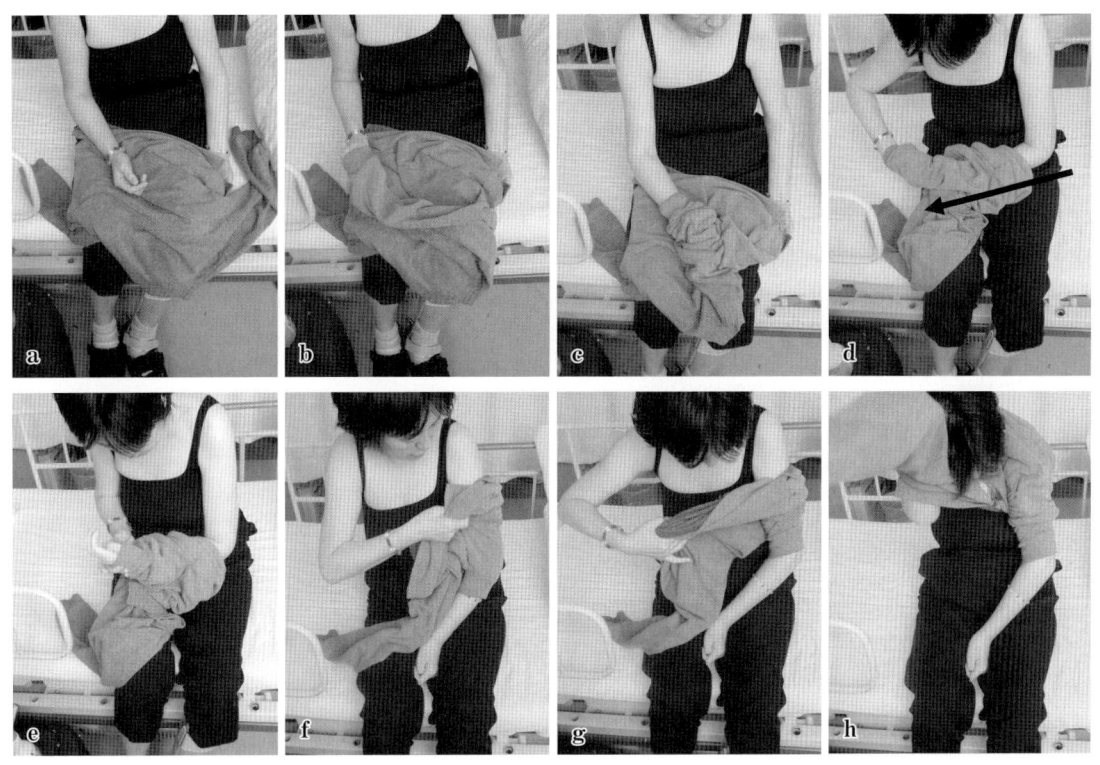

図7 かぶり着の着衣方法
a. 膝の上に後ろ身ごろを上にして置く
b. 麻痺側の袖口に非麻痺側手を入れる
c. 非麻痺側手で袖から裾までを手繰り，衣服の中から麻痺側手をつかむ
d. 麻痺側手を腹部に押し当て，衣服をこすりながら非麻痺側に持ってくる
e. 麻痺側手を袖口から出す
f. 後ろ身ごろ裾からわき部分までを把持し，わきまで袖を通す
g. fで把持した手は放さず，そのまま後ろ襟ぐりまでたどると頭を出す部分を持てる
h. 頭を通した後，非麻痺側の上肢を通す

なるためである．非麻痺側の大腿部内側に前腕を当て，その状態のまま麻痺側の足関節部までリーチする（図10a）．前腕を大腿部から離さず，外側に向かって体幹に引き寄せるようにしてずらし（図10b），麻痺側の下肢を非麻痺側の大腿上にのせる．また，組んだ麻痺側の下肢がずり落ちないように，非麻痺側下肢は爪先立ちの状態にしておく（図10c）．こうすることで，膝関節部の位置が大腿部よりも高くなり，組んだ麻痺側の下肢がずり落ちなくなる．

2．麻痺側のズボン裾を手繰り寄せる

ズボンの場合も上衣と同じように，着衣の準備としてズボン裾を手繰り寄せ，スムーズに麻痺側の下肢が通るようにする．手繰り寄せる方向は図11で示すように，前側のウエストから股部分を通り裾まで，ズボンの内側に母指を入れて手繰り寄せる．ズボンの手繰り寄せは，組んだ麻痺側下肢上で行う．

ズボン

1．端座位から始め立位で着衣する方法

片麻痺者では，立位の状態で下肢を通すことが困難なため，端座位で下肢を組んでズボンを通し，殿部に引き上げる段階で立位となる．そのため，

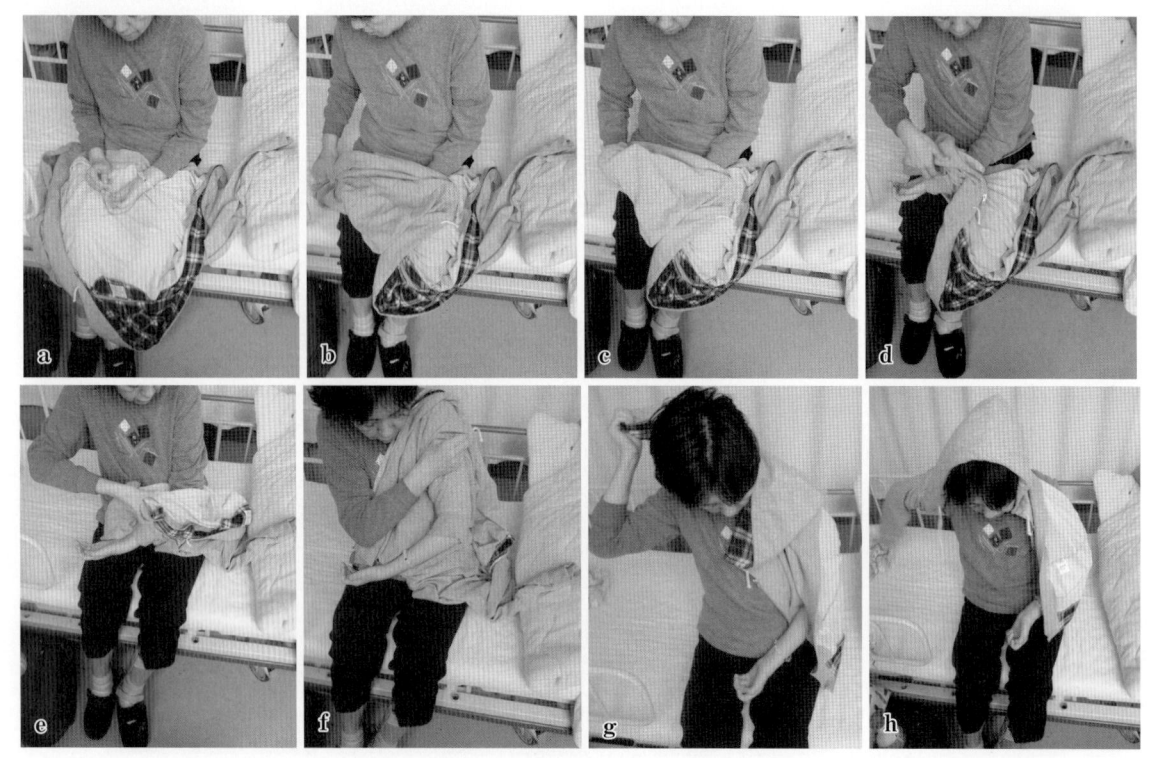

図 8　前開き着の着衣方法
a．膝の上に前身ごろを上にして置く
b．麻痺側の袖口に非麻痺側手を入れる
c, d．非麻痺側手で袖を手繰り，衣服の中から麻痺側手をつかみ，かぶり着と同様に麻痺側手を通す
e．前身ごろからわき部分までを把持し，前腕を通す
f．わきまで袖を通し，肩まで引き上げる
g．fで持った衣服は放さず，後ろ襟ぐりまでたどりながら，非麻痺側手を頭上から背部に回す
h．非麻痺側の上肢を袖に通す

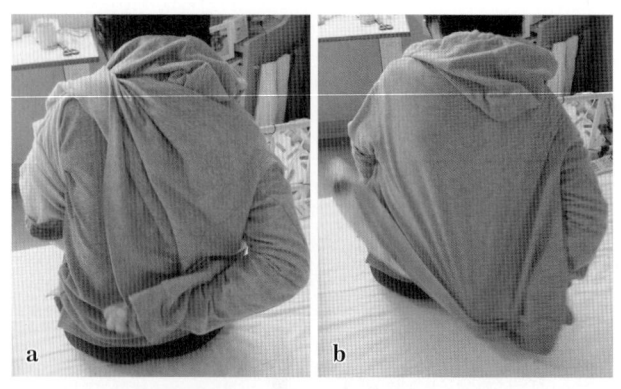

図 9　背部の整え方
a．非麻痺側手を背中に回し，できるだけ麻痺側の後ろ身ごろをつかむ
b．勢いよく，後ろ下方に引っ張る

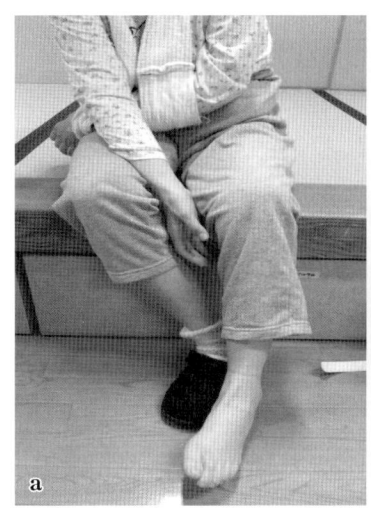

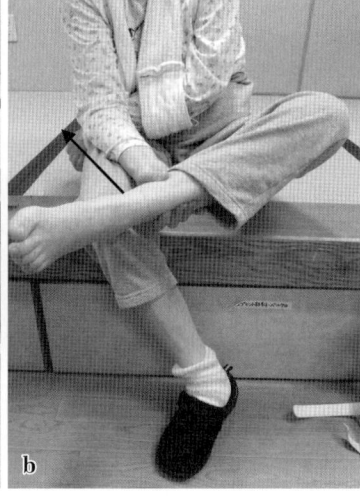

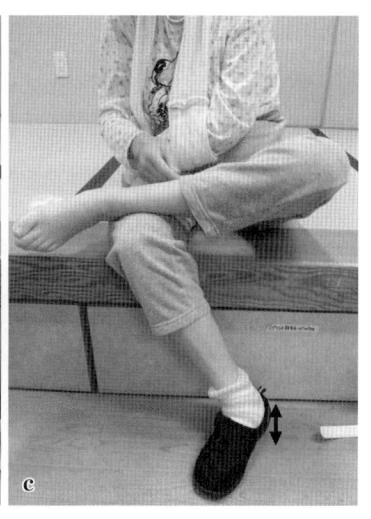

図 10　下肢の組み方
a．体を非麻痺側に傾け，非麻痺側の前腕を非麻痺側の大腿部内側に当て，麻痺側の足関節にリーチする
b．前腕を非麻痺側の大腿部から離さずに，体幹に引き寄せるようにする
c．麻痺側下肢を非麻痺側の大腿部上にのせる．この時，つま先を立てると麻痺側下肢の落下を防止できる

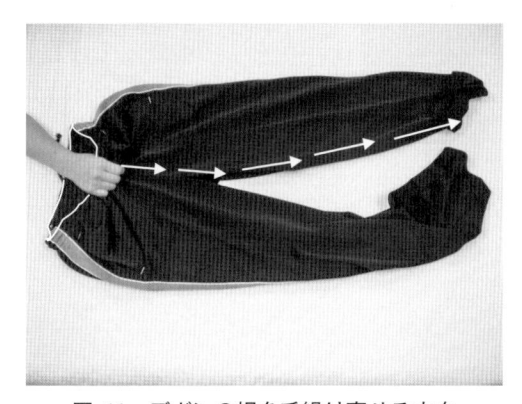

図 11　ズボンの裾を手繰り寄せる方向

端座位・立位とも早期に非麻痺側での体重支持を獲得する訓練を行わなければならない．

先に述べたように麻痺側下肢を非麻痺側の大腿部上にのせて下肢を組み，麻痺側のズボン裾を手繰り寄せる（図12a）．手繰り寄せたズボンの股部分を麻痺側の足先に当て，足部を入れる（図12b）．裾がゴムなどで絞られているズボンでも，上衣の袖口の際と同様に，裾から入れた手指を足背に当て，第1趾側，第5趾側に回すようにすると足趾に引っ掛からずに裾を入れることができる．ズボンは把持したまま，組んだ麻痺側下肢を下ろし（図12c），非麻痺側下肢をズボンに入れ，伸展させて裾に通す（図12d）．膝上まで引き上げ，ズボンの股部分を把持したまま立ち上がり，ズボンの前部を股間まで引き上げる（図12e）．

ズボンウエスト部の内側に，非麻痺側の第2～4指を入れ，母指は外に出しておき，まずは麻痺側の上前腸骨棘の上まで引き上げる（図12f）．これにより，麻痺側の体の突出部分にズボンが引っ掛かることを防ぐことができる．その後，非麻痺側の上前腸骨棘の上まで引き上げながら，殿部に手を回す（図12g）．引き上げる際には，真上に引っ張るのではなく，ズボンを体から数cm離すように，隙間を空けながら行う（図12h）．これは，殿部や骨の突出部に引っかかり，ズボンが上がらないことを防ぐためである．

ファスナーとボタンが付いている場合は，まず，ファスナーを持って真上に上げ切ってしまい（図12i），その後ボタンを止める（図12j）．ファスナーを上げきることで，ズボンの落下を防ぐことができる．

2．背臥位での着衣方法

立位動作が不可能な場合は，ベッド上で行う．

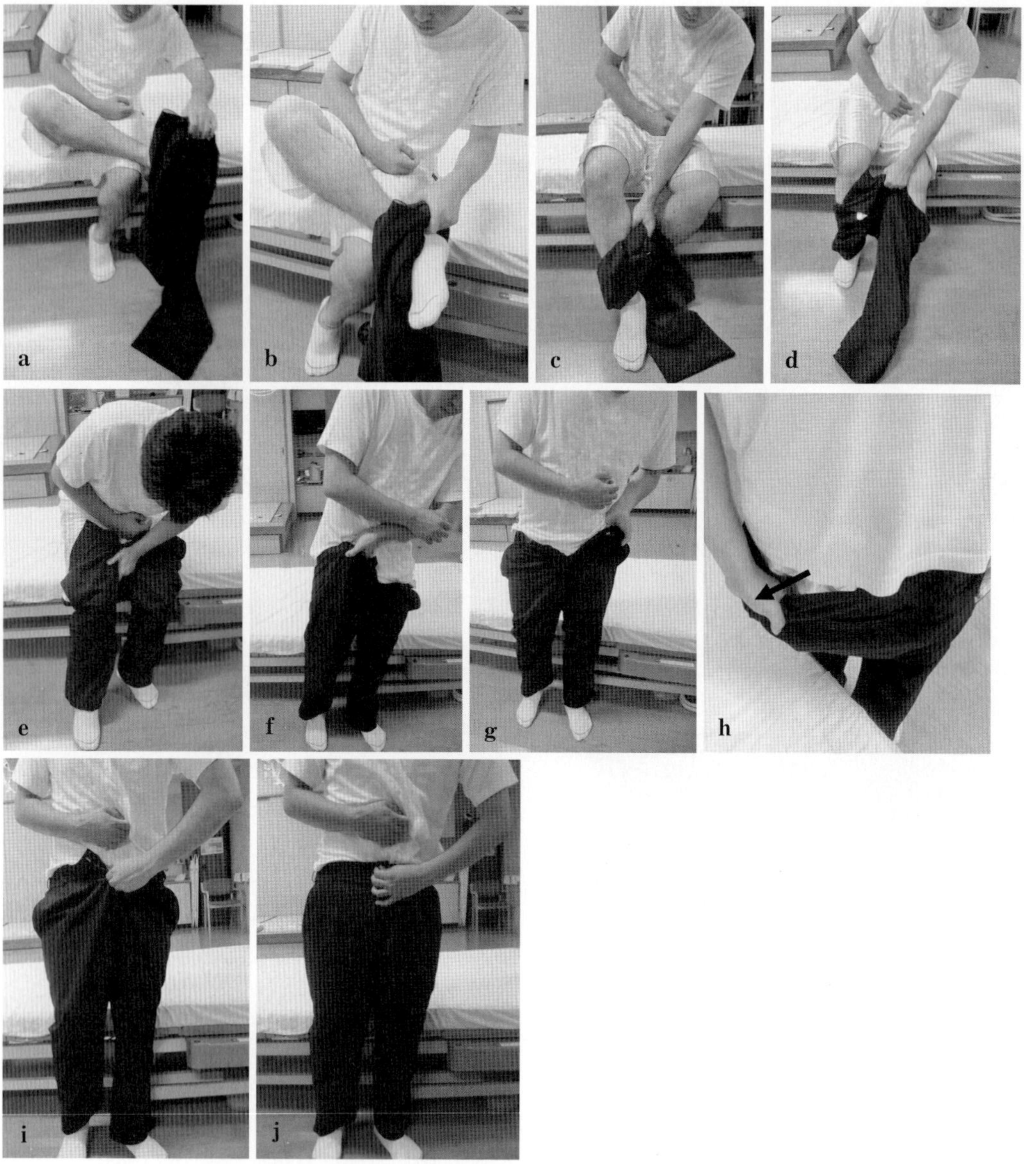

図 12 端座位から始め立位でズボンを着衣する方法
a．麻痺側下肢を組み，ズボンの前ウエストから裾までを手繰り寄せる
b．aで手繰った部分を足先に当て，足関節まで通す
c．ズボンを把持したまま，下肢を下ろす
d．非麻痺側下肢を通す
e．股部分を把持したまま立ち上がり，股間まで引き上げる
f．麻痺側の上前腸骨棘まで引き上げる
g．非麻痺側を引き上げながら，手を殿部に回す
h．ズボンに入れた手で，ズボンを殿部から離し，上に引き上げる
i．ファスナーを持ち，真上に引き上げる
j．ファスナーを上げきった後にボタンをかける

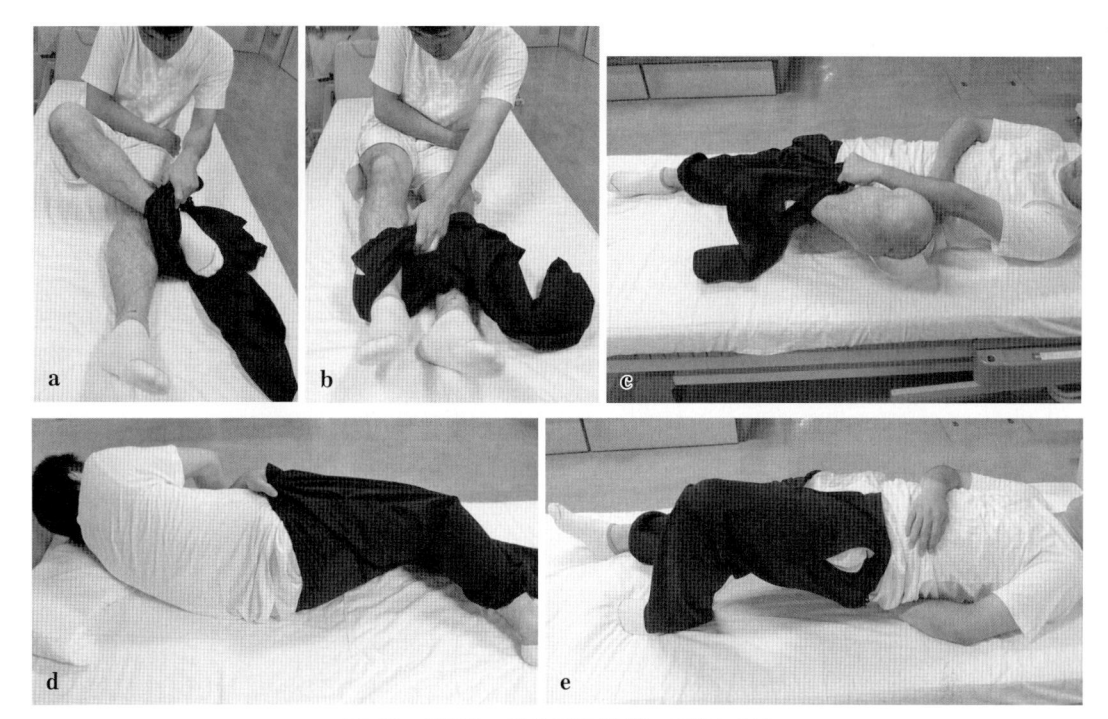

図 13　長座位→臥位でのズボンの着衣方法
a．長座位で麻痺側下肢を組み，手繰ったズボン裾から足を出す
b．ズボンを把持したまま下肢を下ろす
c．背臥位になり，非麻痺側下肢を通す
d．非麻痺側の側臥位で，麻痺側の殿部のズボンを引き上げる
e．背臥位で殿部を挙上し，殿部から非麻痺側へズボンを引き上げる

この動作では，長座位，寝返り，起き上がりに加え，背臥位での殿部挙上の能力が必要である．

長座位で麻痺側下肢を組み，手繰ったズボン裾から麻痺側の足部を出す（図13a）．長座位で麻痺側下肢を組む場合も，端座位の際と同様に，非麻痺側での体重支持になるように，非麻痺側に体を傾け，非麻痺側の前腕を麻痺側の大腿部上に沿わせて行う．ズボンの股部分を把持したまま，麻痺側の下肢を下ろし，背臥位になる．非麻痺側下肢は，背臥位で通す．（図13b, c）．ズボンのウエスト部を把持したまま，非麻痺側側臥位となり，麻痺側の殿部のズボンを引き上げる（図13d）．そして背臥位に戻り，非麻痺側下肢の膝を立て，殿部を挙上して，殿部から非麻痺側のウエストまでズボンを引き上げる（図13e）．

靴下

麻痺側の足趾に靴下を引っ掛けずに履く方法を述べる．姿勢は長座位，端座位どちらでも可能で，ズボンの場合と同様に下肢を組む．靴下の口から非麻痺側の手指（第1，2指）を入れ，指を広げて靴下の口を開く（図14a, b）．非麻痺側の手背を麻痺側の足底に沿わせながら，靴下の口に小趾側から母趾まで入れる（図14c）．非麻痺側手を麻痺側の母趾側から小趾側に回し，足趾すべてを靴下に入れる（図14d）．中足指節関節まで靴下が入れば，抜けてしまうことは少なく，靴下を引き上げ踵を入れる．

靴下のゴムが強い場合は，図14eのように，全指を靴下に入れ，母指を掌側外転することで，口を大きく開くことができる．

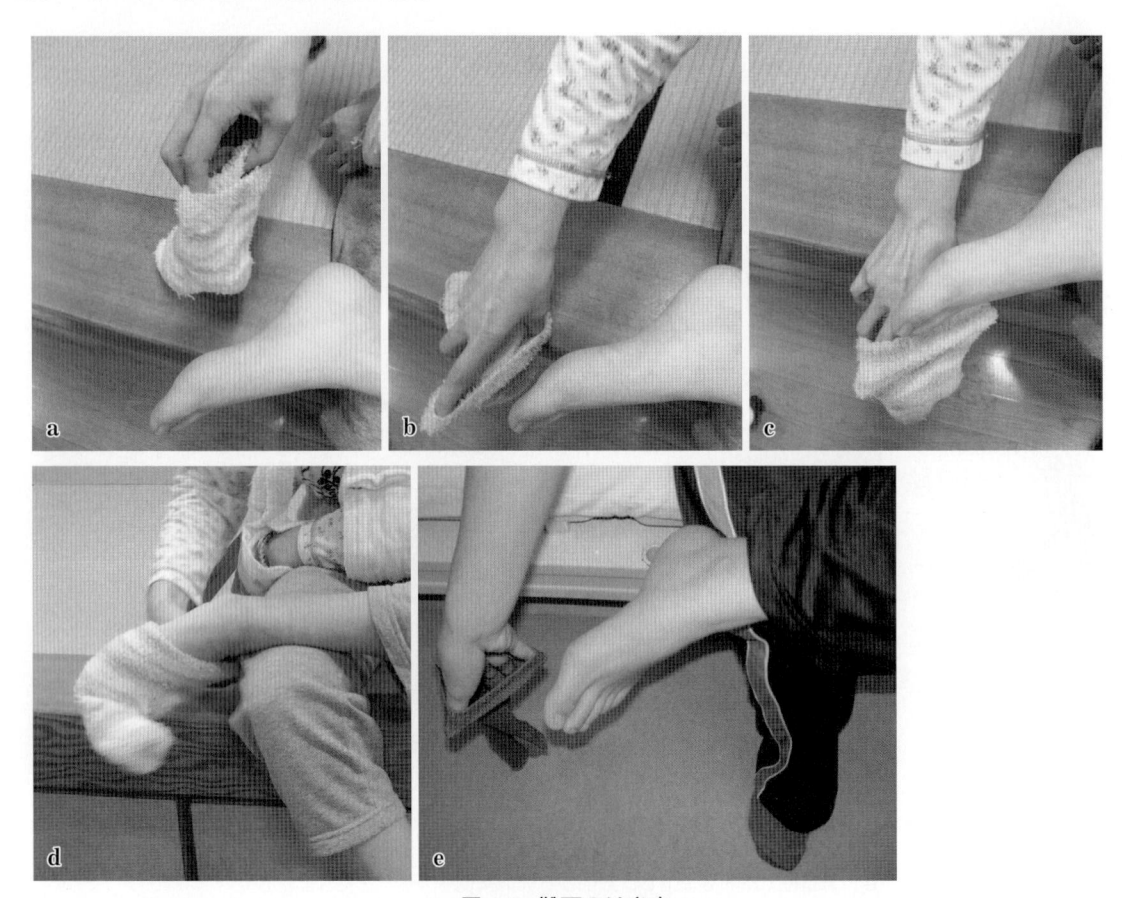

図 14 靴下のはき方
a．靴下の口に非麻痺側の手指を入れる
b．靴下の口を広げる
c．麻痺側の足趾すべてを入れる
d．靴下を引き上げ，踵を入れる
e．靴下のゴムが強めの場合の口の広げ方

装具

装具の装着は，麻痺側の下肢を組んで行うことが多いが，踵がしっかり入らず，装着後にベルトが緩いことがある．足部をしっかり入れる方法を述べる．

1．下肢を組んだ状態でベルトを締める

装具はベルトのマジックテープが靴下などに付かないように，下腿部・足関節部のベルトは折り返しておき，なるべく広げた状態で足関節部分を持つ（図15a）．装具を麻痺側の下腿にあて，非麻痺側手で下から装具ごと麻痺側の足関節部分を持ち，足部を収める（図15b，c）．足関節と足先のベルトを仮止めする（図15d）．再度，図15cのように装具と足関節部分を少し持ち上げて，踵部分を合わすようにする（図15e）．足関節と足先のベルトを再度締め直し（図15f），緩みをなくす．

2．下肢を下ろしてベルトを締める

座位バランスが良好で，麻痺側荷重と下方へのリーチが可能な対象者に行う．装具を麻痺側の下腿に当てるところまでは，前述と同様である．次に下腿のベルトを締め（図16a），足関節部のベル

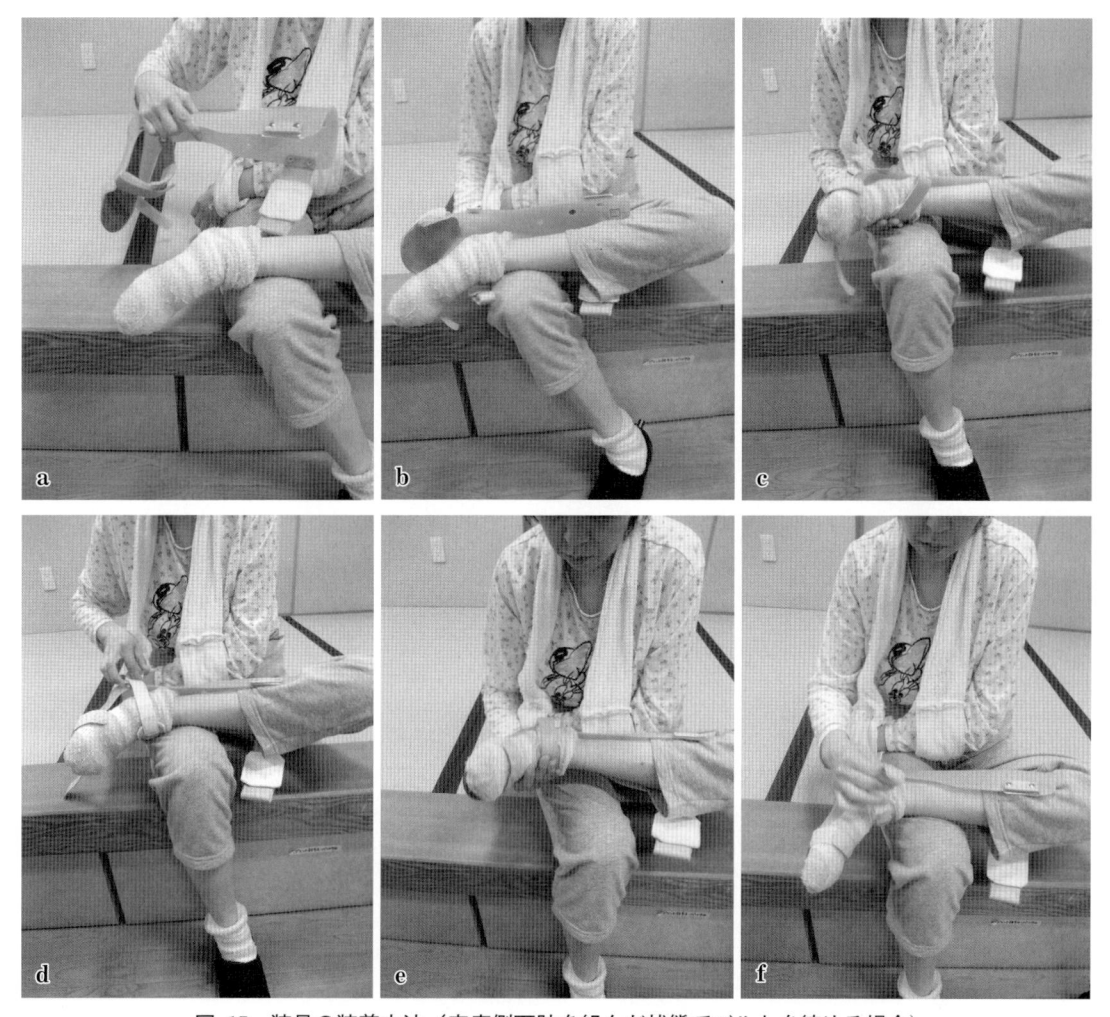

図 15 装具の装着方法(麻痺側下肢を組んだ状態でベルトを締める場合)
　　a. 装具のベルトはなるべく広げた状態にし,足関節部分を持つ
　　b. 装具を麻痺側下肢に当てる
　　c. 非麻痺側手で麻痺側の足関節を下から装具ごと持つようにして,足部を合わせる
　　d. 足関節と足先のベルトを仮止めする
　　e. 再度,cのように持ち,足部を合わせる
　　f. 足関節と足先のベルトを再度締め直し,緩みをなくした後,下腿のベルトも締める

トを通す(図16b).足関節部のベルトのベルクロを付ける前に,それを持ったまま,麻痺側の下肢を下ろす(図16c).これは,足部のズレを防ぐためと,下ろしながら,ベルトが締まることで,踵部が装具に入る効果がある.体幹を前傾し,麻痺側の下肢に体重をかけることで,さらに足部が装具にしっかり入り,足関節のベルトを締め直す(図16d).足先のベルトは,そのままの状態で止めても,再度下肢を組んで止めてもよい(図16e).

靴

靴は,足趾や装具に引っ掛かりはきにくい場合がある.そこで靴は裏側から把持し(図17a),なるべく縦に持つことで,足趾すべてが口に入るように当てることができる(図17b).そのまま母

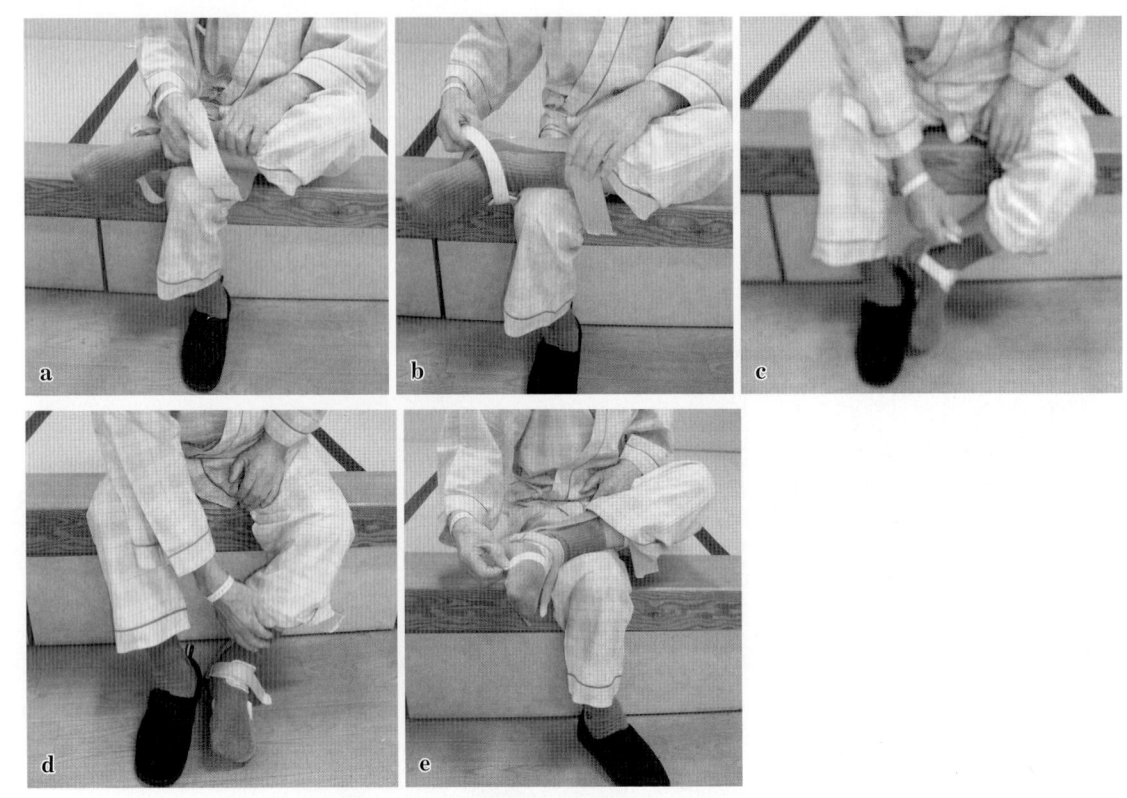

図 16 装具の装着方法（麻痺側下肢を下ろしてベルトを締め直す場合）
a．麻痺側の下腿に装具を当てた後，まずは下腿のベルトを締める
b．次に，足関節部分のベルトを通す
c．bのベルトを持ったまま，麻痺側下肢を下ろす
d．前傾姿勢をとり，麻痺側下肢に体重をかけることで，足部をしっかり装具に入れ，締め直す
e．再度，麻痺側下肢を組んで，足先のベルトを締める

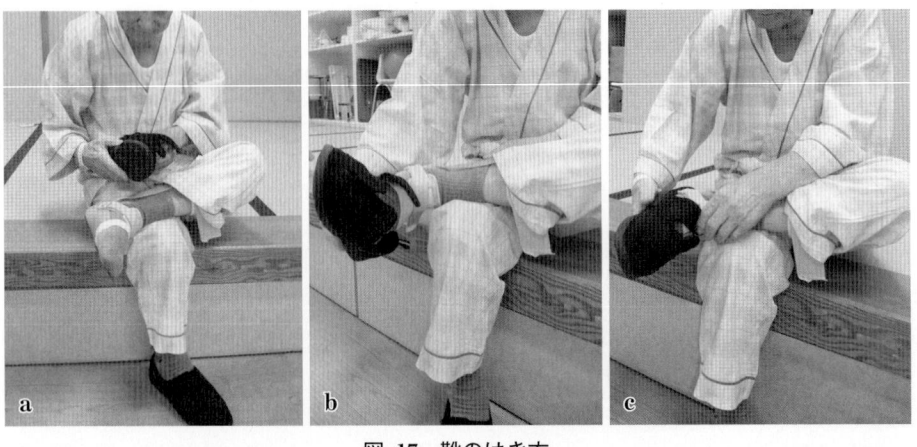

図 17 靴のはき方
a．靴の裏側を持つ
b．靴はなるべく縦になるよう持ち，足趾すべてが靴に入るように当てる
c．小趾側に回すようにしながら，足全体を入れる

趾側から小趾側に靴を回しながら，足趾を靴に入れた後，踵部まで入れる（図17c）．

おわりに

衣服は伸縮性や，生地の厚さなど，物によって難易度が異なる．初期の訓練では，対象者に成功体験を持たせられるように，難易度の低いもの（薄手のものや，袖の広いものなど）から開始し，徐々にレベルアップしていくとよい．また，本稿で述べた更衣動作は，自身も指導する前にマスターするまで訓練するとよい．

〔川上　直子〕

5 背臥位からの起き上がり

背臥位から半側臥位になり起き上がる方法

1. 麻痺側の下肢と上肢の非麻痺側による確保

背臥位で非麻痺側の足を麻痺側の膝の下に通して，非麻痺側下肢で麻痺側下肢を支えて動かせるようにする．また，非麻痺側手で麻痺側の肩に触り，上腕，肘，前腕の下・外側をその手指で内・上側に押して引き上げるようにしながらなぞり，手関節をにぎり，非麻痺側上肢を腹の上にのせる（図1）．

この動作の指導は作業療法士（以下，OT）が非麻痺側の下肢に触り「まず，この足先を，動かしにくい反対側の膝の下に入れて，さらに膝の下に足を通して，この麻痺した下肢を下から支えます」といいながら，動作を介助・誘導し覚えてもらうようにする．その後，非麻痺側手に触れ軽く把持しながら「次に，この手で反対側の麻痺した肩に触り，腕（上腕部の肩関節の下あたり）を指で下から支えるようにしながら肘をつかみ，さらに手首のところをしっかり持って，この麻痺した手をお腹の上にのせます」といいながら動作を介助・誘導する．

2. 非麻痺側方向への半側臥位

頭を床から上げ，顔を非麻痺側方向に向けながら非麻痺側方向に半側臥位になり，肘部で体重を支える（図2）．

この時の介助としては，患者の大後頭結節の下をOTの前腕・肘のあたりで支え，その支える部位と角度の調整で顔が非麻痺側の大腿のほうを向

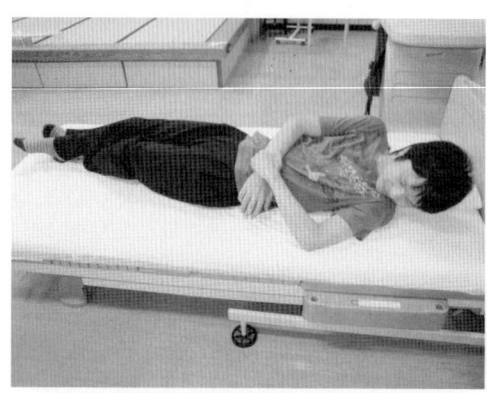

図1 背臥位で麻痺側の膝の下に，非麻痺側の足を通し麻痺側下肢を支持する．非麻痺側手で麻痺側の肩に触れ，上腕・肘・前腕となぞり手関節を握って麻痺側上肢を腹の上にのせる

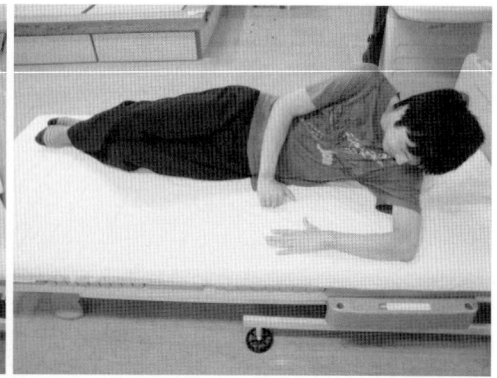

図2 非麻痺側の肘・前腕で体重を支持し，体幹を上げる

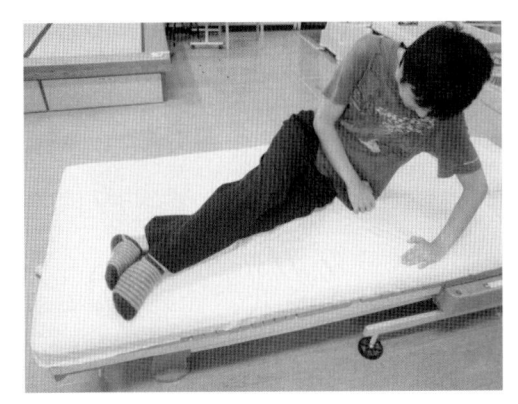

図 3 体幹を前屈させながら手に体重をのせ，肘を伸展させて体幹をさらに起こす

くように誘導し，さらに手で麻痺側の肩を下・外側から内側・上に向かって軽く押すように誘導することで，非麻痺側の肘部に体重がのるような半側臥位への動作をとらせる．このようにして，頭部・顔面を向かせる動作を体幹の動作誘導で行い，肘部で体重を支持した半側臥位の動作のとり方を習得させる．

3．手で体重を支持し体幹を起こす

顔を手の位置の上に持っていくように動かし，手に体重をのせ体幹を起こす（図3）．

OTは，頭部を支持し，麻痺側の肩を押すように軽く把持する手で体幹の動作を誘導し介助する．この時，患者の麻痺側大腿部後方に，他方の手を当て前方に出すように誘導すると，両足がベッドの端から出て，ほぼ端座位姿勢にまでなる．

4．両足を床につけ非麻痺側で体重を支持し，重心を非麻痺側殿部で支持した端座位

肘関節を伸展させ，体幹を非麻痺側にやや傾けた状態で起こし，非麻痺側上肢で体重を支持した長座位・端座位をとる．図3は長座位だが，両下肢をベッドから出して両足裏を床につけば端座位となる．運動麻痺が重度であれば，前述の姿勢が座位の初期姿勢である．バランスが安定したら，非麻痺側手を非麻痺側大腿の上に置き，さらに上肢を空間で動かしても，姿勢が保持できるようになる．

OTは，非麻痺側の肩の上に手を置き下方に押して，患者の手に体重をのせて支持する動作を誘導する．同時に，他方の手で麻痺側の肩を後方から，上方から，前方からと支え，麻痺側が不安定になり傾倒しないように誘導する．

後方へ倒れそうになったり，前方に崩れ落ちそうになったり，麻痺側に体を傾けようとする場合は，本章の「6．座位・立位」のように行う．すなわち，患者のすぐ隣にOTは腰かけ患者の非麻痺側の体側に体を密着させる．そして，麻痺側のOTの手を患者の肩の外側に当て，斜め下方向の非麻痺側殿部に向かって押し付けながら体幹をOTの側に引き寄せる．この時，同時に他側の手で患者の非麻痺側上腕を把持し保持する．すなわち，OTの手と体で患者の体幹を挟み込むようにしながら重心を非麻痺側殿部で支える姿勢を誘導する．

半腹臥位から起き上がる方法

1．半腹臥位

図1の姿勢から図4の姿勢に移る．すなわち，非麻痺側下肢で麻痺側下肢も動かして股関節・膝関節をやや屈曲させ，顔を下方に向け非麻痺側の肘に体重がのるように側臥位からやや腹臥位にまで体を回旋させる．側臥位から腹臥位方向への動作がしにくい場合は，非麻痺側手で麻痺側の肩・上腕を内側に引きながら顔を非麻痺側に強く向け，体幹が非麻痺側に回旋しだしたら，両股関節・膝関節を屈曲させ，さらに麻痺側下肢を非麻痺側の前方に落とす．そうすると，側臥位よりも腹臥位に近づいた半腹臥位となる．OTは前述の動作を介助・誘導して患者に動作の習得をさせる．

2．肘部に体重をのせる

頭部を空間に上げたまま，顔を床に向けながら肘に体重をのせ，肩を外転させて床を肘で押すと

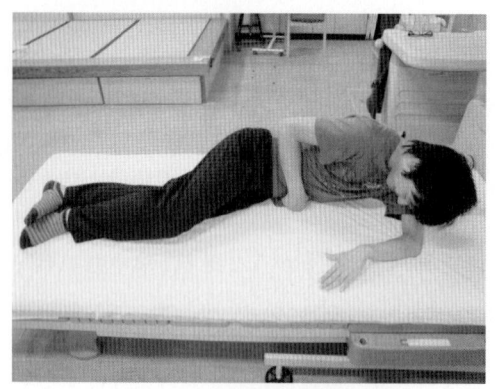

図 4　図1からさらに腹臥位方向へ寝返るようにして側臥位と腹臥位の中間の肢位となるように肘で支える

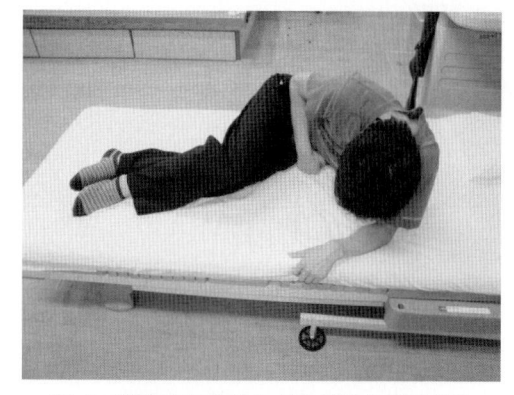

図 5　顔を床に向けながら体幹を前屈させて肘で体重を支える

体幹が床面から上がり，体幹を肘で支えて支持した図5の姿勢になる．

3．手で体重を支持

肘関節を伸展させ，手で体重を支持する（図6）．OTは非麻痺側の肩を外側から斜め上方に向かって押すようにして，動作を誘導・介助する．この方法は，非麻痺側で麻痺側を下から上に支えるような形となるため，麻痺側のバランスがとりやすい．

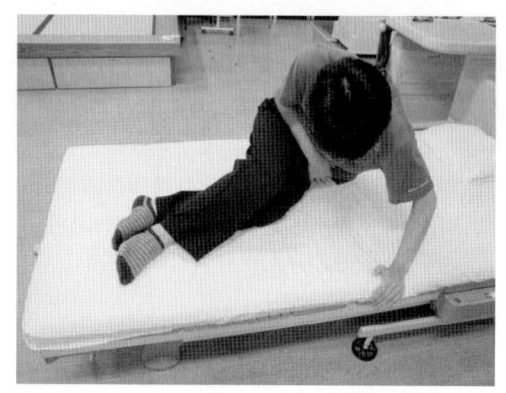

図 6　手で体重を支持し，肘関節を伸展させながら体幹を起こす

4．両足を床につけ非麻痺側で体重を支持し，重心を非麻痺側殿部で支持した端座位

前述の「背臥位から半側臥位になり起き上がる方法」で説明したとおりである．

ベッド柵を把持して起き上がる方法

1．ベッド柵につかまる

図1から図7になる形と，背臥位からベッド柵につかまる形がある．背臥位からつかまる場合には腕の力が強く，Brunnstrom recovery stage（BRS）の回復段階でⅢ以上でないと麻痺側が垂れるようになり動作が困難である．

図7では，床上についた肘を支点にして，肩関節・肘関節の屈曲力で体幹をベッド柵に向かって引き上げて起きる動作である．この時，麻痺側上肢が前方に，麻痺側下肢が非麻痺側下肢の前方に，それぞれ位置しないと腰部が後方に捻転し，体幹全体が後方に回旋することになり，体幹をさらに引き起こすためには「力ずくでできるほどの」上肢の強い筋力が必要になる．力ずくで起き上がるのではなく，よい形で楽に起き上がれるように指導することが大切なことである．図7のように麻痺側の上肢・下肢が前方に位置すると，顔がやや下方を向き，柵を持つ手・上肢の力が有効に働いて体幹を起こすことができる．

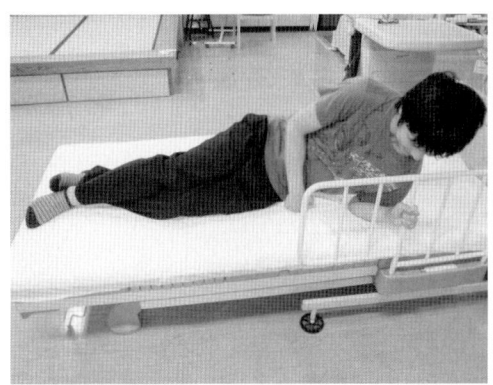

図7 図1の肢位からベッド柵をつかみ肘で体重を支え体幹を起こす

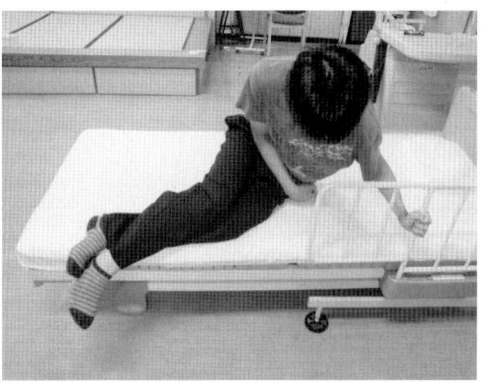

図8 ベッド柵をしっかり持ち肩を外転させ，肘を伸展させながら体幹を起こす

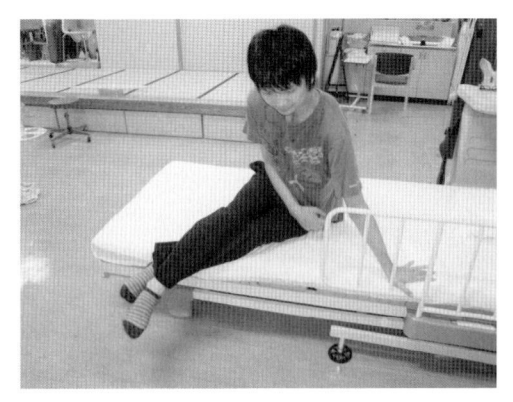

図9 図3，6，8からのでき上がりの姿勢で，非麻痺側下肢で麻痺側下肢を支えながら両足をベッドから出し，非麻痺側手に体重をのせて支える．最終的には，さらに下肢を出し両足を床につけ，重心を非麻痺側にシフトさせ，非麻痺側手に体重をのせて支えた端座位をとる

2．ベッド柵を引き，押す力で体幹を起こす

図8は，①肘関節屈曲筋力によりベッド柵を手前に引く力で体幹をベッド柵側に引き起こす力と，②肩関節外転筋力によりベッド柵を肩関節外転方向に押す力で体幹を押し起こす力を用い，体幹を起こす方法である．体幹を起こす力の大部分は，肩関節の外転力による．しかも，①の動作で体幹が適度に前屈した状態となった後は，肘関節の伸展力も体幹を押し起こす力として利用できる

ので，体幹の力が弱い人でも可能になる．握る力の弱い人では，押し起こす時にはベッド柵の一番下を把持し，小指球部分で床を押すようにする，あるいはベッド柵を離して床に手をつくとよい．

3．床に手をつき非麻痺側で重心を支持して座る

図9の状態になる．

各起き上がり方の利用について

患者は最初ベッドに寝た状態にいるので，病室ではじめに指導する起き上がり方として，ベッド柵につかまることで自立に至る．大切なのは，口頭で指示して勝手にできるようになればよいということではない．当初から患者に合った動作を誘導・介助して，動作を再獲得してもらうことである．寝返り，起き上がりは，はじめて全身を協調させて動かす動作であり，麻痺と共存する動作を新たに獲得していく，最初の一歩にあたる．動作を行う時には，目的に向かって意識して動作させている部分と，この動作を支えて全身のバランスをとるように自動的に動作していく部分があり，両者の協調で目的にかなった安全な動作が確実に行われていくのである．したがって，麻痺で阻害された動作を補い支持・誘導して全身を協調させ

て動作することが，この寝返り・起き上がりの動作指導である．

このようにしてベッド柵につかまって起き上がる動作ができても，起き上がり動作の多様性は習得されない．したがって，半側臥位で起き上がる方法，半腹臥位で起き上がる方法を指導することで，全身の協調性の幅が広がる．床からの立ち上がりを含め，この動作を習得しないと床をベースにした生活が不可能になる．座面とベッド面のみに殿部を下ろし，床面には決して殿部を下さない生活をみなさんは毎日しているのであろうか．

ところで，手で引くと体幹上部が手で握っている物の方向に移動するので，全身の重心がその方向に移動しようとし，バランスがその方向に崩れてしまう．全身は常にバランスを保とうとしているので，体幹下部は体幹上部の動く方向と逆に動き，支持基底の方向に重心線が動く．体を前方に起こそうとして手で物につかまって引っ張れば，重心は逆の踵方向に移動する．手で引っ張って立ち上がる人は後方に重心が残り，後方に転倒する危険がある．

つまり，半側臥位で起き上がる方法，半腹臥位で起き上がる方法では，非麻痺側手に体重をのせて動作する形の習得に意味がある．端座位で麻痺側に傾倒する人では，ベッド柵につかまり体を引き上げて座る方法を努力して行った後には，端座位で麻痺側にますます傾倒することになる．

起き上がりの方法は，その人の障害の様相を考慮して選択し指導することが，その後の影響の土台となる．よい土台をつくる必要があり，悪影響のある土台はつくらないようにする．

〔生田　宗博〕

6 座位・立位

はじめに

　早期にADLを自立するためには，早期に実用性のある移乗動作や移動動作を獲得することが有効である．これは移乗動作や移動動作がADLの基本動作として含まれているためである．そして，安定した移乗動作や移動動作を獲得するためには，早期に安定した座位や立位の獲得が重要となってくる．

　座位では，まず耐久性の向上，静止端座位の安定などが求められる．特に動的座位バランスの獲得はADLとの関連が深いため，重要である．また，立位では立ち上がりの介助量の軽減，静止立位の安定などが，移乗動作・移動動作獲得の重要な要因となり，ADLの範囲を広げる重要な動作となるため獲得を進める．そして，より早期に安定した座位や立位を獲得する時に，麻痺側での体重支持が不安定である片麻痺者の場合は，非麻痺側殿部や非麻痺側下肢で体重を支持して行う座位と立位を獲得する必要がある．麻痺側の機能が改善してきても，非麻痺側で安全・確実に支持したうえで，安全性が確保できる範囲で麻痺側でも支持することが大切である．

座位

1. 静止端座位の保持訓練

　片麻痺患者の静止端座位では，座面に深く腰かけ，足はぶらぶらと垂らさず足底をしっかりと床面に接地させる．麻痺側に倒れる時は，非麻痺側手を座面横につき「手に体重をのせるようにして手で支えてください」と説明する．「手をついてください」では，手で座面を押すため，麻痺側に傾く姿勢をとり，倒れる場合があるので注意する．また，片麻痺患者は麻痺があるという状況で十分に安定姿勢を保てず，自分で姿勢を保とうとする意識が強いにもかかわらず，重度運動麻痺や感覚障害などにより麻痺側で支持できず倒れてしまう場合がある．そこで，「現在，麻痺があり麻痺側で支えることが困難であること」「安定した座位をとるためには，機能が残っている非麻痺側殿部と非麻痺側下肢に体重をのせて支持し倒れないようにすれば姿勢が安定すること」を作業療法士（以下，OT）が実演してみせたり，実際に麻痺側へ倒れ込むことを，あらためて体験的に知ってもらうようにしたりして，わかりやすく説明する．それでも麻痺側への傾きが意識できない片麻痺患者に対しては，OTが片麻痺の姿勢をまねたり，鏡で患者自身の姿を写したりしてフィードバックさせる．ただし，鏡でフィードバックさせる時には，患者は自分の姿をみてショックを受ける場合があるので配慮が必要である．コントロール方法を習得できずに麻痺側に倒れ，介助が必要な片麻痺患者では非麻痺側への体幹の傾きに対し強く恐怖心をもっている場合がある．そこでOTは非麻痺側に座り，片麻痺患者が非麻痺側に体重をかけやすいように麻痺側肩を斜め上方から非麻痺側の殿部斜め下方に向かって押し付けて非麻痺側殿部に体重を移すように介助する．この時，非麻痺側下肢を前挙上させたり，足をぶらぶらと垂らしたりせず足底をしっかり床面に接地させ，十分に大腿や足部に体重を負荷させるようにする（図1）．そ

位や立位姿勢を保ちながら上肢をリーチさせる．動的バランス能力を確実に高める作業で，上肢をリーチさせる位置により難易度を段階づけた作業である（図2）．バランスが崩れないように非麻痺側支持で行うことで麻痺側の体重支持機能のない人でも，早期に動的座位・立位バランスの安定につながる．輪の取り入れ作業は，それ自体は簡単であり，意識障害や重度の認知症，コミュニケーション障害，高次脳機能障害などがある人でも理解が容易で，老若男女を問わず比較的導入しやすい．また，輪を入れる位置を変えるだけで，段階づけが容易に行える利点がある．

3．方　法

輪の取り入れ作業では，輪を入れる位置をより基本的な方向から応用的な方向へと段階づけて進めることで，重心位置の移動を各種の動作に対応して安全確実に行えるように促していく．輪投げ用の輪10個とポールを準備し，OTが片麻痺患者に提示した後，片麻痺患者が輪を取ってからポールに入れる．片麻痺患者の足の位置，腰部の位置，肩の位置，頭の位置を確認し，重心を確実に支持する姿勢を保つようにOTは誘導しながら輪入れ作業を行う．ポールの位置や長さについては，片麻痺患者がより安定した姿勢となる位置にポールが設置されるように適宜調整する．輪の取り入れ作業中は，常に非麻痺側で主に体重を確実に支持するよう誘導し助言する．常時麻痺側へ傾いている場合，非麻痺側での支持に対し恐怖心をもつ患者が多いため「麻痺側では十分支持できないこと，非麻痺側では支持できること，だから勇気を出して非麻痺側で支持してもらうこと」を説明し納得をしてもらう．OTは非麻痺側横について介助を行うようにする．訓練は，輪10本1セットとし，1日に3～5セット程度を行う．はじめは介助にて行い，徐々に介助量を減らし介助なしで可能となったら次の段階へ進む．

4．端座位での「輪の取り入れ作業」

1．非麻痺側斜め前方，2．非麻痺側斜め上方，

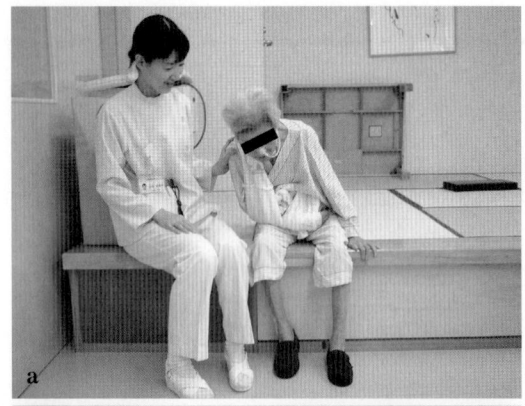

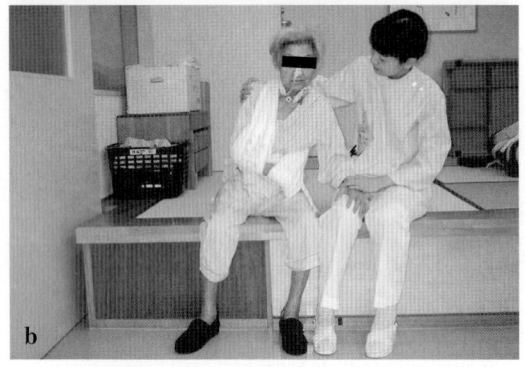

図1　静止端座位の保持訓練
a．麻痺側に倒れ介助が必要な状態である
b．作業療法士は非麻痺側に座り，患者が非麻痺側に体重をかけやすいように麻痺側肩斜め上方から非麻痺側の殿部斜め下方に向かって押し，非麻痺側殿部に体重を移すように介助する

して，これと並行して動的座位バランス訓練である「輪の取り入れ作業」を実施する．

また，早期座位獲得のためには意識レベルの向上が重要で，意識レベルの改善のためのアプローチが必要である．積極的な声かけや，車いす座位での整容動作訓練（手洗い動作など）などの各種刺激訓練を実施し，意識レベルを向上させ，早期の座位獲得につなげていく．

2．輪の取り入れ作業

輪の取り入れ作業とは，輪をポールへ入れ，そして取り出す動作であり，非麻痺側手をポールの位置まで十分にリーチさせ，ポールの基盤まで輪を持って下ろして置く作業である．輪を投げ入れることのないように非麻痺側で体重を支持し，座

姿勢	非麻痺側上肢を伸ばす方向	上面図	前面図および後面図
座位	1. 非麻痺側斜め前方		
座位	2. 非麻痺側斜め上方		
座位	3. 非麻痺側側方いっぱい		
座位	4 -a). 非麻痺側正中前方 　-b). 非麻痺側斜め後方		a)　　　b)
座位	5 -a). 非麻痺側下方 　-b). 麻痺側側方	a)　　b)	a)　　　b)
立位	5. 非麻痺側斜め前方		
立位	6. 非麻痺側側方いっぱい		
座位	7. 麻痺側下方		
立位	7 -a). 非麻痺側正中（膝上） 　-b). 非麻痺側後方（膝上）		a)　　　b)
立位	8. 非麻痺側下方床上		
立位	9. 麻痺側（膝上）		
立位	10. 麻痺側下方床上		

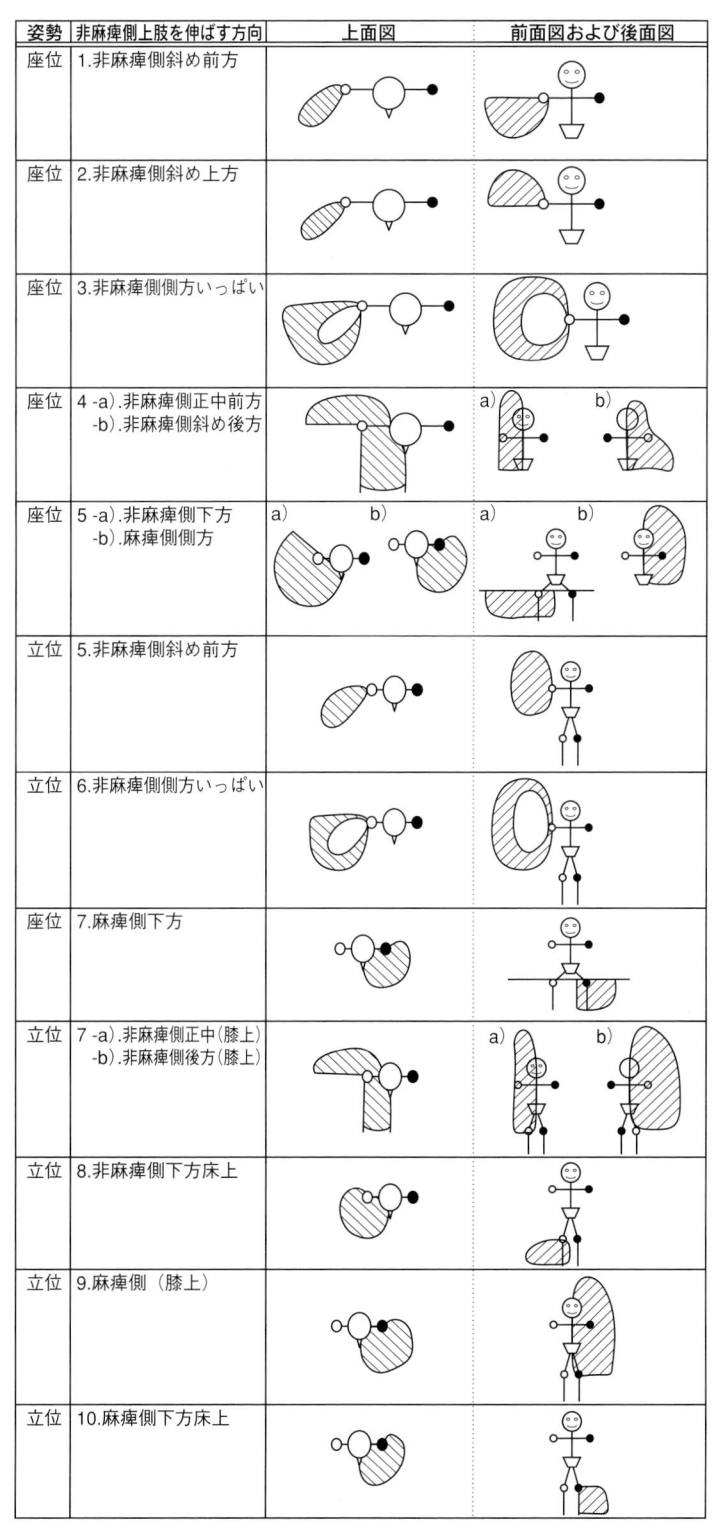

図 2　輪の取り入れ作業の段階づけ（座位，立位）
斜線部分が上肢リーチ位置となるようにボール位置をセットする

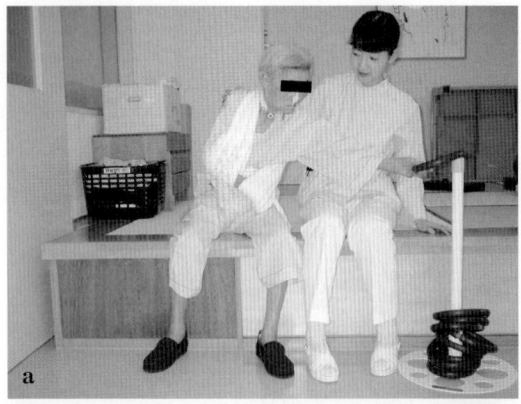

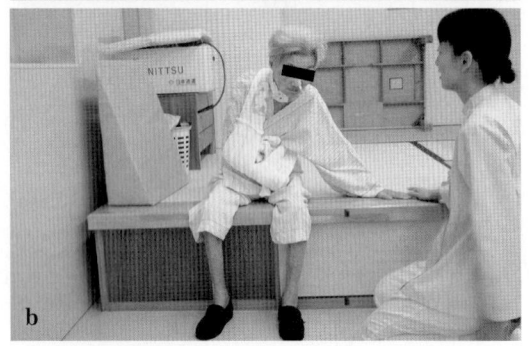

図 3 端座位での「輪の取り入れ作業」
a. 非麻痺側殿部で体重を支持しながら，非麻痺側前側方いっぱいのポールに輪を入れるように訓練を実施する
b. 非麻痺側支持での静止保持可能となった

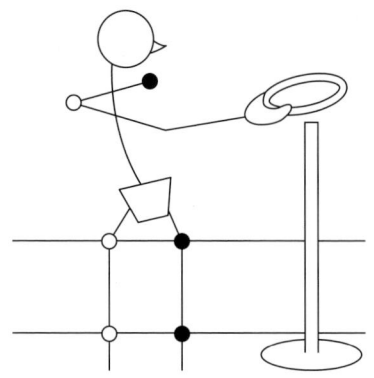

図 4 端座位での「輪の取り入れ作業」
麻痺側側方は非麻痺側で重心を支持しながら行う．股関節は内旋・外旋0°，足幅は肩幅程度で平行にセットする

3. 非麻痺側側方いっぱい，4-a). 非麻痺側正中前方，4-b). 非麻痺側斜め後方，5-a). 非麻痺側下方，5-b). 麻痺側側方，7. 麻痺側下方の方向で段階づけて実施する．

1) 3. 非麻痺側側方いっぱい

非麻痺側側方いっぱいに非麻痺側手を伸ばして輪を入れる．この時には非麻痺側殿部と非麻痺側足底で全体重を支持するバランス動作が賦活されることを意図している．プッシャー症状（座位や立位時に非麻痺側上肢・下肢で押してしまい，麻痺側方向に傾き倒れる現象，姿勢を他動的に非麻痺側方向に体重移動するように矯正すると，非麻痺側上肢・下肢による抵抗が強くなる）[1]が認められる片麻痺患者に対しては，非麻痺側側方いっぱいから実施するとより非麻痺側へ体重を支持することが可能になる（図3）．特に恐怖心および麻痺側への傾きが強く，非麻痺側支持が困難であれば，車いす座位で，非麻痺側側方に置かれたポールへ輪を入れる訓練から始める．

2) 4-a). 非麻痺側正中前方

非麻痺側上肢を正中前方にリーチした場合，麻痺側に重心が移動するため，麻痺側のほうに倒れないようになる能力が獲得できる．その際，重心を非麻痺側殿部で支持しつつ非麻痺側正中前方のポールに輪を入れるようにする．

3) 5-a). 非麻痺側下方，5-b). 麻痺側側方

重心を非麻痺側殿部外側に支持しつつ非麻痺側下方や麻痺側側方に上肢を伸ばすことができるようにする．非麻痺側下方では，非麻痺側の足部付近まで上肢を伸ばして輪を入れることができるようにポールをセットする．しかし，体幹を前傾した場合には腰痛の出現の有無や，腹部を圧迫する姿勢となるため血圧の変動などに注意し実施する．麻痺側側方では麻痺側上肢横にポールがくるようにセットする．麻痺側側方にリーチさせると，通常の動作では麻痺側に重心が必ず移動する．しかし，この「輪の取り入れ作業」では非麻痺側で重心を支持し，重心は麻痺側で支持できなくても作業ができるようにすることがポイントである（図4）．この動作は，更衣動作時に麻痺側上肢に袖を通すなどのADL動作獲得につながる．

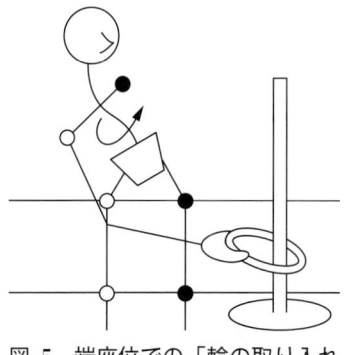

図 5 端座位での「輪の取り入れ作業」
麻痺側下方は体幹を非麻痺側前側方に前傾,麻痺側に回旋し,非麻痺側上肢の手掌を上に向けながら行う

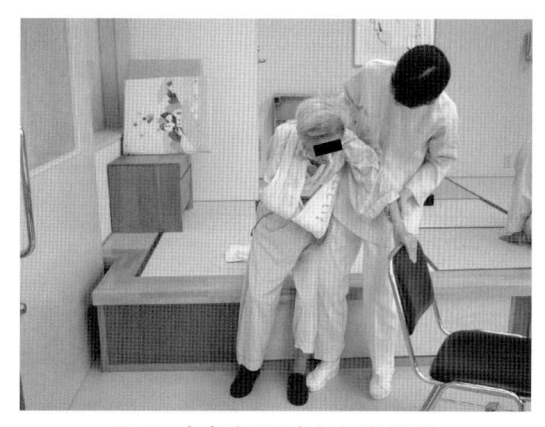

図 6 全介助での立ち上がり訓練
作業療法士は患者の非麻痺側に立って,腰ひもを麻痺側後方で持ち,麻痺側から非麻痺側上方向に向かって力を加え,片麻痺患者をいつでも作業療法士の腰の部分で抱えられる態勢をつくり,腰ひもを持ち全介助で立ち上がらせる

3) 7. 麻痺側下方

　重心を非麻痺側の殿部外側に支持しつつ麻痺側下方に上肢を伸ばすよう助言する.この動作は,座位の中では最も困難な動作で,この動作においても重心は非麻痺側殿部で支持する.なるべく,麻痺側足部付近まで上肢を伸ばして輪を入れることができるようにポールをセットする.この際,確実に非麻痺側に体重を支持させるため,体幹を非麻痺側前側方に前傾,麻痺側に回旋し,非麻痺側上肢の手掌を上に向けながら行う(図5).この時,手掌を上に向けるのは下にすると体幹が麻痺側方向に移動しやすくなるためである.この動作の獲得により,ズックを履く際に床上からズックを取る動作や麻痺側下肢の足を組む際の足関節部を保持するなどのADL動作獲得につながる.

　また,早期退院のためには早期ベッドサイドでの作業療法期間中に,いかに端座位での動作能力が向上できるかが重要であり,その中でも動的バランス訓練が重要な役割をもつ.すなわち,早期ベッドサイドでの作業療法期間中から「輪の取り入れ作業」を実施することで早期座位獲得,早期ADL獲得につながるといえる.

立 位

1. 立ち上がり訓練

　非麻痺側下肢の支持性を向上させるため,座位が不安定であっても,少しでも非麻痺側下肢の支持性があれば,全介助でも立ち上がり訓練を実施する.OTは片麻痺患者の非麻痺側やや後方に立って,腰ひもを麻痺側後方で持ち,麻痺側から非麻痺側上方向に向かって力を加え,片麻痺患者をいつでも腰の部分で抱えられるようにする.それでも不安定であればOTの大腿部で非麻痺側殿部を支えるようにして支持する態勢をつくって片麻痺患者の腰ひもを持ち,立ち上がらせる.その際,片麻痺患者が立ち上がりやすいように,非麻痺側にセットした四脚椅子の背もたれに非麻痺側手を置き,体重をのせるように誘導して立ち上がらせる(図6).

　また介助量が大きい場合で,比較的に非麻痺側上肢の筋力が保たれている時は,「立ち棒(金沢大学ティ・エル・オー)」を利用する.「立ち棒」は片麻痺患者の目の高さで持ち,手前に引っ張り,身体を引き寄せるようにして立ち上がる.その際,OTは必要に応じ介助する.立ち上がりの全工程でつかんだ棒を手で前方・上方に身体に引き寄せるようにしながら立つことができ,また棒に組み込まれているバネの力により立ち上がる動作が助けられる(図7).横手すりを利用しての立ち上がりよりも,殿部が椅子座面から持ち上がりや

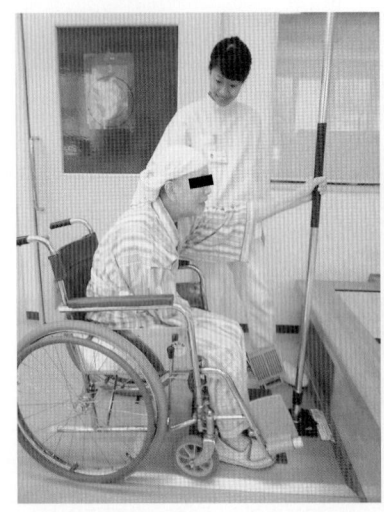

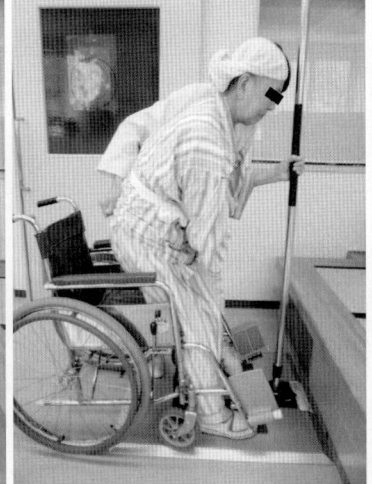

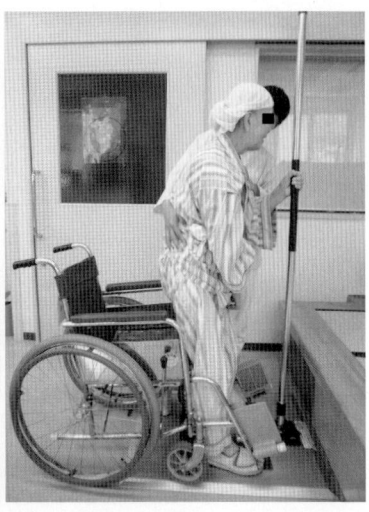

図7 「立ち棒」を利用しての立ち上がり訓練
片麻痺患者は「立ち棒」を，自分の目の高さで持ち，手前に引っ張り，身体を引き寄せるようにして立ち上がる．その際，作業療法士は必要に応じ介助する

すくなるという利点がある．

2．立位での「輪の取り入れ作業」

端座位の場合と同様に行う．立位にて，5．非麻痺側斜め前方，6．非麻痺側側方いっぱい，7-a）．非麻痺側正中（膝上），7-b）．非麻痺側後方（膝上），8．非麻痺側下方床上，9．麻痺側（膝上），10．麻痺側下方床上の方向で段階づけて実施する（図2）．

1）5．非麻痺側斜め前方

非麻痺側下肢に体重を支持しながら非麻痺側斜め前方のポールに輪を入れる．この動作は立位では最も基本の動作で，この動作を確実に行えないと次のステップで不安定となる．そのため確実に行えるようにする．

2）6．非麻痺側側方いっぱい

プッシャー症状が認められる人に対しては，この方向から実施すると，より非麻痺側下肢へ体重を支持する意識づけが可能となる．特に，麻痺側への傾きが強く，恐怖心や介助量が大きい場合は，スタンディングテーブル立位で体幹をベルトで固定し，立位姿勢をとらせ，非麻痺側側方いっぱいの位置にポールをセットして非麻痺側下肢に体重を支持するように輪の取り入れ作業を行う．この時，麻痺側に体幹が回旋し，非麻痺側足部を開こうとすることが多いため（図8a），体幹の回旋を修正し，非麻痺側足部を手すり位置より内側になるようにして，非麻痺側腰部側面をスタンディングテーブルの手すりに付けるように意識させて行うと，より非麻痺側下肢に体重を支持することができる（図8b）．介助量が軽減したら，テーブルを利用し，非麻痺側殿部側面をテーブルに付けるようにして輪の取り入れ作業を行う（図9）．この時，足部はテーブルよりも内側へ接地しないようにすると，より非麻痺側に体重を支持することができる．

3）9．麻痺側（膝上）

非麻痺側下肢で体重を支持しながら，麻痺側膝付近のポールに輪を入れる訓練を行う．この動作は，排泄動作時のズボンの上げ下ろし動作の獲得につながる．

4）10．麻痺側下方床上

非麻痺側下肢で体重を支持しながら，麻痺側下方床上付近のポールに輪を入れる訓練を行う．この際，腰痛が出現することがあるので注意する．

すべて輪の取り入れ作業の訓練が終了した時点で，ほぼ全方向に非麻痺側上肢を伸ばしても，常に非麻痺側で体重を支持し，安定した端座位や立

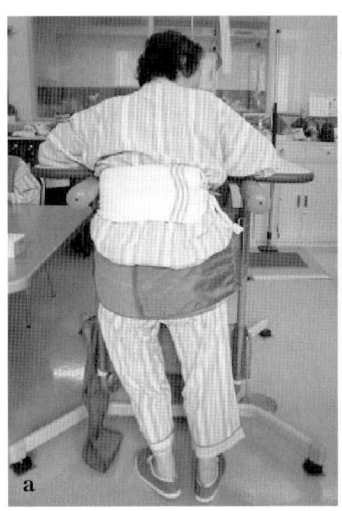

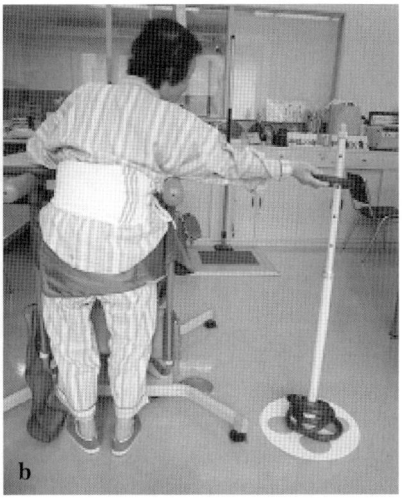

図8 スタンディングテーブルでの輪の取り入れ作業
a. 麻痺側に体幹が回旋し,非麻痺側足部を開こうとしている状態である
b. 麻痺側への体幹の回旋を修正し,非麻痺側足部は手すり位置より内側になるようにして,非麻痺側腰部側面をスタンディングテーブルの手すりに付けるように意識させて輪の取り入れ作業を行う.それにより非麻痺側下肢に体重を支持することができるようになる

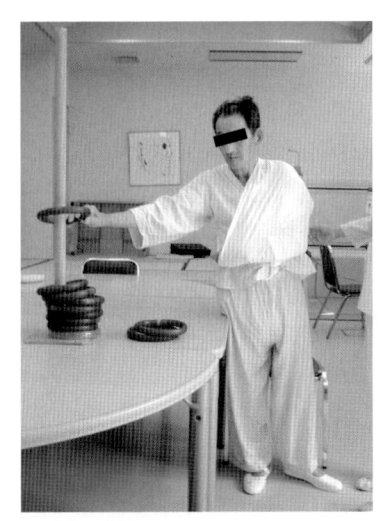

図9 立位テーブル輪の取り入れ作業

この片麻痺患者は立位時に麻痺側へ倒れやすく介助が必要であったが,麻痺側殿部方向に腰が引かないように,非麻痺側殿部側面をテーブルに押しつけるように意識させることで非麻痺側支持での立位が可能となった.この時,足部はテーブルよりも内側へ接地しないようにすると,より非麻痺側に体重を支持することができる

位姿勢が可能となる.非麻痺側で体重支持をして動的バランス保持が可能となれば,麻痺の回復度に合わせて麻痺側での体重支持を進めていく.しかし,非麻痺側での保持を確立していないと不安定となり,転倒の危険性があることを指摘しておく.

3. 立位時に重心後方となる場合

立位時に重心が後方となり不安定となる場合は足底板を利用する.足底板を利用することで,重心を前方に移動させなければ倒れてしまうということを身体に認識させることにより,重心が前に移動する.それにより,足底板を外した際,重心が前に移動し立位が安定する.

文 献

1) 高杉 潤,他:脳卒中のバランス障害と高次脳機能障害.PTジャーナル 34:784-790
2) 岡崎律江,他:早期ベッドサイドでの作業療法の役割.作業療法 18:224,1999
3) 安田秀一,他:健側支持を重視した移乗動作法の検討.作業療法 13:240,1994

〔山岸眞喜子〕

7 立ち上がり・歩行・段差昇降

はじめに

　ベッドなどに座っている状態から立ち上がり，歩行ができるということは，患者のADLにとって重要な意味をもつ．歩行ができれば，室内を移動することができる．ベッドから離床し，食事をとり，排泄を行うことができるようになる．しているADLが増え，介護負担の軽減やQOL (quality of life) の向上，さらには外出への動機づけにもつながる．立ち上がり動作，歩行が早期からできるようになることが大切である．本稿では片麻痺患者について述べる．

立ち上がり

1．立ち上がり介助方法

　背もたれ付きの椅子を患者の非麻痺側前方に置き，患者は足を引き寄せるようにして浅く腰かける．背もたれに非麻痺側手を置き，その手に体重をのせるようにしながら，非麻痺側へ向かって立ち上がる．作業療法士（以下，OT）は患者の非麻痺側に立ち，患者の下肢の筋力が弱い場合は腰部後方のズボンのゴムの部分を持ち，非麻痺側前方への重心移動を誘導し介助する．

　平行棒内で，立ち上がり訓練を行う時は，患者が平行棒を握って上肢の力で体を引き上げて立ち上がろうとすることがある．この方法は一見立ち上がりができているようにみえるが，体幹は前屈せず，重心は踵にのったままである．いわば，後ろに立ち上がることになり，前方に固定されたものがなければ立ち上がれず，後方に倒れこむように再び椅子に座ることになる．そのためこの立ち上がりの形だと，杖では立ち上がれないので，杖歩行にはつながりにくい．通常の人が行う本来の立ち上がり動作は，体幹を前傾させる動きで重心を前方移動させ，最終的には足底の足関節より前の部分に重心をのせて立ち上がるものである．手でつかまり上肢で引っぱって立ち上がる動作がみられた時には，前方に座面と同じ高さの台をおき，その上に非麻痺側手をのせる．そしてその非麻痺側手に体重をのせるようにしながら立ち上がる方法に修正することが望ましい．

2．大腿四頭筋腱への叩打刺激[1]

　立ち上がった際，麻痺側下肢の痙性が弱く，支持性が不十分な場合は，大腿四頭筋腱を叩打して腱反射を誘発し，下肢の伸展を促す．

　患者を椅子などに座らせて，麻痺側下肢を前方の椅子などにのせ，膝蓋骨の下方の大腿四頭筋腱にOTの片方の手の母指を当てながら下腿部を支え，もう片方の手で自分の母指を連打して腱反射を重複して誘発する．その際，患者には膝関節を伸ばし，足をのせた椅子を蹴るように動かす努力をしてもらう（図1）．これにより，下肢伸展の随意運動が誘発され，何度か繰り返す間に意思で膝関節伸展ができるようになる場合がある．

　これを何度か繰り返した後に，立ち上がりを行い，さらに立ち上がった状態でも大腿四頭筋腱を連打すると，麻痺側下肢が伸展し，体重の一部を支持することができるようになる場合がある．

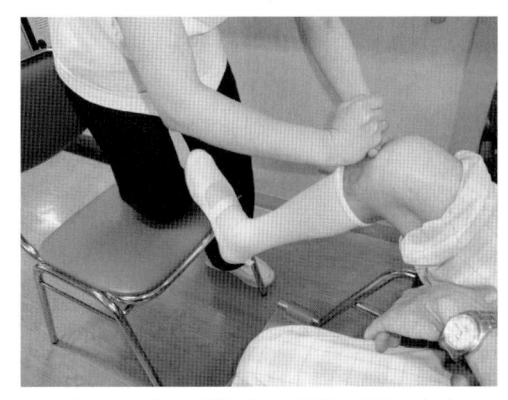

図 1　大腿四頭筋腱への叩打刺激の方法

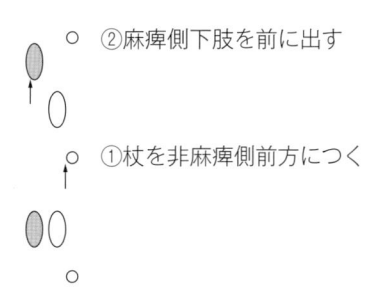

図 2　スタンダード歩行の方法
灰色が麻痺側足底，白色が非麻痺側足底，○は杖

①杖を非麻痺側前方につく
②麻痺側下肢を前に出す
③麻痺側下肢の膝折れに注意して麻痺側下肢と杖で体重を支えながら，非麻痺側下肢を前に出す

歩 行

　片麻痺患者の歩行は，麻痺側に随意性・支持性があり，下肢の振り出しができる時〔下肢Brunnstrom recovery stage（BRS）では装具なしならⅤ以上，装具をつけるとⅡ以上〕，①杖，②麻痺側下肢，③非麻痺側下肢の順で行うことが基本とされてきた[2]．

　本稿では，まず従来から行われているいわゆるスタンダードの歩行方法について述べ，その後，麻痺が重度の場合の歩行方法である，横歩き，斜め前方歩き，前歩きについて述べる．この麻痺が重度の場合の歩行方法は，運動麻痺の程度によらず，すぐに歩行を可能とする．

　なお，横歩きとは麻痺が重度で下肢の支持性がない場合（下肢BRSではⅠ～Ⅱ程度）に行い，非麻痺側方向に横に進む歩き方である．斜め前方歩きとは，麻痺は重度であるが，痙性が出てきており，少しは体重の支持ができる場合（下肢BRSではⅢ以上）に，非麻痺側斜め前方に進む歩き方である．前歩きとは，麻痺側下肢でほぼ体重を支えることができるが，麻痺側下肢の振り出しが弱い状態（下肢BRSではⅢ以上）の時に前方に向かって進む歩き方である．

1．スタンダードの歩行

　この歩行方法は，麻痺側にある程度の随意性・支持性がある患者が行える歩行である．足関節の背屈ができない患者では，つまずいて転倒する危険性があるため，短下肢装具を装着する．さらに，膝折れがみられる患者では長下肢装具を装着し安全に歩行訓練を行うとよい[3]．

　まず，患者に立位をとらせ，平行棒内を歩いてもらい動作を観察する．OTは麻痺側に立ち，患者の腰部後方を持ち，転倒がないようにする．平行棒に非麻痺側手を置いて，体重のほとんどをかけながら歩くような場合や，バランスが悪く一歩を出すのが困難な場合には，しばらく平行棒内歩行を続け，バランスのとり方を覚えさせる必要がある．患者がテンポよく足を出すことができるようになれば，平行棒から出て，患者の歩行能力に応じた杖を非麻痺側手に持たせる．

　恐怖心がある場合や，上肢での体重支持が必要な患者の場合には支持基底面の広いサイドケインから始め，ふらつきが少なくなり両側の足で立位をとり，杖への荷重が少なくなれば，より支持基底面の狭い四脚杖，T字杖へと移行する．動作順序を以下に述べる（図2）．

　①杖を非麻痺側前方につく（図3a）．②麻痺側下肢を前に出す（図3b）．③麻痺側下肢の膝折れに注意して麻痺側下肢と杖で体重を支えながら，非麻痺側下肢を前に出す（図3c）．

　麻痺側下肢の振り出しが困難な患者では，遊脚

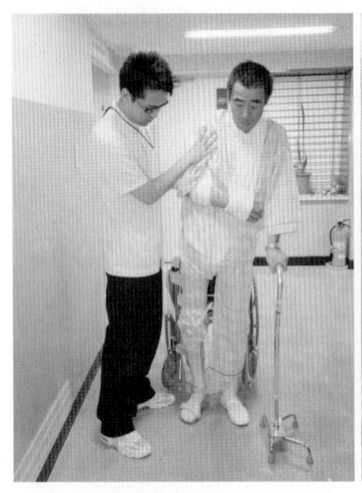

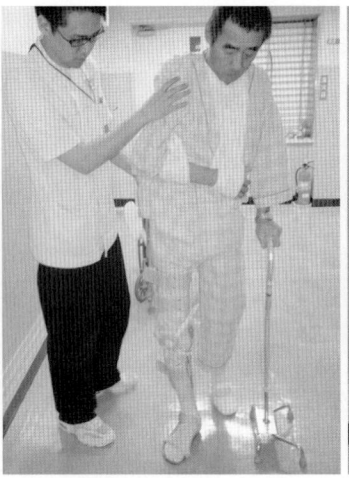

a. 杖を非麻痺側前方につく　　b. 麻痺側下肢を前に出す　　c. 非麻痺側下肢を前に出す

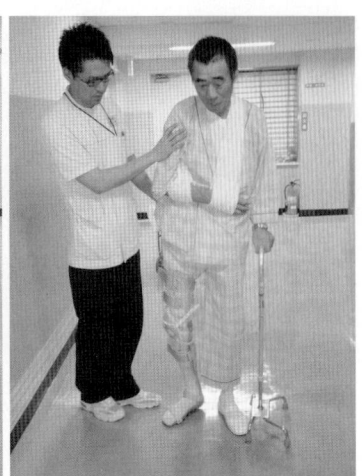

図3　スタンダード歩行の方法

期に下肢が半円を描くように振り出される分回し歩行や，骨盤が挙上して下肢の振り出しを代償する動作がみられる．

　歩行の間，OTは基本的には患者の麻痺側で転倒に備えて介助を行うが，患者に合わせて転倒リスクの高い方向に立ち，あらゆる方向での転倒に備える[4]．

2．麻痺が重度の場合[1]

　これから述べる歩行方法は麻痺が重度であり，支持性がない時や，麻痺側下肢の振り出しができない場合でも用いることができる方法である．重度から軽度（スタンダード歩行の手前の段階）までについて述べる．この歩行訓練を行うと下肢の随意性やバランス能力を高めることができ，スタンダード歩行に早期につながることになる．運動機能の回復が認められない患者でも，これらの歩行方法を習得することで歩行が可能となり，早期に屋内移動，排泄などのADLの自立につなげることができる．

1）横歩き

　横歩きとは，麻痺が重度で下肢の支持性がない場合（下肢BRSではⅠ～Ⅱ程度）に行い，非麻痺側方向に横向きに進む歩き方である．非麻痺側で重心を支持して介助で立位をとれるようになれば，麻痺が重度でも歩行することができる．この方法は，麻痺側での体重支持や足関節の背屈が不要であるため，装具も必要とはしない．横歩きの最初は，椅子の背を使用した歩行から始める．その後の段階としてサイドケインを用いる．

a．椅子の背を使用した横歩き

　椅子は支持基底面が広く，歩行開始時のバランスがとりにくい時に有効である．また，椅子の背を押すだけで進むことができる．そのため，杖を持ち上げる時に非麻痺側下肢のみで体重を支持しバランスをとることができない段階でも歩行ができる．

　まず，患者の非麻痺側に背もたれ付きの椅子を置き，患者は椅子の背に非麻痺側手を置いて非麻痺側下肢で全体重を支え立位をとる．OTは患者の非麻痺側後方に立ち，麻痺側腰部後方を持って支持し，他方の手で患者の非麻痺側肩前面を支え介助する（**図4a**）．そして，椅子の背を押して椅子を少し進行方向に出し，非麻痺側下肢で全体重を支持して立った後（**図4b**），椅子の背の上の非麻痺側手に体重をのせる（**図4c**）．非麻痺側手への体重移動が完了する前に，床上を滑らせるように非麻痺側足底を少し前に出す（**図4d**）．非麻痺

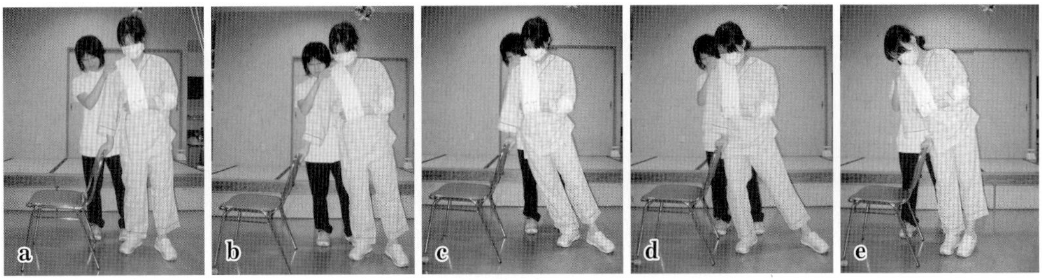

図 4 椅子の背を使用した横歩きの方法
 a．非麻痺側下肢で全体重を支え立位をとる
 b．椅子の背を押して椅子を少し進行方向に出し、非麻痺側下肢で全体重を支持して立つ
 c．椅子の背の上の非麻痺側手に体重をのせる
 d．床上を滑らせるように非麻痺側足底を少し前に出す
 e．麻痺側骨盤を引き上げ麻痺側下肢を引き寄せる

側手への重心移動が完了した後では、非麻痺側足底を出す動作が難しくなるので注意する。非麻痺側足底を前に出す動作がうまくできなければ、OTの足で患者の足を押して動作を介助する。このようにOTが足を押して動かすことによって、床上を滑らせるように足を出す感触を知らせ、動作を習得させる。動作を指導する際に患者がケンケンのように飛び出る動作を行ってしまうことがあるが、危険なので行ってはならない。最後に、麻痺側骨盤を引き上げて麻痺側下肢を引き寄せ、非麻痺側下肢で全体重を支持して立つ（図4e）。麻痺側骨盤を引き上げることが困難でも、非麻痺側足底の真上に骨盤を移動させると、骨盤に接続している麻痺側下肢は非麻痺側に近づき、おのずと麻痺側下肢が動く。

 以上、この動作を繰り返して歩行する。

b．サイドケインを使用した横歩き

 椅子は床上を前に押せば進むが、サイドケインは持ち上げて動かす必要がある。そのためサイドケインのほうが、動作時の立位バランスの保持が難しい。よって、非麻痺側で重心を確実に支持して立ち、サイドケインを持ち上げることができるようになった後、椅子からサイドケインへと移行する。歩行方法はサイドケインを持ち上げることを除けば、椅子の背を使用した歩行と同様である。

2）斜め前方歩き

 斜め前方歩きとは、麻痺は重度であるが、痙性が出てきており、体重の一部は麻痺側下肢で支持できる場合（下肢BRSではⅢ以上）に非麻痺側斜め前方に進む歩き方である。椅子の背から始め、サイドケインでも行うことができる。

 横歩きの訓練をしているうちに、患者の多くは、麻痺側下肢の支持性が出てくる。そして、完全に横向きでなくとも非麻痺側前方、つまり斜め方向に進むことができるようになる。

a．椅子の背を使用した斜め前方歩き

 横歩きと同様に、椅子の背に非麻痺側手を置いて、①椅子、②非麻痺側下肢、③麻痺側下肢の順番に進む。横歩きと異なるのは、椅子の進行方向が横から非麻痺側前方に変わることである。また、非麻痺側下肢を前に滑らせる時に、少しではあるが麻痺側で体重を支持しなければならず、麻痺側下肢を引き寄せる時には、麻痺側下肢が引っ掛からないように骨盤の動きだけでなく下肢の振り出しがわずかに必要である。

b．サイドケインを使用した斜め前方歩き

 立位バランスがよく、非麻痺側で重心を支持して立ち、サイドケインを持ち上げてつくことができる患者では、サイドケインを使用した斜め前方歩きに移行する。

 まず、サイドケインを内側に30°傾け、非麻痺側下肢から足長（踵から足趾）1足分前方、足幅（足の左右の最大幅）2足分非麻痺側の側方の位置に置く（図5a）。そして、足を30°麻痺側に、体を

a．サイドケインを斜め前方に置き，非麻痺側下肢で体重を支え立位をとる

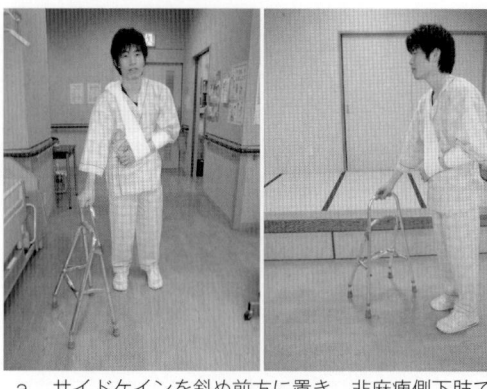

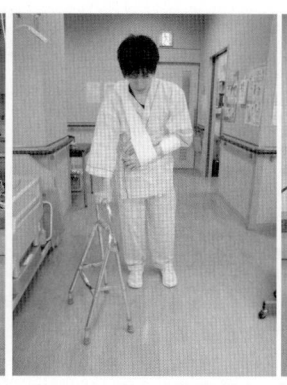

b．サイドケインに体重をのせる

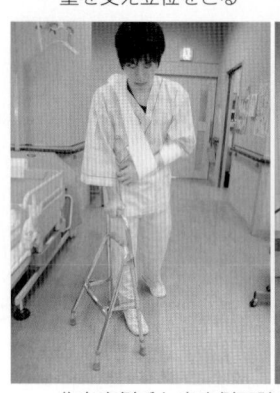

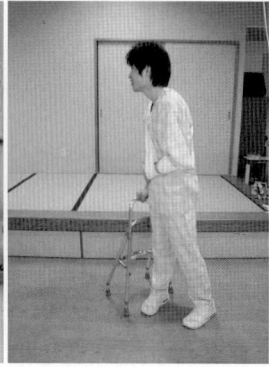

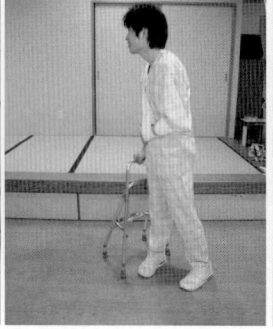

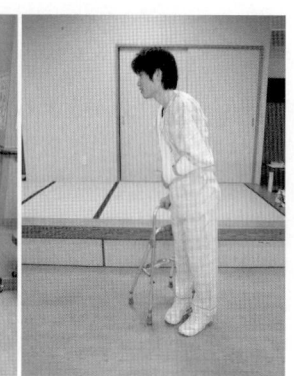

c．非麻痺側手と麻痺側下肢で体重を支えながら，非麻痺側足底を少し前に出す

d．麻痺側下肢を引き寄せる

図5　サイドケインを使用した斜め前方歩き

③麻痺側下肢を引き寄せる

②杖と麻痺側下肢で体重を支えながら非麻痺側足底を前に出す

①杖を前につく

図6　前歩きの方法

進行方向に向けて，サイドケインに体重をのせながら（図5b）非麻痺側足底を出す（図5c）．最後に麻痺側下肢を引き寄せる（図5d）．こうすると自然と前方（足からみれば斜め前方）に進むことができる．

3）前歩き（図6）

前歩きとは，麻痺側下肢でほぼ体重を支えることができるが，麻痺側下肢の振り出しが弱い状態（下肢BRSではⅢ以上）の時に前方に向かって進む歩き方である．

斜め前方歩きでついた杖の位置を，さらに前方（非麻痺側手の前あたり）につく．杖と足を出す順番は，①杖，②非麻痺側下肢，③麻痺側下肢の順で変わらない．この歩行で使用するのは，ほとんどが四脚杖かT字杖である．四脚杖は麻痺側

下肢で支持はできるものの杖にも体重を移動しないと支えられない場合である．T字杖は両足で体重のほとんどを支え，杖へ体重をのせることがほぼ不要な場合に用いる．

そのうち麻痺側下肢の振り出しが十分にできるようになれば，①杖，②麻痺側，③非麻痺側の順番で動作するスタンダード歩行が可能となる．

段差昇降

病院の中の環境であれば，バリアフリーになっており，段差はほとんどない．しかし，家では階段をはじめとし，玄関の上がり框，トイレや風呂の一段低い床，また敷居など，多くの段差を越えなければ移動できない．屋外に出た際にも，建物の入口が少し高くなっているところに上ったり，バスに乗る時にはステップに昇らなければならない．自宅はバリアフリーであっても，他の家が古い家で段差があれば，段差を越えられない患者は訪問したくても訪問できなくなる．屋内外の移動をするうえで段差昇降ができることは，患者にとって重要な要素といえる．

患者が自宅で生活するためにまず必要なのは，患者の行動範囲とその中にどれくらいの段差があるかを把握することである．階段を昇らなければならないのか，自室とトイレの間にはどこに，何 cm の段差があるかなどを患者やその家族から情報収集する．そして，必要と思われる段差昇降の訓練と平行して，可能であれば家屋評価を行い，退院後の生活に支障がないか確認と，住宅改修（手すり設置，段差解消），家族への介助方法の指導などの調整を行う．

1. 基礎の訓練

段差昇降の訓練は，麻痺側下肢である程度は体重を支持できなければならないので，下肢BRS Ⅲ以上で，バランスがよく，見守りレベルで介助歩行ができるようになれば開始する．

転倒リスクや，患者の恐怖心を考慮し，よほど麻痺が軽い場合を除いて，最初から階段を昇ることとはせず，平行棒内での段差昇降の訓練から始める．平行棒の中に高さ 10 cm 程度ののっても安定性のある台を置き，平行棒につかまりながら昇り降りをさせる．OTは患者の麻痺側に立ち，いつバランスを崩したり膝折れしても支えられるように，腰部後方を把持する．

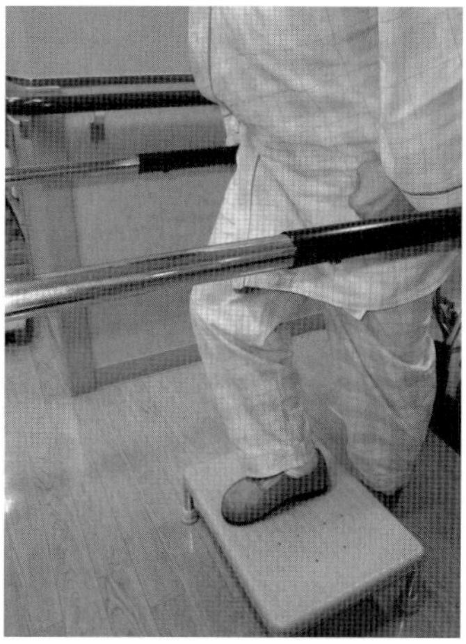

図7　昇段（左片麻痺者）

麻痺側の膝折れが予測される患者では，膝折れを防止するために非麻痺側下肢で体重を支えながら昇り降りを行う必要がある．その方法は1段の昇降に両足をつくため，二足一段といわれる．それに対して，麻痺が軽く，筋力も十分である時に行う，通常の段差昇降を一足一段という．以下，二足一段の段差昇降の方法について述べる．

1）昇段（図7）

段を昇る際には，非麻痺側手または両手を平行棒の，足を段にのせるあたりの前方に置き，手と麻痺側下肢で体重を支えながら，非麻痺側下肢を先に段にのせる．その後，手でも体重を支えながら，非麻痺側下肢を伸展させて体を段の上に持ち上げる．麻痺側下肢は体幹につられて持ち上げられ，段につく．麻痺側下肢に随意性があれば，軽く屈曲させると昇りやすい．

2）降段（図8）

段を降りる際は，昇段とは逆で，平行棒に手を置いた後，麻痺側下肢を先に段から降ろす．その際，勢いをつけると膝折れが発生するので，麻痺

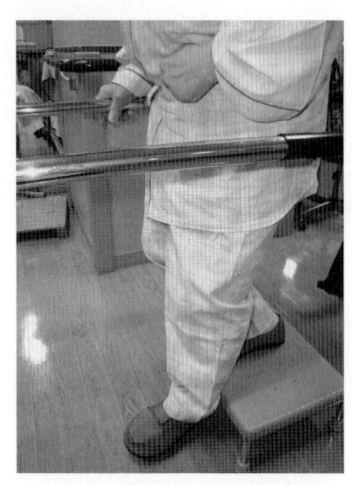

図 8　降段（左片麻痺者）

側下肢を宙に浮かせながらも，非麻痺側下肢に重心は残したまま，非麻痺側の筋力で体幹をゆっくりと降ろし，麻痺側下肢を床につかせる．手すりに手を置く位置もあまり前過ぎると，降りる勢いをつける原因になるため，膝折れを起こしやすい患者では，段の端から10 cm程度前方につくとよい．麻痺側下肢がしっかりついたことを確認してから，重心を麻痺側下肢に移し，非麻痺側下肢も降ろす．

　これらの昇り降りの基礎を身に付けた後，自宅の環境に合わせて，平行棒での段差を高くしたり，段を2段にしたり，手すりにつかまっての段差昇降の練習を行う．杖を使用する場合も同様で，先に杖を段につき，昇段なら非麻痺側から，降段なら麻痺側から下肢をつく．この基礎の訓練は，玄関の上がり框やトイレおよび風呂の段差を昇り降りする際に必要なものである．

2．階段昇降

　2階への階段を昇らなければならない患者や，道路から玄関までの間に階段を昇らなければならない家に住んでいる患者の場合は，基礎を身に付けた後，階段昇降の訓練を行う．

　階段昇降は段差昇降とは違い，昇段や降段が何段も続く．高さも高くなり，転倒すれば大きなけがにつながる恐れがある．患者にとっては筋力と耐久性が必要な動作である．OTは段差昇降以上に転倒しないように気を配り，常に患者の下方の段に立ち，2段にわたって足を広げて支持基底面を広くとり，患者がバランスを崩した際には支えられるようにする．

1）昇　段

　昇段の方法は，基礎の訓練と同様，手を前方の手すりにのせるか，杖を使用する場合には上の段につき，①非麻痺側下肢，②麻痺側下肢の順番で昇る．

2）降　段

　降段は，あまり前方の手すりに手をつくと，転落する恐怖心が増幅される患者が多い．また杖の場合には，段の幅が狭く，杖をつく場所が限られているため危険である．手すりを使用する場合には，降りる段の真上に手をつく．杖を使用する場合には最初に立っている段に杖をつき，非麻痺側下肢に重心を残しながら麻痺側下肢を降ろす．しっかり段についたことを確認した後，杖を降りた段につき，杖と麻痺側下肢で体重を支えながら，非麻痺側下肢を降ろす．そうすることで非麻痺側下肢に重心を保つことが容易になり，転倒・転落のリスクが軽減する．

3．敷居またぎ

　敷居は数cmの段差であるが，越える機会は多い．足が引っ掛かり転倒する危険性が高く，転倒すれば骨折などにもつながりかねない．そのため，自宅に敷居がある家では敷居またぎの訓練をしておくことが大切である．

　敷居をまたぐ動作は，基本的にはスタンダード歩行の延長で，杖を敷居の先につき，まず麻痺側下肢から敷居を越え，その後，非麻痺側下肢で越える．そのほうが，麻痺側への注意が向きやすく，つまずきにくい．しかし，患者によっては麻痺側下肢を持ち上げることができないために敷居を越えられない場合がある．その際には，前歩きの要領で①杖，②非麻痺側下肢，③麻痺側下肢の順に敷居を越える．非麻痺側下肢を引き寄せる際に，つま先が引っ掛からないか十分に注意を向けるように指導する．

文　献

1) 生田宗博：片麻痺—能力回復と自立達成の技術．三輪書店，2008，p 90，pp 76-82
2) 黒川幸雄，他：片麻痺．鶴見隆正（編）：日常生活活動学・生活環境学．医学書院，2001，pp 123-124
3) 奈良　勲，他：片麻痺に対する下肢装具．石川　齊，他（編）：図解理学療法技術ガイド—より深く広い理学療法技術の習得をめざして．文光堂，1997，pp 702-706
4) 金田嘉清，他：歩行．才藤栄一（監）：PT・OTのためのOSCE—臨床力が身につく実践テキスト．金原出版，2011，pp 218-220

〔渡辺沙由里，生田　宗博〕

8 床からの立ち上がり

床からの立ち上がりとは

　従来，日本の生活スタイルとして畳上での生活が主であり，現在も多くの家屋が和式生活となっている．多くの人が数十年，和式生活で過ごしてきて，脳血管疾患などによる障害をきたしても布団で寝たい，畳上で食事がしたいとのニーズがある．

　そのためには，床上での立ち座りの動作が必要となる．しかし，麻痺の程度やバランス能力などから安全な生活を優先してしまい，敬遠しがちである．もちろん，自力で立位保持ができる，麻痺側下肢で支えることができるなどの能力があることが望ましいが，動作手順・方法や介助方法・指導によっては，床上での立ち座り動作の獲得も不可能ではない．これによりニーズに近い環境での生活が可能になる．

　床からの立ち上がり動作は，歩行獲得していなくても，自力での立位保持がある程度可能となれば，動作訓練を開始する例もある．立ち上がり動作獲得を阻害する主な要因として，体幹・下肢筋力低下，転倒への恐怖心，主に左片麻痺に伴う高次脳機能障害などがあげられる．特に女性では男性より体幹・下肢筋力が弱いこともあり，机や椅子の使用などの代償方法が有効な場合もある．また，床からの立ち上がり動作は危険な動作でもあるので，安全性を確保しておく必要がある．立ち上がり動作は，患者に繰り返し行ってもらい覚えてもらう必要がある．同時に，作業療法士（以下，OT）も安全で確実な動作方法を習熟してから指導にあたる必要がある．以下に動作の基本手順から，実際の症例アプローチ，安全な動作方法・環境を含め述べる．

動作の手順

　患者の動作手順を図1〜7に示すので，動作を実際に実施していただきたい．

1．下肢の動作開始肢位

　非麻痺側下肢屈曲，麻痺側下肢も屈曲位とする（**図1**）．しかし，麻痺が重度である場合には麻痺側下肢は股関節外転・膝関節伸展位にさせて行う（**図2**）．これは立ち上がる動作の過程で，体重を支持できない麻痺側に体重がかかり，支えられず麻痺側から崩れて落下・転倒するのを事前に予防するためにとる麻痺側下肢の肢位である．麻痺の回復とともに麻痺側下肢は股関節屈曲・膝関節屈曲として，体重を安全な範囲で支持できるようにする．麻痺側での支持が可能になると，より安定性が得られるが，体重を支持しすぎないようにOTは動作を介助しながらコントロールする．ただし，麻痺側下肢屈曲時に疼痛があるようであれば，麻痺が回復しても股関節外転・膝関節伸展位のほうが望ましいことがある．

2．非麻痺側の膝立ち

　非麻痺側上肢に体重をのせて前傾し，非麻痺側膝を立てる．この際，麻痺側下肢が屈曲位・伸展位いずれの際も股関節外転・外旋または中間位が望ましい（**図3**）．開始肢位が股関節・膝関節屈曲位の際は，膝関節は屈曲90°以下が望ましい．ま

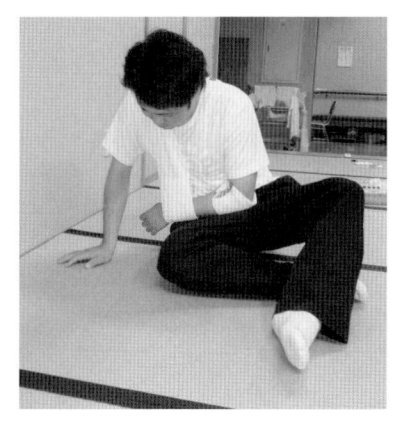

図1　両下肢屈曲

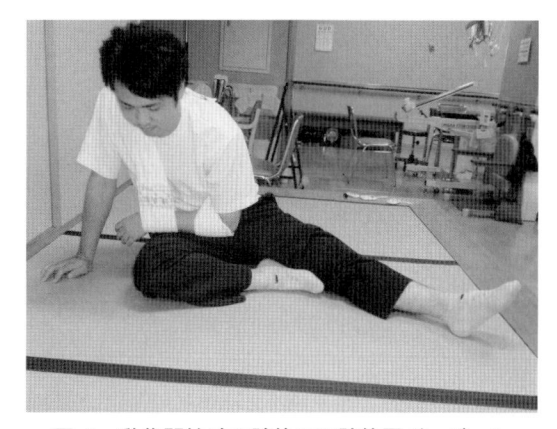

図2　動作開始時の肢位の下肢伸展バージョン
下肢の麻痺が重度で体重の支持がまったくできない時にはこの肢位から行う

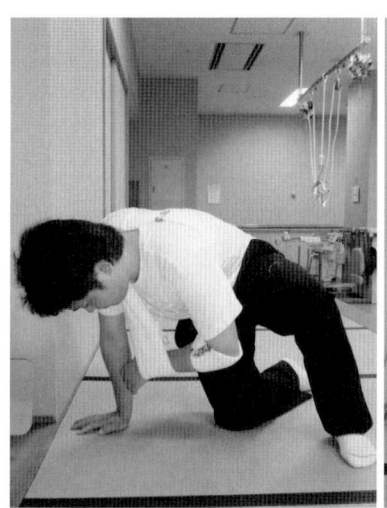

図3　非麻痺側膝立ち

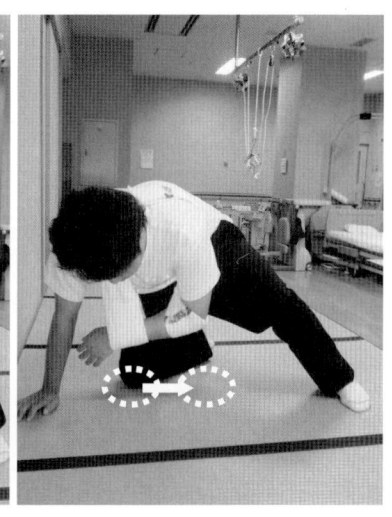

図4　自力で外旋位にできない場合
非麻痺側下肢を麻痺側へ寄せ，股関節外旋または中間位にする

た．安定した動作の獲得のためには，常時非麻痺側で重心を支持して行うことが望ましい．しかし，非麻痺側上肢・下肢・体幹の筋力低下や恐怖心などの影響で麻痺側へと体重がシフトしてしまうケースが多い．この際，股関節が内旋位になると麻痺側に体重がシフトしてしまい麻痺側に崩れるので，麻痺側下肢は外転かつ外旋位または中間位にしておき，麻痺側に体重がシフトしてこないようにしておく必要がある．麻痺が重度であり自力で麻痺側下肢を外旋位にできない場合は，非麻痺側下肢を麻痺側へ寄せることで外旋位の肢位にすることができる（図4）．

3．非麻痺側足趾を立てる

図5のように足趾を立てないと踏ん張りがきかず，立ち上がりにくい．

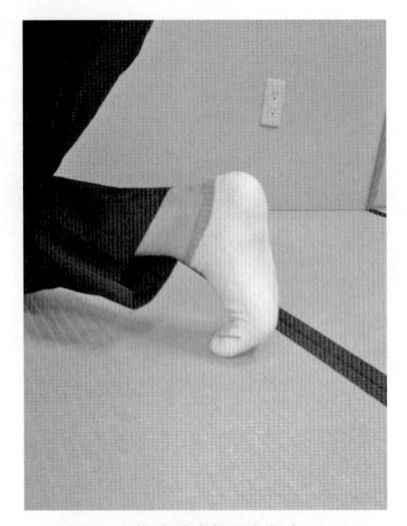

図 5　非麻痺側足趾を立てる

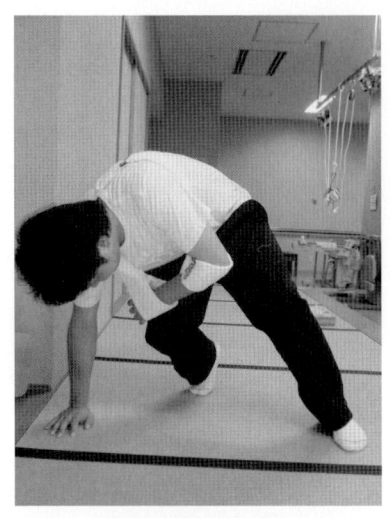

図 6　腰を上げる

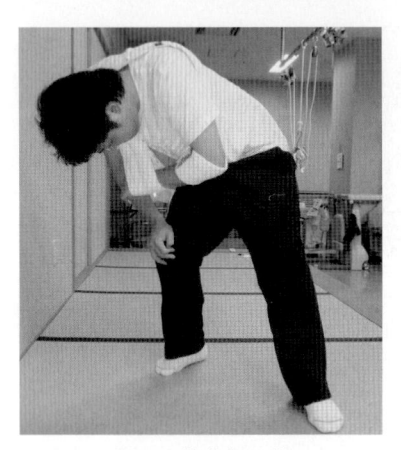

図 7　体を起こす

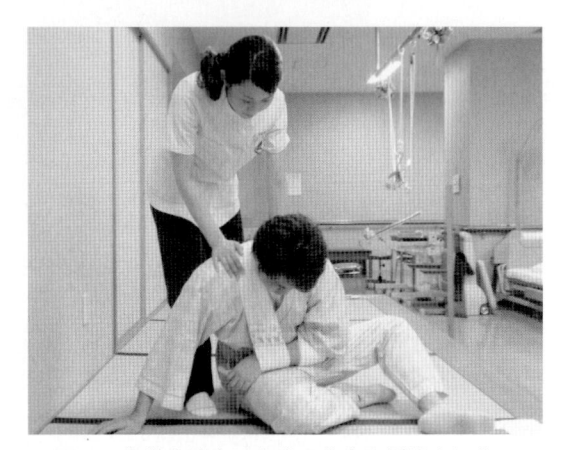

図 8　作業療法士は患者の非麻痺側後方に立つ

4．腰を上げる

非麻痺側上肢に体重をのせたまま腰を上げる（図6）．前方・麻痺側方向にしっかり体重をのせていないと，麻痺側へ崩れる．非麻痺側下肢は膝をついていた地点まで出す．下肢を前に出さずに立ち上がると，女性など体幹筋力が弱い人は，体幹回旋による代償動作により，麻痺側へと崩れてしまう危険性がある．

5．体を起こす

非麻痺側下肢に手をつき，体を起こす（図7）．

介助方法

介助方法を図8〜20に示すので，2人で組になり，一度実施していただきたい．

立ち上がり動作は危険な動作であるため，安全性を確保しておく必要がある．危険な動作であるからこそ，転倒を起こさないような介助方法をとる．また，転倒による恐怖心などを与えないような環境で訓練を開始する．

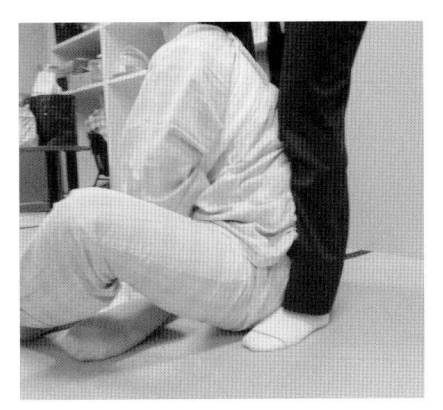

図9 作業療法士の下腿を患者の麻痺側殿部に当て、後方の安全を感覚的に知らせる

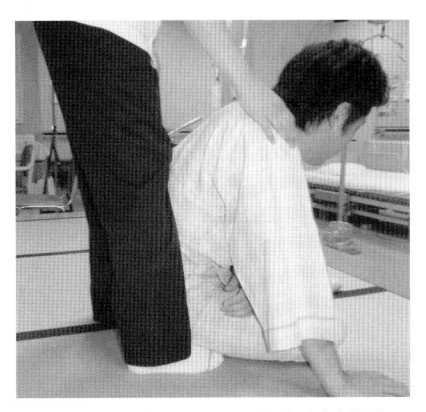

図10 他方の下肢は非麻痺側体幹の側面に密着させ、後方の安定・安全を確保する

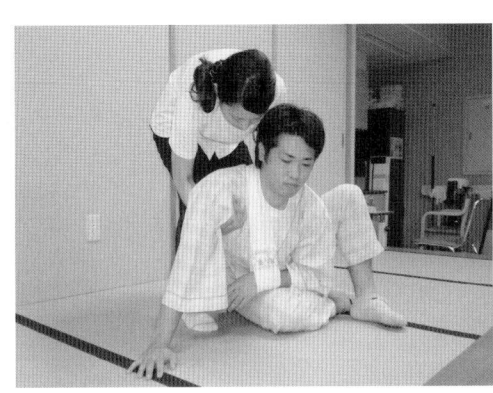

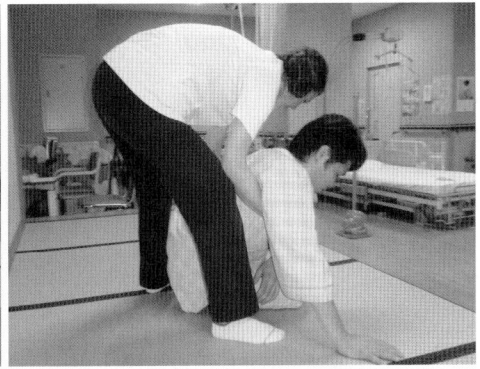

図11 腋窩から作業療法士の腕を通し非麻痺側肩の前部に当て、前方への崩れを防止する

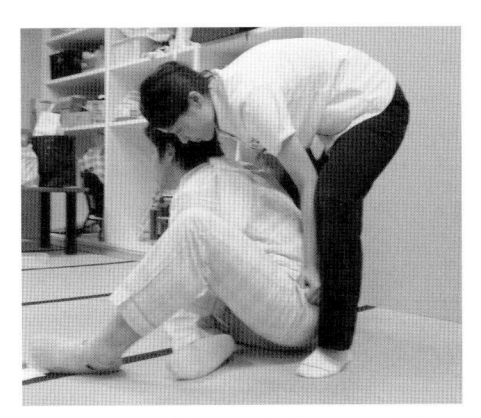

図12 腰ひもあるいはパンツをつかみ、作業療法士自身の腕を下肢に当てることで、つかんだ手にかかる患者の重量を確実に支えることができるようにする

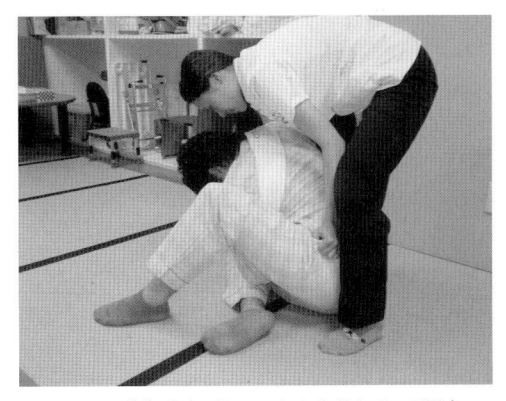

図13 「体重を手にのせるようにして腰を上げて、いいですか、ハイ！」と声をかけ、同時に腰を引き上げる

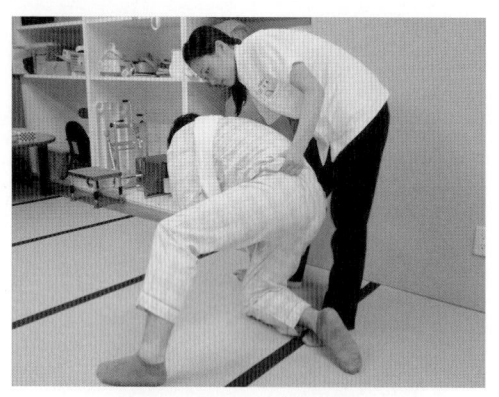

図14 患者の腰を引き上げるようにして非麻痺側膝で体重を支持するように誘導する

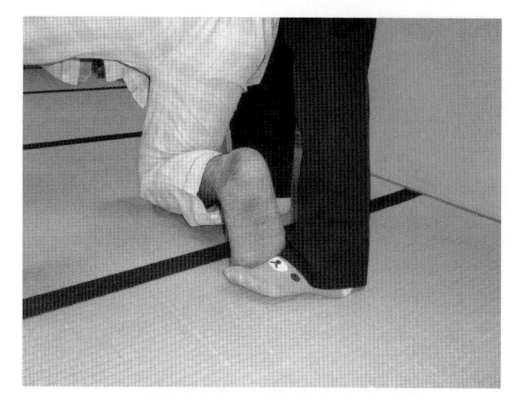

図15 非麻痺側足の指腹で床に接地させるように，作業療法士は足で操作・誘導する

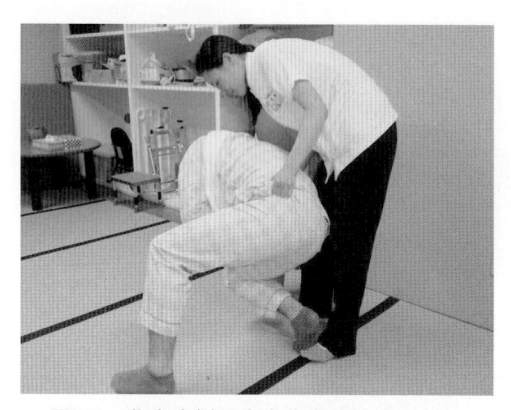

図16 非麻痺側足底を作業療法士の足で押し，非麻痺側足を前に出させる．この時，作業療法士の大腿を非麻痺側殿部に当て患者の後方の安定を確保する

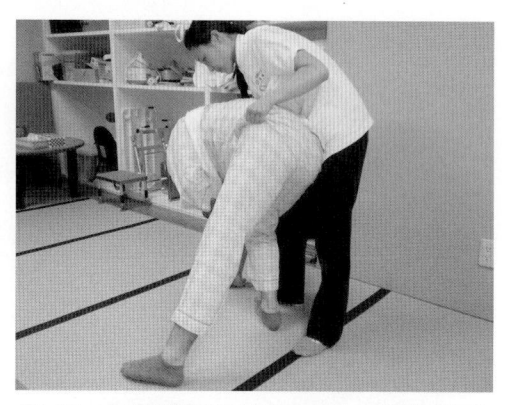

図17 非麻痺側手に体重をのせた状態で殿部をさらに上にあげ，手を床から離しても非麻痺側下肢で全体重を支持できる肢位にする．この時，非麻痺側の腋窩から肩に当てた作業療法士の他方の手で肩を後・上方向に押さえて，体幹の前方への落下を防止すると同時に体幹を上方にあげる動作を促す

1. 安全に行うために

動作介助時にOTは患者の非麻痺側後方に立つ．これは，麻痺側に倒れそうになった際に，非麻痺側に引きつけることができるようにするためである．患者は全体重を非麻痺側下肢によって支えることができるが，麻痺側下肢では全体重を支持することはできない．したがって，動作が不安定になり，麻痺側に崩れそうになったら，非麻痺側に体を引きつけて，非麻痺側下肢に体重をのせてバランスをとるように，姿勢を誘導し介助する必要がある．そのような誘導・介助をいつでもできるようにするために，OTのとる立ち位置は，患者の非麻痺側後方である．OTの下腿前部を患者の麻痺側殿部に当てて支持する．他方の下肢は患者の非麻痺側体幹の側面に密着させ，麻痺側方向に押しつけるようにする．そして，非麻痺側の腋窩からOTの前腕を通し，手掌を非麻痺側肩前部に当てて，患者の体幹の動作を誘導し，前に崩れることを防止するようにする．OTは他方の手で患者の麻痺側殿部後方・外側の腰ひも，あるい

8．床からの立ち上がり　327

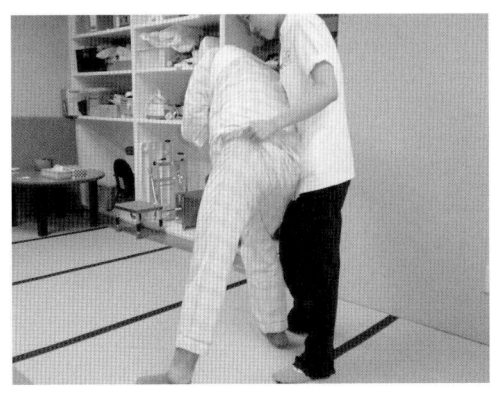

図 18　作業療法士の大腿から腰の前面で患者の殿部の後方を支持し，後方の安定を確保しながら他方の手で腋窩から肩前方に当てた手で患者の体幹の挙上を誘導し，かつ前方の安定を確保する

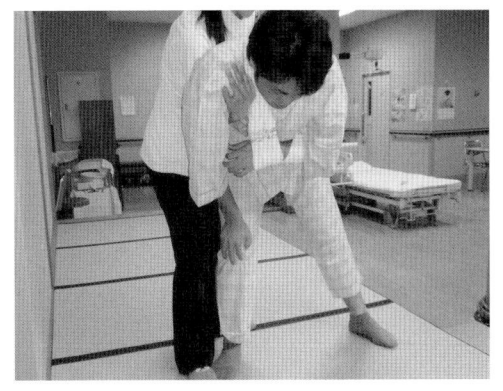

図 19　体幹を挙上する時の安定を得るため，患者の非麻痺側手は床から足背，下腿前面と移動させ膝上にまで当て，この状態から体幹を立て上げる動作をする

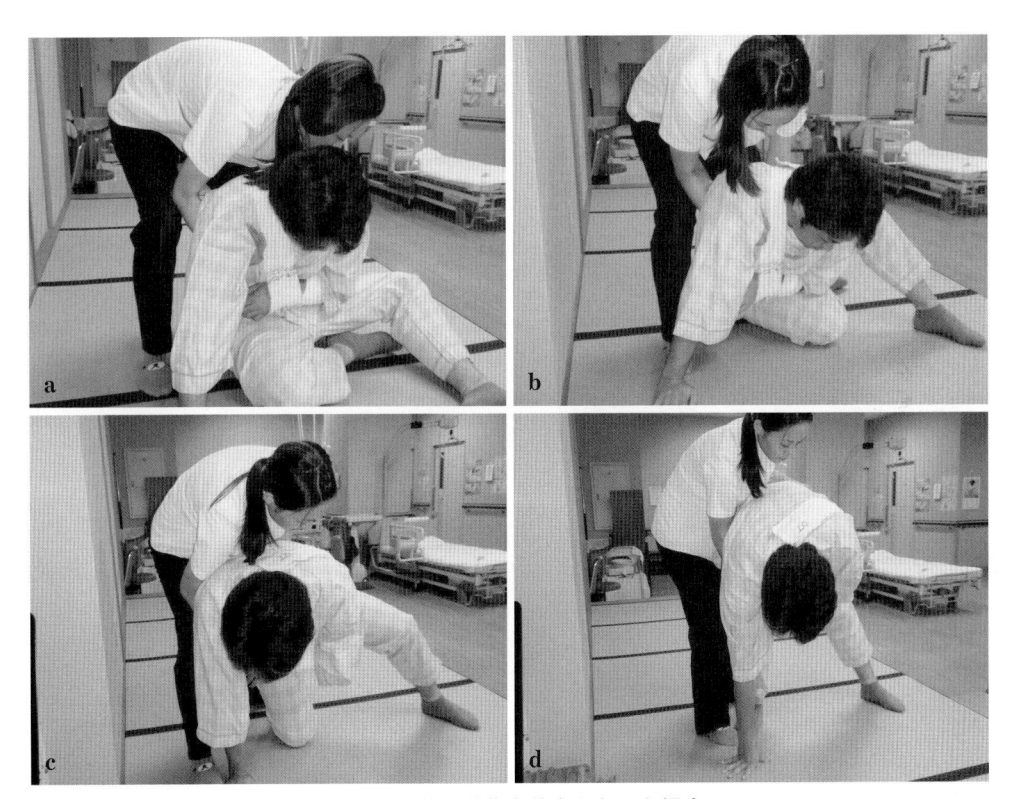

図 20　一連の動作を前方からみた場合

はパンツを確実につかみ，その手の前腕・肘を自身の大腿・膝の内側に当て，患者の重量を支えることができるようにする．このようにして，OTは床面上にある患者の殿部を上に引き上げながら後方から支える動作を，上肢の力だけでなく下肢で支えて行えるように姿勢をとる．感覚障害や半側空間無視などにより，非麻痺側に体重をのせるのが怖い人は，麻痺側の殿部を引き上げる時に，上体が非麻痺側に移動する動作の感覚に恐怖感を覚える．そのため非麻痺側の肩に当てた手で肩を後方に押さえ付けるように力を加え，前方・非麻痺側に体幹が飛び出す感覚を押さえる．同時に，非麻痺側の体幹の側面に当てた下肢によっても，非麻痺側に移動する体幹の動きを押さえるようにして支える．この恐怖感のある人の介助で重要なことは，非麻痺側で支えている感覚を強めるように，しっかりと非麻痺側肩を押さえることで，安心感を与えることである．また，非麻痺側の腰を上げる際は，しっかりと非麻痺側上肢に体重がのるように誘導することも重要である．

2．安全な環境・設備

もともと恐怖心が強い人，訓練中に転倒しそうになった経験をした人，あるいはすでに転倒した人などは恐怖心が強い．訓練開始時から通常の動作方法で行うと恐怖心が強くなるので，患者の能力や性格を考え，必要な人は椅子などを用いるとよい．前方への体重移動時に恐怖心があると，なかなか自分で立ち上がることができないことが多い．そのため，前述のように前方への体重移動を誘導する一方で，前方への体幹の移動を押さえる感覚を非麻痺側肩に与えながら，非麻痺側手に体重がのるように介助する．このようにして，動作訓練を繰り返すことで，恐怖感を除いていく．また，訓練する周囲の環境として，壁際での実施も恐怖心の軽減に有効である．非麻痺側が壁側となるようにすることで，すぐに寄りかかれる，寄りかかっても大丈夫という安心感が得られる．しかし，壁に寄り過ぎた位置で動作を行うと，肩が壁に当たり，十分に非麻痺側に体重をシフトできず

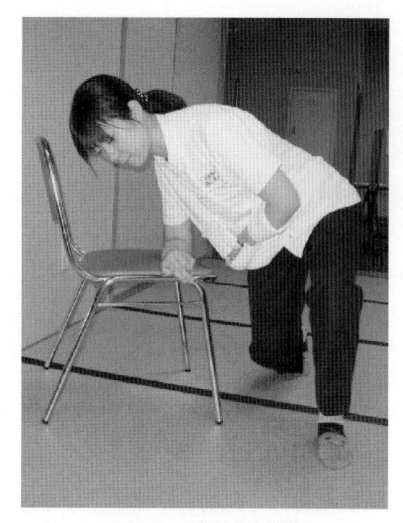

図 21　椅子を使用

に立ち上がり，逆に壁に上体が押し返されてしまい，それにより麻痺側に体重が移り，支えきれずに倒れることになるため，適度に壁に近い位置を見極める．

3．対象者が女性の場合

女性は男性と比較し，下肢や体幹筋力が弱い傾向にある．その際，男性と同じ方法で床からの立ち上がりを行おうとした場合，立ち上がる時に体重移動がうまくできないなど，困難をきたすことが多い．

そこで，非麻痺側前方に椅子や机などを使用すると肘でも支えることができ，かつ支持基底面も広がり，体幹筋力の代償ができる（図21）．そのため立ち上がりが安全かつ容易になることがある．

4．高次脳機能障害を有する人

右片麻痺患者に比べ左片麻痺患者では，麻痺のレベルがよくても動作を覚えるのに時間がかかる．その主な要因として，高次脳機能障害があげられる．左側空間無視や構成障害などにより，身体イメージが崩れ，自身の麻痺側上肢・下肢の相対的位置の認識が困難となることが多い．どの位置に接地すれば安全に立ち上がりができるか，自

身の上肢・下肢がバランスの崩れない位置にあるかなど、さまざまな場面で安全性に欠けることが多い。そして、動作獲得には数カ月要することもある。そのため、安全で確実な動作獲得の途中で、もう大丈夫として訓練を終了してしまうことがあると、動作能力が中途半端なままになり、危険である。一度できたからといって訓練を終了すると、訓練場と違う環境での動作、緊張感や焦りなどの気持ちの変化で容易に動作の安全性が下がり、危険になる。そのため、統一した介助方法・助言で指導し、さまざまな環境での訓練を行うことに加え、時間をかけて繰り返し動作訓練を行い、安全な立ち上がり動作の体得が可能となるようにする必要がある。

また、正しい位置・手順を認識してもらうための工夫も必要となる。一つは各動作を発声してから行う方法である。各動作手順を発声→動作を行う→安全性の確認→次の動作を発声…というように繰り返し覚えてもらう。その際は患者が理解しやすい用語で「①（非麻痺側）膝を曲げる」→動作を行う→安全にできているか確認→「②（非麻痺側）膝で立つ」→動作を行う→安全にできているか確認→「③（麻痺側）膝が90°に曲がっているか」→動作を行う→安全にできているか確認→「④立ちます」など各動作に番号を付け、声に出してもらい必ず安全性を確認しながら、一段ごとに行い、これを何度も完全に習得し実行できるまでに仕上げる。麻痺側下肢を90°に屈曲する動作が不十分な場合は、「（非麻痺側）膝から30 cm 離す」との手順を加えるなど、各患者の苦手なポイントを簡単にわかりやすく教える必要がある。一度できたからといって、安全で確実な動作を獲得したとはいえない。何度も繰り返して徹底的に覚えてもらう必要がある。

症例

50代、女性、左片麻痺。右中大脳動脈瘤破裂によるクモ膜下出血を発症。発症後6カ月で、床からの立ち上がり訓練を開始。左BRS（Brunnstrom recovery stage）は上肢Ⅳ、手指Ⅴ、下肢Ⅲ．徒手筋力検査（MMT：manual muscle testing）は体幹3、右下肢4. 麻痺側下肢感覚は軽度鈍麻、軽度左半側空間無視〔BIT（behavioral inattention test）138/146点〕、注意障害あり〔TMT（trail making test）-A 168秒、TMT-B 171秒〕。三宅式記銘力検査は問題なし。入浴以外のADLは自立、四脚杖歩行は自立している。

1. 床からの立ち上がり開始（発症後6カ月）

動作開始時、麻痺側下肢は股関節外旋位・内旋位いずれも疼痛があり、股関節屈曲・外転・回旋は中間位で実施した。開始時から立ち上がり時の麻痺側下肢の正しい位置を介助し、毎回本人にも確認してもらった。

次は腰を上げる際、非麻痺側上肢への荷重が不十分なため、非麻痺側下肢を前に出すことが困難であり、立ち上がる際に体幹が麻痺側へ回旋し、麻痺側へ崩れてしまった。腰を上げる際には椅子を使用し、同時に前方への荷重誘導を実施した。約1カ月間継続し、介助での立ち上がりは失敗なく可能となり、椅子も不要となった。

2. 口頭指示のみで動作訓練開始（発症後7カ月）

介助なしでは、非麻痺側膝立ちの際に麻痺側下肢が内旋しすぎ、体重がシフトした時、麻痺側へ崩れてしまう。また、自力での麻痺側下肢の引き寄せは困難であった。そこで、非麻痺側下肢を麻痺側へ寄せる方法を試みた。すると麻痺側股関節内旋を防ぐことができた。しかし、非麻痺側下肢を麻痺側に寄せても安全な麻痺側下肢の肢位が定着せず、動作途中で麻痺側へ崩れることがあった。そのため、「開始から膝立ち」までの動作のみを繰り返し実施し、膝立ちで非麻痺側下肢を麻痺側へ寄せた後、毎回麻痺側下肢の位置が正しいかOTが判定し、悪い点は患者自身で考え、確認後修正してもらった。開始時の正確性は60％（10回中6回は介助なしで正しい位置）だったが、開始3カ月後（発症後9カ月）は80％となった。

3．家族見守りで立ち上がり（発症後 9 カ月）

外泊し家族見守りで立ち上がりを実施した．しかし，バランスを崩し転倒してしまい，麻痺側第 4・5 足趾を骨折した．荷重痛も認め，いったん訓練中止とした．

4．訓練再開（発症後 10 カ月）

再度，自身で麻痺側下肢の正しい位置確認と自己修正を徹底的に実施した．正確性は 90％ となり，外泊でも転倒なく実施可能となった．11 カ月，自宅退院時に動作の正確性は 100％ に至った．

5．退院 1 カ月後

退院後は自宅内入浴以外の ADL，例えば T 杖歩行が自立し，家事動作も行っている．自宅の居間は畳となっており，常時床からの立ち上がりも行っている．転倒もなく過ごしている．

6．症例から学んだこと

患者は左側空間無視で自身の身体イメージの欠落を認めたため，動作手順や安全な下肢の位置を覚えるのに時間を要した．また，動作獲得できたとこちらが認識しても，実施する環境の変化や体調により動作の安全性も低下することから，外泊中の転倒を引き起こしたと思われる．そのため，動作が安定してきても，そこからさらに約 1 カ月間はミスなく安全にできるかを評価する必要がある．なお，高次脳機能障害を有する場合は，動作獲得には時間を要するが繰り返したらできるようになるため，より安全性の高い動作獲得に向けて取り組む必要があり，確実にできるまでは実用は控える．

〔道善　智香，生田　宗博〕

9 移乗

移乗(トランスファー)とは

　一般に移乗とは,ベッドから車いす間あるいは車いすから便器間などの移動動作を指す[1].これは,排泄や移動動作につながる基本的動作であり,早期にADLを獲得・自立するために重要な動作としてあげられる.本稿では片麻痺者について述べる.片麻痺者の移乗は,各自のもっている能力や場面により少しずつ異なるので,個々に適した安全で,確実な方法を選択することが大切である.

　また,急性期ではリスク管理をしながら全介助でも車いすに移乗し,離床を促すことが,意識障害の改善,廃用予防として重要な要因となる.

　そのため移乗の介助・自立を促す方法と技術が必要となる.ここでは,まず早期にADLを獲得するため,あるいは麻痺側の回復が進まず,麻痺側へ倒れる人に対して移乗動作を可能にするための,非麻痺側支持での移乗動作について説明する.そして,次に麻痺側での支持がある程度安全に可能となった場合の移乗動作について説明する.

　まず,移乗は「重心を足部に移す,方向変換をする,重心を坐骨に戻す」という3相(3つの動作)に分けられる[2].この3つの動作能力を獲得するための基礎的な訓練から,続いて実際の移乗動作訓練について説明する.

移乗動作の基礎的な訓練

1.立ち上がるための座位姿勢

　移乗しやすい,立ち上がりやすい座位姿勢をとることがスムーズな動作につながるため,その準備が大切となる.

　まず,足底が床につくように殿部を座面上で前方移動する.全介助であれば体幹を左右に少し傾けて支え,殿部で歩くように右左片方ずつ骨盤または膝下を介助して前方移動させる〔患者の正面に立ち作業療法士(以下,OT)からみて,患者の体幹を右に傾ければ,左側の殿部が浮くので,左下肢または骨盤を前方に引き出す.体幹を左に傾ければ,右側の殿部が浮くので,右下肢または骨盤を前方に引き出す,の繰り返し〕.自力で行う場合は,非麻痺側支持で殿部を少し持ち上げて前方移動する.

　足の位置は肩幅に,股関節は少し内転・内旋させる.麻痺側下肢が外旋しやすい場合は,足部の先を軸にして踵を少し外側に向けると,股関節内旋位となり安定する.

　立ち上がりでは重心の前方移動を促し,非麻痺側下肢の力を発揮しやすいように,非麻痺側下肢の膝関節を屈曲し,足関節を背屈させる.一方,麻痺側下肢の膝関節・足関節は90°よりは屈曲させず,麻痺側や前方に姿勢が崩れるのを防ぐ.そして,非麻痺側優位で重心支持を保たせる.この時のポイントは頭部をしっかり挙上し,頸部・体幹を少し非麻痺側に傾けることである.できれば骨盤を起こして,胸をはり,体幹を伸展するようにする.また,麻痺側肩が前方に倒れてくる場合

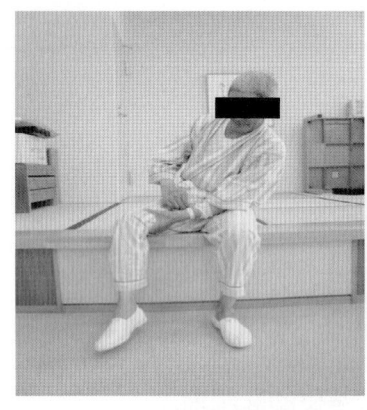

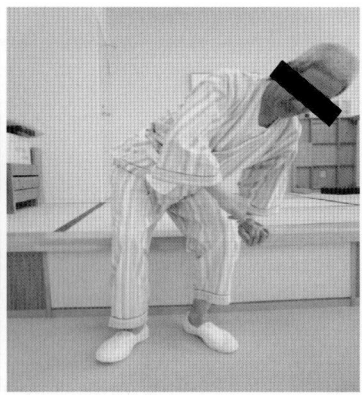

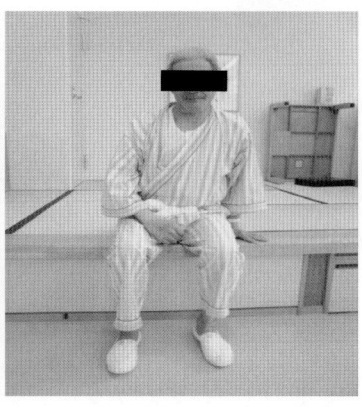

a. 麻痺側下肢を移動　　b. 殿部を浮かす　　c. 殿部をずらす，または着座する

図1　麻痺側方向への端座位移動

は，頸部・体幹は少し非麻痺側に傾けたまま，「こちらを（麻痺側上方をOTの手で示す）みてください」と指示し，倒れないようにする．手の支持が必要な場合は，非麻痺側側方につく．

2．端座位移動訓練（座位にて殿部をずらす動作）

バイオメカニクスの観点から移乗は，体重心が安定した状態から新たな位置へ変化することと解釈できる[1]．そこで端座位が安定し始めたころから，車いす移乗への段階づけの練習として端座位での左右への移動訓練を行う．ここで体重支持，重心保持を確実に行えるようにすると，その後の立ち上がり，立位保持，歩行が安定しやすい[3]．この動作は，立ち上がりへの準備であり，アームレストが跳ね上げ式の車いすへの移乗獲得にもつながる．

1）左右移動（非麻痺側，麻痺側）

まずは非麻痺側方向への移動から始める．麻痺側斜め前方を向いて座る．移動方法は，①非麻痺側上肢を非麻痺側横の座面上に置き，手に体重をのせる，②非麻痺側下肢を非麻痺側に出し，③非麻痺側上肢・下肢に体重を十分にのせて殿部を浮かし，殿部を非麻痺側へ移動させる，または殿部がしっかり浮くようであればゆっくり座る，④非麻痺側で体重を支持しながら非麻痺側上肢で麻痺側下肢を引き寄せるか，非麻痺側下肢を麻痺側足部の後ろから引っ掛けて引き寄せる．この繰り返しで非麻痺側方向への移動ができる．

次に麻痺側方向への移動方法（図1）は，①非麻痺側上肢または下肢で麻痺側下肢を麻痺側方向に出し，②非麻痺側上肢を非麻痺側横に置き体重をのせ，③非麻痺側上肢・下肢で体重を支持しながら殿部を浮かす，④浮かした殿部を麻痺側方向へ突き出すようにしてずらす（骨盤を麻痺側方向へ回旋させ着座する）．

介助方法は，非麻痺側移動では非麻痺側に，麻痺側移動では麻痺側に立ち，後ろから腰ひもなどを持って，足りない分だけ殿部を持ち上げ（重心が非麻痺側下肢にのるように前方移動を促す），殿部を左右に移動する介助を行う．片麻痺者の能力によっては非麻痺側肩や頸部に手を添えて，頸部・体幹の屈曲を促す介助で可能なこともある．

2）椅子への端座位移動

次は，角度をつけて端座位移動する．椅子は台の真横，非麻痺側にセットし，しっかりOTが固定する．まずは非麻痺側回りで行う．左右移動と基本的には同様だが，能力に合わせて患者の体を30°，60°，90°と少しずつ殿部をずらして行う（図2）．非麻痺側上肢を置く位置も角度が大きくなるに連れて，殿部から離れる．体を90°回転する場合は，非麻痺側上肢は非麻痺側膝の前方の角あた

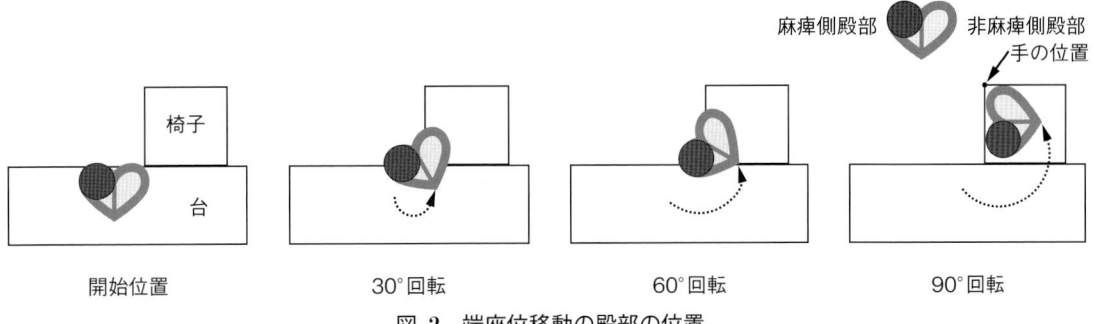

図 2 端座位移動の殿部の位置

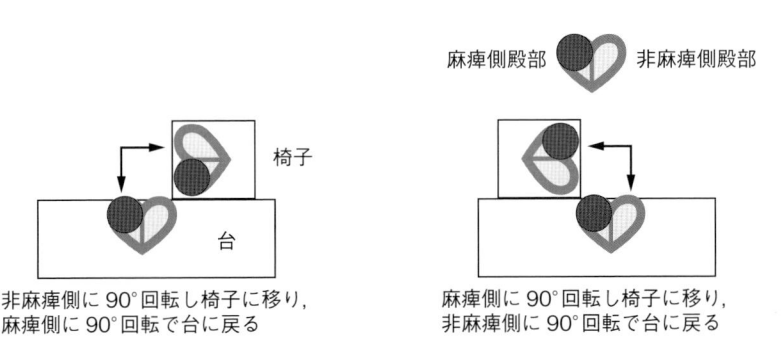

図 3 端座位移動の殿部の位置

りに置くことになる.
　次に麻痺側回りで行う．実際には前述同様，椅子は台の真横，非麻痺側にセットする．片麻痺者の体を非麻痺側に 90°回転させ椅子に座り，そして麻痺側に 90°回転で台に戻る，またはその逆の麻痺側に椅子をセットし，体を麻痺側に 90°回転させ椅子に座り，そして非麻痺側に 90°回転で台に戻るという訓練を行う（図3）.
　どちらもポイントは，非麻痺側を軸に非麻痺側支持で行うことである．

3．立ち上がり訓練

　立ち上がりは，移乗はもちろん歩行にもつながる動作である．起立動作は運動学的に 2 相に分けることができる．1 相は体幹前傾動作による重心の前方移動，2 相は殿部離床より始まる体幹・下肢伸展動作による重心の上方移動である[1]．そこで，まず重要なポイントは重心を前方へ移動する点にある．しかし，重心後方となる人が多く，通常の口頭指示や誘導では，なかなか体得できない

ことがあり，訓練には工夫が必要である．その方法をいくつか紹介する．

1）輪の取り入れ作業
　高次脳機能障害や認知症が認められる人にでも，老若男女問わず比較的導入しやすい練習方法である．ポイントは，重心が前方，または非麻痺側前方に移動するようなセッティングで行うことである．詳しくは本章の「6．座位・立位」を参照．

2）三角板での立位保持
　対象者は，介助で立位保持可能な人である．三角板の厚い部分を前にして置き，足関節背屈位で立つ．三角板の上に立つと，重心が後方に向かい後方に倒れそうになる．そのため立位を保持しようとして，重心を前方に移動する反応が引き出される．なお，三角板は滑り止めマットで床としっかり密着させる．はじめは上肢でスタンディングテーブルの手すりや，椅子の背を保持して行うが，保持なしでできるように，段階づけて行う．

3）背中や腰に重りを負荷する（図4）
　方法は違うが，三角板での立位保持と同様な効

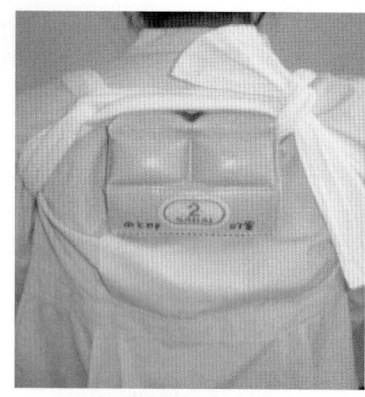

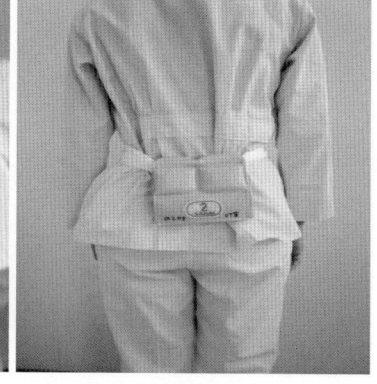

a. 背中に重りを装着する　　b. 腰に重りを吊す

図4　背中や腰に重りを負荷する方法

果が表われる．重りにより重心が後方に引かれるため，重心を前方に移動させる反応が出る．装着には腰ひもを利用する．体幹上部が屈曲することでバランスをとっている人は背中に重りを装着させ（図4a），体幹下部が屈曲することでバランスをとっている人は腰部に重りを吊す（図4b）．上肢の麻痺が重度な人は，麻痺側肩に負担がかからないよう注意が必要である．重りの重さは0.5kgから始め，効果のある重さを選定する．ただし，狙った効果が得られない人や，重りが重すぎて前方に傾倒する人には注意が必要である．

以上の3つの方法とも，まずは前述の立ち上がるための座位姿勢となり，立ち上がりやすい準備をする．

次に，動作の口頭支持のポイントを参考程度に紹介する．立ち上がり時では非麻痺側支持を促すように「右または左（非麻痺側）斜め前に向かって立ってください」，重心が前方移動するように「足の親指のつけ根あたりに体重をのせてください」「おへそをみて立ってください」「おじぎするように」「膝でふんばって」，麻痺側肩が前方に崩れないように，頸部・体幹は少し非麻痺側に傾けたまま「こちら（麻痺側上方）をみてください」，立位姿勢で重心後方傾向であれば「お腹を引っ込めて」「あごを引いて」「足の親指のつけ根に体重がのるように膝を前に出して」，腰が引けている場合には「骨盤を起こして」などが有効である．口頭支持でうまくいかない場合は，手で支持し誘導して行い，動作を覚えさせる．

4. 椅子への移乗練習（立ち上がり，方向転換を行い，着座する動作）

車いすへの移乗の前に，椅子への移乗動作を訓練する．新田[1]は，「手すりを用いた高齢者の起立動作解析では，大きく2パターンを報告している．第1のパターンは，いったん上体を前屈させたあと手すりを垂直下に押し，骨盤を座面より挙上するものである．第2のパターンは，開始肢位から肘関節を屈曲することにより体幹を前上方へ引き上げるものである．（中略）第2の動作パターンでは重心が後方に残り，動作が不安定である点などが指摘される」と述べている．そこで，手すり，しいてはアームレストのない椅子への移乗から始めることが，第1のパターンを習得するためには有効である．すなわち，手を座面にのせ，その手に体重をのせるようにして立ちあがる．椅子のセッティングは，台に対して，0°，30°，60°，90°と段階づける（図5）．この時，体は非麻痺側に90°，120°，150°，180°回転する．方法は実際の移乗動作訓練で述べる．ただし，前述したように手に体重をのせるように立ち上がるためアームレストは用いないことを念頭におく．

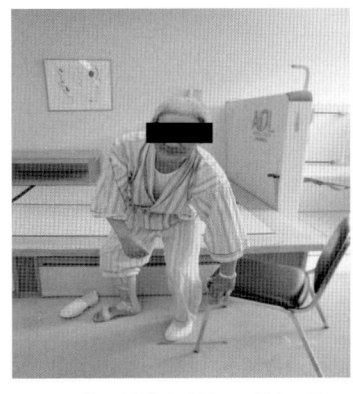

a. 椅子は台に対して30°，体は非麻痺側に120°回転
b. 椅子は台に対して60°，体は非麻痺側に150°回転
c. 椅子は台に対して90°正面，体は非麻痺側に180°回転

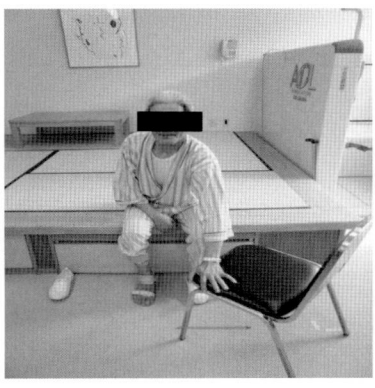

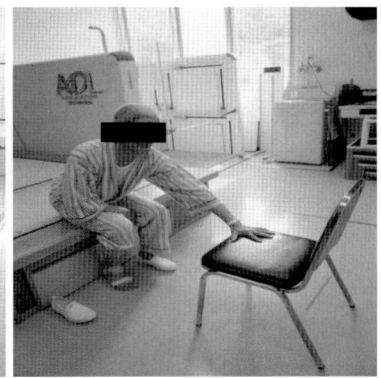

図5　椅子への移乗訓練—台から椅子へ

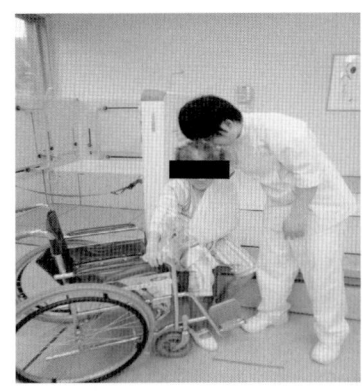

a. 非麻痺側手をアームレストにのせる
b. 立ち上がり，非麻痺側回転での方向転換
c. 車いすに座る

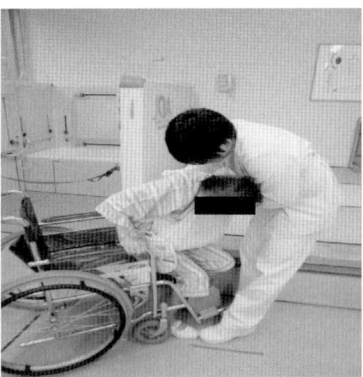

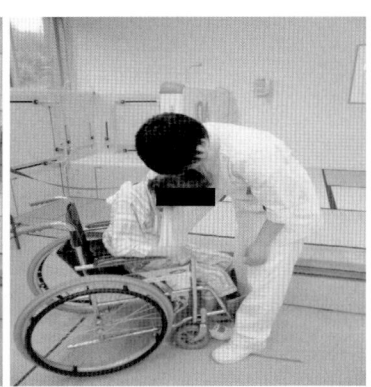

図6　車いすを非麻痺側にセットし，非麻痺側回転で移乗

実際の移乗動作訓練

1．一部介助で起立が可能な人の移乗訓練

ベッドに対する車いすのセッティングを説明する．移乗時の方向転換について，新田[1]は「回転動作はバランスを崩しやすく，回転角度を最小とすることで安全性が向上する」と述べている．そのため非麻痺側回りで，患者の体を非麻痺側に真横90°回転から始め，120°，150°，180°と進めていく．

1）車いすを非麻痺側の真横にセット（図6）

ここでは，ベッドから車いすへの移乗を説明する．

車いすに座った時に麻痺側になるアームレストの上に非麻痺側手をのせ，非麻痺側手に体重の一部をのせて支持して立ち上がる．ここでの注意点はアームレストを握り，体幹に引き寄せる片麻痺者が多いが，この方法では前述の手すりを用いた高齢者の起立動作解析の第2のパターンとなる．つまり，非麻痺側下肢足底（前方親指のつけ根あたり）で十分に体重をのせて立ち上がれず，体重が踵にのり，殿部が後方に引けた状態，いわば殿部が座面から浮く形となるだけで，体幹回旋時に後方への転倒の危険性が高い．OTは「手に体重

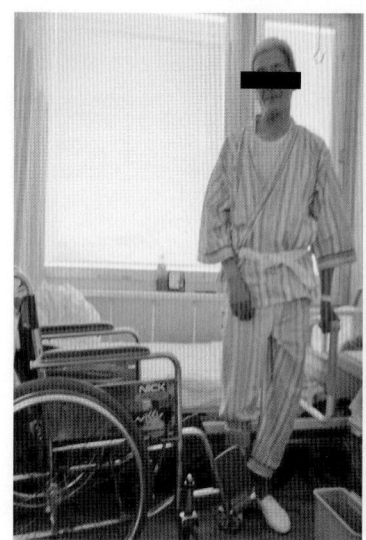

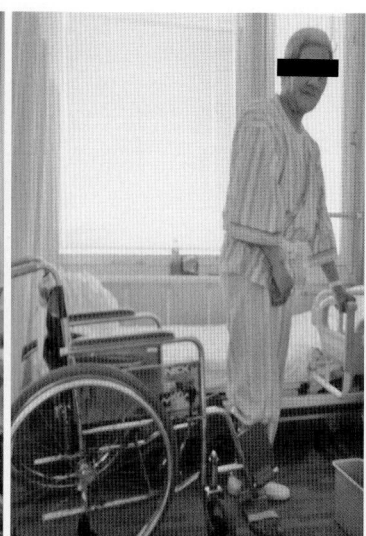

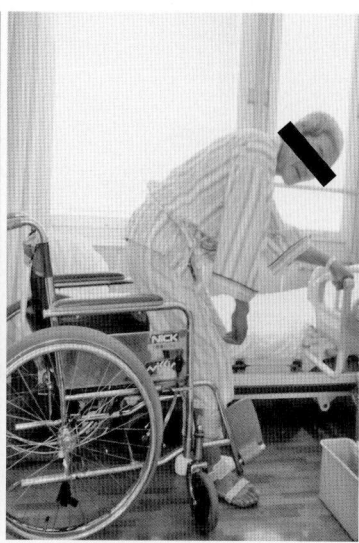

a．非麻痺側手でベッド柵につかまり，立ち上がる
b．非麻痺側を軸足に麻痺側に90°回転する
c．体幹を前傾させながら静かに座る

図7　車いすを麻痺側の真横にセット，体は麻痺側に90°回転させての移乗（ベッドから車いすへ）

をのせるように」と助言し，アームレストの上に手をのせ，その手に体重がのるようにして立ち上がる動作を誘導することが重要である．このようにすると，非麻痺側下肢足底で体重が十分に支持でき，安全に行える．また，バランスは比較的によいが，筋力が弱いため立ち上がりが困難な片麻痺者であれば，非麻痺側上肢を非麻痺側殿部の横に置いて座面を押すようにして立ち上がり，その後アームレストに手をのせる方法が有効な場合もある．

車いすに座った時，非麻痺側になるアームレストに非麻痺側手をのせ換える（図6aのように車いすに座った時，非麻痺側になるアームレストにはじめから安定して保持できる場合，立ち上がった後は手をのせかえる必要はなくなる）．次に非麻痺側上肢に体重をのせていき重心を支持しながら，非麻痺側下肢を前方に滑らせるように踏み出す．そして，非麻痺側上肢に非麻痺側の殿部を近づけていくようにしながら，体幹を非麻痺側方向へ回旋させ，非麻痺側支持を保ったまま，非麻痺側の殿部から先に座面につくように座る．この時，頸部・体幹をしっかりとおじぎするように屈

曲し，股関節・膝関節もしっかり屈曲しながら，ゆっくりと腰を下ろすと腰がドンと落ちない．

2）車いすを麻痺側の真横にセット（図7）

ベッド柵は中央より頭部側に，車いすは麻痺側の真横，ベッドと並行にセッティングする．これは車いすの位置を変えずにベッドから車いす，車いすからベッドへ移乗できる方法である．非麻痺側支持を重視した移乗方法で，車いすの位置を変えずに，手すりやベッド柵を使用し，体幹を麻痺側方向，非麻痺側方向にそれぞれ90°回転させることにより，ベッドと車いす間を移乗する．この移乗動作方法の利点は，「非麻痺側支持を重視してベッド柵を使用することにより，立ち上がりが容易」「車いすのアームレストの持ち替えを必要としないので立位の不安定さをカバーができる」「車いすのセッティングが一方向でベッド横面積が狭くても可能」[4]という点である．位置を変えずにできることからポータブルトイレへの自立にもつながる動作方法である．また，一方向にしか車いすをセットできない場合にも有効である．

まずベッドから車いすまたはポータブルトイレへの移乗，麻痺側方向に90°回転の場合は，①非

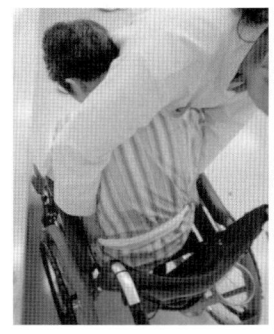

| a．両側腰部の腰ひもを少しねじってしっかり持つ | b．前後の重心移動がしやすい足の位置を確保する | c．OTの前足にある重心を後足に移す | d．片麻痺者を90°回転させる．OTは足部を移動させる |

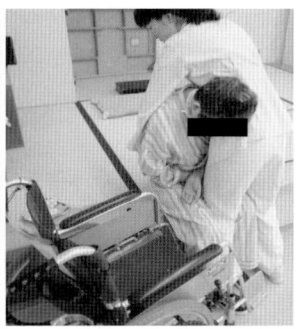

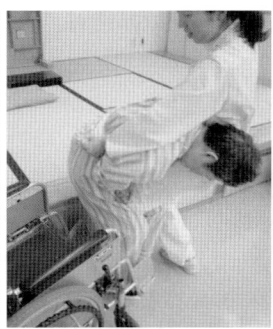

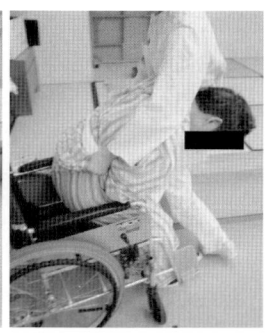

図8 非麻痺側での体重支持能力がほとんどない例の移乗動作（全介助）

麻痺側手をベッド柵にのせ，体重の一部をベッド柵の上で非麻痺側上肢にのせながら立ち上がる（麻痺側下肢が重度運動麻痺の場合は，麻痺側下肢の移動がスムーズになるように，あらかじめ麻痺側下肢を前方に出し，股関節内旋，足先は非麻痺側斜め方向へ向け，麻痺側下肢を車いすに移乗した際の足の位置までもっていってから，移乗を開始する），②非麻痺側を軸足とし非麻痺側下肢に体重をのせたまま，麻痺側方向に90°回転する，③体幹を前傾させながら静かに車いすに座る，という順に行う．

次に車いすまたはポータブルトイレからベッドへの移乗，非麻痺側方向に90°回転の場合は，①ベッド柵の上に非麻痺側手で体重の一部を支え，非麻痺側下肢で体重を支持しながら重心を前方に移動させて立ち上がる，②非麻痺側に90°回転させてベッドに座る，という順に行う．

3）車いすを正面にセット

ベッドと車いすの間だけでなく，洋式トイレへの移乗など，正面にしか車いすをセットできない場合に用いる方法で，180°回転が求められるため，より高度なバランスが要求される．

まず，非麻痺側手を非麻痺側正面のアームレストの上にのせ，立ち上がる．次に非麻痺側下肢のみで体重を支持しながら，反対側のアームレストの上に非麻痺側手をのせ換える．そして，体重を非麻痺側下肢からアームレストにのせた非麻痺側上肢に移しながら非麻痺側下肢を1歩前に滑らすように出す．非麻痺側の殿部を非麻痺側上肢に近づけるように体幹を180°回旋させる．この時，できれば非麻痺側下肢のつま先がベッドに直角に向くまで，さらに，麻痺側下肢もしっかり引いて非麻痺側下肢と同様に歩隔は肩幅になるような位置にもってくる．最後に，非麻痺側下肢で十分に支持しながら座る．

2．介助方法

次に介助して移乗を行う方法について述べる．介助は片麻痺者の非麻痺側による体重支持とバランス機能の程度に応じた方法で行いながら，自立へ導かなければならない．どの方法においても非麻痺側で体重を支持させなければならない．

1）非麻痺側での体重支持能力がほとんどない例 ―全介助例（図8）

OTは，前方から片麻痺者の頭部をわきの下にくぐらすように，そして中腰にならず，なるべく片麻痺者と密着し，わきを締めて，片麻痺者の背中側から両側腰部の腰ひもを少しねじってしっかり持つ（図8a）．これは，より片麻痺者の体幹を前傾させ，前方への重心移動がスムーズに行えるようにするための方法である．片麻痺者の頭部は，移る場所がみえたほうが安心する人であれば，移る場所がみえるように（通常は非麻痺側にもってくる），プッシャー症状のある人など刺激が少

ないほうがよい患者であれば，移る方向とは逆にする（非麻痺側下肢の痙性が強い場合は，麻痺側回りでの移乗とし，頭部の位置は移る場所がみえない非麻痺側となる）．体格差のある人では，OTの得意な側とし，安全にできることが大事である．また，片麻痺者の体幹の前傾がOTの体幹・腰部のみで支えられない時は（麻痺側に頭部を持ってきた時なども），片麻痺者の麻痺側腰部の腰ひもを持つ際に，持つ位置は同じだが，背中からではなく，腹側から手を回して持つと行いやすい場合がある．

　前後の重心移動が行いやすいように足の位置を確保するためにOTは下肢を前後にするが，体重移動の行いやすいほうなら左右どちらが前後でもかまわない．前後の重心移動が行いやすいように足の位置を確保する（図8b）．移乗の際，片麻痺者の軸足となる足がうまく回転するように，片麻痺者の両足の間からOTの前足を入れ，片麻痺者の足の後ろに位置を定めると行いやすいことがある．

　片麻痺者がお辞儀をするように，OTの前足にある重心を後足に移す（図8c）．この時，OTの体幹・腰部が伸展せず，中腰もとらず，体幹の肢位を保ったまま，膝の屈伸を上手に使って腰の位置を前足の上から後足の上に移動させる重心移動動作を行うと腰痛予防になる．

　お互いの体重が釣り合っている状態で，2人の重心の均衡するところを軸に片麻痺者を回転させる（図8d）．この時，OTの体幹は回旋させず，足部で回転させる．

　片麻痺者が腰を座面に下ろす時は，片麻痺者がお辞儀をするように，ゆっくりと着座させる．

　1人介助が困難な場合は，もう1人に後方から持ち上げてもらうなど，2人介助で行う．

　急変時での2人介助では，車いすは真横にセットし，体幹上部を持つ人，下肢を持つ人と分かれて行う方法もある．ポイントは体幹上部を持つ人は片麻痺者のわきから片麻痺者の両腕を組むように抱え，体を密着させる．そして，殿部が車いすのアームレストなどに当たらないように上に持ち上げる．下肢を持つ人は膝の下から抱える．なお，片麻痺者の殿部を左右（移る側）に振るため，OTは左右へ重心移動がしやすい足の位置で行う．

2）非麻痺側で体重支持が少しできる例

　OTが支える点は「1）非麻痺側での体重支持能力がほとんどない例—全介助例」と同じである．片麻痺者の力を引き出すための動作をしていく方向を誘導し，足りないぶんだけ介助するように，介助量を調節する．いわば体重はなるべく片麻痺者自身が支持するようにしながら，立ち上がりのタイミングや上体を前傾させる動作を誘導し，立ち上がるようにする．

3）非麻痺側での体重支持は十分だが，麻痺側へ傾倒する傾向のある例

　OTは麻痺側から介助を行い，麻痺側斜め後方の腰ひもを持ち，骨盤を非麻痺側前上方へ押すように立ち上がらせて，傾倒を防ぐ．この時，非麻痺側上肢・下肢で体重を支持させるようにし，体幹を回旋させて座らせる．

4）非麻痺側での体重支持が十分であり，麻痺側へ傾倒する心配のない例

　この場合非麻痺側からの介助でもよい．本人の能力に合わせて，重心を前方に移動できるように，また体幹が回旋しやすいように，足りない部分だけ介助する．頸部や非麻痺側上肢，骨盤を少し手で支持し誘導するだけでできる場合もある．また着座の際にも，体幹の前傾を引き出すために，股関節を押して股関節を屈曲させると座りやすくなる場合がある．このようにして，自立を確実に進めていく．

その他の移乗動作訓練

1．机を使用し寄りかかりながら行う訓練（図9）

　非麻痺側支持を安心して行えるように，また非麻痺側支持がしやすい環境で感覚がつかみやすいように，自力でできる部分が増えるようにと考えた方法である．机に対して並行に車いすをセット

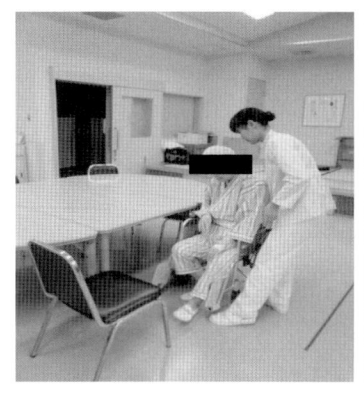

a．机に対して並行に，非麻痺側が机側になるように車いすをセッティングする

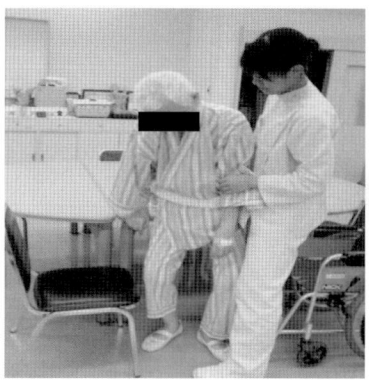

b．机に骨盤や殿部を当てながら，立ち上がり，体を非麻痺側に180°回転する

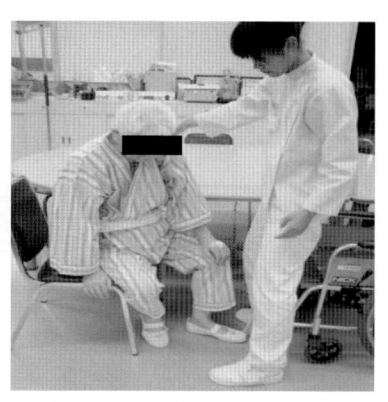

c．着座する

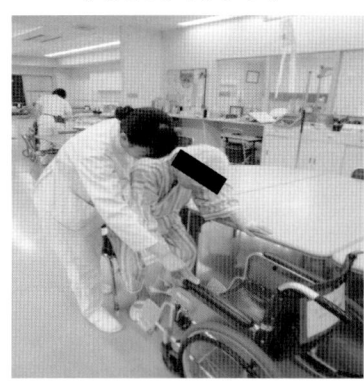

d．非麻痺側手をアームレストにのせる

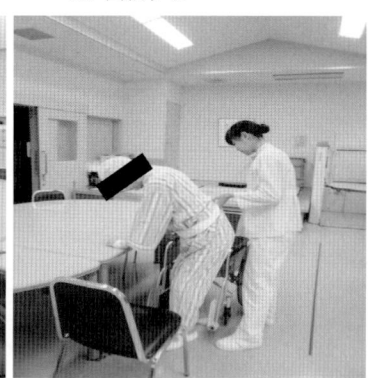

e．非麻痺側手をアームレストから机にのせかえ，体を非麻痺側に180°回転する

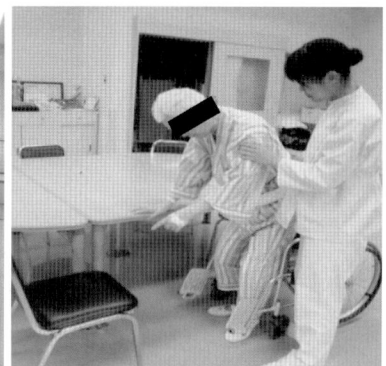

f．着座する

図 9　机を利用し寄りかかりながら行う移乗訓練—車いすから椅子へ，椅子から車いすへ

し，非麻痺側が机側になるようにする．車いすの正面には椅子をセットする．あとは，机に骨盤や殿部を当てながら寄りかかるように立ち上がり，回転する．座る際に肘を机についてから座るようにすると，ゆっくりと座る感覚がイメージしやすくなる．これは，正面に180°回転の高度なバランスを必要とする移乗となるが，身障トイレの手すりを使用した移乗への段階づけとしても利用できる．

2．3脚の椅子を使った訓練方法（図10）

介助量が中等度から重度でも，多少下肢の支持性のある人で，精神機能が低下している人にも導入しやすい方法を紹介する．つかむところがあるとつかみたくなる，そして移りたくなる，というのが狙いである．使用する椅子は，座面が平坦な物を選ぶ．

図10aのように椅子をまず2脚セットする．1脚（Aとする）は非麻痺側前側方に片麻痺者と同じ向きに，もう1脚（Bとする）はAの非麻痺側斜め前に，椅子の脚を引っ掛けて固定する．

Bの椅子の背に手をのせて，立ち上がり，非麻痺側方向に90°程度回転し（図10b），Aの椅子に座る（図10c）．利点は，背もたれがあることで座位が安定することと，Aの椅子が少し障害物となることで立ち上がりが促される点である．介助は麻痺側から，麻痺側腰部の腰ひもを持って行う．

次にBの椅子を非麻痺側前側方に片麻痺者と

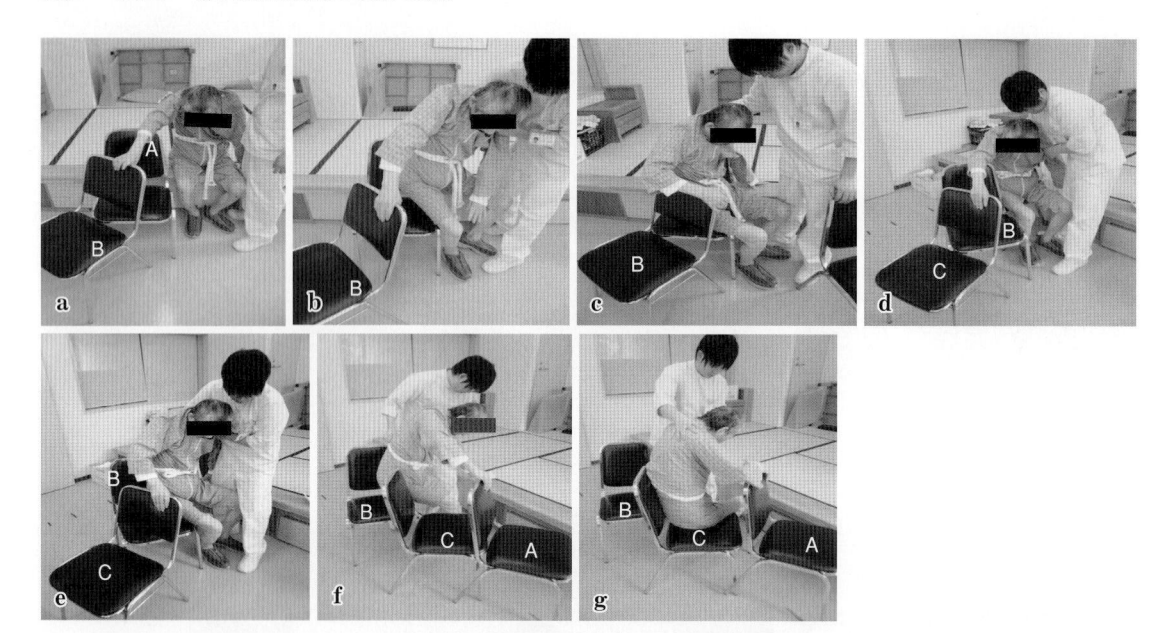

図10 3脚の椅子を使った移乗訓練

a．Aの椅子は非麻痺側前方に片麻痺者と同じ向きに，Bの椅子はAの椅子の非麻痺側斜め前に，椅子の脚を引っ掛けて固定する
b．Bの椅子の背に非麻痺側上肢をのせ，立ち上がり，体は90°非麻痺側回転する
c．Aの椅子に着座する（この時Aの椅子の背もたれは片麻痺者の麻痺側になる）
d．Bの椅子を片麻痺者の非麻痺側前方に同じ向きに置きかえ，椅子の脚を引っ掛けて固定する．CのいすはBの椅子の非麻痺側斜め前に，椅子の脚を引っ掛けて固定する
e．Cの椅子の背に非麻痺側上肢をのせ，立ち上がり，体は90°非麻痺側回転し，Bの椅子に着座する
f．Cの椅子を片麻痺者の非麻痺側前方に同じ向きに変え，椅子の脚を引っ掛けて固定する．Aの椅子は非麻痺側斜め前に，椅子の脚を引っ掛けて固定する
g．Aの椅子の背に非麻痺側上肢をのせ，立ち上がり，体は90°非麻痺側回転し，Cの椅子に着座する

同じ向きに，3脚目の椅子（Cとする）をBの非麻痺側斜め前に，椅子の脚を引っ掛けて固定する（図10d）．Cの椅子の背に手をのせて，立ち上がり，非麻痺側方向に90°回転し，Bの椅子に座る（図10e）．

そしてCの椅子を非麻痺側前側方に片麻痺者と同じ向きに，Aの椅子をCの非麻痺側斜め前に，椅子の脚を引っ掛けて固定する（図10f）．Aの椅子の背に手をのせて，立ち上がり，非麻痺側方向に90°回転し，Cの椅子に座る，を繰り返す（図10g）．

また，移乗動作練習と並行して，装具やサイドケインを利用しての介助歩行を早期より実施し，非麻痺側・麻痺側下肢の支持性と麻痺側下肢の随意性が向上することで，早期の移乗動作獲得につなげる．

文献

1) 新田　収：移乗動作における動作支援のバイオメカニクス．理学療法　**27**：43-49，2010
2) 山本康稔，他：腰痛を防ぐらくらく動作介助マニュアル．医学書院，2002，pp 66-154
3) 生田宗博：片麻痺―能力回復と自立達成の技術．三輪書店，2008，pp 214-218
4) 安田秀一，他：健側支持を重視した移乗動作方法の検討．作業療法　**13**：240，1994
5) 生田宗博（編）：ADL―作業療法の戦略・戦術・技術．三輪書店，2001
6) 生田宗博（編）：ADL―作業療法の戦略・戦術・技術　第2版．三輪書店，2005

〔岡﨑　律江，生田　宗博〕

10　排　泄

はじめに

　排泄動作は障害をもった本人，その家族ともに自立のニーズが高い．それは食事動作と並んで，生命を維持していくために日に数回必ず行われること，および個人の尊厳に関わるためである．

　排泄動作は，移動，移乗，パンツの上げ下ろし，後始末に分けることができる．この中でも排泄動作に特有で，かつ難易度が高い動作はパンツの上げ下ろしである．

　本稿では，脳卒中片麻痺者がパンツの上げ下ろし動作を獲得するための訓練方法や効果について解説するとともに，トイレ上での座位自立の条件，尿失禁と排泄動作自立度との関連にも言及する．

パンツの上げ下ろし

　脳卒中の急性期では，早期に離床を図り廃用症候群を予防しながら，生活範囲を拡大することが目的となる．これに基づいて，排泄動作もベッド上やベッドサイドではなく，早期からトイレ内での排泄を前提としてアプローチすることが肝要である．つまり，立位でのパンツ上げ下ろし動作やトイレ上での座位の安定性を確保する必要がある．

1．パンツ上げ下ろし動作を行うために有効な手すり

　下肢の麻痺が重度であっても，手すりに寄りかかって立位姿勢を安定させることができれば，パンツ上げ下ろし動作の自立に近づくことができる．

　脳卒中片麻痺者10名を対象に，正面胸の高さの横手すり（以下，正面横手すり）および非麻痺側の縦手すり（以下，縦手すり）に寄りかかってパンツを膝から腰まで上げる時の重心動揺を比較した．その結果，正面横手すりを使用した時の重心は麻痺側方向へ偏位する例が多く，特に非麻痺側膝へリーチした際に顕著であった．これは麻痺側下肢の支持性が不十分な例では，この時点に麻痺側へ傾倒する危険性が高いことを示唆している．一方，縦手すりを使用した時の重心は，いずれの時点でも非麻痺側方向へ偏位する例が多く，非麻痺側膝，麻痺側大腿および麻痺側腰へリーチした際は，正面横手すりに比べて統計的にも有意に非麻痺側方向へ偏位していた（$p<0.05$）．これは，縦手すりの使用は非麻痺側優位に荷重しながらの動作を促すため，麻痺側へ傾倒しにくいことを示唆している．

　以上から，正面横手すりの使用は重心が麻痺側方向へ偏位しやすいため，麻痺側下肢の支持性向上という治療的意味を含んだ使用という点で意義がある．麻痺側下肢の予後が良好で，一定の治療期間が確保されていることが条件であろう．

　一方，縦手すりの使用は発症からの期間にかかわらず，麻痺側下肢の随意性が低い場合の動作獲得に有効である．また，非麻痺側の機能を主に用いるため早期に動作が獲得できる．これは廃用症候群の予防につながるとともに，平均在院日数の短縮にもつながる．

見守りにて30秒可能	→	見守りにて30秒可能	→	体幹正面：見守りにて可能	→ ズボン上げ下ろし
				骨盤周囲：見守りにて可能	
				非麻痺側下方：見守りにて可能	
				麻痺側下方：見守りにて可能	

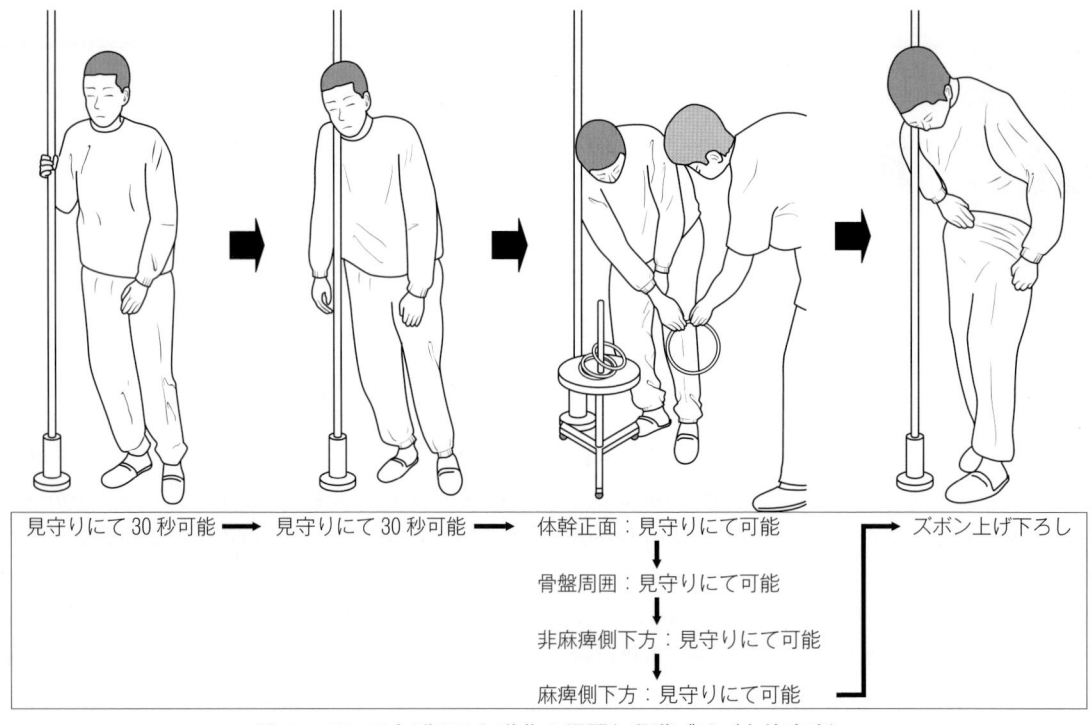

図1　パンツ上げ下ろし動作の課題と段階づけ（左片麻痺）

2．基礎訓練

急性期では全身状態が安定し，意識レベルがJCS（Japan coma scale）で1桁以上となれば，トイレ内での動作訓練の前にリハビリテーション（以下，リハ）室で手すりを用いた基礎訓練を開始する．使用する手すりは，突っ張り式の縦手すりが工事不要でリハ室に設置しやすく，実際のトイレでの動作にも応用しやすい．

図1に示すとおり，最初は非麻痺側の縦手すりを把持しながら見守りにて30秒間立位保持できることが目標である．先の脳卒中片麻痺者10名を対象としたパンツを下げる平均所要時間は12.8秒，パンツを上げる時間は18.7秒であった．つまり，動作の完遂には立位姿勢を20〜30秒保持できることが条件となる．

次に，縦手すりに非麻痺側肩前面で寄りかかって立位を保持する．立つ位置は縦手すりから10cm斜め後方に非麻痺側のつま先を合わせた地点が適当である．作業療法士（以下，OT）が寄りかかり方をモデリングで示すとともに，縦手すりに非麻痺側肩前面をつけるように徒手的に方向を身体誘導するとわかりやすい．寄りかかった立位姿勢をとった直後に麻痺側肩が前方に移動し，体幹が非麻痺側へ回旋しながら傾倒する場合も身体誘導と口頭指示にて良肢位をフィードバックする．

縦手すりへの寄りかかり立位が見守りにて30秒可能となった後，差し出された輪を非麻痺側上肢でリーチして取る訓練を行う．パンツ上げ下ろし動作は膝から腰の間のどの身体部位へリーチしても安定して立位を保持する必要があるため，輪を用いたリーチ訓練は基礎的なバランス訓練として適当である．患者が輪にリーチする際は，非麻痺側肩前面を手すりから離さないようにOTが口頭指示および身体誘導し，非麻痺側下肢への荷重を促す．リーチする方向の段階づけは，へそを中心とした体幹正面，骨盤側面および後面，非麻痺側大腿前面から非麻痺側膝蓋骨までの非麻痺側下方，麻痺側大腿前面から麻痺側膝蓋骨までの麻

痺側下方とし，徐々にリーチ範囲とそれに伴う重心移動範囲を広げることを意識する．この動作が見守りにて可能となった後，寄りかかりながら腰から膝までゴムバンドや実際のパンツを上げ下ろす動作訓練を行う．

訓練のポイントは，非麻痺側膝部でパンツウエスト部を把持する際に骨盤を非麻痺側へシフトさせ非麻痺側下肢への荷重を促すこと，非麻痺側腰部でパンツを上げる際も骨盤を非麻痺側へシフトさせ，非麻痺側下肢への荷重を促した後，体幹を麻痺側へ側屈させることである．この動作は，本来，動かした上肢と反対側の下肢で体重を支持する動作であり，つまり麻痺側で体重を支持することが正常な動作バランスの形式である．そのため，非麻痺側上肢での作業中に同側の非麻痺側下肢で主に体重を支持する動作，すなわち非麻痺側優位での動作は，新たな動作バランスの形式であり，覚え替えるまでには十分な訓練を要する．

なお，麻痺側下肢の支持性が高く，縦手すりに寄りかからずに安定して動作が可能な場合は，寄りかかるとかえって動作が不安定となるため手すりを用いないほうがよい．また，麻痺側上肢が補助手として使用可能な場合は，麻痺側上肢で非麻痺側の縦手すりを把持すると動作が安定しやすい．

3．パンツを上げる動作と下げる動作の難易度比較

前述で示したとおり，動作の所要時間は上げる動作が下げる動作より長い．また，同調査において動作中の重心動揺距離はパンツを上げる動作が平均 683.5 mm に対して，下げる動作は平均 424.6 mm である．さらに，動作中のウエスト部の持ち替え回数は，上げる動作が平均 7.3 回に対して，下げる動作は平均 4.9 回である．以上から，パンツを上げる動作のほうが下げる動作より難易度が高いといえる．これは，パンツを上げる際には上着がめくれ上がり，ウエスト部をスムーズに上げることを阻害すること，パンツを上げるには頭の中にイメージとして最終的な仕上がりの姿を

つくり，それに向けて一つひとつ工程を進めていく必要があるためと考えられる．

訓練では麻痺側腰部でパンツのウエスト部が十分上がりきらないことが多いため，口頭指示や身体誘導を行いながら繰り返し訓練する必要がある．

4．パンツ上げ下ろし動作中の傾倒パターン

膝から腰までゴムバンドやパンツを上げ下ろす訓練をする際，動作が習熟しないうちは傾倒する例をよく認める．傾倒の方向は麻痺側方向が多い．傾倒のタイミングは，正面から麻痺側下方へリーチした時，背中から麻痺側腰部へリーチした時，非麻痺側下方へリーチした時，非麻痺側腰部へリーチした時，麻痺側下方へリーチした状態から体幹を起こしてきた時，正面から麻痺側方向へリーチした後に非麻痺側上肢を手すりと体幹の間から抜く時など，さまざまである．いずれのタイミングでも麻痺側へ傾倒する原因は，体重支持可能な範囲を超えた荷重が麻痺側下肢にかかったためである．問題は，なぜ麻痺側下肢に荷重しすぎるかということである．最大の理由は，非麻痺側下肢に十分荷重しながら動作するという方法が習熟していないことがあげられる．また，ペーシングの障害や不慣れな動作のため，すばやく動作することも重心の急な偏位を引き起こし，傾倒の原因となりうる．さらに，非麻痺側下肢に荷重しながら動作中に姿勢を保持するためには，体幹筋力も重要な因子である．脳卒中片麻痺者8名を対象に，パンツ上げ下ろし動作能力と体幹機能との関係を分析した結果，動作中に傾倒する例は体幹コントロールテストの非麻痺側への寝返り，背臥位からの起き上がりの2項目が共通した減点項目であった．つまり，脊柱起立筋や内腹斜筋，外腹斜筋，腹直筋の活動が安定したパンツ上げ下ろし動作に関わっていると考えられる．

訓練では，動作中常に縦手すりに肩を押しつけるように動作学習を図ること，動作をゆっくり行うよう口頭指示・身体誘導すること，体幹筋を強化することがポイントである．

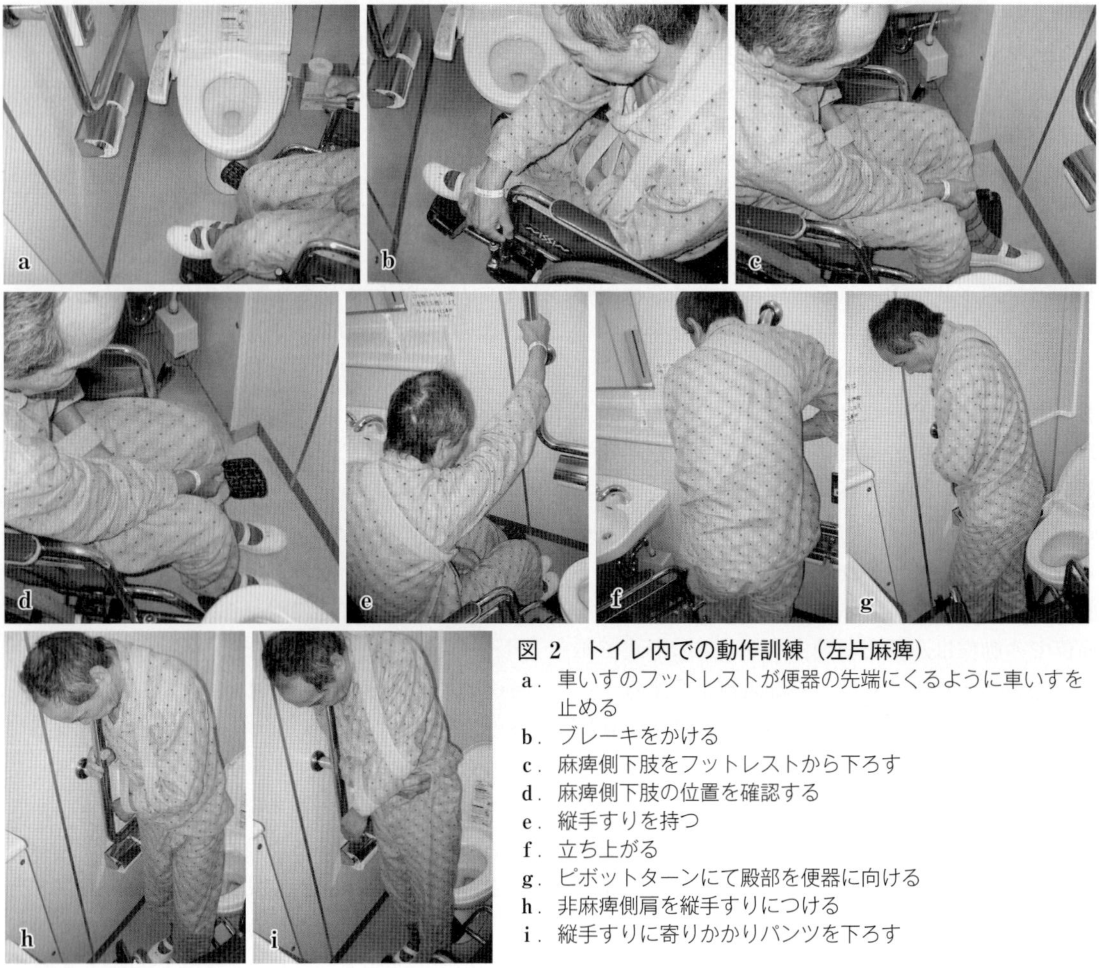

図2 トイレ内での動作訓練(左片麻痺)
a. 車いすのフットレストが便器の先端にくるように車いすを止める
b. ブレーキをかける
c. 麻痺側下肢をフットレストから下ろす
d. 麻痺側下肢の位置を確認する
e. 縦手すりを持つ
f. 立ち上がる
g. ピボットターンにて殿部を便器に向ける
h. 非麻痺側肩を縦手すりにつける
i. 縦手すりに寄りかかりパンツを下ろす

5. トイレ内での動作訓練

　基礎訓練中の傾倒の頻度が減少し,リハ室内でのパンツの上げ下ろし動作が見守りで可能となってきた段階で,トイレ内での動作訓練を並行して実施する.トイレ内での動作では,縦手すりに加えて手すりが設置されている壁も寄りかかりとして利用できる.ただし,立つ位置が壁に近すぎると,パンツ上げ下ろしのために非麻痺側上肢を操作した時,肘が壁にあたって麻痺側へ傾倒することがあるため,立つ位置に注意が必要である.患者の体格に合わせて最も安定する位置を個別に定めるが,非麻痺側肩と壁との距離は15 cm程度で動作が安定しやすい.

　立つ位置を決めるにあたり,車いすを止める位置を指導する必要がある.車いすが壁に近いと,立ち上がってパンツを下ろすために立位姿勢となった際,肘が壁にあたる.逆に車いすが壁から遠いと,立ち上がった後,壁側に横移動する必要がある.患者の体格および便器と壁との物理的距離に合わせて車いすを止める位置を個別に定めるべきであるが,車いすのフットレストが便器の先端にくる位置がおおまかな目安となる(図2a).また,感覚障害や注意障害,半側空間無視を伴っている場合は,立ち上がる際に麻痺側下肢がねじれていないか,適切な位置にあるか,患者とともに確認する(図2d).手すりを持って立ち上がった後(図2f)はピボットターンにて殿部を便器に向け(図2g),パンツを下ろす動作に移る(図2i).

トイレ内はリハ室と比べるとスペースが狭く，車いすを止める位置が限られる．また，手すりの太さや素材，壁の位置，照明の明るさなどの環境の違い，そして経験の少なさから，最初は移乗動作の自立度がリハ室内に比べて若干低下することが多い．したがって，移乗動作の自立度を維持するためには，車いすを止める位置がいっそう重要となるとともに，実際場面での繰り返し訓練が欠かせない．

6．パンツ上げ下ろし動作訓練の効果と自立を左右する因子

脳卒中片麻痺者50名を対象に，下肢Brunnstrom's recovery stage（BRS）別にパンツ上げ下ろし動作訓練の経過を分析し，その特徴と効果，自立を左右する因子〔説明変数は年齢，利き手，麻痺側，初回および最終評価時のBRS，初回および最終評価時の非麻痺側大腿四頭筋の徒手筋力検査（MMT：manual muscle testing），高次脳機能障害の有無〕を明らかにした．

その結果，高次脳機能障害を伴っておらず，非麻痺側大腿四頭筋の筋力低下がない場合，動作自立に至る期間は，初回評価時の下肢BRS Vでは1週，Ⅳでは2週，Ⅲでは3週，ⅡおよびⅠでは6～7週であった．初回評価時の下肢BRSと自立に至った期間には，$r = -0.619$（$p<0.01$）と負の相関を認め，回帰直線の近似式は $Y=47.1-8.0X$（Y：自立に至る期間，X：初回評価時の下肢BRS）で表された（図3）．つまり，初回評価時の下肢BRSが高いほど，動作の自立に至る期間は短いといえる．

また，脳卒中片麻痺者のパンツ上げ下ろし動作の自立を左右する因子はロジスティック回帰分析の結果，最終評価時の下肢BRSと高次脳機能障害の有無であった．優比はおのおの9.97，0.02であったことから最終評価時のBRSが1ランク上がるごとに動作が自立するオッズは約10倍になるといえる．また，高次脳機能障害を合併していると動作が自立するオッズは0.02倍つまり50分の1になるといえる．

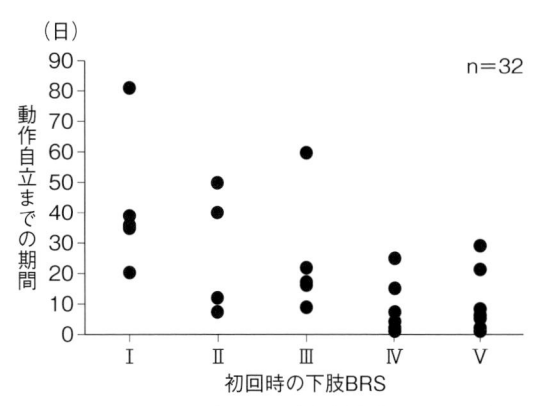

図3 パンツ上げ下ろし動作が自立に至った患者の初回時の下肢BRS（Brunnstrom's recovery stage）と動作自立までの期間の関係
数式：$Y=47.1-8.0X$
相関係数：$r=-0.619$（$p<0.01$）

本調査では高次脳機能障害の影響として，失語症のみを合併している症例は，最終評価時の下肢BRSがⅡ以下の場合では動作が監視以下にとどまった．これは手すりに寄りかかりながら麻痺側下肢の支持性低下を代償して動作するという新たな動作方法の習得には，正確な言語理解が必要であるため，フォローアップしえた期間内（最大81日）では効果に限界があったものと考えられる．また，注意障害を伴う症例は伴っていない症例に比べて動作自立までに約2倍の期間を要した．注意障害は残存する学習能力を阻害するため，縦手すりに寄りかかって片側の下肢に荷重しながらパンツを上げ下ろすという，これまでに経験のない新たな動作方法の学習に時間がかかったものと考えられる．注意障害の改善に伴い動作能力が向上したことから，訓練の経過で注意機能を随時把握しておくことが重要といえよう．

プッシャー症候群の存在は，症状の特性上直接的に立位保持や動作遂行を阻害するものであり，動作の獲得に時間がかかりやすい．プッシャー症候群と動作の獲得との関連については，後述に症例を呈示し考察を加えた．

ロジスティック回帰分析の結果は，有意水準を5％未満とした際の統計学的な結果であるため，

これにあてはまらない例も存在しうる．つまり，本調査の対象者の中にも最終評価時の下肢BRSがIの例や高次脳機能障害を合併している例でも自立に至った対象者が存在した．臨床においては，これらの結果は自立度を予測するうえでの指標となりうるが，全例に確実にあてはまるわけではないことに注意し，動作能力向上の可能性を模索していく必要があろう．

7．プッシャー症候群を呈した脳卒中片麻痺者の立位保持

　プッシャー症候群を呈した脳卒中片麻痺者のパンツ上げ下ろし動作には，1人が立位保持を介助し，もう1人がパンツを上げ下ろすという2人介助で行わざるをえないことが多い．したがって，パンツ上げ下ろし動作が自立する前段階として，患者が1人で立位保持できて，パンツの上げ下ろしは介助を受けるという1人介助の状態になることが当面の目標となる．

　プッシャー症候群を呈した脳卒中片麻痺者の有効な立位保持手段を検討する目的で，非麻痺側の横手すり把持，非麻痺側の縦手すり把持，非麻痺側の壁への寄りかかりの3条件による立位保持能力の差をシングルケースデザインにて比較した．

　その結果（図4），横手すり把持では立位保持そのものが困難であり，縦手すり把持でも立位保持可能な時があったものの水準は0，勾配も著変がなかった．一方，壁への寄りかかりでは介入後の勾配は5.7，水準は10と，ともにプラスに転じた．3条件の平均立位保持時間は横手すり把持が0秒，縦手すり把持が5.8秒，壁への寄りかかりが49.8秒であり，壁への寄りかかりが他の2条件に比べて有意に大きい値を示した（$p<0.01$）．なお，介入前後における上肢・手指・下肢の随意性はBRS I-I-IIと著変なく，プッシャー症候群の重症度もプッシャーチャートで6/6と最重度のままであった．つまり，プッシャー症候群の重症度が高く，かつ麻痺の程度に改善がなくても，壁への寄りかかり訓練を利用すれば介助者数を2人から1人にすることができ，トイレへの誘導がしやすくなるといえる．

排尿・便中および後始末の見守りは必要か—トイレ上での座位自立の条件

　トイレはきわめてプライベートな空間であり，排尿・便中は一人になりたい時間である．介助スタッフが異性の場合は，本人が「安心してトイレができない」と訴えることもある．

　本人がトイレ内で排尿・便中の見守りを必要としない能力，つまりトイレ上での座位が自立である条件は第1に静的な座位バランスが安定していることである．トイレ上に座ると後方へ傾倒し，タンクに背中がつく状態では見守りは外せない．また，トイレ上に座った直後は安定していても時間がたつと傾倒する場合もあるため，一定の時間見守り，評価することが必要である．

　第2に，動作が性急で落ち着いて行動できないというペーシングの障害がないことである．ペーシングの障害があると，座っているよう指導してもそのとおりにできず，一人で立ち上がろうとして転倒に至ることがあるため，常に見守りが必要である．

　第3に，病識が保たれていることである．自分の半身が麻痺しているという認識，前方や麻痺側に体重を移すと身体が傾斜してそのまま倒れてしまうという認識がなければ，当然ながら転倒に至る．病識の低下は軽度の意識障害や感覚障害，半側空間無視がある場合に出現しやすく，特に急性期では合併していることがしばしばある．口頭で質問すると，自身の麻痺や動作能力について正確に説明できても，実際の行為になると自身の能力以上の動作をすることがあるため，実際場面での評価が欠かせない．

　排尿・便後の後始末が自立するためには，前述の条件に加えて動的な座位バランス能力が安定している必要がある．温水洗浄便座を利用することもできるが，最後の乾燥ではトイレットペーパーで拭くことが多い．後始末の動作は前方から拭く

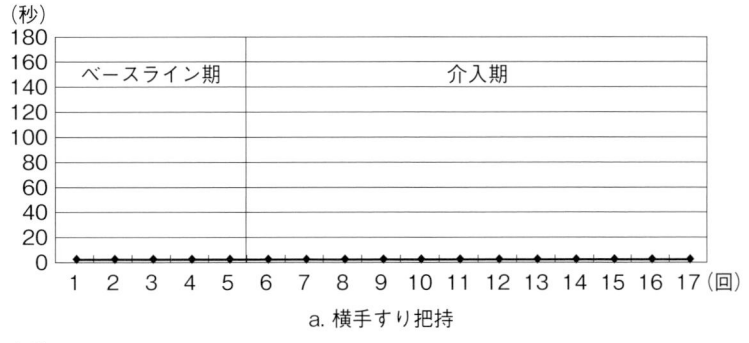

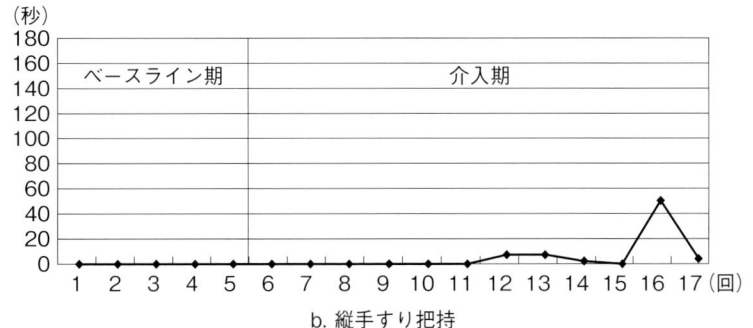

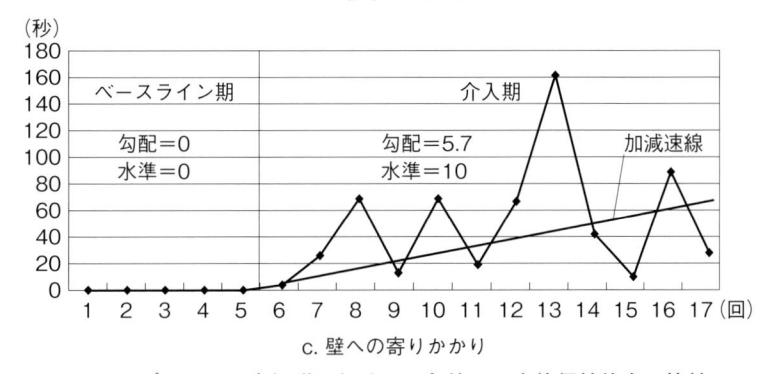

図4 プッシャー症候群における3条件での立位保持能力の比較

a. 横手すり把持

b. 縦手すり把持

c. 壁への寄りかかり

パターン，非麻痺側後方から拭くパターン，後方から拭くパターンの3つに大きく分類でき，病前行っていたパターンを考慮しながら選択する．

前方および後方から拭くパターンは，体重を前方へ移動させたまま姿勢を保持する必要があるが，側方への体重移動は必要ない．前方へ体重移動することによって麻痺側へ傾倒する場合は，より非麻痺側前方へ荷重するよう指導する．

非麻痺側後方から拭くパターンは，体重の前方移動とともに非麻痺側殿部を浮かせ，麻痺側殿部と麻痺側下肢で体重を支持しなければならないた

め，他の2つのパターンに比べて難易度が高い．したがって，まずはリハ室で基本的な座位バランス訓練を行う．麻痺側の坐骨へ体重移動しても容易に傾倒しなくなった段階で，例えば，殿部の下に敷いたお手玉を非麻痺側上肢で取り出すなどの後始末を想定した動作訓練を行う（図5）．麻痺側の坐骨に体重移動すると同時に，非麻痺側への体幹側屈を促し，動作の安定性を高めていく．

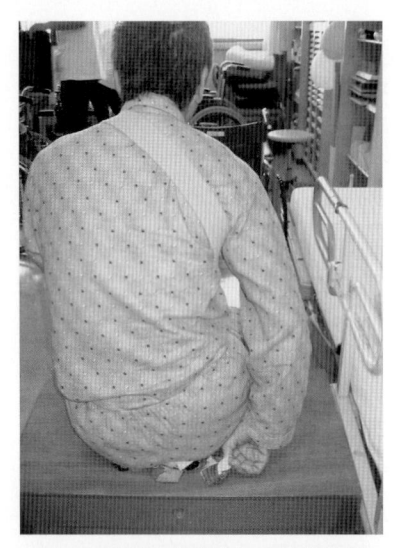

図5 後始末を想定した動作訓練
61歳，男性，右視床出血，左片麻痺，発症から2週，BRS（Brunnstrom's recovery stage）Ⅲ-Ⅲ-Ⅲ．殿部の下に敷いたお手玉を非麻痺側上肢で取り出す

急性期における尿失禁と排泄動作の自立度

急性期脳卒中片麻痺者75名（発症から作業療法開始まで中央値4日）を対象に，作業療法開始8週後の排泄動作の自立度とBarthel indexの推移を分析した．

その結果，トイレまでの移動も含めて排泄動作が自立する患者は，作業療法開始時のBarthel indexが平均53.7点と高く，かつ1週目で排泄動作が自立する傾向にあった．トイレへの移乗，パンツの上げ下ろし，後始末のいずれか一部に介助を要する患者は，作業療法開始時のBarthel indexが15.4点で，1週目に尿意がときどきあるレベルであった．排泄動作が全介助にとどまる患者は，作業療法開始時のBarthel indexが7.6点と低く，8週目も尿意はまったくなかった．

このデータの発症から作業療法開始までの期間は中央値4日であるため，少なくとも発症から2週以内に尿意が不正確ながらもあるかまったくないかで，8週後に排泄動作が一部介助となるか全介助となるか判断できる．急性期においては，意識障害や心不全によりイン・アウトバランスを評価しなければならない場合を除き，全身状態安定後に留置カテーテルを早期に抜去し，尿路感染を予防するとともに，排泄の時間誘導により尿意を促していく必要があろう．

一方，留置カテーテルを早期に抜去できたとしても，立位保持の介助量があまりにも大きければ，トイレを使用した排泄は，現実的に困難である．OTは早期に患者の立位介助量を軽減し，トイレへ誘導しやすくすることを念頭におくべきである．留置カテーテルの早期抜去と動作面からのアプローチは，結果として尿意を促通し，排泄動作の獲得につながっていくのである．

文献

1) 鴻真一郎，他：脳卒中片麻痺者が手すりを用いてズボンを上げ下げするための機能レベルと有効な手すりの位置の検討．作業療法 22：452-462, 2003
2) 後藤晃太朗，他：急性期脳卒中片麻痺者のズボン上げ下ろし動作における体幹機能の影響．共済医報（投稿中）
3) 鴻真一郎，他：脳卒中片麻痺患者における発症早期からのズボン上げ下ろし動作練習の経過．作業療法 28：167-177, 2009
4) 鴻真一郎，他：注意障害を呈した脳卒中片麻痺者のズボン上げ下ろし動作能力の推移．共済医報 55：145, 2006
5) 鴻真一郎，他：重度のPusher症候群を呈した脳卒中片麻痺患者における有効な立位保持手段の検討．日本作業療法学会抄録集 41：177, 2007
6) 白山真由子：排泄．生田宗博（編）：ADL作業療法の戦略・戦術・技術 第2版．三輪書店, 2005, pp 217-224
7) 鴻真一郎，他：脳血管障害患者の退院時トイレ動作自立度の予測因子と転帰．共済医報 54：42-45, 2005

〔鴻　真一郎〕

11 入浴

はじめに

　日常生活動作の中でも入浴動作は，片麻痺患者にとって裸体で，また滑りやすい状況下でさまざまな動作や姿勢を強いられる難易度の高い動作である．その中でも浴槽出入り動作は入浴が自立するか否かを決める動作の一つである[1,2]．

　浴槽出入り動作の方法や福祉用具の利用を含めた入浴環境の整備についてはいくつか報告されている[3〜5]．

　動作方法に関しては立位または端座位から非麻痺側下肢，麻痺側下肢の順にまたぐ方法が訓練場面では試みられている．従来の動作方法は濱ら[3]が座位での浴槽出入り動作を麻痺側独力型，非麻痺側利用型の2つに分類している．非麻痺側利用型とは非麻痺側上肢または下肢を利用して，麻痺側下肢をまたがせる方法である．非麻痺側利用型では非麻痺側殿部と非麻痺側下肢で座位バランスを保持するため，かなり高い非麻痺側機能を有していなければ動作の遂行が難しく，麻痺の軽いBrunnstrom recovery stage（BRS）Ⅴ・Ⅵの人は自立，中等度Ⅲ・Ⅳの人では見守り〜介助，麻痺の重いⅠ・Ⅱの人では介助となることが多かった．このように麻痺の軽い人は自立するが，重い人は自立しない例をわれわれも経験するところである．

　環境面に関しては浴槽ボードを浴槽の短辺に渡して浴槽の内側に座面を設けたり，浴槽縁と同じ高さのシャワーチェアーや入浴台を設置したりと，浴槽の外側に座面を確保する方法が一般的である[5]．

　しかし，臨床において福祉用具を利用した場合でも，従来の方法では多くの片麻痺患者で自立が困難であった．さらに在宅においては，久世ら[6]が自宅退院した片麻痺患者のうち浴槽出入りの際，なんらかの不便を感じている人の割合がもっとも高いことを報告している．

　浴槽出入り動作の制限は，人と入浴環境が相互に影響し合い，生じている．片麻痺患者が浴槽出入り動作を自立するためには，新たな福祉用具の開発を含めた環境面での整備と動作方法の開発が必要であると考えられる．井上ら[7]は脱衣場から洗い場が同一平面で，座位にてすべての入浴動作が可能となる座位移動型浴室を紹介している．浴室内移動や浴槽出入り動作が困難な重度の片麻痺患者でもこの浴室では入浴が可能となった．

　当院では生田ら[8]が考案した座位で麻痺側から先に浴槽に入る動作を片麻痺患者に指導している．また，自作のすのこスツールを使用した訓練を実践し，効果を上げている．この方法を用いることで重度片麻痺患者の浴槽出入り動作が可能になったので以下に述べる．なお，症例には本稿の趣旨を説明し，同意を得たうえで実施した．

入浴方法

　まずは訓練場面にて座位で麻痺側から先に浴槽に入る動作方法を十分に指導した後，実際場面での訓練へと移行した．入浴訓練を開始する基準は座位が安定し，座位横移動や靴・装具の着脱時も座位バランスが保持できるようになった状態とした．座位で麻痺側下肢から浴槽に入る動作と浴槽

内から立ち上がり，出る動作手順を以下に示す．

1．浴槽に入る
①浴槽側を麻痺側にして座位をとる．
②浴槽の縁上に麻痺側殿部がのるまで移動する．
③非麻痺側前方を向いた座位姿勢をとる．
④麻痺側下肢を非麻痺側下肢の上に足組みする．
⑤足組み位のまま非麻痺側殿部を中心に体を正面からやや麻痺側へ向ける．
⑥非麻痺側下肢上に組んだ麻痺側下肢を浴槽に入れる．
⑦座面上に非麻痺側手を置き，体重をのせながら非麻痺側下肢を伸展して浴槽の上にのせる．
⑧非麻痺側下肢を浴槽内に入れる．
⑨浴槽の縁に非麻痺側手を置き，非麻痺側下肢で主に体重を支持して浴槽内で立ち上がる．
⑩対側の横手すりを把持し，非麻痺側を軸に90°回転し，非麻痺側下肢で体重を支持しながら浴槽内に座り込む．

2．浴槽から出る
①浴槽内座位姿勢で非麻痺側股関節・膝関節を屈曲し，体幹に引き付ける．
②手すりを把持し，非麻痺側下肢で主に体重を支持しながら，体幹屈曲位で立ち上がる．
③非麻痺側下肢を重心とし，非麻痺側方向に90°回転する．
④シャワーチェアーの位置を確認し，横移動する．
⑤一歩下がり，股関節・膝関節屈曲位で後ろ向きにシャワーチェアーに座る．
⑥殿部を座面上のなるべく深い位置に直してから，非麻痺側上肢を座面後方につき，非麻痺側下肢を浴槽から出す．
⑦非麻痺側前方を向いた姿勢で，非麻痺側介助で麻痺側下肢を浴槽から出す．

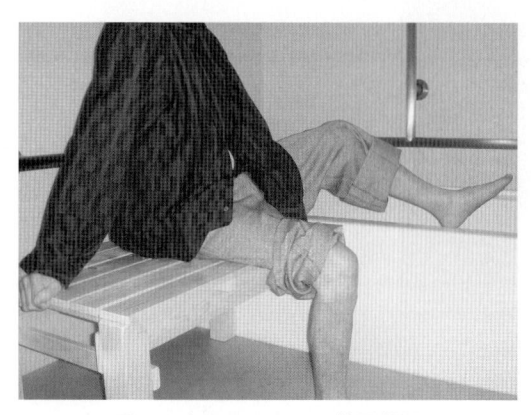

図1　すのこスツール使用場面

入浴環境

　訓練場面では家庭浴槽（150 cm×80 cm，半埋め込み式，浴槽縁高さ40 cm，側面に横手すり設置）を使用した．訓練場面では下肢挙上時の安定性を確保し，患者の不安感を軽減することを目的に，すのこを利用した自作のスツール（以下，すのこスツール；図1）を使用した．これは市販のすのこ（桧製840 mm×540 mm）を木製の角柱四本と角材で組み立て，長方形型の台にのせて固定したベンチ様の椅子である．すのこスツールは奥行き，座幅ともに市販のシャワーチェアー，入浴台よりも広く，奥行きは股関節外転・外旋・屈曲位および膝関節屈曲位で，下肢をすのこスツール上面に上げられる面積とした．座幅は座位での横移動の際など側方に加えて，後方にも非麻痺側手で身体を支えられるだけの十分なスペースを確保した．

　実際の入浴場面での訓練では，開始時はすのこスツールを使用し，シャワーチェアー使用へと段階づけが必要な場合や，はじめからシャワーチェアを使用する場合がある．患者が安楽に入浴動作を行えるよう福祉用具の検討が必要である．

入浴動作指導のポイント

1．浴槽移乗

1）麻痺側下肢を浴槽内に入れる際は手すりを使わず，座位バランスを強化

座位で麻痺側下肢を独力で浴槽縁まで上げる場合，手すりを把持することによる，つっぱり，引き込みによる筋緊張亢進を抑制することが大切である．つまり手すりを使用した場合，代償固定による全身の筋緊張亢進が生じ，下肢挙上が努力性となり，座位バランスが不安定となるためである．非麻痺側手に体重をのせ，座位を安定させた状態で麻痺側下肢を浴槽縁にのせる訓練が必要である．

2）麻痺側下肢の挙上が安定して可能な手段を検討

麻痺側下肢を浴槽内に入れる際，一度足を組んでから浴槽縁へ座位で横移動して入れるのか，浴槽縁に沿うように非麻痺側上肢介助で下肢を挙上して入れるのか，または独力で入れるのか検討を要する．座位バランスを保ちながら麻痺側下肢を持ち上げることができる方法を選択する．足を組めない場合や非麻痺側上肢のリーチに問題がある場合は，十分に浴槽縁まで近づき，非麻痺側重心で洗体用のタオルを麻痺側下肢の足関節に巻き付け，浴槽壁に沿うように持ち上げる方法も効果的である．

3）浴槽縁から立ち上がる際の麻痺側下肢の位置を確認

座位前方移動で浴槽内に入り込み，立ち上がる際，肩幅程度に麻痺側下肢を外転し，支持面を保つことが大切である．麻痺側下肢が内転したまま立ち上がることは転倒の危険が伴うため，浴槽内をのぞき込み，麻痺側足底の位置を確認する．

4）膝関節痛がある場合の浴槽内の座り込み

浴槽に対して横向きに座り込むか縦向きに座り込むかを検討する際は，膝関節痛の有無を事前に評価する必要がある．膝関節屈曲 90～100°程度で疼痛が生じる場合，訓練中は浴槽内台を使用し，疼痛を予防しながら，介助下で横向きに座り込む方法を選択する必要がある．

5）浴槽内から立ち上がる際は非麻痺側支持で行う

浴槽内で立ち上がる時に，麻痺側への傾倒を防ぐ必要がある．まず，浴槽内で非麻痺側下肢を十分に体幹に引き付ける．次に非麻痺側上肢で横手すりを把持し，麻痺側へつっぱるようにして非麻痺側殿部に重心を移動する．そして，非麻痺側上肢で上半身を引き付け，体幹を前屈しながら殿部から非麻痺側足底へと支持面を移して立ち上がる．実際の浴槽場面での訓練の際，立ち上がりに困難をきたす患者を多く経験する．訓練場面では，浮力が働かないため，介助下で訓練することを勧める．

6）シャワーチェアーに座る際は後方へ注意する

立ち上がり後，方向転換し，後ろ向きにシャワーチェアーに着座するため，シャワーチェアーの位置を一度確認するよう指導が必要である．その際，転倒しないように麻痺側下肢を肩幅程度まで外転し，股関節・膝関節屈曲位で着座する．

2．衣服を脱ぐ

転倒の危険を少なくするため，1回の立位で，ズボンとパンツを膝まで下ろしてから，椅子に座って脱ぐ．

3．衣服を着る

体の水分をしっかり拭き，下着が絡まることを防ぐ．脱ぐ動作同様に，座位でズボンに足を通し膝まで上げ，1回の立位で着る．

4．浴室内移動

入浴訓練開始時，装具を外した素足での歩行が可能かどうか検討する．浴室内の移動は転倒のリスクが非常に高いため，事前に訓練室などで訓練してから行う必要がある．歩行が困難な場合や，まだ素足での歩行が安定していない場合は，シャワーキャリーを使用する．BRS Ⅲ以下で足関節の背屈が十分にできない人や，痙性が高く足指屈曲，足関節内反する人は特に転倒に注意が必要で

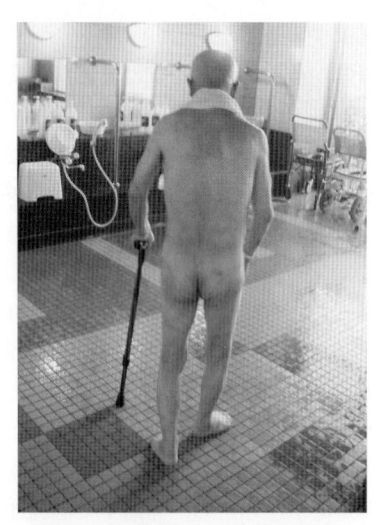

図2 T字杖での浴室内移動
場面（BRS 下肢Ⅳ）

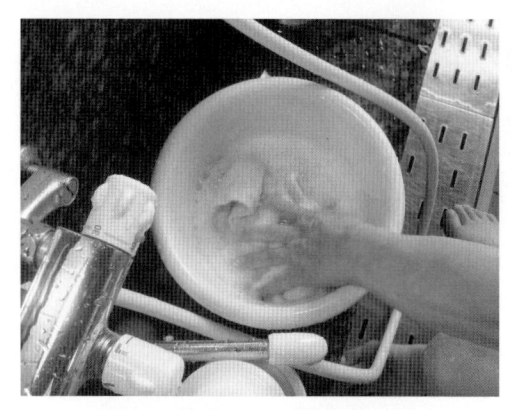

図3 ボディソープを泡立てる

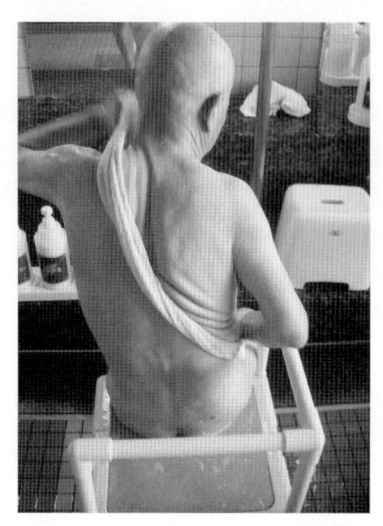

図4 ループ付きタオルの使用場面

ある．浴室内歩行開始時は四点杖から開始し，T字杖へ段階づけるなど安定した歩行獲得を目指す（図2）．在宅では脱衣場から洗い場への安定した移動が必要となる．環境に限界があるため，歩行補助具を使用した移動に加えて，手すりを使用した伝い歩きを検討する必要がある．立位での移動が困難な場合は環境調整を行い，座位移動や移乗動作のみで行えるかどうかを検討する．

5．洗 体

ボディソープを泡立てる際は，少量のお湯の入った洗面器に直接入れて泡立てる．そこにタオルをつけて使用する（図3）．

背中，非麻痺側上肢を洗う際は，ループ付きのタオルを用意する．ループの付いた側に麻痺側手を通してからループを握るか，または母指と示指の間に引っ掛けるようにする（図4）．握れない場合は麻痺側殿部の下にループの付いた側を敷いて固定しておき，もう一方の端を非麻痺側手で持って使用する．また，殿部と非麻痺側で持った端をピンと張るようにして，タオルを非麻痺側の肩や腕に当て，あるいはわき下を通すようにすれば，ほぼ不可能といわれていた非麻痺側の上肢，わき下，体側をこすることも可能である．麻痺側上肢を洗う際は，大腿部にタオルを置き，手指，前腕をこする．またはタオルを輪にして持ち，腕を通し，上下に回すことで上腕を洗うことも可能である．

殿部を洗う際は転倒に注意が必要である．座位では体幹の回旋と麻痺側殿部へリーチが必要であり，非麻痺側殿部で座位バランスをとり，麻痺側へリーチした際の転倒を防ぐ必要がある．立位では立ち上がる前に足元にせっけんがついていないか確認する．また，手すりや壁などで支持する際は，手についた泡を十分に落としてから行うように指示し，退院までに習慣化するように繰り返し指導する（図5）．

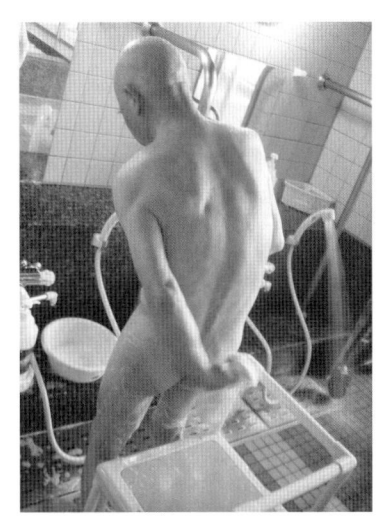

図5 立位で殿部を洗う場面

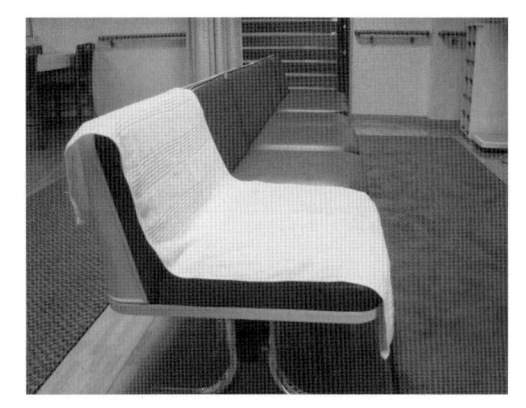

図6 バスタオルの置き方

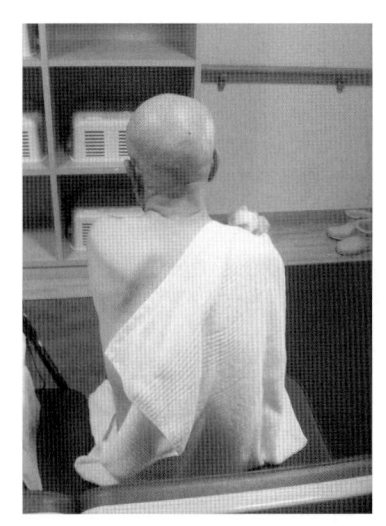

図7 背中を拭く場面

6. 体拭き

椅子の上にバスタオルの半分を置いて後ろを半分垂らし，殿部と背中を拭く（図6，7）．椅子に座る際は，椅子の奥までしっかりと座るように指導する．また，足の裏が濡れていると滑ることもあるため，足拭きマットなどの利用も有効である．

安全な入浴のための諸注意

①急激な温度変化を避けるため，入浴前に脱衣場，浴室内の温度を適切にする．特に冬季は脱衣場をヒーターで暖めておくことや，浴室内には事前にシャワーで温水を流し，蒸気で温めておくことが必要である．
②高温浴にならないように41℃以下の適切な湯温に調整しておく．
③浴槽に入る前に四肢末梢，下半身，次いで上半身にもかけ湯をして湯温に慣らしていくように指導する．
④一気に静水圧の影響が大きい，全身浴とならないように半身浴から全身浴へ慣らしていくように指導する．
⑤浴槽から出る際の血圧低下に注意し，出浴時は手すりなどを利用し，ゆっくりと立位をとるように指導する．

症例

63歳，男性．左脳梗塞．MRI所見で左内包後脚に高信号域がある．発症後2日より作業療法を開始した．作業療法初期評価では右同名半盲あり，右側の視覚刺激に対する反応が遅延していた．さらに失語症があり，理解は短文レベル，表出は単語レベルであった．BRSは右上肢Ⅱ，手指Ⅱ，下肢Ⅱ，感覚は表在・深部感覚が鈍磨，徒手筋力検査（MMT：manual muscle testing）は左上肢4，下肢4であった．端座位は麻痺側へ傾き，座位保持は要介助であった．移乗は麻痺側への動揺があり，非麻痺側支持へ介助誘導が必要であった．

表1 浴槽移乗介助量と機能的自立度評価表（FIM）浴槽移乗スコアの変化

項目＼作業療法回数	1	2	3	4	5	6	7	8	9	10	11	12	13	14	15
浴槽出入り	×	×	×	×	×	△	△	△	△	△	○	○	○	○	○
浴槽内座り込み	×	×	×	×	×	×	△	△	△	△	○	○	○	○	○
浴槽内立ち上がり	×	×	×	×	×	×	×	×	×	×	△	△	△	△	○
FIM浴槽移乗	3	3	3	3	3	4	4	4	4	4	5	5	5	5	6

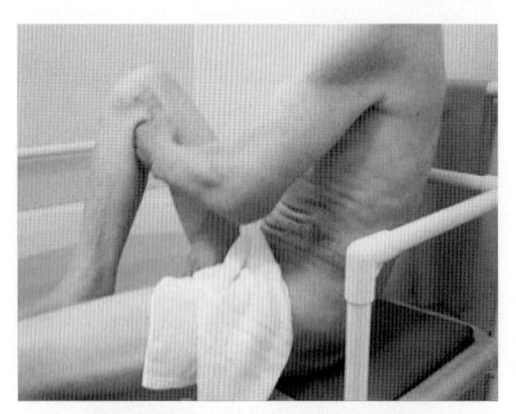

×＝介助，△＝見守り〜口頭指示，○＝自立

図8 非麻痺側上肢で麻痺側下肢を持ち上げ，浴槽内へ入れる

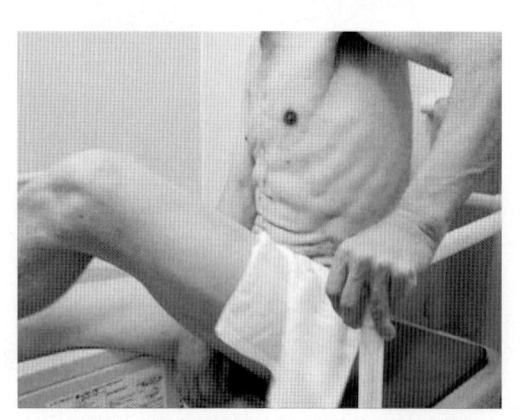

図9 非麻痺側下肢を浴槽内へ入れる

ADLは機能的自立度評価表（FIM：functional independence measure）39点であった．

1．経　過

作業療法開始2カ月は歩行，非麻痺側支持での移乗，排泄，靴・装具着脱訓練などを実施した．動的座位バランスが安定し，靴・装具着脱が見守りで可能になったころ（作業療法開始約3カ月）より，入浴訓練を追加した．模擬入浴場面で評価した結果，従来の非麻痺側下肢から浴槽に入る動作では麻痺側下肢を非麻痺側上肢で持ち上げる際，非麻痺側で十分に支持できず，麻痺側へ転倒する危険があり，困難であった．しかし，麻痺側下肢から浴槽に入る動作では麻痺側へ大きくバランスを崩すことはなく，患者からは「このほうが入りやすい」との発言があった．動作手順を指導後，自宅入浴が見守りで浴槽移乗が可能となることを目標に，実際の入浴場面にてシャワーチェアー座位で麻痺側下肢から浴槽に入る動作の訓練を開始した．シャワーチェアーの設置位置は着座時に麻痺側下肢が浴槽側を向くように浴槽に対して右側に設置した．**表1**に浴槽出入り，浴槽内座り込み，浴槽内立ち上がりの訓練経過とFIM浴槽移乗スコアの変化を示す．初回から5回目までは全項目に介助を必要とした．6回目より浴槽出入りが見守りから口頭指示で可能となった．11回目より浴槽出入り，座り込みが自立となった．最終的に15回目で浴槽内立ち上がり動作が自立となり，FIM浴槽移乗スコアは6点へと改善した．**図8〜14**に実際の家庭浴槽での訓練場面の様子を示す．

2．結　果

合計15回（週2回，8週間）の実際場面での訓練の結果，浴槽出入り動作，浴槽内座り込み動作，立ち上がり動作が可能となった．

FIM浴槽移乗は3点から6点へと改善した．

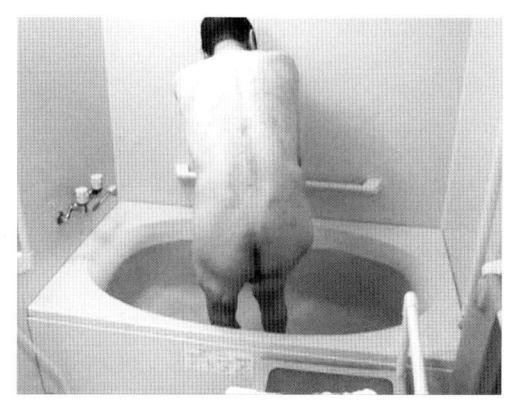

図 10　浴槽内へ移動する

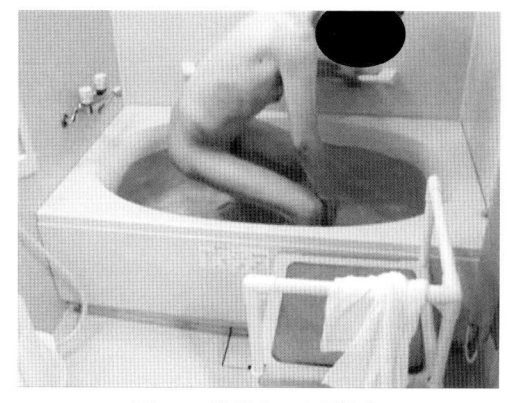

図 11　浴槽内へ座り込む

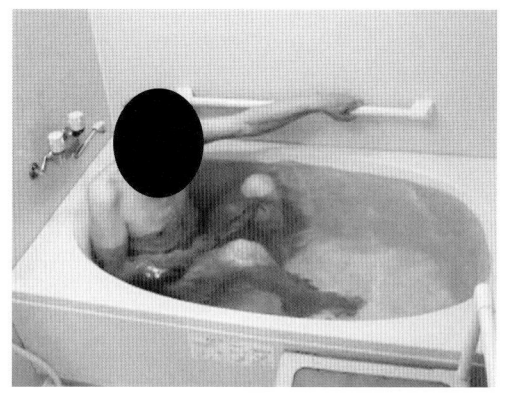

図 12　浴槽内からの立ち上がり準備

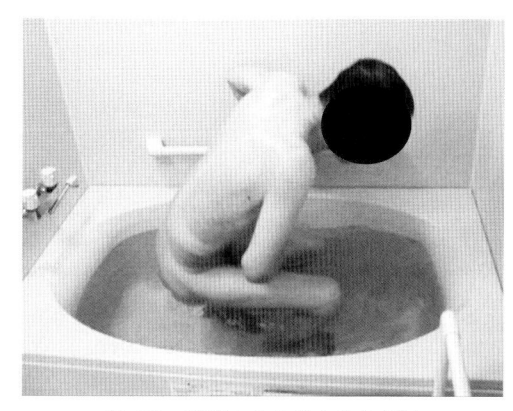

図 13　浴槽内からの立ち上がり

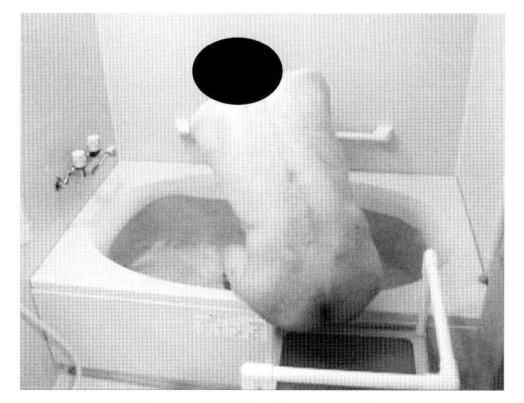

図 14　浴槽内から外へ出る

実際の訓練結果

　浴槽移乗動作になんらかの介助を要する片麻痺患者32名（右片麻痺15名，左片麻痺16名，両側片麻痺1名）．男25名，女7名．平均年齢69.3±9.1歳を対象とし，座位で麻痺側下肢から浴槽に入る動作を指導した結果を示す（**表2**）．訓練期間，環境面で個々に差がみられたが，訓練開始時と退院時の比較で32名中14名がFIM浴槽移乗スコア6～7で自立域へ改善を示した．

表 2 基本情報と機能的自立度評価表（FIM）浴槽移乗スコアの変化

No.	年齢	性別	疾患	障害名	麻痺側	BRS (U/E-F/E-L/E)	FIM浴槽移乗 開始時	退院時
1	68	男	脳幹梗塞	左片麻痺	左	3-3-3	4	5
2	51	男	視床出血	右片麻痺, 協調運動障害	右	5-5-4	4	5
3	63	男	脳梗塞	右片麻痺	右	2-2-3	4	5
4	64	男	放線冠梗塞	右片麻痺	右	2-2-3	3	5
5	64	男	視床出血	右片麻痺, 感覚障害	右	2-2-2	3	5
6	66	女	視床出血	左片麻痺, 感覚障害	左	4-5-4	3	5
7	68	男	橋梗塞	左片麻痺	左	4-5-4	4	5
8	80	男	放線冠梗塞	右片麻痺	右	3-3-3	3	5
9	62	男	脳出血	左片麻痺	左	4-4-4	3	5
10	82	男	脳皮質下出血	右片麻痺	右	4-4-5	4	6
11	75	男	左脳梗塞	右片麻痺	右	2-2-3	4	6
12	78	女	左脳梗塞	右片麻痺	右	5-5-5	4	6
13	67	男	左橋梗塞	右片麻痺	右	3-4-4	4	5
14	74	女	小窩性梗塞	右片麻痺	右	5-5-5	4	6
15	66	男	視床出血	左片麻痺, 感覚障害	左	6-6-6	4	7
16	54	女	脳出血	右片麻痺	右	3-2-3	4	7
17	84	女	脳梗塞	左片麻痺	左	2-2-2	3	4
18	64	女	脳梗塞	左片麻痺	左	5-5-5	4	7
19	80	男	脳出血	右片麻痺	右	5-5-3	3	5
20	81	男	脳梗塞	左片麻痺	左	4-3-4	3	5
21	89	男	脳幹梗塞	右片麻痺, 認知症	右	5-5-5	5	5
22	82	男	脳梗塞	左片麻痺, 左半側無視	左	4-5-3	4	5
23	71	男	視床出血	右片麻痺, 重度感覚障害	右	3-4-3	2	4
24	65	女	被殻出血	左片麻痺, 左半側無視, 感覚障害	左	4-5-5	3	6
25	64	男	心原性脳塞栓症	左片麻痺, 左半側無視, 失語症	左	2-2-2	3	6
26	63	男	左視床出血, 右被殻出血	両片麻痺	両側	右5-5-5 左4-4-5	3	6
27	53	男	放線冠梗塞	左片麻痺	左	3-3-3	4	6
28	63	男	内包梗塞	右片麻痺	右	2-2-3	3	6
29	68	男	被殻出血	右片麻痺	右	2-2-4	3	6
30	70	男	心原性脳塞栓症	左片麻痺, 注意障害, 左半側無視	左	2-2-3	3	3
31	69	男	脳梗塞	左片麻痺, 注意障害, 左半側無視	左	4-4-3	4	6
32	70	男	心原性脳塞栓症	左片麻痺, 注意障害, 左半側無視	左	2-1-3	3	4

文献

1) 鈴木康子, 他：脳卒中麻痺者を対象とした入浴指導に関する調査. 埼玉作業療法研究 **2**：41-48, 2001
2) 小林直人, 他：浴室シミュレーターを使用した入浴動作訓練について. 埼玉圏央リハビリテーション研究会雑誌 **5**：37-39, 2005
3) 濱 昌代, 他：脳卒中片麻痺者の入浴動作と障害の程度との関係. 作業療法 **23**：45-54, 2004
4) 村上重紀：排泄・整容, 更衣・入浴. OTジャーナル **30**：895-899, 1996
5) 酒井広勝, 他：入浴での姿勢保持・移動・運搬・操作. OTジャーナル **32**：265-270, 1998
6) 久世昭宏, 他：在宅での入浴状況について―外来片麻痺患者アンケート調査より. 作業療法 **23**：496, 2004
7) 井上 良, 他：座位移動浴室の紹介と使用状況報告. 作業療法 **15**：49-56, 1996
8) 生田宗博：片麻―能力回復と自立達成の技術. 三輪書店, 2008, pp 222-233

〔山崎 卓礼〕

12 外出

はじめに

 外出は,外の世界と関わることである.外に出かけることのもつ意味は人それぞれである.外とは「地域」であり,外出することが「地域社会」との関わりになり,生きる原動力にもなりうる.障害を負い,一度は地域と隔絶された生活から,再び地域とのつながりをもつための第一歩として,外出能力の獲得は必要不可欠な支援といえる.本稿では,実際の事例を踏まえて,外出支援のあり方について紹介する.

外出支援の方法

1. 外出支援の流れ

 外出にはその目的や方法に合わせて,さまざまな種類がある.また対象者の外出に対するニーズもさまざまであり,実際に外出支援を行うにあたり,本人の能力とニーズに沿った目標設定と,支援方法の選択・段階づけが必要となる.

1)評価段階での支援

 外出支援のおおまかな流れは,図1の形で実施される.評価段階では,まず外出ニーズ調査(表1)を実施し,その中で現段階における対象者のニーズの整理を行う.そして,作業療法評価を実施したうえで,国際生活機能分類(ICF:international classification of functioning, disability and health)の枠組みの中で整理し,外出の視点で対象者の全体像をまとめていく(図2).また,それらの評価とともに現在までの外出状況の確認も合わせて行う.

 事前の評価を行ったうえで,実際に外出評価を行う.外出評価における外出方法(外出目的,行き先,人数,移動手段)やその際の支援者の介入度合い(見守り,部分介助,全介助)は,評価結果における対象者の能力とニーズに沿った内容で検討し,対象者とオリエンテーションしたうえで決定して実施することが望ましい.実際に外出評価を行う際には,事前にそれぞれの外出内容に評価項目を合わせた外出評価表(表2)を作成する.既存の評価表を使用するよりは,対象者の状態や外出内容に合わせて行程を分析し,評価項目を支援者側で検討して作り直しながら使用するほうが,より詳細で的確な評価となる.また,許可を得たうえで外出状況をビデオ撮影などで記録しておくと,その後のフィードバックの際に対象者・支援者ともに振り返りやすくなる.

2)検討段階での支援

 外出評価実施後に支援者とともに対象者自らが自己評価し,互いにフィードバックする機会を設けることも重要である.対象者の自己評価と支援者側の評価結果に差が出てくる場合も多く,対象者の自己能力に対する認識力,客観的に捉える能力を知り,その後の支援に活かすことができる.そして,評価結果と対象者のニーズとのすり合わせを行い,支援方法と目標を決定する.支援方法の決定の際には,外出評価表(表2)における訓練法判定を利用すると整理しやすい.その上で再度対象者とオリエンテーションを行い,外出支援の全体の流れと今回の目標を確認し,了承を得たうえで支援を進める.

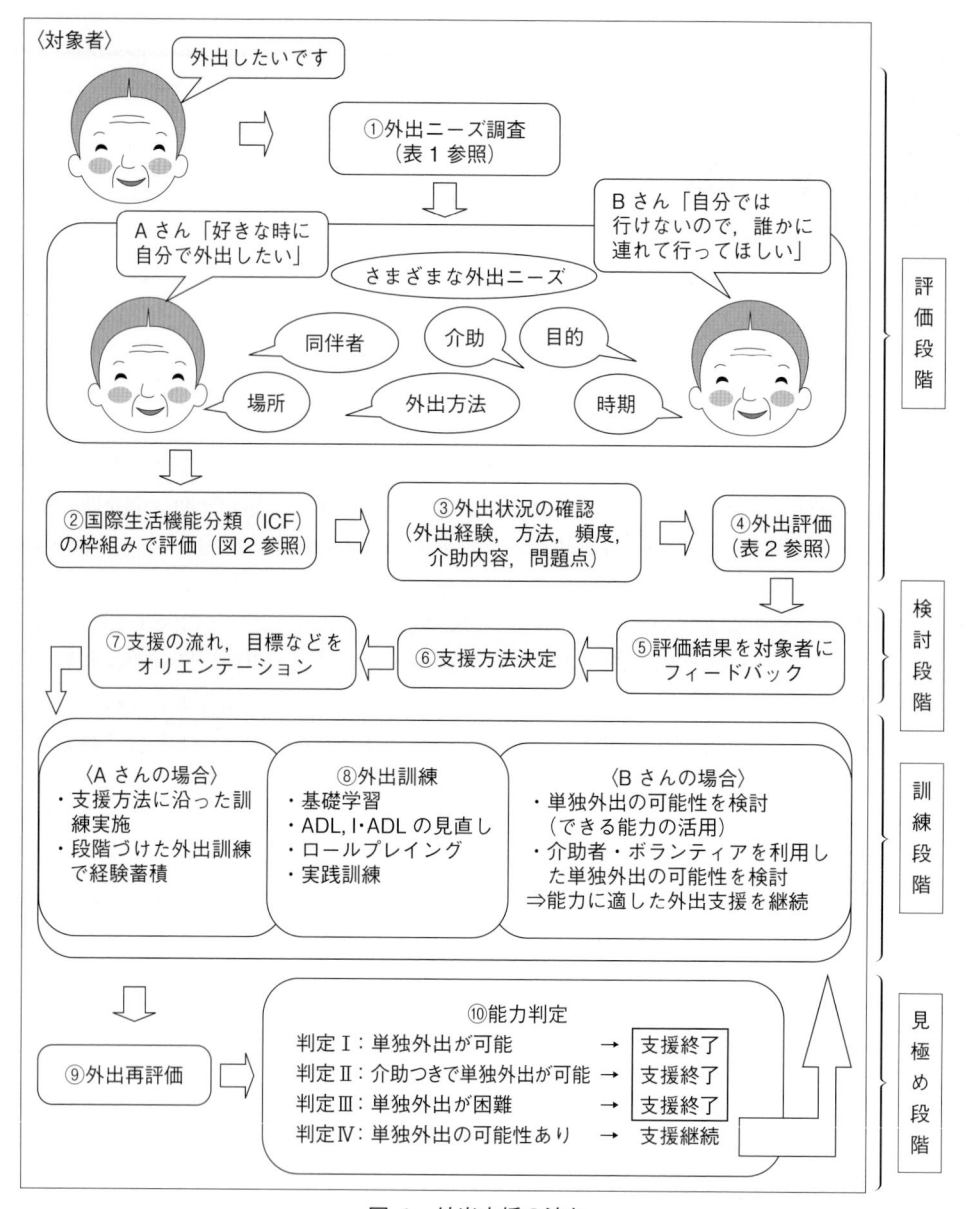

図 1 外出支援の流れ

3）訓練段階での支援

外出訓練は，制度の利用や外出マナー，情報収集方法などの基礎学習を行う支援や，身の回りの準備や金銭管理など ADL, I・ADL 内容の見直しを行う支援，買い物の方法や介助依頼・緊急時の対応方法について実際の場面を想定して訓練する支援，慣れない場所や障害がある場所での移動に対する実践訓練の支援など，さまざまである．よって，対象者の整理された課題に合わせて他職種と連携し，共有できる課題に対して支援方法を決定し，統一して支援することで，実際の外出でより有効に用いることのできる能力の獲得に結びつける．

4）見極め段階での支援

外出訓練を一通り実施した後，おのおのの習得状況を確認するため，外出の再評価を行う．その

表 1 外出ニーズ調査

　　　　　　　　　　様　調査日：　　年　　月　　日　　調査者：

＜外出ニーズ＞
□外出ニーズがある　　□訴えはないが，潜在的に外出ニーズがある
□外出ニーズはないが，余暇的外出が必要と思われる　　□その他（　　　　　　）

＜外出目的＞
□買い物　□整容　□病院　□金融機関　□冠婚葬祭　□余暇（　　　）□その他（　　）

＜外出目標＞
□単独外出　□複数外出　□介助者を伴った外出　□その他（　　　　　　　　　）

＜希望する外出時期＞
□すぐに（　　　　まで に）　□いつでもよい（　　　　までに）　□その他（　　　　）

＜希望する外出頻度＞
□希望する時に　□毎日　□週に1回　□月に1回　□その他（　　　　　　　　　）

＜希望する具体的な外出先＞
□（　　　　　　　　　）　□どこでもよい　　□わからない

＜外出を希望する理由＞
□用事がある　□たまに外に出たい　□ひまだから　□自由に外出したい
□その他（　　　　　　　　　　　　　　　　　　　　　　　）

＜希望する同伴者＞
□なし　□介助者　□家族　□ボランティア　□その他（　　　　　　　　　　）

＜希望する外出方法＞
□自分の行きたい所へ出かけたい　　□介助者におまかせ　　□仲間と一緒に出かけたい
□その他（　　　　　　　　　）

＜移動方法＞
□独歩　□杖歩行　□車いす　□電動車いす　□その他（　　　　　　　　　　）

＜目的地までの移動手段＞
□公共交通機関（　　　　　　　）　□非公共交通機関（　　　　　　　　）
□自力（独歩，杖歩行，車いす，電動車いす）　□輸送サービス
□その他（　　　　　　　　　）

＜外出にかけてもよい金額＞
□1万円未満　□1～2万円　□2～3万円　□3万円以上　□その他（　　　　　　）

＜外出人数＞
□単独希望　□集団希望（　　　　　　　　　）

＜希望する介助内容＞
□排泄　□移動　□食事　□買い物　□コミュニケーション　□その他（　　　　　）

際の外出方法は，検討・訓練段階を経て対象者により適した方法で行うことが望ましい．また，初回の外出評価と同じ評価表を使用すると変化が捉えやすく，自己評価も再度合わせて対象者に実施してもらうことで，対象者自身の支援内容に対する満足度や達成度も把握できる．そして，その能力判定によって，目標を達成していた場合は支援終了となる．目標を達成していない場合は，目標や外出方法を変更したうえで外出の自立の可能性があれば外出訓練に戻り，支援が継続となる．その後，介助者の支援を活用したうえでの部分的自立や全介助での外出が適当と判断された場合，または対象者自身が終了すると判断した場合は支援終了となる．しかし，外出が自立とならなかった場合でも，対象者の外出ニーズに対して他職種と連携し，外出に関して，できる部分を活かした支援を継続していく必要がある．

2．外出支援の種類と考え方

外出支援には，おおまかに分けて3種類ある（表

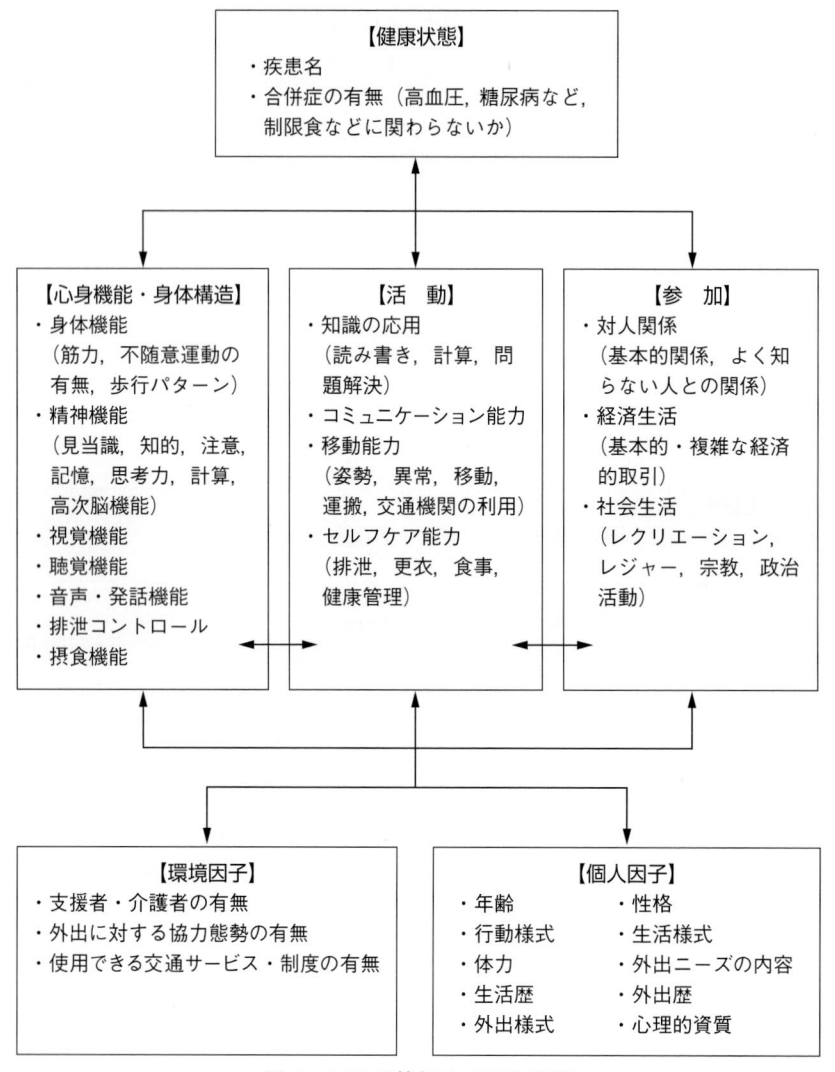

図 2 ICFの枠組みでみる外出

【健康状態】
・疾患名
・合併症の有無（高血圧，糖尿病など，制限食などに関わらないか）

【心身機能・身体構造】
・身体機能（筋力，不随意運動の有無，歩行パターン）
・精神機能（見当識，知的，注意，記憶，思考力，計算，高次脳機能）
・視覚機能
・聴覚機能
・音声・発話機能
・排泄コントロール
・摂食機能

【活動】
・知識の応用（読み書き，計算，問題解決）
・コミュニケーション能力
・移動能力（姿勢，異常，移動，運搬，交通機関の利用）
・セルフケア能力（排泄，更衣，食事，健康管理）

【参加】
・対人関係（基本的関係，よく知らない人との関係）
・経済生活（基本的・複雑な経済的取引）
・社会生活（レクリエーション，レジャー，宗教，政治活動）

【環境因子】
・支援者・介護者の有無
・外出に対する協力態勢の有無
・使用できる交通サービス・制度の有無

【個人因子】
・年齢　　・性格
・行動様式　・生活様式
・体力　　・外出ニーズの内容
・生活歴　・外出歴
・外出様式　・心理的資質

3）．外出が主目的の支援の場合は，前述のような外出支援の流れに沿って行う．余暇外出支援や活動参加の一部に含まれる外出支援の場合には，支援の主目的は外出とは別にあるため，支援者側が各活動の中に含まれる「外出」に対して単なる移動と考えず，意識的に「外出支援」として取り組むことが必要となってくる．

そこで，余暇外出支援や活動参加外出支援の場合においても，これから述べる外出訓練の各項目を支援しながら進めていくことが重要である．そして，外出支援に限らずADL，I・ADL全般にお

いてどのような支援に関わる中でも，支援者の方法しだいで外出支援を組み込むことは可能である．そのように日々のさまざまな支援の中でも外出を一つの支援として積極的に取り入れていくことが望ましい．

3．外出訓練の各項目
1）身の回りの準備

準備する持ち物や出発前の身支度などについては個別性が高いため，担当の介護職員や看護師などの他職種と連携して行うと必要な情報が得られ

表 2 外出評価表の例：バスを使用した場合 （文献1）より改変引用）

<支援者用外出評価表>　　　　　様　評価日：　年　月　日　評価者：

	障害判定				訓練法判定					
	3	2	1	0	練習	基礎学習	用具	他者依頼	不要	不可
身の回りの準備	・	・	・	・						
情報収集	・	・	・	・						
制度の利用	・	・	・	・						
乗車券の買い方	・	・	・	・						
バス停までの移動	・	・	・	・						
乗り降り	・	・	・	・						
車内での移動	・	・	・	・						
乗車マナー	・	・	・	・						
介助の依頼	・	・	・	・						
目的地・経路	・	・	・	・						
金銭管理	・	・	・	・						
緊急時の対応	・	・	・	・						
その他（　　）	・	・	・	・						

障害判定・・・3：自立　2：限定自立　1：部分介助　0：全介助

<自己評価表>　　　　　様　評価日：　年　月　日

	できる				できない
	5	4	3	2	1
身の回りの準備					
情報収集					
制度の利用					
乗車券の買い方					
バス停までの移動					
乗り降り					
車内での移動					
乗車マナー					
介助の依頼					
目的地・経路					
金銭管理					
緊急時の対応					
その他（　　）					
	良い		普通		悪い
援助の満足度					
目標の達成度					

<課題の整理>　　　　　　　<目標設定>

表 3　外出支援の分類

分類	内容	支援例
①外出支援	外出を希望する対象者に対して，外出の自立，外出能力の向上を主目的に行う支援	単独外出，グループ外出，ボランティア利用外出，バス外出，タクシー外出，輸送サービス利用外出など
②余暇外出支援	外出に介助が必要であるが，外出する機会が少なく，余暇的に外出支援が必要な対象者に対して行う支援	買い物，食事，美容院，美術館，水族館，レジャー，地域行事（祭り，運動会，学校行事）など
③活動参加外出支援	他活動への参加に含まれる形で外出支援を行う支援	各種大会参加，各活動参加の一環（活動場所への移動，材料購入，作品展示，演奏会），講演活動，機能訓練など

やすい．そのためグループワークでの外出支援の場合には，支援の運営自体を他職種と協業して行うことが求められる．実際には対象者ごとの持ち物リストや事前準備項目リストなどを作成すると，その後の支援も統一して行えるので，円滑に進みやすくなる．

2）情報収集

外出に関する情報収集や制度の利用は，継続的に外出できている人，単独外出できている人から体験や方法，実際に利用している制度などを情報収集することが最も近道である．目的地や経路探索も，決まった行き先への移動の場合は，使用する交通手段とその後の移動内容により事前に調べることができる．利用できる制度（ボランティア移送サービス，福祉用具，移動支援事業，福祉タクシー利用助成，運賃割引など）に関しては各市町村や交通会社へ問い合わせて確認することができる．

3）交通機関の利用

交通バリアフリー法によると，公共交通機関とは「鉄道，軌道，乗合バス，タクシー，旅客船，航空事業」などのことを指し，非公共交通機関とは「自家用車，チャーター車」などのことを指す．外出手段としてどの交通機関を選択するかは，費用と利便性を比較検討して決定する必要がある．また，対象者の外出能力と各交通機関を使用する際に必要となる能力とのすり合わせや，使用する福祉用具と交通機関のバリアフリー状況などに応じた交通機関の選択も重要である．電動車いすや車いすは，事前に利用を予定している交通機関に乗車できるかどうか確認が必要である．例えば，電動車いすなど車体サイズが大きい場合は，乗車できる大きさかどうかを事前に測定し確認しておく必要がある．

4）移動

独歩，杖歩行，車いすなどで自力移動する場合は，まず移動耐久性の検討を行う．外出時に想定される移動時間が体力的に困難と評価されれば，車いす使用への変更や介助移動も選択肢に入れる必要が出てくる．また，慣れない場所での移動の場合は，高次脳機能や注意機能など精神機能面の影響も出現しやすいため，日常や訓練上での移動状況を随時評価しながら課題を整理し，外出時の移動方法を検討・選択することが必要である．

5）介助の依頼

病院や施設内で職員に対して介助依頼をすることと，外に出て，見ず知らずの人に依頼することは，心理的に大きな壁があることが想定される．実際の外出評価の際，常に支援者を探すなど依存が強い場合や，外部の人に依頼できなかった場合は，外出訓練の中で，介助が必要となる場面の想定と介助依頼方法の練習を模擬的に行うことで，依存心や依頼に対する苦手な感覚を薄らげ，自信をつけていくことができる．また，実際の外出練習を重ねる中で，支援者の付き添いでの依頼から見守り，自立へと段階づけて介助依頼方法を学習する支援も有効である．

6）金銭管理

外出支援には金銭の使用も含まれ，そのため事前に対象者の日々の金銭の使用状況把握（管理方法と介助量，浪費の有無，計算能力など）が必要となってくる．定額を自己管理している場合は，外出時の特別な経費に関しては家族や職員などの管理者の了解が必要なこともある．自己管理がまったくされていない場合は，対象者の金銭管理能力を情報収集・評価したうえで，金銭管理能力があると判断されれば，少額から段階づけた金銭管理支援を外出支援と合わせて他職種と協業で始めていく必要も出てくる．

品物の購入にあたって，特に食品の場合は疾病の自己管理ができているかなど，健康管理能力も含まれてくる．そのため日ごろの間食状況や売店での購入状況や外出時の買い物状況などについて，対象者の能力と支援状況を他職種から情報収集をしたうえで支援することが重要である．

7）緊急時の対応

突発的に起こる問題は，大なり小なりさまざまあるが，認知機能や状況判断，問題解決能力，見通しをもった的確な行動などの視点から対象者の対応能力を評価する必要がある．対策としては，事前に緊急時の対応マニュアルを作成し，連絡先をみえやすい場所に貼っておくなど工夫することができる．また，あらかじめ想定できる緊急的な課題については，実際の状況をシミュレーションし，重ねることで模擬体験練習をすることもできる．

8）その他

その他の項目としては，外出時のマナーや時間管理，交通ルールの把握など，事前には想定していなかった多種多様な課題が，実際の外出評価を行った後に表面化してくるものである．よって，外出評価後の支援時に各課題についてフィードバックし，個々の課題と対象者の能力に沿った支援を行っていく必要がある．

実際の外出支援について

外出支援形態としては，グループ支援と個別支援の2種類がある．それぞれに特徴があるため（表4），対象者に合わせた支援形態の選択が必要となる．ここではニーズに基づき外出の個別支援を行った2事例を紹介する．

1．地域生活移行の一環としての支援[2]についての事例

50代，女性，重度脳性麻痺．生活歴は，出生時より12歳までを在宅にて過ごし，その後10年間を肢体不自由児施設に入所，25歳で養護学校を卒業した．26～42歳までを入所授産施設にて過ごし，43歳より身体障害者療護施設入所となり，7年経過していた．身体機能は，四肢・体幹に中等度の弛緩性運動麻痺があり，随意運動は右上肢にて粗大運動のみ可能であった．ADLは，移動は電動車いすにて施設内自立，食事は自助具使用にて一部介助，その他は全介助であった．ニーズは「地域生活での一人暮らし」であった．

1）支援内容

a．情報提供のための講義

地域生活移行を目指すメンバー（本例を含む5名と希望者）を対象に，作業療法士（以下，OT）は安全な外出について「交通安全教室」の講義を実施し，外出時の交通マナーの勉強と，特に電動車いすにおける安全な屋外走行方法の獲得を教示した．その後，屋外での実地訓練を行った．そして，その過程の中で各自の相談などに応じていった．

b．介助内容の見直し

施設内でのADLを見直し，単身生活を想定したADLの検討として，食事環境調整，余暇活動の検討，移乗・入浴動作の介助方法や環境・福祉用具検討を担当の介護職員とともに実施し，単身生活におけるADLの介助内容を決定していった．

c．自立生活体験

施設から離れた単身生活を疑似体験するため，

表 4 グループ支援と個別支援の比較

	グループ支援	個別支援
支援対象	・外出支援を希望の人 ・グループ継続可能な人 ・同じ疾患の人 ・心身機能が同程度の人など	誰でも可能
対象人数	2名～	1名
支援者	他職種数名	主に1名＋随時他職種に協力依頼
期間	期間限定	期間限定されず長期支援も可能
頻度	1～2回/週程度	自由
支援内容	グループ内で統一した内容	個別対応
利点	・他職種の協業による多角度的な支援が可能 ・グループならではの取り組みが可能（旅行，バリアフリーマップづくりなど） ・メンバー間での気づき・相乗効果が期待できる	・個別の課題・ニーズに対応しやすい ・支援方法を柔軟に変更しやすい ・1名に対して時間をかけて支援することが可能
工夫点	・事前に評価を行い，幅広く個別の課題に対応できるよう支援内容を設定する ・あらかじめ面識あるメンバー同士を設定する ・支援者内で進捗情報，支援方針，関わり方など検討し，柔軟に軌道修正を行う	・対象者の担当他職種に対し，随時，進捗情報・課題の相談などを行う ・定期的に担当者会議などで報告をし，期間を決めて目標の見直しを行う

自立生活支援センター内の居住スペースへの5日間の体験入居を実施した．OTは，施設内での介助慣れからの意識を変えるために，他者への介助依頼訓練と市街地での屋外外出評価を実施した．

d．外出訓練

外出評価の結果，施設内移動は自立していたが，屋外では姿勢の崩れが頻回にみられ，修正に介助が必要な状態であった．また，地理の把握や危険回避などにも問題があったので，電動車いす上の姿勢保持調整，屋外走行訓練を実施し，安全な外出につなげた．

2．コミュニケーション障害者に対する支援の事例

50代，男性，右片麻痺，重度運動性失語．ADLは一部介助レベルで，施設内では自分のスケジュールに基づいて自発的に活動参加できていた．移動は，屋内・屋外ともに車いす走行自立であった．コミュニケーションはYes-Noや簡単な内容はジェスチャーで可能であったが，発語や複雑な内容は伝達困難であった．また，視野狭窄や高次脳機能障害により，空間認知機能に障害があった．ニーズは「うまく人に話が通じるようになること」であった．

1）支援内容

a．コミュニケーション方法の訓練

外出支援は，コミュニケーション支援と調理活動参加の一環で行われた．Yes-No中心であった伝達方法からジェスチャーを用いて食材の名前を伝える方法を新たに訓練し，習得を支援した．

b．買い物方法支援

当初は職員の付き添いで店内の調理材料を自分で探す方法を試行していた．しかし，空間認知機能障害のため，店内を探索して目的のコーナーや品物を探すことが困難であった．ただし，実際の品物を提示すれば購入すべきものかどうか判断は可能であったため，支援目標を「事前に買い物リストを作成し，店員の介助を受けて単独で買い物ができる」とした．店までの移動は活動時間の制限もあり，施設での送迎利用を使用した．

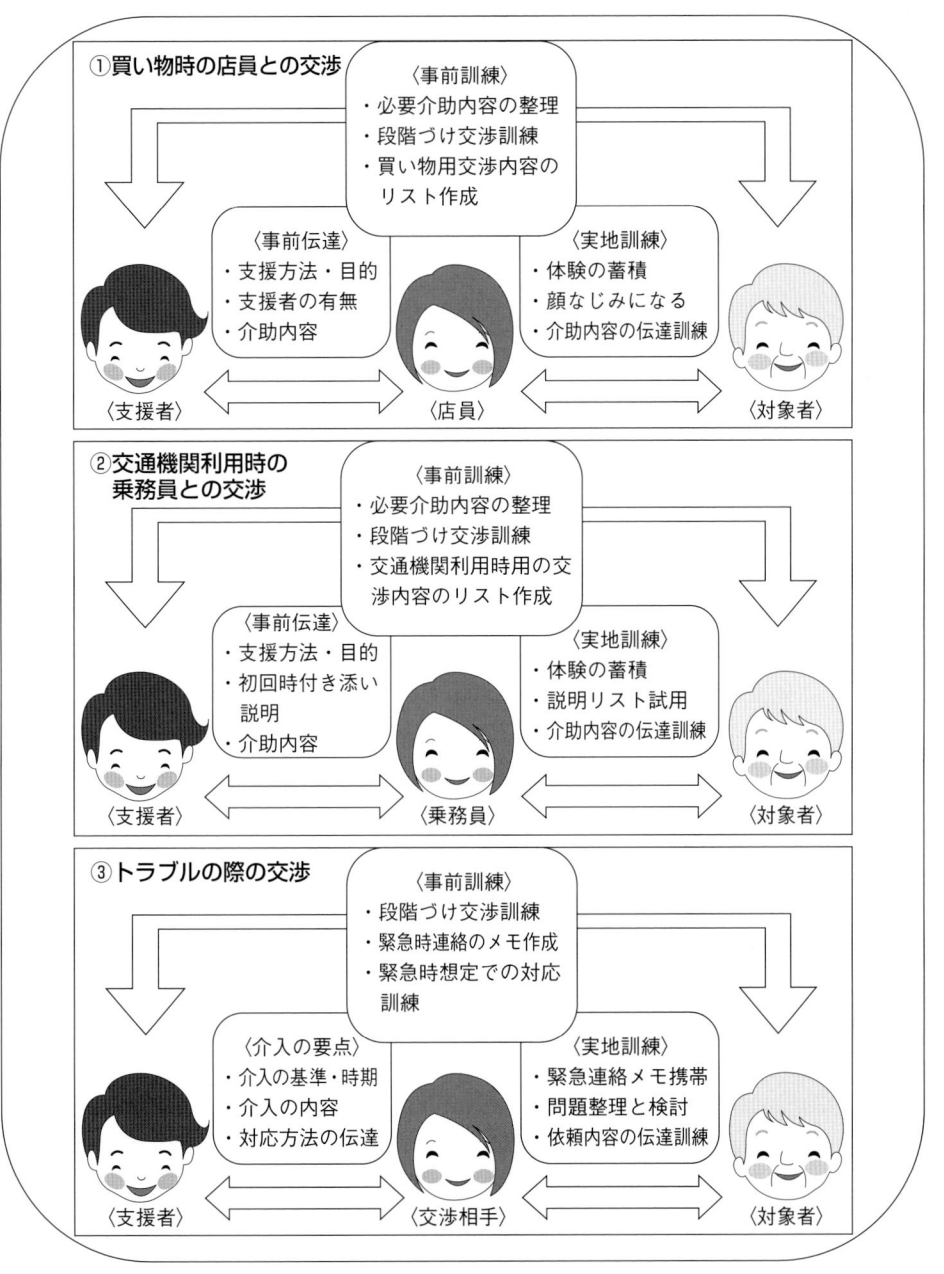

図3 外出過程で会う人との交渉術

c. 買い物メモ作成

コミュニケーション支援の一環として，調理活動の買い物メモの作成を支援した．当初は訓練時にOTと1対1で実施し，互いに伝え方，受け取り方に慣れてくるに従い，訓練担当の介護職員と実施するように移行した．最終的には，日常生活上での不特定の職員とのメモ作成に範囲を広げ，不特定多数の相手とのコミュニケーションによる買い物リスト作成を定着させた．

d. 単独買い物訓練

買い物メモが作成可能となり，メモを携帯して買い物支援を開始した．当初は職員が付き添い，

メモをもとに食材を探す方法で実施したが，空間認知機能障害により時間がかかったため，店員にメモを渡し買い物代行を依頼する方法に変更した．同じ店で訓練を継続した結果，店員側も対応の仕方に慣れ，単独での買い物が可能となった．また，買い物の内容は購入前に確認し，変更点や不足分は自分で随時ジェスチャーで伝えることが可能となった．

外出過程で会う人との交渉術

外出の際に想定される3つの場面における交渉術支援方法を図3にまとめた．まず，はじめに交渉手段として対象者のコミュニケーション能力に応じた伝達方法を選択する必要がある．そして，事前の評価や実際の外出評価から想定される対象者に必要な交渉内容を整理し，交渉訓練を段階づけて支援することが重要である．

おわりに

「外出したい」というニーズは誰もが潜在的にもっている．そのニーズの火を盛り立て，できる能力とできる方法をフルに活用しながら，自由な外出を獲得できるよう支援することがわれわれOTの役目である．

文　献

1) 今寺忠造：旅行に伴う移動の問題とアプローチ．山根寛，他（編）：作業療法ルネッサンス—ひとと生活障害2 移ることの障害とアプローチ．三輪書店，2004，pp104-116
2) 平譯麻理，他：長期施設生活から，夢のある単身生活への自立支援—チームの中の作業療法を実施して．作業療法　24(Suppl)：176，2005

〔平譯　麻理〕

13　炊　事

はじめに

　炊事とは，家事の中でも生命維持に関わる部分が大きく，1日3回の食事を考えるとその頻度も高い．また，女性にとっては家庭での役割という観点からも再獲得を望む患者が多い．国語辞典によると，炊事とは食物を煮炊きして調理すること，特に家庭で家族や自分のために食事をつくることとある．

　今回は，主に片麻痺患者に焦点をあて，炊事訓練について述べたいと思う．

評　価

　炊事動作は，刃物と火の取り扱いという危険を伴う作業である．そのため訓練にあたっては，①刃物，火の取り扱いといった安全管理ができるかどうかが重要なポイントとなる．また，工程・手順がある作業のため，②作業手順，判断が適切に行えるかどうかも必要な評価となる．作成するメニューによって工程・手順が異なるため，メニューを決めて評価を行う場合も多い．しかし，前述の2つのポイントを評価できれば，どのような場面でも評価が可能である．

炊事動作の流れ

　一般的に炊事は，①献立を立て，必要な材料・調味料を検討して，冷蔵庫内などの使える材料を調べ，②不足している材料の買い物を行い，③材料がそろったら肉や野菜など皮をむき，必要な大きさに切る，また下味をつけるなど，下ごしらえを行う，④鍋・フライパンなどで調理（煮炊き）を行う，⑤でき上がった料理を皿に盛り付け配膳する，⑥使用した料理器具，鍋などを洗浄し，片づける，と一連の流れがある．また，本来家庭では2,3品の同時進行が普通に行われており，段取りも要求される作業である．

1．献立を立てる

　献立の作成は，精神機能・高次脳機能障害を有する場合に難しくなる課題である．失語症を有する場合，絵・写真などが書いてあるカードや本を利用すると視覚的イメージが広がり献立を立てたり，材料を選び出しやすくなる．

　また，健康管理の面からカロリーや塩分に留意する必要がある場合，野菜中心のメニューを考えたり，揚げ物を控えたりといった配慮が必要である．

2．買い物

　入院中に買い物まで行うことは少ないが，これは移動能力に大きく左右される．物を持って歩くことが可能か，杖は必要か，店までの距離も考慮にいれる必要がある．一人で買い物に出かける場合にはリュックなど両手が空くかばんの利用が望ましい．外出が不安な場合は，家族やヘルパーなど第三者に依頼することも考えられる．スーパーなどでは買った物を配達してくれるサービスを行っているところも多い．また，食材の宅配業者も増えている．これらの利用も有効である．

3. 下ごしらえ

これは刃物の取り扱いというリスクの高い課題となるため十分な準備が必要である.

図1は，当院で包丁操作の訓練前に患者と一緒に確認する目的で作成した資料である．訓練にあたっては，作業療法士（以下，OT）および患者の双方がそのリスクを理解したうえで行う必要がある．

その上で，麻痺側が利き手か否か，機能回復がどの程度かにより訓練方法が異なってくる．図2に麻痺側手の機能による包丁操作の目安を示した．これはあくまでも目安であり，この図に示すようにきれいに分かれないことも多いが，一部参考になればと考える．

1) 包丁操作訓練

包丁は尺側の第4・5指で柄をしっかりと把持し，第1～3指で刃の操作を行う，手指の分離した使用が要求される．包丁の使い方として，切る，削る，刻む，皮をむくなどがあげられる．当院で比較的よく行うのがジャガイモの皮むきを用いた包丁操作訓練である．ジャガイモを半分に切り，まな板の上に置き，包丁で皮をむいていくのだが，手の使い方から図3に示すような3つのパターンにわけ，評価・訓練を行っている．握り型は手の使い方として分離した動きはみられない（図3a）．そのため細かい操作は困難で，切る・刻むなどの使い方が中心となる．母指固定型は母指を操作の目的では使えておらずやはり細かい操作は行いづらい（図3b）．一方母指誘導型は母指を操作・誘導の目的で分離して使うことができ，より細かい操作まで包丁で行うことが可能である（図3c）．利き手交換または麻痺側での包丁操作のいずれも母指誘導型での操作獲得を目標に訓練を実施する．ジャガイモ1個を片手で包丁を用いて皮をむいた場合，2分以内でほぼ実用的と判断している．母指誘導型の獲得が難しい場合には，さまざまな道具・自助具との併用を考える．

2) 下ごしらえに使える便利な道具・自助具

a．滑り止めシート（マット）

いろいろなタイプのものが市販されている．まな板やボールなどの下に敷いて固定する．シートの代わりにふきんをぬらして下に敷いても代用できる．

b．釘付きまな板（図4）

これは福祉用具などで市販もされているが，簡単につくることも可能で，木製のまな板にステンレス製の釘を裏から打ち付ける．釘は3本程度が使いやすい．野菜などの食材を釘に刺すが，その際，食材に2本以上の釘が刺さるよう釘の間隔を考慮する．手を引っ掛ける危険があるので，釘の先端にカバーを取りつけるなど配慮が必要である．野菜の皮むきなどはこれとピーラーの併用で行うことが多い．

c．固定用自助具（おさえるん；図5）

麻痺側手での食材固定用の自助具で，麻痺側手の状態により持ち手の角度が調整できる．感覚障害がある場合にも有効である．

d．スライサー（図6）

下に受け皿が付いたタイプが使いやすい．また，手指を削らないよう安全器（図7）が付属されているものもある．

e．キッチンバサミ

よく切れるものを準備する．左手用のハサミも市販されている．袋の開封のみでなく，肉などを切る時にも使うことができる．

f．フードプロセッサー（図8）

市販の電化製品で，すりおろし，刻む，こねるなどの機能がたいへん便利である．メーカーによって多少機能が異なる．

g．ビンなどのふたあけ（図9）

ゴムの滑り止めシートで代用も可能である．片手の場合，ビンを足の間や引き出しなどで固定し，これらの自助具を用いることで少ない力でふたを空けることができる．

3) 感覚障害への配慮

感覚障害のある麻痺手で包丁を操作する場合に，障害の程度によっても差はあるが，包丁の刃の安定性が乏しく（刃が左右にぶれやすく）また力の加減が難しくなる．病前に経験があれば，以前のイメージの範囲で包丁操作はしやすくなる

```
作業療法室安全管理対策シート　NO.1                                    2008 整理版
```

包丁操作訓練を始める前に

◆作業療法士自身が訓練計画時に行うこと

（1）訓練の目的を，明確にしましょう
（2）高次脳機能障害が，どう影響するかを予測し，注意するべき点を明確にしておきましょう
（3）麻痺側手の使用の仕方を決め，適切な援助や保護（おさえるんやアームスリングなど）をしましょう
（4）易出血性となる薬剤（ワーファリンなど）の服薬の有無を確認しましょう
（5）訓練時間に十分余裕がもてるように計画しましょう
（6）初回の訓練は，患者さんの行動に予測がつきにくいので，特に注意して訓練を進めましょう
（7）2回目以降の訓練は，前回の状況や結果をよく確認し計画しましょう
（8）ADL室は段取りを想定し，作業しやすい環境を設定しましょう
（9）眼鏡が必要かどうか確認しましょう
（10）包丁は研いでおきましょう
（11）釘付きまな板を使用する時は，あらかじめまな板の持ち方，素材の刺し方を指導しましょう
（12）切りやすい素材の選択と，転がらないような切り方を指導しましょう
（13）訓練中は患者さんから絶対に目を離さないようにしましょう
（14）患者さんのそばを離れる時は，「手を休め，椅子に座りましょう」など確実に作業を中止する状況を設定し，包丁を片づけましょう
（15）訓練の前に，患者さんご自身にも注意するべき点を確認してもらいましょう
（16）必要に応じて，患者さんに資料を渡して，片麻痺患者の調理のイメージづくりをしてもらいましょう

◆患者さんと訓練開始前に確認し注意すること

（1）病気になってからの調理なので，十分に気をつけてあせらず行い，疲れたら早めに休みましょう
（2）包丁の刃に絶対触らないようにしましょう
（3）包丁を持ったまま他のことをしないようにしましょう
（4）動作を移る時には，包丁は安全を考えて決まった場所に置きましょう
（5）まな板は安定した位置に置いてあるか，動かないか，確認しましょう
（6）自分（患者さん）の立つ位置が，まな板・包丁使用手・包丁置き位置に対して適切か，確認しましょう
（7）釘付きまな板の釘部は，使わなくなったら，専用カバーで保護し，けがを避けましょう

YSBC　　OTD

図1　包丁操作を始める前に

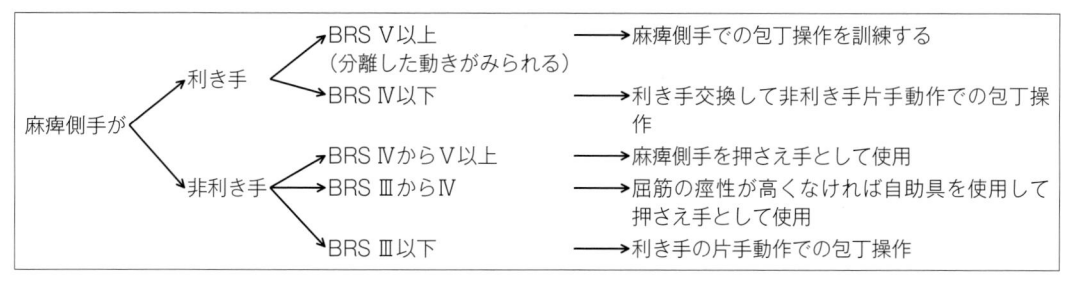

麻痺側手が
- 利き手
  - BRS Ⅴ以上（分離した動きがみられる）→ 麻痺側手での包丁操作を訓練する
  - BRS Ⅳ以下 → 利き手交換して非利き手片手動作での包丁操作
- 非利き手
  - BRS ⅣからⅤ以上 → 麻痺側手を押さえ手として使用
  - BRS ⅢからⅣ → 屈筋の痙性が高くなければ自助具を使用して押さえ手として使用
  - BRS Ⅲ以下 → 利き手の片手動作での包丁操作

図2　麻痺側手の機能による包丁操作の目安
BRS（Brunnstrom recovery stage）

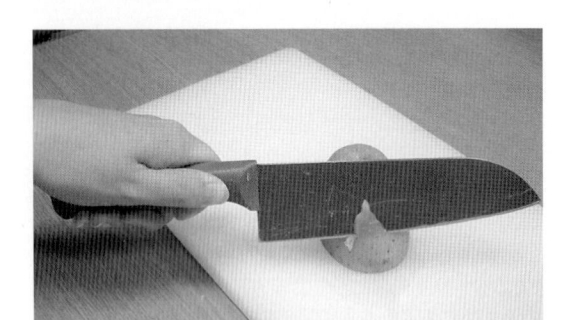

a．握り型

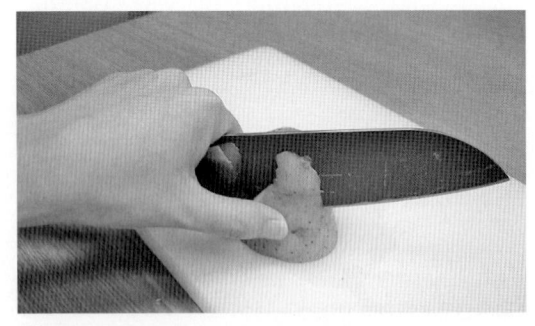

b．母指固定型

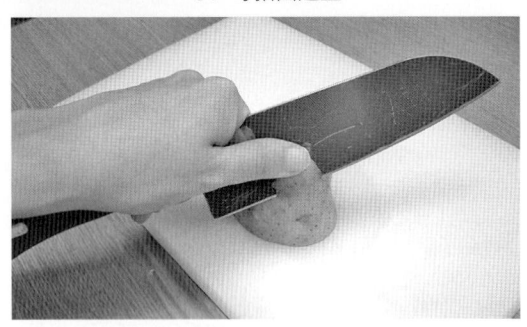

c．母指誘導型

図3　ジャガイモ皮むきによる包丁操作分類

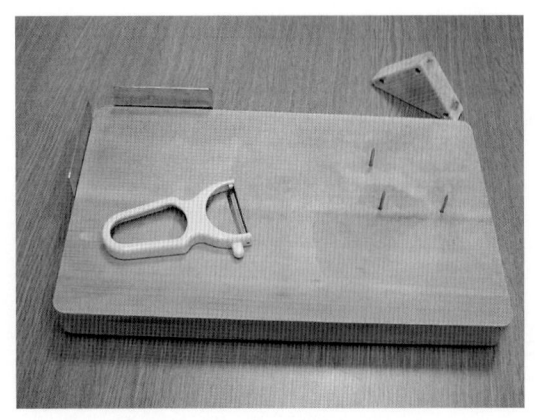

図4　釘付きまな板とピーラー

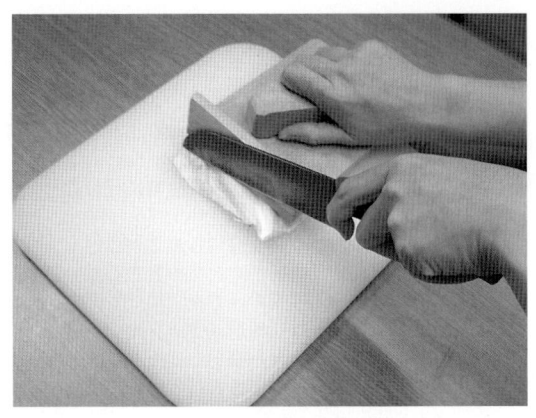

図5　固定用自助具（おさえるん）

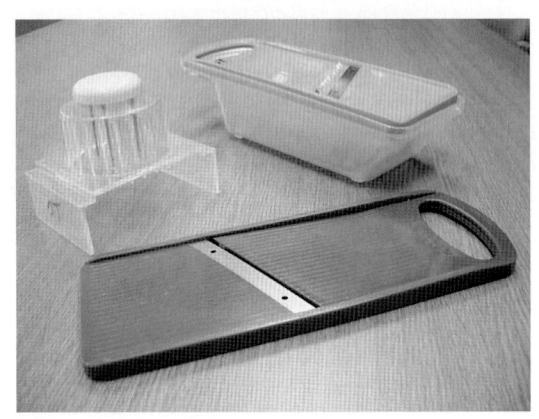

図6　スライサー

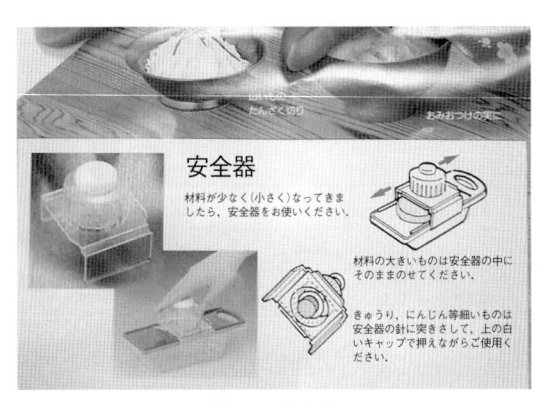

図7　安全器

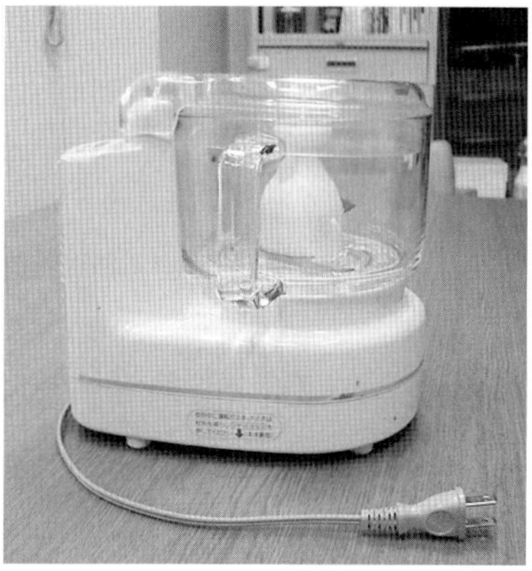

図8 フードプロセッサー

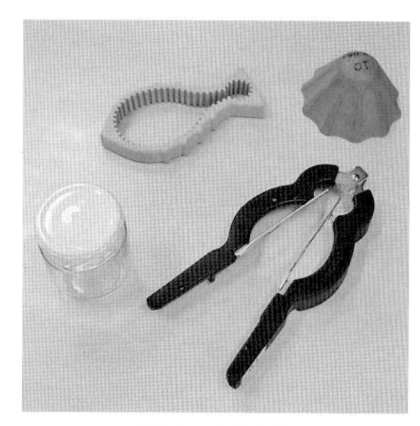

図9 ふたあけ

が，包丁使用の経験が少ない場合には視覚でのフィードバックをうまく利用して，十分な訓練が必要となる．また，非麻痺側で包丁操作し，麻痺側手で押さえる，固定する場合にも麻痺側手を傷つけないように配慮が必要となる．押さえ手と包丁との距離を広めにとり，刃が押さえ手に当たらないよう気をつける．また，刃についた食材を取り除く時も包丁を置き，非麻痺側手で行うようにするなどである．

4）作業姿勢

通常立位で調理台に向かって作業することが多いが，立位バランス，耐久性が低い場合には座位で行うほうが望ましい．その場合には作業用の机・椅子があると便利である．また，立位作業が可能な場合にも，非麻痺側優位な姿勢となることも多いが，体の正面で作業をするほうが疲労も少なく，慣れてくると作業がしやすくなってくるので，できる限り正面で行うことが望ましい．

4．調理（煮炊き）

これも火の取り扱いというリスクの高い課題となる．特に感覚障害を有する場合は配慮が必要である．熱くなった鍋やフライパンのそばに麻痺側手をもっていかない，また麻痺側手で鍋を押さえる場合には地の厚めの鍋つかみなどを使用し，肌に熱が伝わらないようにする．湯気や蒸気，油はねなどにも気をつける必要がある．また，火を使

う前に必要な材料や調味料を近くにそろえておくとよい．

1）煮 る

両手で重い物を持つことが困難な場合には両手鍋より片手鍋が便利である．

2）焼く・炒める

菜箸がうまく使えない場合にはトング（図10）やフライ返しを用いると調理しやすい．トングはこのほかに揚げ物にも便利である．

3）茹でる

葉物やパスタ類を茹でる際は，ステンレス製のストレーナー（柄付きのざる）やパスタ用のバスケットに材料をいれ，それを鍋に入れると，熱い湯を湯でこぼす必要がないので便利である．また，野菜などは電子レンジを使って茹でるのもよい．

4）その他

水・お湯の入った重たい鍋の移動は困難なことが多い．調理台の上を滑らせたり，また，水を火にかける時はガス台に鍋をおいてから何回かに分けて鍋に水を入れるなど工夫が必要である．

火の消し忘れ，火の通しすぎによる焦げつきなどを防ぐために，火を使っている時はそばを離れない，またタイマーをセットするなどの工夫が必要である．電磁調理器なども熱くならず火傷の危険が少ないので有効である．

また，最近ではかなりの料理が電子レンジでつ

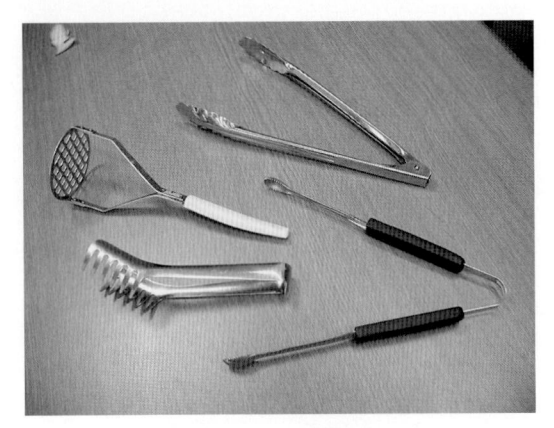

図 10　トングなど

くることができる．火の取り扱いに不安がある場合には，電子レンジの利用を勧める．しかし，電子レンジも調理後の器，食材は熱くなっているので，火傷には注意する必要がある．現在は，電子レンジ料理の本も市販でかなり出ているので，参考にするとよい．

5．配　膳

皿への盛り付けは，火の取り扱い同様，でき上がった料理が熱い場合には火傷などに十分な配慮が必要となる．

料理を盛り付けた食器を食卓に運ぶ際，物を持って歩くと不安定になりやすいので，ワゴンを利用しワゴンに必要なものをのせて運ぶとよい．しかし，ワゴンは比較的軽く動くようにできているため，歩行補助具として使うことは望ましくない．

6．後片づけ

食器や鍋の洗浄を片手で行う場合には，滑り止めシートの利用が便利である．シンクの角を利用し食器を軽く押しつけながら固定して洗うのも有効である．また，吸盤付きスポンジなどを使ってスポンジを固定し，食器を動かす方法もある．最近では食洗機も比較的手ごろな値段で購入できるため，食洗機の利用も一案である．

7．その他

現在は，冷凍食品やレトルト食品などの半調理品から調理済みのものまで，さまざまなものがある．これらの製品をうまく利用することも有効である．

高次脳機能障害を有する場合

ここでは主だった高次脳機能障害に関してつまずきやすい点などを述べたいと思う．

1．失語症

失語症の程度にも影響されるが，病前に炊事の経験があれば比較的問題なく行うことができる．本やレシピをみながらの調理，必要な材料・調味料を選び出したりする際にやや困難となることがある．

2．半側空間無視

半側空間無視を有する場合，炊事場面でもさまざまな場面で，その症状がみられることがある．例えば，野菜を右の端から切り進めていった際，最後左端まで切り進めることができず，最後の一切れが極端に大きいまま残されてしまう．また，半分に切った時も左右の大きさが違うなどである．

調理台の左側に置いてある材料や調味料を探せない，炒めものなどでは鍋の左側を混ぜることができず左側が焦げついてしまうなどである．日常生活場面と同様，本人が意識して左側に頭を向けてよく確認するなど自ら気をつけようという意識をもつことが必要である．鍋などは左右の向きを，ときどき逆にするなどの工夫も有効である．

3．注意障害

注意障害を有する場合，障害の程度にもよるが，炊事自体がリスクを伴う作業のために，そのリスクが高まる可能性が高い．包丁を持ったまま他のことが気になり手が止まる，鍋を火にかけていることを忘れて話をする，他の作業にとりかかるな

どである．常に他者の監視や声かけがなければ安全に作業継続することが難しい場合も多い．家庭でも炊事の主たる役割を担うことは難しく，できれば危険の伴わない作業（野菜を洗う，手でちぎる，洗い物など後片づけ）を役割として行うか，常に介助者と一緒に行うことが望ましい．

4．失行症

失行症の場合，道具使用の拙劣さや手順の混乱といった状態がみられることが多い．道具使用は危険がなければ，何度も繰り返し訓練することで多くの場合は上達する．手順も同じメニューを何度か繰り返しつくることで定着可能である．この場合，限られた環境で限定されたものであれば家庭でも行うことができる．

5．その他

構成障害，記憶障害，遂行機能障害，その他の高次脳機能障害でもさまざまな障害がみられるが，炊事はリスクを伴う作業であり，ある程度の安全管理能力・判断力が要求される．それらが障害されていないかをきちんと評価し，炊事可能なレベルかどうか判断する必要がある．

片麻痺以外の障害

1．関節リウマチ

片麻痺以外の障害の中で，上肢に機能障害を起こしやすく，作業療法で多く関わることのある疾患として関節リウマチがある．関節リウマチは自己免疫疾患であり，関節破壊による関節の痛み，変形などがみられる．リハビリテーションの基本的な考え方は，関節保護とエネルギー保存である．炊事動作もこの基本的な考え方に基づいて考えることが必要である．小さい関節に負担をかけるような動作は避け，大きい関節を使う，一つの関節に負担をかけないようにいくつかの関節に負担を分散させる，関節変形を起こしやすい方向の運動・動作は避けるなどである．そのためには，さまざまな自助具や便利な道具を用いて，環境を整えることが必要である．また，疲労・痛みに留意し，無理に作業を継続せず休憩をうまくとりながら行うことも重要である．

キッチンについて

現在，システムキッチンなどではJIS規格で高さが80〜95 cmの間で5 cm刻みでつくられている．立位では使いやすい高さのキッチンも，座位では高すぎて下ごしらえや煮炊きがやりづらくなる．立位バランス能力，立位耐久性がどの程度か，どのような姿勢で作業を行うべきかを判断する必要がある．立位で作業を行う場合にも疲れたら座って休憩できるよう，近くに椅子を準備しておくとよい．また，下ごしらえなどを座位で行う場合には，調理台ではなく自分に高さのあった机と椅子で作業を行うほうがより安定し，危険性も低くなる．調理をする際にも立位作業が困難な場合には，机で電気調理器具（ホットプレートやグリルパン）などを利用するのもよい．

また，立ちしゃがみ，高い所に手を伸ばすなどの動作は転倒の原因となりやすいので，楽に手が届く範囲によく使う必要な調理器具を置く．調味料も取り出しやすい所に置く．また，床に物を置かない．調理台の上もできる限り物を置かず作業をしやすくするなどの環境を整えることも必要である．

おわりに

現在は介護保険制度の中で，以前よりも家事援助を受けやすい社会環境が整ってきている．その中でわれわれOTに求められているものは，対象となる患者がどこまで炊事が可能か，どの範囲であれば危険がないか，家族や周囲の人に援助をしてもらう必要のあることは何か，その判断であると考える．家庭の中で炊事を行う必要があるか，役割として求められているか，手助けしてくれる家族がいるか，環境的側面に加え，現在の身体機能・精神機能・高次脳機能などの能力的側面の評

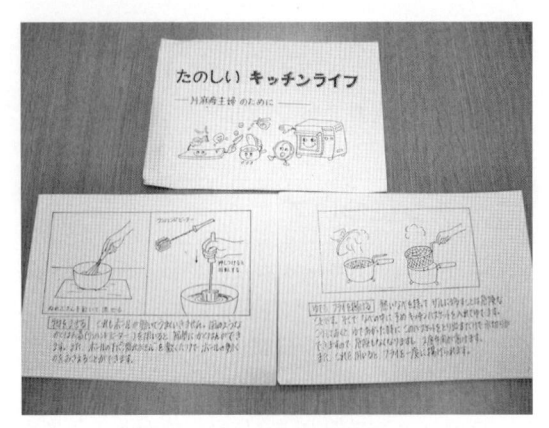

図 11　楽しいキッチンライフ

価を行い，どのような姿勢で，どのような工夫が必要で，どのような援助が必要なのか考えなければいけない．もちろんまったく援助が必要ないという判断も一つの重要な評価である．能力的側面ではリスクが高いと判断された場合でも，患者の強い希望や家庭内での役割として何か少しでも，という場合もある．このような場合には本人・家族にきちんとリスクを説明し，何に気をつけるべきかを指導する．必要であれば，実際の調理訓練場面の見学を家族にしてもらうことも有効である．

　食べることは生きていくうえで基本である．つくる楽しみ，食べる楽しみ，そして家族や周囲の人に食べてもらう喜び，そのような毎日の充実した食生活が再獲得できたら，そこへ関わったOTにとっても大きな喜びになると感じている．

　図11は当院で片麻痺主婦に向けた片手調理のポイントをまとめた小冊子である．実際の患者に冊子をお渡しして参考にしていただいているものである．本人のみならず家族のQOL（quality of life）をも向上させていきたいと日々思っている．

文　献

1) 遠藤てる：片手で料理をつくる—片麻痺の人のための調理の手引き．協同医書出版社，1998
2) 坂本里佳，他：片麻痺主婦における包丁操作能力の検討．作業療法　14：186，1995
3) 坂本里佳，他：片麻痺者の包丁操作能力の検討（第2報）—拇指誘導型が獲得された症例の経過．作業療法抄録集　16：166，1997
4) 坂本里佳，他：片麻痺者の包丁操作能力の検討（第3報）—拇指誘導型安定に至らなかった症例について．作業療法　17：167，1998
5) 坂本俊夫，他：調理活動時の麻痺側上肢の使用について—片麻痺者用調理器具おさえるんの使用分析から．日本作業療法学会抄録集　40：133，2006
6) 山田裕子，他：包丁操作訓練を安全に実施するための手引きの紹介．日本作業療法学会抄録集　42：281，2008
7) 入村文子，他：片マヒ主婦における家事動作の研究（第3報）—パンフレットの作成．第17回日本作業療法学会論文集，1983，pp 160-161

〔坂本　里佳〕

14 洗濯

はじめに

　洗濯は人が生活を営むうえで欠かすことのできない基本的家事動作の一つである．また，着用した汚れ物を洗って再び使用できる状態に戻すリサイクル活動ともいわれている．

　洗う対象となる布には多数種類があり，重さ，柔軟性，摩擦，大きさ，形など，その特性も多様にある．それらは，さらに洗われ水や洗剤を含み，脱水され再び水分が除かれるといった作業過程を経て変化し続ける．こうした特性とその変化に合わせた布の扱いが洗濯における主要課題となる．

　昨今，洗濯機や乾燥機が普及し，その利用によって，障害者が洗濯にかける労力・負担は軽減されている．しかし，障害者のおかれている環境，状況，ニーズはさまざまであり，それに応じた支援を行う必要がある．そのためには，洗濯という活動の特性や，その作業過程で障害者が抱える困難性について理解し，アプローチを検討していくことが重要と考える．

　以下に活動の特性とその捉え方を述べ，動作習得のための治療的介入について実例で示す．

活動の特性

1．移動・行動空間

　洗うのは洗濯機がある脱衣所であったり，干すのは乾燥機使用もあれば，居室や屋外であったりとその移動・行動空間には幅がある．移動の距離だけではなく，どのような環境での移動となるか，すなわち，おかれている環境下での障害者の移動能力，移動手段の評価が必要とされる．例えば，段差のある屋外の干し場や無造作に物が置いてある通路などは障害者の移動能力，行動そのものを制限するといえる．

2．リーチ・操作範囲

　洗濯物を扱うリーチ・操作の範囲は広い．例えば，洗濯機を使用した洗濯物の出し入れでは前下方，物干し竿に干す場合では前上方へのリーチ・操作となる．上肢の使用を伴う立位活動が中心となるが，リーチ範囲が大きくなれば，それに伴い重心移動の幅も大きくなる．それには，対象の洗濯機，物干し竿へ十分接近することに加え，下肢と体幹の安定を基盤に，上肢の自由な運動性が必要とされる．上肢機能面だけではなく，おかれている環境下での立位動作能力，立位でいかに上肢機能を発揮できるかが評価のポイントとなる．

3．所要時間・系列動作として

　物干しの場合，干す場所や天候などが所要時間に影響する．一般的に，所要時間は他の家事動作に比べると長いが，終始この活動に従事する必然性はなく，休息をとることもできれば，他の作業活動と並行して行うこともできる．しかし，洗濯も系列動作という面があり，動作の一つひとつはつながりをもち，継時的に展開される．今行っている動作の結果が次の動作の始まりへとつながりそれ以降に影響を与える．特に洗いあがった洗濯物の運搬から干す動作にかけては，連続して行われる．

　片麻痺患者の場合，洗濯物の運搬で起きる歩行

<環境面>
- 移動空間
  - 移動範囲・距離：(脱衣場)―洗い場―干し場―収納の場
  - 段差，通路の幅，障害物の有無など
- 洗い場
  - 洗濯機の置かれている位置
  - 洗濯機の大きさ，洗濯漕の深さ，奥行き
  - 洗剤などの道具類の位置
- 干し場
  - 物干し竿やハンガー，ロープの位置・高さ・奥行き，足場の状況
  - 乾燥機使用の場合：乾燥機の位置，高さ，奥行き
- 収納する家具，収納の場
  - 収納家具の種類・大きさ（高さ，幅，奥行き）
  - 収納家具のある場所・位置
  - 収納の場（棚，引き出しなど）の状況
  - 空いているスペースにどのように収納するか

<作業過程と身体機能>
- 洗う
  - 洗濯機へのアプローチ：洗濯漕における前下方へのリーチ・操作
  - 手洗い：水を含む布の操作，洗い桶へのアプローチ（前下方へのリーチ・操作），もむ，擦る，絞るなど，直接手で布を洗う
- 洗濯物の運搬
  - 移動能力と移動手段：上肢の使用を伴う移動
- 干す
  - 脱水した洗濯物を広げる，しわを伸ばすなどの上肢操作
  - 竿にかける：前上方へのリーチ・操作
  - 洗濯バサミ，ハンガーなど，道具使用（手指の巧緻動作）
- 畳む，収納
  - しわを伸ばす，張りをつくる，折り目をつけるなど，乾いた布を扱う，上肢操作
  - 収納家具へのアプローチ，収納の場（棚，引き出しなど）へのリーチ・操作
  - アイロンがけ：上肢の道具操作
  ※各作業過程において最適な肢位を選択する

図1 評価・治療的介入の項目とポイント

時の不安定さが，麻痺側下肢の支持性低下や腰背部の過剰な筋活動，体幹の代償活動に起因するならば，それは麻痺側肩甲帯の不安定性を助長し，当然，次の動作である干す動作，上肢のリーチ動作にも影響する．

系列動作としてどのように活動が進行しているかを把握し，現在の活動の状態が次の動作にどのように影響するか予測して対応する必要がある．

評価―治療的介入の基本的考え方

① 障害者のニーズ，環境を把握する．
② 障害者の基本的身体機能と，それが実際の環境下でどの程度発揮できるかを評価する．入院中であれば，退院後の在宅環境に近い状況を設定し，それについて推察する．
③ 実際の場面で，機能が発揮できない要因について分析し，根本的問題の解決に取り組む．すなわち，環境や課題がどのように障害者に影響を与えているか，障害者がどのような不適応の状態に陥っているのかを考察し，具体的対応を検討する．
④ 許容される状況・範囲で，使用する道具，環境調整，動作の工夫などについて検討する．

評価・治療的介入の項目とポイントを図1に示した．

片麻痺患者の困難性について

以降，臨床上よく経験する脳血管障害による片麻痺患者の場合について検討する．

片麻痺患者は，異常な姿勢，運動パターンから身体を固定することが最優先された姿勢と運動制御の戦略をとる傾向がある．そのため，努力的活動に陥り，本来，課題遂行に必要とされる感覚情報を見失い適切な身体反応に結びつかない．高い運動機能を有しているはずの麻痺側上肢が，実際の活動場面ではまったくその機能が発揮されず，麻痺がないはずの非麻痺側上肢の動作ですら，拙劣で非合理的にみえることがある．

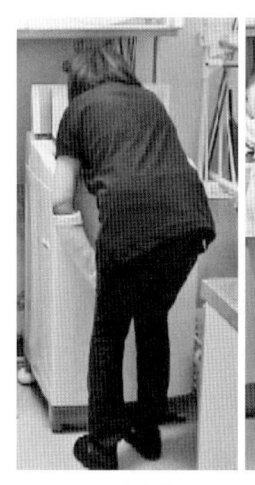

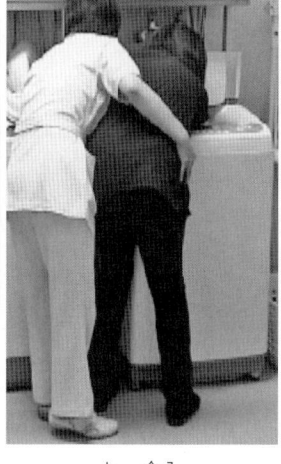

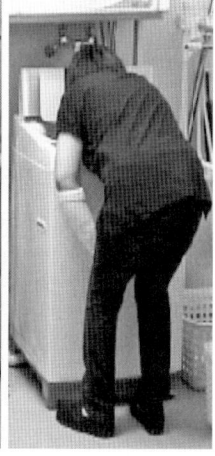

a. 介入前　　　　b. 介入　　　　c. 介入後
図2　洗濯機（洗濯槽）・前下方へのリーチ

治療的介入

1. 洗 う
1）洗濯機へのアプローチ（洗濯機の使用）

ここでの課題は，汚れ物を洗濯機へ，洗いあがった洗濯物を洗濯機から洗濯カゴへ移すという前下方へのリーチ・操作である．特に後半，洗われ脱水された衣類は水を含み重くなり他と絡み合い，リーチに加え，より精緻な上肢機能が要求される．

片麻痺患者は洗濯槽の洗濯物に対し麻痺側が後方に引ける非麻痺側優位の非対称な構えをとり，斜めアプローチになりやすい．それは麻痺側への重心移動を制限するとともに，側方へのバランスを不安定にし，動作空間・リーチ範囲をも狭めてしまうことになる．

a. 治療的介入の実際

40代，女性，左片麻痺（症例1）．当院に外来通院中で，ADLは右上肢のみの片手動作で自立，主婦として家事全般も行っている．屋内は独歩，屋外は杖歩行にて自立（図2）している．

(1) 介入前—洗濯槽・前下方へのリーチ

麻痺側の体幹・骨盤帯が後退し，非麻痺側優位の非対称姿勢がみられる．腰背部や非麻痺側股関節の固定に依存した重心移動となり，体幹の前屈も制限されている．

(2) 介入—洗濯槽・前下方へのリーチ

洗濯機の角に立ち，対称的な姿勢の中，洗濯機に向かう正面からのアプローチを誘導する．それによって側方へのバランスがとりやすくなり，リーチ範囲・動作空間は広がる．また，水受けの有無や洗剤などの道具類の配置にもよるが，可能であれば洗濯機の角を抱え込むように立つと，より前方に向かいやすく，麻痺側の重心移動も促しやすくなる（図3）．そして，両側骨盤帯より支持基底面に向け軽く圧をかけ，麻痺側下肢の支持を援助し，リーチに伴う上部体幹の従重力的屈曲を促す．また，洗濯機に体幹前面部を軽く接触させ，前下方へリーチする際，バランスをとる手がかりにする．

(3) 介入後—洗濯槽・前下方へのリーチ

麻痺側の後退が減少，正面アプローチに近づいた．麻痺側下肢での支持が向上し上部体幹に十分な屈曲が得られた．非麻痺側上肢のリーチが向上した．

2）布巾などの小物の手洗い

布の種類によっては手洗いする．もむ，擦る，すすぐ，絞るなど，水を含んだ布を扱う．通常は立位動作で，洗面台・洗い桶に向かう，前下方へのリーチ・操作となる．

片麻痺患者の場合，体幹が麻痺側で後退し麻痺

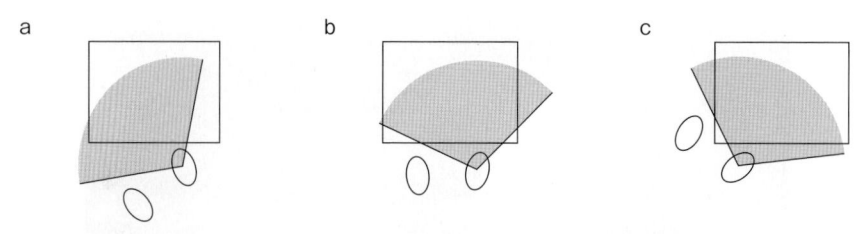

図3 斜めアプローチと正面アプローチのリーチ範囲（左片麻痺患者，上からみた図）
a．麻痺側が後退した斜めアプローチ
b．対称的に構えた正面アプローチ．aよりリーチ範囲が広がる
c．角に位置した正面アプローチ．リーチ範囲の広がりに加え，前方に取る動作空間が枠づけされ，前方，側方に向かいやすい

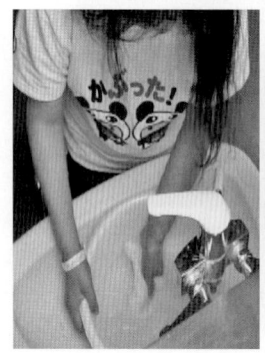

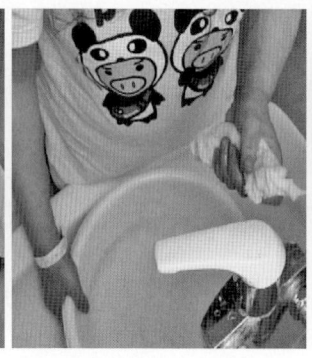

a．揉み洗い　　b．非麻痺側での片手絞り　　c．麻痺側参加の両手絞り
図4 布巾の手洗い（指導）

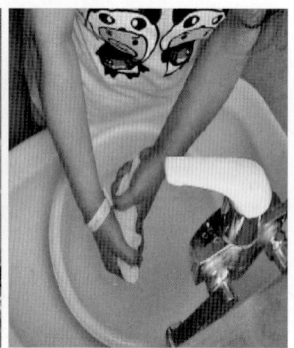

側肩甲帯の安定性が低下するため上肢を前方に保持しておくことが難しい．両側ともに，上肢は内旋の緊張が高く，橈側優位の手の把握・操作となり，対象である布の探索活動が十分に行えない．努力的活動から麻痺手は痙性が増悪し布は手から外れてしまう．

a．治療的介入の実際

女性（主婦），右片麻痺（症例2）．当院回復期リハビリテーション病棟入院中である．病棟内のADLは入浴の一部除き自立している．歩行は杖使用し，病棟内見守りにて可能である．左上肢が動作の中心を担っている．麻痺側上肢は若干の把持・固定が行えるが，日常での参加はほとんどない（図4）．

(1) 布巾のもみ洗い

麻痺側上肢は，洗面器の端にあてておく．それにより，麻痺側上肢の参加が困難な場合でも，姿勢をコントロールするうえでリーチに伴う麻痺側への重心移動が促しやすい．そして，水・洗剤を含んだ布巾をもむように洗い非麻痺手の探索活動を促す．手の動きにより起きる水の動きと布の動きの関係を捉え操作するという感覚運動経験を積む．

(2) 非麻痺側による片手絞り

布を一つにまとめる．手掌面と布との十分な接触を促す．そして，示指から小指屈曲による握りの力を母指球が受け止める．

(3) 麻痺側参加の両手絞り

本来は，左右の手が逆の方向でひねる力が加わる．その境目に集中して水が滴ることに着目する．両側の手掌面と布との十分な接触を促し，非麻痺側手のひねる力を麻痺側手が受け止める．また通常，両手で絞る，ひねる動作には手の動きに合わせた肘（伸展・回内）のコントロールを必要

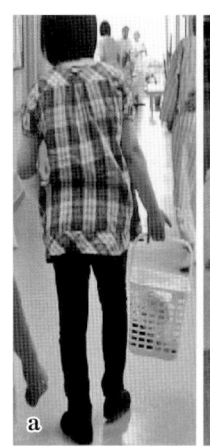

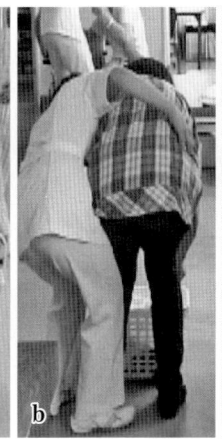

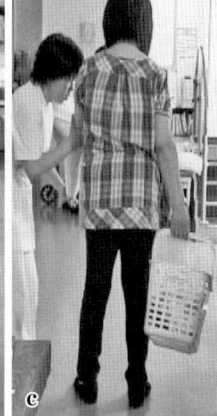

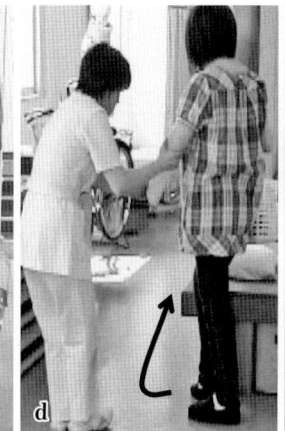

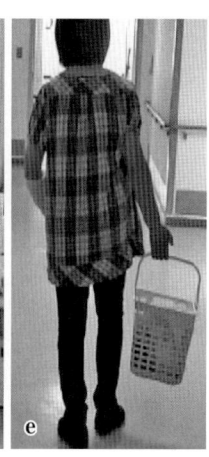

図 5 洗濯物の運搬（図の矢印は進行方向）
a．介入前―洗濯物の運搬
b．介入①―洗濯カゴへのリーチ
c．介入②―洗濯カゴを振る
d．介入③―洗濯物の運搬，狭い通路角を曲る
e．介入後―洗濯物の運搬

とするが，場合によっては作業療法士（以下，OT）の援助により行う．

2．洗濯物の運搬

洗いあがった洗濯物を物干し場へ運搬する，または乾いた洗濯物を干し場から収納の場へ運搬する．前者のほうが水を含む分，洗濯物は重量がある．荷物を持つための牽引力と歩行により加わる加速力（前進力）のバランスを調整する必要がある．

片麻痺患者の場合，洗濯物を持ち運ぶことや周囲の環境に合わせて移動することが難しい．基本的歩行能力の改善をみなければ解決が難しいこともあるが，荷物を持つという課題が歩行能力に影響を与える要素についても検討する必要がある．洗濯物が入ったカゴを持つ時，使用する上肢が麻痺側，非麻痺側，いずれにおいても荷物（重量物）を引き上げることに努力的で，非麻痺側全体が固定的になり，過剰な緊張状態に陥る．その結果，麻痺側下肢において遊脚期に骨盤を引き上げた，分回しを強めたり，立脚期に麻痺側への動揺が増したりし，歩行時の前方への加速力が妨げられる．そして歩行の不安定性は，いっそう身体の代償による固定を強め，麻痺側が後退する左右が非対称な姿勢となりやすい．また，それにより行動空間に偏りを生じさせ，狭い通路で麻痺側がぶつかったり，段差などの高低に過剰に反応したり，といった不適応を引き起こす．

1）治療的介入の実際

症例1において洗濯物を運搬する（図5）．

a．介入前―洗濯物の運搬

洗濯物の重量と釣り合いがとれず，麻痺側下肢立脚期では麻痺側への動揺が大きい．頭頸部・体幹が麻痺側に傾き，姿勢が不安定となるため麻痺側上肢には連合反応がみられた．

b．介入①―洗濯カゴへのリーチ

なるべく洗濯カゴに近づき垂直に重心が下ろせるように前下方へのリーチを促す．OTは両側骨盤より介入し，体幹の従重力的屈曲と麻痺側下肢の支持に伴う安定を促す．洗濯カゴをみに行くよう視覚から誘導し身体全体の接近を図る．

c．介入②―洗濯カゴを振る

把持した洗濯カゴを振ったり傾けたりすることにより，洗濯カゴの重量・重心を探索する．肘関節の屈曲を強め洗濯カゴを引き上げるのではなく，洗濯カゴの重みを肩甲帯で受け止めるような

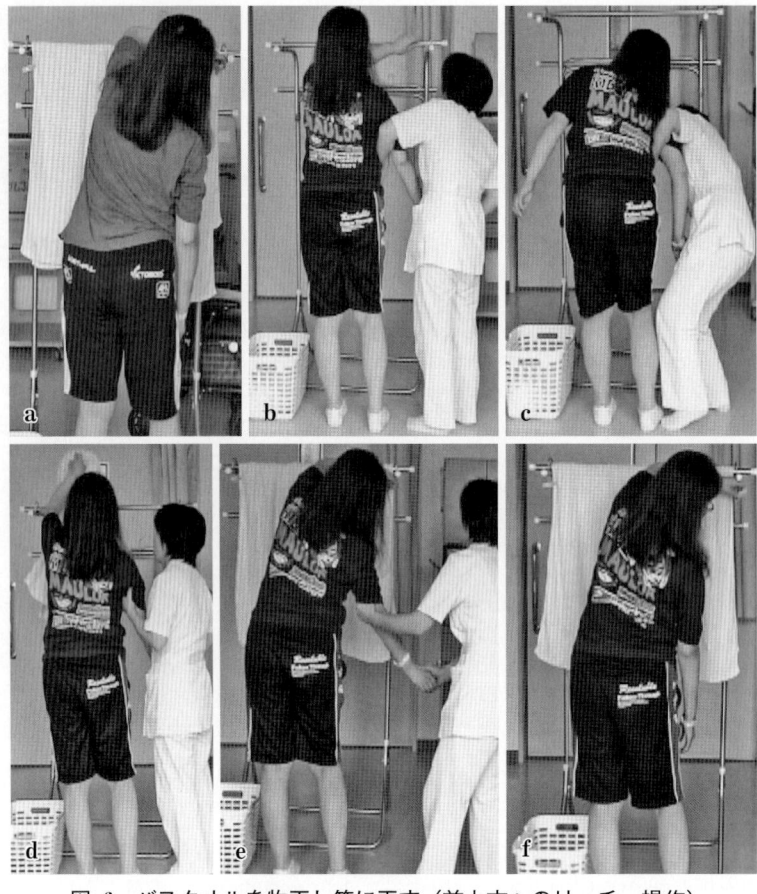

図 6 バスタオルを物干し竿に干す（前上方へのリーチ・操作）
　　a．介入前—洗濯バサミをかける
　　b．介入①—物干し竿に触れる
　　c．介入②—物干し竿に向かう・潜る
　　d．介入③—洗濯物を物干し竿にかける
　　e．介入④—干した洗濯物へのリーチ・操作
　　f．介入後—洗濯バサミをかける

操作・感覚を学習する．非麻痺側上肢の自由な運動を保障するため，OTは麻痺側上肢より介入し，麻痺側肩甲帯・体幹に向け軽く圧をかけ，その安定を援助する．

d．介入③—洗濯物の運搬，狭い通路角を曲る

OTは，通路の角への十分な接近，方向転換を，麻痺側上肢より誘導する．

e．介入後—洗濯物の運搬

洗濯物の重心を捉えた把持ができる．麻痺側下肢立脚期の動揺が減少し，頭部・頸部・体幹は正中位に保たれている．麻痺側上肢の連合反応が減弱している．

3．干　す

脱水により洗濯物は，ある程度の水分を残し硬くなり変形する．それらを扱い，物干しやハンガーに干すという，前上方へのリーチ・操作が課題となる．

片麻痺患者の場合，洗濯物を広げたり，しわを伸ばしたり，上方の物干し竿に手を伸ばし操作したりすることが難しい．また，水を含んだ洗濯物の重さや竿の高さに対して過剰に反応する．その

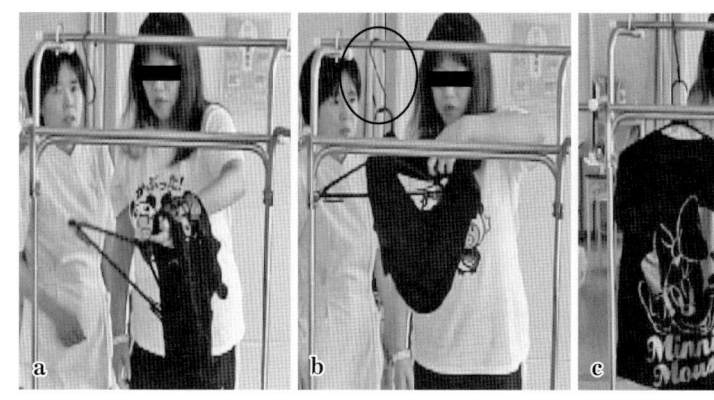

図7 ハンガーにTシャツをかけて干す（指導）
a．Tシャツの襟口から袖口に向け，非麻痺側手を通し，ハンガーにTシャツをかぶせる
b．Tシャツを広げる．物干しとハンガーの継ぎ目にフックを使用し作業に適切な高さを調節する
c．Tシャツに張りをつくり，しわを伸ばし，形を整えていく

原因として脊柱起立筋などの体幹背面筋群の過剰な筋活動で身体の固定を強め，体を反らすように上方の物干し竿からは遠ざかり，視覚的にもより遠く感じることがあげられる．麻痺側上肢を使おうとしても体幹前面の大胸筋，小胸筋や背面の広背筋などの高緊張の影響を受け麻痺側肩甲帯は安定性を失い固定を強める．そのため手指の操作を保障するための安定性が得られず，リーチ・操作に余裕がない．非麻痺側上肢でも，身体の固定を優先させて麻痺側への重心移動に対応するため，そのリーチや操作は制限される．

1）治療的介入の実際

症例2において物干し竿にバスタオルを干し，洗濯バサミをかける（図6）．

a．介入前―洗濯バサミをかける

体幹背面筋群の高緊張や非麻痺側股関節の内転・内旋にて身体の固定を強めている．麻痺側の腰が引け，麻痺側下肢での支持が乏しい．体幹の運動性が乏しく窮屈なリーチ・操作になっている．

b．介入①―物干し竿に触れる

干す動作の準備として，物干し竿に直接触れ対象への接近を訓練する．リーチに伴う麻痺側への重心移動，麻痺側への体幹の回旋を促す．OTは麻痺側上肢より介入し，麻痺側肩甲帯・体幹方向に軽く圧をかけ，その安定性を援助する．さらに，麻痺側股関節からも支持基底面方向に軽く圧をかけ，麻痺側への重心移動を誘導する．

c．介入②―物干し竿に向かう・潜る

対象である物干し竿に対し十分な接近を図り，対象をよく観察する．物干しの下を潜る．この時，OTは麻痺側上肢より体幹の従重力的屈曲と非麻痺側への回旋を誘導する．このように，対象を多面的に捉えることや，みに行くという能動的動きが，対象との距離を埋め，対象の高さに対しての過剰反応を防止する．

d．介入③―洗濯物を物干し竿にかける

水を含み重くなったバスタオルを上方に運ぶため，OTは麻痺側上肢および肩甲帯から十分な体幹の安定を援助する．そして，上方のリーチに伴う体幹の伸展を促す．

e．介入④―干した洗濯物へのリーチ・操作

バスタオルを広げしわを伸ばし，洗濯バサミをかける．OTは麻痺側上肢から手の操作に伴う，麻痺側へのより大きな重心移動を誘導する．非麻痺側の体幹が十分に伸びた状態で回旋を促す．

f．介入後―洗濯バサミをかける

麻痺側下肢の支持が向上し，麻痺側へ重心移動しやすくなった．リーチに伴う体幹の運動性が得られリーチ・操作に余裕が生じた．さらに，ハンガーにTシャツを干す動作を行った（図7）．

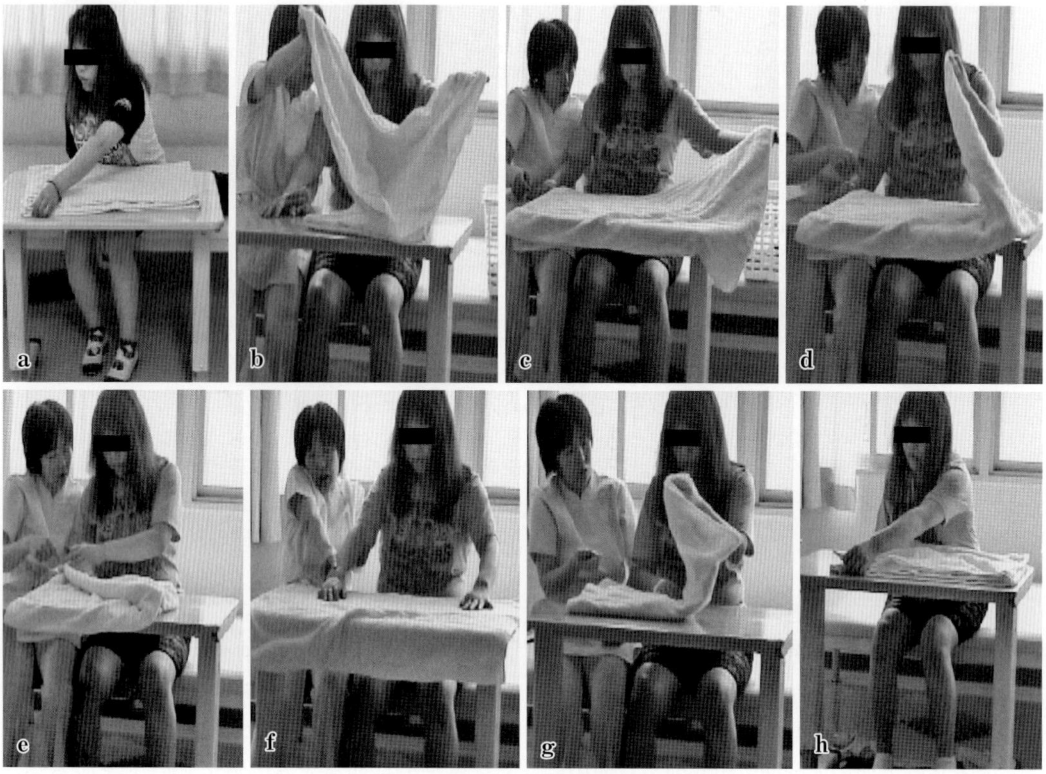

図8 バスタオルを畳む
a．介入前—麻痺側遠位での布の操作
b．介入①—布を広げる
c．介入②—布に張りをつくる
d．介入③—張りとたわみを適度に保ち折り返す
e．介入④—端と端を合わせ，畳む
f．介入⑤—麻痺側上肢の参加，しわを伸ばす
g．介入⑥—麻痺側上肢の参加，畳む
h．介入後—麻痺側遠位での布の操作

4．洗濯物の畳み・収納

乾いた洗濯物の扱いが課題となる．通常，洗濯物を広げる，張りをつくる，端と端を合わせるなど，両手の協調動作となる．また，空間での動作や細かな手指操作が上肢には必要とされる．布は乾いて軽くなる反面，不安定で容易にずれ動く．

片麻痺患者が片手で畳む場合，両手動作を片手で行うという困難性だけではなく，布の軽さやずれ動く不安定さに過剰に反応し，布の特性（重さや質感，弾性），重心を捉えた操作が難しい．畳もうと布の一端を持つが，適度な張力が保てず，しわになるか，強く引っ張りすぎて反対側の端がずれ，その修正も難しい．麻痺側上肢がいくらか補助的に使用できても，布の把持や固定に努力的で，本来の手の探索が行われず，両手の協調性も損なわれる．うまく畳めずかさになると，整理棚やケースの空いたスペースに収まらないことがある．

1）治療的介入の実際

症例2においてバスタオルを畳む（図8）．

a．介入前—麻痺側遠位での布の操作

非対称な座位姿勢で，体幹-骨盤帯は麻痺側が後退している．麻痺側下肢は外転し外側に倒れ，リーチに伴う麻痺側への重心移動が制限されてい

る．そのため非麻痺側上肢は努力的リーチとなる．

b．介入①—布を広げる

　麻痺側上肢の重さが非対称姿勢を強め，非麻痺側上肢のリーチ・操作に影響することがある．そのため麻痺側上肢を机上におくことによって，これを防止する．OTが麻痺側上肢の代行をし，共同作業でバスタオルを広げる．OTは麻痺側上肢，肩甲帯より軽くその安定を援助している（介入②～④でも同様に援助する）．

c．介入②—布に張りをつくる

　操作する非麻痺手で布の張りとたわみ，重みを感じる．張りを強めると対側の端が動く．布の操作をとおして布に対する手の十分な探索反応を促す．

d．介入③—（布を）折り返す

　介入②により非麻痺手の操作が探索的になってきたら，一側端から対側端に向け折り返す．折り返した時点で布の重みや，張り・たわみから受ける抵抗感は変化する．

e．介入④—（布の）端と端を合わせる

　輪になる部分がなるべくしわにならないよう，布の張りとたわみを適度に保ち，端と端を合わせる．持った布から若干張りを強めるようにしてしわやずれを修正する．

f．介入⑤—麻痺側上肢の参加，しわを伸ばす

　両手で張りをつくりしわを伸ばす．OTは麻痺側肘，前腕部より介入し，麻痺側肩・肘のコントロールを援助する．布への麻痺手の十分な接触と探索を誘導する．それにより布の特性や重心を捉え，上肢の操作に応じた姿勢のコントロールを学習する．

g．介入⑥—麻痺側上肢の参加，畳む

　麻痺手が布に合わせてくる反応がみられたので輪になる部分の固定に麻痺側上肢の参加を促す．

h．介入後—麻痺側遠位での布の操作

　麻痺側上肢を机上にのせている．対称的座位姿勢に近づき，リーチに伴う麻痺側への安定した重心移動が行えている．それにより非麻痺側上肢のリーチ・操作に余裕ができた．

おわりに

　以上，洗濯に関連する一般的な作業過程・動作について述べたが，今回取り上げたほかにも多くの動作方法や使用道具が考えられる．しかし，対象へのアプローチや，布の扱い，リーチ・操作についての基本的考え方は同じである．患者に困難をもたらす根本的要因が理解できれば，具体的対応から新たな可能性・創意工夫も生まれる．洗濯がもつ動作の多数のバリュエーションを踏まえ，患者の状況・環境に応じ，活動の多様性・最適性を追求する必要があると考える．

文　献

1) 柏木正好：環境適応 第2版—中枢神経系障害への治療的アプローチ．青海社，2007，pp 213-224

〔山根　佳子〕

15 家計・ファイナンス

ライフプランとライフデザイン

1. ライフプランとライフデザインとは

　ファイナンシャルプランナー（FP：financial planner）では，ライフプランとライフデザインという考え方がある．ライフデザインとは個人の生き方を意味し，その人がどのような職や働き方を選択し家族のあり方をとっていくのかなど，価値観や人生観が反映されるものとされる．一方，ライフプランとはライフデザインを具体化したものであり，生涯生活設計とされる．ライフプランには，健康，生きがい，そして資金計画に関する領域がある．作業療法士（以下，OT）は健康や生きがいに，FPは資金計画に主として関わるものと思われるが，個人の人生に携わるという点では共通していると考える．国際生活機能分類（ICF：international classification of functioning, disability and health）においては，環境因子として経済環境があげられており，すなわち「健康状態の構成要素」には経済環境も含まれていることを示していると解釈する．

2. 各年代のライフプランの特徴と対策

　一般的には表1に示すように，年代ごとにライフプランの特徴がある．また，ライフプランの中の最大資金としては，①教育資金，②住宅取得資金，③老後資金の3つがあげられる．このように，一般的なライフプランの中でもその都度，ファイナンシャルプランニングの見直しが適宜必要となってくるが，なんらかの疾病を罹患した際はさらなる見直しを迫られる場合がある．しかし，高齢者や障害者は，機能・能力的にさまざまな制約が生じ，それに伴って変化すると想定される新たな経済状態に応じたプランニングを図ることは難しい場合が多い．そこで，新たな問題を捉える意味で，FPとリンクする事柄について以下に示す．なお，あくまでOT自身がこれらの問題点に対して対処していくということではなく，患者の在宅・社会復帰に際して想定される事象の視野を広げ，FPをはじめとする専門家に相談することで解決の緒に就くと理解される．

高齢者世帯の問題点

　2010年度の高齢者単身世帯と高齢者夫婦世帯の合算は約1000万世帯，その割合は全世帯の19.9％，約1/5を占め，2020年には24.7％，約1/4に達すると予測されている（国土交通省資料）．

表1　各年代別のライフプランの特徴

20代	30代	40代	50代	60代〜
・ファイナンシャルプランニングのスタート ・就業 ・結婚資金準備	・住宅購入，出産，教育資金の準備 ・万が一の場合を想定した保険などによるリスク管理	・住宅ローンの返済 ・教育資金の確保 ・老後資金の準備 ・親の介護問題	・退職後の生活設計	・老後生活 ・退職金の運用 ・医療や介護に関する費用の確保 ・相続問題の検討

また，50代以上での生涯未婚率（一度も結婚したことのない人の比率）は男性では2005年には15.4%，女性7.25%に達し（2011年度国立社会保障・人口問題研究所「人口統計資料集」），また50～60代の離別者の割合も増加していることから，今後さらに高齢者の単身世帯化が増加すると考えられる．

1．高齢者の「住」

衣食住という，人間が生活を営むうえでの要素のうち，高齢者にとってさまざまなバリアとなりうるものの一つが「住」である．ハードでは住宅環境の物理的環境が，ソフトでは在宅生活を送るうえでの介護などを含めた支援環境があげられる．

どこで介護を受けたいかという問いに対し，現在の住まいをあげた者は37.3%であり，次いで介護保険施設（特別養護老人ホームや老人保健施設）をあげた者が26.3%，住み替え（介護付き有料老人ホームや高齢者住宅）をあげた者が18.9%である．また，現在の住まいでの介護を望む者以外の人がどのような条件で暮らしたいかについては，具合が悪くなった時にすぐに治療や看護を受けることのできる医療的対応の充実が63.7%，設備が整っている環境が59.0%，料金が安いという価格の重視が58.2%，職員からきめ細やかな介護をしてもらえる介護的対応の充実が52.3%，雰囲気が明るいことが45.2%　個室が整備されるなど，プライバシーが保たれることが41.1%　リハビリテーションが充実していることが40.4%であり（いずれも内閣府「2010年度介護保険に関する世論調査」），個人の願望としてハード・ソフト双方の充実が求められている．

また，2008年の総住宅数に占める空き家数の割合は13.1%であり，ほぼ7戸に1戸が空き家となっている．このうち，世帯主が長期にわたって不在の住宅や取り壊しが予定されている住宅などを示す「その他の住宅」の割合は35.4%（268万戸），2003年と比べて26.6%（56万戸）増加した（2008年度総務省「土地・住宅総計調査」）．空き家の増加はさらなる高齢者の孤立を招く恐れがあり，その分さらなるサービスの充実が求められるが，地域が活気を失うとサービス提供自体が困難となる状況も予想される．

現在の住まいに住み続けるのか，住み替えるか．双方のメリット・デメリットも含めて次に述べる．

1）高齢者住宅の種類

高齢者の住まいは，施設系か住宅系かで分けられる（表2）．一般に，施設系は厚生労働省の管轄，住宅系は国土交通省の管轄となっている．日本は諸外国に比して全高齢者の割合に対する住宅系の住まいの割合が少なく，国土交通省は2020年度までにその割合を3～5%とすることを目標としている．国土交通省は，高齢者向け賃貸住宅の問題点として，医療介護事業との連携および行政の指導監督の不十分さをあげている．法的には所有権，賃借権，入居権の順に利用者の法的な権利が弱く，一方的な損害を受けやすい．主に入居権が適用される有料老人ホームでは，借地借家法の適用外となるため，利用者の長期入院などを理由に，一方的に契約を解除する，一方的に部屋を移動させるなどの事例があり，居住の安定性の脆弱性や入居一時金のトラブルを問題点として指摘している．また，特別養護老人ホームにおいては，入居者に対して同等数以上の待機者の存在，および現実的には入所が困難とされる比較的要介護度の低い待機者が多いことが問題とされている．

これらを背景として2011年春，高齢者の居住の安定確保に関する法律などの一部を改正する法律案（いわゆる「高齢者住まい法改正案」）が可決され，当該年度末にも施行される予定である．この法案は，「高齢者単身・夫婦世帯の急増に対し，高齢者が安心して暮らすことができる環境を整備するため，国土交通省・厚生労働省が連携して行う高齢者住まい法改正により位置づけられる『サービス付き高齢者向け住宅』の建設・改修費に対して，国が民間事業者・医療法人・社会福祉法人・NPOなどに直接補助を行う」ものである．サービス付き高齢者向け住宅は，これまでの高齢者円滑入居賃貸住宅，高齢者向け優良賃貸住宅，高齢者専用賃貸住宅の区切りを廃止し，かつ一本

表 2 高齢者の住まい

管轄	種類	特徴	名称	概要	入居条件	手続き（契約）対象	権利形態	費用負担
厚生労働省（許認可）	福祉施設	老人福祉法に基づき設置．国や地方自治体が建設費を負担．運営費にも一部補助あり	養護老人ホーム（介護付きも導入予定）	介護保険上は「居宅」．身体，精神，家族および物理的環境，経済上の理由で自宅での生活が困難と認められる場合に入居．食事や入浴などの日常生活に必要な支援や健康管理などを提供	原則 65 歳以上で入院加療の必要のない者	措置手続き 市区町村		本人および扶養義務者の負担能力に応じて徴収．年 27 万円以下の収入で無料
			生活支援ハウス	過疎対策や特養からの退去者対策として整備．高齢などを理由として居宅で生活することに不安がある者を支援するための住まい．10～20 名程の定員に対し夜間の体制も含めた生活援助員の配置が位置づけられる	原則 60 歳以上の高齢単身者や夫婦世帯．自立～要支援 2 程度の人まで	市区町村		年間所得 120 万円以下で無料．月 3～5 万円程度
			ケアハウス（軽費老人ホーム）	自立生活を確保できるよう居住および福祉機能を合わせた住まい	原則 60 歳以上（ただし配偶者が 60 歳以上であれば利用可）	施設		電気代などの一部生活費は自己負担
				A 型：食事をホームで提供				A 型：月 7～15 万円
				B 型：自炊				B 型：所得に関係なく一定料金
				ケアハウス：自炊できない程度の心身の機能低下がある人．介護保険の「特定施設」の指定を受けた施設はケアプランに基づきサービスを提供				ケアハウス：月 7～15 万円．入居時に保証金として 30 万円程度必要（退去時返還）．必要に応じて介護保険自己負担分
	介護施設	介護保険法が適用	特別養護老人ホーム（介護老人福祉施設）	在宅介護が困難な寝たきりなどの人に対し，介護・相談援助などを提供	要介護 1 以上	施設		介護保険自己負担分，住居費，食費，雑費込，多床室：月 8 万円～/個室：月 15 万円～
			老人保健施設（介護老人保健施設）	病状が安定し，リハビリテーション，看護，介護を必要とする人が一時的に利用．医療的なケアと生活援助の両方を提供	要介護 1 以上	施設		介護保険自己負担分，住居費，食費，雑費込，多床室：月 8 万円～/個室：月 15 万円～
			療養病床（介護療養型医療施設）	療養上の管理，看護，医学的管理のもと，介護やその他医療を提供．2012 年までに廃止予定（凍結中）	要介護 1 以上	病院		入院時保証金 15 万円程度．介護保険自己負担分・住居費・食費・雑費込・多床室：月 11 万円～
厚生労働省（届出）	民間老人ホーム	民間企業，個人，公益法人が経営．建設費・運営費すべて入居者の負担	介護付き有料老人ホーム[※1]	特定施設入居者生活介護：特定施設サービス，介護および食事サービスなどを提供	おおむね 60 歳以上．基本的には要介護条件なし	事業者	入居権．所有権でないため相続できない．	入居金 0～数千万円．介護一時金 0～500 万円．管理費，食費，生活雑費，介護費．月約 15 万円～
				外部サービス利用型特定施設入居者生活介護：特定施設サービスおよび食事サービスなどを提供				
			住宅型有料老人ホーム[※1]	食事サービスなどのみを提供				入居金 0～数千万円．住居費，食費，管理費，生活雑費．月約 15 万円～
			グループホーム	5～9 人程度を 1 ユニットとして構成．認知症の状態にある人に対し家庭的な雰囲気の中で食事・入浴などのサービスを提供	原則要支援 2，要介護 1～5 の人	事業者		入居一時金が必要な場合も．介護保険の自己負担分込み：月 8～17 万円

表 2 つづき

管轄	種類	特徴	名称	概要	入居条件	手続き（契約）対象	権利形態	費用負担
厚生労働省・国土交通省共管			サービス付き高齢者向け住宅	バリアフリーであり構造・設備が一定基準を満たす．少なくとも安否確認，相談援助のサービスを提供．床面積原則 25 m² 以上			賃貸借方式またはこれに準じた契約	入居金 0～数百万円．月約 5 万円～
国土交通省	住宅	国の高齢者住宅政策に基づき整備．建設費および家賃補助を受けていれば，市場価格より安い家賃で利用可能．	シニア住宅	高齢者対応の自立型賃貸住宅．緊急時対応，安否確認，相談援助などの基礎サービスと選択サービス．居室面積おおむね 30 m² 以上	自立した日常生活を営むことができる高齢者	原則応募	所有権	入居一時金 2000～5000 万円．月払い・併用方式あり．月約 13 万円～
			シルバーハウジング	自治体が供給主体の公営住宅．高齢者に配慮したバリアフリー化された住宅とライフサポートアドバイザー（LSA）による日常生活支援サービスを提供．居室面積 18 m² 以上	60 歳以上の高齢単身者か夫婦（ただし配偶者が 60 歳以上であれば利用可）	事業者または市町村	賃貸借方式	所得による家賃補助あり．月約 1～13 万円

*¹ 有料老人ホームについて：自立した人のみを対象とした「健康型有料老人ホーム」もある．高齢者住まい法（2011）より基準を満たせば「サービス付き高齢者向け住宅」として登録可能．「食事サービスなど」とは，①食事の提供，②入浴，排泄または食事の介護，③洗濯，掃除などの家事，④健康管理，のいずれか．入居一時金は通常 5～10 年で償却される

化したものであり，要件を満たしたうえで，あらためて都道府県知事への登録が必要である．具体的要件としては，ハードでは①床面積原則 25 m² 以上，②トイレや洗面設備などの設置，③バリアフリー化，そしてソフト面では安否確認や相談援助サービスの提供，つまりホームヘルパーの常駐や緊急通報システムの整備があげられる．これらを満たせば，有料老人ホームもサービス付き高齢者向け住宅として登録が可能となる．契約に関しては，①賃貸借方式またはこれに準じた契約とすること，②前払家賃などを受領する場合の返還ルールおよび保全措置の実施があげられており，事業者からの一方的な解約ができないなど，居住の安定が図られていること，および入居後 3 カ月以内の契約解除や入居者が死亡した場合の前払い金返還などの解約時の返還ルールやその明示の義務づけなどがある．今後さらなる入院期間の短縮が見込まれる中で，高齢者住宅や有料老人ホームなどは医療依存度の高い人に対する受け皿として期待されている．なお，高齢者円滑入居賃貸住宅，高齢者向け優良賃貸住宅，高齢者専用賃貸住宅は，これまで国土交通省の専管であったが，法案施行とともにサービス付き高齢者向け住宅は厚生労働省との共管となる．

2）資金調達

住み続け，住み替え，いずれを選択するにしても，資金が必要である．公的年金以外の定年後の資金調達方法としては，主に以下があげられる（図 1）．

a．不動産の賃貸

アパート，マンション，店舗などの賃貸用不動産に投資する方法である．家賃収入から諸経費，ローン返済，税金などの支出を引いた手取り額を年金として利用する．リスクとして，賃料や購入不動産価格の下落などがある．

b．マイホームの賃貸

持ち家の人が自宅を手放したくなかったり，短期間だけ住み替えを希望する場合に検討する方法の一つである．賃貸にあたってはリフォーム代などが必要となることもある．また，「マイホーム

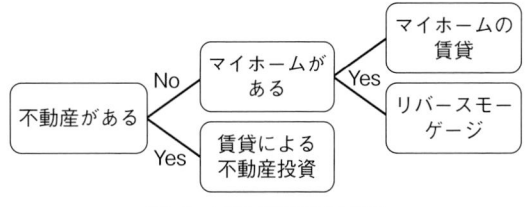

図 1 高齢者の資金調達

借り上げ制度（借りたい人と貸したい人をマッチングして，若者など希望する人に賃貸する制度）」を利用することも一つである〔一般社団法人移住・住みかえ支援機構（JTI：Japan Trans-housing Institute）が運営〕．この場合，安定した賃料と，万一空き家となった場合でも賃料保証が得られる（諸条件あり）．

c．リバースモーゲージ

モーゲージは担保という意味であり，住宅・宅地などの資産を担保として，そこに住み続けながら老後の生活に必要な資金の融資を受け，死後にその担保不動産を処分して借入金を一括返済する制度である．マイホームはあるが金融資産は少ない場合に，原則マイホームで生活しながら自宅不動産の資産価値を現金化できるが，民間企業が行うリバースモーゲージは中・高所得者向けのものが多い．リスクとしては，長生きによる元本割れのリスク，適用金利上昇のリスク，担保価値（マイホーム価値）の下落リスクがあげられる．2002年度より低所得の高齢者世帯を対象に，都道府県社会福祉協議会が運営する長期生活支援資金貸付制度が導入されているが，利用要件が厳しく，誰もが利用できるものではない．

2．高齢者の認知機能と制度

1）介護保険制度と成年後見制度

介護保険制度がスタートした2000年度，同時にスタートしたのが成年後見制度である．成年後見制度とは，判断能力が不十分なために財産侵害を受けたり，人間としての尊厳が損なわれたりすることがないよう，法律面や生活面で支援する身近な仕組みであり，介護労働のような事実行為は含まれない．介護保険制度と成年後見制度が同時に施行されたことには理由がある．介護保険制度の導入により福祉サービスのあり方が「措置から契約へ」と転換したが，障害により契約を結ぶことが困難な場合，すなわち福祉サービスの利用が困難となることが想定された．この解決策として，判断能力が不十分な人でも契約が結べるよう支援する目的で創設されたのが，成年後見制度である．

2）日常生活支援事業と成年後見制度

日常生活支援事業とは，都道府県・指定都市社会福祉協議会が実施主体となって行っており，認知症高齢者，知的障害者，精神障害者など判断能力が不十分である人が，地域で自立した生活が送れるよう，利用者との契約に基づき，福祉サービスの利用援助などを行う．具体的な援助としては，①福祉サービスの紹介，福祉サービスを利用するための手続き援助，②苦情解決制度の利用援助，③行政手続きに関する援助，④日常的な金銭管理などがある．成年後見制度との違いとして，日常生活支援事業の性格上，契約に基づいて行われることから，自己の意思に基づいて契約の締結が行える能力があることが条件となる．さらに，援助内容は福祉サービスの利用に関するものに限定されており，取消権も与えられない．具体的には，判断能力が不十分で，契約内容を十分に理解できないまま訪問販売などで高額な商品を購入してしまっても，この事業では十分な対処は行えない．

3）成年後見制度の仕組み

成年後見制度には法定成年後見制度と任意成年後見制度がある．前者は，いま現在判断能力が損なわれている者（知的・精神障害，および認知症などによる）に対し，一定の申立権者からの審判の申し立てにより，家庭裁判所が成年後見人・保佐人・補助人を選任する制度である．一方，後者は本人（被後見人）自身が将来に備え，あらかじめ契約によって後見人を選任しておく制度である（図2）．いずれも，本人の希望を尊重し（自己決定の尊重），生活状況・体力や精神状態などを配慮して（身上配慮義務），本人に最善・最適な方法を選択して行う必要がある．また，成年後見制度の利用内容や成年後見人の権限，任意後見契約の内容などは成年後見登記制度によって登記される．この内容は登記事項証明書に記載される．

a．法定成年後見制度

被補助人，被保佐人，被後見人の順に判断能力の低下が重度であり，それぞれ補助人，保佐人，後見人の順に，付与される権利が拡大する．最も

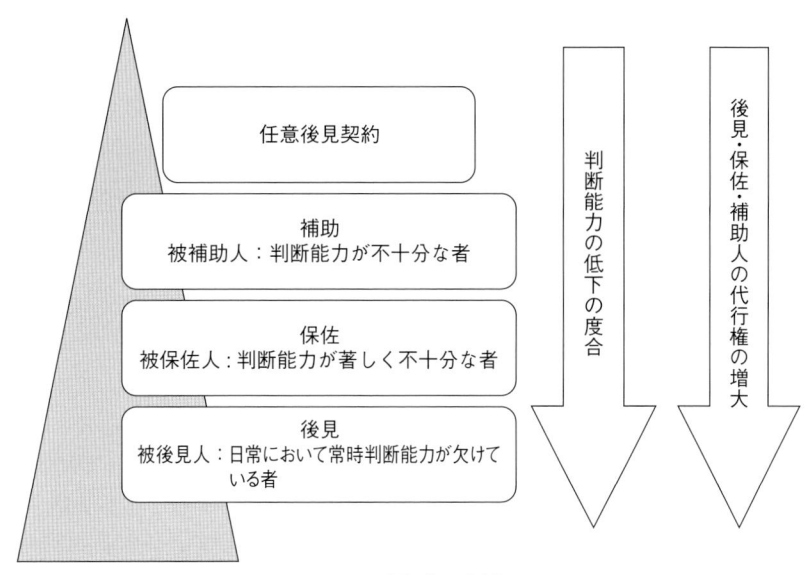

図 2 成年後見制度

（ピラミッド図：上から下へ「任意後見契約」「補助　被補助人：判断能力が不十分な者」「保佐　被保佐人：判断能力が著しく不十分な者」「後見　被後見人：日常において常時判断能力が欠けている者」。右側矢印：「判断能力の低下の度合」「後見・保佐・補助人の代行権の増大」）

広範な権利を代行する後見人は，代理権と取消権の大半を有し，財産に関するすべての法律行為について本人を代理し，本人が自ら行った法律行為の取り消しが可能である（ただし，取消権においては一部例外もある）．後見，保佐，補助開始の申立は，本人，配偶者，親族（四親等内）のほか，身寄りがない者においては市町村長（特別区の区長を含む）にも申立権を認めている．申立にあたっては，申立書，戸籍謄本，住民票，診断書などが必要である．後見人などは，被後見人の親族のほか，第三者後見人として，家庭裁判所に登録されている弁護士，司法書士，社会福祉士などの中から，家庭裁判所がふさわしい人を選任することとなっている．

b．任意成年後見制度

本人が自ら選んだ任意後見人（法定成年後見人とは異なる）に対し，判断能力が不十分な状況となった場合を想定し，契約を結んだ範囲内で，自己の生活・療養看護（例：介護契約，施設入所契約など），および財産管理（例：貯金の管理，不動産などの売買契約や賃貸借契約の締結，および遺産分割など）に関する事務に関して代理権を与える．任意後見の開始には任意後見監督人の選任が必要であり，任意後見監督人は定期的に家庭裁判所への報告を行う必要がある．この任意後見監督人選任の申立は，本人，配偶者，四親等内の親族，および任意後見人受任者が，任意成年後見制度の利用開始を判断した時点で，家庭裁判所に対して行う．

任意後見契約は必ず公正証書によって行われる必要があり（公証役場で実施），任意後見監督人の選任前ならば，公正証書によって自由に任意後見契約の解除が可能である．選任後に任意後見契約を解除するためには，本人保護の観点から正当な事由と家庭裁判所の許可が必要となる．

c．費　用

成年後見制度は契約であり，費用が発生する．法定後見人制度では，800円〜2,400円の収入印紙，上限4,000円の登記印紙，精神鑑定料10万円程度（ただし必ずしも行われるとは限らない），通信費用（切手代）約3,200円，後見人などへの報酬（月額2〜4万円程度）が必要となる．なお，申立手続きを司法書士や弁護士へ依頼する場合は，その者へ報酬を支払う必要がある．任意後見制度を利用の場合も，親族以外の者に依頼すれば費用が生じる．

4）成年後見制度の現状

成年後見制度（法定，任意ともに）における本

人から申立した者のうち，男性の約63.5％，女性の約85.3％が65歳以上であり，高齢者における利用が主であることがうかがわれる．一方で，2010年度の認知症高齢者数（要介護者の認知症老人自立度Ⅱ以上：日常生活に支障をきたすような症状・行動や意思疎通の困難さが多少みられても，誰かが注意していれば自立できる程度）は200万人以上（2002年度厚生労働省推計），成年後見制度開始の2000年から約10年間で成年後見申立を行ったのは約17万人（最高裁判所事務総局家庭局「成年後見関係事件の概況」）となっている．これより，成年後見制度自体は主に高齢者を中心に利用されているものの，認知症高齢者の利用割合は8.5％にとどまり，今後さらなる活用が期待される．

また，申立の主な動機は財産管理処分が最も多く，次いで身辺監護，遺産分割協議，介護保険契約となっている（最高裁判所事務総局家庭局「成年後見関係事件の概況」）．

5）具体的ケースの検討

a．ケース

73歳，男性と70歳，女性の夫婦2人暮らし．夫が脳梗塞を発症し身辺介護が必要となった（要介護3）．妻のみでは介護力に乏しいが，子どもは遠方で協力が得られにくい．妻は車の運転不可だが，居住地域は過疎化が進み買い物なども車がないと不便な状態である．自宅は一戸建てでローンは完済である．

b．問題点の抽出

① 自己資金額の評価→月々の年金額などの算定，貯蓄などの資産額，および自宅の資産としての価値の算定（売却あるいは貸出，担保とした借り入れなど．平均的な夫婦2人の老後生活費：26.5万円/月．2010年総務省「家計調査」．単身ではその7割程度が目安となる）

② 減税，控除などによる出費の抑制→必要に応じた身体・精神障害者手帳の申請，医療費控除の申請（確定申告時）

③ 住み続けと住み替えの提案→住み続けた場合は，自己資金額をもとにした月々の生活費の捻出，介護保険サービスの選択が必要である．住み替えの場合は，高齢者の住まいの把握と必要費用の確認，足りない場合の費用調達方法の検討，それらを踏まえた介護保険サービスの選択，将来を見据えた成年後見制度の把握および申し込みが必要である．

おわりに

現在の日本は法社会であり，社会福祉もその一部である．すなわち，高齢者・障害者といえども正しく契約を結ぶことが重要であり，今後はさらにその傾向が強まることが予想される．誰もがみな，個人のみで適切な情報の理解と選定を行い，自己の意思決定に基づき，将来も見据えた最善の契約を結ぶことは難しいが，さまざまな社会資源の活用と，それ自体の援助も含めて，われわれもサポートしていきたい．

文　献

1) 貝塚啓明，他：老後のリスクマネジメント．貝塚啓明（監）：FPTEXT1 パーソナルファイナンス～ライフプランニング・リタイアメントプランニング．日本FP協会，2010
2) 国土交通省 2011年度国立社会保障・人口問題研究所「人口統計資料集」 高齢者住まい法改正の背景．FPジャーナル 138：5-7，2011
3) 内閣府「平成22年度介護保険に関する世論調査」（http://www8.cao.go.jp/survey/h22/h22-kaigohoken/index.html）
4) 2008年総務省「土地・住宅統計調査」
5) 高齢者住まい法改正の背景．FPジャーナル 138：5-7，2011
6) 大貫正男：「成年後見」「個人信託」等を活用した資産管理．FPジャーナル 133：3-7，2011
7) 公益社団法人成年後見センター・リーガルサポートパンフレット
8) 2002年度厚生労働省推計
9) 最高裁判所事務総局家庭局「成年後見関係事件の概況」．2010
10) 2010年総務省「家計調査」
11) 長沼和子（監）高齢者向け施設・住宅一覧．日本FP協会，2010
12) 横山寿一，他：福祉マップ．福祉マップ編集委員会：福祉マップ改訂第7版．石川県保険医協会，2007

〔東　美奈子〕

16 学習支援

はじめに

 一般に「学習」とは，具体的な体験や間接的な伝聞によって，新たな知識や行動の蓄えができることを意味する．その基本的な機能は，日々の営みやその積み重ねによる人の進化（歴史）や成長，発達を支えることであり，それによって人が社会的，物理的環境と適応的に関ることを可能にしている．

 このように広い意味での「学習」は，年齢や職業に関係なく，人の生活の中で日々繰り返される活動であり，認知症や高次脳機能障害，発達障害など，学習の機能になんらかの形で困難を抱える人は，すべてさまざまな形・程度で日々の作業遂行に困難をきたすことになる．

 一方，学習を学齢児が学校生活で行わなければならない教科学習のように，人の課題の一つとして捉えることもできる．このような課題としての「学習」は，授業で提供される特定の知識を理解したり記憶したりする特定の機能のみが注目されやすい．また，学習者は主体性を求められながら，実際には受身的，さらには苦痛な作業となっていることも多い．

 本稿では，この課題としての「学習」に焦点をあて，その捉え方・取り組みの基本的な考え方について整理する．

学習機能の背景

 学習機能は知能概念の一部を構成し，ビネー検査の時代から知能検査が重視してきた機能の一つである．そこには言語的記憶能力や言語的推理能力，数の推論，論理的順序の理解，日常生活上の問題解決能力などが含まれている．

 Gardner[1]は，このような狭い知能観に異議を唱え，知能とは「情報を処理する生物心理学的な潜在能力であり，ある文化で価値のある問題を解決したり成果を創造したりするような，文化的な場面で活性化することができるもの」と定義している．この中には，一般に学業で重視されやすい，話したり，聞いたり，書いたりの言語的能力や問題を論理的に分析したり，数学的な操作に関係する論理数学的能力も含まれるが，ほかに音楽的能力，身体運動的能力，広い空間のパターンを認識して操作する空間的能力，他人の意図や動機づけ，欲求を理解して他人とうまくやる対人能力，自分自身を理解する内省的能力なども含まれる．このように人間の知的機能は多様な能力によって構成される複合的なものである[2]．

 この主張は，「学習」機能もまた単一機能ではないことを示唆する．Rourke[2]は，学習障害をもつ子どもたちの研究において，算数障害を構成する神経心理学的下位能力として，空間の体制化（数字の位どりの間違いや引く数と引かれる数の混乱），細かい部分に対する視覚的気づき（符号の見落とし），手順（計算手順の間違い），心理学的セットの転換（引き算から足し算にスムーズに切り替えられない），書字運動技能（字がうまく書けないため，自分で読むこともできなかったり，間違えて読んでしまう），記憶（数字の記憶の保持ができなかったり，必要な記憶領域にアクセスできない），判断や理由づけ（合理的な問題解決の方策が

立てられない），の 7 種の異なった神経心理学的障害を分離している．このことは，さまざまな能力の障害が「学習」機能に影響を及ぼしうることを示唆する．

その中で「学習」機能の中核を構成する能力には，周りのものに興味・関心をもつという情動的能力や，その情報を視覚・聴覚・触覚などの感覚をとおして脳の中に取り込む感覚情報処理能力，それを過去の情報と統合しながら整理して記憶する情報の統合・蓄積能力，さらに必要な情報を取り出し，適切に用いる実行能力などがあげられる．

一方，われわれの脳は学習に関わるさまざまな機能の障害をうまく補う機能も合わせもっている．ゆえに課題としての「学習」の困難が表面化するのは，その代償（補償）機能が補えないほどの「重篤」な障害がある場合か，たまたまある「学習課題」がその苦手な機能の使用を避けては達成できない場合，さらにはその能力の発揮を妨げる環境下におかれた場合に生じるといえる．これは，代償機能の開発や課題の調整，環境調整によって学習機能の発揮が変容しうることを意味する．

作業療法臨床からみた「学習」課題

作業療法は，「意味ある作業」になんらかの理由で携わることができない人の作業を取り戻す（獲得する）ための支援を行う専門職である．その意味で，さまざまな障害を抱える人たちにとって，学校での学習課題は「意味ある作業」になりにくい厳しい現状がある．

読み書き障害（dyslexia）をもつ子どもを例にあげると，「教科書を読む」「漢字を覚える」「教師の話や黒板の字をノートにとる」「試験問題を読む」「回答を書き込む」などの困難は，学校生活の主要な要素の課題遂行を防げてしまう．

また，発達性協調運動障害（DCD：developmental coordination disorder）をもつ子どもの例では，「書字が乱雑なため読みとれない」「コンパスや定規がうまく使えない」「消しゴムでうまく消せない」「プリント類や学校の道具をきちんと整理できない」「体育や音楽の課題がうまく遂行できない」などの困難をもちやすい．

さらに，注意欠陥多動性障害（ADHD：attention deficit hyperactivity disorder）をもつ子どもでは，「授業に集中して参加することができない」「周りの刺激に気が散りやすい」「重要なメッセージを聞き逃す」「忘れ物が多い」「鉛筆などの道具・用具をよくなくす」などの困難がよくみられる．

また，アスペルガーなどの自閉症スペクトラム障害（ASD：autistic spectrum disorder）をもつ子どもたちでは，「友だちとトラブルを起こしやすい」「集団行動が苦手」「パニックになるなど，感情が安定しない」「間違いや叱責に敏感」など，社会生活を行ううえでの困難があるため，結果として学校という場での学習活動にうまく参加できない例が多くみられる．

一方，障害特性から学習課題をみてみると，例えば，視覚的な図と地の識別の苦手をもつ子どもは，教科書や黒板に書かれたさまざまな視覚的情報の中から必要な情報を取り出して見分けることに多大なエネルギーを費やす．また，読字障害をもつ子どもたちの一部には，文字がバラバラに浮いてみえると訴える子どもたちもいる．また，空間的な方向性の識別に困難をみせる子どもは，文字の方向の違いに気づきにくく文字認知に困難をきたす可能性がある．同じように，聴覚的な図と地の判別に困難をもつ子どもは，さまざまな音の中から必要な聴覚情報を拾い出すことが苦手である．一方，音韻や単語の順序の認知に困難をみせる子どもは，単語の書き間違いを多くする可能性がある．聴覚的記銘の容量の問題がある子どもは，だらだらと長く話されるとメッセージのポイントを受け取ることに困難をみせる．

このような困難は，成人でも職場での課題として同じようにみられるが，学校より職業としての課題特性の多様性があり，選択肢が広い分，適応範囲が広い場合が多い．しかし，学校生活をうまく潜り抜けることができなかった症例では，自信のなさや，経験不足，人に対する不信感や怒りなどの二次障害をもちやすく，それが社会参加を難

「障害」の捉え方

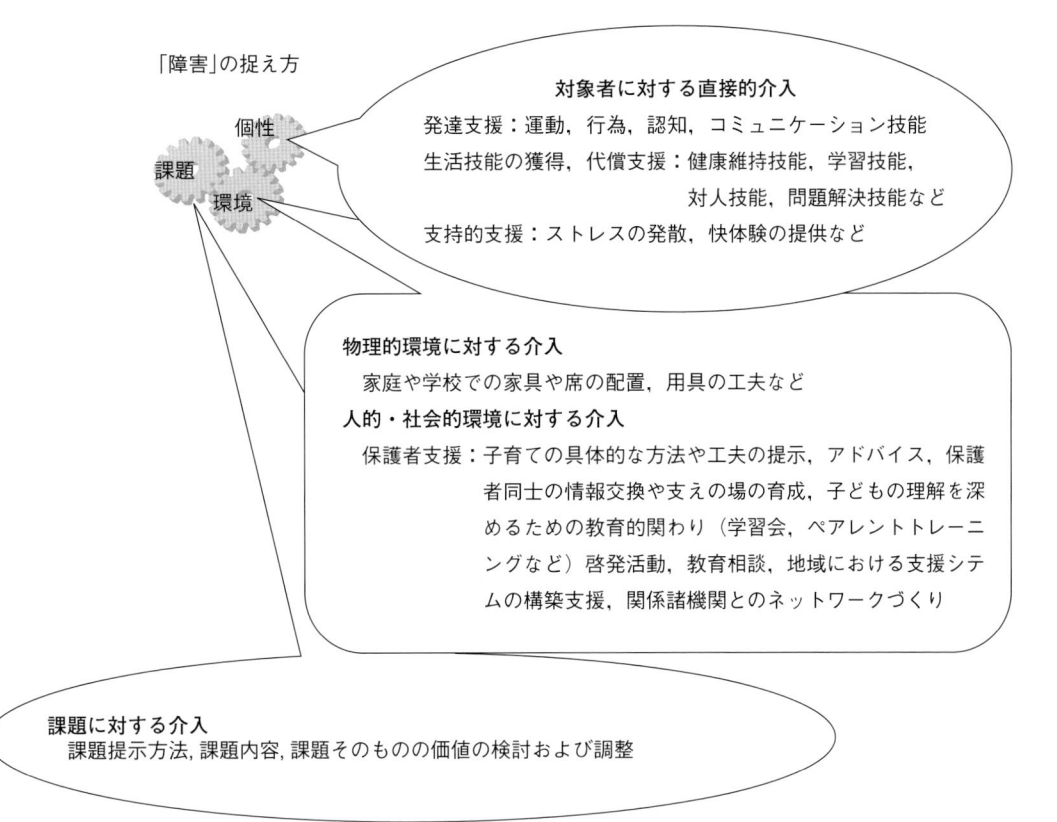

個性
課題
環境

対象者に対する直接的介入
発達支援：運動，行為，認知，コミュニケーション技能
生活技能の獲得，代償支援：健康維持技能，学習技能，対人技能，問題解決技能など
支持的支援：ストレスの発散，快体験の提供など

物理的環境に対する介入
家庭や学校での家具や席の配置，用具の工夫など
人的・社会的環境に対する介入
保護者支援：子育ての具体的な方法や工夫の提示，アドバイス，保護者同士の情報交換や支えの場の育成，子どもの理解を深めるための教育的関わり（学習会，ペアレントトレーニングなど）啓発活動，教育相談，地域における支援システムの構築支援，関係諸機関とのネットワークづくり

課題に対する介入
課題提示方法，課題内容，課題そのものの価値の検討および調整

図1　学校環境で学習課題に困難を示す対象者に対する作業療法支援の枠組み

しくさせている例も多い．

作業療法の戦略

このような困難に対応する作業療法支援戦略の枠組みは，図1に示すように，対象者自身のもつさまざまな発達的な「個性」と，対象者が直面している「課題」や対象者が生活する「環境」との歯車がうまく噛み合わない状況として，「障害」の構造を整理することから始まる．

すなわち，作業療法士（以下，OT）による問題解決に向けての介入は，対象者にのみ向けられるのではなく，その課題や環境との組み合わせの調整を行うところにその特性がある．OTは，対象者の抱える「障害」構造の解決に向けて学校や家族などの「環境」，およびそこで価値がおかれている「課題」の問い直しにも関わる．

OTが果たすべき役割は，学習困難の背景にある神経心理学的な発達特性の把握およびその発達支援，学習課題や環境の調整，認知特性にあった学習方法の発見，学習をサポートする適切な教具，自助具の工夫と提供などとともに，合わせもっているさまざまな発達特性から来る困難を総合的に理解し，問題解決を図るところにある．このようにOTの特性は，その総合性と実践性にあるといえる．

さらにアメリカのOTであるAyres[6]が体系化した感覚統合理論は，これら学習機能の障害をもつ発達障害児の理解と支援の研究から生まれたものであり，このような理論とその指導法のトレーニングを受けたOTであれば，さらにより効果的な支援の方策レシピを多くもつことができる可能性がある．

作業療法介入の具体例

1. 課題に対して

1）課題の整理

作業療法介入にとって，課題の整理は第一に取り組むべき領域である．多くの問題は，課題の不適切性から生じているため，要求される課題を検討し，多くの課題の中から本人の生活目標にとって重要な課題を選択する必要がある．

しかし，これを実践するためには，学校システムや保護者の価値観の調整を必要とすることが多く，その実現のためには環境に対する介入が必要なことも多い．

一般に自立生活に必要な読み書き，計算能力の最低レベルは小学4年生程度といわれる．アメリカでは，一般成人でもおつりの計算などの減算は加算を用いて行う様子がよく観察される（例えば，1000円を出して567円の買い物をすると，68，69，70，と加算をしながら1円を出し，次に80，90，600と唱えながら10円を出し，最後に700，800，1000と唱えながら100円のお釣りを出す）．

また複雑な計算はできなくとも，電卓の使用方法とその意味が理解できるほうがより実用性が高かったり，複雑な漢字は書けなくとも，読みができればパソコンなどで文章を打つことができる．

特に小学校高学年から中学校以上の抽象的な課題は，子どもの特殊な興味や意欲とつながらない限り，本人にとっての実用性は低い．

2）遂行可能な課題の調整

課題は，個人の到達水準や学習特性に合わせることが達成の基本条件である．その意味では，支援者は子どもの発達水準や学習達成度，情報処理特性の把握を十分に行う必要がある．

子どもに難しすぎる課題に対して努力を強いることは，課題に対する嫌悪感や自信喪失，ひいては課題を提示する大人に対する不信感を助長することになり，不成功に終わるだけではなく，さらに二次障害をつくることにもなるので避けなければならない．

教師や保護者が意図する課題目標を確認することは，課題本来の意義を三者が共有することにもつながり，その実現に向けてさまざまな異なった方策を出し合える土壌づくりにもつながる．その課題が要求している本質的な部分を活かしながら，子どもが遂行可能な課題に調整することは，課題に対する介入として重要な部分である．

文部科学省の新しい学習指導要領でも，その基本理念には，「生きる力」を育むことがあげられており[3]，その意味で課題をこの文脈の中で調整する限り，教育の大きな目標にも沿うことになる．

一例として，読書課題の目標が思考力，表現力，判断力の獲得であるとするなら，読みに障害のある子どもの場合，読書という課題の代わりに，本を読んでもらったり朗読テープを聴き，その感想を口頭で発表することで同じ目標に沿った課題にすることできる．このような発想による課題の工夫は，音楽や体育，図工など，多くの課題で有用である．音楽でピアニカや縦笛などの楽器操作で苦労する子どもは多いが，音楽教育の本質を考えれば，より簡単な操作で演奏できる楽器の利用や楽器操作ではなく歌唱などで，同様の教育目的は容易に達成することが可能である．

しかし，通常学級におけるこのような課題修正の介入は，一斉授業が基本の学級運営では非常に困難なことが多い．

3）課題の提示方法や反応方法の工夫

現在，比較的よく用いられる課題修正の一つに，ノートやプリントの拡大がある．読字障害の子どもや，不器用な子どもにとって，これだけでも課題の遂行が楽になることもある．また一般には課題提示をスモールステップにし，視覚支援を多用し，さらに個別指導が加わるだけでも教育的効果は上がることも多い．

視覚支援として，言語指示の要点を黒板や掲示物に文字として残すことは，注意障害の子どもや，聴覚的情報処理の困難をもつ子どもには大きな支援となる．さらに，文章の読みとりの困難を支援するために，図解したカードや具体物の使用と合わせた課題提示も有効である．

聴覚的情報処理の困難をもつ子どもに対する課

題提示の工夫としては，他に「短くゆっくり話す」「要点や結論をまとめて話してから，詳細の説明に入る」「チャイムや放送などの聴覚的伝達手段に頼らず，文字や時計，絵などの視覚的伝達手段を用いる」など，さまざまな工夫がある．

さらに多動など，注意・集中の障害が目立つ場合，覚醒機能の問題が背景としてある場合も多い．そのような場合，一つひとつの課題は短くし，覚醒を上げるためさまざまな工夫を授業運営に仕組むことも有効である．

感覚統合理論からは，覚醒のコントロールにさまざまな感覚刺激を用いることの有用性が指摘されており，集中力の問題と覚醒の低さが関連すると判断されれば，動く刺激を提供することは非常に効果的な介入となる．そのために，椅子にエアークッションを敷いたり，授業中に立ったり，座ったりの動作を多く取り入れ，前に出ての発表や，提出物や道具を取るなどの合法的移動を多く課題に取り入れる工夫も有効となる．また，課題そのものをゲーム形式で運動活動とともに行う工夫もある（例：2チームに分かれて，トンネル内を四つ這い移動し，偏と旁のカードを集めてきて漢字をつくるなど）．

子どもはよくトイレを口実に離席することがあるが，覚醒コントロールという意味では，硬いものを嚙ませたり，風にあたる，水で顔を洗う，柑橘系の香りを嗅がせるなどの対応も有効であり，このような対応を保健室で取り組むことができる．

一方，興奮が強くて落ち着かせる工夫が必要な場合，ロッカーや机の下，段ボールで作成した小さな小屋などの狭いところに入らせて課題を提供したり，粘土や感触のいい布などの小物を触らせたり，米袋などの重いものを膝にのせるなどの対応も有効である．

ADHDタイプの子どもたちは特に新奇なものや，変化に対して注意が向きやすい傾向がある．そのような特性に対応して課題は，目新しい教材を用いたり，テンポの速い授業，前述したように短い時間で達成できる課題単位を工夫するとよい．

一方で，ASDタイプの子どもたちは，新奇性や変化に柔軟に対応することが苦手であり，ルーチンの課題，使いなれた道具や場所，見通しのもてる課題提供が重要となる．このような子どもの場合，課題の変更は段階的に少しずつ行うほうがよい．

4）所属感や自尊心の獲得の優先

日本では，みんなと同じ行動がよい（正しい）との価値観が子ども自身にも強く，それが子ども自身を苦しめることも多い．このような子どもの場合，自身の価値観，自尊心の育成にも取り組む必要があるが，さしあたりの適応策として，学習本来の目的というより課題を形だけでも達成させてしまうという戦略もある．

場合によっては，試験問題をあらかじめ教えて，その問題だけでも点数がとれるようにしたり，模範解答のコピーを許して達成感を支える工夫もある．読みの困難をもつある当事者のエピソードでは，苦手な国語のテストで問題の文章をいっさい読まず，まず問いをすべてチェックし，問いの中にあるキーワードを頼りに文中から答えになりそうな文を拾い出したとの工夫が紹介されている．また，読書感想文を書く場合は，中身は読まず，あとがきや解説を読んであらすじに触れずに，気になるワードの感想だけを書きとどめるという戦略をとったという[4]．

このようにみんなと同じようにさせよう，しようと思わず，あえて真正面から向き合うことを避けることで，学習課題から受けるストレスを減らすことも場合によっては必要である．子どもの精神衛生の保証は優先度の高い重要な支援目標の一つである．

2．環境に対して

1）物理的環境の調整

学校の物理的環境の一番の問題は騒音である．緊急放送に備えて放送設備のボリュームが各教室で調整できないようになっている学校も多い．また，オープンクラスの学校は，さらに視覚的刺激も加わり聴覚過敏の子どもにとっては過酷な環境

であり，そのため集中できず，不安を大きくする子どもも多い．さらに発表会や運動会など，集団活動に伴う課題によって適応の問題が大きくなる例も多い．このような聴覚的環境は，物理的環境の中でも一番調整が難しい領域であるが，放送設備の見直しや運動会でのピストルの使用の中止，教室以外の静かで狭い逃げ場の確保などは，学校でも比較的取り組みやすい介入と考えられる．

また，黒板や掲示板，棚，他児の動きなど，雑然とした視覚的刺激の多い環境も子どもの注意・集中を削ぎやすい．これに対しては，教室内の整理，ロッカーや整理箱の設置，教室内の机の配置の工夫などの対応ができる．特に視覚的環境に対しては，ついたてや大きなダンボール箱を利用することで介入できる．ある症例では教師用の机の下が，視覚刺激の調整がしやすく集中しやすい環境となった．

DCDタイプの子どもでは，教材の量に比較して，学校では収納量が限られており，机の表面積も小さいため，教材の配置や整理に困難をみせることが多い．これに対しては大きな机や余分な収納箱の提供が有効である．

2）人的環境の調整

学習課題に対する介入の成否は，何よりも人的環境に依存する．課題の工夫も，物理的環境の工夫も，それを実現するためには，その修正や遂行を可能にするシステムを整える必要がある．それを可能にする第一歩は人的環境に対する介入である．現在，特別支援教育行政の一環として，OTも外部の専門家として学校支援に参入しやすくなってきている．機会を捉えて，OTも巡回相談や専門機関としての連携・啓発活動，ひいては地域における支援システムの構築に取り組むことが，前述したような介入をより有効にする．

学校との連携では，OTは個々の対象者の発達特性の情報や資料を学校側に提供・説明するだけでなく，教師・学校環境の評価を踏まえ，学校場面で実践可能な具体的提案を行う必要がある．その際，担任の困り感にも対応しながら子ども支援を行うよう注意する．OTは，具体的で実践可能な提案によって，教師や保護者と協働し，三者間の連携役を担う必要がある．さらに，システムの問題は，担任だけではなく，管理職や教育委員会との連携によって調整する必要がある．

一方，人的環境としては，保護者支援も重要である．さまざまな介入が成功するためには，保護者の理解と協力が不可欠である．OTは，保護者の子ども理解に向けての情報提供・説明だけではなく，子育ての工夫や保護者の困り感に対する対応，保護者同士の情報交換や支えの場の育成，子どもの理解を深めるための学習会やペアレントトレーニングなどの教育的関わりも行う必要がある．

3．個人に対して
1）発達支援

作業療法支援は，対象者の学習課題達成の基礎となるさまざまな脳機能の発達支援にも向けられる．感覚統合理論によれば，学習は情報処理機能の産物であり，さまざまな感覚情報の統合プロセスを支援することで学習機能の発達に寄与できると考えられている[6]．不安定な覚醒コントロールは注意機能の障害と関連し，眼球運動の問題は，書写や読字，目と手の協調運動の発達や発現に影響を及ぼす．行為機能の障害（無器用さ）は書字やコンパス，定規，楽器などの学習用具の操作の障害や，時間，空間の効率的な組み立て能力の障害として現れる．姿勢・バランス機能の問題も，単に座位姿勢の保持や協調運動の問題に反映されるだけではなく，左右などの空間認知や操作の発達の基礎となり，情報の継次的処理の発達にも関係する．

Ayres[6]は，128名の学習障害児群に対し感覚統合の強化を目的とした治療介入プログラムを5～6ヵ月間，週5回提供した結果，統制群と比較し大幅な学業成績の改善を示したことを報告している．筆者[7]は単一症例ではあるが，感覚統合理論を用いた作業療法介入により，継次的情報処理能力，注意・集中力の向上を反映する知能検査のIQ値が著しく向上した症例を報告している．

このような指導の効果の背景には，学習の神経

心理学的成立条件として，少なくとも以下の領域における能力（機能）の向上が関係すると考えられる．

a．学習者にとっての学習の意味性（興味，意欲），動機づけ

作業療法支援では，子どもの興味を活かし，課題に意味性をもたせ，子どもの課題に対する能動的関わりを引き出す．例えば，セミ採りという興味のある活動を活かし，その活動にカウンティングなどの目標とする作業をそのまま入れ込む方法もあるが，セミ採り活動という文脈を活かし，使用する道具やストーリーの中にセミのテーマを入れ込む工夫もある．ある自閉症者は，自動ドアに対する興味をメーカーの種類などの書字（国語），メーカーの所在地などの地理（社会）の学習に活かしたとの体験を述べている[8]．

b．適切な覚醒のコントロール

前述したように，感覚統合理論をもとにした作業療法支援では，対象者の覚醒水準の調整にさまざまな感覚入力のもつ調整機能を活動に活かす．覚醒を上げる方向に働きかけが必要な子どもでは，個別支援の中で，例えば活発で強い動く刺激（前庭系の活動）や，重い抵抗のある筋肉活動（固有系の活動）を生活の中にも取り入れるだけではなく，日常生活の中に，趣味や遊び，手伝いなどの活動として取り入れることで，学習活動に対する支援を試みる．ある多動が目立つ例では，趣味として乗馬や家族キャンプを行ったり，学校では毎朝ドッジボール活動をクラスで行う取り組みを提案した．

c．情報の受け取り，処理，記憶，保持する能力

感覚統合理論を基盤とした作業療法活動では，以上のような覚醒水準の調整を意識し，対象者にとって意味ある目的的活動（遊び活動）を用いながら，さまざまな感覚情報処理を要求される活動を行う．例えば，遊び遊具の空間内での構成や調整を行うことで（例：ブランコを揺らしながら船に見立てて，空間内のさまざまな位置や高さに置かれた樽にボールを投げ込む），空間知覚やその体制化や空間内の視覚的気づきの力を育てることができる．また，活動にはルールの理解や記憶が含まれるため，それを他の活動でも使うことで，エピソード記憶や手続き記憶の定着を図ることもできる．さらに感覚統合の指導では成功体験が重視されるが，これはポジティブフィードバックや快体験とともに，神経生理学的に記憶の定着や意欲，創造性の発揮に関連する神経回路の賦活を反映する．

d．行為機能（実行機能）の発達

感覚統合理論における行為機能とは，人が物理的環境にうまく適応するために（うまく操作するために）発達させた能力であり，対象物に働きかけた結果の情報を受け取り，それを行動コントロールや行動（運動）の手順，作業の発想や計画に生かす能力を意味する[5]．ゆえに行為機能は学習活動にとって重要な役割を果たしており，感覚統合理論に基づく支援では，子どもの発想（ideation）を活かしながら，その適応性を子どもが具体的な結果として体験できるよう，その手順や組み立てを支援し（planning），適応的な結果につながるような実行機能（execution）を支援する．

e．メタ認知能力の発達

メタ認知とは，作業のプロセスや結果を確認できる能力であり，自己の能力を認識する能力である．すなわち，行為を起こしている自己を客観的にモニターできる力であり，自己の長所や短所など，自己の特性を認識し，その自己をうまく生かす力を生み出す．例えば，「みんなは遊んでいるが，僕は仕事が遅いので早めにとりかかろう」「私は忘れやすいから，メモに書いておこう」と意識できる力である．この能力の発達を促すためには，活動結果の具体的フィードバックを受け取りやすい形で提供したり，言語化することにより意識化を促す．

f．認知的枠組みの柔軟性・創造性

特にASDタイプの障害をもつ子どもたちは，往々にして認知の枠組みが固く，一度獲得した枠組みの修正がしにくい傾向がある．そのために，新しい場面で過去の学習の応用がうまくできなかったり，異なった場面に対しても同じ枠組みで

対応しようとする．ゆえに作業療法活動の中で，さまざまな展開や変化の体験を提供し，認知の多様性を促す必要がある．混乱した認知状況では，情報提供の構造化，整理が有効ではあるが，その構造に適応したままでは変化には対応できない．作業療法活動は，常に適応と挑戦のらせん構造を意識し，最終的には子ども自身の創造・工夫・挑戦を刺激できるよう展開する必要がある．

2）生活技能の支援

作業療法支援は，スタディースキルの獲得支援にも向けられる必要がある．スタディースキルとは，効果的な学習を成立させるための周辺諸技能であり，その中には前述したさまざまな能力のほかに問題解決能力や情報整理の能力，時間・空間の認識，社会的な能力が含まれる．学習支援を考える際，このようなスタディースキルの障害に対する支援は見落とされやすいので注意する必要がある．

問題解決能力は，掛け算を忘れたら足し算を繰り返して対応するような能力であり，認知的枠組みの柔軟性・創造性の能力の反映でもある．また情報整理の能力とは，雑多な情報を分野別に整理して保管したり，やるべき課題をメモにして残すような行動を支える能力である．時間・空間の認識とは，予定を立てたり，課題を遂行するのに必要な物理的空間の判断や選択ができる能力である．社会的能力は，教師や級友との人間関係から，学習に関連する情報を得たり，支援を利用するために必要となる能力である．多くの学習は，このような社会的関係によって大きく支えられている．

このような力が不足している子どもの場合，一つずつていねいに，かつ具体的に解決策や予定のモデルを提示したり，子どもとともに考えるプロセスを追って指示する必要がある．また，作業療法では，問題解決能力を要求するさまざまな活動を通して，このような能力の評価や発達の機会を提供することができる．

3）支持的支援

作業療法の直接的支援の重要な側面として，成功体験の提供による自己有能感の育成や人との信頼関係の育成，ストレスの合法的発散などがあげられる．このような支援は，二次障害を予防し，健全な自己イメージや対人関係を育成するために非常に重要であり，学習支援を考える際にも忘れてはならない側面である．

おわりに

2005年度より施行された「発達障害者支援法」によって，学習機能の障害をもつ子どもたちの支援は，その法的基盤をもつこととなった．その支援システムの広がりは，2011年のセンター試験から「発達障害」の区分が設けられ，拡大文字問題冊子の配布や別室受験，時間延長などの措置が認められるまでになっている．このように学習機能に障害をもつ最大の壁であった社会システムの変革が少しづつではあるが進みつつある．

最大の「学習支援」は障害の「克服」ではなく，障害を「生かす」ことにあることをあらためて強調しておきたい．

文　献

1) Gardner H（著），松村暢隆（訳）：MI：個性を生かす多重知能の理論．新曜社，2001，pp 58-61，p 116
2) Rourke BP：Arithmetic disabilities, specific and otherwise：a neuropsychological perspective. *J Learn Disabil* **26**：214-226，1993
3) 文部科学省ホームページ：http://www.mext.go.jp/a_menu/shotou/new-cs/index.htm
4) ゴトウサンパチ：先生がアスペルガーって本当ですか？―現役教師の僕が見つけた幸せの法則．明石書店，2011，p 81
5) Bundy AC，他（著），土田玲子，他（監訳）：感覚統合とその実践 第2版．協同医書出版，2002
6) Ayres JA：Improving Academic Scores Through Sensory Integration. *J Lean Disabil* **5**：338-343，1972
7) 土田玲子：学習障害児に対する感覚統合的治療介入の適応と効果に関する考察―事例の経過を通して．OTジャーナル **35**：713-720，2001
8) Grandin T，他（著），カニングハム久子（訳）：我，自閉症に生まれて．学習研究社，1994

〔土田　玲子〕

17 訪問・在宅支援

はじめに

　筆者らが勤める訪問リハビリテーション（以下，訪問リハ）事業所は病院併設であるため，入院中から訪問リハ利用予定者と関わりをもつことが可能である．問題が生じても，ほかに，居宅介護支援事業所，訪問看護事業所，福祉用具貸与事業所も併設しているため，同一法人で入院された人は，同一法人内で介護保険サービスを調整する（一般的にこのように系列同士でサービス事業所を調整する傾向にあるように思う）ことが多いので，問題が生じても病院医師や各事業所の他職種との連携がとりやすい環境にある．しかし，他法人の病院からの地域連携パスにより，訪問リハを行う場合があるため，他職種との連携がスムーズになるよう，日ごろより地域との連携を密にしている．

訪問リハビリテーションの依頼

1．同一法人の病院から依頼があり，訪問リハビリテーションを開始する場合

　訪問リハを利用する人は，十分なリハビリテーション（以下，リハ）を受けた状態で自宅退院をすることが多い．同一法人であるため，入院中のリハ担当者と話し合いをする機会が多くあり，その人の状態を情報収集しやすい．そのため，初回訪問リハ時から，入院中の機能・能力のレベルを把握して在宅でのリハへ移行することができる．
　初回から退院直後のレベルを維持するため，関節可動域（ROM：range of motion）訓練，筋力増強訓練などの身体機能面へのアプローチを続けたうえで，家屋内での歩行訓練や排泄訓練，入浴訓練など活動面へのアプローチを行う．介護者の介護能力も入院中から把握できているため，なるべく負担とならないように配慮したアプローチ（移動が歩行時監視ならば，少しでも監視が外せるように座位移動で行う方法を提示するなど）が行え，介護疲れを防ぐことができる．また，入院中から利用者や家族とは顔見知りとなれるため，信頼関係も早期に築きやすく，病院で行っていた方法とは異なった，その家の状況に合わせた方法でも，より現実的で安全な動作方法として理解され，受け入れてもらいやすい．

2．地域連携パスを用い，訪問リハビリテーションを開始する場合

　他病院を退院し，訪問リハを紹介されて開始する場合には，開始前にケアマネジャーよりフェイスシートをもらい，おおまかな情報を得ておく．初回訪問の際に心身機能面や活動面，参加状況，環境などの情報収集を行い，実際に移動手段，排泄動作や入浴動作を確認する．ほかに問題となっている動作を実際に行ってもらい状態を把握する．そのため，初回はほとんど評価と安全に行える動作方法の指導で終わる．同一法人病院からの訪問リハ依頼とは違い，信頼関係は徐々に築き上げていく必要がある．そのため，初回に安全な動作方法を指導しても，なかなか実践に移してもらうことは難しいため，毎回訪問リハ時に「安全である」ことを説明する必要がある．訓練は訪問リハ2回目から本格的に行う．
　その他では，他病院で病院リハを受けている，

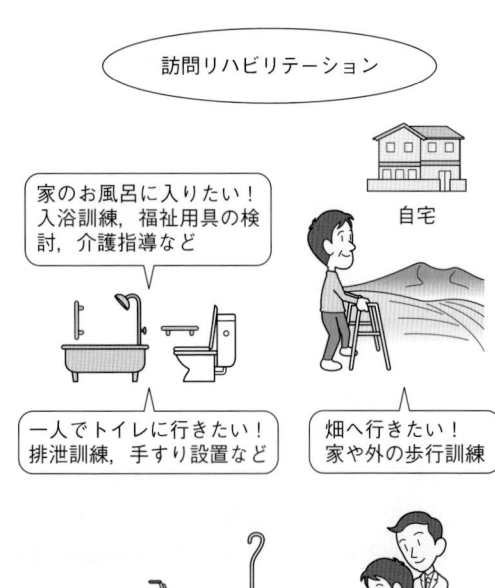

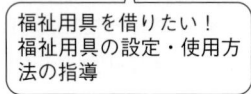

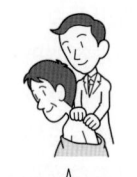

図1 訪問リハビリテーションのパンフレット

まだ入院中の患者を紹介される場合がある．その病院スタッフが家屋訪問する際に，当訪問リハスタッフが同行することがこの地域では可能である．同行することで現在の状態，問題点の把握，目標はどうか，という前情報を得ることができる．よって，訪問リハ初回時から必要な訓練を行うことができ，時間を有意義に使うことができる．

3．連携しやすい環境づくり

日ごろから，地域の作業療法士（以下，OT）同士の地域連携カンファレンスなどの勉強会に参加し，訪問リハの必要な人などについて，情報交換を行うことで，スムーズに訪問リハへと移行できる．また，居宅介護支援事業所へは訪問リハのパンフレット（図1）を渡し，どういうことが訪問リハで行えるかを説明し，対象者がいれば紹介してほしいことを伝える．その他，日ごろから地域のOTもしくは，ケアマネジャーとのコミュニケーションを十分に図ることが重要である．

訪問リハビリテーション開始の準備

1．依頼時に把握したいこと・行うこと

訪問リハを利用する人が，退院直後か，もしくはこのまま生活を維持させたいと思っているのか，ADLレベルが低下し，困っている段階か，を把握する必要がある．本人や家族のニーズも情報収集しておく．それにより，訪問リハとして関われる部分はどこにあるか考える．

次に状態変化に対応するために，既往歴や合併症，服薬内容，禁忌事項についても把握しておく必要がある．事前に主治医から確認しておくことが望ましい．

訪問リハ開始前のサービス担当者会議にはなる

べく出席し，ケアマネジャーや他職種と退院後の生活について確認する．そうすることで，退院後の生活がイメージしやすくなる．その時に注意することは，デイケアと訪問リハを併用する場合，在宅での問題点や目標，訪問リハの役割を明確にし，ケアプランに反映してもらうことが必要である．

2．身につけておきたい技術
1）バイタル・状態確認
当事業所では，40分の時間の中で，血圧・脈拍・体温測定，体調の確認，身体面や動作から体調はどうか，痛みの増悪，転倒していないか，日常生活で変わったことはないかなどの状態把握を行い，介護者に対しては介護疲れはないかも確認している．

2）健康管理
定期的に，内服の飲み忘れチェック，体重増減チェックを行い，健康管理についても把握しておく．内服を自己管理している人は，ときどき内服が余ることがあるためチェックは必要である．

体重管理は，自己で体重管理が難しい場合は，訪問リハ時に把握しておく．例えば，活動量が減っていても食事量は変わらない，もしくは食事量がかなり少なくなった，という人もいる．また，体重が増えると膝や腰への負担が増し，動作時に疼痛を引き起こしやすくなる．それにより動くことがつらくなるため寝て過ごすことが多くなる．逆に体重が減り，BMIが痩せの範囲に下がると体力を消耗しやすく，すぐに疲れ，臥床傾向になる．これらは，負のスパイラルを引き起こす要因である．よってADL介助量の増加につながらないように，体重管理は2～3カ月に1回は行う必要がある．

3．訓練中に注意すべきこと
1）痛みや転倒防止，介助負担への配慮
現在行っている動作が，今後も継続して行えるかどうか，その方法では痛みを引き起こす可能性はないのか，転倒の危険性はないか，介護者への負担増大にならないのかを見極め，本人，介護者に負担が増えそうであれば，負担軽減の方法を指導する必要がある．

2）緊急時の対応
a．対象者の様子がいつもと違う場合
このような状況の場合は，バイタルや状態を確認し，同時にケアマネジャーに電話で状態報告を行う．訪問看護が関わっている場合は，訪問看護にも連絡を入れる．医師の診察が必要であれば，かかりつけ医にも報告する．急を要す場合であれば，救急車の要請を行う．

この際，他の医療スタッフが到着するまでは，医療スタッフは訪問リハスタッフのみであるため，本人や家族が動揺しないように，落ち着いた対応を身に付けておく必要がある．

b．転倒などにより，ADL能力が低下した場合
当事業所では病院のリハ医師に状態を報告し，短期集中リハ入院をさせてもらえないかを打診している．そして，可能であれば短期間入院し，元のADL能力が獲得できるように病院リハに移行させることがある．この場合入院できる条件として本人のリハに対する意欲がもっとも重要であるが，認知症がなく，尿便意がしっかりとしていて，家族の同意がある人としている．当然，入院に際してはケアマネジャーへの報告と主治医の同意が必要になる．そして，退院後は自宅での生活が安定するまで，週6回限度内で訪問リハビリテーションを最大3カ月間提供することがある．

前述の条件に合わない，例えば認知症が進み，尿意のない人で機能向上が困難と判定される人は，ケアマネジャーに報告し，介護認定の変更申請の必要について伝える．また，家族の介助量軽減に向けて介助方法の検討や，本人に対して動作方法の変更を行い，ケアマネジャーにサービス利用の見直しについても意見を伝える．

関係する人たちとの連絡・協力

1．ケアマネジャーや他職種
環境調整のための評価の際に気になることがあ

ればケアマネジャーにも訪問リハ時に同席してもらい，一緒に状態確認をしてもらう．しかし，実際に毎回同席してもらうことは難しいため，ケアマネジャーに対しては電話連絡もしくはメールにて伝える．

他職種への動作，介護方法の伝達などは，可能であれば直接他職種へ，もしくはサービス担当者会議の場やサービス利用時間に現場で伝えるようにする．しかし，現地で話し合いをする時間はなかなかもてないため，電話連絡で情報をやり取りすることが多い．または，他職種との関わりがわかる連絡ノートを訪問宅に置き，相互に活用することもある．

主治医との連携は，月に1度，訪問リハビリテーション指示書を記載してもらうため，その際に1カ月間の訪問リハ記録，訪問リハ実施計画書を渡し，この1カ月の様子，現状を書類で報告している．なかには，診療時間内に主治医を尋ね，前述の書類と口頭でも現状を伝えることもある．

2．家　族

また，日中一人で生活をしている自宅で訪問リハを行う場合は，内容を家族の人に知らせるための連絡ノートを作成し，訪問時間，バイタル，リハ内容を記載する．ノートを作成することで，家族との情報交換も行え，訪問リハで行っていることが明確になる．実際，失語や認知症がある人は，言葉でうまく訪問リハで行ったことが伝えられないため，家族は本当に訪問リハを行ったのかどうか疑問に感じることもある．ノートがあることで家族も安心する．また，ノートをとおして家族からその日にあったことなどの情報が記載されている場合もあり，しているADLやできるADLの再確認ができる．

室内，家屋内，屋外での活動を支援

1．生活リズムを整える

脳血管障害を患い，片麻痺を呈することになった人は，自宅退院後，身辺処理のことは自立していても，毎日をどのように過ごせばよいかわからないことが多い．そのため，何もすることなく寝て過ごす，テレビをみて1日が終わることが多い．

その際の訪問リハの役割として，少しでも生活にメリハリをつけてもらうことが重要である．そのために，一緒にタイムスケジュールを考え，家庭内でできることをみつけていく．しかし，タイムスケジュールを作成しても，すぐに実行してもらえることは少ない．本人の意欲にも影響するため，毎回訪問時には一つでもできたことがあれば，「できたことを賞賛する」正のフィードバックを繰り返し，徐々に意欲を高める手助けが必要である．

1）ケース1

脳血管障害にて，日常生活をどのように過ごせばよいかわからない人に対して，何をすべきかタイムスケジュールを作成し，目につきやすい自室に貼った．結果，徐々にすべきことを意識し始めたケースについて紹介する．

50代，女性．2011年1月に脳出血を発症し，左片麻痺，高次機能障害を呈した．Brunnstrom recovery stage（BRS）は上肢Ⅳ，手指Ⅴ，下肢Ⅴ．注意障害あり，集中力は持続せず．移動は独歩にて自立，入浴は要介助である．更衣は練習場面では一人で着れるが，実際場面では，どこに袖を通せばよいかわからなくなる，前後左右がわからなくなど1時間を要し，介助が必要である．その他のADLは自立している．日中の過ごし方は，テレビをみたり，寝て過ごして1日を終えている．そのため，生活にメリハリがない態度を，夫から毎日指摘され，喧嘩が絶えない．本人は「このままではいけない．しかし何をしてよいのかわからない」という．病前は，パートで働き，家事もこなしていた．

2）訪問リハビリテーションの内容

家にいても，まったく何をしてよいのかわからないため，一緒にタイムスケジュール（表1）を本人主体で作成した．その際に，すぐにとりかかれる活動（昼食，夕食の献立を考える，食器洗い，

表 1 タイムスケジュール

7時	起床,朝食,体重測定,血圧測定(カレンダーに記載)
9時	掃除
10時	リハビリテーション(歩行練習,スクワット,上肢のリハビリテーション)
11時半	昼食,夕食の献立を考える
12時	昼食
14時	リハビリテーション(歩行練習,スクワット,上肢のリハビリテーション),買い物
18時半	入浴
19時半	夕食,洗濯物を畳む
21時	日記を書く,就寝

一日の流れ	必要となる移動範囲
7時 起床 排泄 朝食 整容 新聞取り 鍵開け	①ベッド⇔トイレ ②トイレ⇔食卓 ③台所 　食事温め,片付け 　食器類の移動 ④食卓⇔洗面所 ⑤食卓⇔玄関 　新聞・郵便物の移動
12時 昼食	
18時 夕食 整容	
20時 鍵閉め 排泄 就寝	

図2 一日の流れ

部屋の掃除(モップがけや掃除機をかける),洗濯物を畳む,麻痺手を参加させるためのネット手芸,麻痺側の運動方法など)を一緒に考えた.

毎回の訪問リハ時には,昨日の過ごし方,本日の訪問リハまでの時間の過ごし方などを確認し,一つでもタイムスケジュールどおりに活動が行えていれば,「できた」ことを確認し,励ました.

しかし,活動をとおして以前のようにできないことを目のあたりにするため,精神的な落ち込みもある.その時は,話を傾聴し,精神的負担の軽減に努めた.その話の中から,「料理を夫のためにつくってあげたい」という本当に今したいことなどを話すこともあり,その活動を訪問リハ時に一緒に行い,成功体験を味わってもらうことで,活動意欲を高めるように試行錯誤を繰り返した.

1カ月の経過では,まだタイムスケジュールどおりに活動を行う意欲が出てこず,「テレビをみて過ごした」「寝て過ごした」などの発言が多かったが,意識して活動を行い始めた.

2.安定した生活に向けた支援

独居生活を送っている人にも訪問リハを行っている.独居生活では,介護保険サービスを利用していても,自身で毎日しなければならないことがある.訪問リハで気をつけていることは,起床から就寝まで一日を通して必要となる動作を想定し,いかに安全に移動しその目的動作につなげていくか,ということである.

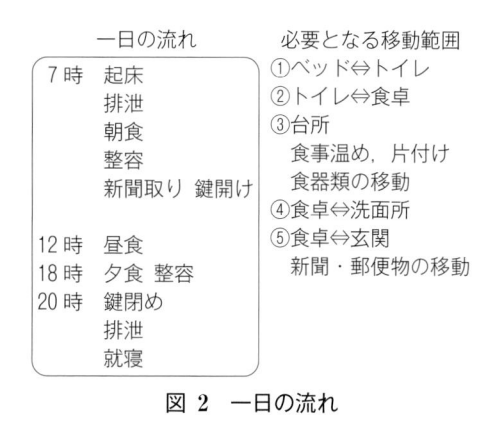

1)ケース2

一人暮らしで,必要な動作を行うために玄関や台所での移動を中心に訪問リハにてアプローチしたケースを紹介する.

80代,女性,腰痛増悪にて入院中,転倒し右大腿骨頸部骨折を受傷する.骨接合術施行後に自宅退院し訪問リハビリテーションを開始する.

既往に頸椎症,腰椎圧迫骨折,左大腿骨頸部骨折があり,両下肢にしびれ感,疼痛があったが,退院時の歩行は固定式歩行器にて20mほど可能で,入浴以外のADLは自立レベルであった.訪問リハのほか,訪問介護,通所介護,配食サービスを利用し,買い物,掃除,食事準備の援助を受けていた.

一日の生活で必要となる動作としては,排泄・更衣・整容などの身辺処理のほか,食事準備や新聞取り,鍵の開閉などが必要であった.

また,一日の流れ(図2)に沿って必要となる移動範囲として,①寝室⇔トイレ,②トイレ⇔台所,③台所内 ④台所⇔洗面所,⑤台所⇔玄関という5つの場合があった.特に,台所や玄関での移動時には物を運ぶ動作が必要となっていた.

それに対する問題点として,下肢の痺れ感や疼痛の訴えがあり,退院直後は一人で無理をしやすく,それらが増悪する可能性があった.また,固定式歩行器では物を運ぶことが困難なため,台所では移動手段を変更する必要があった.

自宅見取り図

（台所，洗面所）
一間続きで敷居なし

（玄関）
上がり框に段差あり
手すり設置済み

トイレ　食卓　シンク　洗面台

玄関　廊下　ベッド

寝室

手すり

（寝室，トイレ，廊下）
寝室入口に敷居あり

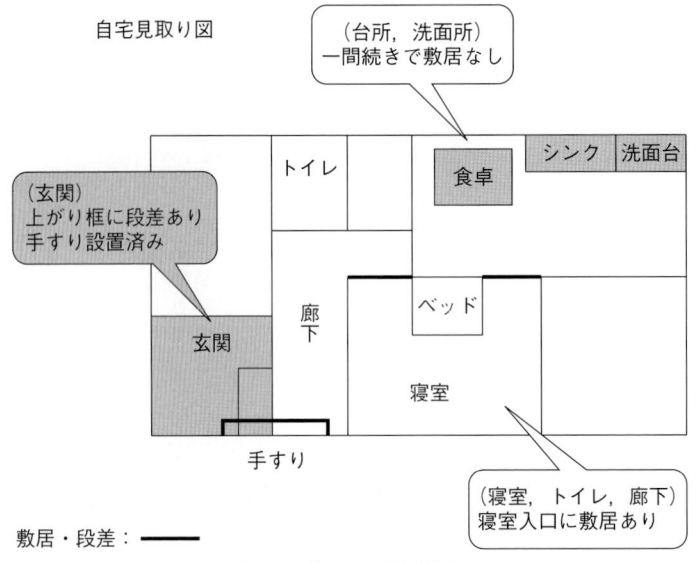

敷居・段差：——

図3　自宅の見取り図

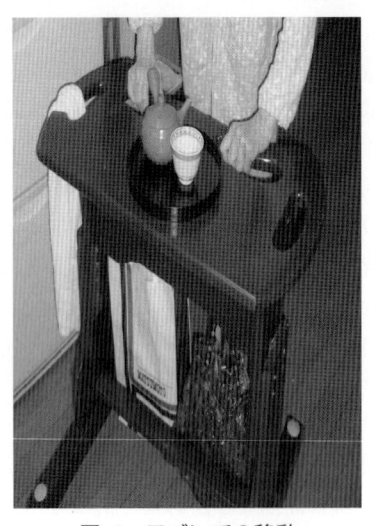

図4　ワゴンでの移動

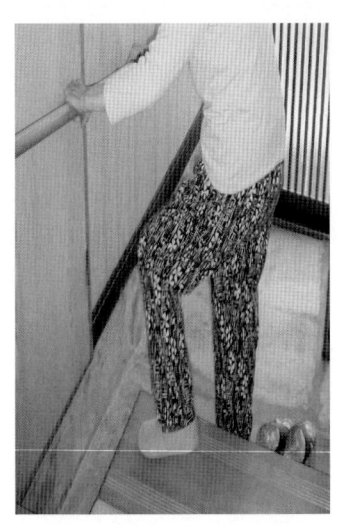

図5　横歩きでの段差昇降

　訪問リハでは，移動動作訓練（歩行補助手段の検討，本人に負担のない歩行範囲の設定，歩行訓練，段差昇降訓練），環境調整（ベッドの位置調整，玄関・洗面所に椅子を設置），下肢管理指導（自己訓練，ベッド上での下肢のポジショニング，休息の指導），ROM訓練，筋力維持訓練を行った．

　移動方法としては，寝室⇔トイレ・洗面所・玄関間では寝室入口に敷居がある（図3）こと，夜間の排泄も頻回にあることから，安定性があり，本人にとっても安心感の大きい固定式歩行器を使用することにした．

　次に，台所では食事の温め，配膳，片付けが必要であり，レンジやシンクから食器や物を運ぶ必要があるため，移動式ワゴン（図4）を使用することにした．これにより熱い物や複数の物を安全に運ぶことが可能となった．

玄関では上がり框に 20 cm の段が 2 段あり，鍵の開閉や新聞・郵便物の受け取りに段差昇降が必要であった．廊下から段差までは固定式歩行器を使用し，段差は手すりにつかまり横移動（図 5）にて昇降することにした．また，新聞や郵便物は固定式歩行器に袋を下げて運ぶようにし，休憩を入れることや，転倒防止のため玄関に椅子を設置した．

自宅内移動でも，伝い歩き，段差昇降，物を持っての移動など，本人の心身機能や環境に応じて歩行補助具を変更することが必要であった．

また一人暮らしの退院直後は，無理をしやすく疼痛・疲労感が増強しやすい．移動時に考慮するポイントは，休憩を取り入れ，移動する際に何度も行き来しないように無駄を省く，必要な用事をまとめて行うなど，動作を少なくすることで疲労を防ぎ，疼痛や疲労を少なくすることで，安全性に考慮した指導を行う必要がある．安全で安定した生活が送れるまでは，訪問リハの回数は 1 週間に 6 回を限度として算定が可能であるため，限度内で集中して行い，家庭内での安全な動作方法を習慣化させる必要がある．

〔永井亜希子，米山　千尋〕

18 支援用具の工夫

生活支援の着眼点

　身体機能の低下や障害によって「動けない」ということを理由に自ら行動を限定し，生活の場を狭くしてしまう人も少なくない．その時の支援は「サービスを与える」という発想ではなく「本人の能力を尊重し，生活の範囲を最大限に広げる」という視点に立ち，本人が自分らしい生き方を自ら選択できるものでなくてはならない．すなわち，本人がやりたいと思っていることを一つひとつ確実に支援し，実現していくことで，徐々に自立生活への自信につながる．そして，ときには身体機能の改善にも役立つことがある．

　近年「assistive technology（AT）」という言葉が多く用いられるようになってきた．また，その和訳として「支援技術」「支援工学」「福祉支援」「福祉技術」というような日本語表現がなされている．これまでは，補助器具・福祉用具といったように，どちらかというと利用する機器，装置のことを指していたが，それらを障害のある人の暮らしに対する全般的な支援技術として表現されるようになった．

　どんなに立派な用具であっても，AT が的確に行われなければ生活に役立つものにはならない．これらは，本人や家族の身体や能力に適合することはもちろんのこと，住宅環境での使用条件に合わなければ有効に機能しない．そのため，実際の生活の場で試用し，十分に比較検討をしてから，条件に合うものを本人や家族が自己選択できるような支援が必要である．本稿では有効な AT によって，個々の生活目標に応じた暮らしを実現している対象者を紹介し，専門職の関わりとそこで利用されている支援用具を説明する．

支援技術のプロセス

　生活支援の中でも用具や住宅改修に関する支援技術，すなわち AT を実践するには，以下の要素が支援者に必要になる．

1．相談によるニーズ把握

①対象者や家族のほか，仲介者なども含めて面接し，相談内容を把握する．
②対象者の要求を直ちに受け入れることが必ずしも適切な対応とはいえず，要求の一つひとつをしっかりと見極め，緊急に対応すべき問題と中長期的に解決すべき問題を整理する．つまり，迅速な対応と対応時期・タイミングの適切な判断が必要とされる．
③対象者や家族が意識していないところに重要な問題があったり，対象者の主張によって家族に負担がかかる場合もあるので注意する．

2．情報提供と支援方法の検討

①在宅生活を支援する方法として，AT の適用とその効果を検討する．
②過剰な AT を防ぐために，それ以外の解決方法も検討する．
③対象者や家族の能力，考え方，生活習慣，生活環境，経済力なども確認する．

3. 能力評価と導入計画

①対象者を評価し動作障害の原因を探る．その中で問題の動作と機能障害との関係を明らかにする．

②個々の機能障害に対する改善を試み，そして改善がみられない場合は，残存能力を活用した動作の工夫を行う．

③対象者を中心に，最適な AT の条件整理を行い，それらの導入計画を立てる．

4. 用具の選定と適合評価

①候補となる用具を選定し，実際の使用場所で目的が達成できるかを試用評価する．体調や障害の変化を考え，一定期間試行する．

②不都合が生じる場合は，他のものを試用したり，調整や改良方法なども検討する．

5. 具体的導入の支援

①改良が必要な場合は，設計や加工方法などを検討する．医学・工学連携プロジェクトを編成することも必要である．

②福祉制度の利用や用具の入手先などを検討する．

6. 導入後の確認と指導

①導入された時，使い方を含めて確認作業を行い，動作指導を行う．

②効果があるか否かは，使い方で左右されるので，適切な使い方を指導する．

7. 評価とフォローアップ

①導入後の使われ方，用具の選択や改良の適性評価を行う．

②導入したものが不適切だったり，身体機能の変化によって不都合が生じていないかを確認する．

③うまく利用されている場合は，生活が改善され，別のニーズが生じる場合が多いため，適切な時期に次の支援計画を立てるなど，継続性をもった支援体制が必要である．

支援技術の実際

6名の症例を紹介し個々の暮らしの中で，どのように支援用具を活用して，それぞれの目標に近づいているかを述べる．

1. 症例1（図1）

疾病名：脳性麻痺．
支援期間：小学5年生から現在（高校2年生）．

1）暮らしのニーズ

学校内での移動の自立と，授業が少しでも自分で受けやすくなることがあげられた．

2）支援用具の活用

学校内の移動手段として，姿勢の安定と移動の自立を目的とした電動走行と手動走行の切り替え可能な簡易型電動車いす（フレームはオーダーメイド）を製作した．また，移動教室でも作業をしやすくし，さらには上肢をテーブル上に置くことでの姿勢の安定を図るため，自分で開閉が可能な透明テーブルを製作し，移動時は常に透明テーブルを設置した．左上肢をテーブルにのせることで姿勢の傾きがなくなり，また透明なため足下の状態が常に確認できる．支援当初は標準車いすでの作業姿勢が不良のため，特別支援教室での授業では体に応じた椅子に座り替えて授業を受け，移動教室では開閉透明テーブルを利用していた．作業では回内握り把握による書字や食事を行っていたので，食事は前腕中間位での把握，書字は母指，2，3指での三面把握が可能な食事と書字の自助具を利用し手の機能に合わせた持ち方を指導した．左手で紙などを押さえることが難しく重り付きのものさしを利用している．パソコン操作は肘をテーブルにのせることで安定させ，手の到達が小さくてすむように小型キーボードを利用している．

2. 症例2（図2）

疾病名：進行性骨化性線維異形成症．
支援期間：高校1年から現在（20歳）．

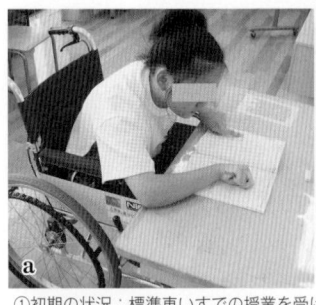

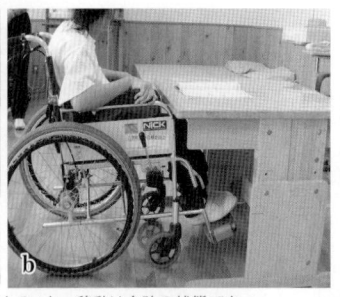

①初期の状況：標準車いすでの授業を受けていた．移動は介助の状態であった．書字は握り把握で過度に前腕を回内し姿勢を傾け行っていた（a, b）

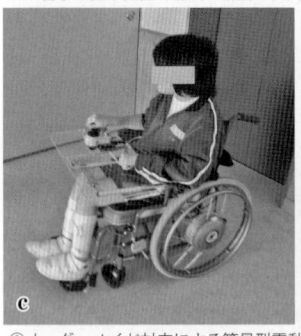

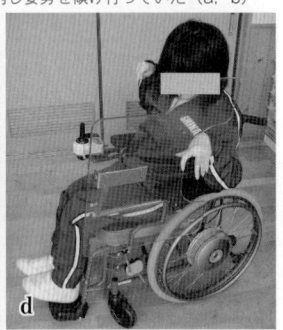

②オーダーメイド対応による簡易型電動車いすを導入し移動は自立した．開閉式透明テーブルを設置し左上肢をのせることで姿勢の傾きを防ぐことができ，道具の運搬にも利用している．透明なため下肢の状態が確認できる（c, d）

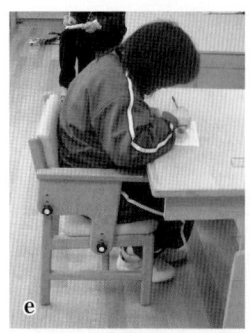

③特別支援教室では安定した椅子に座り替えて授業を行っている．座位が安定し前傾姿勢がとりやすく手作業がしやすい（e）

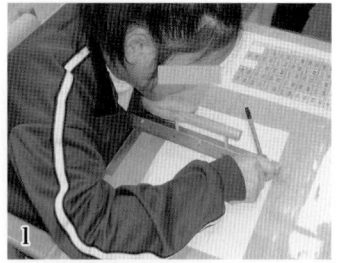

⑥左手での押さえが弱いので重り付きのものさしを利用している（l）

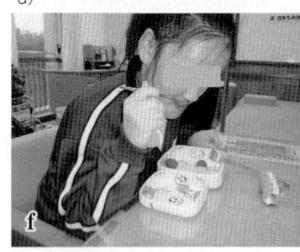

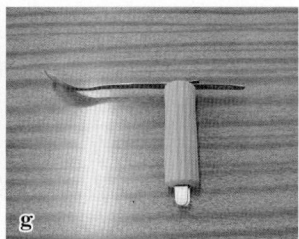

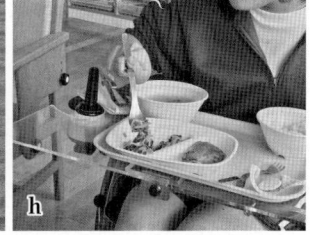

④前腕回内位での握り把握でスプーンの柄を把持していたが，TASTEスプーンのGタイプにグリップを付け前腕中間位での握り把握で食事を行うようにした（f, g）．現在では取っ手を外し，TASTEスプーンのGタイプを三面把握し操作ができるようになっている（h）

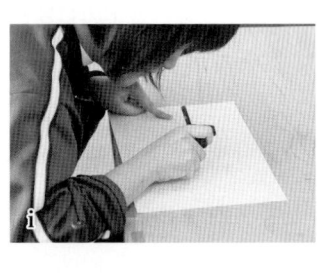

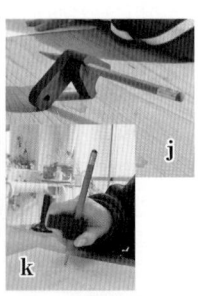

⑤ゴムの素材で製作した自助具を鉛筆に取り付け三面把握ができるようにした．姿勢の傾きは少なくなっている（i, j, k）

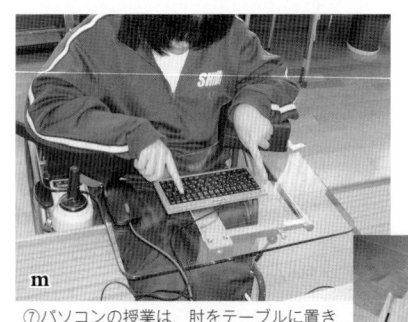

⑦パソコンの授業は，肘をテーブルに置き上肢を安定させ，主に指を利用し操作を行っている．上肢の操作範囲が小さくてすむため小型キーボードを利用している（m）．本立てなども利用している（n）

図1　脳性麻痺

暮らしのニーズ：学校内での移動手段の確保と生活のしやすさ
支援用具の活用状況：簡易型電動車いす，透明開閉テーブル，小型キーボード，食事用自助具，書字用自助具など

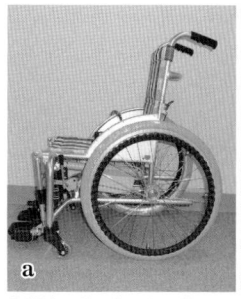

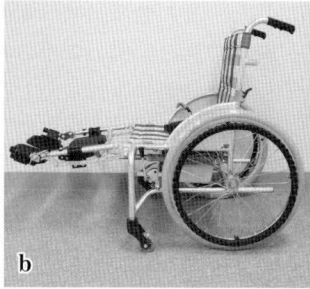

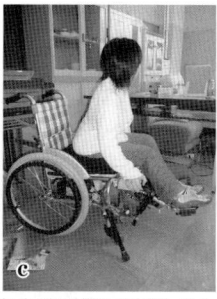

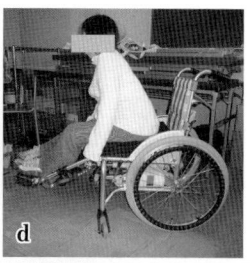

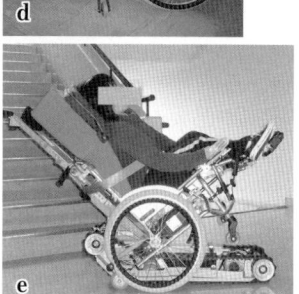

①学校で利用するオーダーメイド車いすを導入した（a, b）．常に前傾し右手で体の傾きを支持しており（c, d），右手の痛みを軽減するため，レッグサポートフレームを電動で昇降させ，足を上げ重心を後方へ移し手を外すことができるようにした．また，階段昇降機に搭載できるように設計した（e）

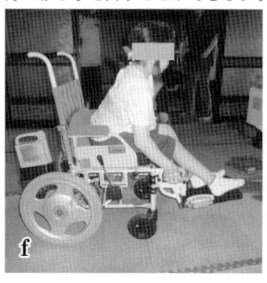

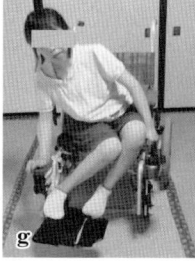

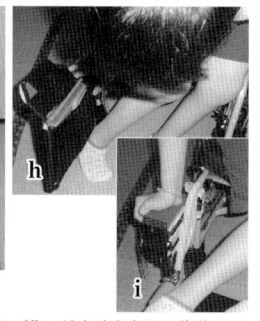

②自宅では持ち運びが便利な簡易型電動車いすを利用している（f）．外出時も自分で移動は可能である．製作にあたり右手で姿勢を支えることができる手つき面の取り付け，また肩・肘の動きがないのでその状態で携帯電話の操作が可能なように工夫した（g, i）．フットサポートの形状は姿勢が保持しやすく，立位移乗時に邪魔にならずに自分で開閉ができるように設計した（h）

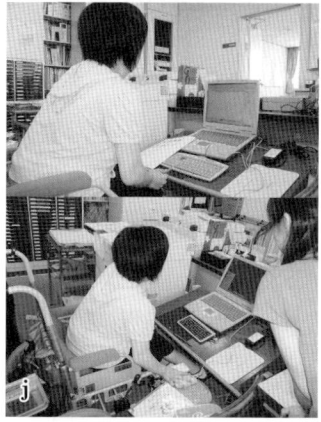

③手の位置に合わせた机を利用している．パソコン操作はスティックを利用しキーボード操作を行うが，上肢の操作範囲が小さくなるよう小型キーボードを利用している（j）

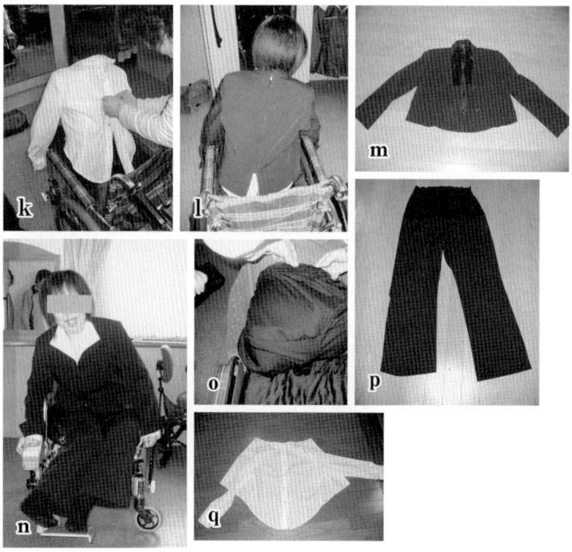

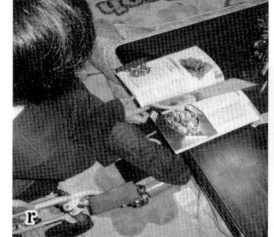

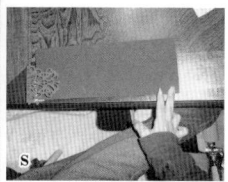

④卒業式と成人式に着用するスーツを用意するため，既製品のスーツを改造した．上肢を上げることができないのでブラウスと上着は袖を通してから後ろでボタンやファスナーで止められるようになっている（k〜n, p, q）．また，着丈などを体に合わせて短くしポケットの位置などを変更している．腰が曲がった状態なのでズボンは腰周りをゴム調整とし股上を深くしている（n, o, p）

⑤雑誌や本を読む時に本を左手で押さえていることができないので，ページが反ってこないように開閉を助ける自助具を製作した（r, s）

図 2　進行性骨化性線維異形成症

暮らしのニーズ：学校内での座位の安定と階段昇降機で垂直方向の移動を可能にしたい．外出や自宅での移動を自立したい．卒業式にスーツを着たいなど

支援用具の活用状況：学校用オーダーメイド車いす，簡易型電動車いす，作業テーブル，小型キーボード，スーツの改造，自助具など

1）暮らしのニーズ

学校での移動の確保と除圧のため座位の姿勢変換が可能になること，また外出時や自宅内は自分で移動が可能になること，パソコン検定に挑戦したいことなどが上げられた．

2）支援用具の活用

学校で利用するオーダーメイド車いすを製作した．これは校内にエレベータがなく階段昇降機での移動が必要なため，昇降機で利用できることが条件としてあがった．さらに，常に前方に姿勢が傾き右手で体幹を支持していたため，下肢を昇降することで重心の移動が自分で可能になると考えて，レッグサポートを電動昇降させる装置を搭載した．また，外出時の移動が自立できるよう持ち運びがしやすい簡易型電動車いすを製作した．これは，姿勢を保持するための上肢支持面の確保や，移乗と座位姿勢を考慮しフットサポートの形状に工夫を凝らした．パソコンを操作する際は，肩と肘の動きがなく手関節と手指の動きで作業を行うので，学校の授業でも利用できる本人用のテーブルを用意し，パソコン操作が行いやすい小型キーボードを使用し環境調整を行った．小型キーボードを利用することで，スピードの向上につながりパソコン検定に合格した．卒業式にはスーツを着用するため，衣服の縫製を行う人の協力を得て衣服の改造を行い本人が着用できるように工夫した．

した．また膝高，アームサポート高を考慮し，上肢をこれらに置いて手の利用が可能になるよう，住環境の調整を行った．進行に伴い体の安定を図るため電動車いすに開閉式前方支持パットを取り付けた．高校2年生のころから長時間の座位が困難となり臥位での授業が多くなり，電動車いすのレバー操作も力の低下と操作範囲の減少で困難になってきたので，電動リクライニング車いすを製作した．本人が自分で操作するため，姿勢変換と走行を切り替えるセレクター装置を搭載した．右手は走行のため，軽くて操作範囲が小さい小型操作レバーを操作し，左には電動車いすにテーブルを設置し左手をのせ，丸形スイッチを操作することで走行と姿勢変換の切り替え，また姿勢変換操作は自分で行えた．現在大学4年生で通信教育をパソコンで受講している．パソコン操作は日によりマウス操作方法を選択しており，軽い力と操作範囲が小さい特殊マウスの口マウスと，スイッチ操作でマウス操作が可能なデキマウスを利用している．左右のマウスクリックは左右の足に丸形スイッチを置き行う．パソコンの固定はパソコンスタンドを利用し，肢位の変化により調整できる．現在電動リクライニング車いすを利用し外出しているが，右手の力はさらに弱くなりレバー操作範囲も小さくなったので，パソコンマウスとして利用しているレバーを電動車いすに応用し操作可能とした．

3．症例3（図3）

疾病名：デュシェンヌ型筋ジストロフィー．
支援期間：小学5年生から現在（22歳）．

1）暮らしのニーズ

小学5年生の時，移動手段がなくすべて母親の介助で学校に通っていた．自宅と学校内の移動手段の確保と，手作業をなるべく自分で行えるようにしたいなどがあげられた．

2）支援用具の活用

移動の自立のため，座位保持装置付き電動車いすを製作した．これにより座位姿勢の安定を図り，上肢の到達範囲が少しでも広がるように検討

4．症例4（図4）

疾病名：関節リウマチ．
支援期間：アパートに転居し住宅改修を終了するまで．

1）暮らしのニーズ

公営住宅にて一人暮らしであり，医師から膝関節の負担が大きくなっていたので自宅の移動は膝に負担をかけないようにとのアドバイスがあった．そのため移動手段の検討と，キッチン操作をできるだけ楽に行うことができないかとのニーズがあがった．

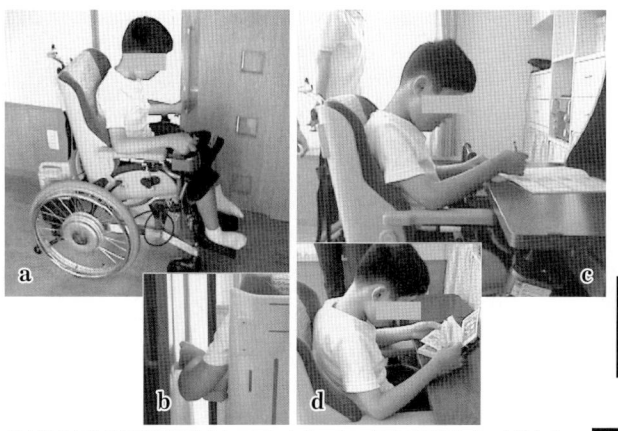

①小学5年生時は移動手段をもっていなかった．自宅の新築をきっかけに座位保持装置付きの電動車いすを製作し，学校と自宅内の移動が自立した．新築の家は電動車いすの力を利用し扉の開閉などしやすいような設計とした（a, b）．手作業をしやすくするためにアームサポートの高さや拡幅形状などを設定した（c, d）

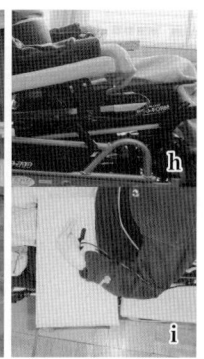

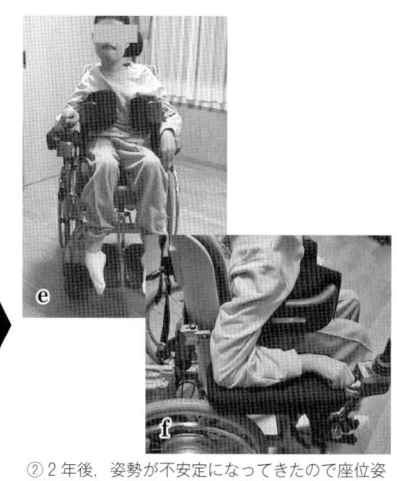

②2年後，姿勢が不安定になってきたので座位姿勢の安定と，移乗を考慮した開閉可能な胸パットを電動車いすに取り付けた（e, f）

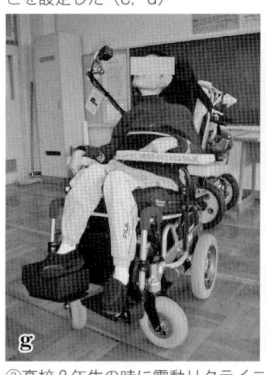

③高校2年生の時に電動リクライニング車いすを入手した．姿勢変換と走行操作を自分で行うため，姿勢変換と走行モードを切り替えるためのセレクター装置を付けた（g）．力が弱く，操作範囲も小さくなったので右手では小型のレバーを操作（h）し，姿勢変換と走行の切り替えと，姿勢変換操作を左手でボタンスイッチを利用し行っている（i）

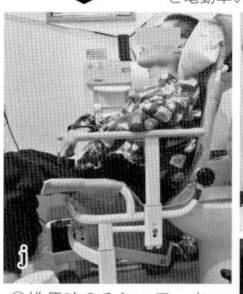

④排便時のみシャワーキャリーを利用し便器に座っている．シートの張り調整と穴の形状は工夫している（j）

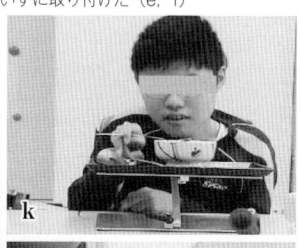

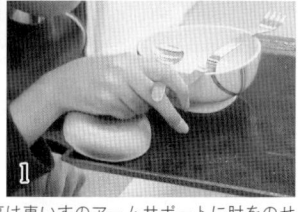

⑤食事は車いすのアームサポートに肘をのせテーブルに昇降調整可能なトレーを置き手首の支えをつくることで指の動きを利用し摂取していた（l）

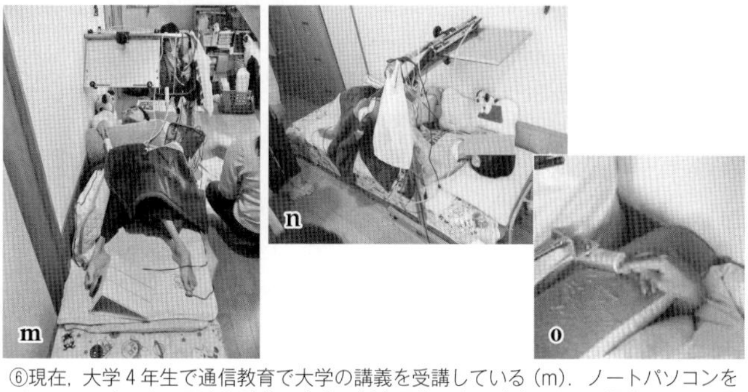

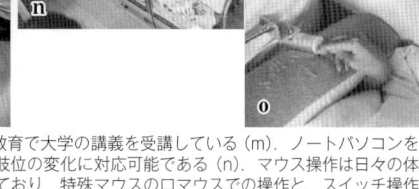

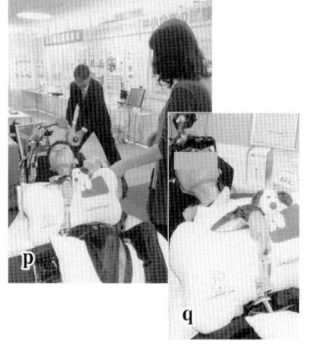

⑦現在，高校生の時に製作した電動リクライニング車いすを外出時に利用している．右手の力は，さらに弱くなり操作範囲も小さくなったのでパソコンマウスとして利用しているレバーを電動車いすに応用している

⑥現在，大学4年生で通信教育で大学の講義を受講している（m）．ノートパソコンをパソコンスタンドに固定し肢位の変化に対応可能である（n）．マウス操作は日々の体調で選択できるようになっており，特殊マウスのロマウスでの操作と，スイッチ操作で可能なデキマウスを利用している．マウス操作の左右のクリック操作は，左右の足でボタンスイッチを利用し行っている（m, o）

図 3 デュシェンヌ型筋ジストロフィー
暮らしのニーズ：病気の進行に合わせて自分のできることを自分でできる生活をしたい
支援用具の活用状況：電動車いす，コミュニケーション機器，排泄，食事の用具など

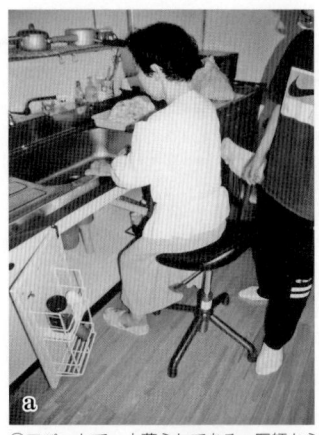

① アパートで一人暮らしである．医師から関節に負担をかけない生活をするように指示された．立位で長時間の調理が困難な状況になってきていた．電動車いすでの室内移動や座位での調理作業が困難な環境であった (a)

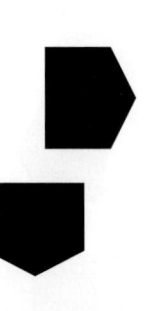

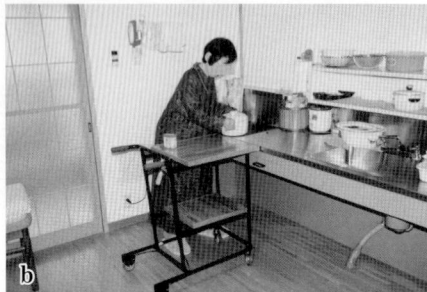

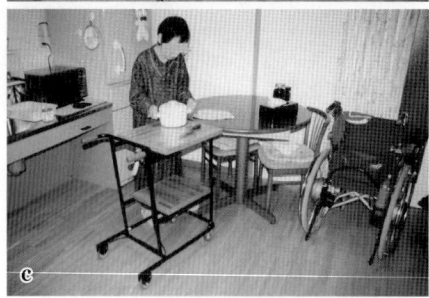

② 室内での荷物を運ぶために歩行器兼用のワゴン車を製作した．ワゴンの天板高とキッチンの天板高，さらにダイニングテーブルの高さをそろえることで荷物を持ち上げず，引きずることができ関節への負担が軽減できる (b, c)．ワゴン車は立ち座り時に危険がないように，手元でブレーキをかけることができる構造にした (d)

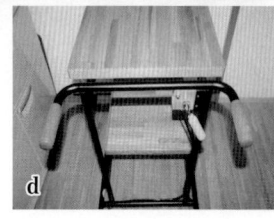

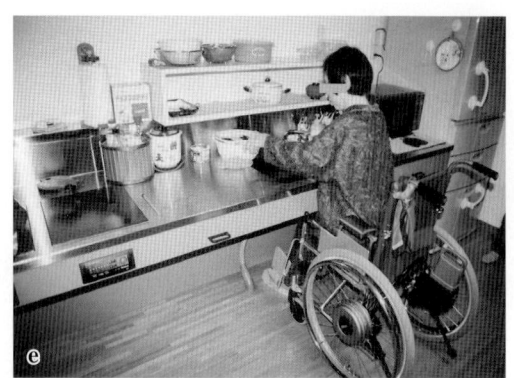

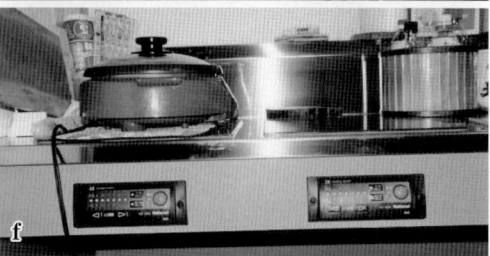

③ 高さ調整式の椅子や電動車いすで，調理が可能なキッチンを製作した (e)．作業がしやすいように天板と電気コンロの高さを水平にし，鍋などを持ち上げずに滑らせて移動させることができた．また，視認性，操作性のよいコンロを利用した (f)

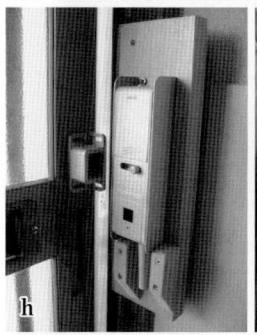

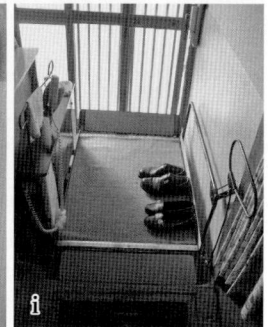

⑤ 離れていても玄関鍵の施錠がリモコン操作で可能である (h, i)

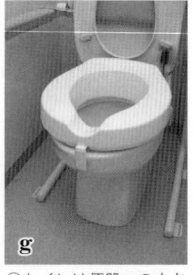

④ トイレは便器への立ち座りを考慮し補高便座を設置している (g)

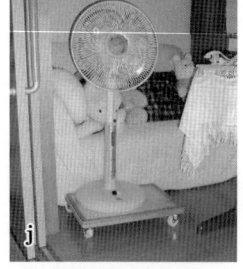

⑥ 扇風機などの重いものはキャスター台の上に置き，自分で移動できるように工夫している (i)

図 4 関節リウマチ
暮らしのニーズ：一人暮らしを続けたい．関節に負担を欠けずに，一人で家事を行いたい
支援用具の活用状況：キッチンの改修とテーブル環境の調整，ワゴン車，手動兼用型電動車いす，玄関ドアの施錠，補高便座など

2）支援用具の活用

　移動は電動車いすと，歩行器などを日々の調子で選択できるようにした．電動車いすは室内外で利用でき，車での持ち運びも可能な簡易型電動車いすを製作した．歩行器は家庭での家事作業を考慮し，ワゴンタイプでブレーキ操作が手元で可能な歩行器を製作した．また，座って調理を行えるようオーダーメイドキッチンによる改修を行った．キッチンは本人の手の届く位置に棚などを設置し，水栓カランの形状や位置の配慮，カウンター面とコンロの高さを水平にそろえ，鍋などを持ち上げずに水平に移動させることを可能にした．コンロのスイッチは操作性のよいものを選択した．その他，トイレの便座高を上げる補高便座の利用や，玄関扉の施錠をリモコン操作で可能にした．

5．症例5（図5）

　疾病名：頸髄損傷（C_{5A}）．
　支援期間：15年前に受傷し，受傷後1年から現在．

1）暮らしのニーズ

　施設に入所していたが，自宅に戻り子どもたちの母親としての関わりをもちたいとの希望があった．そのためには日中一人で留守番が可能になることが必要であった．現在はサービスを利用し一人でも外出などを行い社会参加している．

2）支援用具の活用

　夫は仕事，3人の子どもは学校などへ出かけるので日中一人で電動車いすで過ごせることが大きな課題であり，電動ティルトリクライニング車いすを製作した．これは自宅内の移動や外出にも利用しやすい前輪駆動タイプの電動車いすで，起立性の低血圧のコントロールのため，自分でティルトリクライニング操作を行っている．姿勢が変わってもティルトリクライニング操作ができるようアームレストの拡幅と形状を検討した．これにより一人で移送サービスを利用し外出は可能である．日中の防犯と一人で外出できるように玄関ドアはオートロックシステムを採用し，電動車いすのコントローラの横にリモコンスイッチを設置した．パソコン操作でメールや買い物を行っており，操作には把持用の自助具を利用した．把持用の自助具は手が掌屈しないように革で製作したカフを利用し，スプーンや歯ブラシを挿して利用している．入浴は寝室と浴室を結ぶ天井走行リフトを設置し，訪問看護を利用して週3回実施している．洗い場では姿勢保持のため，シートタイプで背角度の調整を行うことが可能な既製品のシャワーキャリーに背もたれ延長の改造を行ったシャワーキャリーを利用している．

6．症例6（図6）

　疾病名：筋ジストロフィー．
　支援期間：8年前の訪問看護ステーションからの相談から現在．

1）暮らしのニーズ

　歩行が困難になり床を這って移動するなど，室内は床レベルでの生活をしていたが，できるだけ外出をしたいとの希望があった．一人暮らしのためトイレやその他の日常生活も自分で行いたいなどのニーズがあがった．

2）支援用具の活用

　自宅内の移動を自走用車いすでの生活を中心に考え，キッチン，トイレなどの住宅改修を行った．車いすは本人の座位姿勢と移乗を考慮し，モジュラータイプを選択した．ベッドへの移乗は移乗シートを利用し座位移乗にて自立した．トイレは尿は尿瓶で処理し，便はトイレに移乗台を設置し扉前で移乗して毎日対応している．キッチンは車いすでも利用可能な高さのカウンターキッチンで水栓金具の位置，電磁調理器とカウンター高をそろえ，換気扇などのスイッチは自分で操作可能な位置に設計したオーダーメイドキッチンを製作した．収納はワゴンタイプとし，自分で移動させて利用できるようになった．入浴は訪問看護を利用しており，最近介助の軽減を図るため浴室内に介護保険の貸与で固定式リフトを設置した．

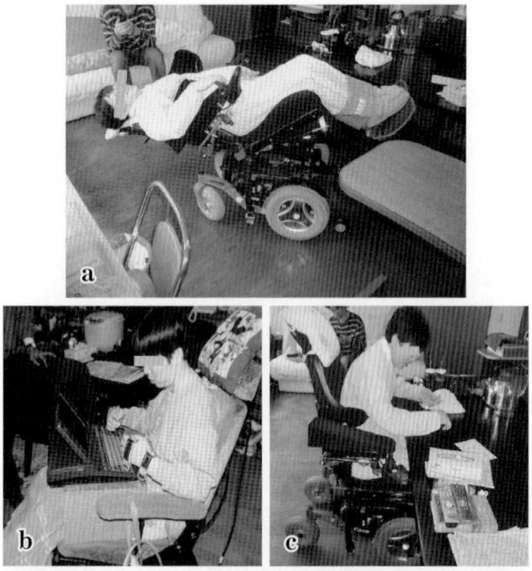

①電動ティルトリクライニング車いすを操作することで起立性の低血圧が生じても自分で背角度の調整が可能であり，一人で留守番ができる（a, b, c）

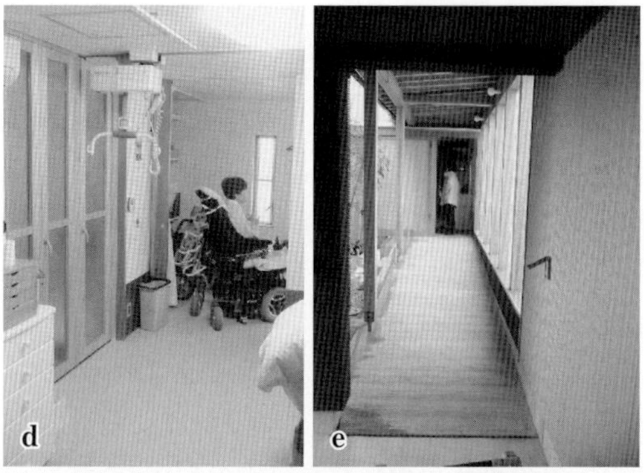

②日中外出支援サービスを利用し一人での外出は可能である（d, e）

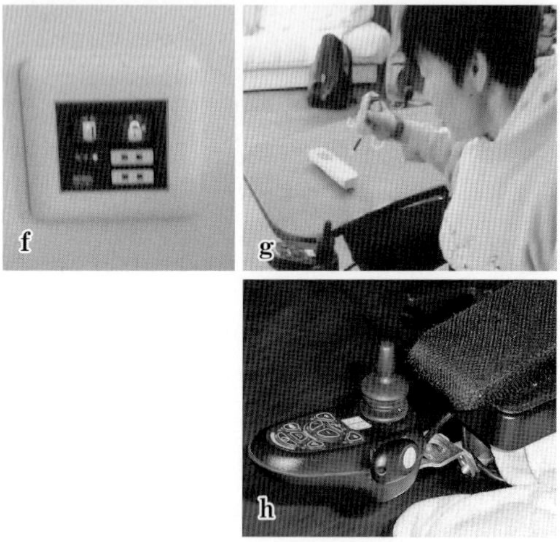

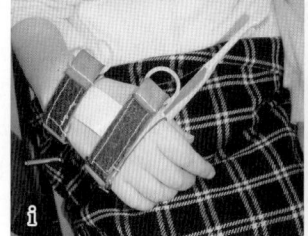

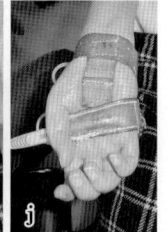

④手関節が垂れないように革ベルトで製作したホルダー付きカフに，歯ブラシやスプーン，パソコンの操作棒などを刺して利用している（i, j）

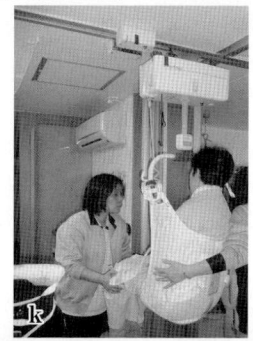

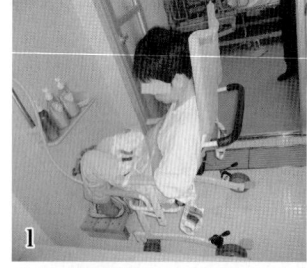

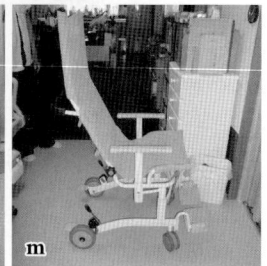

③防犯のため扉の施錠にオートロックシステムを採用し，ジョイスティックボックスにリモコンスイッチを移植している．それにより電動車いす上でも鍵の開閉が自分で可能である．モニターを利用し訪問者を確認したうえで鍵の開閉操作を行っている（壁スイッチ（f），リモコンスイッチ（g），ジョイスティックスイッチ（h））

⑤ベッドから浴室まで天井走行リフトを利用し週3回の入浴を行っている（k）．背角度の調整が可能な既製品のシャワーキャリーに背もたれ延長などの改造を行い，洗い場での姿勢を安定させて洗体は介助してもらう（l, m）

図 5 頸髄損傷（C_{5A}）

暮らしのニーズ：家族と一緒に暮らしたい．日中一人で留守番や外出ができるようになりたい
支援用具の活用状況：電動車いす，移乗用具（天井走行リフト），シャワーキャリー，玄関ドアの施錠，その他の自助具など

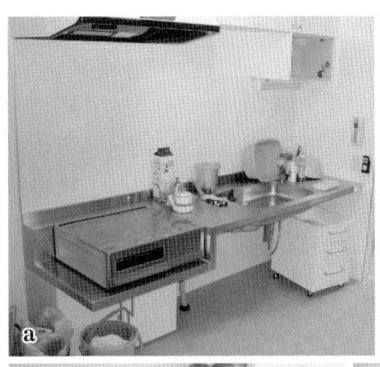

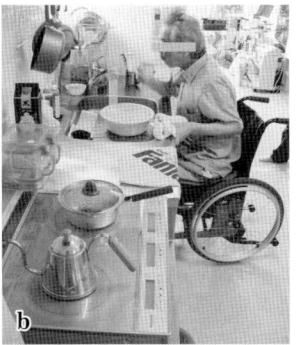

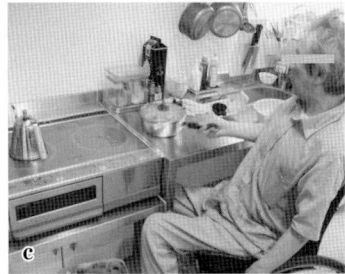

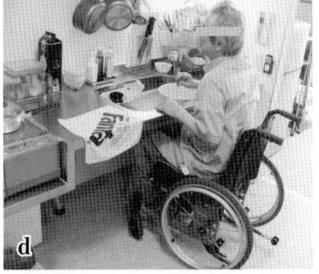

①車いすでキッチン作業が行えるカウンターキッチンをオーダーメイドした．手の到達範囲が小さいので手元スイッチや水栓金具の奥行きは本人の届く位置とした（a, b）．重い鍋などを持つことができず，引きずって操作ができるようにカウンターと電磁調理器の高さは同じ水平面になるように設計した（c, d）．車いすでも扱うことが可能なワゴン収納を利用している（a）

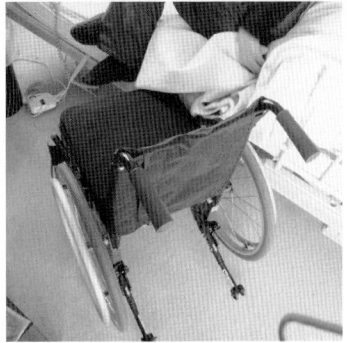

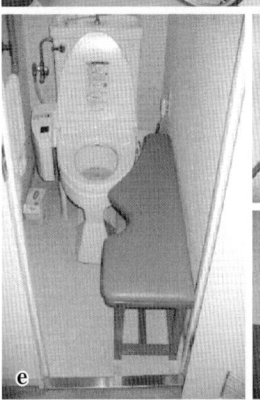

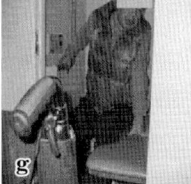

②ベッドと車いすの移乗は移乗滑りシートを利用し座位移乗にて自分で行っている

③マンションで一人暮らしをしているが，トイレは狭く車いすで内部に入ることは困難であったので，トイレ入口で車いすから移乗台におり，移乗台でズボンの脱着を行い便器にずって移動している（e, f, g）

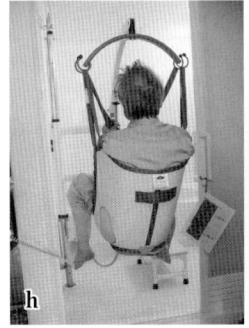

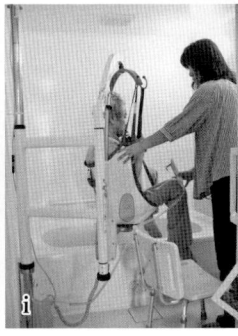

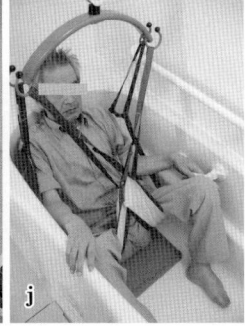

④固定式リフトを介護保険で貸与し，訪問看護師の介助にて週2回入浴を行っている（h, i）．浴槽内で滑りを防ぐため滑り止めマットを敷き，浴槽内には吸盤付きの手すりを設置しお湯につかっている（j）．洗い場には両上肢が支持できるように，座面幅が広い背もたれ付きのシャワーチェアーを置き腰かけて洗体の介助を受けている（i）

図6　筋ジストロフィー
暮らしのニーズ：自宅のマンションで一人暮らしを続けたい
支援用具の活用状況：キッチン，浴室の改修，移乗用具（ベッド：スライドシート，排泄：ベンチ）など

支援技術を良好に進めるために

1．本人の理解と積極的な参加

対象者や家族の主体的かつ積極的な参加が重要な鍵となる．つまり，対象者や家族が障害に対する理解を深め，その人らしい生活を築くために支援者側がどのように誘導し，どのように自発的に目標を構築させるかがポイントとなる．

2．支援者の共通認識と連携

円滑な支援を進めるには一機関だけではなく，各専門職が互いに連携し，支援内容の役割分担を確実にこなすことが必要である．作業療法士は対象者の潜在能力を明確化し，目的を具体化させ，支援の方向性をみいだす仕事をする．そして対象者を交えた支援者全員の共通認識を作り出す作業が必要である．

3．設計・製作技術について

支援者に対して，基本プランの作成，福祉用具の製作などについてアドバイスを行うための課題として，①製作企業や施工業者との認識の共有化，②個別支援での製作，施工上のコスト問題の解決（対象者，企業双方の採算），③各地域で迅速かつ効果的な連携がなされるための人材探しと技術移転が必要である．

支援技術は，単に福祉用具の適用や住宅環境の調整を図るだけではなく，対象者がどのような生活を望み，どのように達成していくのか，その中でATがどのように活かされるのかを模索する作業である．そのためにも資質向上はもとより，それぞれの技術や情報に精通する専門家とのネットワークをつくって活動し仕事をすることが望まれる．

文　献

1) 寺田佳世：生活に役立つ機器．生田宗博（編）：ADL—作業療法の戦略・戦術・技術 第2版．三輪書店，2006，pp256-269
2) 石川県リハビリテーションセンター・バリアフリー推進工房：自立生活支援の進め方［用具編］．2001（http://www.pref.ishikawa.lg.jp/kousei/rihabiri/bf/documents/zirituyougu.pdf）
3) 寺田佳世：支援の着眼点と適用方法．松尾清美，他（編）：最新版テクニカルエイド．三輪書店，2003，pp64-67
4) 寺田佳世，他：テクニカルエイドのプロセスと支援体制．OTジャーナル　**33**：805-810，1999

〔寺田　佳世〕

19 支援用具の選択

用具選定の原則

　2011年現在，介護保険制度が始まってから10年以上が経過し，高齢者および高齢障害者の生活を支援する福祉用具は，介護保健福祉用具貸与・購入サービスを利用しての福祉用具選択により提供されている．この間，福祉用具メーカーはあらゆる現場ニーズに対応すべく，さまざまな製品を開発し流通させてきており，製品数の増加に伴い，選択の幅が増えている．したがって，福祉用具の適合を図るには，用具の種類および製品ごとの特長やスペックを知り，ニーズに即した選定をする知識が必要になる．

　用具を知ったうえで，対象者にとって生活に役立つものであるかどうかを見極めるためには，①身体寸法に合っていること，②使用環境スペース寸法に合っていること，③対象者（介助者を含む）の動作特性に合っていること，の3点を原則として精査して検討すべきである．

1．身体寸法に合っていること

　補装具という言葉は，対象者の「身に付ける」ものという意味があり，身体の一部として使用するものであると解釈できる．義肢や下肢装具などはもちろん，車いすや歩行器も補装具であり，身体寸法に合っているものが必要であることが当然といえる．

　一方で補装具には分類されない，生活の中で場所別，目的行為別に部分的に使用する日常生活用具はどうであろうか．特殊寝台やシャワーチェアー，ポータブルトイレなどがここに該当する．シャワーチェアーやポータブルトイレも「座る」動作が発生する以上，身体寸法に合った椅子としての寸法スペックが整わないと，座位保持性や立ち上がりの動作に影響が出る．したがって，どの福祉用具も身体寸法に合っていることが大原則である．

2．使用環境スペース寸法に合っていること

　いくら身体寸法に合っていても，用具が使用環境スペースに納まらなければ使用は不可能である．例えば身体に合っている車いすがトイレの扉幅をクリアできない，身体に合っている特殊寝台が部屋には納まるが他の家具との関係で離床動作の動線を確保できない，身体に合っているシャワーチェアーを洗い場に設置すると入口扉の開閉ができなくなる，という例がある．

　これらから生じる課題は，次項の「20．家屋環境整備」により解決することも多いため，合わせて検討するべきであるが，いずれにしても用具の寸法スペックと使用環境スペース寸法との相性は確認したうえで用具の選択をしなければならない．

3．対象者（介助者を含む）の動作特性に合っていること

　身体に障害のある人は，残存能力により健常者とは，一つひとつのADLパフォーマンスにおける身体の使い方や関節可動範囲，姿勢が異なる．このことを動作特性という言葉に置き換えると，転倒などのリスクが少ない安全な動作特性を見出し，それに見合う福祉用具選択がなされるべきで

ある．健常者に近い動作を遂行させることが目的なのではなく，目的行為を達成できる動作に合う福祉用具をみつけることであり，福祉用具支援の中核はここにある．

介護用リフトなど，もっぱら介護者が使用する福祉用具については，介護者がその用具を正しく取り扱える知的能力および運動能力の確認が必要である．高齢夫婦世帯における家族介護の中では，特に注意が必要である．

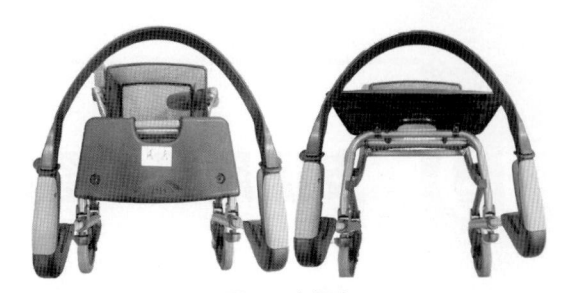

図 1 歩行車

ADL パフォーマンス別の支援用具選択の視点

1．移動（歩行）

歩行を支援する用具は，立位姿勢を崩さず，歩行時のバランスを補完するものであり，歩行の推進力および静止をコントロールできるものである．

1）杖

杖は，持ち手を把持して先ゴムを路面（床面）に押し当てることで，立位バランスおよび歩行時のバランスを補完する機能がある．長い時間把持しても手指が痛くならない握り形状が選択のポイントである．先ゴムへの負荷量がより多く必要な人には，先ゴムを路面にグリップさせる作用を大きくする必要があり，底面の面積が大きいものや，ゴムカットが深いものを使用することでグリップ力を高める工夫がされている形状のものを選ぶ．さらに負荷量が必要な人には，多点杖を適用させる．

2）歩行器

両側上肢の運動機能に問題がない場合は，歩行器・歩行車の使用が検討できる．固定型歩行器および交互型歩行器は，主に屋内での歩行を想定する用具である．杖と同じく先ゴムをグリップさせることで，しっかりとした一歩ごとの支えになる．路面状況として，段差や傾斜のある部分での使用は注意が必要である．同様に肘支持型歩行器（車）も屋内専用が多い．肘支持型歩行器（車）は上肢の支え部分が前腕パッドである．支え部分の高さは，それ以下の運動機能の低下を補うこととなる．すなわち，握りで支える歩行支援用具はおよそ大転子以下，肘支持型の場合は胸骨下部以下の運動機能低下者に対してサポート力を発揮する．

3）歩行車

歩行車は主に屋外での使用を想定している製品が多く，握りの高さを正しく合わせ，サイドのフレームパイプが体側を覆う位置で使用が可能な機種（図1）を選ぶ．それにより，立位および歩行時のバランスを補完し，推進力をサポートする機能をもつ．静止時には平行棒に近い立位を支える効力があり，歩行時は車輪の回転および旋回性において推進力を発揮する．静止のコントロールはブレーキ操作で行う．

4）シルバーカー

独歩が可能だが，買い物などで荷物を持つと満足な距離が歩行できなくなる人に，シルバーカーを検討する．シルバーカーは介護保険制度下においては福祉用具とみなされないため一般用具としての取り扱いになるが，歩行を支援する用具として効果的に使用する人が多い．使用を希望する人の歩行状態を評価したうえで，使用の可否を判断する．構造上身体を支える効果は得にくいため，公共交通機関の利用がある人には軽量なものを選ぶなど使用条件で選ぶほかは，デザイン的な好みの感覚で選ばれることが多い．主に全幅スペックで普通型（大型），中型，小型に分類される．

どの歩行支援用具も握りや上肢支持部の高さ調節が可能であり，身体寸法に合わせることができる．

2. 移動（車いす）

車いすは歩行が不可能または場面や距離によって，移動困難な人が使用する福祉用具である．座る（座位保持），移動する（移動），移乗の3つの要素が備わっており，対象者に合った車いすの選択には，必ずこの3つの要素を検討しなければならない．

1）座 る

座位保持ができる構造体が必要である．座位保持のためには，身体寸法に合った車いすの寸法スペックが必要であり，殿・腰幅をシート幅に合わせる，座底長をシート奥行きに合わせる，座位下腿長をフット・レッグサポートシート間距離に合わせる，座位肘頭高をアームサポート高に合わせるという身体寸法の計測に合った車いす寸法が原則になる．

そもそも直角に近い通常の椅子座位姿勢が保てない人の場合には，リクライニングやティルトといわれる姿勢変換機能が付いた車いすを検討することになる．

2）移動する

a．自 走

両手を使ってハンドリムを回す自走と片手片足駆動による自走，両足駆動による自走，電動ジョイスティックコントローラーによる自走がある．

ハンドリムの回しやすさは，肩甲骨の動きを阻害しないバックサポート高と車軸位置に関わりがある．バックサポート高は肩甲骨の下角を覆わない高さにする．車軸位置は標準ではバックサポートパイプの下側延長上にあるが，この位置では矢状面における肩峰より後方になるため，こぐ時に肩関節伸展位でトルクがかかり，肩関節に負荷がかかりやすい．肩に負荷をかけない上肢駆動には，車軸位置を前方にシフトさせる「車軸の前出し（図2）」が効果的である．

足駆動および片手片足駆動を行う場合は，前シート高を座位下腿長プラス数cmに合わせ，足底が床につくことを条件にする．

電動の場合は，ハンドル型とジョイスティック型の2種類に分けられる．ハンドル型は電動四輪

図2　車軸の前出し

車とも呼ばれ，アクセル・ブレーキ操作はハンドル部についているレバー押しの強弱で行う．歩ける人の使用が想定されている用具であり，選択については特記することはない．

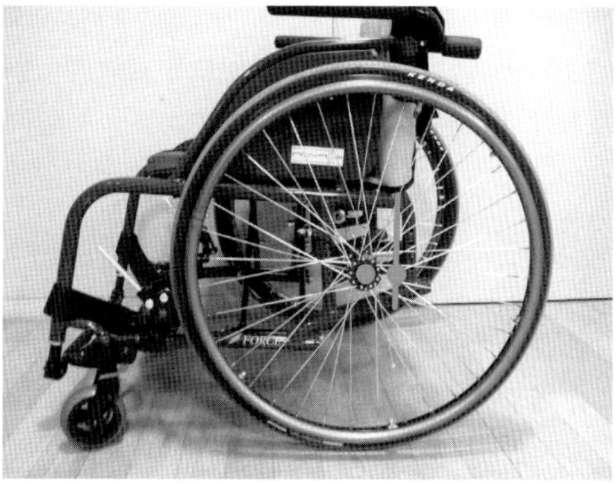

ジョイスティック型は下肢の麻痺および上肢機能が低下している人の使用を想定している．ハンドル型と違い，日常的に長時間使用するため，「座る」機能についても配慮が必要である．

b．介 助

介助による移動は，介助者が握りを把持して押し進んでも疲れにくいように，握りの高さの設定ができることが望ましいが，既製品の車いすの多くは，高さ調節ができないので，多少合わなくても妥協しているのが現実である．握り部に介助者用ブレーキを付けることで，下り坂などの走行介助に効果を発揮する．

c．移 乗

対象者に合った安全で確実な移乗方法をアセスメントし，立位移乗か，座位移乗か，リフト移乗かを決める．立位移乗の場合，多くはアームサポートを立ち上がり動作で支持する手すりとして使用するためフラット型を選択する．その際，手すり機能になるアームサポートパッドの長さに注意する．

座位移乗ならば，アームサポートは跳ね上げ式またはハイ・ロー脱着式が必須条件となる．

3. 起居

寝返りから起き上がり，端座位から立ち上がりを支援する用具の代表はベッドである．一般の家具ベッドでも立ち上がり動作支援には一定の効果を発揮する．置くだけタイプの手すりをベッドサイドに設置することで，手すりにつかまって寝返りから起き上がり動作のサポートに利用できる．手すりにつかまる程度のサポートでは起き上がり動作が行えない場合は，電動背上げ機能がついている特殊寝台（電動ベッド）を検討する．端座位保持から立ち上がり動作を行うにあたり，座面の高さ寸法が影響する人に対しては，高さ調節が可能な特殊寝台を検討する．特殊寝台は適応マットレスが決まっており，マットレスサイズは全長180 cmがミニサイズ，190 cmが標準サイズ，200 cmがロングサイズと3種類に分けられ，身長に応じて選択する．マットレス幅は90 cm程度が標準サイズ，幅広が100 cmであり，寝返り動作スペースとして問題ないかの確認と，ベッド上介護（衣服着脱やオムツ介助）の行いやすさを勘案して選択する．したがって，本体のサイズ選択はマットレスサイズによって決まってくる．

本体は背上げおよび脚上げ機能がついている構造上，床板（ボトム）が数枚に分割されている．背上げをした時に，ずっこけ姿勢になりにくいようにするには，大腿部の長さが床板の大腿部に相当する部分の長さに合わせることが重要であり，選択の視点になる（図3）．

背上げ機能を使って長座位で過ごす生活を見込む場合は，操作手順としてまず脚上げにより膝を上げて身体が前にずれないようにしてから背上げを行う．これによりずっこけ姿勢の長座位を防げるが，背部と腹部の圧迫感が残ったままになるため，介助者が対象者の体幹を前傾させる「背抜き」介助が必須である．

マットレスの素材については，化学繊維を使用した硬めのものはベッド上での体動が容易になり，柔らかめのものは床ずれ防止効果を高めると考えるのが一般的である．より床ずれ防止効果を期待したい状態の人については，エアーマット

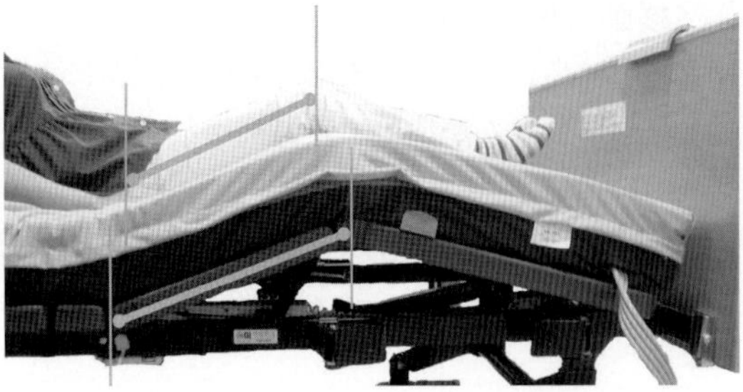

図3　ベッドボトムの大腿長

レスを検討する．

端座位からの立ち上がり支援には，ベッドサイド面から垂直に出せる手すりとして介助バーが有効である．

4. 移乗

ベッドから車いすやポータブルトイレなどの椅子型のものへ乗り移る生活パターンが必要な人には移乗に関わる福祉用具を検討する．

ベッド上端座位から立ち上がって身体の向きを変える「立位移乗」と，ベッド上端座位から殿部を滑らせる「座位移乗」，リフトを使用する「リフト移乗」がある．まず，どの移乗方法が妥当なのかを決めなければならない．状態像による決め方の目安は，立ち上がりは困難だが端座位保持が可能なレベルの場合は「座位移乗」を，端座位が不可能な状態の場合は「リフト移乗」で行う．

立位移乗に使う福祉用具は，前述の「3．起居」で述べた介助バーなどの手すりが該当する．

1）座位移乗の福祉用具

座位移乗を実現するには，座面をベッド床高と面合わせできる調節機能が必要になり，逆にベッド床の高さが調節できる機能が設置条件となることもある．肘かけの機能は，跳ね上げ式またはハイ・ロー脱着式が必須条件となる．

トランスファーボードというプラスチック素材の板を片側殿部に敷きこみ，重心の移動を使いながら殿部を滑らせて移乗する（図4）．ボードではなく布やビニール系のシートを適用させる場合もある．介助で用いる場合は，対象者の身体誘導の

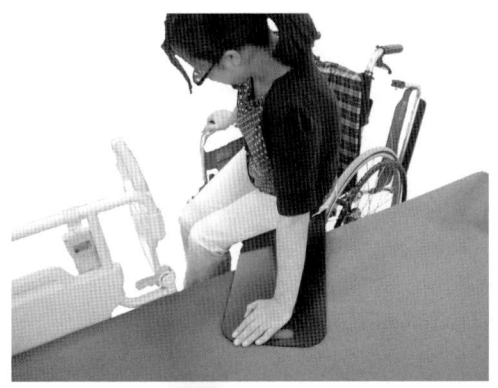

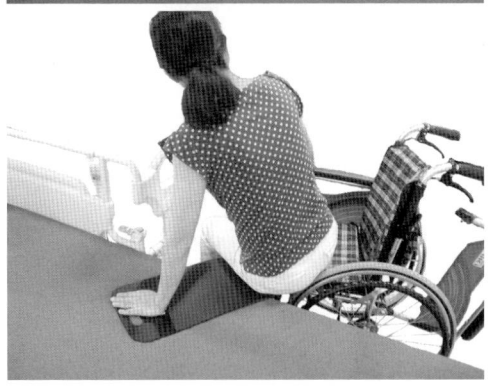

図 4　座位移乗

仕方にコツがあり，技術トレーニングが必要である．

2）リフト移乗の福祉用具

スリングシートで身体を包んで吊り上げる方式のリフトが最も用いられる．種類はやぐら型の据え置き式と機器設置式（ベッドなど），床走行式，住宅改修を伴う天井走行式がある．機器設置式がもっとも設置スペースをとらず，介護保険制度の福祉用具貸与にも該当するため導入しやすい．

スリングシートは身体寸法に合わせて選択するべきである．大きすぎるものは落下の危険性があり，小さすぎるものは使用時の疼痛を招く．

スリングシートの種類は，脚分離型ローバック，脚分離型ハイバック，トイレ用，シート型，2ピースベルト型，シャワーキャリー型がある．

リフトの使用目的や使用場面，対象者の身体状況を勘案して選択する．

リフト移乗はリフトの使い方の習得が必要であり，車いすへの着座方法も含めて，どのような介助方法にするのか身体状況や場面に応じて検討しなければならない．

5．排　泄

排泄動作全体の中で，どこに課題があるのかを抽出することが必要である．尿意が不明確で繰り返し尿失禁が生じるケースでは，男性用の一部の装着型収尿器の使用を除けば，オムツの使用を検討する．その他，多くの排泄用具は，機能的尿失禁が原因で使用されることが多く，特にトイレまでの移動困難が原因になる場合は，収尿器やポータブルトイレを検討する．

1）オムツ

用具の選択という視点から，既製品である紙オムツについて述べる．紙オムツは排泄インナーである尿とりパッドと，排泄アウターまたは単独での使用も可能なテープ止めタイプとパンツ型に分類される．排泄アウターは，インナーである尿とりパッドが尿道口からずれないように固定する役割をもつものを指し，布製の下着なども該当する．

紙オムツの使用に関する現実的な課題は，漏れがあるということが一番であり，ほかには皮膚トラブルやコストがかかりすぎることなどがあげられる．漏れをなくすための紙オムツ選びについては，対象者個々の1回分の尿量，または交換回数を計算したうえで吸収量として耐えられるスペックの製品を選択しなければならない．また，サイズ選びとして特に鼠径部周囲の寸法が合っていることが重要であるが，S，M，Lというサイズ展開の中からしか選ぶことができないのが現実である．

2）ポータブルトイレ

トイレまでの移動が困難な場合，夜間帯のみの使用も含めてポータブルトイレの導入を検討する．移動距離を短くすることで，機能性尿失禁を防止する目的のため，主に居場所となるベッド床に密接して設置するのが一般的であり，ベッド床からの移乗を安全にスムーズに行える構造・機能が求められる．そのためには対象者の移乗動作の

アセスメントが不可欠である．立位移乗なのか，座位移乗なのか動作方法を確定してから機種選択をする．特に座位移乗の場合の環境設定は，前述の「4．移乗」で述べたとおりである．

ポータブルトイレは便座としての椅子機能があるため，車いすなどと同様に身体寸法に合った寸法スペックにも留意する．特に座面高は足底が床につく高さに合っていないと，座位保持が困難になるほか，排便の際に腹圧がかけにくくなる．

3）収尿器

主にベッド上で使用する．特殊寝台の背上げをした状態のほうが装着固定および排尿行為そのものが行いやすい．介護保険制度では，特殊尿器という項目で購入の保険給付対象になるものがあり，陰部に当てて排尿すると電気的に自動吸引されるものがある．吸引された尿は密閉された容器に収まるため，においが漏れないメリットがある．なお，装着型収尿器は，持続的な尿漏れがある人に適用である．

4）補高便座

便座上での座位保持において股関節・膝関節の屈曲肢位で痛みが出る人や立ち上がりが困難な人が使う，便座の上に置く用具である．必要な補高寸法をアセスメントし，便座形状に設置が可能かを確認して選択する．3 cm，5 cm 程度までは，殿部の痛みを和らげるソフト便座機能が併用されており，7 cm 以上のものはプラスチック製になる．便座からの立ち上がり動作に特化して支援する用具として，電動昇降便座がある．

6．入　浴

どのような身体状態であっても，入浴動作で困難なのは浴槽への出入りであり，半埋め込み型の浴槽設置形態が多いことから浴槽からの出が最も困難といわれる．

入浴の福祉用具は，浴槽の出入り動作に関わる用具が多く，浴槽台（浴槽内いす），浴槽用手すり，バスボード（入浴台），シャワーチェアー（入浴用いす）などが該当する．

シャワーチェアーは，洗い場での洗体・洗髪動

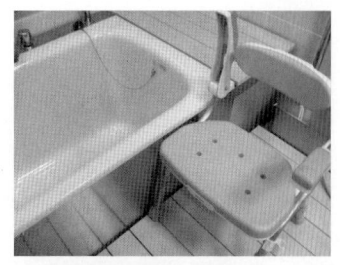

a．シャワーチェアー

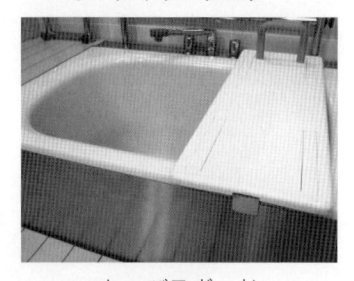

b．バスボード

図5　座位またぎ動作用の用具

作前後の立ち座りを容易にする目的の用具であるが，座面高を浴槽の上縁高に合わせて密着させることで，浴槽出入り方法の座位またぎ動作を可能にさせる．バスボードも同様に座位またぎ動作のための用具である（**図5**）．一方，浴槽用手すりは，浴槽をまたぐ際に手で把持する手すりである．

浴槽台は，浴槽内で湯につかっている姿勢からの立ち上がりを支援することを目的にした浴槽に沈める椅子であるが，浴槽出入り時の踏み台としての利用も合わせて想定する用具である．浴槽台を洗い場に置いて，浴槽出入り時の踏み台として使用することも想定できるが，介護保険制度では浴槽内いすと定義づけられているため，原則として洗い場側に設置するという理由での保険適用は通らないことがあるため注意が必要である．

1）シャワーチェアー

前述したが，洗い場に納めたため扉が開閉できないなど，洗い場内の歩行動線を妨げるような寸法スペックの製品は選択できない．その上で，座面幅や奥行，座面の高さが身体寸法に合ったものを選択し，背もたれの必要性，肘かけの必要性を検討して機種選択するとよい．その他，最近の機

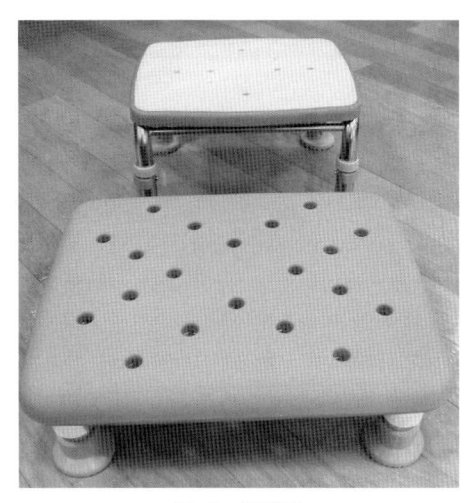

図 6　浴槽台

能的視点として，座面回転機能の必要性の有無や座面パッドの軟らかさの違いなどから対象者のニーズに合ったものを選択する．

2）浴槽台

浴槽台は，天板約 400 mm×300 mm の標準サイズと 300 mm×250 mm のコンパクトサイズの2 種類があり，浴槽内の設置したい部分のスペース寸法に合わせて選択する．全高寸法は踏み台として使用する場合は，浴槽を何 cm 埋めることで安定した動作が得られるかをアセスメントして決める．浴槽内での立ち上がり支援として使用することを優先にする場合は，立ち上がり動作が可能となる高さを確認して決めるが，メーカーがもっているスペックは，10～15 cm（ロー），15～20 cm（ミドル），20～30 cm（ハイ）があり，その中からの選択になる．

天板面は軟らかパッド材質と滑り止め材質の 2種類に分けられ，浴槽内椅子としての機能を優先する場合は軟らかパッドを，踏み台としての機能を優先する場合は滑り止めを選択する（図 6）．

3）浴槽用手すり

安全にまたぎが行える動作アセスメントをしたうえで，手すりの高さを決める．調節できる製品も多い．手すり部が楕円または長方形になっているタイプは両手で把持ができるため，特に両手が使える人の場合は，バランス保持に有効である．浴槽縁厚により設置できる製品の選び分けが必要である．

4）バスボード

浴槽に渡し架ける板であり，座位またぎに使用する．浴槽の奥行き寸法および浴槽内奥行き寸法に対して設置が可能な製品を選択しなければならない．

5）浴槽内昇降機

浴槽内座位姿勢からの立ち上がり，および浴槽出入りを支援する用具として浴槽内昇降機がある．浴槽上縁に渡し架けて設置するタイプと，浴槽内に設置するタイプがある．

文　献

1) 吉田容子，他：高齢者・障害者の生活をささえる福祉機器Ⅰ．東京都高齢者研究・福祉振興財団，2007，pp 16-36，59-141
2) 吉良健司，他：高齢者・障害者の生活をささえる福祉機器Ⅱ．東京都高齢者研究・福祉振興財団，2007，pp 1-30，55-118
3) 今丸満美，他：高齢者・障害者の生活をささえる福祉機器Ⅲ．東京都高齢者研究・福祉振興財団，2007，pp 31-101
4) 安田秀一：脳卒中（片麻痺）の移動支援．地域リハ **6**：276-280，2011

〔安田　秀一〕

20 家屋環境整備

環境整備の基本的な考え方

　人は加齢や障害などによって身体機能が低下すると，動きづらいことを理由に自らの活動範囲を制限し，日常生活および社会生活を徐々に狭めてしまうことがある．今までどおりの生活を送るためには，できなくて本人が困っていることを一つずつ解決していくことから始める必要がある．適切な生活支援がなされれば，日常生活の自立度が向上し，生活意欲や社会参加への積極性が増してくる．

　生活支援の具体的な手段として，用具の適合や住宅環境の整備などがあるが，支援を進めるうえで，「本人の動作能力を尊重し，その能力と環境と道具の調和」ということを常に念頭におくことが重要なファクターとなる．この実践の場面では医療をはじめ福祉，工学，建築，さまざまな専門分野の知識と技術が必要になる．

　本稿では，対象者が望む生活の捉え方と必要な生活動作の見方，さらにはより安全に自立度の高い動作を獲得するための，家屋環境の留意点について述べる．これらは家屋環境整備に関わる作業療法士（以下，OT）の重要な役割である．

自立度を高める生活の捉え方

1．生活支援の留意点

　OT が関わる家屋環境整備とは，生活支援の一つの手段である．生活支援を行う場合は，対象者や家族の身体能力，住環境，家族構成，経済状況などを把握しながら，対象者たちが希望する生活を明確にイメージできるプランを提案し，今後の過ごし方を選択できるように導くことが大切である．このため，次の点に留意する必要がある．

1）当事者の意志を尊重

　生活支援で最も重要なことは，対象者や家族が望むライフスタイルを最優先し，それを実現することである．したがって，支援者は家屋環境整備や福祉用具，福祉サービスなどの導入を前面に押し出すのではなく，あくまでも当事者の意思を尊重する姿勢が大切である．

2）将来に期待がもてる提案

　対象者の身体能力に対して，一方的に家屋環境整備や福祉用具を導入するのではなく，対象者や家族が明るい将来の生活イメージを実感できるプランを提案する必要がある．その時には，バリアフリー体験住宅や生活シミュレーションができる環境を設定し，具体的な動作確認や将来設計を，対象者や家族をいれて検討を進めることが大切である．つまり，「このような家屋環境では，ここまで自分は自立できる」ということを，対象者や家族に説得ではなく納得してもらいながらプラン提案していくステップが重要である．

3）バランスのとれた支援

　家屋環境整備や福祉用具の導入は，その調整しだいで日常生活の自立度が著しく向上することが多い．しかし，どうしても介助が必要になる場合は，福祉サービスの利用を考える必要もある．いずれにしても過剰になる家屋環境整備は避け，バランスのとれた生活支援を心がけることが大切である．

2．家屋環境整備における生活支援のプロセス

　生活支援を適切かつ円滑に進めるためには，対象者を取り巻く支援者たちの強い連携が必要である．なかでもOTは，次のプロセスを確実に押さえていく必要がある．

1）相談・ニーズ把握

　対象者や家族の言葉を注意深く聞き，要望に対して住宅改修や福祉用具の利用が本当に問題解決になるのかを慎重に見極める．例えば，家族からトイレ改修の要望があった際，対象者に頻尿症状があり，さらに寝室からトイレまでが遠い場合は，そのトイレの改修は無意味になるおそれがある．つまり，「トイレの改修をしたい」という対象者の要望は，トイレ動作の自立という真のニーズに結び付かないことがある．真の目的に結び付く家屋環境調整が必要である．

2）評価（課題分析）

a．動作能力の把握

　家屋環境整備の支援を考える場合，基本動作能力の評価が重要である．動作をみる時の基本としては，ある姿勢（座位，立位など）を保つことができるかということと，ある姿勢から次の姿勢へとスムーズに動作移行（立ち上がりなど）できるかということを分けて考える必要がある．排泄や入浴の動作は，それらの連続によって行われている．着眼する基本動作能力と支援のポイントは，以下のとおりである．

(1) **座位保持能力：座っていることができるか**

　座るということは不安定な姿勢であり，背中が伸びた姿勢が理想であるが，そのためには便器や浴室椅子の背もたれ角度や形状，座面の高さが大切な要素となる．椅子座位では背もたれが頸部や後頭部までを支持する場合は，座面と背のなす角度は90°より広く，腰椎部までを支持する場合は角度は狭くすることで安定する．座面高は，立ちやすさの考慮は必要だが，座った時に足底が床につく高さで座位は安定する．また，どのような肢位の座位なら保持可能か，上肢支持を行うスペースや手すりがあれば安定できるかを判断する．その他，静的座位と動的座位の違いも大切になる．

(2) **座位移動能力：座って移動ができるか**

　座って移動するには，殿部を少し浮かせて中腰で移動する方法（立ち上がるような姿勢）と，殿部を浮かさずに，ずらしながら座位で移動する端座位移動と長座位移動がある．中腰で移動する場合には，下肢が体重をどの程度支持できるのか，前方へのバランスが保てるかが大切になる．殿部をずらしながら移動する場合には，重心移動の際，手や前腕でどの程度支持できるのか，また一度崩した姿勢を整えることは可能かどうかが大切になる．これらの動作は，座面や床面の材質や，座面高によって影響を受ける．

(3) **起立能力：立ち上がることができるか**

　立ち上がりの基本は殿部から足底部に重心をスムーズに移動させることである．そのためには，足を後方に引く動作や身体を前方へ倒す動作が容易にできることが必要である．また，重心移動後に，中腰の姿勢から身体を直立位にするために下肢の力が必要である．不十分であれば座面高を高くすることで可能か，また床材の材質による違い，手すりなどの支持による安全性の違いなどを検討する．

(4) **立位保持能力：立っていることができるか**

　立位保持では，安定性が最も大切である．立位時の重心の位置は両足の横幅中間からその間に置くことで安定するが，外側に出た場合は不安定となり，その場合は手すりなどの支持が必要となる．また，前後では後方の足の踵より後部，ならびに前方の足の中足骨前部に重心が落ちる場合が危険となり，手すりなどの支持による安全性を得ることが必要である．

　手すりを利用する時は，両上肢を外して保持可能か，必ず手すりに依存しなければ保持できないのかを検討する．

(5) **立位移動能力：立位で方向転換ができるか**

　立位で方向転換するには，両足を足踏みするようにして方向転換する場合と，支持側の足を中心にして体をひねる力で方向転換する場合がある．これらの方法で，安全にどの程度方向転換ができるのかが重要である．

```
┌─────────────────────────┐    ┌─────────────────────────┐
│ 障害ではなく動作能力に着目 │ ─▶ │   3つの移乗タイプに分類   │
└─────────────────────────┘    └─────────────────────────┘
```

・立位移乗タイプ	○○であれば ・立ち上がることができる ・立っていることができる ・立位で方向転換できる ・座ることができる
・座位移乗タイプ	○○であれば ・座っていることができる ・座って移動することができる
・介助移乗タイプ	・立ち座りがすべて介助となる

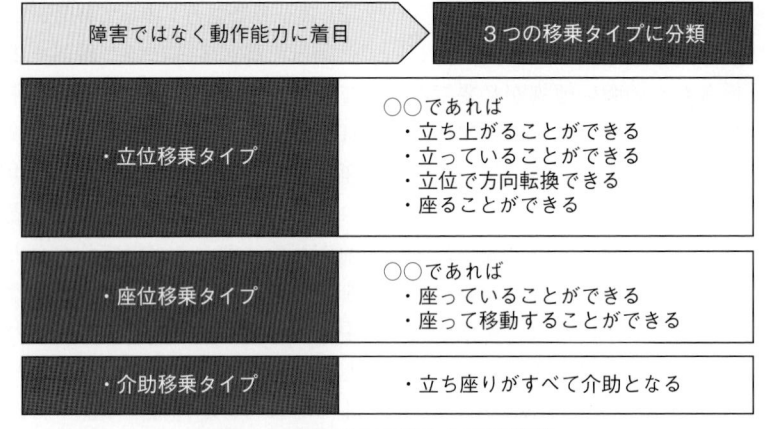

図 1　動作能力を捉えた環境整備
上記の動作項目をすぐに「できない」と判断するのではなく，手すりや床材などの整備により，できる能力を見極めることが重要である．それにより移乗のタイプの整理を行い，自立度の高い環境調整を行うことが必要となる

(6) 着座能力：座ることができるか

着座は，不安定な場合は殿部や関節に大きな負担がかかる．この動作では，立位から重心位置を大きく変えずにしゃがみ込み，座面まで殿部を下げ，着座してから身体を起こす．下肢の力が不十分な場合は，手すりなどの支持を必要とする．

これらの動作項目をすぐに「できない」と判断するのではなく，手すりや床材，レイアウトなどの環境や，道具の調整によってできる能力を見極めることが必要である．そして，対象者の能力に応じた移乗方法を捉えることと，移動手段（杖歩行，車いす駆動など）に注目することで，家屋環境整備の支援方針が立てやすくなる．図1は各動作項目における移乗のタイプの分類を示す．

b．家屋環境と生活スタイルの把握

訪問調査の際には候補の福祉用具を持参し，主に不便を感じている箇所での動作確認を行う．生活動線（例えば，居間から便所，寝室から便所など）についても必ずチェックする．

例えば，排泄を例にとり動作の流れと，それに伴う留意点を上げる．

①尿・便意はあるのか，日中・夜間の回数はどの程度か（介護負担を留意する）．

②尿・便意を感じてから排泄までの時間はどれほどか，失禁やトイレの汚染はないか（日内変化や日々の変化にも留意する）

③寝室・居室からトイレまでの距離はどうか（既存のトイレ改修の意味はあるか）

④脱衣はどこで行うか

⑤便器への移乗をどのように行うか

⑥どのような排泄用具を使用しているか

⑦各動作のレイアウトや自助具などの収納は可能か

⑧自立動作や介助動作のためのスペースは確保できるか

⑨洗浄ボタンや手洗器の操作はできるか，その配置はどこがよいか

排泄の問題は，前述の要因が複雑に絡み合っている．主訴が簡単に解決できそうであっても，その裏には大きな問題が潜在していることがよくある．前述の留意点を明確化したうえで，排泄の困難さの原因を多角的に把握し，排泄動作全般を視野に入れて家屋環境調整の支援を行うことが重要である．

また，日中と夜間の生活動線，活動内容や頻度などを把握する．同居家族の有無によって，対象者の専用に改修できるかどうかも確認する．

訪問時には，おおまかな見取り図と改修内容を記録し，プラン検討のために利用する写真や動画を収集する．体調や日内変動を考え，福祉用具を

一定期間試用して，再評価することも必要である．

3）福祉制度・サービスの利用

生活支援に関する福祉制度およびサービスについて情報提供し，希望するライフスタイル，介助量，経済面など，さまざまな観点から選択できるように導く．

4）ニーズの整理とプランの検討

対象者や家族が希望する生活を実現するには，どのような家屋環境整備が想定できるか，またその緊急性や効果などについても検討する．建築の知識や技術が必要になる場合が多いが，それに精通する人材を起用する．プラン選択は，あくまでも対象者や家族によるものなので，できれば用途や費用の面から複数案を提示し最終決定を仰ぐ．

5）設計・施工

住宅改修や福祉用具の導入を行う業者に対し，対象者の動作能力やプランの方針を十分に伝え，ときには動作を確認してもらい設計に反映させ，プランどおりになっているか設計図の確認を行う．特に重要な箇所については，施工時の途中で仮合わせ（動作確認）を行い，期待どおりの効果が得られるかどうかを確認する．

6）導入後の確認と動作指導

住宅改修や福祉用具の導入による家屋環境整備が終了後，必ず対象者による動作確認を行う．支援の効果は，利用方法によっても左右されるので，適切な使い方および動作の指導を行う．

7）生活支援の継続と再評価

導入後は，症状や身体能力の変化などによって不都合が生じていないかを再確認し，必要であれば再検討を行う．また，順調に生活を送っている場合や生活に自信がついた場合にも，新たなニーズが生じることが多いため，いずれにしても継続的な支援ができるよう体制を整えることが必要である．

動作能力からみた家屋環境整備の留意点

ニーズが高い排泄と入浴に関する家屋環境整備について記述する．

1．排泄動作と環境整備

前述した各移乗タイプにおける排泄動作とそれに必要な環境を図2～4に示す．

1）便器へのアプローチと移乗

立位保持能力や立位移動能力が不十分な場合は，移動に車いすを使用することがある．便器に対して直角（L型手すり正面）方向に車いすを配置し，手すりにつかまりながら支持側を軸に回転することで，自立的で安全な動作につながる．そのため，立位移動能力に応じて車いすのアプローチスペースに留意する．この場合，開口部と便器の位置関係が重要なポイントになる．座位移乗では車いすを便器にほぼ平行（20°前後）に横づけして平行移乗するため，便器側方に車いすのアプローチスペースが必要になる．座位移乗能力が不十分な場合，便器の洗浄装置が邪魔になる．洗浄装置が大きく突起している便器は，車いすの接近を妨げてしまうため，機種の選定には十分に注意する．便器に対する車いすのアプローチ・スペースを整理すると図5のようになる．

起立能力や立位保持能力が不十分な場合は，足を後方へ引きやすい便器形状や，重心を前方移動しやすいL型手すりの位置に留意する．起立は，座面が下腿長よりも若干高めが望まれる．洋便器の高さは，機種により340～417 mmまでさまざまである．また便座の高さは，普通便座で約25 mm，暖房便座で約30 mm，温水洗浄便座で約40 mmが一般的である．したがって，起立能力に応じて便座の高さを選択する必要がある．また，便器の形状により，車いすの接近度も変わってくるので留意する．L型手すりは，便器に腰かけた状態で麻痺のない側に設置し，座位姿勢の保持や，起立・着座がしやすい位置に設定する（図5）．

介助移乗では介助者の負担軽減や腰痛防止のため，簡易移乗用具，リフト，トイレ用チェアーなどを用いることがある．選定するためには，テストスペースや試用品などによって十分な適合評価を行い必要空間を検討する．また，介助移乗タイ

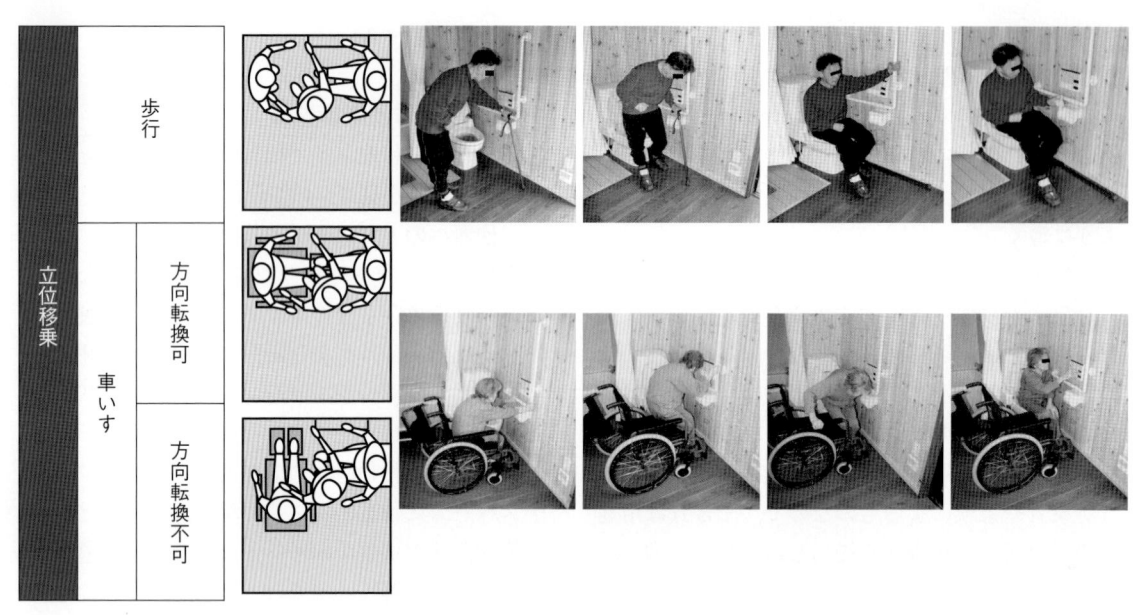

428　第Ⅳ章　積み重ねた技術の現在の先端

図2　立位移乗タイプにみられる排泄動作と必要な環境
立位保持能力や立位移動能力により便器と車いすの位置関係が重要となる．そのため住宅環境では開口部，便器位置，L型手すりの位置関係がポイントになる

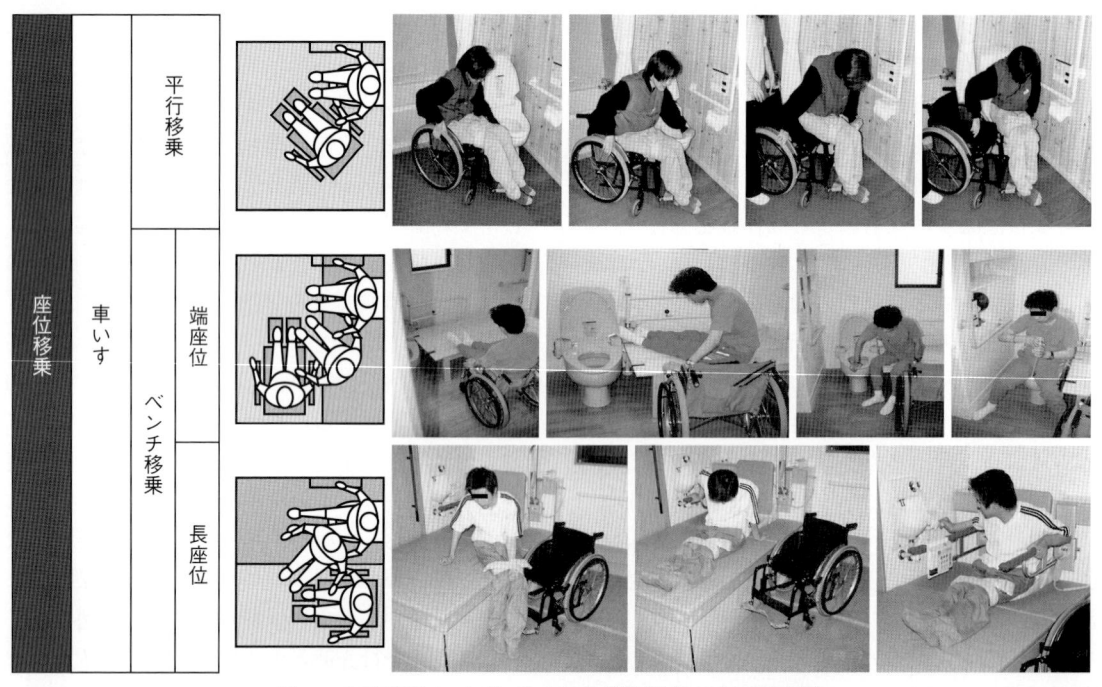

図3　座位移乗タイプにみられる排泄動作と必要な環境
座位移動能力と更衣スペースの考慮が重要となる．そのため住宅環境では便器周りのベンチ設置などがポイントになる

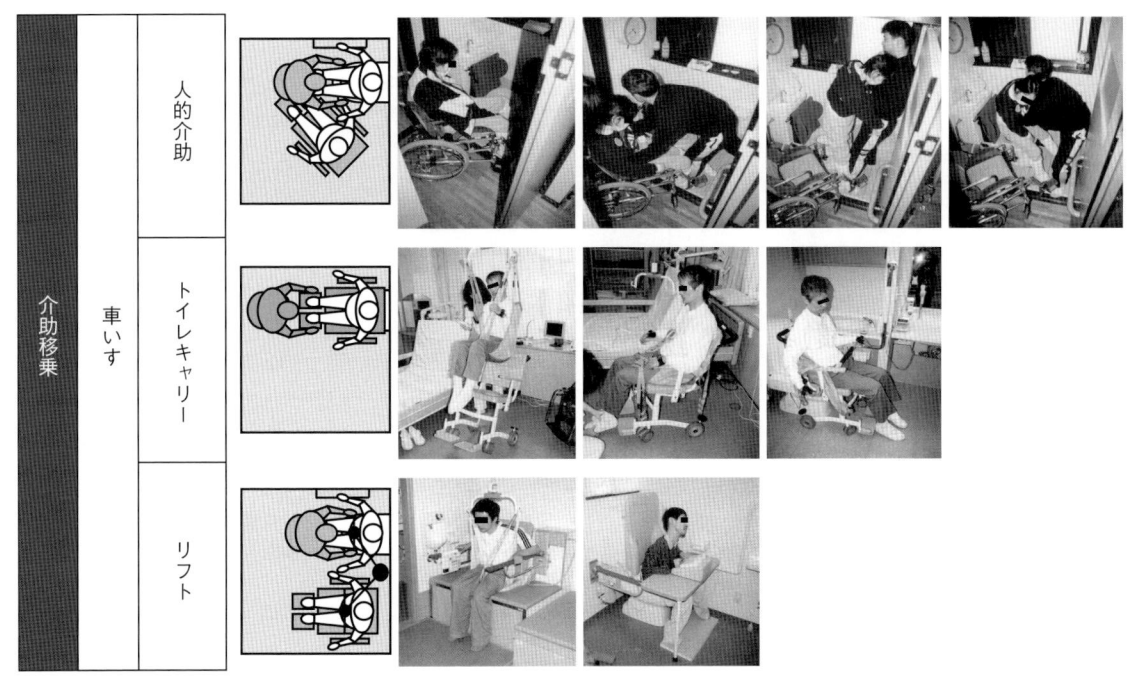

図 4 介助移乗タイプにみられる排泄動作と必要な環境
介助スペース，福祉用具などを用いるスペースの考慮，また座位保持能力に応じた姿勢保持の検討が重要となる．そのため住宅環境では便器周辺の空間，移乗に使用する福祉用具の検討，座位保持のための設備などがポイントになる

プでは，介助負担なども考慮し，どのような処理方法を選択するのかを十分に留意する．

2）更衣の脱着

立位移乗タイプで立位保持が不安定な場合は，壁側のL型手すりで体幹を支えることで，脱衣がしやすくなる．そのため，便器と手すりの位置関係が重要になる（図5）．片麻痺の場合は，利き腕を縦手すりに通して脱衣することでより安定するので，壁と手すりの間隔に留意する．座位移乗タイプでは座位移動能力によっては，車いすから便器への直接移乗では車いすや便器上での脱衣が困難なことがある．よって，便器の周囲に対象者の能力や環境に適した形状の脱衣台が必要になる（図3）．また，体幹を左右にふって脱衣を行う場合は，脱衣台のスペースや体幹支持の手すり設置が必要になる．身体の一部が壁や周辺機器にぶつからないよう配慮する．

3）排 泄

腹圧が弱かったり，運動量が少ないなどで自力で排泄できない場合，便器の高さが影響することがある．踵が床に着地しているか，前傾姿勢が保持できるかが関与するため，腰かけた状態で踵が床につくよう留意する．便器高は座位移乗しやすい車いす座面高と，腹圧をかけやすい高さの両面から検討が必要である．プッシュアップ（上肢で身体を持ち上げる）力が強い場合は，便座が多少低くても移乗できるが，そうでない場合は，便座を車いす座面高にそろえて，床に補高台（足のせ台）を設置する方法もある．また，便器での座位が不安定な場合，横手すりを肩幅ぐらいの位置にし，肘かけに相当する幅に設定することで，座位が安定する．介助移乗タイプでは，座位保持が非常に不安定なので便器形状の配慮が重要になる．座位保持については，手すりのほかに座位保持装置や体幹を支持するテーブルなどの利用も検討する（図4）．

4）後始末（図6）

洗浄リモコン，ペーパーホルダー，緊急呼び出

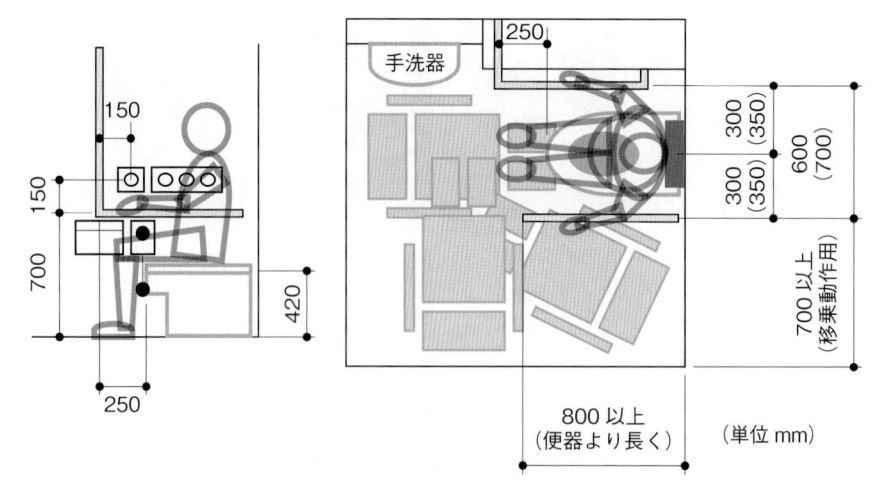

図 5　便器に対する車いすアプローチスペースと手すり環境

L型手すりは，立ち座り，移乗，更衣，座位保持に重要な機能を果たすので位置関係が重要である．上記は一般的にバリアフリー環境で用いている数値である．また，便器に対する車いすアプローチ方向も自立と介助軽減には重要なポイントになる

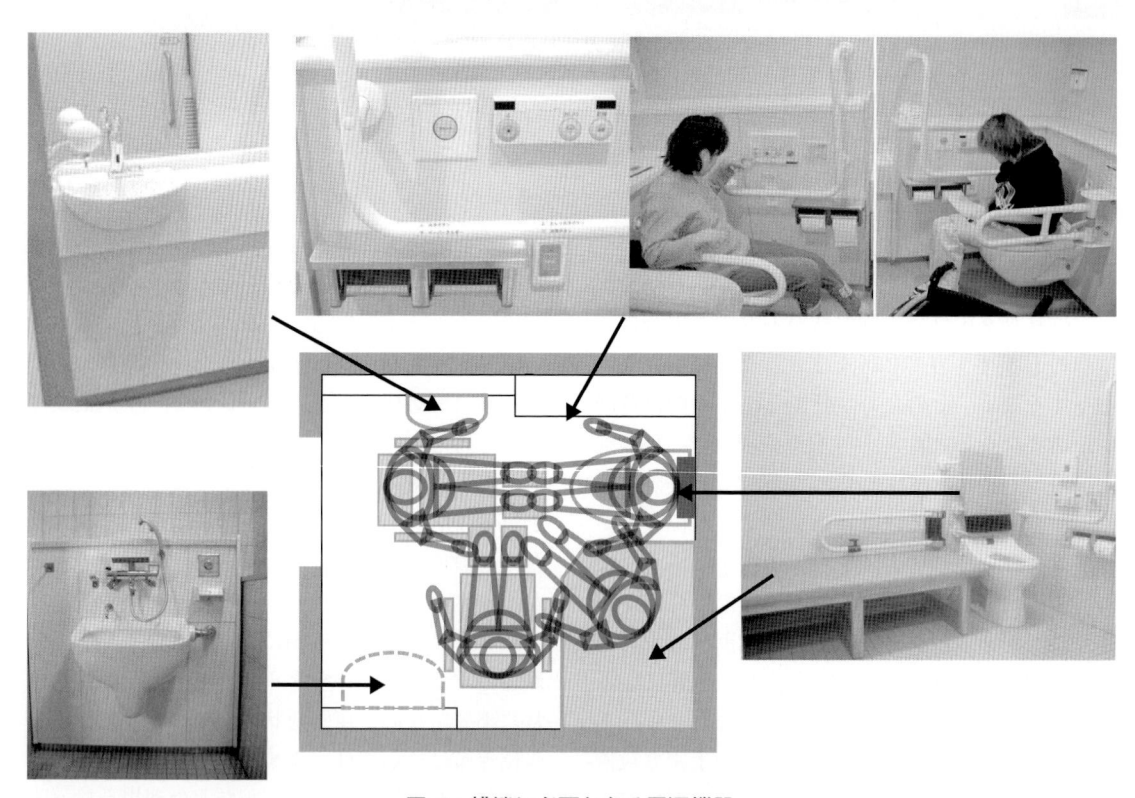

図 6　排泄に必要となる周辺機器

後始末のための洗浄ボタンや紙巻器は上肢に障害があっても操作しやすい位置に設置する．また，便器横には移乗や更衣を行うためのベンチの設置，便器での座位の安定を考慮した背もたれやベルトの設置，尿瓶や汚物洗浄を考慮した設備の設置など，排泄のしやすさを考慮した設備の検討が重要である

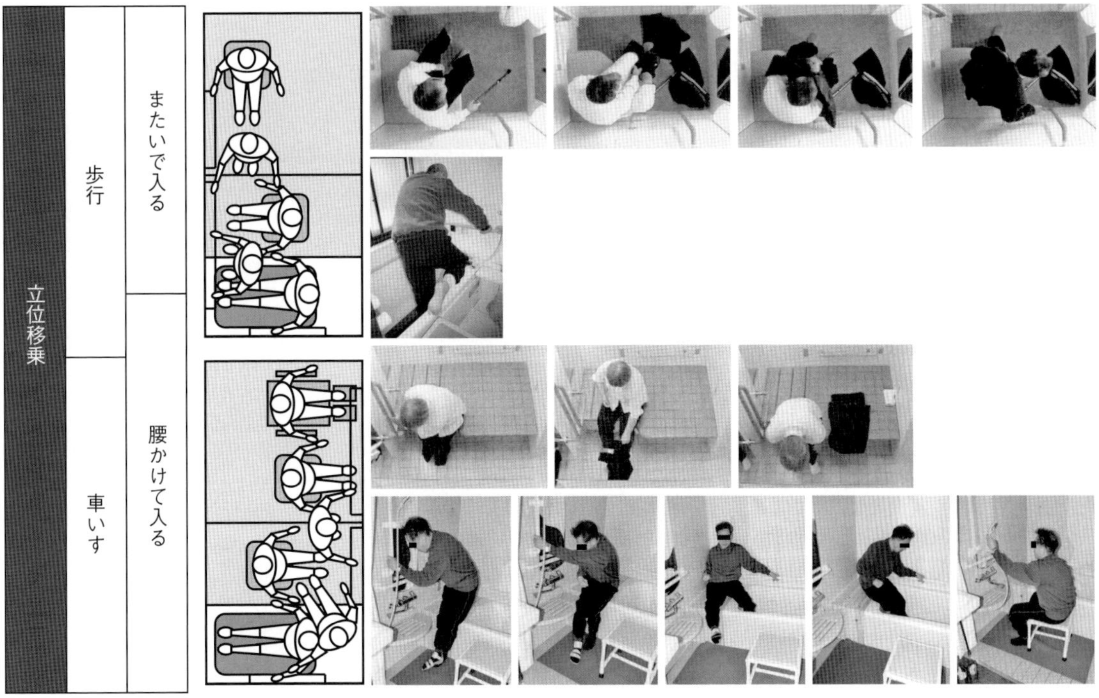

図 7 立位移乗タイプにみられる入浴動作と必要な環境
立位移動能力や立位保持能力や座位保持能力により脱衣場，洗い場，浴槽へのアプローチの検討が重要である．そのため住宅環境では開口部と浴槽のレイアウト，連続した手すり，浴槽縁の腰かけスペースなどが重要となる

しボタンなどは，便器に腰かけた状態で使いやすさの検討が必要である．肛門を刺激して排便の誘発や，ウォシュレット機能を利用しての後始末などを行うと便利である．更衣と同様，座位保持が不安定な場合は，体幹を傾けて後始末を行うので，身体の支えとしての，手すりやベンチの利用検討が必要である（図6）．

2．入浴動作と環境整備

各移乗タイプにおける入浴動作と必要環境を図7～9に示す．

1）脱衣場・浴室の移動

脱衣場から洗い場にかけて段差のないことが基本であり，身体の麻痺のない側に連続した手すりがあると安全に移動ができる．座位移乗では，ベッド上で背上げ機能を利用して脱衣を行う場合も多いが，脱衣場を利用する場合，車いす上や脱衣台で更衣を行う．脱衣台は，両上肢を広げて体幹を支持しながら長座位姿勢がとれる面積（長さ1,400 mm×幅900 mm程度）が必要で，高さは車いす座面高にそろえる（図8）．また，脱衣台や洗い台などの材質は殿部を傷つけないことが条件となる．

2）浴槽の出入り

立位や歩行に不安がある場合，浴槽の縁にいったん腰かけ，足を回転させて浴槽に入る方法が安全である．腰かけて入る場合は，どの位置に座るかといった点がポイントとなる．座る位置によって身体の回転角度に違いが生じる．座位移動能力からの検討が必要だが，浴槽の縁の高さは洗い場と浴槽の移動動作（立ち座りと足の出し入れ）のしやすい高さに設定する必要がある．一般的には400 mm程度で，麻痺のない側に腰かけられるスペース（幅400～500 mm）があり，身体を移動させる時に利用する手すりがあると動作がしやすい（図7）．座位移乗タイプでは，座面高と脱衣台，

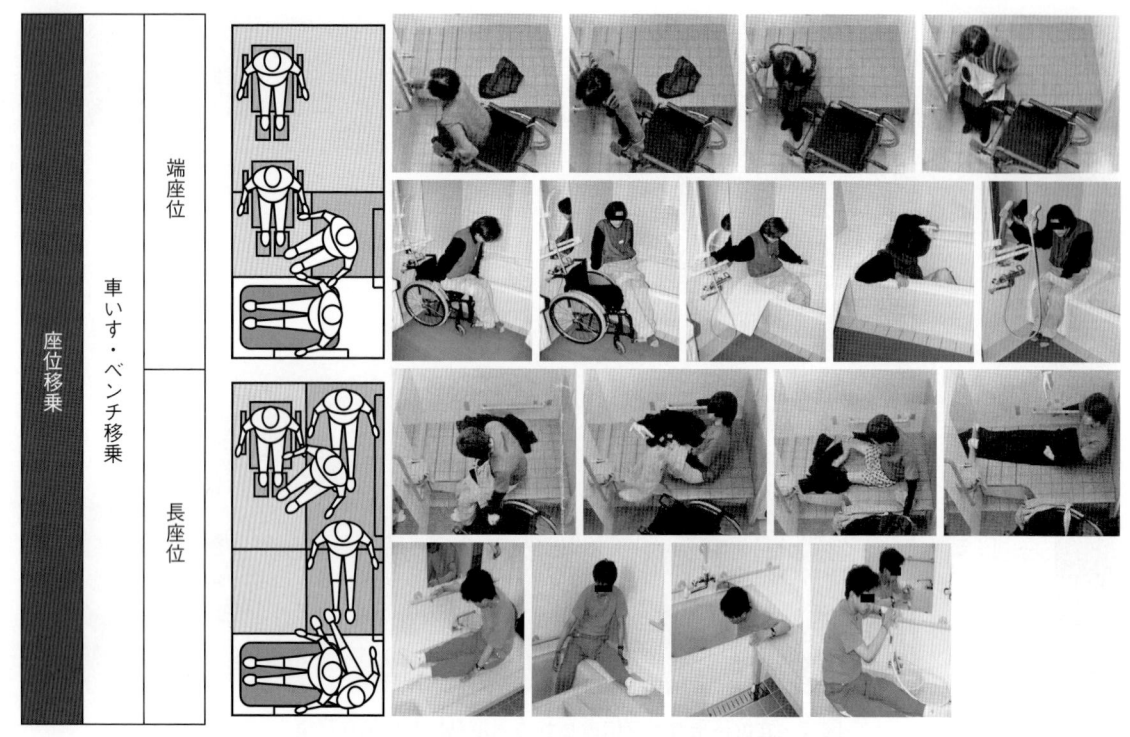

図 8 座位移乗タイプにみられる入浴動作と必要な環境

座位移動能力や座位保持能力により脱衣場，洗い場，浴槽へのアプローチの検討が重要である．そのため住宅環境では開口部と浴槽のレイアウト，移動のためのベンチの設置，座位保持のための背もたれなどの配置が重要となる

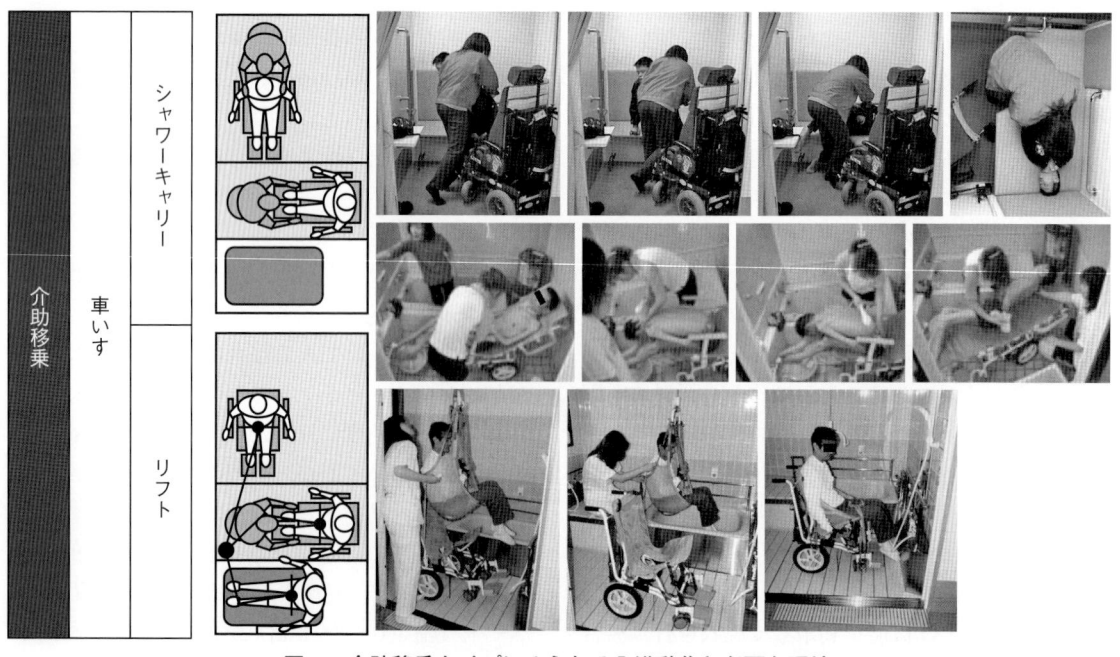

図 9 介助移乗タイプにみられる入浴動作と必要な環境

リフトやシャワーキャリーを用いた介助軽減のための入浴方法の検討が重要である．また，更衣を寝室で行うか，脱衣場で行えるかの検討は重要である．更衣を寝室で行う場合は，住環境では寝室と浴室の動線計画がポイントとなり，浴室で利用するシャワーキャリーやリフトなど，福祉用具と浴室空間の検討が重要となる

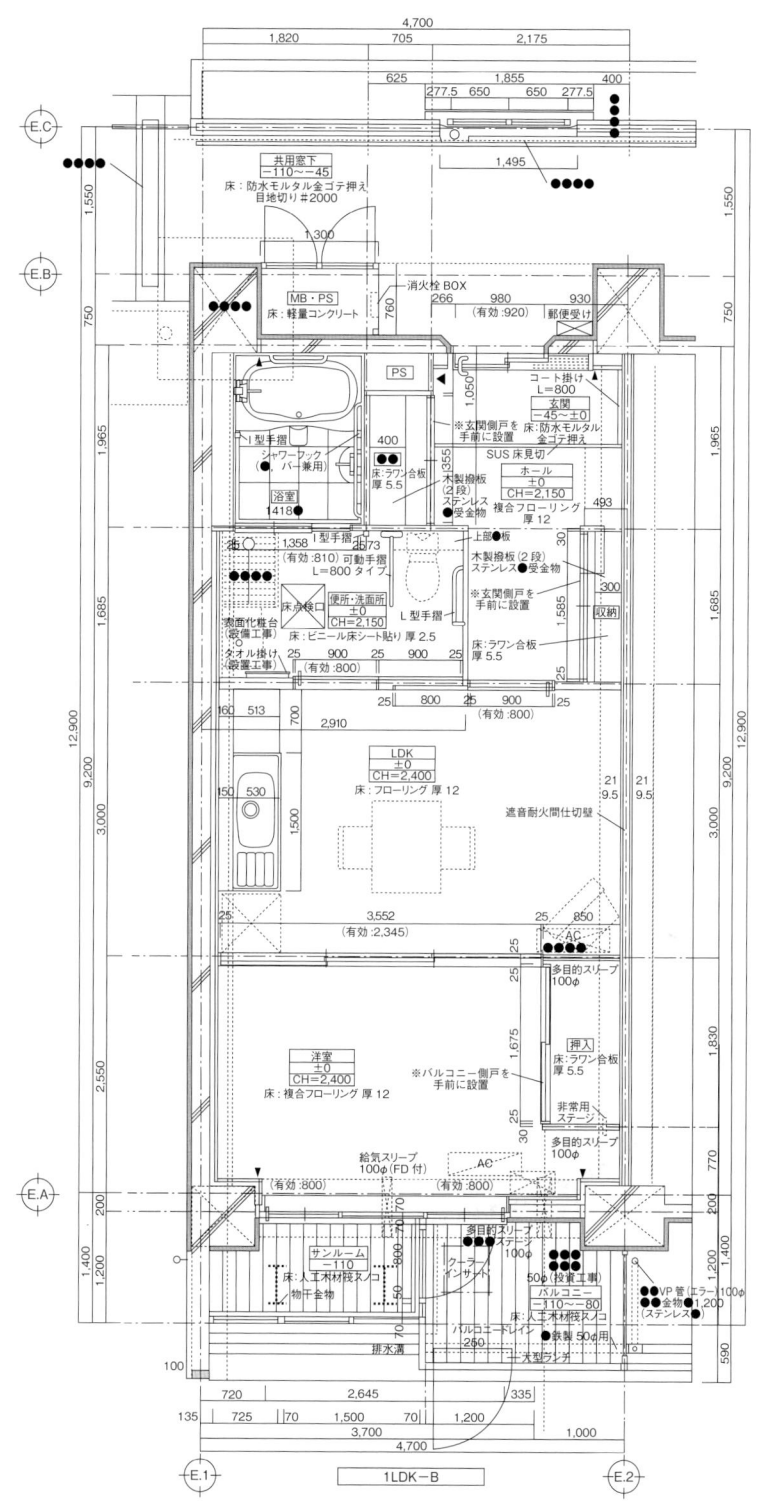

図 10 立位移乗タイプや座位移乗タイプの各動作に配慮した公営住宅の設計例

立位移乗タイプや座位移乗タイプの車いす利用者が自立的に過ごすことに配慮し設計したバリアフリーな公営住宅のプランである．座位移乗タイプではトイレベンチや浴室洗い場に洗い台を設置することで利用できる

洗い台，浴槽縁の高さをそろえることで座位移動ができ，自立的な入浴ができる場合が多い．ただし，台の素材は移動の際に素肌を傷つけないものが条件となる．洗い台の長さは，洗い場の奥行寸法に合わせ，洗い台の幅や高さ，手すりの設置は脱衣台に準じる．また，洗い台と脱衣台の隙間（開口部の敷居幅）に渡し板が必要なこともある．また，洗体時の座位保持が不十分な場合は背もたれも必要となる（図8）．

3）浴槽での姿勢保持・立ち上がり

浴槽は，姿勢保持や立ち座り動作を妨げないタイプ（底の傾斜が小さい和洋折衷型）が好ましく，底にノンスリップ処理または滑りどめマットがあるとよい．浮力で下肢が浮いて溺れる危険性がある場合は，浴槽内で安定した姿勢保持ができる形状（下肢が屈曲する短めの浴槽）を選定し，足の固定を十分に考慮する．

4）洗体

浴槽ステージから身体を洗う時に利用するスツールへ移乗し，手の届く所に水栓具がある配置が望ましい．スツールの高さは，浴槽の縁の高さに合わせると移乗がしやすく，幅はやや広めで安定したタイプが安全である．水栓具（カウンター，カラン，シャワーコックなど）は，非麻痺側上肢で使いやすい位置にレイアウトすることが重要となる．水栓具の機種は，握力の低下に対応したレバー式カランやシャワーコックのボタンで注水操作ができるものを選定するとよい．

介助移乗タイプにおける入浴動作は，ベッド上で脱衣を行い，介助用シャワーキャリーや各種リフトを利用することが多い．リフトは介護保険で貸与ができるようになり，据置きタイプの導入が増えているが，対象者の身体状況に応じた吊り具の選択と昇降範囲，リフトのアームの長さなどと浴室環境の十分な検討が必要である（図9）．さらに，介助動作や用具のためのスペース確保，対象者や介助者の能力や住宅環境に応じたリフトの仕様，移動や姿勢保持を考慮したシャワーキャリーの仕様などの検討が重要である．

3．各動作を考慮した環境整備の提案

立位移乗タイプや座位移乗のタイプの各動作に配慮した環境調整の例を図10に示す．これは筆者が関わっている公営住宅の設計の一例である．近年，バリアフリー住宅の必要性が重視され，車いす移動のための段差解消や開口の確保などは，一般的になってきたが，目的動作である排泄や入浴動作の分析により，対象者も含めた使いやすい家屋環境の設計は，まだ課題が多い．設計の段階で障害者の基本的な動作に配慮した動線プランや目的動作のプラン計画が反映されれば，最初から自立度の高い生活が送れる環境に近づくことになる．OTが家屋環境調整に関わる専門性とは，目的動作と住環境の調和を図り，自立を高めることができる環境を提案できることにある．

文　献

1) 石川県土木部建築住宅課（監）：バリアフリー住宅改修テキスト．2003，pp 48-54
2) 進藤浩美：排泄．生田宗博（編）：ADL作業療法の戦略・戦術・技術．三輪書店，2001，pp 118-126
3) 寺田佳世：排泄・入浴と動作能力．生田宗博（編）：ADL作業療法の戦略・戦術・技術　第2版．三輪書店，2006，pp 205-216
4) 寺田佳世，他：テクニカルエイドのプロセスと支援体制．OTジャーナル　33：805-810，1999

〔寺田　佳世〕

21 地域生活支援

地域における生活支援とは

　医療機関においても，地域においても，作業療法の目的として対象者の「生活」を支援するという点においては同じである．しかし，医療における作業療法の関わりは主に疾病による機能障害のできる限りの回復に主眼がおかれている．またADLについても，個人レベルでの視点である（医療モデル）．これに対して，地域での関わりは対象者が現実に暮らしている「生活の改復」という結果が求められる．急性期，回復期，維持期という流れは，あくまでも疾病を中心として捉えた考え方である．地域生活に身をおいて関わっていくと，維持期であっても生活は日々変化していっていることがわかる．あたりまえだが，地域には退院がない．対象者の一生に関わっていく覚悟が必要である．変わっていくもの，それは家族をはじめとした周りに暮らす人々，道路や建物，制度や季節など，そして対象者本人も年齢が増えていくということを忘れずにいることが重要である．病院から退院した対象者は，仮に身体機能障害が残っていたとしても，そのような生活環境の中で確実に「できること」が増えていく．したがって，医療でいう維持期は，実は対象者にとっては生活の回復期なのである（図1）．

作業療法の「作業」たる意味

　われわれ作業療法士（以下，OT）は，人（対象者）が作業を行うことで健康（元気）になることを知っている．その際，作業は自ら行うことで効果があるのであって，決してさせられたり，してもらうのではないことも知っている．つまり，OTの専門性は対象者がうまく作業が行える環境（人，物，仕組み）を整えることと，どのような作業を設定するかということになる．

1. ADL能力の獲得と能力の低下

　Lawton[1]は人の能力について，簡単で低次元のものから獲得していき，身体的自立（ADL）を獲得してから後に手段的能力を獲得して，最終的により高次元でより複雑な社会的能力を獲得すると述べている．そして，逆に高齢などによる能力の低下は，社会的な能力を失うことから始まり，次いで手段的能力が低下してからADL能力が低下すると述べている．このことは，われわれOTが段階に応じた関わりを行う際に，とてもよく参考となる．つまり，高齢者の生活を地域で支える際

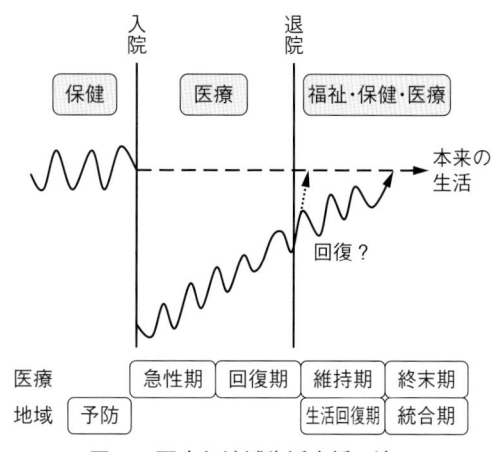

図1　医療と地域生活支援の違い

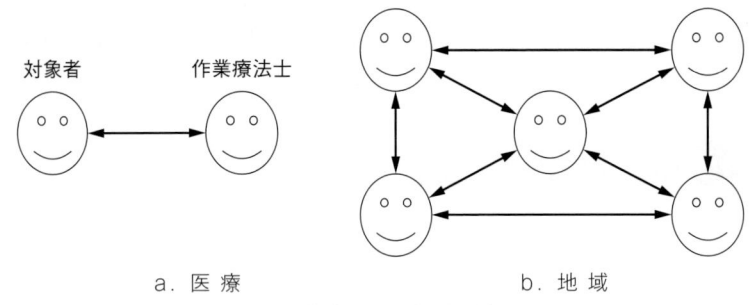

図2 他者との関わりの違い
a．対象者は作業療法士との関係性を重視する
b．地域では対象者に関わる人は多種多様である

に，訪問リハビリテーションや通所リハビリテーションの場においてその目標をADLの維持や改善として掲げるが，この時の支援プログラムは，はたして本当に対象者の能力に効果的に作用しているのかを再検討してみる必要があろう．すなわち，ADL能力の低下があるからといって，直接的な関わりのみでは改善しないことを理解する必要がある．地域において対象者は，家族をはじめとした集団の中で生活を営んでいる．ということは，地域支援とは対象者一人への働きかけでは完了しない領域であることを意味する．対象者の従前の生活状況を詳細に把握・評価する際に，人との交流関係も重要となる．対象者が地域社会の中で，どのような位置づけであったか，そしてどのような関係が対象者にとって健康となる源であったかを知らなければ効果的な作業療法支援はできないといっても過言ではない．

2．作業療法支援のあり方（図2）

医療における作業療法支援は対象者個人との1対1の関係である．そして従来，作業療法はこの関わりを得意としてきた（highrisk approach）．しかし，前述したように地域生活は人との関係性の上に成り立っているものであり，地域在住者へのADL支援は広く地域全体への働きかけを行うこと（population approach）が成功への鍵となることも理解しておくべきである[2]．

3．人のニーズと作業療法支援

人のニーズの理解にはMazlowが唱えた5つの階層性が知られている[3]．生理的ニーズを根底として，安全のニーズ，愛情・所属のニーズ，自尊心のニーズ，そして最終的な自己実現のニーズへとつながるものである．リハビリテーション（以下，リハ）に関わる者にとっては必ずしも低階層から順序立てて満たされていくべきものではないことは経験していることであるが，支援の段階づけを考える時には，非常に有用である．対象者が現在，どのニーズまでどの程度満たされているのかを評価することは，より具体的な支援プログラム立案の際に参考となる．特に地域での関わりは，人や物，そして仕組みを含んだ環境の影響が大きい．対象者の自立を支援するための具体的な関わりの内容を，Mazlowの唱えるニーズの階層性と生活の経過時間との関係からまとめた（図3）．

地域における具体的な作業療法支援

前述したことを踏まえて，地域における具体的な作業療法支援の内容を整理すると，単に対象者が暮らす自宅内でのADL支援を行うことではないことがわかる．対象者は，自宅の中だけで生活しているのではないからである．OTは対象者が地域の中で健康（元気）になる生活行動範囲（物理的，人的）にまで評価の視点を広げて，課題を

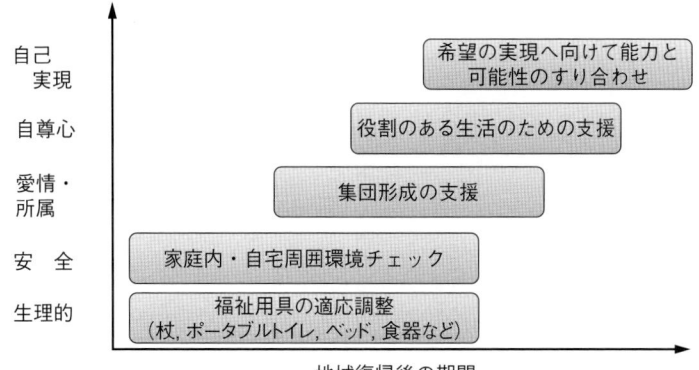

図 3 人のニーズと地域作業療法支援
縦軸は Mazlow による人のニーズの 5 つの階層性．横軸は地域生活開始後の時間をとった．5 つの階層性に合わせて，地域における作業療法支援の内容を示した

みつけていく姿勢が求められる（図4）．
　ここでは，地域における ADL を行為別，疾病別，社会資源別の 3 つに分けて作業療法支援のポイントを説明していく．

1．行為別
1）外　出
a．移動能力
　介護保険による通所リハがスタートしたてのころ，送迎車に乗降する際に，ステップの高さが利用者の下肢能力よりも高過ぎて独力では昇れなかったため，以後の通所リハ利用を拒否された，という事例がある．近ごろでは，通所サービスの送迎車にはドアオープン時に自動的にステップがせり出してくる機能がほとんどの場合についているため，このような例はみかけなくなったが，対象者の能力を的確に把握して生活状況をチェック・適合させる仕事は，OT がもっとも力を発揮すべきところである．その際に欠かせないのが医療と地域との連携である．対象者の能力（潜在能力も含め，この場合は昇降動作能力）を医療側が地域に情報として提供することで，能力に応じたスムーズな環境設定（この場合は昇降可能な高さのバスステップ）が可能となる．また逆に，地域から詳細な生活状況を医療側に示すことで，むだ

のない医療的アプローチ計画の作成が可能となる．
b．自宅の出入り（住環境）
　近年の個人住宅における出入り口は，玄関 1 カ所のみが主流である．このことは，高齢者に対する閉じこもり予防という視点からは，改善の工夫を求めたいところである．かつての住宅には，玄関のほかに勝手口や縁側など，外との交流を可能とする出入り口が多く存在していた．これにより，高齢者は若い者に遠慮することなく近隣へ出かけることが可能であり，また近所の人も部屋へ入ることなく縁側でお茶飲みの会話を楽しむことができたのであろう．多世代同居に伴うトラブルを，住環境の配慮で予防していたとも考えられる．近年の住宅事情を考えると難しい側面は多々あるが，部屋の掃き出し窓からの出入りなど，可能であれば 2 カ所以上の出入りの方法を考えたい（図5）．また，靴の脱着を行う玄関の上がり框部の高さが近年は低い場合が多く，タタキから 40 cm にも満たないことも多い．これは，立位での靴脱着が困難である下肢筋力低下者やパーキンソン病などの姿勢反射障害者および高齢者などにとっては，外出の動機づけを低下させてしまうことにもなりかねない（図6）．このような時は，椅子や下駄箱，手すりなどを用いて安全に靴脱着が可能と

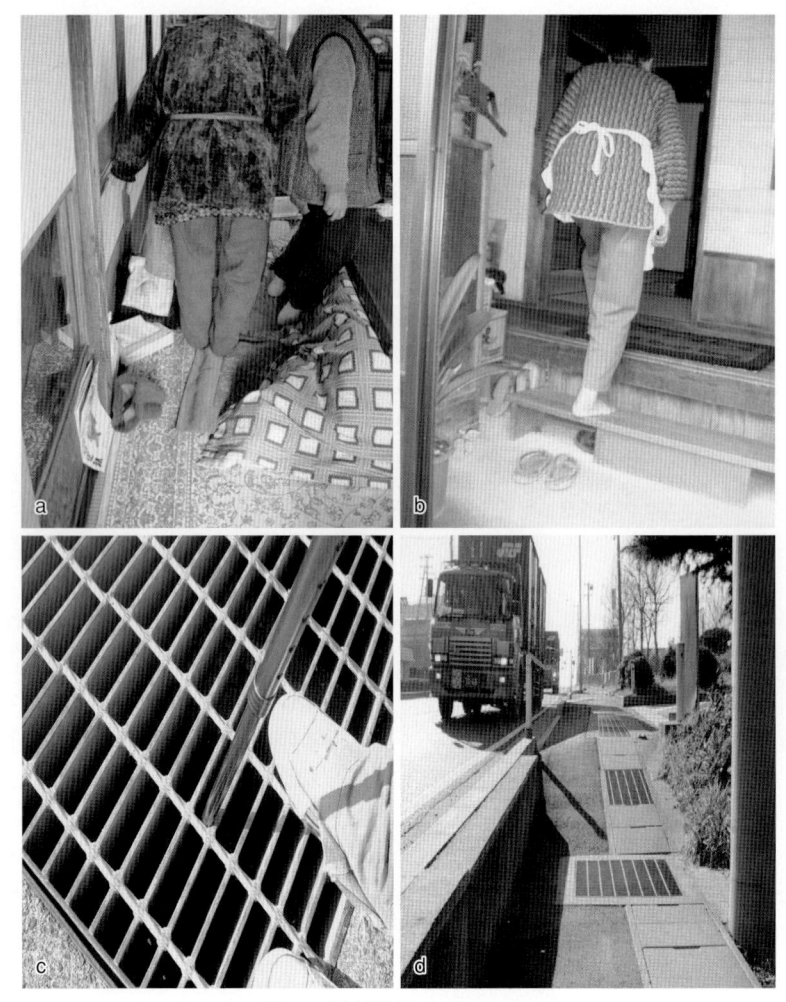

図4 地域生活のチェック
a．家庭内移動における転倒リスクなどの有無
b．近所付き合い（玄関出入り動作）
c．地域環境におけるリスクの有無
d．生活活動範囲の確認（買い物行動，集まりなど）

なるようにする．

c．福祉用具（シルバーカー）

　シルバーカーは，高齢者の中でも特に女性に好まれる福祉用具である．シルバーカーは，高齢女性が近所へお茶飲みに気軽に出かける際の必需品となっている．対人交流を促し，安全な移動を可能にするシルバーカーは，近年ではホームセンターなどでも安価に購入することができるが，この際にもOTが対象者の使用目的に合った使用方法や，用具の選択にOTならではの力を発揮し

たい（図7）．

【対象者例】

　81歳の女性．要支援2．1年前にベッドから転落して腰椎圧迫骨折→入院→退院となったのをきっかけに，それまでの親友との交流も大好きなカラオケ教室も疎遠になってしまっていた．閉じこもりからの廃用症候群を心配した家族からの相談を受けた地域包括支援センター職員が，週1のデイサービス利用を勧め始めたところで，在宅生活における改善点評価のためにOTとの訪問と

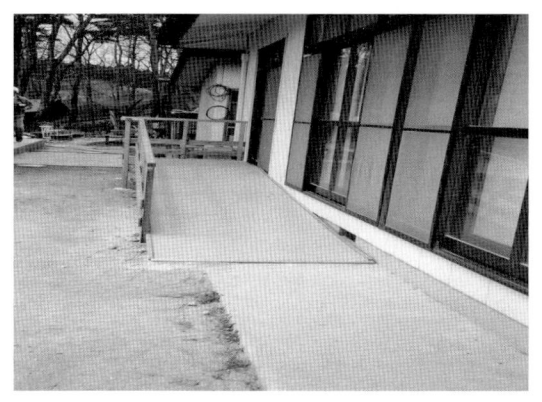

図5　自室の掃き出し窓に取り付けたスロープ
外との出入り口確保は社会とのつながりのための貴重なツールである．必ずしも玄関を使わなくても出入りが可能となる工夫が求められる

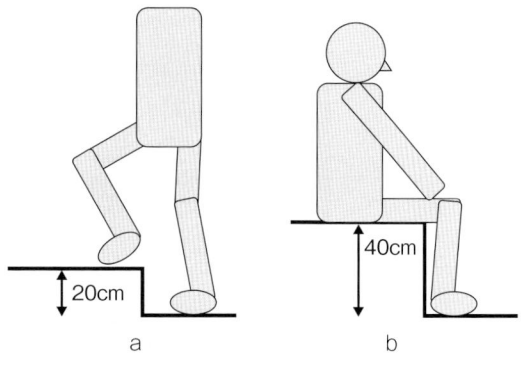

図6　玄関の上がり框
a．高さが低すぎると，立位での靴脱着が困難な者には外出が億劫になる
b．むしろ，40 cm程度の高さがあるほうが，腰かけての脱ぎ履きが容易であり，外出の促進につながる．さらには，来客者にとっても腰をかけて用件の話ができるため交流の幅が広がる

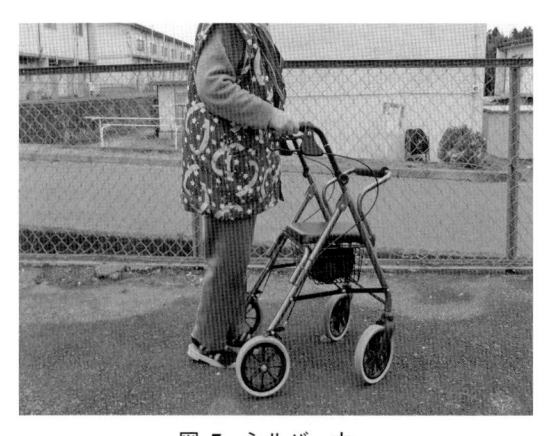

図7　シルバーカー
高齢者に大人気の福祉用具であるが，その導入目的と実際の生活場面に応じた使用方法を指導するのが専門職の役割である

なる．はじめてのデイサービスは，訪問日の4日後の金曜日に迫っていた．訪問したOTは，自宅の玄関先にシルバーカーが置いてあったことを確認したので，一通りの生活評価を終えた後に「（近くに住んでいる親友のお宅に）行ってみませんか？　一緒に．これから．天気もいいし」と誘うと「じゃ行ってみるかい」とすぐに立ち上がってくれた（腰が痛いはずなのに）．片道20分の所にある親友宅に到着し親友の名前を叫ぶと，親友が驚いて勝手口から出てきた．そして，大粒の涙を流しながら「Yちゃん！　ごめんね，ごめんね．ケガして入院した後，退院したって聞いたけど，遊びに行っていいんだかどうかもわからなくてそのままになっちゃって……」と一年振りの再会に興奮と申し訳なさで涙ぐんでいた．Yさんも「いいんだよ．いいんだよ」と泣きどおしであった．帰り道，Yさんは「なんとか一人で来れそうだね」と嬉しそうな笑顔をみせてくれた．

一つの福祉用具と外出のきっかけづくりがその人の生活リズムを変化させたともいえる．福祉用具導入は，対象者の生活の何を変えるのか，導入が対象者を健康にする作業に結びつくのかに視点をおく．単に，用具を納品するだけとなっていないように注意したい．

d．近隣とのつながりを重視する

介護保険の居宅サービスでは，住宅改修費支給項目として5つの改修種別が認められている（手すりの取り付け，段差の解消，通路面の材質変更，扉の取り換え，便器の取り換え）．これらの改修の際，市町村の窓口に申請書とともに提出される「住宅改修理由書」では，対象者（利用者）のADL（歩行やトイレ動作，入浴動作など）を安全に，楽に行えるようにするため，という理由が多い．対象者のADLを自立に導くための住環境整備は欠

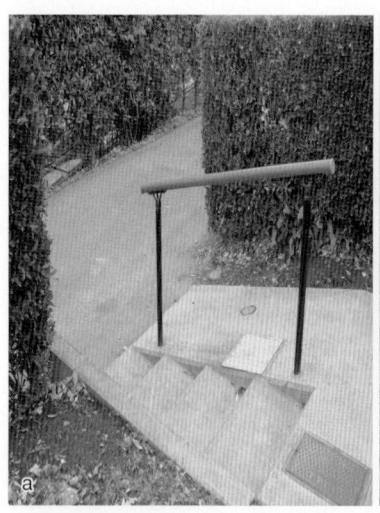

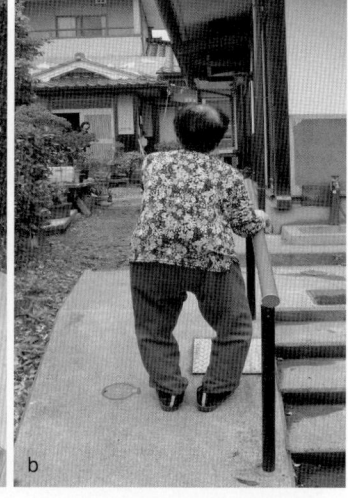

a．近隣への外出のための手すり　　b．手すりを用いての外出から帰ってきた祖母を孫が出迎える

図8　住宅改修で取り付けた屋外傾斜路の手すり
目的は対象者の外出支援であるが，友人にとっても対象者宅への訪問を容易なものに変えてくれる．歩行の安全性にとどまらず，対象者にとって元気の出る住環境整備とは何かを常に考えるOTでありたい

かせないものであるが，改修の際にぜひとも「社会との交流促進」を考慮して行うようにしたい．
図8は庭の傾斜が危険であるため手すりを取り付けて歩行の安全性を高めたものである．しかし実は，この手すりが付いたおかげで近所の友達がお茶飲みに訪れることが容易になったのである．介護保険は対象者自身のためのサービスであるが，他者との交流によって元気（健康）な生活が活発化されるのであれば，そのための手立てをうまく介護保険と結びつけて創造するのは作業療法の技術であろう．

2）更　衣

更衣は，整容動作とともに，動作を行う本人のみが満足感を得るだけではなく，周囲の人々にも影響を与えるADLである．その点において，移動，入浴，食事，排泄は個人レベルのADL能力に主眼がおかれている医療においては中心的なADLであるが，地域においては逆となる場合もある．それは，地域では他者との関係性の中で生活を行うということに起因しており，地域生活支援の特徴の一つでもある．例えば，着衣において脳血管障害後遺症による片麻痺者では麻痺側腰背部の上衣裾をズボンの中に入れ込む動作がうまくいかない場合が多い．ADL評価で「更衣動作自立」となっている場合でも，上衣裾が麻痺側だけズボンからはみ出ている例をみかける．これは着衣動作全体（量的）では自立だが，裾を入れ込むという「質」の部分では不十分であることを意味する．他者との関係性が重要な地域においては，この「質」に目を向けることも重要である．

3）排　泄

個人のより高度なプライバシーに関する動作であり，その能力を把握するためには豊富な経験と高度な技術を要する．特に高齢者の女性に多い尿失禁では，この症状をいかに早期に把握し，適切な支援を行えるかが，対象者の社会性を低下させないことに結びつく鍵となる．尿失禁は対象者本人は問題と認識していない場合が多いため，ADL評価では「自立」となってしまい，見過ごされてしまうことがある．つまり，目にみえない問題に気づく専門職としての技術が重要である．そのための，もっとも手っとり早い評価法は，対象者の

生活の場を直接みること，すなわち自宅へ訪問することである．通所リハなどで関わっている時は，もちろん訴えなどもないが，自宅へ訪問すると，尿臭で気づくことがある．ぜひとも，より多くのリハ計画書に尿失禁への支援という文言が記載されることを望む．社会性の付き合いが減ってきていれば，尿失禁を疑うことも肝要である．対象者と仲のよい友人への聞き取りから把握できる場合もあるので，日ごろから交流関係の評価をしておくべきである．家族からの情報収集では，家族の中には「ウチは大丈夫です」との一言で隠してしまう場合や，対象者との家族関係が良好でないと本当の生活状況を把握していないこともあるので，注意する必要がある．対象者としては，相談しにくい悩みを悟ってもらえる喜びは大きい．

尿失禁の多くは，骨盤底筋群などの筋力低下を原因とした腹圧性尿失禁であるので骨盤底筋体操などが効果的であるが，このような体操は一人では長続きしない場合が多い．その際は，同じ悩みを有する者同士で定期的に集まって体操を行うことや日常の家事 ADL を行う中で体操の要素を含めた定期的な動作指導（ポピュレーションアプローチ）が有用である．また，家庭における尿臭は対象者の家庭内における立場を考慮する点からも好ましくないので，体操指導と並行して尿取りパッドの使用を勧める．汚れた下着の早めの洗濯交換の習慣づけ，トイレまで間に合わないようであれば夜間のみでもポータブルトイレの使用を勧めるなどの配慮が効果的である．なお，交換した尿取りパッド自体が尿臭の元となる場合があるので，後始末用の容器やビニール袋の準備を忘れないようにする．

4）食　事

医療機関における食事動作は，病棟ホールや病室という特異な空間でのものである．一方，地域における食事は，家族とともに会話や食事の内容を楽しむ貴重な時間でもある．地域では他者との食事を行う機会も多々ある．むしろ，食事とは同じ時間を共有し同じ動作を行うことで，仲間づくりにもなる動作であるとも考えられる．動作としての食事は自立できていても，実際はこぼす量が多かったり，スピードが極端に遅いことで，他者との食事機会を敬遠する場合もある．そのようなことがないように，OT は自立している食事動作の内容にまで評価の視点を向けることが重要である（図 9）．具体的には次のような視点で支援していく．①食事テーブル高，特に高齢者においては円背などにより背高が低くなっても食卓の高さは従前のままという場合が多い．適さない高さのままだと，食卓全体が見渡せない，食器などへの上肢のリーチが不十分となり「こぼし」が増えるなどの不都合状態となる．②食事の残し，これに影響を与える要因としては内科的な問題のほかに前述のような環境，そして入れ歯の不具合などがある．特に高齢者では入れ歯の不具合によって満足な食事ができなくなってくると体重の減少もみられてくる．

【ポイント】

対象者と食事の時間を共有してみることで，みえなかった課題が多く把握できる．

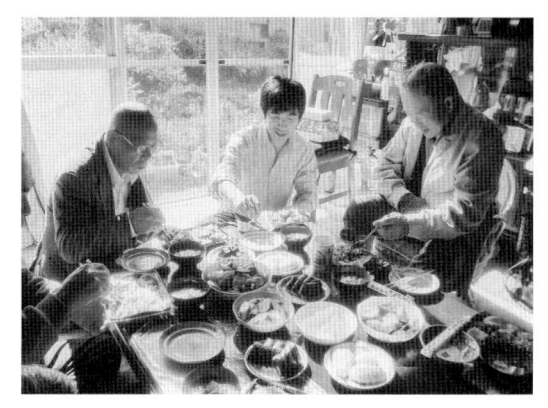

図 9　地域における食事会
脳卒中後遺症の人たちとの定期的な食事会の様子（中央が筆者，左側の人は左片麻痺を，右側の人は右片麻痺を有している）．このような患者会などの集まりには，OT も積極的に参加したい．食事動作のみならず，床からの立ち上がりや更衣動作，移動動作など，ほとんどの ADL が把握できる．また，仲間同士の会話などから近況をうかがい知ることも可能である．会の終了時には，家族へのお迎え依頼などの用件で携帯電話を使用する動作がみられるなど，I・ADL の評価も可能である

2．疾病別

1）変形性膝関節症

高齢女性，BMI＝25以上，下肢のO脚者に多く，大腿四頭筋の筋力低下の影響が大きい．

治療は整形外科の対象であるが，生活習慣病といわれるほど日々の生活習慣が影響する．要介護認定者の中でも，腰痛と並んで認定理由の疾病上位にあげられる．つまり，この疾病の発生を抑えることは，介護費用の上昇を抑制することにもつながると考えられる．

【ポイント】

地域生活ではどうしても畳上の生活習慣であることが多いため正座の姿勢となりやすいが，できるだけ椅子を用いて座る．杖を多用して，膝関節への体重負荷を減らす．階段昇降などによる，膝への加重を減らす．これらの生活上の注意を効果的に啓発するためには，前述したポピュレーションアプローチを用いて，地域の中で同じような症状をもつ人に集まってもらい，同じ時間の中で生活習慣を改善する意識の共有を図ることが有効である．

2）若年者の疾病（障害）

要介護高齢者および第2号被保険者で介護保険の特定疾病に該当すれば，介護支援専門員（ケアマネジャー）がケアプラン作成や介護の相談にのってくれる．しかし，現状ではこれらに該当しない者は，相談の窓口が非常に少ないという問題がある．この問題の解決（潜在障害者を把握し，生活課題の解消につなげる）には，医療機関と福祉事務所を巻き込んだ連携が不可欠である．医療機関には，同一疾病の患者会づくりのための対象者情報提供に協力を求める．OTは，そのようにして設立された患者会に赴いて，会員の生活課題把握の評価を行うなどを行っていく．

3．社会資源別

1）医師（主治医）

地域においても医師の存在は大きい．それは，疾患の治療という高度な専門性にとどまらず，社会的な発言力の大きさでも同じである．地域における作業療法支援の際には医師と情報を共有し，支援の方向性を一致させておくことが，対象者のADLにとって効果的である．

【対象者例】

85歳の女性．糖尿病の治療で1カ月程度入院したことから，息子の母親への過介入が始まった．退院に際して，在宅での注意事項を主治医からムンテラを受けた際，「自転車は危険だから乗らせないほうがよい」と指導を受けた．息子は，自宅にあった母親の自転車を乗らないように隠してしまった．その自転車は母親が大好きな友人とのお茶飲み会や近くの博物館へ通う際の大事な交通手段であった．退院してきた母親は自転車がないため，一日中自室から出ないようになり，閉じこもりの生活となってしまった．こうならないために，日ごろからできるだけ顔のみえる距離でOTをはじめとしたチームの支援方針を主治医に伝えておくことで，対象者の定期的な診察の際に医師の言葉として支援方針に沿ったサービスの利用を勧めてもらうことが可能となる．主治医の勧めをきっかけとして，チームの支援受け入れが円滑になることが多いことも日常的に経験する．

2）介護支援専門員

ケアマネジャーは，介護保険制度においてケアプランの作成を行う要となる職業である．ケアマネジャーがリハの視点（自立支援やリハ前置主義の考え方）を有しているか否かは重要である．

【ポイント】

前述の課題を解決するには，ケアマネジャーとともに同じ対象者のケアプラン作成に関わることである．対象者の能力評価の方法，潜在能力の把握方法，生活課題の抽出，生活課題解消の方法などについて，OTとしての意見を聞いてもらうことが近道である．そのためには，専門用語は使わず平易な説明を心がけることと，現実の暮らしに則したアプローチであることが肝要である．また，日ごろからケアマネジャーとは顔を合わせておき，顔馴染みになっておくことも，実は大切な要因である．

おわりに

　地域における OT の使命は，対象者のより健康的な生活の実現である．それは，決して機能障害の回復というものではなく，障害があっても自己実現できる能力を伸ばす方法をみつけ出し，能力を発揮できる環境（人，物，仕組み）づくりと環境の中で自分を表せるようにしていく行動の取り方の支援である．そのために，OT は人が健康になるための作業を用いる．ゆえに，幅広く作業を捉え，対象者とともに作業に参加しながら作業を使う，ということを忘れた OT は，地域生活の支援はできないことを肝に銘じておくべきである．

文　献

1) Lawton MP：Assessing the competence of older people, Research Planning and Action for the Elderly. Kent DP, et al（ed）：The Power and Potential of Social Science. Behavioral Publications, New York, 1972, pp 122-143
2) 星　旦二, 他（編）：地域保健スタッフのための「住民グループ」のつくり方・育て方. 医学書院, 2010
3) フランク・ゴーブル（著），小川忠彦（監訳）：マズローの心理学. 産能大学出版部, 1972

〔慶徳　民夫〕

22 対象・家族間の関係調整

はじめに

　家族は社会生活を営むうえで，最も基礎的な集団で，一人ひとりがいろいろな役割を果たし生活している．多くの人は生まれてから家族に育てられ，食事，団らん，余暇など，さまざまな生活行動をともにし，触れ合う中で人間として必要な愛情や社会規範意識などを身につけ成長していく．それゆえに，家族のつながりは代替困難な特別な存在であり，個人の生活や意識に大きな影響を与えるものである．

　家族間の関係は，その家族の日々の生活の積み重ね，長い歴史の中で培ってきた結果であり，それぞれに家族内の考え方や価値観，ルールが存在し，他人には計り知れないものがある．また，それぞれの就学や結婚，出産，退職などのライフステージによる役割の変化や，外部から受ける刺激により，変わりやすい関係でもある．病気や介護などがきっかけとなり，家族関係になんらかの変化・ゆがみが生じると，さまざまな症状が現れる．不適切な対応や虐待となって現れることも少なくない．

　高齢化の急速な進展や家族環境などの変容により，社会全体で介護を支える仕組みとして介護保険制度が創設され，介護サービスの充実により，家庭内での介護状況や不適切な対応，虐待が顕在化してきた．2006年4月，「高齢者虐待の防止，高齢者の養護者に対する支援等に関する法律」が施行されているが，高齢者虐待に関する相談は年々増加し，その深刻さも増大している．人がその人らしく，「高齢者＝対象者」も「家族」もそれぞれがその人らしく，尊厳のある自立した生活を送ることができるよう支援していくことが大切である．

　リハビリテーション（以下，リハ）の原点は，「人間が人間にふさわしくない，望ましくない状態に陥った時に，再びふさわしい状態に戻す援助」である．作業療法士（以下，OT）の役割は，介護が必要な状況になった対象者には，可能な限り自立した生活ができるよう援助することであり，家族の間に望ましくない関係が生じれば，例えば介護が負担である家族には，その負担が軽減するよう援助するなど，物理的環境や人的環境をよりふさわしい状態になるよう援助していくことにある．在宅生活の自立に向けた効率的・効果的な支援の重要なポイントは，対象者と家族間の調整，人的環境の調整にある．

　ここでは，高齢者への不適切な対応・虐待の現状や事例をとおし，家族間調整の必要性や調整のあり方について考えてみる．

高齢者虐待の現状

　厚生労働省の調査結果によれば，2009年度では，養護者による高齢者虐待の相談・通報対応件数は23,404件，虐待を受けたと判断した事例は，15,615件に上っており，年々増加している（図1）．虐待を受けた高齢者は，約8割が女性で，約7割が要介護認定者，そのうち約7割が認知症高齢者自立度「Ⅱ」以上である．また，8割強が虐待者と同居で，未婚の子との同一世帯が3割強を占める．虐待者は，「息子」が約4割と最も多く，次いで「夫」

や「娘」の順である．虐待の種別は，約6割が「身体的虐待」，約4割が「心理的虐待」，約2.5割が「経済的虐待」「介護・世話の放棄・放任」である．

高齢者虐待の現状から，高齢者虐待における要因を分析すると，高齢者自身のADL能力や認知症などによる問題行動，養護者である家族の介護能力や介護負担，双方の経済状態，性格や人格，家族・親族間の互いの人間関係が大きく影響している．そして，これらが複雑に絡み合うことで，リスクが高くなり（図2, 3, 4），虐待として現れることになる．

人や家族は常に変化しており，虐待はどの家庭・家族にも起こりうる可能性がある．介護が必要な人に関わる者として，常に対象者や家族の変化を意識的に観察・評価し，対象者を援助していく必要がある．そして，その変化に気づき，援助していくことが虐待の防止につながるものと考える．

家族間調整とは

調整とは，「①調子を整えること，②ある基準に合わせて整えること，過不足なくすること，③つり合いのとれた状態にすること，折り合いをつけること」である．なんらかの不具合が生じ，その状況を改善・解決する必要性が出てきた場合に，調整が必要となってくる．

家族間調整は，対象者と家族の間で在宅生活を行ううえで，意見や考え方，対応などの相違により，家族関係に支障が生じ，関係の改善を図る必要性が出てきた場合に必要となってくるものである．家族間調整は，まず対象者や家族を理解することから始まる．

事例紹介

1．息子の暴力を訴え自ら支援を求める事例

対象者は78歳の女性．「息子が自分に殺虫剤をまく．電話ができないように線を切る．外出できないように鍵をかける．腹を蹴ったり，突き飛ばすなど暴力を振るうので，家にいるのが恐い．なんとかしてほしい」と一人で相談にきた．警察や保健所，地域包括支援センターなど，さまざまな機関にも相談してきたと訴える．

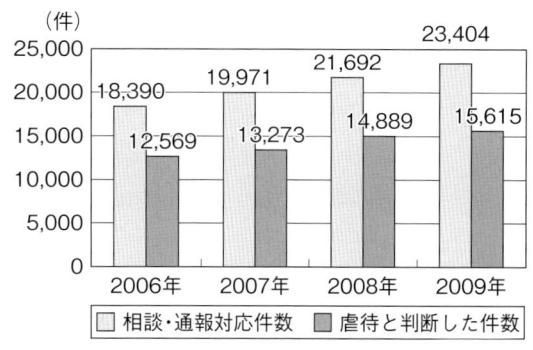

図1　養護者による高齢者虐待対応件数の推移

1）対象者を知る
a．対象者の状況・状態を知る

48歳の息子との2人暮らしである．狭心症，不眠などにて定期的に受診し服薬しているが，身体的な問題はなく，日常生活は自立しているが，家事はほとんどしていない．身体にアザや傷跡などはみられず，薄化粧をし，身なりもきちんとしている．種々のエピソードを詳細に記憶している．長年，看護師として勤務し，厚生年金を受給しており，孫の大学の授業料の支払いや着物の購入など経済的な余裕はある．本人は自分を働き者で素直で温厚な性格であると分析している．趣味はなく，隣人とは挨拶程度の付き合いで，友人も少ない．

b．対象者の思いを知る

息子や他界した夫からも暴力を受けていたという．自分がこの家を建て，家族の生活を支えてきた．息子に多くの金銭的援助をしてきたのに，食事などの生活時間も違い，自分のことをまったく構ってくれない．世話をした分，世話をしてくれるのが家族である．息子からの暴力のない安心した生活がしたい．自分が建てた自分の家から出て行ってほしい．息子と離れて生活したい．

息子の暴力が恐いと，隣人や娘に助けを求める電話をかける．隣人は夜遅くに行っても話を聞

	身体的能力 （ADL 能力）	
高		低
無	認知症・精神疾患 による問題行動	有
無	性格・人格の問題	有
高	経済的能力	低
無	過去の虐待経験	有

低 ← 虐待のリスク → 高

図 2 高齢者虐待の要因とリスク―高齢者自身の要因

	介護能力 ・身体的能力 ・知的能力 ・心身の健康度 ・高齢者の理解	
高		低
無	介護の負担感・介護疲れ	有
無	性格・人格の問題	有
高	経済的能力	低
無	過去の被虐待経験	有

低 ← 虐待のリスク → 高

図 3 高齢者虐待の要因とリスク―養護者自身の要因

	家族構成の問題 ・キーパーソンの欠如 ・協力者の欠如	
無		有
良好	家族間の人間関係 ・互いの関心度 ・過去の関係	不良

低 ← 虐待のリスク → 高

図 4 高齢者虐待の要因とリスク―家族状況の要因

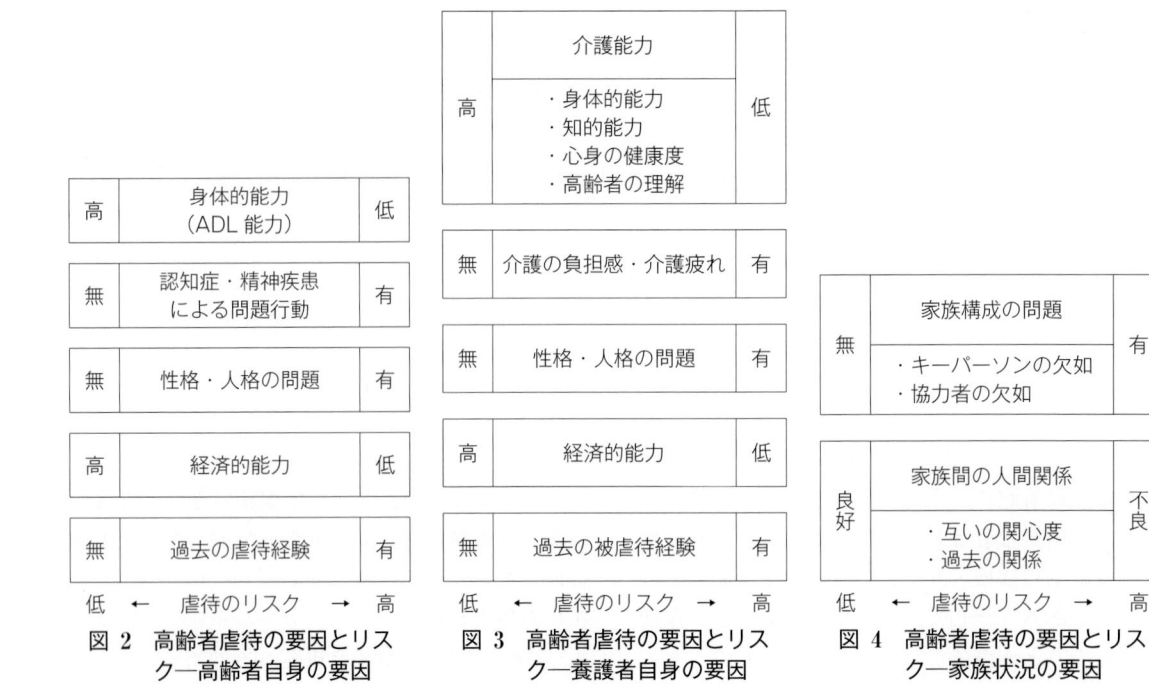

き，泊めてくれる．

娘は自分のことを認知症だと思っており，娘婿からは病院に行けといわれた．娘も息子とグルになって自分を悪者扱いする．信用ができない．

c．対象者を分析する

常に伏し目がちで，無表情で淡々と自分の状況を繰り返し話す．ときに何かを思い出したかのように，不自然な笑みを浮べる．金銭への執着心が強く，家族への金銭的援助に自身の家族としての存在価値を見出しており，息子や孫の経済的な独立により，自身の存在価値の喪失と，家族との生活時間などの違いから孤独を感じているようである．家族との関わりが少なくなるにつれ，誰かに話を聞いてほしいとの思いが強くなり，付き合いの少ない隣人などを頼るようになる．一方で家族に対し，これまでの金銭的援助に対する見返りを求め，その思いが満たされないと，特に同居する息子への被害的言動が多くなっている．また，怖いといいながら，息子の自慢話をすることも多く，息子に対する愛情や依存性が強いようである．

2）家族を知る

a．家族の状況・状態を知る

建具職人の夫と結婚し，娘，息子の 2 人の子どもがいる．夫は脊髄小脳変性症などの診断を受け，不自由ながらも食事を準備するなど自立していたが，半年ほど前に自殺している．息子は東京で事業に失敗し，家族（妻，娘 2 人）と実家に戻り会社に勤めるが，倒産により失職し，現在は独立して自宅を改修し自営をしている．時間は不規則であるが，従業員を雇い，経営も軌道にのり安定してきている．息子は妻とは離婚しており，子どもは就職・大学とそれぞれ離れて生活している．娘は同じ市内に住み，電話や行き来はしているが，義母の介護や自分の娘の結婚準備に忙しくしている．

b．家族の対象者に対する思いを知る

息子は，自分の家庭が崩壊したのは，対象者が原因で，被害者は自分であると思っている．深夜，突然の電話や訪問が頻繁になり，警察や近所に迷惑をかけるため，夜間は施錠し，電話線を抜いて対応している．対応に疲れ，最近は口出ししない

ようにしている．これ以上，振り回されたくない．手が出る前に，できることなら，どこかへ行ってほしい．

娘は，もともときれい好きで料理上手な対象者が，最近は片づけようともしなくなり，性格が変わったという．父は温厚で母に暴力を振るったこともないのに，騒がれ，それが自殺の原因であると思っている．弟に腹を蹴られたというが，実際は母が従業員を蹴っており，病気だと思っても気が変になる．弟も疲れきっており，このままでは，本当に暴力を振るいかねないので心配である．自分の夫や子どもにも迷惑がかかっており，できれば施設に入ってほしい．

3) 家族関係を探る

対象者も息子も双方ともに被害者意識が強い．息子は，これまでの生活において家族関係が険悪となった原因は，対象者にあると強く感じており，感情的には対象者を受け入れることは難しいと思われる．今のところなんとか理性で暴力は抑えているが，対象者の言動に振り回されることに非常に負担に感じており，ともに生活することが長くなればなるほど，感情が抑えきれず，暴力に発展する可能性が高くなると考えられる．

娘に対しては，対象者は信用できないといいつつも，何かあれば連絡をしている．娘も負担を感じてはいるものの，息子ほどではなく，相談できるところとしての関係性は保たれており，家族関係調整のキーパーソンになりうる．

その他，対象者の姉妹とは疎遠となり連絡もとれていない状況である．

4) 関係機関からの情報収集

保健所の「こころの健康相談」では，精神科医師はパラノイアの診断をしている．妄想に対する服薬の効果は少なく，離れて生活することを勧めている．

警察では，本人の訴えに対し，家族を呼び口頭で注意をしている．

5) 支援経過と結果

対象者は息子が家を出ることを求め，息子はようやく軌道にのった自営を辞めること，つまり家を出ることはできず，対象者と家族との思い，希望が双方に満たせる調整は困難であった．調整には解決の糸口が必要であり，その接点をみつける必要がある．対象者と家族の思いの共通の接点は，「離れて生活する」ことにあった．

同居を続けると身体的虐待に発展しかねない状況が見受けられたこと，経済的には問題がなかったこともあり，対象者がいったん家から離れ生活することを勧める．具体的には，本人の希望するビジネスホテルに滞在し，状況を確認することにした．

対象者には，対象者がホテルにいることは家族には知らせていないと伝え，娘にはOTから常に状況を連絡するようにした．娘は連絡がとりやすく，また家族の中でも関係性が保たれ，冷静に判断できると思われたため，キーパーソンとして位置づけた．対象者の代弁者として支援し，対象者と家族のそれぞれの思いを傾聴し整理する中で，対象者と家族自身が自ら方向性を決めるよう支援することとした．施設見学など，対象者が求める情報を提供し，対象者の希望に合わせて現在の主治医への受診が可能で，自宅ともあまり離れていない施設を紹介し，娘との施設見学を勧めた．娘と施設見学に行くことで，共通の話題が提供され，対象者から娘に連絡を入れるようになり，最終的に本人が希望する施設に2カ月後入所することになる．入所後は落ち着き，家族と食事に出かけることも増え，お互いが安心して生活できるようになり，安定した家族関係を保っている．

2．医療費未払いにより医療機関からの相談事例

対象者は70歳の女性．息子夫婦との折り合いが悪く，100円の受診料も出せないようで，医療費の未払い額が多く，どのように生活しているか心配であると，医療機関のケースワーカーから地域包括支援センターに相談が入る．

1) 対象者を知る

a．対象者の状況・状態を知る

42歳の息子夫婦と，孫5人の8人家族である．糖尿病，乳がんにて入院歴があり，服薬が必要に

もかかわらず，支払いができず服薬していない．視力低下はあるが，日常生活はなんとか自立している．理解力が低く，金銭管理がルーズで，計画的に使うことができない．用務員などの仕事をしており，月額約75,000円の厚生年金を受給しているが，年金を担保に借入している．介護保険料や家賃の滞納，医療費などの未払い額も多く，お金は息子夫婦が管理しており，対象者が自由に使えるお金はない．親戚，友人もいない．

b．対象者の思いを知る

自分の自由になるお金が月5,000円でもあればそれでいい．施設に入りたいとも思ったりするが，息子と縁が切れてしまう気がするので，気が進まない．

c．対象者を分析する

痩せており，風貌，身なりなどきれいとはいいがたい．その場その場で，人をみて受け答えをし，話に一貫性がない．また，若いころから金銭管理にルーズであること，もともと知的能力や生活能力は高くないことがうかがえる．年金は息子が管理しているが，暴力を受けている様子はない．息子に対し，依存的である．

2）家族を知る

a．家族の状況・状態を知る

息子が10歳のころに対象者の浪費で借金がかさみ，夫とは離婚している．離婚後，用務員の仕事をし，退職後，息子を頼り同居する．息子は長距離トラックの運転手で，息子の嫁も働いているが生活は苦しく，家賃などの滞納や交通事故の賠償金など多額の借金があり，夜逃げ状態で住居を転々としている．高額な電化製品や自家用車などの購入もあり，息子夫婦もともに，金銭感覚・管理に問題がある．

孫たちは不登校生徒で常にアパートにおり，知的能力に若干問題がみられ，社会性にも欠く．嫁の実家の母が孫の世話，家事をするため同居しているが，嫁の実家も同様に滞納が多く，経済的な援助は困難である．アパートは2間と狭く，ゴミや物であふれている．

b．家族の対象者に対する思いを知る

息子は，対象者は自分勝手なことばかりするが，親一人子一人なので，自分が面倒をみるかわりに，家族の生活費に年金を使うのは当然と思っている．息子の嫁は，病院やいろいろなところに借金をし，支払いにたいへんな思いをさせられていると感じており，できれば関わり合いたくない人と思っている．また，お金を渡すと全部違うことに使うので自分たちが管理しなくてはいけないと思っている．

3）家族関係を探る

互いに依存性の強い家族で，理解力や生活能力に欠け，金銭感覚・管理にもずれがある．嫁の家族も同様，金銭的にルーズである．対象者以外の家族は仲がよく，対象者自身は家族とはほとんど会話もない状態である．息子は仕事がら不在のことが多く，連絡は息子の嫁にすることとなる．嫁は返事はいいものの，行動が伴わず，理解力に疑問がある．最終的には息子がキーパーソンと判断した．

4）関係機関からの情報収集

家族全体として問題があり，地域包括支援センターや医療機関，高齢者部門の関わりだけでなく，学校や子育て支援関係者と連携しながら調整を進めるため，会議を開催し，情報を共有することとした．

5）支援経過と結果

緊急性を要するケースとの判断ではないものの，適切に医療にかかる必要性があることから，生活の場の方向性を調整する必要がある．家族環境や生活環境，経済的状況を考えると養護老人ホームが適切と思われたが，対象者のニーズが，家族と生活を続けたい，施設に行きたいとその都度変わり，方向性がなかなか定まらず2年間経過した．その間，対象者の万引き事件や家族構成の変化，対象者の能力の低下など，さまざまな状況の変化があり，介護保険のサービスや民間の配食サービスを少しずつ利用しながら在宅生活を継続してきた．息子との調整も，不在であること，連絡がとれないことなどもあり，時間を要した．

最終的には，息子夫婦の離婚により，息子の負担が増え，ともに養護老人ホームの入所を希望し，入所することとなる．入所後は，食事や入浴，服薬管理など生活に対する不安は減少し，施設に金銭管理を依頼することで，少しずつ滞納や借金の返済をしている．施設に入ると息子との縁が切れると心配していた対象者であったが，その心配も消え，面会は少ないものの，互いのことを気にかけながら生活している．

家族間の関係調整の役割

家族間調整とは，「在宅生活が継続できるように環境を整えながら，対象者と家族がともに納得いく選択ができるよう支援・援助すること，そして対象者と家族，あるいは家族同士の人間関係において，互いに理解しあえるように援助・仲立ちすること」である．

人はそれぞれ違った感情・経験・価値観をもっており，家族であってもそれぞれ感じること，考えること，心配や不安に思うことは違う．対象者や家族が互いに納得できる解決に向けて支援していくことは重要であるが，必ずしも納得のいく結果に終わるとは限らない．むしろ，互いが納得いく解決とならないことのほうが多いということを理解しておいたほうがよい．

対象者・家族間の関係調整における支援者の役割は，①対象者・家族のそれぞれの相互理解を促すこと，②家族間のコミュニケーションを促すこと，③家族間の役割分担を促すこと，④対象者と家族の意志決定を促すことであり，これは家族の関係性に働きかける援助方法ともいえる．

家族間の関係調整の支援の手順とあり方

1．情報の収集と方法
1）面接・観察による情報収集

調整を行ううえで必要なことは，どのような問題・課題があるのかを把握し，いつまでに，どのように改善・調整を図るかを明確にすることである．情報収集は家族間調整の手がかりを探る重要な方法である．

対象者の情報収集を行う手法として面接がある．面接においては，①安心して話せる雰囲気をつくること，②対象者・家族が主体となること，③対象者・家族が困っていることの解決に向けた支援を行うこと，④対象者の状況・思いを傾聴し共感していく中で信頼関係を築くこと，に注意しながら進める必要がある．

対象者や家族が相互の立場をどう理解し，支えあっているか，家族全体の動きを観察することも忘れてはならない．また，関係者が情報を共有することにより，個人の情報収集の限界を補足できるため，隣人や民生委員などといった地域住民や対象者に関わるサービス関係者などから，多角的に情報を入手することも重要である．

a．対象者の情報（表1）

対象者の情報は，対象者を知る手がかりとなる．健康状態や日常生活の状況，認知症などによる問題行動の状況を把握することは，介護負担を客観的に把握し，支援の方向性を決める情報となる．

b．家族（養護者）の情報（表2）

家族の情報は，家族を知り，家族関係を探る手がかりとなる．家族構成員一人ひとりの生活歴や生活スタイル，価値観，健康状態や就労・経済状況，対象者との関係や対象者に対する感情，負担などの状況を正確に把握することで，家族の思いを察し，介護力を見抜き，家族関係の調整の手がかりを探ることになる．

c．家族関係の情報（表3）

対象者の生活を支える大きな力が家族であり，家族間の役割や，力関係，家族の関係性を把握・理解することにより，歩み寄る共通の接点を見出し，支援の方向性を探り，決定する手がかりとなる．

2）情報の整理と分析

情報を収集した後は，情報を分析し支援課題を明確にする必要がある．収集した情報は多岐にわたるが，すべての情報が得られるわけではなく，

表 1 アセスメントに必要な対象者の情報

○基本情報	氏名，性別，年齢，住所（居所）など
○希望・意向	生活意欲，自立意欲，危機への対処など
○健康状態	疾病・傷病・けがの有無，既往歴，受診・服薬状況，栄養状態など
○身体機能	麻痺などの有無，障害・要介護認定の有無など
○精神機能	知的能力，認知・行為能力，問題行動の有無，情緒安定など
○生活状況	ADL および I・ADL 能力・状況，コミュニケーション能力など
○経済状況	収入額，預貯金，年金などの把握・管理，滞納・借金などの有無など
○性格上の傾向	依存的，頑固，暴力的などの性格的な偏りなど
○対人関係など	家族や親族，地域住民，支援者との関係など

表 2 アセスメントに必要な家族（養護者）の情報

○基本情報	氏名・性別・年齢・対象者との関係，同別居の状況など
○希望	今後の生活などに対する希望・意向など
○健康状態	疾病・傷病・障害の有無，既往歴，受診・服薬状況，具体的症状など
○心理的状態	ギャンブルやアルコールへの依存，対象者に対する感情など
○介護負担	介護意欲，介護技術・知識，介護時間・期間，睡眠時間，介護の代替者や協力状況，サービス導入の受け止め方など
○生活状況	家庭内環境，家族の生活状況など
○経済状況	就労状況，収入額，滞納・借金などの有無など
○性格上の傾向	暴力的・脅迫的，依存的，こだわり・潔癖症などの性格的な偏りなど
○対人関係など	知人・友人との関わり，地域住民，支援者との関係など

表 3 アセスメントに必要な家族関係の情報

○家族歴	家族構成員の死亡，病気・けが，失業，同居・別居，暴力の有無など
○家族内の力関係	意思決定者，キーパーソン，協力態勢，家族関係の良否など
○家族状況	家族構成員の疾病・障害の有無や状況など
○対人関係など	近隣・地域住民との付き合いの有無や内容・程度，トラブルの有無など
○その他家族の抱える問題の有無	

また，得られた情報も断片的で，正確性に欠くことも少なくない．家族一人ひとりをアセスメントしながら，家族全体として捉え，整理・分析することにより，家族の機能を把握し潜在的な力を引き出すことができる．

3）支援課題の明確化と調整

アセスメント結果から，支援課題を抽出し明確にすることにより，具体的な対応を選定することになる．例えば，介護に負担やストレスがある場合は，同居家族や別居の親族の間で，介護の分担など介護負担の調整を進め，介護保険などのサービスを導入・増加し介護から開放する時間をつくるなどの対応をとる．また，介護の知識や技術が不足している場合は，介護などに関する情報やサービスの提供の中で介護方法などを指導していく．調整が困難な場合は，成年後見制度の活用や，やむをえない措置など，いったん関係を切る調整もありうる．

家族間の関係調整の支援のあり方は，家族の誰がどのように機能し，役割を担うかに大きく影響することを理解し，援助することが重要である．また，家族関係の調整は，非常に時間がかかることも理解し，援助することが必要である．過去を変えることは不可能でも，未来は変えることが可能であり，家族関係もいつか変わると信じ，急がず，焦らず変えようと努力し続けることが重要で

ある.

　家族関係の調整は，特別な家族や特別な場合に行うものでも，特別な技術でもない．しかしながら，対象者に関わるすべての専門職にとって必要な技術である．対象者に関わる関係者が情報を共有し，チームとして支援・援助していくことがより効果的であり，関係者間の調整も重要となる．

　支援者は常に中立的な立場を保ち続け，第三者として客観的に判断できる立ち位置にいることが重要である．そして，援助する際に最も留意する点は，支援者の価値観や常識を押しつけないことである．支援者の多くは，無意識に自分を基準として支援の方法を提供しがちである．対象者や家族にはそれぞれの意志や役割，能力などがある．それぞれを十分に理解・分析（評価）し，援助の方法・方向性をともに考えていくことが重要である．

〔宮崎　弘美〕

23 ソーシャルスキル

はじめに

ソーシャルスキル（social skill）は，社会技能と訳される．世界保健機関（WHO：World Health Organization）では，社会技能を「日常生活の中で出会うさまざまな問題や課題に，自分で，創造的でしかも効果ある対処のできる能力」と定義している．社会技能に含まれる能力を表1に示す．ソーシャルスキルには，「自分で考え，意思を決定すること」「意思を伝えること」と同時に「自己の情動への対処」や「他者への共感」「ストレスへの対処」など，幅広い能力が含まれる．これらの能力を用い，人はその場の雰囲気を感じ，自分の発した言動を相手がどのように受けとるか想像し，自分の考えを相手に伝えることができるといわれている．

われわれは生活の中で，ソーシャルスキルを磨きながら成長あるいは成熟している．人にとって，ソーシャルスキルの向上は社会の中での生活のしやすさや，自己有能感や幸福感と大きく関連している．病気や障害を抱えることで，本来もっていたソーシャルスキルは停滞し発揮されない状況に陥る．

病気や障害を抱え，われわれ作業療法士（以下，OT）の前に現れた人のソーシャルスキルは，OTとの関わりをとおして再獲得される．OTとの関わりが，対象者のソーシャルスキルを再獲得あるいは獲得するために，とても重要になる．繰り返しになるが，OTとして出会う人は，病気や障害によって日常生活の中で出会うさまざまな問題や課題をたくさん抱えた人々である．

表1で示した能力について対象者がもっている

表1 社会技能に含まれる能力

・意思決定
・問題解決能力
・創造力豊かな思考
・クリティカルに考えていく力
・効果的なコミュニケーション
・対人関係スキル（自己開示，質問する能力，聴くこと）
・自己意識
・共感性
・情動への対処
・ストレスへの対処

能力を発揮するためには，OTとしてどのような視点で捉え，関わっていくかを述べる．OTとしては，対象者のソーシャルスキルの向上のための関わりを念頭において接していきたい．以下に，ソーシャルスキルに含まれる能力ごとに，①能力の解釈と能力を高めるための，②言葉での介入，③活動を用いた介入のポイントを紹介する．実際には，これらの能力は単独で発揮されるものではなく，連動し発揮される複合体である．各能力の連動を考えながら，「能力を引き出す」「発揮できる場をつくる」ことをイメージしながら関わっていく．実際の作業療法場面での介入のヒントにしてほしい．各能力の解釈と介入のポイントを以下の事例で示す．

各能力の解釈と能力を発揮するための介入

1．意思決定
1）解釈（自分のしたいこと，したくないことを決める）

病気や障害を抱えた時に，人は「これから私は

どうなるだろう」と考える．自分の未来が予測できない時に，意思は発動しない．OTは，そのことを踏まえたうえで関わることが重要である．まずは，「now and here」の原則に添って，「今，ここで」「したいこと」を一緒に探す．

2）言葉での介入（確認と意思の意識化を促す）

生活全体の中で，対象者にとって価値や興味のある事柄に対して，今後の見通し，可能性を提示し，それらにつながる作業を提示し，対象者に選んでもらう．例えば，現在の病気について関心が高い時期であれば，心理教育など病気の特徴や治療法を話しながら，治療のために今必要な作業（安静，睡眠，訓練，身の回りのことでできることなど）を，対象者に合わせ考え提案する．OTが提案したことの中から対象者が選択する機会を提供し，意思の発動を促す．

3）活動を用いた介入（意識化する前に，身体が動く環境設定をする）

対象者が，自分の意志を意識せずとも身体が動き，意志の決定をする．例えば，入院中に作業療法室で他患者の作品をみて何かつくってみたいと感じる，作品を手に取りみる，楽器を演奏する，ボールを投げるなど，物や道具などの物理的環境が行動を誘発し，自分の行動から意志に気づくことがある．このように意思が発動する環境設定も大切である．

2．問題解決能力

1）解　釈

日常生活を送る中で，われわれは意識することなく，さまざまな問題を解決している．対象者は病気や障害を抱えたことで，生活の不自由さをより意識することになる．その不自由さは「困っていること」として意識化できていることもあるが，一方で障害を抱えたことによるあきらめや直面化を避けるために意識化されないことがある．まずは意識化されている「困っていること」を一緒に解決し，対象者自身が主体的に「何とか生活できそう」と感じることのできる場面を設定する．

2）言葉での介入（問題の共有化）

まずは対象者の感じている「困っていること」を聞く．次にOTは，対象者の病気や障害に応じて「困るであろうこと」を推察し確認する．この話し合いの中で問題を共有化する．

3）活動を用いた介入

実際に行為を行ってもらう．次の創造力豊かな思考を促すきっかけとなるのが，ここで行う行為である．行為をとおして，やり方の問題にあらためて気づき，解決策をともに考える．

3．創造力豊かな思考

1）解　釈

自分の過去の経験や周りの人の考え，あるいは権威者の意見など，今までこうしてきたからとか，みんなこの方法でしているからといったことに捉われない．自分で必要に応じて工夫し対処する．

2）言葉での介入

対象者の考えややり方を否定しない．ドンドン意見を出してもらう．対象者の今のやり方は，効果的でなくても，病気や障害を抱えながら「本人なりの工夫である」という視点で話を聞く．

3）活動を用いた介入

作業活動を試せる場面を提供し，本人なりの工夫の結果を一緒に確認する．「日常生活の中で出会うさまざまな問題や課題を，対象者なりに対処した結果が今のやり方である．」そのやり方に対して，本人の満足度・負担感・習慣化などをていねいに聞きながら，一緒に行う．新たな方法についても提案し，ともに考えることで，対象者自身の豊かな思考を鍛える，あるいは経験する機会を提供する．

4．クリティカルに考えていく力

1）解　釈

クリティカルシンキングとは批判的思考や論理的思考と訳され，「与えられた情報や知識をうのみにせず，複数の視点から注意深く，論理的に分析する能力や態度」といわれる．「問題解決能力」や「想像力豊かな思考」と重複するのでここでは

「critical」の単語の意味の中から重要なものということに着目し，優先順位をつける．自分にとっての価値や意味を考える力として捉える．

2）言葉での介入

対象者の生活の中で，その人が何を大切に生活しているかを考える．カナダ作業遂行測定（COPM：Canadian Occupational Performance Measure）や作業に関する自己評価改訂版（OSA Ⅱ：occupational self assessment version 2）などの評価表を用い優先順位を聞くこともよい．OTが困っていることや重要度を尋ねることで，対象者がそのことに着目するきっかけになる．

3）活動を用いた介入

生活の中で優先順位をつけるのは難しい．優先順位は自分にとっての順位でありながら，環境（他者，物理的）から期待される事柄にこたえながら決めなければならないからである．まずは，作業活動を用い自分にとっての優先順位に沿って行動する機会を提供する．作業の段取りをつけたり，手順を考える中で，優先順位をつけることが体験される．次に環境（他者，物理的）からの期待や都合に沿った優先順位へと広げていく．

5．効果的なコミュニケーション
1）解　釈

効果的なコミュニケーションとは，「自分の伝えたいことをその内容に近い形で伝える」ことである．まず，自分の伝えたいことがあってコミュニケーションが成立する．伝えたいことがはっきりしている場合は，視線を合わせ，誠実に話すことから始まる．しかし病気や障害を抱えると，自分が何を伝えたいのかはっきりしないままの状態で関わりが生じる場合が多くなる．「言葉」「気持ち」「行動」が，ばらばらな状態のため捉えどころのない人という印象を受ける．

2）言葉での介入

伝えたいことの確認をする．「言葉」を聞きながら，「気持ち」を推察し，行うべき「行動」を提案する．

3）活動を用いた介入

「言葉」「気持ち」「行動」が三位一体となるような活動を提供し，「言葉」にしてもらうことで，自分の伝えたいことが伝わったと実感できる機会を提供する．この実感の繰り返しが効果的なコミュニケーションを促す．

6．対人関係スキル（自己開示，質問する能力，聞くこと）
1）解　釈

自己開示とは，自分の好きなことや興味のあることなど，相手に知ってほしいことを伝えることである．同様に他者に対し，「あなたはどうですか？」と質問し，傾聴する．これらの行為を通じ，関係をもちたいということを表明する．これはいつでも誰に対しても行う対人関係のレベルである．

2）言葉での介入

われわれOT自身が，自己開示・質問・傾聴を意識し対象者に関わる．対象者はわれわれの関わり方を気に入ると自ずと模倣し，われわれに自己開示し，質問し，話を聞いてくれる．

3）活動を用いた介入

自己開示が不慣れな人に対しては，言葉だけではなく物を介しての自己開示がある．例えば，好きな品物や思い出の品，作制した作品などをとおして会話が始まる．また，日常生活動作のその人なりのやり方を話題にし，実際のやり方を提示し合うことも自己開示の一つである．

7．自己意識
1）解　釈

自己意識とは，自分と他者を区別すること，自分を一人の個性をもった人間として自覚することである．病気や障害を抱えたことで，より自己意識が高まる．病気や障害を抱えた自分とそうではない他者を意識するからである．また，この自己意識が社会からどうみられているかという価値観が加味されると自己評価になる．この自己評価が極端に低い場合や他者評価との格差がある場合に，社会技能は発揮されにくくなる．

2）言葉での介入

対象者がどのような自己意識をもっているのか，病気や障害を含めどのように自分を捉えているのかを確認する．また，自己評価の内容や他者評価との差にも気を配り確認する．

3）活動を用いた介入

日常生活動作や作品制作をとおし，自分のやり方を実施することが自己意識の始まりであり，それらの事柄を満足いく方法で実施できるようになると自己評価が高まる．OTの（他者）評価を伝え，自己評価と照らし合わせることが，自己意識を高める．

8．共感性
1）解　釈

共感性とは，相手が感じるであろう気持ちを推察できる能力である．他者の身になって考えることができることである．共感性は相互関係の中で生まれる．こちらが共感しているつもりでも，相手が「伝わらない」と感じることもあるし，逆に黙って聞いていただけでも，相手が「伝わった」と感じることもある．2方向の能力がともに発揮できて共感性が高いといえる．つまり，発信者として自分のいいたいことが「他者に伝わった」と感じる能力と，同様に受信者として他者に「自分のいったことが伝わった」と感じさせる能力である．

2）言葉での介入

言葉だけでの介入は難しい．時間や場所や活動を共有し，その共有した体験の中から感じたことを言葉にし，共感性を高める．

3）活動を用いた介入

作業療法は，OTの対象者への共感なくしては成り立たない．OTが共感を示しながら関わること自体が，対象者の共感性を高める一助となる．

9．情動への対処
1）解　釈

湧き上がる情動にどのように対処するか，情動と感情は似ているが，ここでは感情のようにまとまった思いではなく短期間で生じる心的エネルギーとして捉える．イライラやモヤモヤした気持ち，ちょっとした焦りや不安などにどのように対処しているかである．

2）言葉での介入

対処能力が低下している時は，情動が起きていることさえ気づかない．まずは情動に気づいてもらうことが大切であるが，言葉だけの介入では情動を納めるのは難しい．ここでも活動を通じての介入になる．

3）活動を用いた介入

情動に「どのようにうまく対処するか」という視点ではなく，情動が起きても「日常の生活動作は行う」という視点のほうが効果的である．日常生活に支障がなければ「対処できていることになる」からである．逆説的であるが情動に振り回されず，日常生活の動作に目を向けるように介入する．

10．ストレスへの対処
1）解　釈

同じ状況でもストレスと感じる場合と感じない場合がある．どのような状況であれ，対象者が「つらい，いやだ，逃げ出したい」と感じている場合は対象者に大きなストレスが生じている．このような時の対処方法は，①ストレスとなる問題を解決する，②問題を一時回避する，③考え方や感じ方を変えるなどがある．ストレスの原因となっているものや程度に応じ，これらの方法を組み合わせて対処する．

2）言葉での介入

対象者がストレスと感じている状況を聞く．状況が対象者の行動で解決可能であれば，①を勧め，対象者が解決できないところで起きているのであれば②を勧め，それらに③を組み合わせる．ストレスの種類によって解決法が違うことを知るだけでも，ストレスへの対処能力が高まる．

3）活動を用いた介入

ストレスに対処するには，まず十分な休養と楽しむ時間をもつこと，そしてリラックスすることが大切といわれている．対象者に合った楽しむ時間やリラックス方法をみつけ活動を提供する．

介入の事例

　作業療法は，OTが対象者から引き出したい反応を引き出すために，作業をお膳立てすることである．この時にOTが引き出したいと考える反応は，対象者の望みであり，対象者の困っていることの解決につながる．作業は複雑でOTが狙った反応以上のものを引き出すことがある．これはおまけである．おまけが多いのが作業療法の特徴ともいえるが，おまけに頼ってはいけない．おまけに頼っていると，OTとしての「引き出したい反応を見定める」「作業のお膳立て」といった技術が身につかない．以下に示す事例は，また別の見方や解釈もできるが，ここでは社会技能の視点から捉える．

1. 老人介護保険施設の入所者と回転寿司を食べに行く

　普段の食事は，給食などで出されたものを食べている．回転寿司は自分で食べたいものを選び，腕を伸ばし，皿をとり，食べる．この行為は「意志決定」の場となる．また，好きな寿司を示すことは自己開示であり「対人関係スキル」の場にもなる．また，好きなものを食べるのは楽しい時間でストレスへの対処方法にもつながる．これらのことをOTが「引き出したい反応」や「狙い」として意識し，対象者に関わる．「意志決定」と「対人関係スキル」を狙い対象者の言語能力や身体能力に応じて「〇〇さん，自分の好きなお寿司がきたら，教えてください」「××さん，好きなお寿司は何ですか？」など，意志を決定していることを強調する．また，「楽しい時間は日ごろのストレス解消になりますね」など，ストレスの解消や楽しみに視点が向くように介入する．これにより，施設にいる時よりも主体的な行動が促される．また，訓練で他動的に伸展していた腕を自動的に伸展したというようなおまけがつく場合がある．このおまけは次回から「狙い」に加え，意図的に介入する．

2. 単身者を対象にした退院に向けての料理訓練のグループ活動

　退院に向けて，入院前につくっていた料理や退院後つくる予定の料理をつくるグループ活動である．人数は5人程度で，4回で1クール．初回は献立を決め，残り3回は調理する．

　初回の献立を決める際には，自分が退院したらつくる料理を考え，3回で何をつくるかを決める．「退院後，何を食べて暮らすか」「その食べ物はテイクアウトか」「ヘルパーを利用するのか」「自分でつくるのか」などについて，その人なりのやり方を計画する．計画を立てる際に，OTは入院前につくっていた料理や現在の作業耐久性や疲れやすさ，退院後に調理に使える時間を考えて献立をいくつか提案する．対象者はOTの意見を聞きながら選んでいく．ここでは，①意思決定，②問題解決能力，③創造力豊かな思考，④クリティカルに考えていく力が発揮される．

　調理は各自一人分の料理をつくる．まず，決めた料理をつくるために必要な道具，材料と調味料，盛りつける食器を各自が調理台の上に準備する．必要な道具をそろえ，場所がわからない時にOTに尋ねることは，「問題解決能力」「効果的なコミュニケーション」「対人関係スキル」を必要とする．次に調理を行う．作り方をOTと確認し，実際につくる．その際，取り返しのつかない失敗がないように見守りを行う．料理に取り返しのつかない失敗はまれである．自分でつくるという行為は「意思決定」「問題解決能力」「創造力豊かな思考」「クリティカルに考えていく力」を養う．また，隣で同じものをつくっている場合，自然と他者と自分を比べ，「自己意識」が高まる．また，火加減や味づけなど結果があいまいな課題遂行するためには，「情動への対処」「ストレスへの対処」が必要となる．

　試食は，各自がつくった一人分の料理をグループメンバー全員が，少しずつ取り分けて食べる．各自がつくったものをメンバーが食べながら，味や手順について感想をいう．この行為は「対人関係スキル」「自己意識」「共感性」を必要とする．

OTは，それぞれの場面で「引き出したい反応」や「狙い」を意識し，その反応を引き出すための介入を行う．例えば，調理の道具をそろえる際に，対象者が道具をみえるよう配置する．次に対象者が道具を準備できない場合は，対象者がなぜ探し出せないのか推察する．そして，目的物が思い浮かばないようであれば「何を探していますか？」「○○は必要ですか？」，場所がわからないかみえているのに発見できていないようであれば「○○はここにありますよ」など，探すための手立ての一部を援助する．このやりとりをとおして「問題解決能力」「効果的なコミュニケーション」「対人関係スキル」の獲得を促す．また，調理の場面では，手順の合間に邪魔にならない程度に対象者のしようと思っているタイミングに合わせ「どのぐらい炒めますか？」「次は何をしますか？」と尋ねる．対象者が考えていることを言葉にして意識化することで，対象者自身が「意思決定能力」や「問題解決能力」があることを自覚できる機会にする．これらの介入は，とてもたくさんのことをしているように感じるかもしれないが，慣れると同時進行でできるようになる．技術の習得とは，そういうものである．

3．活動を用い社会技能に視点をおいた介入

10人ほどのグループでカラオケをする場を想像すると，曲を決め，曲を入力し歌う．また，人の歌を聞く．ともに楽しい時間を過ごすためには，参加者各自の社会技能が必要になる．この技能は人の中で暮らす経験の中から，学習し習得していく．しかし，病気や障害を抱えると，それらの習得が自然にはできなくなる．そこで習得するための工夫やお膳立てが必要となる．OTは活動や集団を用いて習得の場を提供し，ともに作業を行い習得を促す．

カラオケの選曲をする際には，好きな曲や歌手を話題にし，「意思決定」「効果的なコミュニケーション」「対人関係スキル」の獲得の場として利用する．曲の入力では，対象者の身体機能や精神機能に応じ，できないことは人に依頼するか，あえて訓練のために自分で入力するかなどの視点を提供し，対象者に考えてもらう．この行為が「問題解決能力」の向上や「創造力豊かな思考」「クリティカルに考えていく力」を習得する機会になる．他者の歌を聞きながら，他者と自分を比べ，「自己意識」が芽生える場としても利用できる．また，「共感性」を示す場として用いることもできる．OTは歌のうまさだけではなく，対象者の声の質や音のとり方やテンポの合わせ方などに目を向け感じたことを伝える．これらの対象者らしさを伝えることが「自己意識」の芽生えや「共感性」の体験につながる．また，対象者の歌う順番や自分が歌ったことへの他者からの反応に対して，参加者が「どのような反応を期待していたか」「反応をどう感じたか」などをOTが推察し言葉にして確認することが，参加者の「クリティカルに考えていく力」を向上させたり，「自己意識」を意識化する機会になる．また自身の「情動への対処」「ストレスへの対処」の技能について自覚する場にもなる．

3つの場面をあげ，具体例を示した．3つ目はそれぞれのOTが場面を想像し，自分なりの介入方法も考える必要がある．社会技能は人が暮らすために必要な技能である．対象者の技能を引き出そうとして関わることは，OT自身の社会技能を向上させる．まずは，自身の社会技能の能力がどうなっているか，そしてその能力をどのように獲得してきたか，今後獲得したい能力あるいは向上したい能力は何か，獲得するための方法は何か，どのような経験が必要か，などを考える必要がある．その考えの中に，対象者への介入方法のヒントがある．ヒントをみつけたら試す．そして，対象者の反応が引き出したい反応であれば，その方法は正しかったことになる．狙った反応出なかった場合は，その方法を変えてみる．この繰り返しが狙った反応を引き出す確率を向上させる．これが技術の習得である．

〔銀山　章代〕

第 V 章

人材育成と管理

1 仕事の中で能力と人材を育てる

はじめに

社会は，時代に応じた高品質の技術と人を求めている．作業療法士（以下，OT）には，地域の人からの多様なニーズに応える行動と成果が期待されている．

本稿では，自分自身が「自己改革」にチャレンジし，個人の成長と組織の発展に対して，その可能性を最大限に発揮することを応援するとともに，元気はつらつイキイキとした実践と行動を起すことを目指す．

仕事をする・働く[1]

まず，人が仕事をする，働くということを考えてみる．動物は，餌をとる，巣づくりをする，子どもを産む，闘う，遊ぶ，などは本能的にしても，「仕事をする」「働く」ということはしないという．

人は，人生の大半を，あるいはほとんどを仕事にあてる．自分でも満足し，周囲の人びとも喜び，多くの人たちも認めてくれるいい仕事がしたいと思っている．「いい仕事」をすることは，その分その人の人生が豊かになることにつながる．

さて，仕事は何のためにするか．なぜ働くのか．働くことは，生活の糧を得るためであることは論を待たない．しかし，それだけの理由であるなら，あまりにも寂しい．人は仕事をとおして成長していく．能力を開発して，達成感を味わう．よき人間関係を築き，思いやりの心を育て，世の中に少しでも役立つために働く．そこには喜びと感動があり，人間としての誇りと向上心，そして感謝の心が生まれるであろう．「働く」という字は，「はたらく」と読み，「傍を楽にさせる」という意味である．仕事は自分のためにだけでなく，人のためにするものである．すなわち，われわれが働くのは，自分の人生を豊かにするとともに，世の中に貢献するものであり，社会を繁栄させるためでもある．

働くことには，「生活」「自己実現」「社会貢献」の３つの意義があるといえる．

仕事への態度

ヤン・カールソン[2]は，著書「真実の瞬間」で，図１の大聖堂の花崗岩の石材を切り出していた二人の石工のエピソードを紹介している．

完成した暁の大聖堂の全容を思い描くことができて，しかもその建設工事の一翼を担っている石工は，ただ目の前の花崗岩をみつめてうんざりしている石工より，はるかに満足しているし生産的である．

われわれは自らの選択により，どのような態度で仕事をする（働く）のかを選択できる．また，その選択に対して自ら意味づけを行うこともできる．そして自らの意味づけにより，満足も絶望もできる．

日々の仕事も，どのような態度で仕事をするかは，自分で決めることができる．不機嫌な態度を持ち込んで憂うつな一日を過ごすこともできる．ふてくされてやってきて，仲間や客にいやな思いをさせることもできる．明るい朗らかな顔で現れて，一日を楽しく過ごすこともできる．どんな一

> 石切場にやってきた男が，石工に何をしているのか，と尋ねた
> 一人の男は，不機嫌な表情で，「このいまいましい石を切っているところさ」とぼやいた
> 別の石工は，満足げな表情で，「大聖堂を建てる仕事をしているんだよ」と誇らしげに答えた

図1 花崗岩の石材を切り出していた二人の石工の逸話
(文献2)より引用)

> 職種のジャンルを問わない．仕事をすることによって報酬を得ている人は，そのことによって，すでにプロである．また，プロでなければならないはずである
>
> ① プロは「自分で高い目標を立てられる人」．プロは自分で高い目標を立て，その目標に責任をもって挑戦していこうとする意欲をもっている
> ② 「約束を守る」ということだ．約束を守るというのは，成果を出すということである．自分に与えられた報酬にふさわしい成果をきっちり出せる人，それがプロである
> ③ 「準備をする」．プロは「絶対に成功する」という責任を自分に課している．絶対に成功するためには徹底して準備をする．準備に準備を重ねる．自分を鍛えに鍛える
> ④ プロは「進んで代償を支払おうという気持ちをもっている」．プロであるためには，高い能力が不可欠である．その高い能力を獲得するためには，時間とお金と努力を惜しまない．犠牲をいとわない．代償を悔いない
>
> 一流といわれるプロに共通した条件
> 「神は努力する者に必ず報いる，と心から信じている」

図2 プロの条件（プロとアマとの違い）(文献3)より引用)

日を過ごすかは自分で選べる．一流のOTがどのような態度と行動をとるべきかは，述べるまでもない．

与えられたチャンスを生かし，チャレンジし，どうすればよい方向にチェンジできるかを前向きに考えることがきわめて大切である．

プロフェショナルについて

われわれは，作業療法のプロである．

プロとは，ある分野について専門的知識・技術を有していること，あるいは専門家のことである．専門家とは技術，芸術，その他特定の職域に精通し，専門的な知識と能力のある人のことである．

図2は，社会に出て働きはじめた若い人たちに向けて書かれた「プロの条件」[3]の要約である．あなたはこれらの条件を満たしているだろうか，また満たすべく努力をしているだろうか．

大前[4]は，「プロフェッショナルは感情をコントロールし，理性で行動する人であり，専門性の高い知識とスキル，高い倫理観はもとより，例外なき顧客第一主義，あくなき好奇心と向上心，そして厳格な規律．これらをもれなく兼ね備えた人材を，プロフェショナルと呼びたい」といっている．

小宮[5]は一人前と一流の違いについて，「一人前で満足していては，一流にはなれない．一人前と一流は違う．一人前は，三流が二流になっただけ．慣れたころが，その分かれ目．右から左に，誰の助けも借りずに仕事ができるようになるのが，一人前で慣れたころ．多くの人が，そこで努力をやめる．上司も安心する．そこが落とし穴．一流になりたければ，一人前になってからもコツコツと努力を続けるしかない．それが唯一の一流への道．同じやるなら一流のほうが楽しいし，何よりみんなのためになる」と述べている．

筆者は，プロのOTの使命は，対象者（利用者，患者）を最優先に考え，最高の価値を届ける．高い志と倫理観をもち，その目標に向かって自己研

表 1　日本作業療法士協会─倫理綱領（昭和61年6月12日）

1.	作業療法士は，人々の健康を守るため，知識と良心を捧げる
2.	作業療法士は，知識と技術に関して，つねに最高の水準を保つ
3.	作業療法士は，個人の人権を尊重し，思想，信条，社会的地位などによって個人を差別することはしない
4.	作業療法士は，職務上知り得た個人の秘密を守る
5.	作業療法士は，必要な報告と記録の義務を守る
6.	作業療法士は，他の職種の人々を尊敬し，協力しあう
7.	作業療法士は，先人の功績を尊び，よき伝統を守る
8.	作業療法士は，後輩の育成と教育水準の高揚に努める
9.	作業療法士は，学術的研鑽および人格の陶冶をめざして相互に律しあう
10.	作業療法士は，公共の福祉に寄与する
11.	作業療法士は，不当な報酬を求めない
12.	作業療法士は，法と人道にそむく行為をしない

鑽を重ね，高度の専門性を継続する．そして，自分の行ったことを，自信をもって世の中の人に発表する．それが，われわれOTの使命であり，基本であると考える．

作業療法の実践と倫理綱領

　作業療法の実践の基礎となる価値観と態度，実践を支える人間観などの土台の上に，専門知識と高度な技術をもとに，心をのせて実践することがヒューマンサービスの専門家であるOTの使命である．

　とりわけ価値観・態度と職業倫理はきわめて重要であり，日本作業療法士協会の倫理綱領は，声を上げて熟読していただきたいと願っている（表1）[6]．この倫理綱領は，プロのOTの行動規範を示すものであり，21世紀の荒波を乗り越える羅針盤である．

職場における能力開発とOJT[7,8]

　組織は能力開発や人材育成を進めていくために，さまざまな職場研修を実施している．

　OJT（on the job training）とは，上司や先輩が，部下や後輩に対して，職務を通じて，職務に必要な態度・価値観，知識・情報，技術・技能などを指導育成するすべての活動である．職場研修の基本であり，有効かつ大切な手法である．その補完として，OFF-JT（off the job training），SDS（self development system）がある．

　OJTは，①原則として特別な時間や費用を割く必要がない，②必要に応じた時期と内容で実施できる，③部下（後輩）の能力や特性に応じて実施できる，④個別で具体的にきめ細かく指導できる，⑤臨機応変に反復指導や指導方法の変更ができる，⑥研修成果が業務の推進・向上に直接結び付きやすい，⑦上司（先輩）と部下（後輩）の信頼関係づくりに役立つ，といった長所があり，成果が業務に直結し，職場への帰属意識や信頼感につながる．

　OJTの基本方法は，教える，見習わせる，経験させる，動機づける，特別な機会を設けて指導するものであり，「日常の機会指導」に加え，「意図的・計画的指導」を実践する．また，「個別指導」「集団指導」の両面からアプローチする．そして職務遂行能力の向上に加え，人材の育成を目指すものである（図3）．

　自己能力の開発を進める4つの心得としては，①継続は力なり．日々の努力は，将来の大きな力になる．②能力を伸ばし自分の将来を築くのは，自らの責任である．③真の専門家とは，広く深い能力をもつものである．④願望は実現する．目標

OJT 〜職務を通じての研修〜	職場の上司（先輩）が，職務を通じて，または職務と関連させながら部下（後輩）を指導・育成する研修

【実践上の指針（ポイント）】
① 「日常の機会指導」に加え，「意図的・計画的指導」を実践する
② 「集団指導」と「個別指導」の両面からアプローチする
③ 「職務遂行能力の向上」に加え，「人材の育成」を目指す
④ 育成面談を通じて研修ニーズ・目標の相互調整と共有化を行う

【OJTの基本方法】
・教える　　　　　・動機づける
・見習わせる　　　・特別な機会を設けて指導する
・経験させる　　　　（個別面談や研究レポートの付与など）

【日常の機会指導】
・職員と仕事の打合せを行うとき
・職員が実際に仕事しているとき
・仕事の報告・連絡・相談にきたとき
・職員の仕事が完了したとき
・職員が出張や研修に行くとき
・職場外で接触するとき（飲ミュニケーションなど）

【個別指導】
・業務上の指導
・個別スーパービジョン
・新人OJTリーダーの配置
・職場巡回（ジョブローテーション）
・同行訓練

【集団指導】
・グループスーパービジョン
・ケースカンファレンスなどの場の活用

【意図的・計画的指導】
・指導育成の目標（何を，どのレベルまで，いつまでに）を明確にして，意図的・計画的に指導する．

OFF-JT 〜職務を離れての研修〜	職務命令により，一定期間日常職務を離れて行う研修．職場内の集合研修と職場外研修への派遣の2つがある
SDS 〜自己啓発援助制度〜	職員の職場内外での自主的な自己啓発活動を職場として認知し，経済的・時間的な援助や施設の提供などを行うもの

図3 職場研修の3つの形態とOJTの機会 （文献7,8）より引用）

能力開発と自己啓発

　能力を開発していくには，さまざまな方法や機会がある．まず自らの成長と可能性を切り開いていくためには，率先して自己啓発に努めていくことが求められている．自らの成長は，自ら切り拓いていく心構えと行動が「プロ」の職業人としての努めである．

　図4は，行動と能力の関係を表したものである．価値観・態度，知識・情報，技術・技能の3つの要素について，それぞれ客観的に分析・診断することが重要である．これをそれぞれの専門性に関する事柄と，組織性に関する事柄で分け，個別テーマごとにあてはめて自己評価することで，能力開発の課題がより具体化される．

　表2は，自分の現状を捉えるためのチェック表である．まずは，自分自身を自己評価し，ときには上司や先輩，同僚からのアドバイスも受けながら，より客観的な視点に基づく評価と自己認識が大切である．また，現場（臨床）では専門性に関する能力とともに，組織活動を推進していく一員としての基礎的・応用的な能力（組織性）が求め

```
         ┌─────┐
        ╱ 行動  ╲
       ╱─────────╲
      ╱ 価値観・態度 ╲
     ╱───────────────╲
    ╱知識・情報│技術・技能╲
   ╱─────────────────────╲
```

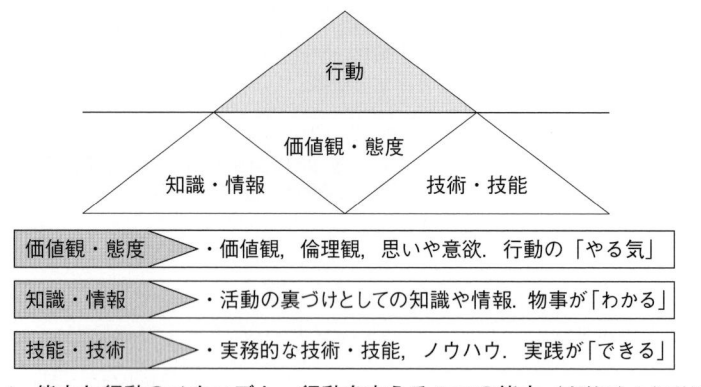

価値観・態度 ▷	・価値観，倫理観，思いや意欲．行動の「やる気」
知識・情報 ▷	・活動の裏づけとしての知識や情報．物事が「わかる」
技能・技術 ▷	・実務的な技術・技能，ノウハウ．実践が「できる」

図4　能力と行動のメカニズム―行動を支える3つの能力（文献7)より引用）

表2　自己の現状把握表

1．専門的職務
　　得意の分野：
　　不足の能力：

2．組織活動を担う職員として，今備えておかなければならない能力は何か
　　□社会人としてのマナー　□あいさつ，言葉づかい，応答電話　□仕組みやルール
　　□仕事の手順，業務標準　□PDCA　□職場の問題解決　□コミュニケーション
　　□チームワークとリーダーシップ　□後輩教育　□その他（　　　　　　　）

3．専門性領域をリードする能力
　　　　□エキスパート力（業務の専門的知識・情報・技能）
　　　　□スーパーバイザー力（部下教育，学生教育）
　　　　□新しい動向・知見を学ぶ
　　　　□現場（臨床）での標準化と質的改善の取り組みができる
　　　　□自己啓発し，革新すべき専門的能力の課題と方法を列挙できる
　　組織性活動を推進する能力
　　　　□マネジメントの知識と技能
　　　　□業務の効率性と効果を追求
　　　　□人の能力を最大限に発揮させる
　　　　□職場の問題解決をリードする力
　　　　□組織活動を活性化する

4．現在の自分の
　　強み（長所：伸展）：
　　弱み（短所：克服）：
　　自分の得意な仕事のやり方を知る：仕事の方法，人や組織との関わり方
　　　　　　　　　　　　　　　　　調べるタイプ（　），聞くタイプ（　）

5．自分の価値観を知る：自己実現を図りたいことは何か

6．3年後，5年後のあるべき姿を描く
　　能力開発を図っていくうえで活用すべき資源は何か

　PDCA：計画（plan），実施（do），確認（check），処置（action）

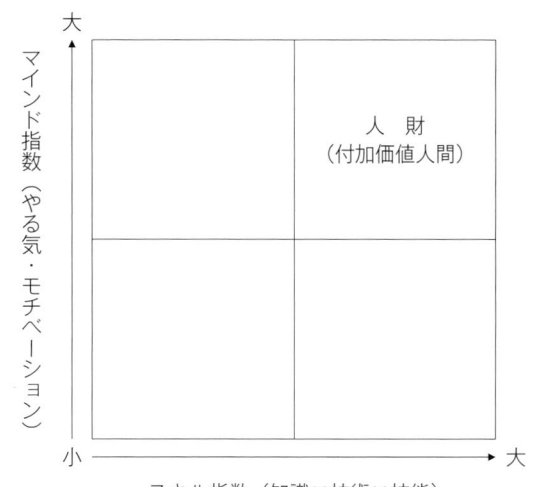

図5 人財育成の目指すもの

縦軸：マインド指数（やる気・モチベーション）小→大
横軸：スキル指数（知識×技術×技能）小→大
右上象限：人財（付加価値人間）

表3 部下育成の5つのアプローチ（文献12）より引用）

1. 自分で変えさせる（気づかせる）
   (change one's mind)
2. コミュニケーションを変える
   (change communication)
3. 今の仕事の目標，方針，レベル，やり方を変える
   (change goal)
4. 仕事そのものを変える（やらせることを変える）
   (change task)
5. 環境を変える
   (change environment)

られる．この2つの能力をバランスよく開発していくことで，より資質は高まり，自己実現へ向けての成長と発展につながる．

なお，目標・管理などの人事評価は，職場における重要な能力開発である．

人財育成—教え方・学び方・考え方のヒント

人材育成とは，将来のために有用な人物，専門的な知識をもった人物を育てることである．ここでいう人財とは，マインド指数（やる気，モチベーション）が高く，スキル指数（知識，技術，技能）が高い人である．つまり，情熱的なマインドがあり，スキルが高い付加価値人間を育成することである（図5）．

職場では，「スーパービジョン」の理論やさまざまな方法を導入し，組織の中で職務上の責任を健全に果たしていけるように，職員教育が積極的に行われている．

仕事の教え方としては，「①事前に情報，②仕事の内容を説明する，③実際にやらせてみる，④教えて後をみる」のTWI（training within industry）の原則で行うとよい．

船井[9]は，人財を育てる決め手としてよい部分をみつけほめること（長所伸展）を上げている．社会人としてのマナーに反するしつけは直すべきところはストレートに伝え，いいところを3つ褒めることを推進している．常に感謝の心を忘れない人間性の高い人こそが，よい人財となりうると述べている．

先人の言葉には，「やってみせ，いって聞かせて，させてみて，褒めてやらねば人は動かじ．話し合い，耳を傾け，承認し，任せてやらねば，人は育たず．やっている姿を感謝で見守って，信頼せねば，人は実らず（山本五十六）」，「可愛くば　五つ教えて　三つ褒め　二つ叱って　よき人となせ（二宮尊徳）」の教訓がある．部下の能力を引き出す意味深い言葉である．

行動科学の祖レヴィンの，「$B=f(E \cdot P)$」の公式は「行動は環境と性格の関数である」を意味する．よい行動はよい環境から生れ，人材育成の環境整備の重要性を示唆するものである[10]．

楽しく仕事をする方法の秘訣を魚市場から学ぶ寓話「フィッシュ！」では，①どんな態度をとるかを決めるのは常に自分であること，②遊ぶことの重要性，③人を喜ばせること，④人に注意を向けること，の大切さが述べられている[11]．その視点は臨床の実践に元気がでるものであり，組織の質の向上におおいに役立つものである．

進化論のダーウィンの「強い者が生き残ったわけではない．賢い者が生き残ったわけでもない．変化に対応した者が生き残ったのだ」の一節がよ

これからの作業療法士
日本作業療法士協会が認定する
「ジェネラリスト」と「スペシャリスト」

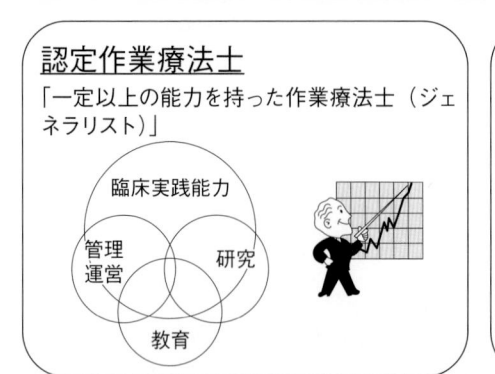

認定作業療法士
「一定以上の能力を持った作業療法士（ジェネラリスト）」
・臨床実践能力
・管理運営
・研究
・教育

専門作業療法士
「高度かつ専門的な作業療法実践能力を有する認定作業療法士（スペシャリスト）」
福祉用具　特別支援教育
手の外科　高次脳機能障害
認知症　　精神科急性期　など

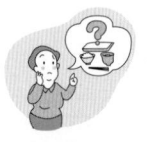

図 6　認定作業療法士，専門作業療法士

く引用される．事の真相は別にして，「よりよくいくように変える」ことへの大切さが身に沁みる．

表3は，チェンジをキーワードにした部下育成のアプローチを示したものである．この5つのアプローチは具体的に整理することができ，そのチェンジへの対応が明確になる．

冨岡[13]は，OTの職業生活を持続するうえでのメンター（mentor）の重要性について述べている．メンターは「優れた指導者，助言者，恩師，顧問，信頼のおける相談相手」の意味である．職業生活を続けていく中では，その道のベテランや専門家に出会うことが多々ある．同じ職場，勉強会，学会や研修会，あるいは書物や論文をとおしての出会いもある．よきメンターに出会う機会を自らつくっていくことが大切であり，自ら行動を起こせば新たな出会いとチャンスはたくさん生まれる．

佐々木[14]は，自身の経験から「自分を磨くために働く」努力と喜びを強調し，高い「志」をもって働く重要性と大切さを述べている．

夢のもつ力（the power of dreams）を活用する方法がある．目標をもって，強い意志を持ち続け，物事にチャレンジし，成果を得る．たとえ失敗しても，その経験を生かす．自分で掲げる目標をもつ．目標は，小さな夢である．それは必ず力に変わる．

日本作業療法士協会の人材育成と資格制度[15]

日本作業療法士協会は設立以来，作業療法の質の維持・向上を図るため，さまざまな研修会などを開催し，会員への学習の機会を提供してきた．OTの質の保証をするために，1998年に「生涯教育単位認定システム」を創設し，2003年には「生涯教育制度」へ改定してきた．

2004年には，一定以上の能力をもったOTを「認定作業療法士」とする制度を立ち上げ，2009年には，高度かつ専門的な作業療法実践能力を有する認定作業療法士を「専門作業療法士」と認定する制度をつくった．現在のところ，「福祉用具」「認知症」「手の外科」「特別支援教育」「高次脳機能障害」「精神科急性期」の分野があり，拡大しつつある．

OT協会は，国民や地域からの大きなニーズに応える資格制度の対応とともに，専門技術の研修ならびに組織性向上の研修を継続して提供している．OT諸氏は，自己研鑽ならびに最高のサービスを届けるために「認定作業療法士」「専門作業療

法士」になるべきである．

なお，「認定作業療法士」「専門作業療法士」の取得に関しては，日本作業療法士協会ホームページなどから最新の情報を入手して，ぜひ一歩進んだ OT を目指してほしい（図 6）．

おわりに

われわれは作業療法のプロである．顧客を最優先に考え，最高の価値を届ける．そして，自分の行った成果を，自信をもって，世の中の人に，公開する．それが，われわれの使命であり，仕事の中で能力と人材を育てる一番の方法である．

文　献

1) 江口克彦：いい仕事の仕方．PHP 研究所，2007，pp 12-14
2) ヤン・カールソン（著），堤　猶二（訳）：真実の瞬間．ダイヤモンド社，1999，pp 178-179
3) 藤尾秀昭：プロの条件．致知出版，2010，pp 3-15
4) 大前研一：ザ・プロフェッショナル—21 世紀をいかに生き抜くか．ダイヤモンド社，2005，pp 2-42
5) 小宮一慶：人生の原理．サンマーク出版，2010，pp 108-109
6) 日本作業療法士会協会：規約集．1988，p 74
7) 「福祉職員生涯研修」推進委員会（編）：改訂「福祉職員研修テキスト」基礎編—仕事の進め方・考え方を学ぶ．全国社会福祉協議会出版部，2002，pp 89-99
8) 「福祉職員生涯研修」推進委員会（編）：改訂「福祉職員研修テキスト」指導編—職場リーダーの役割・行動を学ぶ．全国社会福祉協議会出版部，2002，p 95
9) 船井幸雄，他：人間力．ビジネス社，2009，pp 161-162
10) 大野　潔：イラスト版 管理職心得—はじめて部下を持つ人へ．日本経済新聞社，2005，p 87
11) スティーヴン・C・ランディン，他（著），相原真理子（訳）：フィッシュ！—鮮度100％ぴちぴちオフィスのつくり方．早川書房，2000
12) 中井嘉樹：はじめての部下指導の心得．経営書院，2008，p 56
13) 冨岡詔子：作業療法の過去，現在，そして未来〜作業療法士の現代史から何を，何ゆえ学ぶのか．作業療法 **30**：263-272，2011
14) 佐々木常夫：働く君に贈る 25 の言葉．WAVE 出版，2010
15) 日本作業療法士協会：http://www.jaot.or.jp/

〔今寺　忠造〕

2 回復期病棟の運営

はじめに

日本の作業療法士（以下，OT）有資格者数は年々増加してきており，各病院で働くOTの数もどんどん増加している．しかし，それに対して主業務が管理職である者はまだまだ少ないのが現状である[1]．さらにリハビリテーション（以下，リハ）部内の管理責任者は理学療法士が多く[2]，OTがリハ部門や病棟などの他部門を管理運営しているという報告はあまり見当たらない．

しかし，現場のOT数が増加するにつれ，一人のOTをどのように育成していくか，またチームとしてどのように管理していくか，チーム医療の中のOTとしていかに周囲にアピールしていくかと考えていくことは非常に大切なことであり，作業療法を管理・運営していく必要性は年々高まってきていると感じている．

診療報酬とは

日本の医療保険制度は，国民皆保険制度であり，基本的には病気になった国民に対して保険医療機関が治療し，治療に要した費用の対価として保険者が医療機関に診療報酬を支払うという仕組みになっている．診療報酬の値段は診療報酬点数表で定められており，リハも例外ではない．つまり，リハサービスを提供した対価であるリハ料金も診療報酬で定められている．診療報酬は2年に1度改定され，点数を高くつけることによって医療サービスの提供を促進するという側面もあり，他に違わず，リハも診療報酬改定のたびに方向性や収益に大きく影響を受けている．

回復期リハビリテーション病棟とは

回復期リハ病棟は，2000年の診療報酬改定で新しく制度化された，「回復期リハビリテーション病棟入院料」を算定する病棟であり，急性期治療と家庭復帰の中間に位置づけられている．2011年8月現在，全国で1,370病棟60,726床が届け出を行っている[3]．診療報酬上での回復期リハ病棟の位置づけは，たいへん特殊であり，特徴として，①入院の目的がADLの向上，寝たきりの防止，在宅復帰と明確であること，②チームアプローチの充実が図られていること，③入院適応患者として回復期リハを要する患者と特定していること（表1），④入院期間に上限が設けられていること，⑤成果主義が導入されていること（表2）などがある．

特に成果主義に関しては，2008年の診療報酬改定で日本ではじめての成果主義（質の評価による算定基準）が「回復期リハビリテーション病棟入院料」に導入され，さらに2010年の改定では一定の成果を出すことにより診療報酬が高くなるよう変更された．

以上のように回復期リハ病棟は，たいへん複雑な仕組みとなっており，施設基準を満たし，さらに維持していくには厳密な管理運営（マネジメント）が必要である．

表 1 回復期リハビリテーションを要する状態

要件	算定開始期限	算定可能日数
1 脳血管疾患，脊髄損傷，頭部外傷，くも膜下出血のシャント手術後，脳腫瘍，脳炎，急性脳症，脊髄炎，多発性神経炎，多発性硬化症，腕神経叢損傷などの発症，もしくは手術後の状態，または義肢装着訓練を要する状態．ただし，高次脳機能障害を伴った重症脳血管障害，重度の頸髄損傷および頭部外傷を含む多部位外傷の場合，算定可能日数は180日	2カ月以内	150日
2 大腿骨，骨盤，脊椎，股関節，もしくは膝関節の骨折，または2肢以上の多発骨折の発症後，または手術後の状態	2カ月以内	90日
3 外科手術または肺炎などの治療により廃用症候群を有しており，手術後または発症後の状態	2カ月以内	90日
4 大腿骨，骨盤，脊椎，股関節または膝関節の神経，筋または靱帯損傷後の状態	1カ月以内	60日
5 股関節または膝関節の置換術後の状態	1カ月以内	90日

表 2 回復期リハビリテーション病棟入院料

入院基本料	入院料加算		合計点数
回復期リハビリテーション病棟入院料2：1,600点			1,600点
回復期リハビリテーション病棟入院料1：1,720点			1,720点
	重症患者回復病棟加算	50点	1,770点
	休日リハビリテーション体制加算	60点	1,830点
	リハビリテーション充実加算	40点	1,870点

(1日あたり点数，10円/点)

当院の紹介（2011年7月現在）

当院は，石川県金沢市に1988年に開設された105床の私立病院（現在は，医療法人社団）であり，一般病棟40床，回復期リハ病棟25床，療養型病床40床（医療療養型20床，介護療養型医療施設20床）である．リハは脳血管疾患等リハビリテーションⅠ，運動器リハビリテーションⅠの認可を受けており，対象者は脳外科，整形外科，内科疾患が大部分を占めている．

病棟マネジメントまでの経緯

筆者は，以前よりリハ部で施設基準や診療報酬に関する管理をしていたこともあり，OTとしてではなく，回復期リハ病棟の開設準備の現場責任者となったことが，管理業務のスタートであった．その後，2008年5月からの病棟開設後も継続して回復期リハ病棟の現場管理者として，主に病棟のマネジメントを行うこととなった．マネジメントの内容は，施設基準の維持やさらなる向上の準備，患者・家族への配慮や看護師長などと協力してスタッフ指導を行うことであった．実際の主な業務内容としては，入院病床管理（いわゆるベッドコントロール），患者情報やデータの収集・管理，加えてカンファレンスのコーディネイトを行った．特にカンファレンスに関しては，できるだけすべてのカンファレンスに同席し司会をすることで，①対象患者の成果をより高める，②回復期リハ病棟としてより成果を上げる，③病棟のリハスタッフ・看護師への教育，④スタッフの意思統一の場となるカンファレンスを目標とし開催した．

病棟を管理・運営するとは

病棟を管理・運営するというと，何かとてつも

なく大きなことを行うかのように思うかもしれないが，最も大切なことは「患者をよくする」ことである．通常のOTは，患者に直接的に介入し「患者をよくする」ことが仕事であるが，管理・運営するOTは，他の職員や病棟のシステムを生かして（ときにはシステムを変更して）一人ひとりの「患者をよくする」のが仕事であり，目的は同じであると考えている．

1．施設基準の維持

施設基準の維持は，病棟を運営するうえで非常に重要なことである．人員配置や勤務時間の管理，物品の管理などが含まれる．OTは一人の対象者のことを考えがちであるが，病棟管理は，病棟すべての対象者のためになっているかを考えることが大切である．ただし，病棟すべての対象者とは，現在病棟にいる対象者だけではなく，近い将来くるかもしれない対象者も含まれることに注意が必要である．

施設基準とは，診療報酬上で基準が定められており，当然，施設基準を変更すると収益には必ず影響する．診療報酬改定を考慮して，基準を維持することで収益の確保（維持）につながっていく．施設基準の変更を目指すには，①診療報酬制度を学び，②自院の対象者層（患者層）を調査し，③病院の方針（方向性）に合うものを選択することで，より病院の対象者に合った病棟基準を選択できる．

また，回復期リハ病棟の施設基準を維持するためには，回復期リハを要する患者の割合や在宅復帰率を管理していく必要があり，さらに重症患者の割合や重症患者改善率など，常に患者情報，データー収集をしていかなければならない．加えて，休日加算や充実加算を満たすためには，OTが提供したリハ単位数の管理も行わなければならない．

何か新しいことを始める時には，基準を満たしているかどうか，法律を順守しているかどうか配慮する必要がある．

1）当院での実際

当院では，回復期リハ病棟開設準備と同時にベッドコントロール委員会を発足し，週1回の定期委員会開催と，ほぼ毎日のミーティングを行っている．回復期リハ病棟の患者を一定の割合で維持し，さらに利用率を高めるには，他病棟の病床も含めて一元的に管理したほうが効率的であると考えたためである．実際の活動内容としては，定期委員会では主に入院判定会議の場として，他の急性期病院からの転院相談と自院の病棟移動について検討し，急な病棟移動や日々の病床の微調整などの対応は，必要に応じて毎日のミーティングで行っている．委員会の方針としては，できるだけ明確な判定基準で受け入れの可否を決定することに留意し，回復期リハ病棟への転院相談に関しては，できるだけ受け入れできるよう配慮している（実際は病棟の設備と機能を考慮し，人工呼吸器装着者と人工透析者は受け入れができない）．高齢者や重症者であっても，病棟で管理できる範囲の人であれば積極的に受け入れの返答をしている．それと同時に回復期，療養型病床の回転率を上げるために療養型病床の入院患者に対して他病院，他施設への転院相談も常時行っている．

2．対象者や家族への対応

病棟設立当初は，各対象者やその家族に配慮がいきわたらないことが多いと予想される．設備やシステムが未熟であるとともにスタッフの知識・技術不足も多々ある．その配慮不足を補うために，また病棟がよりよくなるために，対象者や家族とできるだけ会話することを勧める．わざわざ時間をつくる必要はなく，病棟で会った時やリハ中など，なんでもよいので声をかけることが大切である．対象者やその家族はソーシャルワーカーと定期的に相談しているとはいえ，病気は，はじめてであることが多く，意外に簡単なことで悩んでいることが多々ある．会話をすることによりすぐに対応できそうなことや今後の目標のヒントとなるようなことを，各職種に伝えることができる．たとえ，もし一緒に悩むことしかできなかったと

しても，悩みを共有することはできると思う．なかには，病棟への不満やお叱りも多々受けると思うが，その中から病棟を改善するための次のヒントがみつかることも多い．

1）当院での実際

当院では，入院時にはスタッフが出迎え，自己紹介とともに何か困ることがあれば，なんでもいってもらえるように声かけをし，退院時には玄関まで見送りに行くようにしている．また，病棟に入院している期間というのは対象者にとってはスタッフが考えている以上に長く感じ，自分の変化は鈍く感じるものである．対象者本人には，よくなった点は褒め，新しく始めた訓練では目標に向かい進展していることを具体的に言葉で伝えるようにしている．そのときどきで褒めたり，励ましたり，悩み相談にも応じたりもしている．また，家族には対象者の変化点や発言，訓練の進行などを報告し，対象者と同様に悩みも聞くように意識している．家族の悩みを聞く中で家族の障害受容がうまくいく例も経験した．

3．適切なゴール設定

どのような対象者であっても，その対象者に合わせて，その人の状況に応じたゴールを設定する必要がある．特に，回復期リハ病棟の場合は，期間が限られているため，入院早期から実現可能であり，かつ適切なゴール設定をし，チームが一丸となってゴールを目指す必要がある．しかし，ときにスタッフの能力や経験の差でゴールが適正に設定されない場合がある．例えば，能力をみつけられずに低いゴール設定となってしまったり，家族と本人のニーズに踊らされて達成できないゴールを設定してしまったり，ときにはなかなかゴール設定ができなかったりする．もちろん，チームで話し合う中で自己修正し適切なゴールを設定できるのが理想ではあるが，限られた期間の中でより成果を上げるため，つまり対象者をより早期によくするためには，ゴール設定に介入していくことや，そのゴールに向かうために，各職種の役割を明確にすること，ゴールを修正することも大切なことである．

4．スタッフ間のマネジメント

病棟でチーム医療を行う時には，医師，看護師，OT，理学療法士，言語聴覚士，管理栄養士，ソーシャルワーカー，介護職など，さまざまな専門職が関わる．しかし，各専門職の意見がそれぞれ異なる場面に，現場ではよく遭遇しないだろうか．

作業療法教育の中では，対象者の立場になってニーズや目標を考えることを学ぶ．しかし，同じ医療チーム内の他職種の立場になって考えたことはあるだろうか．OTは対象者中心の医療を考えすぎるあまりに，病棟スタッフ（看護師，介護職）からみると無理な介護を依頼することがある．例えば，OTが行っても難しいような介助を病棟で行うADLとして依頼したり，OTが治療として行っている介助方法をそのままの方法で病棟スタッフに依頼したりしてはいないだろうか．

職種間には技術・知識に差があり，職種により学んできた環境がまったく異なるということを理解する必要がある．OTからみてあたりまえのことを，他の職種がまったく知らない，もしくはそういう発想がないために意見が対立するということも現場でよく経験することである．また，たとえ各職種がわかり合えるように勉強会を開催するなどをして技術・知識を歩み寄ったとしても，別の職種と一緒にチームとして関わることが大切であり，同じことができるコピーの他職種とチームを組んでも成果は発揮できないのである．

また，注意しないといけないのは，たとえ優れた意見であったとしても，チームの中でOTだけが強く出すぎても，チームとしての成果は上がらないことである．チームとして成果を出すには，各専門職に仕事を適切に割り振り，その職種が専門職としてより活躍できる場を用意することで，より高い成果を上げることができる．つまり，対象者の満足度の高い結果を提供することができることにつながっていく．ときには，OTとしての意見に捉われすぎず，対象者に合わせて柔軟に対応することも必要であると考えている．

1）当院での実際

　筆者は，通常業務の中でOTの相談に応じることはもちろんのこと，看護師や栄養士，ソーシャルワーカーの悩みなどにも平等に応じるように配慮している．また，定期カンファレンスを目標設定の場としてだけでなく，スタッフの問題解決の場とするために，ほぼすべてのカンファレンスに筆者が出席し，司会進行している．司会をするうえで注意していることは，スタッフが共通の具体的な目標をもつこと，加えてその時点での問題点を整理すること，各職種の役割が明確となることである．加えて，できるだけ平易な言葉で話し，どの職種が聞いても内容がわかる司会であるように心がけている．また，できる限り常に次の目標（より高い目標）を提示できるように配慮している．内容によっては，具体的な目標がなく漠然とリハやケアを行っているのではないかと厳しく叱咤激励したこともあるし，予想以上に順調な運びに褒めたたえたこともある．

　さらに，退院時には退院時カンファレンスを実施し，残された問題点を整理して在宅チームに申し送る内容の確認や各職種の準備に不足がないかを確認し，在宅へのスムーズな移行を心がけている．特に目標を達成できなかった場合には，反省し，次の対象者への糧とするよう努力している．

5．利益を確保する

　病棟（病院）は，株式会社ではないので，利益を追求してはいけないが，収益を上げることもまた運営するうえでは非常に大切なことである．どんなによい医療を提供しても赤字では経営（医業）は成立しない．

　利益と収益は言葉は似ているが異なるものである．会社に入ってくる収入そのものの売り上げが「収益」であり，「利益」とは収益から原価を差し引いたもののことを指す．収益を上げることにより，スタッフに給料や福利厚生として還元することもできるし，対象者のために施設設備や機器を新しくすることなどもできる．

　OTとして対象者に向かうことと収益を上げることは役割が異なるように思うが，自分たちスタッフが働いたことをきちんと収益に反映させていくという気持ちは大切であり，その積み重ねが，スタッフやまたその次の対象者のやる気にもつながっていくことになる．

6．スタッフの育成

　誰もが頭を悩ませるのがスタッフの育成であると思う．OTだけでなく，人には個性があり，それがおもしろいのであるが，人を管理するという視点で考えた時には，個性には本当に悩まされる．OT教育の中では，現場ですぐに働けるOTを生み出すことは難しく，実際の現場で，対象者をとおしてOTとして成長していくことが主となっている．

　チーム内で大切なのは，誰かが1歩前を歩いて行く，もしくは苦手な点に関して一緒に歩いて行くということではないかと思う．対象者がよくならない時，またはよくなった時に，まあこれくらいでいいかと思ってしまうことがある．その時にさらに何か問題点がないか，進行が妨げられているところがないかを客観的にみて，チームとしてまだできることがあれば指摘するように意識している．目標を達成するために，まず目の前の何から実行していくか，必要に応じて厳しい意見を発し，対してよくなった時には，対象者とともにスタッフにも，明確に言葉でよくなったことを伝えることで，スタッフは成長し，対象者はさらによくなる可能性が高くなるのではないかと考えている．

7．業務改善

　まず，病院の方針をしっかり確認しておく．どんなよい改善であっても，病院という法人に背いてチームをまとめていくのは困難である．病院にも協力してもらい，よいチームを築いていく必要がある．病院スタッフの一員であることを忘れずに，病院の方向性から外れない業務改善が大切である．

　また，業務改善を行ううえで最も大切なことは，

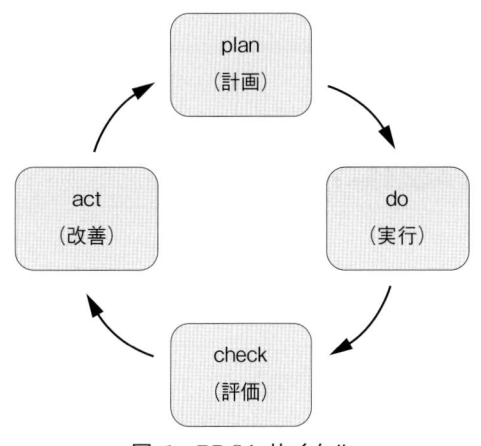

図1 PDCAサイクル

①チームの方向性（目標）を明確にすること，②一度決めた方向性については迷わず実行することであると思う．目標を達成するためには決めたルールはできるだけ忠実に実施し，できる限り継続することが大切である．この時のリーダーとしての役割は，できるだけ誰もが実行可能であるルールを定め，スタッフに明確に伝えること，そのルールが実行されているかどうか監視し続けること，必要に応じてルールを修正していくことである．そのためには，自分のチームをできるだけ客観的に評価分析する必要があり，PDCAサイクル（PDCA cycle：plan-do-check-act cycle）の確立が業務改善へとつながっていく．PDCAサイクル（図1）とは，生産管理や品質管理などの管理業務を円滑に進める手法の一つであり，plan（計画）→do（実行）→check（評価）→act（改善）の4段階を繰り返すことによって，業務を継続的に改善していくことができるシステムである．現状に満足することなく，常によりよいチームとなるように努力し続けていくことが大切である．

ときには，対象者や新しいスタッフがつぶやいた一言からチームの新しい問題がみつかることもある．特にヒヤリハット報告やクレーム報告があった場合は，小さなことだからと見過ごさず，常に対象者やスタッフのために何かできることがないかを模索し，より高い目標を設定することが大切である．

おわりに

部門やチームというのは常に流動的なものであり，一度うまくいったからずっとうまくいくというものではない．しかも，管理・運営には困難は付きものであり，順調にいくということはなかなかない．しかし，スタッフが働きやすい環境をつくりだすことで，スタッフはより高い技術を対象者に提供でき，対象者はもっている能力をより発揮できる，つまり，結果として「患者をよくする」ことにつながっていると信じて，努力を続けていきたい．

文　献

1) 日本作業療法士協会調査部：2008年度日本作業療法士協会会員統計資料．作業療法　28：455-472，2009
2) 伊藤和夫：回復期リハビリテーション病棟を有するリハビリテーション科職場の管理運営．青森保健大学雑誌　7：17-26，2006
3) 全国回復期リハビリテーション病棟連絡協議会：病棟数・病床数資料（2011年8月4日現在：http://www.rehabili.jp/data/data.html）

〔杉本　志保〕

3 作業療法を病院管理に活かす

はじめに

筆者は，本書の第2版（以下，第2版）で『外部評価に応える』について述べた．外部評価とは，何を意味するのか．それは，作業療法対象者からの評価，自分の施設内での評価，施設外からの対外的評価である．外部評価に応えるとは，最終的に対象者に最大の利得を提供することであると述べた．筆者は，臨床作業療法を30年実践してきたが，2010年10月1日，社会医療法人の本部事務局長という事務職になった．これは，法人としての筆者に対する評価，つまり筆者が行ってきた作業療法の管理・運営に対する公式な評価であると考えたい．筆者は，この評価に「応える」ために法人に対し，そして作業療法に対し，最大の利得を提供していかなければならない．着任して半年，作業療法士（以下，OT）のプロの人材を育成し，作業療法の将来を磐石とするためにも，今みえてきたことについて，その思いを述べる．

理想の部署になる

当法人には，病院の中に各種の部署・施設がある．経営を考えた時，その中で運営上，非常に自立している部署，安心して見守りができる部署，ときどき見守りと介助が必要な部署，常時見守り，介助を必要とする部署がある．全国の作業療法室が，経営者からみて運営上非常に自立している理想の部署であってほしい．

第2版の「回復期・維持期の人員戦略」で人材育成のための教育的視点からの戦略と人材活用のための管理的・運営的視点での戦略について述べた．理想の部署とはどんな部署なのか．それは，先に述べた人材育成（教育）と人材活用（管理・運営）を考慮した人事管理がしっかりしている部署であると筆者は考える．その具体的な人事管理すべき5項目と自立のための視点について述べる（表1）．

1．法人の方針を部下にしっかり伝え，目標設定ができる

法人には，基本理念や年度方針がある．それに沿うために取り込む問題は何かを考え，患者治療のように目標が設定できる部署，さらにその目標の中に新しい取り組みを常に考え，それを目指す部署である．

そのためには，自分の病院・施設の理念，基本方針を理解し，それらと整合性ある自分の部署の目的を理解する教育を部下に実施する必要がある．そして，自分の部署を取り巻く保健・医療・介護・福祉の現状を理解し，周囲の情報収集と変化を常時把握していく必要性を部下に認識させていく教育が必要である．また，これらの目標達成の責任に対する教育は重要である．

当法人は，目標管理制度を導入しており，毎年1月に法人理事長方針が出され，それに基づき，院長方針が出る．そして，それを受けて部長方針が出され，次に各課長が課の目標を作成し，それを部下に下ろし，それぞれの個人目標を作成していく仕組みとなっている．筆者は，作業療法課長であったため，作業療法課目標とそれを達成するためのアクションプランを作成していた．部下の

表 1 理想の部署—人事管理すべき項目と自立のための視点

	人事管理すべき項目	自立のための視点
1	法人の方針を部下にしっかり伝え，目標設定ができる ・その目標の中には，新しい取り組みがある	目的意識に対する教育 目標達成責任に対する教育
2	診療報酬，介護報酬改定への反応がよい ・増収，支出減少にすぐ反応（スピードある反応）する	管理・運営に関する教育 人員配置による人材活用の視点
3	法人への帰属意識がある ・法人のイベント・研修会などへの参加率が高い	部署外の職員と交流する企画
4	職員の向上心がある ・次のリーダー，その次のリーダーが育っている ・学会発表・公的資格獲得に意欲がある	自己研鑽を奨励していく体制
5	職員の不満を解決しようという取り組みがある ・勤務時間，休暇，時間外勤務について検討を行っている ・メンタルヘルス，ハラスメントで問題がない	就業規則の理解 離職防止の対策

個人目標は，そのアクションプランの中から選べるように，より具体的であることを心がけ，目標に対しアクションプランは一つではなく複数つくることとしていた．そして，それぞれのアクションプランの担当者を各自の希望で選択してもらうようにした．部下の個人目標に対する個人ごとのヒヤリングのほか，それぞれのアクションプランを再確認し，一人で担当するプラン，数名で協力して実施するプランの調整を行った．新人だけで取り組むプラン，経験者も入るプラン，メンバーはさまざまであったが，そんな中でプロジェクトリーダーを経験してもらい，リーダーとしての資質を課長として評価するようにしていた．人気のないアクションプランは，作成責任として筆者が担当した．各個人は，筆者の作成したアクションプラン以外に，個人としてのプランを盛り込んでいた．目標設定にあたり，診療報酬，介護報酬改定を常に意識することと，臨床・実践の中での研究も意識し，次年度の学会発表，学会に行くメンバーの選定も意識した．このことにより，新しい取り組みが常に入っていたような気がする．次年度の学会開催場所，全国的研修会の開催場所は，旅行への招待でもあり，研究モチベーションを高める楽しみである．2009年度の作業療法課の目標と結果を提示する（図1）．

2．診療報酬，介護報酬改定への反応がよい

病院・施設に勤務する者は，診療報酬改定を常に意識し，その対策を立てなければならない．診療報酬改定に対する情報収集も重要であるが，他の病院・施設はどう対処する予定なのかの情報収集も重要である．そんな時，ぜひそれぞれの県作業療法士会のつながりを利用してほしい．自分が勤務する病院・施設と同様な基準をもつところとは，特に情報収集できる関係を築いてほしい．県作業療法士会や日本作業療法士協会の入会は個人を高める生涯教育として個人の問題でもあるが，病院・施設に勤務する者は職員としての責任を果たす意味でも入会してもらいたいと考える．そして，いかにその会を主体的に利用するかも考えてもらいたいと願う．

診療報酬，介護報酬改定に対し4月1日から対処できるのかが，そのスピードにつながる．4月1日から反応できれば，実績をもって申請する届出も申請月を早めることができる．

筆者は，病院以外に施設を開設することがあるたびに，開設準備に関わらせてもらったこともあり，法人内のOTの人事異動案を提出する権限をもたせてもらっていた．このことにより，基準に必要なOTをどう配置し，どう確保していくかという作業療法配置にあたっての自立度と責任を高めさせてもらった．

図 1 部署目標（方針）

目標設定・評価			
所管部署	医療技術部作業療法課	氏名	進藤 浩美
考課期間	H21年4月1日～H22年3月31日	一次考課者	部長
等級	5	二次考課者	理事長

部署目標（方針）	具体的なエビデンス・行動計画	定量的数値	重要度	期末自己評価（具体的な活動と成果）	期末自己評価	一次評価	二次評価
業績、財務の視点 <審仙会方針> 1. 常識を打ち破ろう 2. 付加価値を作り出そう <病院方針＆部長方針> 1. 新しい医療の常識をつくろう ・チーム医療の推進 ・安心、安全の医療を提供しよう	診療・介護報酬：20年度実績を維持（作業療法士：−1名、産休1名、非常勤1日/週） ・新たなる対象者の発掘、短期集中リハビリテーション入院（在宅で廃用著明なリハビリテーション希望者）		40%	・診療報酬 20年度実績＋1%目標達成 ・要因：疾患別点数に対応した単位取得の方法 ・短期集中リハビリテーション入院ゼロ ・介護報酬 20年度実績の＋45%大幅実績 ・院外主治医 37%（20年度23%）。院外ケアマネジャー 52%（20年度47%）	A		
顧客の視点 2. 全人的価値の実践 ・病気ではなく病人をみよう ・専門職としての責任感と向上を図ろう ・課長一覧表の利用によるスキルアップ	・がん患者のQOL向上→リハビリテーション科処方の基準作成 ・認知症予防出前講座の展開→健康管理センター・認知症外来とのタイアップ企画 ・能登地域脳外科中地域連携バスによる退院後訪問との検討		20%	・がん患者：QC*大会にて発表 ・認知症予防出前講座：5回実施 ・神経内科認知症外来との：12例 ・七尾市認知症プロジェクト委員会：10/29 プレゼンテーション実施 ・1回/月、能登病院、佐原病院と連携し症例検討は継続中 ・退院後訪問は、退院後1カ月後に時期を変更したため、診察時に確認し訪問件数は減ったが、想定外件数の内容検討は未着手 ・診断書作成協力	A		
仕事の進め方（業務）の視点 <作業療法方針> 1. 新しい常識をつくろう ・がん患者のQOL向上とリハビリテーション ・認知症予防と作業療法士のアクション 2. 付加価値をつくる ・医療評価機能リハビリテーション付加機能受審 ・複数担当制 ・退院後の生活確認 ・心理支持的作業療法の実践	・医療評価機能リハビリテーション付加機能受審 ・PT・OT・STが協力し、ホームページのアクション ・複数担当制により、患者、家族への責任を果たす		30%	・11/18 訪問リハビリテーションサービス公表受審 ・12/10 リハビリテーション付加機能受審 ・ホームページ作成 ・複数担当制：不十分	A		
学習と成長の視点	*がん患者のQOL向上（心理支持的作業療法の研修を含む） ・各自の業績の明確化		10%	・がん患者のアプローチについての文献を収集。回覧研修中、研修会に参加 ・認定作業療法士更新（進藤）、申請中（永井）、22年度申請（川上） ・事例登録中（道善）、福祉用具専門OT準備開始（川上） ・日本作業療法学会発表（川上、永井）。22年日本OT学会採択（進藤） ・発表（道善、山崎、道善、西川） ・能登支部発表（長江、渡辺、西川、道善、山下） ・石川訪問リハビリテーション研究会発表（田端） ・東海北陸作業療法雑誌、石川県作業療法学会論文（進藤）	A		
その他特記事項 ・恵寿鳩ケ丘病院、鶴友苑、和光苑への作業療法体制の維持 ・学会として、第9回東海北陸作業療法学会を成功させる	期中指示・目標修正の履歴・理由 ・鳩ケ丘が老人保健施設となり通所リハビリテーションを開始したが、独自で動いており、董田苑中で和光苑、鶴友苑に足並みをそろえられるように配慮した	期末総合評価（一次評価）	評価（S・A・B・C）	期末総合評価（二次評価） 評価（S・A・B・C）	点数 6 評価 A		

*QC：品質管理手法での業務改善活動

3．法人への帰属意識がある

　自分が勤務する病院・施設をどれだけ大切に思うか，法人として実施するイベントにどれだけ協力できるか，法人主催の研修会にどれだけ参加できるかは，法人から部署への信頼度を上げることにもつながる．部署への信頼度は，増員計画・予算計画を承認してもらう時にも優位に働く．自分の部署以外の人と交流し，同じ目的に向かう経験は，帰属意識を高めると考えている．

　当法人の地域には，夏に「港まつり・総おどり」がある．筆者は当法人の看板のもと，参加するものだと思い就職当初より参加していた．当法人がそろいの浴衣をつくってくれた時に，同じ浴衣を着て参加できることを非常にうれしく思い，人数が多ければ多いほど誇らしく思った．作業療法スタッフも用事のある人以外は参加してくれて，実習にきている学生も参加し楽しんでくれた．参加していない部署長は，いつも参加していない．当然，その部下も参加していない．部署長は参加しているが，部下は見当たらない部署もいつも同じである．事務局長になって思うが，これらの部署は，運営上の自立度も確実に低い．

4．職員の向上心がある

　先に「港まつり・総おどり」について述べたが，部署長は参加しているが，部下が参加しないのはなぜか．部署長の次のリーダーが育っていないからである．いつも参加している部署は，部署長の次のリーダーのもとに，さらにその次のリーダーが育っている．リーダーが多くいる部署は，職員の向上心がある．学会発表・公的資格獲得に意欲がある部署，向上心がある部署には，リーダーが育っている．自己の資質を高めようとする自己研鑽を奨励していく体制づくりが重要である．管理者は，自分で研究テーマや目標などが設定できにくい部下にプラン提示の支援を行い，部下の業績を蓄積し，「自己研鑽のみえる化」をするなどで体制をつくる．

　当法人には，日本作業療法士協会の認定OTが，病院に3人，老人保健施設に2人の合計5人いる．介護支援専門員合格者は8人いる．新人は県作業療法学会で発表し，5年のOT経験で介護支援専門員を受験し，次は認定OT，そして専門OTを目指す．その思いをつないでいくこと，教えることを喜びと思えれば，この思いはつながっていくと思われる．そして生涯教育の制度改革が行われても，それに対処できるように自分を高める必要性を教えて行くことが重要である．

　医療技術職には各種公的資格があるが，事務系でも多々ある．学会で発表する機会もある．どんな職種も同じである．目標に対する結果を出すにあたり，事務系はエビデンスが出しにくいという人もいるが，量的研究に対し，質的研究もある．どんな結果を出していくか考察することが向上心を育てることになると考える．

5．職員の不満を解決しようという取り組みがある

　誰しも休みがたくさんあって，給料が高いとうれしい．病院も施設も24時間営業，365日営業である．子育て期間においては，子どもをみてもらう人の協力，子どもを預け入れる施設の時間，曜日の制約，子どもの行事の考慮が必要である．第2版の「回復期病棟のADL」において，回復期リハビリテーション（以下，リハ）病棟におけるADL強化訓練のための変形労働時間について紹介した．回復期リハ病棟での365日リハについては，特に勤務表の作成に工夫が必要である．当作業療法課において筆者は，勤務表を若いOTに作成してもらうこととし，自分の公休は，スタッフが入れ終わった後，支障のない日に入れることに務めた．常に就業規則を確認し，勤務時間，休みのとり方，時間外勤務について検討が必要である．

　事務局長着任後，時間外勤務について調べると，多い部署は年間とおして多いとわかった．多い人も年間とおして決まっている．その人は過去の配属部署をみてもやはり多い．時間外勤務の多さと能力は比例しない．時間外勤務の多い人については，少ない部署へ異動してもらい，多い部署については，その原因を探し，検討する介助が必要で

表 2 リーダーの要件（恵寿総合病院の場合）

担当	役割（業務分掌）	リーダーの要件
回復期リハビリテーション病棟	・回復期患者の治療と実施　病棟スタッフと協働したプログラムの立案と実施	・他職種とのコミュニケーションがとれる ・部署間の意見の統一ができる
一般病棟と外来	・急性期患者の治療と実施 ・疾患などを考慮した転棟病棟案の立案	・医師に作業療法の意見をいえる ・各種疾患に対応していく意欲がある（疾病と症状と予後，入院リハビリテーション実施病棟案の考慮，回復期リハビリテーション病棟転棟時期など）
	・外来治療計画の立案と実施	・外来患者の管理ができる（通院頻度，フォロー期間，終了など）
一般病棟と外来と訪問リハビリテーションの兼務	・訪問リハビリテーション計画の立案と実施 ・地域（主治医，ケアマネジャーなど）との連携	・報告ができる（作業療法スタッフへの報告，相談．対象者をとりまく，主治医，ケアマネジャー，他事業所などへの報告．入院時担当者への報告．訪問期間，終了の管理）

ある．人件費の安い補助者を入れる必要もあるが，変形労働時間の検討により対処できることもある．

メンタルヘルス，ハラスメントなどについても直接の部署長の評価能力にかかっていると思われる．筆者は，事務局長着任後に職場の人間関係などが原因で休みがちな職員の面接・アプローチを3名経験した．アプローチ方法はさまざまであるが，OTとしてカウンセリングの知識があってよかったと思った．いずれも部署長からの相談で，早期発見，早期対処が必要であった．部署異動は，異動する者にとってはストレスである．しかし，ずっとメンバーが固定された部署に異動する場合とメンバーの異動がいつもある部署に異動するのでは，かかるストレスは違ってくる．メンタルヘルスの問題で悪化を防ぐために，そしてせっかくの人材を退職に追い込まず，仕事ができるようにする環境の構築は重要である．基本は，楽しく仕事することであり，行きたいと思って仕事に来ることである．作業療法と同じである．作業療法室に行きたいと思って来る患者は作業療法効果が上がりやすい．

以上，1〜5を意識し，教育・体制づくり・検討を実施している部署は，人事管理できており，理想の部署である．

リーダーを育成する

運営上自立している部署には，部署長の下にリーダーがいて，さらにその下に次のリーダーがいると述べた．目標を達成するための具体的アクションプランを実施するには，そのプランごとにプロジェクトリーダーが必要である．大きな目標には経験あるプロジェクトリーダーが必要だが，小さな目標，あるいは新しい目標はプロジェクトリーダーを育成するチャンスである．目標に対する責任をプロジェクトリーダーがもつこと，それを必ず部署長がフォローし，何の心配もなく取り組める体制の構築が必要である．

筆者は，病院以外に施設を開設することがあるたびに，施設に配属するOTは，施設運営に関わることができる経験ある係長レベルのOTを配属してきた．毎年，筆者と係長レベルのOTで人事異動を作成し，実施した．施設ができるたびに，経験あるOTを輩出してきたため，病院OTの平均経験年数は低くなった．しかし，新人OTは病院・施設，急性期から維持期，在宅・地域も一通り経験できる仕組みができた．病院OTは，回復期リハ病棟担当，その他の急性期から維持期の入院患者・外来患者の担当，そしてその入院患者・外来患者と訪問リハを兼務する担当の3つに分けた．それぞれの担当者の業務分掌，役割は違うた

め，それを実施するためのリーダーの要件は違う．リーダーを配置するにあたって考慮していた要件について表2にまとめた．

回復期リハ病棟では，それぞれの専門職種が機能などの改善アプローチを模索・実施することは当然であるが，病棟スタッフは他職種と協働しADL改善プログラムを立案し，実施していく必要がある．したがって，そこを担当する者は，看護師・介護福祉士などの病棟スタッフと協調でき，望ましい人間関係を築けなければ，プログラムの実施に至らない．したがって，リーダーはそこの作業療法スタッフが病棟スタッフと協調できているか情報を得て，双方に何か問題があれば調整していくことが必要である．つまり，部署間の意見の統一ができなければならない．

急性期担当者は，疾患ごとにそれぞれの主治医と協調していかなければならない．各種疾患に対応していく知識を得る意欲が必要で，その疾病と症状の作業療法評価，ADLの予後を予測したうえでリハ実施病棟案を提出し，回復期リハ病棟が望ましいならば，そのことや転棟時期をディスカッションできる能力が必要である．したがって，リーダーは医師にOTとしての意見をいえる人が適任であり，いえないOTがいれば，代弁していくフォローも必要である．また，外来患者の治療計画の立案と実施にあたっては，どの程度の通院頻度が必要なのか，実際の通院手段があるのか，それはどの程度の期間継続が必要なのかを判断し，頻度変更，フォロー期間，終了について管理しなければならない．その管理にあたっては，医療保険における縛りも考慮できなくてはならない．それを管理できる相談役になれるOTがリーダーの要件である．

訪問リハを兼務できる者のリーダーは，報告することができる能力が一番重要である．訪問リハは，初回で拒否されると訪問リハ自体も困難となる．入院ならば，初日にうまくいかなくても，次の日というチャンスもある．訪問リハは初回勝負なのである．うまくいかない場合に他のOTに意見を求め，情報を共有しよりよいプログラムを実施していくことが必要である．「こんなふうにやったがうまくいかなかった」「こんなふうにやってうまくいった」と報告してくれる新人OTは，非常にフォローしやすい．指導すべきことが明確で，一緒に考えることができる．つまり早期に対等にディスカッションできるOTに成長する．訪問リハの指示書をもらう医師，訪問リハをケアプランに盛り込んでもらう介護支援事業所との信頼関係を築いていくにも，報告が一番効果的である．訪問リハのプログラムと結果を報告するのは当然だが，訪問時に気づいた事柄を報告することにより，信頼度は上がる．また，入院時担当していたOTが，当院のOTでなくても他施設のOTであっても在宅での能力，訪問リハ効果を報告することは，OTの予後予測能力を高めることになる．

地域連携を通じて新たな職域を広げる

医療保険，介護保険，保険外においても，この超高齢化社会においては，高齢者が安心に，安全に在宅で生活していくためには，各種事業所が連携していることが高齢化率の進んだ地域では非常に重要である．一般に，病院には各診療所と連携していくための地域連携室がある．地域連携を行うのはそこの職員で，地域の各事業所と連携をするのは医療福祉相談室などのケースワーカー（社会福祉士）であると思っているOTが多いのではないだろうか．実際，そのとおりなのであるが，OTなどのリハスタッフは地域連携の営業マンとなれることに気づいてほしい．

病院には，CTやMRIなどの高額医療機器があり，それらの機器を診療所の医師が利用する共同利用システムがある．また診療所の医師が，病院の専門の医師に紹介する連携システム，つまり人材の共同利用システムもある．入院病床を利用し，看護師など入院に関わる人材を利用するシステムもある．こうしたシステムについて診療所医師への各種営業活動は，一般には事務員が行っている．しかし，臨床放射線技士が営業マンとして

MRIなどの説明に行く場合や同様に薬剤師，臨床検査技師，臨床工学技士，管理栄養士，理学療法士，OT，言語聴覚士などが行く場合がある．これらの人材の共同利用システムは，保険診療上なかなか難しいものがあるが，在宅訪問という土俵の上では保険診療上，人材の共同利用という意味合いでは解決がつく．診療所にいない技術職が患者をとおして診療所の医師と連携することは，新たな地域連携である．しかし，病院の人材の余力・継続性という観点では，理学療法士，OTに絞られてくるであろう．患者宅，診療所に直接出向き連携ができるのは，リハスタッフなのである．このリハスタッフが，診療所医師への機器・人材共同利用の各種営業活動を展開するならば，かなり専門的に営業できるのではないだろうか．現実，訪問リハのスタッフは，対象者の報告を毎月診療所の医師に行い，指示を毎月もらって連携しているのである．現在していることをさらに有効的にできるシステムを構築したいと考える．リハスタッフも自分たちの仕事の幅はまだまだ拡大できる可能性に夢をもってもらいたい．

管理は研究である

リハに関わるスタッフは，臨床・実践の中で理論を考え，技術を研究し，効果を出し，機能やいろいろな能力を回復させていくことが必要である．そして，その過程の中で，ADL，I・ADLにアプローチし，暮らしと人生を創造していく援助をすることが必要である．そして作業療法は，その中で，一つひとつの感動を実現し，夢を実現していく．自己実現という欲求を忘れてはならないというのが筆者の「夢をかなえる作業療法」である．今，病院・施設の管理をする立場となり，その実践の中で各種方法論を研究し効果を出し，病院・施設の発展に貢献しなければいけないのは，作業療法と何も変わっていないと思えるようになってきた．学会に発表し，論文を書くことも何も変わらない．臨床にいたころ日本作業療法協会の研究助成金に申請し，却下されたこともあるが，

そのころと大きく違うのは，経済産業省，厚生労働省，文部科学省，そして県などに，かなり高額な補助金・助成金の研究事業があることを知ったことである．当法人として，各種研究事業に応募することを試み，とおった事業もある．作業療法室を管理するOTの仲間にいいたい．管理することも研究である．研究なしではできないと．それを作業療法の研究のように楽しんでほしい．

病院での作業療法のターゲットを明確にする

病院での公式の評価獲得レベルを上げるために，自分の病院のおかれている立場を理解し，診療報酬改定と向き合っていくために，「うちの作業療法室は，○○に力を入れている」というものをもたなければならない．「うちの作業療法室は，入院中にケアマネジャーを決定し，在宅生活を支援していくことに力を入れている」「うちの作業療法は入浴アプローチに力を入れている」「うちの作業療法は食事アプローチに力を入れている」など．そして同時に，人口減少，高齢化，疾患構造にも目を向け，「うちの作業療法は認知症のアプローチに力を入れている」「うちの作業療法はがん患者へのアプローチに力を入れている」「うちの作業療法は高次脳機能障害に力を入れている」などが必要である．

ターゲットを決めたならば，その評価と実践および効果と研究を常に行うことで，それが本当のターゲットになっていくと思われる．1回だけのプロジェクトでは，その作業療法室の顔とはならない．しかし，最初の1回への踏み出しも重要であることを忘れてはならない．そして，それらは作業療法室の中にいると，客観的にみえなくなることもある．常に外部評価を意識してほしい．

筆者が臨床を続けていたならば，もっともっとターゲットとしてやらなければいけないと思っていた分野が3分野ある．1つは認知症である．精神科を標榜していない一般病院の中で精神科に関しての基礎を勉強してきたOTは，認知症をしっ

かり評価し，認知症の症状，問題のタイプを評価し，認知症を診断するための評価技術を上げ，診断などの一助となることにもっと挑戦しなければならないと思っていた．認知症になってもその人のかくれている能力を引き出していく技術を高め，ADL の自立度を高める認知症アプローチも作業療法が発揮できる重要な分野である．

次に，がんと戦うことである．当院のがん患者の作業療法処方が年々増えている．生きること，死ぬことをみつめて，本人がしたいこと，家族がしてあげたいこと，本人と家族の満足に対する挑戦が必要である．OT は，緩和と自立度の高いADL 維持・改善のアプローチ，そして心理支持的アプローチもできる．例えば，遺作づくりも可能なのである．今できる，している作業・活動に挑戦し，生きている実感から QOL（quality of life）向上を目指すこともできるのである．OT が関わる実績をつくり，これらのアプローチ技術を高めなければならないと痛感していた．

そして，高次脳機能障害者の評価技術の向上とアプローチである．脳血管障害の後遺症だけでなく，心疾患，自殺未遂後の低酸素脳症などの後遺症や，失行・失認・失語以外の記憶・注意・遂行機能・社会的行動障害の評価技術を上げることである．かつて，病院でリハを経験したにもかかわらず，高次脳機能障害をみのがされ，職場復帰してしまった症例を経験した．高次脳機能障害者のアプローチについては，病院・地域・就労・就学に対し，医療技術者として関わり，医療技術職種と連携し，その障害をもつ人のもっている能力をどう使うのか，どう新しく変換できるのか，経験を重ね，予後も視野に入れたアプローチ技術を上げ，社会への懸け橋となる努力が必要と考えていた．

おわりに

管理というものは，将来の芽を育て，人材を育成していく教育そのものではない．そこにいる人の能力が，新たな能力にチャレンジしていくように，仕事・業務にチャンスを与え，それを現実的に，実践的に評価し，その能力を育てていくことにより，人は育つのではないかと考える．人材をつくって，人材を活用しなければ，人材は育たないと思われる．筆者自身においても，今与えられた仕事・業務を実施していく中で，自分の能力を使うという視点ではなく，自分の新たな能力にチャレンジし，自分の能力を育てて行くべきと考えている．

文 献

1) 生田宗博（編）：ADL 作業療法の戦略・戦術・技術 第2版．三輪書店，2004
2) 進藤浩美：夢をかなえる作業療法の創造〜能力回復・くらし・自己実現．石川県作業療法学術雑誌 18：1-3，2009
3) 進藤浩美：見のがされた高次脳機能障害を呈した一症例―石川県における高次脳機能障害者の現状．石川県作業療法学術雑誌 16：10-12，2007
4) 進藤浩美：これからの病院作業療法についての展開―日本の未来，能登からの発信．石川県作業療法学術雑誌 17：7-8，2008
5) 進藤浩美，他：認知症予防に関する作業療法の実践―冊子を使った出前講座．日本作業療法学会抄録集 44：27，2010

〔進藤　浩美〕

索　引

欧文

A
AD ―― 232
ADL 向上 ―― 117
ALS（amyotrophic lateral sclerosis）―― 140
ALS の ICF 評価 ―― 150
ALS 病期別作業療法 ―― 145
APDL（activities parallel to daily living）―― 140
ASD（autistic spectrum disorder）―― 392
AT（assistive technology）―― 406
AVM ―― 113

B
BI（Barthel index）―― 15, 252
Borg scale ―― 190

C
COPD ―― 178

D
DLB ―― 232
DMD（duchenne muscular dystrophy）―― 159

E
ECS（Emergency Coma Scale）―― 85, 207
environmental control system ―― 207
EQ（emotional intelligence quotient）―― 62

F
FIM（functional independence measure）―― 15, 252
FP ―― 384
FTD ―― 235

J
JCS（Japan Coma Scale）―― 98, 113

M
METs ―― 190
MP 関節サポーター ―― 175

N
NPPV（non-invasive positive pressure ventilation）―― 143

O
OJT（on the job training）―― 462

Q
QOL ―― 117, 244

R
RA（rheumatoid arthritis）―― 165

S
SCU ―― 95
social skill ―― 452

和文

あ
上がり框 ―― 439
アスペルガー ―― 392
アセスメント ―― 23
アドヒアランス ―― 180
洗い場 ―― 431
アルツハイマー型認知症 ―― 232
安静座位の酸素摂取量 ―― 190
安静度 ―― 87

い
生きがい ―― 121
息切れ ―― 180, 243
維持期 ―― 8
意思決定 ―― 452
移乗 ―― 331, 420
医療保険 ―― 127

う
運営 ―― 468
運動強度 ―― 189
運搬 ―― 379

え
嚥下 ―― 262

お
オープナー ―― 245
起き上がり ―― 302
オムツ ―― 421
重りを負荷 ―― 333

か
下衣 ―― 292

介護支援専門員 — 132	機能訓練 — 133	固縮 — 211
介護保険 — 127	機能障害度 — 161	向上心 — 477
外出 — 357	機能的自立度評価表 — 15, 252	喉頭挙上検査 — 266
外出訓練 — 358	機能の回復 — 2	行動性無視検査日本版 — 265
外出ニーズ調査 — 357	基本動作能力 — 425	コーピング — 61
介助移乗 — 429	基本方針 — 474	呼吸音 — 273
回診 — 96	虐待 — 444	呼吸機能 — 247
階段昇降 — 320	吸引 — 128, 270	呼吸法 — 182
改訂水飲みテスト — 277	吸引カテーテル — 272	心の知能指数 — 62
回復期 — 7, 103	吸引操作 — 273	個人因子 — 79
回復期リハ病棟 — 468	急性期 — 7, 84	5大疾病 — 78
外部評価 — 474	吸痰 — 270	骨腫瘍 — 255
買い物 — 364, 367	教育的アプローチ — 167	コミュニケーション — 62, 454
家屋改修 — 115	共感性 — 455	コミュニケーション用具 — 150
家屋環境 — 424	業務改善 — 472	雇用 — 77
学習 — 391	業務遂行 — 80	献立 — 367
喀痰吸引 — 270	起立性低血圧 — 93	
家事 — 41	筋萎縮性側索硬化症 — 140	**さ**
家族 — 444	筋ジストロフィー — 159, 410	座位 — 307
家族関係 — 447	金銭管理 — 363	座位移乗 — 420, 429
家族間調整 — 444	勤務表 — 477	在宅訪問 — 480
課題 — 7	筋力低下 — 246	作業遂行 — 391
片手絞り — 378		作業療法配置 — 475
片手動作 — 42	**く**	作業歴 — 51
片麻痺 — 125	釘付きまな板 — 368	三角板 — 333
かぶり着 — 292	靴 — 299	
がん — 249	靴下 — 297	**し**
感覚統合理論 — 395	暮らし — 122	支援課題 — 450
環境 — 79	クリティカルシンキング — 453	支援用具 — 410
環境制御装置 — 207	車いす — 419	自覚運動強度 — 190
環境整備 — 131, 424		視覚支援 — 394
環境調整 — 105, 122, 207	**け**	視覚的環境 — 396
環境適応 — 122	ケアマネジメント — 132	時間外勤務 — 477
眼振 — 214	ケアマネジャー — 132, 400	敷居またぎ — 320
関節可動域 — 242	頸髄損傷 — 413	資金調達 — 387
関節保護法 — 166	化粧 — 285	自己意識 — 454
関節リウマチ — 165, 373	血圧 — 85	自己研鑽 — 477
カンファレンス — 472		自己実現 — 460, 480
管理 — 468	**こ**	事後的重心移動 — 223
	更衣 — 289	姿勢の保持 — 222
き	行為機能 — 397	施設基準 — 470
起居 — 420	口腔ケア — 268	失調 — 214
帰属意識 — 477	高次脳機能障害 — 132	自閉症スペクトラム障害 — 392
基礎訓練 — 105		社会技能 — 452
キッチンバサミ — 368		

社会貢献	460
社会資源	122
社会性	67
社会性機能	69
社会性チェックリスト	69
社会適応	58
ジャガイモの皮むき	368
シャワーキャリー	432
シャワーチェアー	349, 422
就学	65
就学支援	75
住環境	437
重心線位置	223
住宅	385
住宅改修	130
収尿器	422
趣味活動	49
上衣	289
情動への対処	455
職業	77
食事指導	268
自律神経障害	126
シルバーカー	418
心機能	196
進行性骨化性線維異形成症	407
人事管理	474
心疾患	185
心身機能	79
振戦	214
心臓リハ	185
身体活動能力質問表	191
人的環境	396
心理・行動症状	233

す

炊事	367
スイッチ	146
スーパースプリント	175
スキル指数	465
スタンディングテーブル	312
ストレス	59
ストレスへの対処	455
スパイロメータ	265
スプーン・フォークフォルダー	174
スプリント療法	168
ズボン	293
スライサー	368
スロープ	439

せ

生活	14
生活関連動作	140
生活技能	398
生活機能安定期	131
生活機能向上期	131
生活能力の評価	15
精神疾患	79
精神障害者	79
成年後見制度	388, 389
整髪	284
整容	279
脊髄腫瘍	254
脊髄小脳萎縮症	214
脊髄小脳変性症	126
脊髄損傷	202
脊椎腫瘍	254
摂食	262
摂食機能療法	267
摂食訓練	267
戦術	7
全身性強皮症	242
洗体	352
洗濯	375
洗濯物の運搬	379
前頭側頭型認知症	235
戦略	7
戦略的課題	2

そ

早期離床	97
装具の装着	298
操作の障害	396
喪失感	257
創造力豊かな思考	453
ソーシャルスキル	452
ソックスエイド	171

た

対人関係スキル	454
体力消耗状態	253
手繰り	289
畳む	382
立ち上がり	314, 333
立ち上がり動作	114
脱衣場	431
縦手すり	342
楽しみ	121
多発性筋炎	242
卵を割る	214
段階的訓練	114, 116
端座位	114
端座位移動	332
段差昇降	319

ち

地域	122, 435
地域支援事業	123
地域生活	123
地域連携パス	399
知能	65
茶碗を保持	5
注意欠陥多動性障害	392
聴覚的環境	396

つ

杖	418
つながり	439

て

手足症候群	249
手洗い	91
デイサービス	126
適応	2, 3
手の機能向上	231
デュシャンヌ型	159

と

統合	5

動作訓練————105	排泄————341,426	補装具————136
動作特性————417	バイタルサイン————84,98	
動作能力————426	排尿————115	**ま**
動作の細分化————114	廃用症候群————97	マインド指数————465
疼痛————257	把持機能————229	前開き着————289
動的姿勢————223	箸の操作————5	末梢神経障害————250
トーキングエイド————150	バスボード————422	まな板————214
読書課題————394	ハラスメント————478	慢性期————117
特定福祉用具————134	ハルンバック————93	慢性閉塞性肺疾患————178
徒手的運動療法————168	パンツの上げ下ろし————341	
トップダウンアプローチ————50	反復唾液嚥下検査————266	**み**
トング————371		身だしなみ————279
	ひ	脈拍————86
な	鼻腔内吸引————275	
なじみの活動————121	非侵襲的陽圧換気————143	**む**
難治性疾患————242	左半側空間無視————329	無菌操作————272
難病————123	皮膚筋炎————242	むせ————265
軟部腫瘍————255	皮膚硬化————243	
	病棟管理————470	**め**
に		メタ認知————397
ニーズ————12,23,117	**ふ**	目と手の協調————396
日常生活支援事業————388	ファイナンシャルプランナー————384	メンタルヘルス————478
日常生活用具————136	フードプロセッサー————368	
入浴環境————350	福祉用具————417	**も**
入浴台————349	福祉用具専門相談員————134	目標管理制度————474
入浴動作————349	浮腫————255	物干し————375
入力装置————163	ふたあけ————368	問題解決能力————453
尿失禁————440	プッシャー症状————224	
認知行動療法————62		**ゆ**
認知症————232	**へ**	有酸素運動————189
	変形性膝関節症————442	輸液ポンプ————93
の		床からの立ち上がり————322
脳腫瘍————253	**ほ**	
脳性麻痺————407	包丁————214,368	**よ**
脳卒中ケアユニット————95	訪問リハビリテーション————130,399	浴室内移動————351
脳動静脈奇形————113	ポータブルトイレ————421	浴室内歩行————352
能力の回復————2	歩行————314	浴槽出入り動作————349,431
ノーマライゼーション————54	歩行器————418	浴槽での姿勢————434
	歩行車————418	浴槽内立ち上がり————351
は	補助具の活用————105	
パーキンソニズム————211		
肺炎————243		

浴槽ボード ―― 349
予測的重心移動 ―― 223

ら
ライフプラン ―― 384

り
リーダーの要件 ―― 478
リーチ機能 ―― 226
リーチャー ―― 172
離床 ―― 89, 97
リスク ―― 197

リスク管理 ―― 84
理想の部署 ―― 474
立位移動 ―― 427
理念 ―― 474
リハビリテーションの中止基準 ―― 87
リフト ―― 432
リフト移乗 ―― 421
リンパ浮腫 ―― 255
倫理 ―― 461

れ
レバー操作 ―― 219

レビー小体型認知症 ―― 232
連携 ―― 118, 133, 402

ろ
労働 ―― 77

わ
ワーキングメモリー ―― 60
輪の取り入れ作業 ―― 225, 308

Ⅰ・ADL 第3版─作業療法の戦略・戦術・技術

発　行	2001 年 6 月 21 日　　第 1 版第 1 刷
	2004 年 11 月 10 日　　第 1 版第 5 刷
	2005 年 8 月 25 日　　第 2 版第 1 刷
	2009 年 3 月 1 日　　第 2 版第 5 刷
	2012 年 1 月 20 日　　第 3 版第 1 刷
	2019 年 2 月 12 日　　第 3 版第 4 刷Ⓒ
編　者	生田宗博 (いくた　むねひろ)
発行者	青山　智
発行所	株式会社 三輪書店
	〒113-0033　東京都文京区本郷 6-17-9　本郷綱ビル
	☎ 03-3816-7796　FAX 03-3816-7756
	http://www.miwapubl.com
印刷所	三報社印刷 株式会社

本書の内容の無断複写・複製・転載は，著作権・出版権の侵害となることがありますので，ご注意ください．

ISBN 4-89590-395-0　C 3047

JCOPY ＜出版者著作権管理機構 委託出版物＞

本書の無断複製は著作権法上での例外を除き禁じられています．複製される場合は，そのつど事前に，出版者著作権管理機構（電話 03-5244-5088，FAX 03-5244-5089，e-mail：info@jcopy.or.jp）の許諾を得てください．

■ 教科書ばかりを信じるな！真のADLテクニックは現場にある

ADLの極意

大好評

監修　社団法人 石川県作業療法士会25周年記念委員会
講師　生田 宗博・進藤 浩美・川上 直子

● 定価（本体10,000円＋税）
　DVD 90分　2009年

『ADL指導の基本は、安全かつ確実が第一優先である』をモットーに、石川県作業療法士会で開催され、若手セラピストからたいへん好評を得ている実技講習会「ADL」を収録したものである。講師陣には、長年の臨床経験と研究から蓄積された技術をもつADLマスターこと、生田宗博氏。その影響を強く受け現場でさらなる技術研鑽をつづけている進藤浩美氏、川上直子氏を迎え、人の生活を営むうえで不可欠な基本的行動を中心に、教科書では教えてくれない現場で使える実践的テクニックを豊富に紹介する。

近年、若手セラピストから「確たる技術」が欲しいという声が聞こえてくる。しかし技術は、一朝一夕で習得できるものではないというのが事実である。そこで、本DVDでは反復学習が容易にできるように構成し、また重要な点にはテロップおよび矢印を用いて簡潔に解説することで、確実に身に付くよう最大限の工夫が施してある。技術を切望するセラピストにとって待望の1本である。

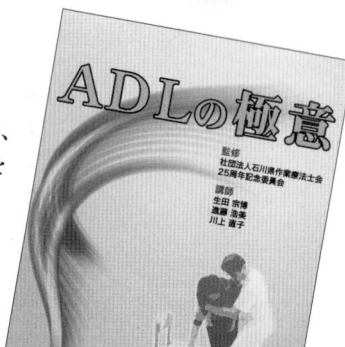

■ 主な内容 ■

寝返りと側臥位での移動	かぶり着の着脱
起き上がり	排泄での下衣の上げ下ろし
立ち上がり	ズボンの着脱
移乗	靴下・靴の着脱
歩行	整容
前開きの着脱	Q&A

好評既刊発売中

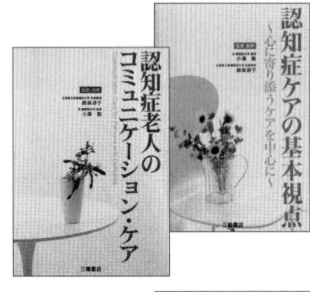

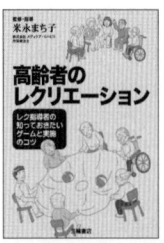

認知症ケアの基本視点
〜 心に寄り添うケアを中心に 〜

● 定価（本体10,000円＋税）　DVD 30分
【監修・指導】小澤 勲・綿森 淑子
【制作・著作】広島県

認知症老人のコミュニケーション・ケア

● 定価（本体10,000円＋税）　DVD 30分
【監修・指導】綿森 淑子・小澤 勲
【制作・著作】広島県

高齢者のレクリエーション

● 定価（本体10,000円＋税）　DVD 41分
【監修・指導】米永 まち子

お求めの三輪書店の出版物が小売書店にない場合は，その書店にご注文ください．お急ぎの場合は直接小社に．

〒113-0033
東京都文京区本郷6-17-9 本郷綱ビル

三輪書店

編集 ☎03-3816-7796　FAX03-3816-7756
販売 ☎03-6801-8357　FAX03-6801-8352
ホームページ：http://www.miwapubl.com